中国近现代中医药期刊续编

第一辑

中医科学（二）

王咪咪◎主编

2019年度北京市古籍整理出版资助项目

北京科学技术出版社

中醫科学

于右任

內政部登記證警字第五八四四號
中華郵政特准掛號認為新聞紙類

第一卷第八期

上海市神州國醫學會舉辦之防毒救護展覽會，參觀人士甚衆。

此項展覽會材料，係本社藥學主任朱松所計劃繪製。

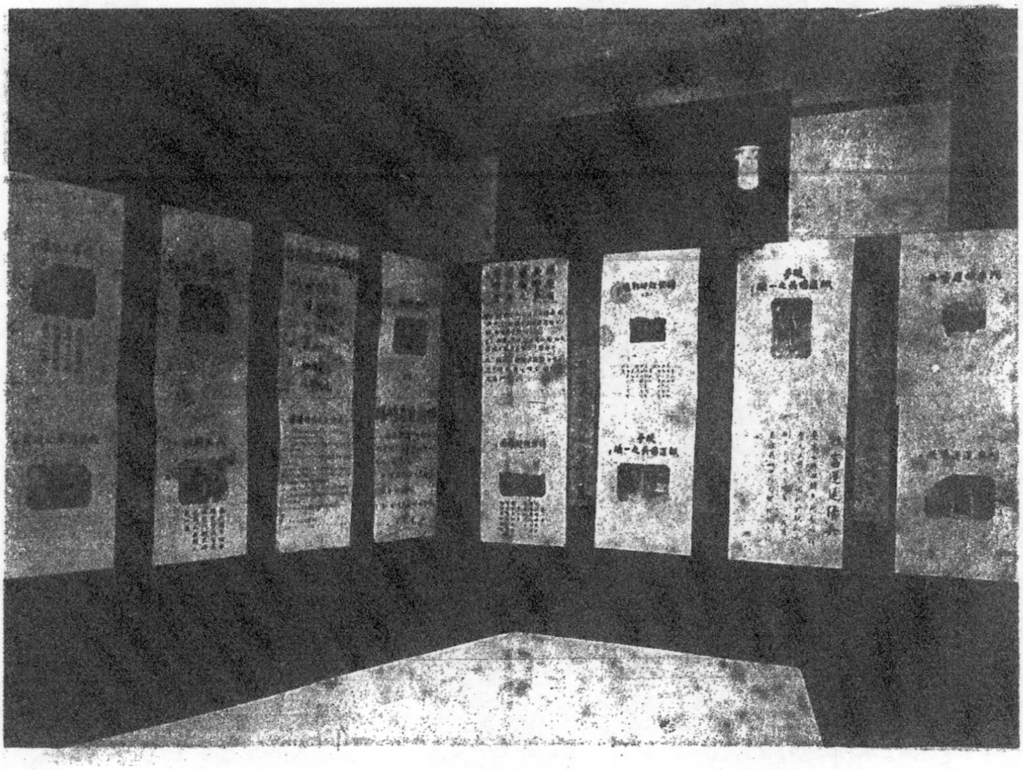

中醫科學研究社出版

中醫科學第一卷第八期畫報第一版

中爲本社新社員玉照

熱心爲本社宣傳之鄂瀘
彭子信先生

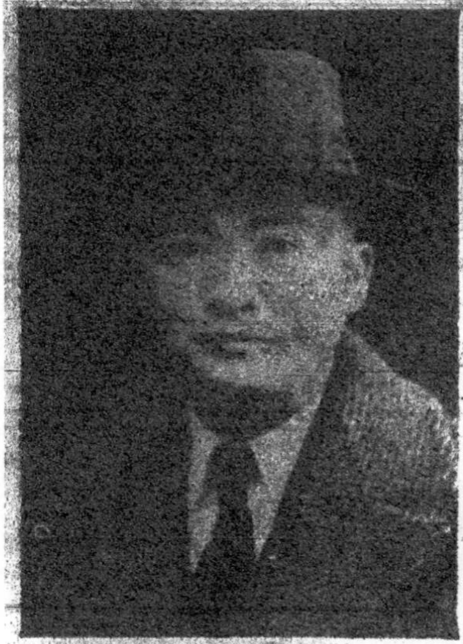

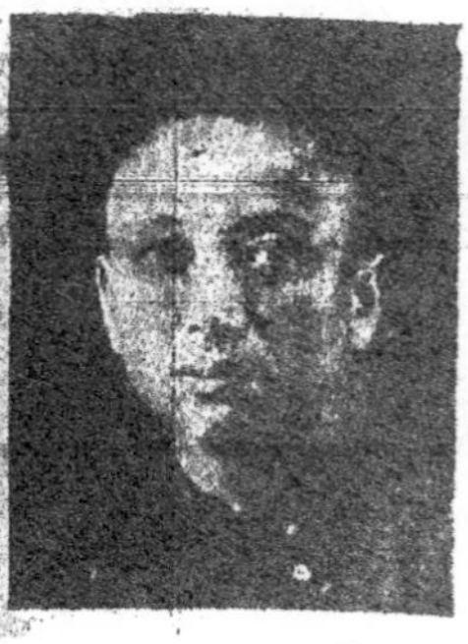

汕頭大埔 廖演波

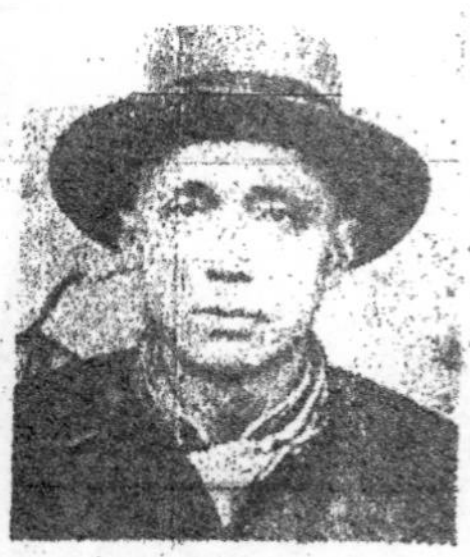

蜀瀘三區 白靜軒

本社蜀瀘太平鎮分社社長
崔維周先生

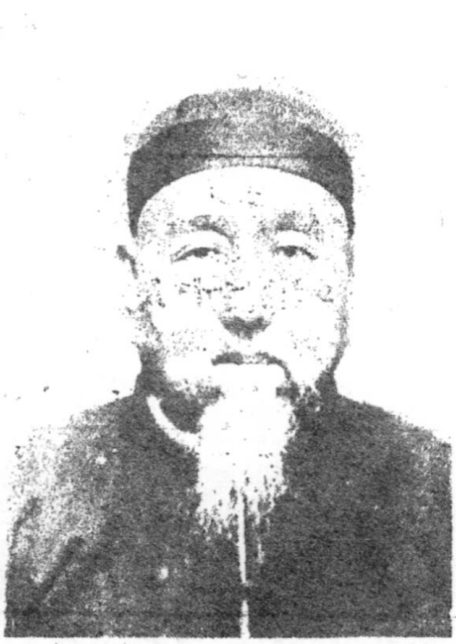

上海中醫校聯合會攝影

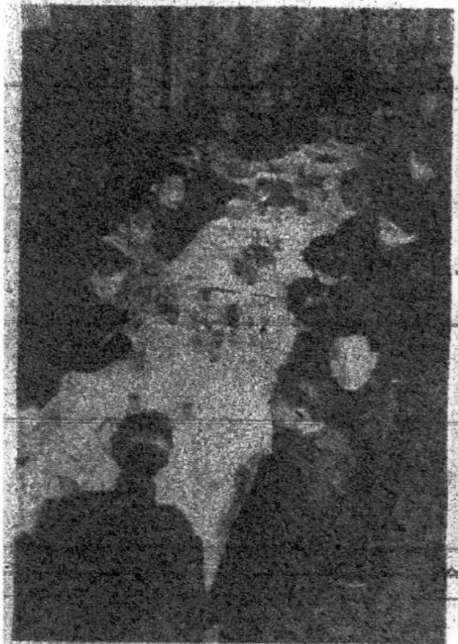

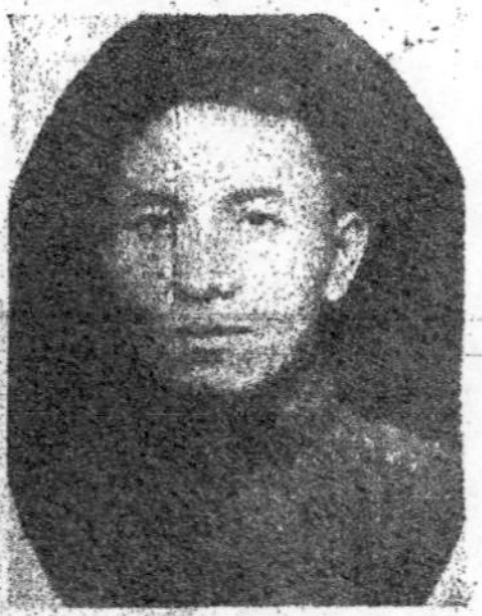

福州長樂 陳興生

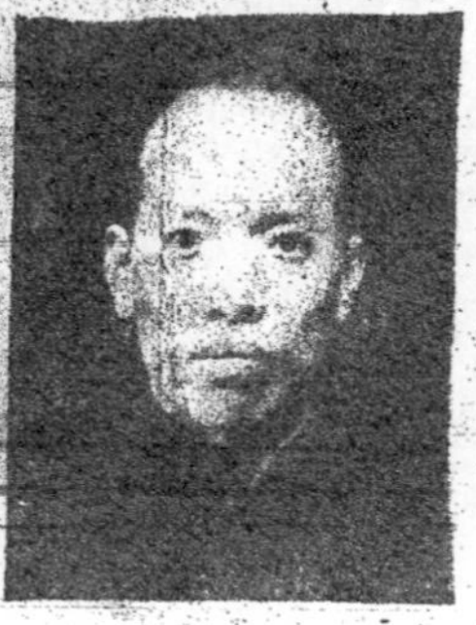

福建莆田 林養園

本社汕頭大埔分社社長
蔡維華先生

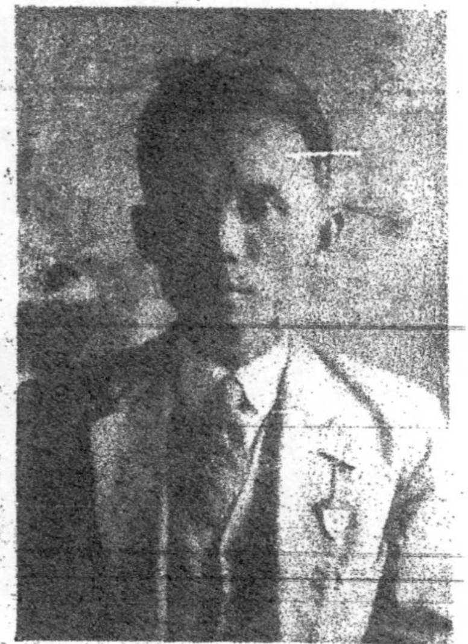

獎勵分社社長啓事

駐美華僑陳雁聲常州篁村楊載芳河北冀縣陰鑫齋如皋掘港陳知宜福建梅花林家斑太倉閔敬微湖北蘭溪王稱樵廣州薛玉成無錫楊含湯荻芬熱心醫藥事業贊同本社宗旨依章組織分社業經成立除已致發聘書外特由本部登刊獎勵並盼各位同道繼續努力源源介紹社員讀者共同發揚醫藥事業毋任企幸

總務主任徐愷

獎勵孫秉公先生啓事

太倉孫秉公先生對於醫藥事業提倡改進非常熱心此次太倉分社成立得先生協助之力甚多殊堪欣慰特由本部通告獎勵藉表謝忱

總務主任徐愷

獎勵熱心社員讀者啓事

南安郭文選蘇州葛蔭福如皋陳愛棠河南周口穆少卿青島丁育濤等均各為本社介紹社員讀者異常努力特由本部通告獎勵並請繼續源源介紹無任企禱

總務主任徐愷

獎勵陰鑫齋銀盾一座王稱樵對聯一付啓事

冀縣陰鑫齋湖北蘭溪王稱樵熱心介紹社員讀者維護醫藥事業不遺餘力爰依章分別贈送陰君銀盾一座王君對聯一付以表謝忱尚請繼續努力為荷

總務主任徐愷

上海市國醫公會設立

中國醫學院

第十九屆招生

宗旨發揚中國醫學培植國醫人才修業四年畢業第三年起派往本市各大名醫處、附設國醫醫院實習編制分春一秋一春二秋二春三秋三春四秋四共八班入學資格高中畢業者免試年滿十九歲有同等學力或擅長國文者受入學試驗已經習醫者得應插班試驗視其程度插入相當學級名額招春始新生六十名春二插班生二十名秋一秋二春三插班生各十名報名即日起向本院或中區辦事處索取章程報名時須繳四寸半身像片三張報名費一元保證金五元逕至本院或辦事處均可（考期）即日起每逢星期三星期日上午九時自帶筆墨到第一院應試院章函索附郵五分董事長徐小圃經濟院董丁仲英沈衡甫名譽院長薛文元院長郭柏良副院長朱子雲蔡香孫總務主任陳存仁教務主任許半龍吳克潛院址第一院上海閘北天通庵路寶通路口四二九號新建大廈第二院上海公共租界老靶子北河南路五七二號洋房中區辦事處四馬路西中和里七號（開明書店隔壁）

新中國醫學院招插班生

宗旨研究固有醫學融合現代新知養成新國醫人才修業四年畢業實習本學院為學驗並重起見三四年級學生除派往本市各名醫處實習外兼設立研究院及實習醫院於滬太路餘慶橋新建洋房以供學生實習之用並聘中西名醫分任院長主任隨時指導並在恆豐路增設第二施診所以求充實學生臨診經驗插班學額秋一級十名秋二級十五名春三級十五名秋三級十名資格（一）有同等學校轉學證件者（二）有相當程度經考試合格者得插班各年級報名即日起來院取填報名單連同最近四吋半身相片三張報名費一元保證金五元交由本院招生委員會製取收條開學二月一日詳章函索即寄考期一月廿四日卅一日二月七日下午二時（遠道隨到隨考）院刊及研究院第一屆畢業合刊已出版每冊附郵三角即寄院址上海公共租界愛文義路卡德路口王家沙花園路院長朱南山

經方實驗錄

穎甫題

通函

逕啓者拙編「經方實驗錄」原定一月底出版兹因增加內容審愼校對並應遠道讀者之請起見特展緩預約出版各兩個月多勞錦注莫名歉意特此奉達即乞　察原爲幸順頌
時安
姜佐景醫廬啓　一月一日

逕啓者：請即　寄下經方實驗錄樣本一冊爲盼此致
姜佐景醫廬（上海城內果育堂街一四四號）
（詳細地址）
啓　月　日

預約簡章

（一）本書第一集自即日起發行預約，至民國二十六年三月十五日截止，外埠以郵印爲憑，預定三月底出書（二）本集每部實價國幣二元，預約每部一元四角，郵票代款以九五折計，限五分一分者，須蠟紙包好（三）另加掛號寄費，本國境內（除蒙古新疆）及[illegible]朝鮮日本每部一角五分半，蒙古新疆及國外八角半，香港澳門六角三分，悉照上海法幣計算（四）匯款務請註明由上海郵政局第一支局領取，交上海城內果育堂街一四四號姜佐景醫廬收。

各地中醫科學分社長台鑒　前寄奉代收本書預約優待辦法一紙諒達兹因展期出版前項預約款亦請展緩兩月擲下爲荷

本書讀者評語之一斑（其四）

▲王一如先生自汕頭蓮陽來函云「接讀樣本深佩先生心存醫世不以師傳驗法私自珍祕爲之演譯注釋其嘉惠來學誠非鮮尠僕於斯道研求頗酷綜覽近賢著作如　曹先生之膽識湛深學驗豐足者殊不多覯而　先生復以新知溝通雖樣本寥寥數則深知全書價値之偉大當世莫及　▲揚卓寅先生自南昌維家塘來函云「先生此次彙集　拙師醫按公諸於世其嘉惠於醫林殊非淺尠豈僅經方之効驗得以永存而不墜即我國醫之學術亦得從斯而光輝先生固　拙師之高足亦　仲師之功臣而實爲吾道復興之健將也鄙人自束髮受書以來即有志於斯道平日對於經方頗生興趣每欲將師友所用經方治驗彙而錄之以資揣摩今先生先我而行之其節我腦力者良多雀躍何似　▲吳作元先生自江西大庾來函云「奉讀台按　拙巢先生經方實驗錄增益我之雄心不少向來不敢輕用之方今屢次依證用去覺收效之速有難言喻之妙初集若已出版希將後集趕即付印以滿足所望一集如已出版勿俟延至月底因弟現在立候書到以免時時形諸夢寐　▲宋希仁先生自建甌來函云「昨接讀尊編　穎甫先生經方實驗錄樣本具見大家風範卓然不羣而先生又不欲私其所好將其學揚諸海內以堅後學對於經方之信用仁心仁德至爲欽佩　▲胡健公先生自北平來函云「從各醫學雜誌上得窺　尊師曹穎甫先生之醫案覺啓發我人之智慧不少如去秋曾治一盲腸炎而效亦得之於經方實驗錄請早日將該書由郵寄下俾得窺全豹不勝盼禱之至　▲李奇山先生自甬紹線來函云「經方實驗錄內容佳極出刊後必可風行一世價目亦必須減輕至最少限度庶貧寒者亦可勉力購買　▲王世雄先生自武昌來函云「醫道陵微經方日晦先生從事於經方實驗錄之編著將來出版允爲時醫之迷津一筏暗室一燈價重千金可預卜也既承徵求印刷設計敢陳敝意如下1.價廉2.質樸3.序次明晰4.校訂精確能備此四者足已　▲汪浩權先生自上海西南鄉來函云「尊著經方實驗錄乙稿引用古說說理詳明確爲中醫臨床實驗最完善之本

中醫科學第一卷第八期目錄

尚有國內外醫藥新聞起至最後消息等止頁碼自七〇起至八二止。

緊要新聞

上海市醫藥界 歡迎國醫館長焦易堂

（本市訊）中央國醫館長焦易堂氏，於日前來滬，本市國醫藥團體假座甬同鄉會聯合舉行歡迎焦館長大會，計到焦館長及各團體代表五百餘人，主席團杜月笙方椒伯毛子堅沈仲芳顧渭川施濟羣丁濟萬，紀錄郭仲亮，主席杜月笙致歡迎詞云，中央國醫館焦館長，平日維護我國醫藥，不遺餘力，去歲政府公布中醫條例，俾我國醫藥在法律上獲有地位之根據，飲水思源，皆出焦館長之賜，吾輩同志，對於焦館長，固不勝其感謝也，今者，焦館長爲欲使我國醫藥於實際上有所表見，特在首都建築國醫院，其願力至宏，其收効至大，惜限於經濟，焦館長特撥冗來申，與我國醫藥兩界當面接洽，想吾國醫藥兩界，對此盛舉，必當竭力援助，俾此事克底於成云，旋由焦館長演講『國醫藥事業』，先述中央國醫館設立之最大目的，在以科學方法，整理改進國醫藥，繼說明中央衛生署設立中醫委員會之經過及意義，中央國醫館，最近鑒於國醫學理及培養人才所必須之國醫藥教材，已經用科學方法整理之，使可以運用自如，故擬集合全國醫藥雋才，努力於此，國都爲首要之區，館方近正籌設首都國醫院，亦爲國醫藥與民衆健康兩方面着想也，凡吾國醫，宜以自己天職爲重，以道德與團結爲念，努力於取長去短，向學術改進途上邁進云云，詞畢，藥業代表相繼演說，攝影散會，旋焦館長復在新亞酒店宴請各界人士，商議募捐首都國醫院經費云。

衛署甄別 全國醫生

——定本年三月——

（南京專電）衛生署定本年三月舉行第一屆全國醫生甄別，已通咨各省府。

上海法租界 國藥號罷市

本市法租界國藥號同業，因法公董局截斷水電，强迫征收藥劑捐，致激成全區同業罷市，據藥號方面稱，當局徵收藥劑捐，於法無據，但當局則說是根據公董局辦法而行。雙方言詞各執，情勢頗爲嚴重，不知何時可解決云。（本市十八日特訊）

希望中醫納入科學軌道

廣東民廳長王應榆談

（廣州通訊）最高法院長兼中央國醫館長焦易堂先生，前次南來參加胡故主席國葬大典之便，乘間視察粵方國醫事業，以粵國醫分館長一職，遲未到差，長此蹉跎，殊爲未便，且粵方爲一國醫良好發展區域，苟得其人以主持之，前途正未可量，乃有就地聘民政廳長王應榆先生兼任之決意，且宣佈於粵國醫藥界歡迎大會中，及各國醫校院歡迎會上，聞者雀躍，互相慶賀，咸樂於擁戴，詎迄今多日，仍未見諸事實，引領以望者，皆以爲念，查王原係科學界中人，而兼政治家，其言行政續，早經膾炙人口，然鮮有知其爲國醫高明者，緣王嘗積病十年，久病成醫，不啻三折其肱，以身歷其境，深知其中三昧者，謂之高明而爲焦館長所物色，其來固有所自也，爲此，記者特於日前乘王廳長政務之餘，投刺趨謁，承予接見，因首請發表關於國醫意見，次詢分館就任日期，蒙先後發表如次，以下王廳長語，醫學乃科學之一部，科學是無中外古今，無論何時何地，任何人都得以發展，西哲安尼士多特以爲一切進步，皆賴科學，其實醫學與科學之關係尤切，試觀希臘文化之發達，科學之昌明，其注重醫學爲何如，可見有好的醫學，一定有發達的科學，有發達的科學，一定注重醫學，所以醫學須以科學爲根據，科學中以爲醫學上之根據者，有理化學，生物學，剖解學，研究醫學，須根本明瞭此種根據，然後始可以言醫，其次須明白藥性和製藥，既知病之所以發生，作何現象，則須研究用何藥治療，製造藥品，而對於藥方面，要詳細研討，以之分析，看那一種藥含有那一種藥性，其重要成分，每一個分子中，含有多少，有無旁的東西，此種藥對於病理如何，有無治療外的副作用，均宜詳究，又有許多物質，因環境地位作用的不同，雖是同一件東西，却名同實異，如南方的水帶酸性，北方的水帶鹼性，製藥時水多一點少一點，火大一些小一些，雖是同一東西，結果都變了，所以對於藥物的出產和製造，都要細心考究，不可漠視，纔能各擅其長，以達治驗之効，所有不合理的治療和用藥，都須改良，使納入科學軌道，以求進展，發展國醫，最須注重者，約有兩點：一，「學術」，須奠定醫學的根本，凡研究國醫的人，須諳理化，生物，解剖諸學，且須有澈底的明瞭，以作醫學之根據，根據穩固，醫學纔有長脚的進展，一面更須努力改良製造國藥，供醫學上永遠大宗的需要，二，「道德」須提倡醫德的尊重，蠲除一切自私自利的種種不道德行爲，近世生活提高，醫者多以生活艱難，往往爲利損德，且爲謀利之得失而忘學術之進退，此亦無怪其然，但醫生之生活費皆取之病者，則病家負担增加，醫生既不先爲病家設想，早求治愈，復唯利之是圖，置醫德於不顧，此未免爲醫學本身進展之大礙，所以亟宜提倡醫德，使同道都也刻苦爲社會服務，輕於私利而重於公益，謀學術的光明，以深得社會信仰，則前途進展，正未可量，本人積病十年，深知病家之苦，及一班醫者通病，在人於患病之醫，經時如許之長，多聽天由命，然本人却根據科學，研究病理以求治療，身歷其境，反得許多經驗，因知學術不必分中西，不必拘古今，總以合理爲上，有効爲是，所以發展我國醫學，要容納中外，貫通古今，成新的醫學根據，纔有進步，若自滿自大，故步自封，關起門來，空言研究，不加以科學整頓，必致退步，中醫有很多經驗的學術，但不以科學整頓，殊爲可惜，亟宜急起直追，其効驗，當有更勝者，醫生最怕學識不夠，祇曉得呆板的用藥，本來曉得用藥，原可謂醫，但對於診斷病的結果如何，毒在何處，黴菌的情形怎樣，吃藥打針下去成何方式，無有副作用，這些學識，尚未明瞭以作醫生，根本不得清楚，在病家則無保障，在醫學則前途暗淡，此類醫生，時下正多，還有人之神經系，消化系，循環系，三者之間關係究竟如何，中西醫之深明此者亦少，中醫不能離科學，西醫之程度淺者亦未必合科學，科學還是天天在不斷的發明進步，要迎頭趕將上去，本人患病久，已身經歷多，證明學理無中外，希望我國的醫學，集東西文明之大成，以科學爲大成，尊重醫德，以發揚於世界，又前次焦院長於南來，欲本人兼長國醫分館殊覺不便，在公言以民廳地位兼之，未免欠妥，在私言，以個人名義兼之，又公務紛繁，無暇兼顧，前此已有醫界多位，商組衛生處，亦以種種不便而中止，曾與焦院長言及，發展國醫，范石生先生，乃一良助云。

歡迎焦國醫館長

蘇州醫界

（蘇州訊）中央國醫館館長焦易堂氏。爲視察京滬線改進狀況起見。於一月十三日。侵晨由京乘車蒞蘇。茲將詳情。誌之如下。

歡迎素描

館長焦易堂。偕隨員於下午一時。抵達車站後。消息傳佈。除黨政機關外。即有國醫團體代表。顧福如。茅子明。程紹麟。馬友常。徐蘅伯。黃玉麐等數十人。先後趕至。及國醫校長唐愼坊。王愼軒。暨全體師生等。亦赴車站歡迎。氏於下車後。與歡迎者。一一握手。略事寒暄。並有醫校學生。向焦氏舉手致敬。氏亦點首還禮。當時歡迎熱烈。達於沸點。後即往花園飯店休息。

視察醫校

於三時許。往國醫學校視察一瞥。並向全體學生訓話。語多中肯。既畢。與該校師生。合攝一影。留作紀念。當因時間關係。遂即告辭。

館長訓詞

館長訓話詞。茲探得如下。自國府頒佈中醫條例後。中醫已得到法律上之保障。而有相當之地位。最近中央衛生署設中醫管理委員會。前途更有希望。惟國醫界不能因此而自滿自足。在實際上。國醫猶有幾種難免之危險性存在。蓋中醫學理高深。醫籍古奧。非有良好之國學基礎。不能了解。而現代青年。國學程度太淺。教學界尤多忽視此點。以致國粹淪亡。而中醫亦遭此非議。此其一。科學者。系統之學。實驗之學。國醫有數千年治療之實驗。未見即不合科學。特以國醫界。往往不能用科學方法。而發揚整理。以致未爲科學國家所認識。而礙於發展。此其二。現在一般之情況。舉凡一切衛生行政事業。皆由西醫主持。而中醫自甘放棄。以致社會對於中醫之信仰。漸次衰落。此其三。唯現在政府。既與國醫以發展之機會。而諸位同學。不但青年有爲。同時對於科學與國學。均有相當之認識。加之有一般前輩先生之指導。正宜先總理和平奮鬥救中醫。所謂和平奮鬥救中醫者。即不與西醫作無謂之爭辯。而應以我中醫之原理原則。爲基礎。再以科學方法。整理。企達中西醫之合作。產生中國本位之新醫學。放射光芒於世界。此爲本席所最希望於諸君者也」。

首都醫院

焦氏並於此間國醫藥界。及地方人士。黨政機關。有所商討。籌辦首都大規模之國醫院事宜。希請予以多多贊助。共襄其成。並有懇切演說。記者探悉。焦氏因有要公。於當晚九時零四分。即偕同隨員等。同乘特快車赴滬云。

江蘇省會衛生事務所 限令中醫登記

除公函通告兩中醫學會外 復於元月十九日佈告週知

（鎮江通訊） 江蘇省會衛生事務所，因上年十二月十四日，兩中醫學會，公函要求暫緩執行登記，僉謂中醫條例，經立法院修正，尚未公佈，請予暫緩，該所已准緩行在案，現修正中醫條例，業經公佈，故該所亦用公函答復兩中醫學會，並規定自元月十一日起，至二月一日止，爲省會中醫登記之期，該所除公函通知兩中醫學會外，復於元月十九日公佈週知，限令省會執行業務之中醫登記，云云。

蘇省府奉令修正中醫條例

令飭各縣縣長知照

蘇省府訓令各區專員，各縣縣長，省會公安局長等云，案奉行政院訓令內開，案奉國民政府訓令開，查中醫條例，前經製定明令公布在案，茲將該條例酌加修正，應再通飭施行，除公佈並分行外，合行修正條文，令仰知照，並轉飭所屬一體知照，等因，奉此，除分令外，合行抄發原件，並轉飭所屬一體知照，等因，計抄發中醫條例一份，奉此，除分令外，合行抄同原條例，令仰該縣長知照，並轉飭所屬一體知照。（鎮江快信）

本社分社社長均鑒

敬啓者，所有未將玉照登入本刊者，概請即日惠下，俾製版披露，此啓。

總務主任 徐愷

江西景鎮中醫考詢正式放榜

錄取醫師計四十二名提倡國醫將定期補考

——鄧專員擬建築中醫院——

江西景德鎮中醫考詢，於前月十日在專署舉行，現經鄧兼縣長督同考詢委員會委員黃秉鉞，方孝寬，胡鳴，吳篆丹，李師泌等，將各科試卷，評定甲乙丙三等，計取錄四十二名，茲探錄榜示芳名如左，甲等四名，吳菊方，徐濟民，金蘊齋，程壽田，乙等三十三名，江墨垣，張介仙，余懋熙，劉煥仁，王葆農，王迪生，胡恭甫，吳拯民，秦錫侯，胡吉雲，葉香巖，劉芝軒，黃旭長，葉少亭，喻春甫，宋蓬仙，林夙楞，王蔚文，余從周，江安福，余祥之，黃濟生，戴晉侯，廖邱山，劉亦闌、曹心齋，郭霈暉，姜贊文，胡志元，梁捕仁，吳志和，汪撫華，王壽椿，丙等五名江春帆；王少廷，汪茂棠，易義方，張時奎。

又訊：本鎮執行醫師業務者，聞共有二百餘名，此次應試考詢者，僅到三十餘名，是以尚有最大多數，未及應試，縣府爲提倡國醫起見，將另行定期補考，以期拔取眞材而不致埋沒，同時鄧專員幷擬建築中醫院，舉辦施診，以利平民，關於中醫之籌備事宜，現正在計劃中云。（江西景鎮通訊）

杭中醫公會新理事就職

蔡松岩等充爲常務

（駐杭記者通訊）　杭市中醫公會自九月十六日改選後，因選票計算發生錯誤，一度引起糾紛，現各會員間已互相諒解，乃於十二月四日下午三時，在市黨部舉行新理事就職典禮，到湯士彥，蔣掄元，曹楚鈞，董志仁，邢熙平，潘健民，陳否生，蔡松岩，陳紹裘等十五人，市黨部派錢葆祺出席指導，禮成，即接開第一次理事會議，當推選蔡松岩，徐究仁，程資純等三人爲常務理事，至各科股職員，因時晏留待下次會議推定云。

蘇州醫藥界援綏運動詳情

（蘇州訊）　匪犯綏遠。戰禍爆發。該省主席傅作義氏督率將士。奮勇殺敵。舉國各界。皆熱烈援助。而我蘇地醫藥界。對於此事。亦未敢後人。或以物質。或以精神。茲將詳情。彙誌於左。

國醫學校節葷運動

蘇州國醫學校校長王愼軒。及敎員張又良等。鑒於綏遠戰事。發起節食救國運動。全體師生。一致贊成。議定十日爲期。一律素食。廢止葷食。將節下之費。悉數匯解前方。慰勞抗敵將士云。

呈請醫館辦救護班

外科醫院長季愛人。除節省費用。捐助前方外。並呈請中央國醫館文云。（上略）在此非常時期。迅速電令全國醫藥團體。組織募捐隊。以作長期抵抗。開辦救護班。而備不時需切。勿以所請無此前例。而淡然處之也。幸甚。云云。

停食早餐贈送藥品

內科國醫葛晉福。傷科葛晉壽。鑒於綏遠戰禍。遂即不妨礙衞生爲原則。停止早餐。省下之費。悉數援助。並以杯水車薪。無濟於事。並贈送自己發明之醫爾瘃藥品。於援綏之審美展覽會。充作贈品。亦間接援綏之事舉也。

老年醫生捐助半百

住居護龍街祥符寺巷。國醫蔣藝涵。年屆古稀。精神康健。服務社會。亦頗熱烈。因綏遠事件。捐助法幣。共計五十大元。且親自送至後援會。

中醫公會全體會員　中醫公會主席顧福如。及執監委員。暨全體會員。或以一日所得，或以節省所得。紛紛捐助。至數目或以數十元。或以數元。或以數角不等。或有一般會員。作精神援助。拍電慰問云。

西公醫會全體會員　醫師公會即西醫公會。除會員成頌文捐助十元外。餘皆會員。或以五元。或以二元。或以一元。亦各不等。人數方面。約共六十餘人云。

藥行藥店捐助情形　國藥業一爲藥行。一爲藥店。有店號名義出面者。有個人名義出面者。數目方面。亦各不等。大都以營業之多寡而定。至捐助之款項。亦均先後送至後援會。然後彙解前方云。

上海神州國醫學會
舉行會員大會

（本埠訊）本市神州國醫學會，十二月廿七日下午一時，假座貴州路湖社，舉行第六屆會員大會，並附設防毒救護展覽會，公開展覽，任人參觀，當經推定余伯陶，沈仲芳，顧渭川，徐相任，蕭退庵，等五人爲主席團，金長康司儀，程迪仁紀錄，計到市黨部毛雲，衛生局陸濟安，社會局徐曼心，市國醫分館龔醒齋，國藥業公會沈和甫，新中國醫學院朱鶴皋，市國醫學會俞同芳，中華國醫學會施濟羣，陸士諤，夏理彬，湖社壽善伯，以及各界來賓，暨會員三百餘人，首由主席團蕭退庵致開會詞，次由黨政機關代表致訓詞，及陶濟安等演說畢，即開始選舉及討論提案，議決各案如下，（一）擴大防毒救護運動案，（二）研究固有救急方法案，（三）努力推進中醫救護團訓練案，（四）擁護中醫用藥自由案，（五）組織救護研究委員會案，（六）集中力量統一丸丹標準，（七）發起編印神州醫學叢書案，以上七案，合併議決原則通過，提交下屆執行委員會，擬訂詳細辦法，分別進行云。

上海市衛生局
禁止中醫用西醫療器

（本市訊）中醫不得冒用西藥及西醫醫療器械，曾於十八年九月，由前衛生部通令查禁，本市衛生局，近又令各中醫團體，切實遵照禁用，並隨時派員查察，以資取締云。

河南省國醫分館館長易人

（河南通訊）豫省分館館長陳松坪任事數載，聞中館爲平均勞逸計，現調陳爲該館專門委員，所遺分館長一缺，已令派張竹渠接充云。

如皋縣中醫公會
捐款慰勞守土將士

（如皋通信）本縣中醫公會，以綏東安危，關係全局，我前方將士，日在冰天雪地中，奮鬥殺敵，殊足欽仰，故各地解囊援助者，風起雲湧，該會陳主席，特召集全體執監委會議，討論結果，除向各會員勸募外，先由會費中，提出國幣二十二元七角九分，已託縣款產處，即日彙解，藉以慰勞守土將士云。

值得注意！

國藥業之不幸

杭州胡慶餘堂勞資糾紛疊起

一波甫平一波又起原因為解僱職工而起釀成全罷工

省府干涉黨政調解始告泯滅並可不再發生其他事件

（駐杭記者通訊）杭市國藥業首屈一指之胡慶餘堂，二年以來勞資間因分發紅利而起糾紛，去年十二月二十九日經市商會聯合黨政機關作最後之調解，由資方貼給勞方兩月薪金（代紅利）始妥協解決，一場風波，甫經解決，不料一月三日慶餘堂資方竟發表開革工友十六人，消息一佈，全堂工人**均有唇亡齒寒之感**相率不吃新年酒，並將賬房所發領薪用之經摺退還，作自願解僱之表示，因之一場風波又告爆發，一月四日該堂並無形停業，全體工人於是日上午推派代表向市黨部市政府總工會請願，其原呈略謂，本堂職工前以要求分發二十五年紅利，幸蒙各上級長官瞭解工人苦衷，居間調停，方慶解決，詎事僅隔一週，經理竟挾恨在心，於三日發表開除工人至十六人之多，工人無辜聞此晴天霹靂，手足無措，該經理似此壓迫工人，是亦視黨政當局同兒嬉，際此國家多故之時，經理不顧利害，專以挑撥工潮為能事，如不嚴予以制裁**勢必引起嚴重局面**為此環請迅予派員澈究以弭糾紛云云，市黨政及總工會據呈後，均已派員查究中，又悉本市國藥業工會種德堂第二支部，承志堂第三支部，同泰第四支部，回春堂第五支部，泰山堂第六支部各工友聞訊後，亦於四日召集緊急會議，一致決定推定岑仰賢維乾康柳元驥余友根趙樨庭等，向黨政機關請願，請求從速秉公調解，一方面由五支部具函向慶餘堂資方警告，促其從速解決，自此事發生後，資方為欲使各界明白眞相起見，特登**浙江新聞鄭重聲明**其文照錄如下：緣本堂向例對於店員解僱以及店員向店內辭職，均以國歷一月三日為定，歷經辦理多年，從無異言，茲本堂為調整營業起見，酌量解僱店員十五人，照例於一月三日向各房房頭發表，詎全體店員因受少數人煽惑，堅主收回成命，經多方勸導，無可解釋，嗣由各房房頭於一月三日晚向在杭各股東要求，當以此次解僱主張，係經杭中甬各股東議決非少數人所能變更，允再召集股東會討論，一面請各房房頭婉爲轉達，並照本堂慣例，將留用店員之薪水摺，由賬房交付各房房頭轉給，迨發給以後，各店員乃受人唶唆，分別退還，次日（即一月四日）即相約全體罷工，甚至廚役棻已購備，迫令不許燒飯，已生旺之茶爐，復命熄火，頓使營業停止，趨於極端，造成嚴重狀態，致各界向本堂購買藥品，無人賣給，本堂至深歉仄，查僱傭契約，既屬不定期間，商業慣例國歷或廢歷年初解約辭職向無拘束，各業皆然，而本堂歷屆遵辦，已非一次，今若因解僱店員，資方無權主張，則將來一切事務，均須聽命店員，殊非勞資合作之道，此次店員罷工要挾是否合情合理合法，各界諸公定能鑒別是非，明其曲直，除向黨政機關呈報依法解決外，誠恐各界未明眞相，特此登報鄭重聲明。同時浙江省政府新任主席朱家驊，以該堂因年終解僱，發生糾紛，竟致

釀成罷工之大風潮

際茲時局重要之時，地方秩序，首宜維持，前經一再剴切宣諭，今於省會地方竟發生此項事件，殊屬不合，況藥業有關民衆之治療，與健康，即使內部勞資間發生糾紛，亦應依法訴請主管機關公允解決，豈能有片時之停頓，致社會上感覺不便，經訓令杭州市長周象賢妥爲處理，並飭該堂即日恢復常態，嗣後並不得再有同樣情事發生，市府自接到此項訓令後，即會同市黨部，及海上聞人王曉籟作再度調解，勞資雙方爭言頗烈，各不相讓，後由調解者盡力說項，始得圓滿解決，並由市府市黨部會銜市商會文云：「查慶餘堂藥號此次甄別店友，解僱者有十五名，致激成風潮，茲經黨政機關商定，應即由店方將解僱者酌留半數，（即工會辦事員與非工會辦事員各四名）以顧大局，所有解僱之店友八名，並應由店方津貼薪金三月，俾維生活，除令勞資雙方遵照外，合行令仰該會勸導雙方，各安業務，毋得再起糾紛爲要，」云云。並由市商會轉函資方遵照矣。

（記者按：胡慶餘堂自向各界鄭重聲明之言刊於報端後，即有勞方之駁斥，言詞甚爲激烈，惟其意與呈文略同，故不錄。）

杭州國醫救護班舉行
第一期學員畢業禮盛況
學員二十六人訓練期滿成績均及格
發給證書並即表演餘興賓主一堂歡

（杭州通訊）杭州國醫董志仁，杜志成等創辦之國醫救護班，第　期訓練已屆滿期，於一月十五舉行畢業典禮，學員二十六人成績均及格，由該班發給畢業證書，玆將是日盛況詳誌於后：

賓主一堂歡

是日因有餘興，故來賓到者極衆，醫界有湯士彥，潘健民，樓載訢，蔡松岩，許甘臨，陸清潔等，連教授學員統計在內，共有一百五十餘人，賓主

濟濟一堂，言笑生歡，鐘鳴八下，振鈴開會，主席杜志成，司儀董志仁，紀錄蔣渭熊（本社駐杭記者），行禮如儀後，首由主席

杜志成報告

對創辦經過及教授情形，未並體今天蒙各位先生不遠千里而來，參加本班的畢業典禮，鄙人覺得非常欣喜與感謝，本人與董先生辦國醫救護班的宗旨，是欲使中醫的救護術，傳遍全國而普及世界，這是鄙人最大的願望，總希望他有成功的一日，現在第一期已告結束，諸位同學有此成績，亦屬難能可貴，不過，很希望諸君抱大無畏的精神，來完成我們自助助人的救護本旨，末了，要更加勉於諸學友的，就是學無止境，望脫離本班後，仍本一貫的研究精神，繼續不斷的研究，期完成一專門救護人才，完了。次由來賓代表

蔡松岩致詞

略謂：時間眞快，諸位一月的救護教程已過去了，今天已舉行畢業禮，兄弟能夠參加此盛典，很是榮幸，關於諸位的成績，兄弟早在試卷上見過了，都是可造之才；尤其有幾位的志願偉大，將來的前程，正未可限量，兄弟可以預料諸位對救護二字有不同的心理，就是(一)救護究屬爲國家出力？仰或爲謀職業？兄弟對於這一個問題亦曾與董杜二先生商量過，但因爲時間關係，沒有得到結論，據兄弟的偏見，救護爲國家出力固可，而謀職業則不可，因爲救護祇有淺近的手術與醫理，倘不進一步研究的話，救護祇有一時的，並非永久可以救護的，所以並非謀職業的。(二)救護與國醫能否貫於一道？這一點兄弟認爲有可貫串，亦有不可的，可以的就是由救護學的淺近醫理，再求深造，漸漸由淺而深，得到專門的醫學常識，依照政府規定國醫開業的部輒努力幹去，當然可以貫於一道了。至於不可以的，就是資格不相符，所以諸位要將救護與國醫貫於一道，自然要再進一步的努力，光靠這一月的救護教程是無關於國醫學的啊！末由學員代表

應陶福答詞

鄙人代表諸位同學來感謝諸位先生：現在的歐美各國均認隨時有戰事暴發的可能，所以對於救護人才是很注重的，而在我們落伍的中國，對於任何方面均不能與歐美相並，何況培植須時的救護人才，當然是鳳毛麟角了，就是有亦多爲西醫所侵襲，人才的缺乏，是不言可喻的，正在國難臨頭的時候，戰爭是無時無刻有一蠹即發的可能，試問幾個數得清楚的救護者，又那夠分配呢，因此我們民衆，覺得國家興亡，匹夫有責，所以各地已有許多正在籌組救護班，浙江省會的杭州，居然也有董志仁，杜志成二位先生毅然與辦國醫救護班，這不但我們受益而感謝，就是政府亦受益很大，應當擁護與感謝吧，現在我們二十六位同學在諸位先生的教導之下，得到很多的救護學識，今天總算一月期滿而畢業了，不過，我們並不因此而自滿，尙要繼着諸位先生的意見，以「學無止境，精益求精」的努力研究下去，希望諸位先生再進一步的指導我們，而我們亦願救護班一期一期永遠的繼續下去，那末，憑我們的力量漸漸推廣來完成遍及全國而普遍世界，務使不負諸位先生所望，同時也是我們報答諸位先生的苦心敎導！完了，演詞完後，由

敎務主任董志仁

發畢業證書　並將試題優異之前三名，宣讀一遍，後始給證，計林建，洪惟慧，蔣拯青區李莉，李繼嚴，應陶福，邵永慶，唐開兆，陳寶春，莊鴻安，周道，傅紫順，胡嫻珍，戴公望，林志泉，吳景芳，毛繼昌，程澈，馮錫璋，張金山，胡星洲，唐森，鄭廷榮，曹禮民，周菊芬，李天丹等二十六人給證畢，

並舉行餘興　節目有口琴獨奏（唐開兆），歌曲日文歌（杜志成），魔術（唐開兆，戴公望）平劇清唱1坐宮（馮錫璋）2打嚴嵩（戴公望），雙簧（特請），太極劍（特請）國術表演頗多精采，極一時之盛，散會時已交午夜矣。

上海國醫分館召開
醫藥界聯席會議

本市國醫分館前次召集本市國醫藥兩界開聯席會議，議決各案如下，（一）籌募首都國醫院經費案，議決由各醫藥團體擔任勸募，照一日捐辦法，以本年三一七國醫紀念節爲收一日捐之日，由醫界各同志捐助，其自願多捐者聽，但藥業代表當場聲明，與醫界情形不同，由國藥業公議決定之，（二）修正中醫救護團章程應否通過案，議決照修正章程通過。（本市訊）

休甯縣國醫公會
第二屆改選大會記

（屯溪通訊）　休甯縣國醫公會。於去年十二月二十九日。假座屯溪公濟局。開第二屆改選大會。到黨部指導陳陶菴。縣政府監視胡植夫。出席會員四十餘人。公推臨時主席李開俠。報告開會宗旨。陳指導員。胡監視員。分別訓詞。繼由會員。李惠民演說。「國醫之改進」本刊記者程六如演說。「國醫之危機」語多警惕。（均因詞長從略）旋即投票。選舉結果。計李開俠，唐石英，程澤民，唐受言，金芷香，嚴春生，李柳和，李惠民，程六如，程荅圃，程道南，程振聲，汪少青，胡天士，胡述庭十五人。當選理事。方泳濤，方迪卿，畢濟周，沈仰山，汪幼松，汪壽民，李雨軒七人。當選監事。複選李柳和，李惠民，程六如，程荅圃，嚴春生，五人爲常務。並推李惠民爲理事長。（三十日）續開理監會議。當推定李惠民兼總務股主任。李開俠爲文牘股主任。唐石英爲審查股主任。程六如爲研究股主任。並推嚴春生，畢成一，爲編輯。當即討論改進國醫方略。關於會務健全組織。十餘案。均經議決。分交各股負責進行。俾可促進會務之發展云。

鎮江兩中醫學會聯席大會

（鎮江通訊）　鎮江縣中醫學術研究會，醫學公會，兩學術團體，因省會衛生事務所，公函答復，管理中醫登記事宜，於廿六年元月十三日下午三時，假座城內五條街戴祠堂內，召集兩會會員，開聯席大會，討論究當如何應付，出席者，兩會常委及執監委員各部職員，暨會員等，人數陸續已到大半

，當即開會，公推章壽芝主席，唐蔭甫司儀，本社駐省記者曹棣軒紀錄，甲、報告事項（詞長從略）乙、討論議决事項，一、由兩會通電慰勞綏遠前方將士，各會員各個量力捐助之，二、由兩會發起舉辦國醫戰地救護隊，保留籌備，三、通過聯合全國國醫爭中西醫平等待遇案，四、通過呈請行政院准吾國醫學校加入教系，得設專科大學，私立者得於備案，五、呈請衛生署直接發給證書，六、響應發起全國及全省中醫聯合會，七、呈請省會衛生事務所，仍懸暫緩執行登記、因修正中醫條例，雖經行政院公布施行，尚未經全國中醫界之公認，吾江蘇省省會之中醫，豈可先受管理乎，八、通過呈請省方恢復暫行管理中醫規則案，九、（略）十、下屆聯席大會會期，公訂於所方中醫登記限滿之前一日，議畢散會，時已萬家燈火矣，云云，

季愛人組織

國藥實地考察團

（蘇州訊） 中國外科醫院院長季愛人。鑒於國產藥材。關係民族强弱。至深且鉅。爰即停開醫院。擬赴各省各縣。實地考察。並聯合同志多人。組織國藥實地考察團。分工合作。現正向中央國醫館。及醫藥團體備案外。並呈請本縣黨政機關。頒給護照。忙條異常。一俟護照領到。即將束裝出發云。

永嘉縣中醫公會改選職員

永嘉中醫公會，以第五屆執監任期已滿，業於前日假座該會大禮堂，召開第六屆職員改選大會，到會者，有潘澄濂，陸幹夫，金愼之等數十人，主席潘澄濂，紀錄陳一之，主席報告一年來會務情形及政府辦理中醫登記事宜畢，即行選舉，結果，以李明欽，李蘭生，林士廉，白文俊，陳一之，葉世英，徐淵侯，周蘭生，楊鯨波等九人得票最多、當選爲執行委員，沙驥夫，徐雲峯，林桂泉，陳笑蓮，周懷民等五人，爲候補執委，池仲霖，金愼之，陸幹夫，潘澄濂等爲監察委員，劉玉如，楊伯疇，唐伯卿等爲候補監委云。

（浙江永嘉通訊）

汕頭國醫藥界

反對國醫支館趙館長

（汕頭通訊） 汕頭市國醫支館長經廣東國醫分館潘館長。委趙鏡澄爲該市國醫支館長後。 汕頭市生藥同業公會，熟藥同業公會，中醫公會全體會員，紛紛反對。特於歌日代電廣東省國醫分館文曰，廣州廣東國醫分館館長潘鈞鑒，本月二日閱汕頭星華僑聲等各報，登載鈞館經已委定趙鏡澄爲汕頭市支館正館長，鄭少翀爲副館長，并圈委鄭幹生等十一人爲董事，等因，三日各報，又載趙支館長將各董事委任狀分發後，并通知各董事假座通津街二五號，開第一次會議，結果互推許蘭波，王隱籌，吳羲民，陳振川，林樹樂爲常務董事，并推陳振川爲董事會主席，租定吉安街七五號爲會址，開始辦公云云，等紀載，披閱之下，相與詫異者久之，伏查中央國醫館之創設，原爲統一全國國醫國藥，集數千年軒歧神農歷聖相傳之文化物質，使盡納之中央國醫館系統之下，俾

得運用統制力量，以科學方式，從而整理改善之，冀使我華夏文物，擴而大之，播其利濟於國際之林，積極方面，可以望技術人材與乎藥類品物之輸出，消極方面，亦可杜機械醫師與乎每年數千萬舶來藥品之輸入，國計民生，以關者巨，自非一事一物，一時一地之微可比者也，邇者鈞館為使全省九十餘縣市，普遍設立國醫館起見，得派黃光漢到潮汕方面催辦，本市醫藥兩界，方翹企引領望之，惟自潮陽縣支館發生糾紛後，本市醫藥同人，即生戒心，恐蹈潮陽覆轍，對於黃光漢人格，已發生不良影響，詎意黃光漢貪饕成性，只知酒食財帛，趙鏡澄狼子野心，視國醫館為奇貨，相與朋比勾結，狐埋狐掘，光漢到汕之日，匿於趙澄住家者一週，嗣以醜媳婦終須見公姑，始易居密教會，掛起籌備處招牌，一面瞞請委任光漢與趙鏡澄鄭少翀等為籌備員，於本年十月十七日，假通津街二十五號，開始籌備，祇以聲譽不好，號召力薄弱，迨至同月二十七日下午二時，始有被黃光漢强邀列席之生藥公會，熟藥公會，中醫公會．各方以私人資格出席之醫藥界人士參加，惟各人到會後，均紛紛質問國醫館組織章程，并質其何以不登報公開通告全市醫藥界人士，徵求意見，乃黃光漢則支吾其詞，趙鏡澄則謂可以不必，其用意無非欲將國支館納之自己夾袋中，以遂其升官發財之宿願，惟公理戰勝，私念難酬，趙鏡澄見勢不佳，遂囑使黃光漢改開談話會，談話結果，主張由籌備處，函請生藥藥中醫三公會，各自選出正式代表三人，函送籌備處，是黃光漢另行呈請分館，重新委任為汕頭市支館正式籌備員，以示公開，而共同負責，此當日各方人士到會實在情形也，嗣是以後，黃光漢僅有向各公會函知奉委為籌備處主任，絕未嘗來函請各公會選出正式代表，以備轉呈充任籌備員，其居心如何，不言而喻，自歸廠後，一切籌備，遂在無形停頓中，而醫藥兩界人士，亦皆疑雲滿佈，莫明其妙，罔料晴天霹靂，黃光漢得意悄然而行，趙鏡澄遂心一帆風順，干犖疑滿腹，衆難塞胸之日，趙鏡澄竟於本月二日晚刻，在其吉安街醫務所，大開門庭，鋪氈結彩，高倨炕床，頒發委狀，喜氣揚揚．掀髯而笑，聲喧戶外，炮爆街中，巷頭屋後之人，皆驚相走告，以為鏡澄官從天降，噫，亦奇矣，嗚呼，國醫館負整理醫藥重責，地方支館，又屬直接辦理機關，如斯大事，竟由三數私人閉門造車，將恐出門未必合轍，人謂趙鏡澄好大喜功，樂載高帽，於茲益信，雖然趙鏡澄之巧計售矣，其國醫支館之招牌，已在其醫務所掛起矣，館長之頭銜，已登報紙印名片矣，館長之委任狀，已懸掛其診病室中矣，其吉安街七五號之醫寓，前被債權人域琴廣成興汕湌公司所扣押，又屬瞞領過商庫證券之按揭業，將來既可藉國醫館招牌，以為檔矢牌，現在又可每月獲數十元租金，是他人所視為最難做之館長，最難辦之國醫館，在鏡澄則視為最有利，而且最易為矣，無怪趙鏡澄此次不顧一切，毅然決然，嗚呼，誰謂潮梅十五屬文化經濟中心，華洋雜處南中國通商口岸之汕頭市國醫館，而可聽任三數私人把持操縱，而希望其將來能為國醫藥兩界謀幸福，以無負分館，無負中央者歟，仝人等愚騃無似，終未敢輕信之，用是憂心如擣，敢將黃光漢趙鏡澄等過去之包辦籌備，以及最近之瞞請委任館長，圈委董事之奇謀巧計，籲請鈞長察核，伏乞迅予明令制止成立活動，并令行本市生藥，熟藥，中藥，三合法公會，選派負責人員，呈送鈞館委任為正式籌備員，重新改組籌備，以維國醫國藥，而洽與情，是所切禱，汕頭市中醫公會常務董事鄭幹生等七人同叩云云。

小言論

徐愷

(一) 募款建築首都國醫院

中央國醫館館長焦易堂氏。此番蒞滬。本市同道。特開歡迎會。表示敬意。以焦氏年來爲中醫界効力。不辭勞瘁。實堪欽仰。

後來焦氏在新亞酒店。宴請各界人士。爲首都國醫院的經費。席間曾請衆賓竭力捐募。我們知道國醫一向沒有大規模的醫院。亦是最要缺點之一。首都國醫院。本來發起多時。而尚未成功。吾人正引爲憾。乃今焦氏毅然積極進行。深爲可喜。凡吾同道。皆應各盡其力。慷慨輸將。毋存觀望。

再如捐款一有成數。尤望焦氏妥速進行。早日促成醫院的實現。爲中醫界放一異彩。

(二) 普及救護知識的訓練

近來有些地方同道。注意救護知識的訓練。眞實履行。這確是很好現像。然同時也有很多處醫團。發起什麽救護等等。當時轟轟烈烈。過後默默無聞。而未見實行。只可算是一時熱血衝動。前者實爲可佩。後者却不免抱憾。

値此非常時期。凡是國民一份子。俱有準備犧牲應盡的責任。我們醫界最低限度。至少於分內的事——救護工作。必須肩起担任。才對得住我們的內心。

從現在起。希望大家澈底覺悟。全中醫界應該把這種救護知識。趕快實行訓練。一致脚踏實地的幹去。俾充分獲得此項急需知識。準備爲整個生存而服務。

(三) 服補藥斃命

據本社江西唐江通訊。唐市豆子行梁泰湖君。因服當地某藥房的補藥。竟致斃命。該藥有無毒質。在沒有實地詳細檢察。未便臆測。

然該地當局。應嚴密澈究。以明眞相。而重人命。

同時我因此尙有一點感想。要對同道們說幾句話。近來市上藥房。時有新出藥品。是否道地。固未可一概而論。藥號往往爲推廣營業計。請我們同道題字。有的不察。爲感情作用。不問藥之好歹。任意替人家亂捧。藥號把題字製版。登諸報紙宣傳。吸引顧客。常常也有人上當。

以後我們同道。對於人家請求這類的事，似乎應該要留意一點。

評論

論中醫科學化之必要（續）

譚次仲講
薛玉成錄

第二，歷史方面：再就歷史方面來說，醫學的進程，是由宗教而哲學，哲學而科學的，與其他別種學術的進化完全相同。且不獨中醫如此，西醫在歷史上所經的歷程與階段，都沒有絲毫的差異。例如：中醫的始初是巫醫同源的，故此記載稱巫彭作醫。又內經云：「古之治病可祝由而已矣；論語說：「孔子有疾，子路請禱；」又左傳說：「晉侯爲二豎所侵，」後來古今名醫類案所載的鬼話連篇，皆可證古時醫學的宗敎思想了。徵之泰西古代醫事操諸僧侶，與神殿中多紀疾病的扁額，正是同一情狀。後來人類進化，這個宗敎思想漸漸不能維持人羣的信用，於一進而爲哲學的思想了。

例如：中醫動講對象，輒言陰陽，與泰西中古時代的正副磁氣論，遙遙相對。又云：「無極太極，」與彼方之說「亞培龍」更其相似。至於我講五行，曰金、木、水、火、土、又云：水寒，木風、土濕、火熱、金燥、（說本上八經）更與泰西醫聖協撲格力提士氏所提倡風、火、地、水的四行論，又解釋爲地乾、水濕、火熱風寒、四性，更是渾然一體。足以亂其蘽而有餘。大抵宗敎思想，則近於迷信，哲學思想，則趨於迷想，其知識皆不能歸於精確；欲知識歸於精確，非皈依科學不可，百學皆然，醫學又何獨不然呢？故此從進化的公例來講。中醫必須科學化，這是唯一的緣故。唉！現在世界上所謂自然科學的範圍，那裏還有宗敎或是哲學勢力的存在呢？講到醫學裏頭，當然也是沒有。若謂醫學中不廢哲學，那不廢的乃是科學中的哲學，而迥非太古架空向壁的哲學，斷斷然的！大抵科學與哲學，或係宗敎他的動機和目的，都就自然界的現象，欲成立解釋，而且要成立確實的而又統一的解釋，這點本完全相同。但後來所生的結果，宗敎呢，固然失敗；哲學呢，亦是失敗，祇有科學家獲得成功。這是甚麼緣故呢？就因爲科學重客觀，憑實驗，以勢力物質不可分離爲原則；宗敎與哲學都是重主觀，憑虛構，祇講勢力，不講物質；尤其是勢力與物質之中間這一段因果相連的事實，在科學是最注重這個的，所以能發現證據，發現眞理；宗敎與哲學是不注重這個的，所以沒有證據，言人人殊！試就醫學一端來舉例說明於下，願諸君靜心探討！

甚麼叫做勢力與物質呢？比方有一個某甲，患了重病弄到大汗淋漓，四肢厥冷，脈搏沉絕，神志昏亂的時候，我們在醫學來說，誰也知到他是虛脫了。做成虛脫的現象，就所謂勢力。但要解釋虛脫的來源，古宗教家當然說是魔鬼：在哲學家醫理當然講是亡陽。但是那隻魔鬼與陽氣是沒有一件東西，使吾人五官及得到的。至於這個鬼從何方而來侵？那個陽向那方而亡去？愈更不可思議了！那就叫做有勢力而無物質。因爲宗敎和哲學的思想，完全是重主觀，憑虛搆的，因此就隨隨便便說幾句來解釋解釋，對不對是完全沒有稽考的。科學家就不是這樣了：科學家解釋虛脫的來源，就因爲心臟失力，那虛脫是勢力，心臟就是物質，心臟失力何以搆成虛脫？科學家在這個問題之先，是經過許多的解剖，始知到那脈搏和心臟的關係密功，又經過許多的試驗，以人工造成動物的心臟失力，證明結果都發生虛脫的現象。故此他的解釋，不肯隨隨便便的，從客觀，重實驗，對不對是有稽考的。玆更設一個例：又甚麼叫做勢力與物質中間這一般因果相連的事實呢？亦請用心臟來設喻：願諸君靜心探討！

中西醫從前的理想，都說心是知覺智慮之源，故內經云：「心者君主之官，神明出焉。神明智慧是勢力，心是物質，有心之因，乃有神明之果，故謂之因果。但這個因果，正確與否？乃在證明心臟是否能發出神明的一段事實，正正在因果的中間，可惜就無從證明了。中間的事實不能證明，自然那因果連繫這一個知識，就不能謂之眞確，故此言人人殊！至於科學家以爲知覺神明是出於腦；血液運行是出於心，至於因腦如何生出知覺之果？因心如何生出血運之果？中間一般連繫因果的事實，在生理學裏頭有許多方法來證明。諸君研究過生理學，已經是個個耳熟能詳，無待再贅。這種種證明的方法，亦卽上文所謂實驗了。實驗成功，就可以作得證據，有證據，這個知識就可算眞確。一般學者都不至各持異議。故此我們講科學呢；講中醫科學化呢，就要絕對認識勢力與物質不可分離爲科學：有勢力無物質的就是哲學，或竟直是一種神話。物質與勢力間因果相連，這一段事實，有證據的叫做科學，沒有證據的就叫做哲學。

至於自然界現象，或單說醫學裏頭，雖然有許多未尋到物質的，尤其有許多物質未發見勢力的，如此的情形，科學家祇可作爲未知罷了。先哲所謂：「不知爲不知，」西哲所謂：「物不可知，」這不是一種恥辱的事！我們若有未知，不要糊亂說，那就對了。因爲科學必要尋到物質，或更證明物質與勢力間因果的確實關係才算是知。根據科學所得的知識是眞確的知識。大抵中醫所發揮病理頭有所謂陰陽消長呢；血氣盛衰呢；風動呢；濕滯呢；表裏傳變呢；寒熱虛實呢，這舊稱氣化的種種都是勢力。余嘗根據科學的眼光與邏輯的法則，就中醫經典中尋出他的物質來，大概言之，所謂陰陽消長，就是心；所謂血氣盛衰，就是血液與神經；風動就是腦；濕滯就是胃腸；表裏傳變，就是泛發病與局部病；寒熱虛實，就是品賦的素質……在拙著「中醫與科學」一書，言之綦詳，玆不復贅。這就是小弟導中醫於科學化的一片苦心了。

總上所論，我們對於所謂宗敎與哲學比較科學所差異之點，及其遞嬗變遷之跡，就可以完全明瞭。既明白三者的性質和進程，可以知中醫科學化，就是向上改良進步發展的唯一正路。故此在歷史的立場來講，中醫時至今日猶不知歸依科學是謂「自暴自棄」，開倒車，甘落伍，先哲所謂：「舍正路而弗由，哀哉」！中醫必要科學化的理由此是第二點。

第三為事實方面：唉！世界好像前進的車輪，不斷的旋轉着；時代好像汪洋的潮流，砰湃的洶湧着，順他則存，逆他則亡，更是不容我們躲避的！中醫為順着現在的潮流，所以不能不要講科學，這一句話我也聽得多，真是耳熟能詳，已成「老生常談」。雖思想最頑舊，頭腦最朦朧的人，也識說的話了。可惜潮流的波紋，和動態，與及其勢力所旋捲着的甚麼？他就不大明瞭！有許多簡直是一句說不出，何怪口講要順潮流，噉其所作所為，那又無一不反逆潮流，這是多麼可憐的呢?!

大抵潮流這一件東西，無非就是影映着我們眼前的事實，環繞着我們一身的狀況；近而一家一族，遠而全國以至全世界，無一不包括在潮流之中。現今科學的勢力，已是瀰淪磅礴於天地之間，飄忽砰湃於六合之內，舉目一切事事物物，無大小，無遠近，那有一宗事件不受科學勢力所籠罩支配之下呢？這就叫做潮流了。

今歸結到醫學來講：世界的醫學已經沒有一國不科學化的了；因為醫藥不根據科學，就得不到確實的改良與進步，這件事本很顯明擺在眼前。雖則他人如何進步改良，我們或有未知，但就我中醫而論：自神農、黃帝、伊尹、仲景、思邈、王燾、以來，都是承着一貫的衣砵。自金元四家各有主張，至於明末清初，異說益衆，你說所謂確實的進步之點何在？若謂已經進步，則金元四家當然要勝過仲景了，這句話諸君肯承認麼？不獨諸君不肯承認，恐怕一般的中醫界，或者是明白國學的西醫界，都是不肯承認的。又舍已往的來講吓現在：數年來中醫的學術團體，醫藥公會，醫院，醫藥報，醫學校等，遍於國中，也算是星羅棋佈，風起水湧，極一時之盛！研究者研究，切磋者切磋，結果於學術的前途，所謂確實的改良之點又何在？若謂已經改良，又何至派別有如許的紛歧，新舊又為許的爭鬨，始終豎立不出一個標準，遑說革新改善，亦等「水月鏡花」，可望而不可即罷了。

以上猶不過就籠統來說，若分折噉實起來，醫學不根據科學，沒有改良進步這一句話，更萬萬不能不承認的！請先講醫：現今中醫裊頭大約可分兩派：一是稱傷寒的；一是講溫病的，兩派角立，互相火水，究竟孰是孰非？誰得誰失呢？真是沒有方法來解決他罷。再來講藥，柴胡是發散呢？以在神農本草說：「柴胡是推陳致新，明目益精」，仲景以為邪在半表裏不能發散的症，始用柴胡，所謂「少陽不可發汗是也」。故陳修園說「柴胡氣平必須多服，味淡必須重用」大小柴胡湯用至每服八錢，就因此故。可見前人說柴胡絕對不會發散。但自景岳列柴胡入散陣中，吳鞠通更有暑溫禁升麻柴胡之說；又於下焦篇又云：「溫病耳聾，病係少陰與柴胡湯必死」，謂其直昇少陽云云，（直昇少陽四字玄極）是以後人覺直以柴胡為發散之劇劑。二說看來究竟又孰是孰非？誰其誰僞呢？亦是沒有方法去解決他罷。如此下去，勢必多一學說，卽多一是非，歷年愈久，學說愈多，則紛糾聚訟亦愈大，這等看來還是復古的更好，反得省却許多麻煩。醫藥不根據科學，决得不到確實的改良與進步，可見這句話是絲毫沒有錯的！

唉！在此日異月新，非進則退的世界，是不容許我們因循貽誤，坐失時機的！眼吧吧看着他人駕科學的潮流，搏扶搖而直上了，我則仍囿着哲學的藩籬，作重繭以自縛，相形見拙，日累月積百十年後，優勝劣敗，中醫的前途，尙堪問麽？以上的潮流是在醫學裏頭這是一層。

（未完）

醫學研究

盲腸炎之研究

晉江 鄭軒渠

考西醫所稱爲盲腸炎，卽中醫之腸癰，名雖異而病實同。按炎者，西醫謂局部充血，呈發赤，浮腫，發熱，疼痛等狀。癰者，中醫謂局部紅赤，焮腫作痛，後化膿等狀。是則西醫之稱炎與中醫之稱癰，有時似乎相類（非謂完全相類），然西醫盲腸炎之『盲腸』，中醫腸癰之『腸』，在解剖學上實有分別；夫腸乃爲蜿曲之長管，盤旋於腹腔，其上部細長者曰小腸，其下部短大者曰大腸。小腸連接於幽門，長占全腸五份之四，分爲：十二指腸，空腸，迴腸三部。大腸長僅小腸四份之一，分爲：盲腸，結腸，直腸三部。由此推之，盲腸者乃大腸之上段，與小之末段迴腸連接，以迴盲辨爲界，上通大腸中段之結腸，爲大腸最膨大之部份，長約六公分，下端閉塞成盲囊，故名爲盲腸。彼西醫命名盲腸炎，當然是以病在盲腸，中醫命名腸癰，當然是以病竈在大腸小腸。蓋醫學無論中西，對於疾病之命名，或以病因（病菌亦在其內），或以病證，或以病竈，今就盲腸炎——腸癰而論，則盲腸與腸皆屬病竈，炎與癰皆屬病證；然而病竈一言在盲腸，一言在腸，孰是孰非，此問題自有研究之必要。胡適在中國哲學史大綱解釋孔子『名不正則言不順』：『名字的意義，若沒有正當的標準，便連話都說不通了。』誠然，名稱爲事物之綱目，名稱若不正確，話如何說得通順。今我此篇，並非單爲病名之問題，實卽在於討論病竈。

盲腸炎——腸癰之病竈，到底是在盲腸或腸？彼西醫曾經解剖實驗，應當不致認錯，然事實上反不如中醫四千六百餘年前之內經，早已鐵斷其病竈在腸，余

經驗實錄

用經方大黃䗪蟲丸治愈乾血癆之鐵證

社員 徐鶴仙

陳姓婦二十八歲，體質素健，月經正常，自客春漸覺腹痛而脹，按之有形，寒熱時作，經水不通，食慾日減，形瘦神疲，經醫用木香，香附，桃仁，紅花，當歸，川芎等劑，服之不應，後改延西醫療治，用X光檢查，謂係脾臟腫大，肝管鬱血，黑熱病動物性原蟲窠囊爲患，曾注射安銻母素，純葡萄糖鈣劑，內服賜保命甘汞山道年等藥，醫治二月，結果無效，至今夏六月來余處就診，脈象弦細而濇，舌色淡紅無苔，腹大而有硬塊，痛脹不時，肌膚甲錯，面色晦暗而黑，知其爲乾血癆症也，夫乾血之產生，良由陰虛陽亢，則其氣上合心火，心火盛故停經之瘀血過剩，被火氣所薰灼，則爲乾血，治血大法，瘀血不

乃根據事實而言，並非別存『在齊護齊，在楚護楚』之私心，我中醫既積有悠久之歷史，經許多賢哲研究與實驗之過程，自是有切實之理緻在焉。今問題不必擴大，只就盲腸炎——腸癰論之，即足以顯發中國醫學之眞價矣。

原盲腸炎——腸癰之病竈，並非在於盲腸，即其病之首難，亦非始自盲腸。考其起發點，乃係由盲腸外側之一條附屬物，此附屬物爲大如小指，長約寸餘之細長管，名曰蟲様垂，又以狀如蚯蚓，故復名爲蚓突，其內腔通於盲腸，在人體上，毫無作用，且爲釀成本病之禍端。蓋消化機能之系統：飲食入胃，變爲乳糜，復由胃壁之收縮，流入小腸，行吸收滋養工作，其剩餘渣滓，則蠕動而輸送於大腸，盲腸既爲必經之地，且蟲様垂之空孔，常至穢濁叢積，若運化衰憊，則由穢濁叢積而發生有害之微生物；復由有害之微生物而致蟲様垂腫爛，出血，或化膿，或腐敗，漸次侵及盲腸；更由盲腸浸淫而漸次侵及周圍之小腸大腸。正如內經所謂：『喜怒不適，飲食不節，寒溫不時，則寒汁流於腸中，……積聚已留，留則癰成』者，是也。

誠如前述，則盲腸炎——腸癰之爲患，固不單只在於蟲様垂，勢必連及盲腸；然又非只連及盲腸已耳，上而傳於小腸，下而傳於大腸。故余謂西醫於本病之命名未妥，若據病竈，當以中醫爲是。蓋病之起發點，既非在盲腸，而在蟲様垂，且發病之竈，亦非在盲腸，而在小腸大腸，第不過假道於盲腸耳，安得而名盲腸炎？

余每謂本病之成，非驟成於一朝一夕，雖西醫云有急性之盲腸炎，然必續發於傷寒，腸癆，赤痢，癌腫或宿便之刺戟起血行障礙而發生。於此更可以證明本病多由逐漸蘊釀（上段經已詳述），即所謂急性者，亦必續發於他病。

西醫通常以僅發本病者，謂之單純性盲腸炎，若引起腹膜炎或腸管膀胱腹腔穿孔者，謂之破壞性盲腸炎。大抵本病在將發作之前，多數爲便祕。及初起時，腹部有輕度之膨隆或陷沒按之則痛，甚則右腸骨窩間發生疼痛；更甚則痛連臍部

去，則新血不生，況是乾血與氣化相隔，非尋常之瘀血可比，乾血不去，則新血豈有生機之理耶遂決用繆方所立之大黃䗪蟲丸以治之，每服四錢，日三服，並煎服血府逐瘀湯，間日一次，連服三星期，腹中硬塊已見略小，疼脹亦輕，再服壹月，硬塊疼脹全除，胃納增加，肌膚潤澤，後又處調經湯十全大補湯等調理一月而安，現聞已月經通行，精神恢復健康矣。

大黃䗪蟲丸方

大黃一錢，黃芩二錢，甘草一錢，桃仁三錢，杏仁三錢，白芍二錢，乾漆一錢，䖟蟲一錢，水蛭三錢，䗪蟲二錢，蠐螬二錢，地黃二錢，蜜丸酒服，血府逐瘀湯方，當歸三錢，生地三錢，桃仁三錢，紅花一錢，枳殼一錢，赤芍三錢，柴胡二錢，桔梗二錢，川芎一錢，牛膝二錢，甘草一錢，

一個秋溫病的驗案

湖北 胡端伯

本年入秋以來，天久不雨，燥氣盛

或下腹部胃部以及心窩者，然終歸於右腸骨窩間，可以指壓檢驗。同時並見消化不良，食慾不進，噁心嘔吐，煩燥大渴，惡寒發熱，夜不得眠，大便不通或泄出腐臭性略混黏液之下痢，小使頻數如淋等前驅症。旋在右腸骨窩間有塊隆起，紅腫劇痛，右足屈不能伸（故中醫又名縮脚腸癰），轉側不便，小溲赤熱刺痛，舌苔厚而色灰黃，脈象弦數，發熱自三十度至四十度，稽留兩三日之久，乃逐漸降低，痛亦漸輕，此爲單純性之盲腸炎，預後大多佳良。至若腹痛時劇，或卒然劇痛，刻不可忍，且其壅盛氣機不舒，甚則發現衰弱苦悶，或有虛脫之狀態，此乃爲病原細菌繼營破壞工作，釀成膿液，使腸膜腐爛，假如引起腹膜炎或腸管膀胱腹腔穿孔者，此爲破壞性之盲腸炎，則十死無一生。中醫於本症亦言膿從二便出者可治，膿從臍出者死。此中西論斷，並無異致，可相印證也。（未完）

傷寒六經之新研究

張型

蓋傷寒論一書，誠爲醫門之規繩，治病之宗本，學者宜視爲金科玉律者也。仲聖闡明傷寒病之侵入，暨病毒所在之異，及庸醫施治之誤，而現不同之症狀，同時立適應之方劑者也。

夫仲聖晝分傷寒爲六經，此乃便於敍述起見，而後人聚訟紛紜之，莫衷一是，一說以六經爲經絡分配臟腑，一說六經爲指示傷寒傳變之經過，泥於內經一日太陽，二日陽明，三日少陽，…至六日傳盡，復傳太陽，是說皆不惟病理所必無，尤與事實不相符也。另一說以六經爲晝分傷寒病期者，不過亦非盡然，何則？傷寒之經過，未必依六經之次序，而六經之病狀，亦未必皆見之，烏得以此爲傷寒之分期也。

然則以上之說皆匪，而究如何乎？予不揣卑鄙敢就正高明，予意所謂六經者，乃依傷寒之寒熱虛實，及病位病勢而分晝之者也。以傷寒之寒熱言，則三陽爲

行，民多病溫，有某醫之任媳黃氏，患秋溫症，起初頭痛身熱，口渴微汗，不惡寒而惡熱，經某醫診斷誤認爲傷寒，服藥一劑，大汗淋漓口禁不言，神志昏迷，不審人事，舉家惶恐，延余往診，察其脈左數右較浮，乃溫邪干於肺胃，前方已失，無可致查，想某醫既斷爲傷寒必麻桂等辛烈發汗之品，刼陰過甚，遂致津液大傷，身熱煩燥，舌亂口渴，幾至亡陽即投以白虎湯合生脈散加黃芩治之，服一劑次日腹診則神志已清，漏汗亦止，身熱漸退，脈象沉而有力，舌苔糙黃，口中喃喃自言心中難過，時索冷飲，仍以前法合溫胆湯，加大黃元明粉滑石川貝石斛並重用石膏服後，便下黑糞，溲赤如血，病即大減續以調理而愈，

農人譚某，患秋溫初起脈浮數，身熱體重，自汗煩躁，惡心嘔吐，頭目昏眩，譫語不休，溺赤便難，顯係三陽合病因擬三面合治，方用，

豆卷，知母，西石，大黃，甘草，
山梔，黃芩，石羔，只實，
薄荷，竹茹，元明粉，蘆根，

熱，三陰爲寒，以傷寒虛實言，則三陽爲實，三陰爲虛，以病位言，則太陽病在表體，少陽病在胸腹間，陽明病在腹內，至三陰均在腹內，有言三陽爲新陳代謝機能亢進，尤以陽明爲甚，三陰爲新陳代謝機能衰弱，尤以厥陰爲甚，兩者相反，再言病勢，三陽多實易治，三陰多虛難治。

今以六經之見證，暨其病理言之於下：

一太陽病　其見證爲頭項强痛，骨節疼痛，惡寒發熱，且現浮緊之脈者也。此人體體溫生產中樞，及頭腦神經，肢體神經，受菌毒之刺激，故見體溫升騰，頭痛項强，體疼肢痛，而體溫調節機外受寒邪之刺激，而玄府緊閉，內以高溫之熏灼，而血脈充滿，欲汗不能汗，欲罷不能罷，此所以脈浮發熱惡寒者也。

二、少陽病　其見證爲胸脇苦滿噁心嘔吐，口苦咽乾耳聾目眩、頭痛發熱等象，無論其爲太陽轉入，或直中所致，均爲胸腹二腔間臟器組織之受累，因侵入之細菌(即腸窒扶斯菌)毒素增加，由波及於項腦之神經，暨及外表，故見口苦咽乾，耳聾目眩，往來寒熱等狀，又病在表，脈當浮，病在裏，脈當沉，今介於二者之間，故呈弦細之脈者也。

三、陽明病　其見證爲腹滿便結，故曰胃家實也，譫言妄語，自熱自汗等症，此因菌毒之刺激不斷，及特久之高溫，津液被劫，少腸淋巴結由髓樣浸潤而潰瘍，腸質受傷，蠕動減少，故按之腹滿，大便祕結，而日久則發生自身中毒，體溫生產中樞，受兩重毒素(菌毒與自身中毒)之刺激，遂發高熱，體溫調節機能受此高熱之刺激而放溫，故發熱自汗，神經受其影響，故譫語妄言也。

四、太陰病　其見證爲腹滿而吐，食不下，自利，時腹自痛等狀，夫太陰之腹滿，因虛而匪實，所以然，以少腸受傷寒菌所侵襲，蠕動減少，菌體所發生之瓦斯不能外洩，(體氣西醫謂瓦斯)充滿而致腹滿，此點爲陽明太陰辨別之關鍵，有因菌毒內蘊，胃腸反射機能亢進，故致食不下，自利，時腹自痛，乃腸蠕動增劇，腸神經受迫，此時醫者宜囑患者，鎮靜爲要，不爾，必致腸穿空或出血等患

服一劑大便二次，諸症漸退，復診去大黃元明粉知母石羔，加石斛玉竹白朮苡仁服後，諸症豁然，且能做輕微工作，惟小便不利，因投以利水劑，如猪茯苓等，詎愈利而愈不通漸至癃閉淋瀝，小腹脹痛，按之漉漉有聲，後以補中益氣湯合通關丸，外用田螺同葱搗爛敷臍上，小便始通暢，調理旬日而愈，

經方實驗錄(續)

曹穎甫醫案
姜佐景編按

四診七月二十日

肺癰無腥臭之痰，病已出險。但時吐濁痰，膠粘黃厚，當從千金皂莢丸法，改湯以治之，蓋濁痰不除，欬必不能止也。

牙皂末五分　用黑棗去核包煎

佐景按　此方之藥值賤甚，僅需銅元三枚而已。藥舖中先生微笑曰：此能愈疾乎？吳君得藥，仍取大黑棗，先去其中核，卻納入牙皂末，用綫紮棗兩端，使勿漏出，計需棗七枚，已將牙皂末裝畢，即煎與服。服後，竟又峯迴路轉，別見柳暗花明。旋有許多白膩之痰濁，悉從

矣。

五、少陰病　其見證為脈微細，但欲寐，欲吐不吐，口渴咽痛，四肢沉重，下利便膿血，小便色白等症，夫脈微細，乃傷寒病久，心臟衰弱，血行無力，血壓降低也，但欲寐，以神經中毒甚深，精神模糊，欲吐不吐，以胃腸反射機能衰退，口渴咽痛，以久熱津液被刼，水津不佈，四肢沉重疼痛，以新陳代謝機能衰退菌毒停積，神經疲憊，小利便膿血，腸血管破裂也，新陳代謝機能衰弱尿中之固形分尠少，故致尿色清白也。

六、厥陰病　其見證為消渴，氣上衝心，心中疼熱，下利便血，四肢厥逆等象，以本病之症象觀之，為三陰中最篤之證，是時腸血管已至潰瘍而破裂，故致下利便血，因便血而元氣虛損，心臟衰弱，四肢厥逆，敗象皆露，匪藥石所能痊癒者也。

綜上以觀之，仲聖之書分六經者，分析傷寒之病型，其中病雖由淺深，時有久暫，要者不出乎腸中病毒之關係，其他種種，皆菌毒癒後之影響或養護失宜，而引起諸疾患，此皆傷寒（西醫謂腸窒扶斯）之加雜病或遺後病也。

廿五、十二、十八、脫稿于蒔里草堂愼獨室。

中風症病理命名之檢討（續）

胡健公

中風之病因，實由於平日之飲食不節，起居不常，或房勞憂思斲喪等內因使之而成，蓋此等動作，皆能消耗人體中之內分泌，漸而久之，營養素缺乏，則內分泌之消失愈多，而血液神經等之動制不能如平日之有序，復因心房離四肢較遠，血液不能時輸送於指尖，停留指尖血管中之紅血輪，時入相擠，斯所以患中風者，在未患中風以前，常覺指尖麻木，肌肉瞤動，或有一塊死肌，古人定此為風信，實為精確之語，凡見風信而不善調養者，以後必見中風之症，然中風症雖由

大便出，口中吐痰反少，一如師預告。非第此也，前數日飲食常帶嘔意。予曰：「嘔者，胃不和也，凡大病久病有胃則生，胃不和則危，此定例也。」今則非第不嘔，而且胃納轉佳，能食較多，又能自起坐大便，或為其他動作矣。又前者臥不得左脇着席，今則能之。所以然者，前此右肺蓄膿方盛，使用左脇着席，則膿將壓諸其他臟器上，因而不舒乎。胸前隆起處，前服三診方後，即開始降落，今乃悉平。欬嗽時，胸部不再牽痛。又安福消腫膏，自經西醫敎用，即時常更換，至此乃免除。此方連服三日，功效甚著。自八日起，又服前次之一擬方，但去生山梔。其中之醒消丸守服迄今，自三錢減為一錢，猶未間也。自是頓入坦途，能食飯，怕吃藥，嘻戲如常矣。二十九日，吳君又叩調理之方，師曰：

五診八月十四日

肺癰已經出險，而陰氣大傷，宜千金黃昏湯，昨日姜佐景亦云。

於內因造成，亦必有外因爲之誘發，斯外因者爲何，卽風是也，既云風，則於中風之命名未必有誤，何須檢討，蓋病有主從，命名皆由主症而定之，中風之主症，乃完全體內之內分泌消耗，血液虧虛而神經等失養致成，若以古語言之，卽陰陽兩虛之候也。因內體空虛，故風邪侵入以爲患，若以中風之名詞冠此症，恐投驅風之劑，其病反隨藥轉劇。觀劉河間，李東垣，朱丹溪主火，主氣，主痰，之論，可以知矣，彼等未嘗不信中風之說，必因所投之藥不效而懷疑，復見其症中有酸素燃燒之內熱，肺氣上逆之痰，半身不遂之氣痺，遂各立一家之說，而後世醫者言此種主火，主氣，主痰，之論爲類中風，完全不明中風症中已包括言之矣。此中之旨，惟魏荔形却略知之，然彼雖知陽虛必裏寒，陰虛生內熱，及內因引外因入，外因誘內因發等義，而不知此病關係於內分泌及其變動爲腦部神經，惟內經與仲聖知之，內經云：「年四十而陰氣自半也」，又云：「七八肝氣衰，筋不能動，天癸竭，精少，腎藏衰，形體皆極」。又云：「以酒爲漿，以妄爲常，醉以入房，以欲竭其精，以耗散其眞，不知持滿，不時御神，務快其心，逆於生樂，起居無節，……皆謂之虛邪賊風」。此三節文字，乃明言內分泌及神經之關係於中風症，其云年四十陰氣自半，蓋言至四十歲時，氣血皆不及從前强旺，卽由盛入衰之轉捩處，故凡中風之風信，亦皆由於此時發見，而七八肝氣衰，天癸竭等文，乃指神經內分泌而言也，蓋古人言神經病之甚者，大都皆云內風，凡內風之爲病，則責諸肝臟，故彼之云肝氣衰，簡言之，卽神經失養是也，至於天癸竭之天癸二字，卽指西醫發明之無管腺內分泌，苦內分泌衰少，（竭字不一定指全）人體之健康受大半打擊矣，因分泌最重要之功用，爲人體之健康發展，然內分泌何能使之衰少，卽前列之以酒爲漿等使之而然，其最妙在以耗散其眞之眞字，因此眞字係直指內分泌而言也，爲有內分泌血液神經等之內虛，故外風襲人其爲患亦烈，此所以其下文有謂之虛邪賊風句。然以上不過採集內經之言，證明中風之關係內分泌及神經，若再從仲聖斷仲宣之落眉內風症，更可悟得金匱中風門中之

合歡皮如手掌大一塊用水三碗煎至一碗半作兩次服

佐景按 服此甚佳，食量增，而肌肉豐，雖不時尙有微欬，並帶薄痰，是爲病後餘波，不足慮也。

本病有一特性，卽但惡熱，不惡寒。夫不惡寒，但惡熱者，爲陽明病。故吾曰：肺癰者，陽明病之一格也。夫陽明病以淸，吐，下爲三大正治，故肺癰之用葦莖，淸法也，用桔梗，吐法也，用葶藶牙皂，下法也。經曰，肺與大腸相表裏，又曰，大腸移熱於肺，夫知此，方可以言治肺癰。

愚更憶某日侍診師側，一童子年可十二三矣，隨其母來視。童子解衣袒胸，見其左肋骨處，有瘡痕未斂。其母曰，此兒患肺病，數載於茲。先由洋人西醫開刀，去肋骨，溯出膿痰不少。自後卽不能收口。曾經西醫多人察視，率無功。後幸得收口結疤矣，而胸部反痛劇。不得已，又將結口刺破，導入藥線，任膿流出，則痛方止。纏綿經年

候氏黑散，亦只能預防中風之未來，蓋仲聖所以預知仲宣眉落，亦必根據內經中得來，而在未病之時，仲聖與五石散令服，詳五石散與候氏黑散藥物之配合，僅數味出入，五石散既在未病時服之，則候氏黑散亦必在未病時服之，以預防後來之險症耳，否是，則仲聖後之醫家，見中風症未有不投此湯者，若用之驗，則劉河間等又何必另闢新門徑耶，觀此，可知候氏黑散用於中風發作時，未必有效，然余曾目見一醫治一半身不遂症，（患者已四十餘歲，）彼醫用小續命湯連服十餘劑而愈，余奇問之，彼云：「余年雖五十餘，然持此方醫中風者十數人，鮮有效果，此人得愈，亦云幸矣，但頗懷疑此湯藥與中風症不合，而苦無良方，此次雖效，恐非眞中風症也」。余歸思之不得，後讀內經痺論篇中「風寒濕三氣雜至合而爲痺」。及金匱中半身不遂者爲痺等文，方悟投小續命湯而此病效者，以其藥適治痺症耳。（關於小續命湯之治痺症，可參觀第五期余所作「中風症用小續命湯之方義」一文。）而古書猶言小續命湯治眞中風爲第一，其言亦靠不住也。

綜觀以上之論，可知中風不但其名詞不正，而且在病發時亦無有效方藥，然此症可分四步言之，第一步爲脈管化硬，第二步爲脈管破裂出血，第三步則爲神經纖維起救濟而虬結，（故見手足拘攣，舌強言謇，口眼喎斜等症），第四步則爲神經纖維由虬結而斷絕，（故有人事不知，牙關緊閉，手足不動等症）。其一二步尚可治療，蓋其症卽西人之腦充血腦出血是也，因其症爲腦充血，故張氏錫純製建瓴湯，方用代赭石等降下之品，乃係一種誘導之治療法，然至第三四步則難治矣，蓋因其症波及神經故也，而此波及神經，非如陽明症及驚風症等病，乃爲腦部纖維神經斷絕，因其斷絕爲知覺運動之纖維神經，故其症現人事不知。牙關緊閉，手足不動，等生活力將次告竭之症，而陷於難治地位，總之，此症以余意推之，病雖由感風而發，然其病竈確在腦部之神經血管，及其病之造成，實爲關係於內分泌也。

「名不正則言不順，言不順則藥不對症」余本不敏，焉敢妄議前賢，因對其症

，家貧將罄，如之何。余視之慘然。後未來二診，不知究竟。其母爲吳產，齒音明朗，故印象殊深云。

閱者將以爲西醫不能治病乎，非也。醫者不分中西，能得病之愈，常不惜任何犧牲以赴之，遑論錐心嘔血而已哉。故彼不爲醫者，決不解醫者之苦，彼慣用輕劑，或一遇重證卽曰另請高明之醫，亦決不解肯負責治重證之醫之苦。先家岳西垣童公於今歲八月歸道山。先是，客歲十二月間，患多渴引飲，並進大量果汁，雪夜不識寒，猶開窗入睡，生平抱不藥爲中醫之旨，不信醫，亦不自以爲病。至二三月間，消渴更甚。至四五月間，轉爲中消，一日能進食七八次，無飽意。猶未能善自服藥，尋而熱在上焦，因欬而爲肺痿。（觀此，後知「肺痿之病，從何得之，師曰，或從消渴，小便利數」一語，確由實驗得之。並推知「或從汗出，或從嘔吐，或從便難，又被快藥下利，重亡津液」諸語，悉由實驗得之。吾故

懷疑已久，骨梗在喉，不得不一吐爲快，況眞理愈論而益顯，深願諸名達有以指教之，斯余作此篇之幸耳。

瘟疫與傷寒相異的治驗中西討究（續）

唐鐵花

西醫對症治療法處方

處方一　甘汞　乳糖　各四・〇

右爲八包，每日服三四包，初期用之，

處方二　撒魯兒　五・〇—六・〇

右分六包一日三包（此方不獨退熱，兼有防膀胱炎，及防腸腐之功）

處方三　硫規　二・〇—三・〇　稀硫酸　適宜　餾水　二〇〇・〇　亞拉柏樹膠漿　三〇・〇

右分二三次灌腸用之於服藥則吐時，

處方四　次硝蒼　三・〇　單那爾並　四・〇　阿片末　〇・一

右分爲六包，一日三包，（下痢劇烈時）

處方五　毛地黃浸（〇・五）一〇〇・〇　斯篤落仿司丁幾　一・〇　苦味丁幾二・〇　糖漿　八・〇

右一日三次分服（出血而腸穿孔者，或脈搏不佳者，速用此方爲强心劑，）

處方六　鉛糖　阿片末　各〇・三　小粉　五・〇

右分十包，每二時服一包，腸出血者用之

曰，傷寒金匱者厂部醫學實驗錄也。）尋而胸中隱隱痛熱之所過血爲之凝滯，畜結癰膿，吐如米粥，知此爲肺癰矣。迨余返里省視，則已大肉盡削，惡聞食臭。諸醫咸曰無胃則死，束手無策。余亦勿能例外。況其時因神疲納呆，不得已又進芙蓉膏以自振。夫病本由亡津液而生，安堪以膏焰續爍之。所吐膿痰，盛洋鐵盒中，隔一日未棄去，即化爲小蟲，長一二分許。余用大劑葦莖合桔梗甘草加味，欬爽膿出，目得淚，足能行，初似略有進步，繼乃又轉痿靡。臨危前數日，脈象怪狀疊出，多非二十八脈所備者。然後知仲聖謂始萌可救，膿成則死者，蓋排膿非難，而膿排後生肌復原之力實難也，又何況期此於七十二齡之老翁哉。嗚呼，吾岳碩德鴻儒，高年作古。有文章詩書，以遺來茲，有子孫兒輩，以祀香火，天上有知，似可含笑。然而余在醫言醫，則常耿耿有餘恨焉。餘恨者何，曰，不能如吾師之善用葦蘆牙皂

倘將陷虛脫，注射樟腦依的兒，可與以香檳酒葡萄酒或卵白蘭地且可用左方

處方七　樟腦　一·〇　樹膠漿　二〇·〇　汽水　二〇〇·〇

右爲三次灌腸劑

處方八　樟腦　一·五　橄欖油　六·〇　依的兒　四·〇

右注射皮下，每一小時至三小時一筒不用依的兒亦可（用於心臟衰弱恐將虛脫之際）

處方九　燐酸溶液（一·〇）一八〇·〇　覆盆子糖漿　二〇·〇

右混和每二時服一食匙功能止渴開胃有强求者可以此劑進之，

處方十　白阿膠　一〇·〇　糖漿　八·〇　溫湯　一〇〇·〇

右溶化一日分數次服用時須燉熱治漏底傷寒

處方十一　沙列布漿　一〇〇·〇　經格魯兒鐵液　一·五　橙皮糖漿　一〇·〇

右混和，每二時，服一食匙，亦治漏底傷寒，卽傷寒腸出血，

處方十二　傷寒血清 Anti Typhoid Serum 皮下注射，

處方十三　華克淸傷寒漿苗 Typhus Vaccin 皮下注射，

處方十四　華克淸類似傷寒漿苗 Paratyphus Vaccin 右皮下注射

（3）溫病治驗的大旨

病因　冬時嚴寒而成殺厲之氣，觸冒之而卽時病者，乃名傷寒，不卽發者，寒毒藏於肌膚，至春卽變爲溫病，蓋因春溫暖之氣而發也，

症候　溫疫發於夏至以前，發熱惡寒，頭疼，身體痛，其脈浮緊，口渴心煩，或兼發嗽，

治法　治溫病與冬月傷寒，夏月熱病不同，蓋熱輕故也，升麻湯，解肌湯，柴胡桂枝湯最良，

國醫對症治療法處方

也。爲特詳誌吾過，以告世之事人者。又黃耆於本病亦有特效，醫者不可不知。

重要驗案一束（續）

安福　王耐寒

閉經發熱咳嗽案

劉李氏，吉安人，住南昌關廟巷廿六號，廿二年秋，患經期不準確，且經水來時，下血過多，類似崩證，經用歸芪建中湯，當歸芍藥散，合桂枝茯苓丸，調治數次，崩愈經準。詎乃夫後以其他補丸予服服；後停經三月，以爲有孕，後因漸次發咳；且有微熱經水仍行，乃就醫診治，經服四物加細辛加干姜五味子數劑，並有加耆朮者。服後其咳益劇，咳時無痰應，牽引胸脇作痛，默默不欲飲食，病甚危急，乃來延治。就診時，輒垂頭伏案，咳則一連數聲，蹙額皺眉，不得出聲，診其脈微，細而弦，舌苔白，斷爲血液枯竭，不能腴潤肺臟之病。所服姜辛朮耆五味，又是灼津助氣，助長炎症，急宜淸潤滋燥，以救肺液；且停經既久，並須行瘀之品，主小柴胡湯照漢方分量二十分之一，去半夏

(一)萎蕤湯　治風溫之病

萎蕤　白薇　麻黃　獨活　杏仁　芎藭　甘草　石膏　青木香　各三錢

右九味，挫碎，水四大碗，煮取兩碗，去滓，分三服，取汗，若一寒一熱加朴硝一錢及大黃三錢下之，倘無廣木香，可用麝香一分，

收梢話

仲景著傷寒論，發表瘟疫傷寒溫病等的症候治法，以及診療的誤入歧途，出現變象，理論實驗，殆與西醫傳染病瘟疫傷寒溫病等的症候治法，相髣髴，可貴乎仲景傷寒論的診療步驟，較西醫詳實，若要吹毛求疵，未始不有贅言，當諒解而瑕不掩瑜也，惜仲景傷寒論，文義古奧，處方用量忒重，後世醫士能讀解者，不能變通，減輕用量，不能讀解者，莫名其妙，故就荒廢乎，此懂得幾味藥物，自製湯頭者亦不少，故招有病不治，當得中醫之識也，

鍼灸治療法

(1)太陽

風府　督脈，項後入髮一寸，針入二分至三分半深，留捻三分鐘，

合谷　大腸手陽明經，手大指次指間歧骨陷中，針入三分至五分，深留捻三分鐘，

頭維　胃足陽明經，額角髮際，本神旁一寸五分，神庭旁四寸五分，針入一分深，留捻二分鐘，

(2)陽明

三間　大腸手陽明經，食指本節後內側陷中，針入二分深，留捻二分鐘，

加蘇葉丹支花粉，服兩劑，病愈七八，飲食日增。覆診用炙甘草湯，屬服二劑。以後仍須守服小柴胡加減之方；計服十七劑，經水暢行，五日惡露便潔淨，三診請用善後，以金匱芎歸膠艾湯加白朮予之。（完）

合谷　同右太陽症

曲池　大腸手陽明經，曲肘橫紋頭陷中，針入五分至一寸深，留捻三分鐘，

內庭　胃足陽明經，足大趾次趾外間陷中，針入三分深，留捻三分鐘，

解谿　胃足陽明時經衝陽後一寸五分針入三分至四分深，留捻二分鐘，

(3)少陽

中渚　三焦手少陽經，小指次指本節後液門下一寸針入三分至五分深，留捻三分鐘，

足臨泣　胆足少陽經，足小指次指，本節後陷中，針入三分，留捻三分鐘，

期門　肝足厥陰經乳旁一寸半直下一寸半針入三分留捻二分鐘，

間使　心包絡手厥陰經，掌後三寸，針入三分至五分，留捻三分鐘，

竅陰　胆足少陽經，耳後入髮一寸，針入一分留捻一分鐘再灸麥粒大之艾炷三壯

（未完）

中国近现代中医药期刊续编·第一辑

傷酒脞談

程紹典

國醫古藉以急性及慢性酒精中毒名曰傷酒。夫酒爲遷客騷人之良伴，『對酒當歌，人生幾何……』歷代傳誦，深入民間。其或心曠神怡，把酒臨風，則喜也洋洋；乃若讒譏交加，引樽狂注，則愁消怨洩！寒凍之天，傾壺而膚暖神暢；亡陽之際，覆杯而脈復肢溫，厥功亦偉矣哉！顧又何傷？

雖然，今日之論酒飲酒者，莫不謂酒有興奮之作用，孰知其實非然！夫所謂興奮作用也者，如精神之發揚狀態，即發大聲，多言，動作活潑，呼吸與脈搏之增加，顏面之潮紅，身體之溫感等是也。表面觀之，眞若興奮使然，精細察之，此種現象，乃大腦之一部份已呈麻醉作用矣！精神界之判斷，反省等精緻之機能，被麻醉而衰減，其他機能則殆未變其正常狀態，故於不顧所爲且難支配自己意識之結果而致狂亂；更進其度則精神全然錯亂起運動失調；更進而發嗜眠神昏；至極度則起脊髓麻痺，足使反射消失人事不省矣！

顏面所以潮紅，色澤所以增加者，不外血管運動神經中樞就中皮膚及顏面血管中樞之機能衰減，與內臟血管收縮之結果；溫暖感者，由皮膚血流旺盛與溫覺麻鈍之原因而生。此種取快一時乃酒之麻醉作用所致，非興奮之結果也。然則酒果有興奮作用乎？曰：酒之興奮，不外其香味刺激鼻腔與口腔之粘膜，求心的使中樞神經系興奮，及因腦表面血管擴張而使腦之血流旺盛之結果，即其興奮作用非由於酒精之吸收，乃爲局部的作用也。

古藉對於傷酒證候之記載，歸納之曰頭痛，曰眼暈，曰嘔吐，曰痰逆，曰神昏，曰狂亂，曰怔忡，曰疸痕，曰痞滿，脇痛，曰口眼喎斜，舌强肢廢，暴死，曰小便不利。考少量之酒精能輕微刺激胃腸粘膜，元進其分泌，促進食慾，幫助消化與吸收，若持續而多量之暢飲，久而久之，誘生急性或慢性胃卡他兒，急性者故見嘔吐，痞滿，慢性者分泌多量滲出液故見痰逆。酒精又因擴張血管，刺激腎臟之結果，使小便增加，然尿中往往含有白血球及圓柱樣體，苟持續刺激，亦可致急性腎臟炎，此金鑑所以有小便不利之記載也。眼斜口喎，舌强肢廢暴死者，中風病也。慢性酒精中毒，血管硬化，以故腦血管易於破裂而溢血。酒之局部刺激，引起十二指腸卡他兒，致生黃疸，故古人以疸痕有關於傷酒者。古人又以爲酒傷肝則見脇痛，其所謂肝，在者處竟可直解，蓋酒精之刺激阻礙營養，各臟器每起脂肪變性與結締組織增生，肝臟硬變，最易誘起甚至肝膿瘍，肝周圍炎，俱可因酒之素因而生，俱有脇痛一症也。怔忡者，心跳加速之自覺證，飲酒所以使心跳增加者，非酒精之直接作用，乃因皮膚溫暖之感覺，反射的增加心鼓動數與熏醉之餘，動作活潑之結果；一方面多量之酒使血管擴張，血壓沉降，心鼓動亦爲之增加。

臨床上對於虛脫心臟衰弱時，投與酒精往往湊效，此其故除局部刺激求心性神經興奮之外，對於腦貧血等而陷於虛脫者，酒能擴張血管，使腦血流暢旺。而心臟衰弱之固高熱者，酒能輕微麻醉心自動中樞，除去其異常刺激而恢復其正常機能至一定度，故頗宜於急性傳染病經過中爲强心劑之代用品。且也，其劇烈之麻醉性能使血管運動神經起麻痺，加之腦之溫調節中樞亦麻痺而失其機能，故使身體表面之血管擴張，促進體溫之放散，因而獲退熱之效，誠一舉而兩得也。

古籍對於酒精中毒之酩酊狀態，視葛花，枳椇子爲緩解要藥。其對於醉時用辛香發散如二陳平胃之類特注意其嘔吐之胃證狀；對於非酩酊狀態時用利尿劑欲去所謂『酒濕』者則殆無效理。

輕度急性酒精中毒時，宜將衣服解開，呼吸新鮮空氣，將頭部置高處安眠。古籍對於有發生虛脫危險者，漠然視之，此點吾人究宜採取樟腦之皮下注射，徒解酒利濕無濟也！

人類生死問題及疾病治療原則

劉淑士

人類的生死問題不能解決，則疾病的治療原則不能確定，何也？治療之目的，在乎祛除或減少疾病之侵襲以延人之生，救人之死而已。必透徹乎吾人何以生，何以死，把這人類的生死問題解決了，然後知疾病何以能致人於死，從人身上實地研究，確定了疾病治療原則，醫生依此原則從事治療，以救人之死，延人之生，才有把握。

人何以生？何以死？古往今來解說此問題者，約有四派：一，唯物的，二，唯心的；三，心物混合的；四唯神的。唯神之說，不合科學原理，茲不述之。現在只將唯物，唯心，心物混合三派學說約略言之，不能細也。

(甲)唯物的　人之生也，由父體中精子因性交竄入母體卵子中孵育而成。當孵育時，各個精子互相吞併殘殺，幾經爭戰，乃得存其一或二，共歷二百七十餘日，胎孕期滿，脫離母體而爲人。人身實由十七種原質化合而成，由化合之故，卽產生各部細胞，新陳代謝，是爲生活力，卽生機也。當舊細胞分裂變爲老廢物時，新細胞，卽發生以補充之，時時代嬗，剎那變換，曾不稍停，七年之後，全身細胞悉數更改，與七年之前截然不同，以故年歲日長，面貌較前不同。迨成年以後，逐漸衰，漸老，新陳代謝，機能日弱日緩，遂不能抵抗病毒，身中老廢物日見加增，新細胞日見稀少，由稀少而竭絕，生機息而人死矣。人之呼吸空氣，飲食水穀，皆用以榮養細胞也。藥物之功用，不過直接或間接幫助細胞抵抗病毒，驅逐病毒之力量而已。若果細胞毫無生活力量，任何靈藥不能奏功。近來更發明各原質中皆含電子，各原質中電子之存亡，卽爲人類生死之根本。

(未完)

解熱劑之意義

陸以梧

凡疾病之始，大多皆伴有發熱之象徵，所以解熱劑之應用，亦較其他各劑爲普遍，玆將解熱劑之意義，略述之：所謂解熱劑者，卽是減退病人之體溫亢進者也，玆先將發熱之原因，約略述之於后：

體溫之發生，是生理上受酸化作用之結果，乃物質代謝的一種現象。人之所以能保持常溫以適合生活者，乃全賴調溫中樞之調節，若調節體溫中樞受障礙，則人身之體溫，因之而反常也。體溫調節中樞異常，尤以興奮之時，因溫中樞興奮之結果，而體內酸化機轉强，體溫隨卽亢進，呈所謂發熱之狀態。至於體溫之亢進，隨疾病而來者，如感染急性傳染病時，細胞受病菌毒素之損害，產生分解物，刺激溫熱中樞，使之興奮，因之而起體溫之亢進也，又如壞疽，潰瘍，腐敗物等之毒素，被吸收而發熱者是也。總之，發熱不過爲各種疾病經過中之一種症狀，其原因繁多，不能一一例舉耳！

要知所謂解熱劑者，卽是減退體溫升高之藥物也，如白虎湯竹葉石膏湯……等，爲直接抑制其造溫中樞，而減退其體溫之亢進，使其體溫之產生減少，所以解熱劑中，有一，使散溫機能亢進。二、使造溫機能衰減。三、除去其所以致熱之原因。以上三者，爲解熱劑中所注重之三大要點，所以醫者應知道「解熱」非必絕對的用清涼藥品，以退其熱者也。

所以間接的解熱，宜先明瞭某種疾病，是因何種原因而致體溫亢進？若欲解其熱，必先治其致熱之原因，例如大黃芒硝，乃治其因消化器障礙而起之發熱，麻黃桂枝，乃治其因血行循環障礙而起之發熱，猪苓澤瀉，乃治其因泌尿障礙而起之發熱，其他如因神經障礙而起之發熱，則治宜鎭靜之滋養之，若因中毒而起中毒熱者，則宜解毒爲主。所以中藥中各種解熱之劑，如瀉下，（承氣湯類）利尿，（猪苓湯五苓散之類）。催吐，（瓜蒂散類），發汗，（麻黃湯類），驅痰（十棗湯類）……等，皆所以治其致熱之原因，而爲間接解熱者也。

總之：直接之解熱劑，乃鎭靜其溫中樞而抑制其造溫機能者也。間接之解熱劑，則完全視其致熱之原因，而施與某種方劑，此乃在臨症權衡，隨機而變焉。

眞痘

江都 孫劍琴

眞痘，又名天花，在昔傳染甚速，凡小兒幾無一幸免者，自種痘法發明後，已種牛痘之兒童，血中產有抗毒素，傳染雖有，然不如前強烈矣。

眞痘之病原體，爲菌爲虫，至今尚未明瞭，其潛伏期，普通約十三四日，以後則分發熱期，見標期，起脹期，上漿期，收壓期及落屑期六期。在發熱期，始則惡寒戰慄，身體煩疼，頭痛嘔吐，心下支結，而以腰部疼痛，腰以下冷重爲最烈，繼則發四十度以上之稽留熱，食慾衰退，胃部冷痛，至第二日，卽有紅疹出現於下腹部，大腿內外及胸腹手臂等處，謂爲前兆疹，不竟日卽行消失，體溫亦逐漸降至三十七八度。第三日，體溫又昇，始現痘疹，初見於頭髮中及顏面胸部手足等處，發出粟粒大之紅色斑，是謂見標期。漸漸蔓延於全身，斑點增大，呈隆起狀，摸之礙手，光亮如珠，謂之起脹期。繼之痘疹中心，突然凹下，發生水泡，其狀如臍，謂之上漿期。自發熱至上漿期，約經九日，再轉至灌膿期；痘泡中之水，完全化爲膿汁，呈豌豆大腫脹，嘔痢轉劇，咳嗽聲嘶，熱度漸高，瘠部疼痛，如是三日，轉入收壓期，膿泡結成痂皮，發癢異常，同時體溫漸降、而轉入落屑期，病亦漸愈矣。在灌膿期，最爲危險，在收壓期，切不可因癢搔抓，致有凹下之痘痕永留不去。本病治法，不問爲初期與灌膿期，若用柴胡桂枝湯與苓姜朮甘湯合方，皆可獲効，其理由如下：

傷寒論云：「傷寒六七日，發熱微惡寒，肢節煩疼，心下支節，外症未去者，柴胡桂枝湯主之」，金匱論云：「腎著之病，其人身體重，腰中冷，如坐水中，形如水狀，反不渴，小便自利，飲食如故，病屬下焦，身勞汗出，衣裏冷濕，腰以下冷痛，如帶五千錢，甘草乾姜茯苓白朮湯主之」。考眞痘由發熱期至灌膿期，始則惡寒戰慄，身體煩疼，心下支結，腰部冷重而痛，繼則發四十度以上之稽留熱，（仲景所謂發熱微惡寒是也），與上二方之病症，若合符節，故余主將柴胡桂枝湯與苓姜朮甘湯合方以治之。至病者兼有之頭痛嘔吐，胃痛短氣，協熱下痢，肢厥頭眩等附隨症，雖不加他藥，亦可痊愈，以二方相合，除治頭痛發熱自汗惡風之太陽中風病；頭痛寒熱嘔吐之少陽病；尚有治兩脅搶心痛（胃脘痛）之理中湯；協熱下痢之桂枝人參丸；太陽與少陽合病自利欲嘔之黃芩加半夏生姜湯；厥冷心悸之茯苓甘草湯；嘔吐不止之乾姜半夏人參丸；短氣氣上冲胸起卽頭眩之苓桂朮甘湯；肺痿咳唾涎沫不止咽燥而渴之生姜甘草湯；卒嘔吐心下痞膈間有水悸眩之小半夏加茯苓湯也。惟在起脹期與收壓期，宜加桔梗於二方中以排膿；否則膿未潰，足忽然倒壓，乾咳咽腫，殊爲危險，治痘者不可不知也。茲將二方相合列表於后：

柴胡桂枝湯：柴胡　黃芩　人參　大棗　生姜　半夏　桂枝　芍藥

按小柴胡湯之配合，爲柴胡，黃芩，人參半夏，生姜，大棗，甘草；桂枝湯爲桂枝，芍藥，生姜，甘草，大棗，苓桂朮甘湯爲茯苓，桂枝，白朮，甘草；理中湯爲人參，白朮，乾姜，甘草；桂枝人參湯爲理中湯加桂；黃芩加半夏生姜苓姜朮甘湯{甘草 乾姜 白朮 茯苓}湯爲黃芩，芍藥，甘草，大棗，生姜，半夏；排膿湯爲桔梗，甘草，生姜，大棗；小半夏加茯苓湯爲半夏，生姜，茯苓；茯苓甘草湯爲茯苓，甘草，桂枝，生姜；生姜甘草湯爲生姜，人參，甘草，大棗；皆含於柴胡桂枝湯與苓姜朮甘湯合方中，茲以排板不便，故未列表。

小續命湯之研究

宜賓 蕭養然

風者自然界中流動無形之氣，四時之徵候也，分部八方主長養萬物，從其嚮來者，人中少死病，即和風之謂也，不從嚮來者，人中多死病，即賊風之謂也。故和風則生萬物，賊風則殺萬物，人中之亦即成患也，然一季之間，一日之中人中之有病有不病者何也，蓋視其人抗毒素之弱與強耳，經云虛邪賊風中人多死，虛者正虛，正虛而受賊風之邪，焉能無患，而風之中人，每必挾暑濕燥熱之氣以助其暴，宜乎有卒倒昏朴之虞，今試論小續命湯之治中風其爲寒風耶熱風耶，首當判斷者也，觀其方之組織，既用麻桂復用姜附，則可知其爲治寒風之主劑，即進一步之太陽桂枝證也，方中麻黃含愛泛特林長於開洩汗腺，桂枝含揮發油，甚富助心臟之搏動，以蒸發膀胱之水，化氣上騰而爲汗，杏仁肺之果表皮密佈微毛，其主要成分爲亞密加他林，助肺敷佈水液於膚表，防風驅逐內外之風，使從汗液而渙散，由是而祛風散寒之能事畢矣，更用芎芎以緩和神經附助神經之興奮，俾血行流暢而不致鬱結，又恐附子辛熱過甚，而有亡陽之虞，故用黃芩以監之，使助人之以興奮神經，不欲其助麻桂以發汗耳，又神經興奮及沉滯，均能影響消化器官，故用生姜以刺激胃壁，增其慉動之力，甘草大棗助脾臟之吸收，使製造白血以供其虛耗，防巳使血中之老廢成分，從尿道以排洩，內通外達，共成其安內攘外之功，陳修園贊其藥品雖多，而絲絲入扣，誠非虛譽也，方下云諸風服之皆驗，諸風者外來四時八方之風也，從外來者仍使其從外而出，故服之皆驗也，要知此方爲治表實裏虛之主劑，非治腦出血純虛無實之類中耳，鄙人每用治小兒臍風咸得良効，緣小兒初生臟腑未實，肌膚未堅，襁抱之中，每日洗滌數次，稍一不愼，易受風寒故也，第藥品慓悍，得汗即止，當求良法善後，或減小其製劑，更宜隨寒熱虛實而加減之庶不致誤，草率粗成，未克琢磨，請閱者斧正之爲感。

古方發揮

楊影莊

我國固有醫藥，係根據數千年來先醫歷代相傳之實地經驗，經千磨百鍊，而後蔚爲成功之大學術也。故遽視之，雖毫無科學基礎，而治療之成績，則頗能顯其偉大之價值與威權。是以現代德日美俄諸國，羣起而研究之，風起雲湧，有日盛一日之勢。蓋我國醫藥，既能臻諸實效，則自必合於自然科學之律令，苟能革除金元兩宋以來哲學性理之泛論，運用近世科學方法，加以闡發，則必能博得環球醫界之欣賞，此可斷然言也。玆就管窺所及，將合理的古方療法，試爲釋述如下。以與抱融匯中西醫術之同道 諸公一商榷焉。

一、解表劑（卽發汗劑）

方名……麻黃湯

藥品……麻黃一一·〇 杏仁一一·〇 桂技七·〇 甘草三·五

服法……右藥剉細，水煎去渣·一日分三回溫服·

主法……傷寒初期 流行性感冒 尋常感冒 急性鼻炎 氣管枝炎 喘息 麻疹初期 百日咳初期

藥理……（1）麻黃 本品爲定喘發汗藥，我國於數千年前已證明之，其有效成分，至近世始發見，乃含有一種植物性鹽基，名「愛夫得靈，」爲針狀之結晶。其藥理構造，類似副腎素，其作用亦相近似。以此注射於靜脈內時，因末梢血管之收縮，起血壓之上升，故有發汗作用

（2）桂枝 本品之主要成分，爲發揮油一·〇乃至一·五%·與樹脂，護膜質，糖質，單甯酸等。故桂枝屬芳香性神經藥，芳香性神經藥之通性，以含有發揮油取效，就其簡單的藥理作用，乃爲亢奮劑。故本方用以佐麻黃之發汗。且所含之發揮油，若用通常量，則一部份自肺臟排洩，俾容易喀痰，故應用於氣管枝疾患，能使氣管間凝着之粘液，稀釋喀出。又往往因用量之差異，奏有鎮痛鎮痙之效用。

（3）杏仁 本品爲祛痰鎮咳藥。其主要成分，爲脂肪油，百分中含有五十以上。應用於氣管枝卡他及喘咳等症。

（4）甘草 本品含有葡萄糖及 Clycrrh hzih 之甘味物，其藥理作用，有和緩及矯味之效，除此之外，又能亢進咽喉及氣管之分泌液，而使容易喀痰。

綜上藥理，則本方爲發汗劑，而同時又爲祛痰鎮咳劑。東漢醫聖張仲景氏，創此方以後傷寒太陽病，其目的則在於發汗，夫仲景所謂「傷寒太陽病」者，卽腸窒扶斯初起時所現惡寒發熱頭疼身痛之症候也，此等症狀，通常稱爲「表症，」仲景之所以用發汗療法，亦頗有研究之價值，原來傷寒初起時，血液中之凝集素，尚未產生，細菌毒素，在血中繁殖，延髓中之造溫中樞，受毒素之刺戟而亢奮，其結果，則體溫昇騰，而體溫調節中樞，於責任上不能默視，因起而調節之，其方法，卽放散異常體溫於體外，而其放散，非求之領有絕大面積，及無數汗腺之皮膚，別無他策。故此中樞，令其所屬，絡續輸送含毒之血液於皮膚面，努力放散。並將

血中之細菌性毒素，由汗腺驅除之此自然之妙機也。然此妙用，畢竟能力有限，或卒至不能發汗，致無路輸出之毒素，迫於皮肉筋骨之間，而患者遂有頭疼身痛惡寒發熱腰痛肢痠之痛苦。斯時用發汗劑之本方，以輔助自然療能之不及，正所以順生理的要求也。俾異常之體溫，與血中之毒素，俱得由汗腺排洩於體外，惟本病甚為頑固，當非一汗所能告愈，然患者前驅期內之痛苦，則得以由此而緩解也。若流行性感冒，氣管枝喘息……等症，施以本方，則殊有桴鼓之效。本方之適應症，範圍甚廣，尚不止上述主治各症，其他如急性腎臟炎，宜用發汗法以代償腎臟應排之水分，及經性肋膜炎，胸水腹水等，用發汗法以促進滲出液之吸收者，施以本方，亦俱有相當之效果。

（本節完餘待續）

說開惡性瘧疾方劑

陳先咎

我前在本刊，發表一個惡性瘧疾方，惹起楊君疑慮，質問？這，顯見我的過失。

幸而主編先生，代我作答，說：「澤蘭行血，烏梅殺虫，該方尚有意義」。但楊君所問者，還有桑枝一味，而且，嫌太多太重，氣虧不任。

記得，本刊創刊號，第一張書皮裏面，畫有一個「脾藏生理變化圖」。那，不是有二條脈管嗎？這兩個脈管，不是叫做「脾動脈，脾靜脈」嗎？我用老桑枝，所下意識，就為修理這兩條脈管而作。

惡性瘧疾，既屬脾藏腫大，牽連及於脾葉肝藏。所以我原方組織這一羣，完全認清此點而出發。但既一羣，應該有個鄉導，我因遣老桑枝，担這引路任務。

桑白皮能修補微絲血管，老桑枝堪調整全身筋絡。前者雖為我的創說，後者不管伊誰，大都曉得，脾與其大絡，為人身絡脈大本營，又為製造白血輪機關。我原方用麗，在鞏固大本營，而增加抗毒素，其他，別無意義。

「治病必準內經，制方必宗本草，脈訣必參太素」，這是我的口頭禪。因為，天天熱冷湯飯，自己有些慚愧，所以不想重說。要知重說說開，說開重說，南極仙翁唱曲，缺齒漏風」，人家何等討厭。

嗣後海內外同道，對於我的方劑懷疑祇將「千金本草」和「生理形狀」，打開對勘一下，便知端的。倘有錯誤，那是我的程度低微，不須盲從。

（尾巴），內經說得好，「有故無殞，亦無殞也」。又說，「治之以蘭，除陳氣也」。準此比例。我用香櫞烏梅，在屠殺惡瘧原蟲。用澤蘭土茯，在掃蕩原虫死尸。所謂氣虧弱，分兩重輕，這是「公式」，不消累贅。

（又添一條），惡瘧原蟲，歡喜索爬脈絡，從任脈則至心藏從督脈則上腦蓋。所以我的方劑內含，還有這層邏輯。好，因主編先生索稿，就寫此塞責。

（二六、一、十二、上海。）

漢方標準

王潤民

下劑(三承氣湯)

(1)大承氣湯

藥味 大黃四兩酒洗　芒硝三合　厚朴半斤　枳實五枚　先煎朴實將熟。內大黃煮二三沸。傾碗內和芒硝服。得利則止。

主治 治傷寒陽明腑證。陽邪入裏。胃實不大便。發熱譫語自汗出不惡寒。痞滿燥實堅全見，雜病三焦大熱脈沈實者。亦治陽明剛痙。

方解 關於余之解釋。將於三承氣湯後作一總論說明之。玆姑錄汪昂氏之說明如下。「此正陽陽明藥也。熱淫於內。治以鹹寒。氣堅者以鹹軟之。熱盛者以寒消之。故用芒硝之鹹寒以潤燥軟堅。大黃之苦寒以瀉熱去瘀下燥結泄胃强。枳實厚朴之苦降。瀉痞滿實滿。經所謂土鬱奪之也。然非大實大滿。不可輕投。恐有寒中結胸痞氣之變。

加減法 可參閱醫方集解。玆不贅。

(2)小承氣湯

藥味 大黃四兩　厚朴二兩姜炒　枳實三枚麸炒

主治 治傷寒陽明證譫語便鞕潮熱而喘。及雜病上焦痞滿不通。

方解 汪昂曰。此少陽陽明藥也。邪在上焦則滿。在中焦則脹。胃實則潮熱。陽邪乘心則狂。胃熱干肺則喘。故以枳朴去上焦之痞滿。以大黃去胃中之實熱。此痞滿燥實堅未全者。故除芒硝。欲其無傷下焦眞陰也。

(3)調胃承氣湯

藥味 大黃酒浸　芒硝一兩　甘草炙五錢　少少溫服

主治 治傷寒陽明證不惡寒及惡熱口渴便閭譫語腹滿。中焦燥實。及傷寒吐後腹滿脹者。陽明病不吐不下而心煩者。亦治渴證中消善食而溲。

方解 汪昂曰此足太陽陽明藥也。大黃苦寒除熱蕩實。芒硝鹹寒潤燥軟堅。二物下行甚速。故用甘草甘平以緩之。不致傷胃。故曰調胃承氣。去枳朴者。不欲其犯上焦氣分也。

王潤民曰。余欲於未發表意見以前。請諸君先一觀古來名家對於此三方之意見。謹選錄一則如下。

尤怡曰。承者順也。順而承者。地之道也。故天居地上。而常卑而下行。地處天下。而常順承乎天。人之脾胃。猶地之上也。刀邪熱入之。與糟粕結。於是燥而不潤。剛而不柔。滯而不行。而失其地之道矣。豈復能承天之氣哉。大黃芒硝枳實厚朴之屬。滌蕩脾胃。使糟粕一行。則熱邪畢出。地道更平。天氣乃降。淸甯復舊矣。曰大曰小曰調胃。則各因其制而異其名耳。蓋以硝黃之潤下。而益以枳朴之推逐。則其力頗猛。故曰大。其無芒硝。而但有枳朴者。則下趨之勢緩。故曰小。其去枳朴之苦辛。而加甘草之甘緩。則其力尤緩。但取和調胃氣。使歸於平而已。故曰調胃。（未完）

脚氣病的研究（完）

陸伯辰

而在今年春天我考入中國醫學院肄業，在同宿舍的一位同學施君鴻鈞，他也患起脚氣病來，當時經過自己處方以及教員診斷，吃了好幾服藥，總是不能完全見到效果，藥的滋味是大家不喜歡的除了病魔纏擾迫不得已之外，是沒有人喜歡平常去吃的藥的，補藥當然是例外，而施君因爲幾天的服藥，有點討厭起來，我就拿這個方子告訴他，吃了之後，也是照樣的奏到效果，他還說：這兩樣東西同煮以後，滋味甜美異常，這並不是治病的藥劑，而可算是別有風味的點心啊！

又有舊同學張君的小弟弟，也患着脚氣病，在某一次的通訊中，他提起這事，並且問我有沒有法子可想，我就在復信中對他說：大凡小孩子對於吃藥都是不高興的，就是大人恐怕也免不了這個心思，倒不如對他的胃口，用紅棗子花生米同煮，當點心給他吃，這非但可以治病，並且紅棗和花米同煮了以後，紅棗是甜的，而花生米因爲紅棗的甜，所以也帶到一點甜味，吃起來好像是紅棗蓮子羹，也是小孩子們喜歡吃的食品之一，不妨試一試，我這信去了一星期以後，回信來了，他說：這不要是神方吧！怎麼能夠治病的呢？我看了一面是喜歡非常，可是一面却有慚愧起來，因爲細思他的來信上說：「怎麼能夠治病的呢」？我現在不仍是知其然而不知其所以然嗎！所以曾經經過幾次的參查，關於紅棗和花生米對於脚氣病治效的原理，可算是稍可得到紅棗花生米治脚氣病的一的依靠，現在把牠錄下來做這張簡便方的一的攷證吧！

紅棗——性甘平無毒。含有糖質及粘液質等成分，功用能夠補脾胃，調營衛，治貧血，入胃和胃酸起作用而成功有効的糖素，到腸被腸壁吸收，而傳達至血中，使血中的氣化力增加，細包的繁殖力擴大，所以常常用牠做緩和强壯藥。本經：『紅棗能治心腹邪氣，安中養脾氣，平胃氣，通九竅，助十二經，補少氣少津液，身中不足大驚，四肢重，和百藥。別錄：『紅棗補中益氣，堅强志力，除煩悶療心下懸，除腸澼等。再有西說是也以爲紅棗有甘和與滋潤的功效，和解血液熾熱的能力，不過生的不可以多吃，能夠令人熱渴膨脹，與脾元有損礙，並且動臟腑，還能助生濕熱的緣故。

花生米——甘辛無毒，有悅脾和胃，潤肺化痰，以及滋養的功効，性能夠動火，所以不可以多吃，並且宜於吃煮的而不宜於吃炒的，因爲炒的多吃，非但不能悅脾和胃，潤肺化痰，恐怕還要動火生痰呢！而在此方內用花生米，必定要帶紅衣和紅棗同養的道理，却不能解釋，因爲沒有確實的考證，所以也不敢胡亂的瞎說，我想對於這個紅衣一定有科學的原理存在吧！並且紅衣對於這病的治療上，必定有很大的幫助，否則爲什麼要註明必須帶有紅衣的花生米呢！這在發明這方的賢明者，必定有他充分的理由，可惜是沒有傳授出來，又因爲恐怕大家祇要能夠治好病就算，還去管他什麼理由不理由，這就是中國人的劣根性，我們中醫界所以如此的衰頹，他的原因也還不是中了這個『知其然而不知其所以然』的毒嗎！我們看現在民間所流傳的單方妙藥很多，而也都有他相當的效能，可是大多因爲『不知其所以然』以致誤治病症，而能他本有的效能消失這不是很可以惋惜的事嗎？

不過這兩味果實，是的確適合，這脚氣病症，我們祇要認清牠的證狀：『初起兩脚軟弱無力，不良於行脚漸起腫，以手指按腫處成窅，久而復原』，就適合紅棗花生米治疾的見症了。

並且這兩味同用，也不是單獨一味施用可以比的，因爲紅棗有補脾呆胃的流弊，得到花生米的理肺潤降，牠們的功用更加卓著，互相的依賴，各盡各的妙處，內經上說：『飲食入於胃，遊溢精氣，上輸於脾，脾氣散精，上歸於肺，通條水道，下輸膀胱』，由這點上可以知道這二味補益脾肺的功用，反而還能得到利水的結果，按尿自膀胱排出，由血液新陳代謝作用而傳到腎臟，輸達膀胱，現在既然反而多起來，則週身的廢物往外行，營養的機能必然可以抗進然而利水的結果，是出於營養的來源，於是乎脚氣病而兩脚腫而不能行走的症狀，就無形的消滅了，這是自然的治疾妙品，而又非他種藥物可以比及的也。

（二五、十二、中旬脫稿於上海中國醫學院宿舍）

（完）

傳染病篇

吳興 沈愚如

傷寒

病名　傷寒又名中風濕溫溫病熱病（西醫稱腸熱病又名傷寒腸窒扶斯）

原名　內經云：「冬傷於寒，中而卽病者，爲正傷寒；不卽病者，寒氣藏於肌骨，至春變爲溫病，至夏變爲熱病，熱病者，熱極於溫也，曰溫病，曰熱病，皆因時令之氣使然，所傷之寒，已從春夏而變爲溫熱，故以溫熱之名也，非有其他之毒爲之者，難經有言曰：「傷寒有五：有中風，有傷寒，有濕溫，有溫病，有熱病，其所苦各不同，而其原不越乎從陽化熱，從陰化寒，在表在裏，爲虛爲實，數種而已。故仲景傷寒論，專主於太陽少陽陽明太陰少陰厥陰六經受邪爲病原也。西醫謂腸熱病之染及全身者，由傷寒桿菌所致，在溫帶之地較盛，且在其地所患稽留熱，中居最多數。

然雖通行寰宇，而所顯要狀，各處約同，凡溝道之制度不善，飲水之源流受染，二者爲散布該病菌之大原，又如居身不潔，室不通風人烟過密，此則能使人之生活力大減，易爲該病菌所乘，故爲致病之副原，且該病菌由接觸或腸排出，如患者之糞，沾染指甲，及飲食土壤塵埃，或被蒼蠅所攜帶，亦爲傳染之媒介，(甲)傷寒桿菌之形性，此菌係略短而粗，多細毛而甚活動之，桿菌兩端圓，其近端或二端各有一光亮之點，特在養成三菌，此點昔以爲芽胞，(敫)今則知爲原漿，(元鑄)之壞處，該菌易生長於數種培養基，且與大腸桿菌及他種桿菌極相似，每致混淆，然亦有法分別，觀科什氏則定某菌爲致某病之原可知矣。(乙)傷寒桿菌在體內之分佈，屢見其入血循環，而散至體之各處。(丙)傷寒桿菌在體外之存亡，倘置該菌於無菌之純水，能活至數星期，然其排出至尋常水中者，閱數目卽歸烏有，大約因其水兼含死物寄生菌。(腐稚)在內之故。

病理

經云：「冬時嚴寒，萬類深藏，君子固密，則不傷於寒，觸冒之者，乃爲傷耳，其傷於四時之氣，皆能爲病，而以傷寒爲毒者，以其最爲殺厲之氣也。是以煩勞辛苦之人，陰精先虧，腠理不密，風寒之邪，易以乘犯，風爲陽邪，衞屬氣分，風從其類，卽入衞分，衞既傷風，則腠理開洩，汗自出矣，寒爲陰邪，營屬陰，寒傷營中，亦從其類，營受寒傷，則絡脈凝固，腠理不通，故無汗而喘，身疼骨節痛，而脈不柔和。若風寒併傷，營衞以風爲陽邪，無竅不入，風性善動，法當有汗，寒爲陰邪，萬類固閉，寒氣斂束，鬱遏腠理，所以不得外洩，熱勢反蒸於裏，而發煩躁者，若入陽明，則陽明內達於胃，邪入其經，蒸動水穀之氣，故皆有汗，若入少陽，以其經居表裏之半，邪欲入則寒，正與爭則熱，至入三陰，大抵少陰傳經熱邪，必從太陰而入，厥陰必從少陰而入，非若陰症有一入太陽，不作鬱熱，便入少陰之理當知傷寒傳經之證，皆是熱邪經中邪盛而溢入奇經，故其傳皆從陽維而傳佈三陽，陰維而傳佈三陰，與十二經藏府相貫之次第無預也。其邪必從太陽始，以冬時寒水司令，故無先犯他經之理，但有他經本虛，或爲合病，或爲越經，或陷此經，不復他傳，非若感冒非時寒疫之三陽混雜也，又有冬時受邪不甚重，寒邪藏於肌骨，延於春之溫時，借少陽爲出路而發爲溫病，其熱自內達外，以藏陰不克亢制，伏邪之故，又有伏邪之發於夏至而爲熱病者，皆緣熱耗腎水，汗傷胃津，火迫心胞，而渴飲不已也！至於濕溫，其人素有痺，濕復傷於暑，暑濕相搏，深入太陰，則發濕溫，以太陰主濕，召暑而入其中也。羅謙甫云：「脈弱見於陽部，濕氣搏暑也，小急見於陰部，暑氣蒸於濕也，暑濕交蒸，卽爲濕溫。至西醫云：「大腸小腸，自上至下，皆患卡他炎。(一)淋巴組織增生性過長受累者爲空腸(小腸中段)及迴腸(下段)之集合淋巴結，及孤立淋巴結，大腸之淋巴組織及亦或如之；(二)淋巴組織壞死而脫落至於腸壁之淋巴結，增生性過長之功踰度，則其組織不能消散復原，必死而脫落，此因結中之血管受壓，或由細菌直接所行之作用，致血管之內膜變壞結血塊而血管被塞，均能致組織欠血而死。(三)潰爛死組織脫落後則成潰瘍，潰瘍之大小深淺，均依組織死之如何而定。(四)瘺合開端卽潰瘍底生肉芽組織一薄層，又由瘍邊四圍發生粘膜，有時雖瘍之此邊瘺合，而彼邊仍復蔓延，或此處之瘍漸瘺，而彼處另有瘍新生，直至腸穿孔或腸出血致死，系膜淋巴腺腫而生膿，脾增大，骨髓含有已死之小塊若干，肝有時亦生膿腫，或胆囊炎，腎盂(總厄)發假膜炎，膀胱亦然，呼吸器之喉(嗓)潰爛，或喉內水腫，或發假膜炎，血循環系統之心損害，心內膜炎，血管損害，動脈內部發炎，神經系統曾見腦膜炎及神經發炎，隨意肌之纖維變壞，或出血，或生膿腫。

(未完)

金匱之研究(續)

劉淑士著

血痺虛勞病脈證并治第五

血痺病，卽血循環病。肌膚微絲血管之循環阻礙不利，其原因，由於腎陽不升，陰血衰弱致之。惟其腎陽不升，故脈微；陰血衰弱，故脈濇。微絲血管外之氣行不流利，故脈兼見小緊。小與細不同，細主血液少，小主氣收斂，緊主氣絞結也。人身中陽氣前升後降(平人如此，修鍊家反是)，「宜鍼引陽氣」，引下焦腎陽上升，如黃耆桂枝五物湯之用黃耆也。按血痺病者身體麻木不仁不痛，狀如風痺而非，蓋風痺病邪在筋骨，麻木且兼疼痛；血痺病邪在肌膚，僅見身體麻木不仁耳。血痺與虛勞有連帶關係，血痺甚者則爲虛勞，因金匱所云虛勞，卽後人所云乾血癆，亦骨癆也。

「虛勞」之義，虛謂精虛，勞謂房勞，因勞而致虛，既虛而仍勞，虛勞交併，而病成矣。陰精虛者陽氣亢，故脈大，或浮大，或弦大，虛於內必實於外，此因勞致虛者初程之脈脈象也。其外證面色薄，渴，亡血，喘，悸，手足煩，陰寒精自出，瘦削不能行，或痺俠背行，腸鳴，馬刀，俠癭，陰半產，漏下，失精，夢交等，皆爲陽亢於外而浮於上，陰孤於內而脫於下也。陽虛者陰必走，桂枝龍牡湯，天雄散，小建中湯，隨證治之。

因勞而致虛者，陽亢於外，陰孤於內，既如上述。若既虛而仍勞，則陽陷於內鬱火自焚，必致精枯血乾，薪盡火傳，焦灼而死，外證雖無寒熱，而面色白，短氣，可見其陽陷於下也。裏急，小便不利，時目瞑兼衄，少腹滿，或拘急，可見其火鬱於內也。其脈虛而沉弦，或極虛芤遲，或虛弱細微，或沉小遲，以虛爲主，餘皆兼見者。所見諸證，貌似虛寒，實則爲陽鬱於內，虛火灼陰之證。治方救陰爲急，如八味腎氣丸，酸棗仁湯，大黃䗪蟲丸，主治之證雖不同，皆爲存陰救液，淸血中伏火之治法。

由此言之，虛勞之證治，可分兩扇：一爲陽虛之治法，桂枝龍牡等方是；一爲陰虛之治法，八味腎氣丸等方是。惟薯蕷丸一方，爲陰陽兩虛之治法，主虛勞諸不足，風氣百疾，總括一切言之。

「夫男子平人脈大爲勞，脈極虛亦爲勞」。先提大虛二脈爲虛勞大綱。陽氣宜潛不宜亢，若因房勞而致陽氣虛，則陽必亢矣。陽亢則脈大，脈壁因陽亢而擴張也。大則病進，此後之兼浮，兼弦，兼浮弱而濇，無所不至。至於「精氣淸冷」，則陽虛極矣。陰血主滋灌血脈，陰精主涵養筋骨腦髓，皆宜充滿，不宜枯涸。若房勞致虛，虛而仍勞不已，則陰精不敷應用，相火大燃，勢必仰給於消化器所得者，既供給其造精，則化血者必少，而脈自虛矣。脈經云：「虛脈遲大而輭，按之無力，隱指豁豁然空」。可見大兼遲而無力者謂之虛，虛乃大脈之轉變者，病更進一程矣。進至脈見極虛芤遲，證見淸穀，亡血，失精，則陰虛極矣，其陽亦極矣，不死何待？虛勞之脈，先大，後虛，先損其陽，後損其陰，一定之過程也。至陰陽交虛，則病不可治。李彣曰：「勞者體疲於外，氣耗於中，脈大非氣盛也，重按必空濡，乃外有餘，內不足之象。極虛，則精氣耗矣。蓋大者，勞脈之外暴者也；極虛者，勞脈之內衰者也」精氣二字，精有形，屬陰；氣無形，屬陽。先天以無形生有形，後天以有形育無形，故人之元氣生於下焦命門陰精之中，精足則氣足，補中卽所以益氣也。房勞過度，先傷無形之陽氣，後傷有形之陰精，陽氣必先從腦中下降，而後生殖器官乃能作強，陽先倡之，陰後赴之，先盛者必先衰，故虛勞之脈，先大，後虛。至於血液，乃脾胃所生，脾胃之陰陽又根於命門之精氣。虛勞日久必致失血或乾血者，職是故耳。

（未完）

雜病診療綱要

秦伯未

在中國醫學院第二院演講

諸君肄業本院四載。已由讀書時期而進至臨症時期。目前所急待解決之問題。厥爲如何應付紛至沓來茫無頭緒之各種病症。此在初學者。雖博覽羣書。每有大海撈針之憾。實則平心靜氣以求。不難獲得明確之結果。其訣惟何。曰求因。曰審證。

關於傷寒溫病等時症之傳變。諸君類能舉其綱要。然何以某時必須汗解。某時必須攻下。某時必須養陰。某時必須回陽。且自信立法之必當如此。而以前所服方藥之未能切中。卽在求因與審證而已。蓋中醫診療之特長。在識出表裏虛實寒熱。在辨出風寒暑濕燥火。能知表裏則汗下有方。能知虛實。則補瀉有方。能知寒熱則溫涼有方。能知風寒暑濕燥火。則一切均有應付之方。或問何以能知。曰讀書而知。或又問書之指示於吾儕者。可以盡信之乎。曰。著書或有偏見。吾能灼知病因。確審病證。即採用何法。決無悖謬。世人輒評金元四大家爲各趨一端。要知劉守眞好用涼劑。以降心火益腎水爲主。其論吐酸。亦云多傷生硬粘滑冷物而喜噯醋呑酸。主以溫和脾胃。則知守眞遇寒症決不施以寒涼。其論自利云。瀉利小便不澁清白爲寒。赤澁爲熱。又完穀不化而色不變。吐利腥穢。澄澈清冷。身涼不渴。脈遲細而微者。寒症也。穀雖不化。色變非白。煩渴。小便赤黃或澁少者。熱症也。則辨別無等精細。若徒執天水散涼膈散黃連解毒湯諸方以視守眞之學盡於此。而不復檢查原書中首風之用大川芎丸臚脹之用吳茱萸湯。伏梁之用鱉甲湯。是豈所以論古人。亦豈可以稱讀書哉。吾信古人用寒藥。必有可涼之因。亦必有可涼之證。其用熱藥。必有可溫之因。亦必有可溫之證。祇求能在因證二字上用功夫。則古人之長。悉爲吾用。古人之方。悉爲吾有。治雜病庶幾游刃有餘矣。

吾於最近期內之治案。有可提供研究者。巨福路顧姓子病溫二候。身熱甚高。屢進辛涼不解。胸現白㾦。細小不澤。有如破碎蝨殼。脈亦散而細軟。余曰。此正氣虛疲矣。即本前醫清化泄熱方中。加入參鬚八分。西洋參錢半。兩劑而㾦湧。一星期而熱退。召樓奚老太病目赤年餘。畏光流淚。足脛不溫。脈來浮大。迭延專科診視不效。余屬服桂附八味丸。月餘而瘥。海格路袁君。病瘧服金雞納霜旋止。止後納食呆鈍。大便燥結。自云體熱。絕忌溫燥。診之脈鬱不揚。滿舌白膩。乃濕阻募原。方疏厚樸枳實半夏陳皮蔞仁藿香蕾。一劑而脈氣通。二劑而舌淨能食。董家渡船戶之子身熱多時。形瘦口乾。腹大便瀉粘穢。審屬胃陰受戕。將成疳癆。爲用石斛生地花粉玉竹鱉甲地骨等。並令間飲牛乳。未及一月。恙除體豐矣。諸症並非危險棘手。余能不循常法。施以清化涼肝潤腸消積等法者。以有可補可溫可燥可滋之因之證故也。故曰。醫貴識病。識病云者。即能求因審證而已。

能求因審證矣。倘有進取者。厥爲各病之治法。例如夏秋之痢疾。本一尋常流行病。但須知其有寒下法。如潔古大黃湯之用酒浸大黃。韓悉大黃湯之用川連大黃木香。有疎解法。如活人敗毒散之用人參川芎羌活獨活前胡茯苓枳殼桔梗炙草柴胡陳倉米。有溫補法。如眞人養臟湯之用人參白朮白芍木香甘草肉桂肉豆蔻御米殼訶子肉。有冷澁法。如外臺方肘後方之用龍骨煎湯沉井底或冷飲。有和養法。如駐車丸之用阿膠當歸川連炮薑。有和利法。如芍藥湯之用芍藥當歸黃連黃芩大黃肉桂甘草檳榔木香有溫通法。如黑丸子之用烏梅杏仁巴霜百草霜。倘但知木香檳榔丸枳實導滯丸能治痢。漫然施用。何能救一切痢下耶。諸如此類。看似平常。實爲診療雜病之綱要。不可忽略。庶幾行道之時。學問與經驗。並進無止境云。

和法之討論（續）

盛心如

（一）某君初起寒熱胸脇滿痛口苦苔黃渴而飲水作嘔，頭重目花，小便不利，此種證象，似亦小柴胡之面目，但渴而飲水作嘔，小便不利，則爲濕溫之初步，不能拘以胸脇滿痛，據投柴胡，當與輕宣利濕，如豆豉山梔，玉金，蘇梗，川連，枳殼，赤苓，澤瀉，滑石，通艸，竹茹，橘皮之類，在仲師法用梔豉以解表，猪苓以利濕，橘洋竹茹以止嘔，再仿黃連湯意，治胃中不和，上方即於此數方中加減，去阿膠猪苓人參桂枝甘艸等品，所以去膠參者，初起津液未傷，且以避濕邪之忌也，猪苓本可用，因已用通草，胸滿忌甘草，故改用只殼，並用玉金，以利胸脇之氣，去桂枝改與蘇梗，協川連可以和中止嘔，若大便有二三日未解，而胸中有痰者，再加瓜蔞只殼，則又與小陷胸湯合用，如此分析，可謂拆穿西洋鏡，方面確爲時方，而實際仍不脫經方之範圍，解表利濕清熱和中法，仍不離乎和解也，凡遇一證，凡用一方果能如此加以鑒別，參以變化，則於斯道，可以深窺堂奧，若未能融貫錯綜，又何異趙盾之徒讀父書。如近人陸氏，以小柴胡爲溼溫病之主方，設遇此證，正犯仲師不中與之戒耳。

丹溪有言，大方新病，安能相値，拘泥不化未有不誤人者也，醫之有方，猶奕之有譜，師心者廢其譜，拘泥者死於譜，其失均等，有一證便是不必悉具者，有證全類同而有一證獨異者，則反有變化，醫者鑑別之力，全在於此。

（未完）

藥學研究

蓮的新研究

福州 陳蓉先

本品係睡蓮科（Nvmphaceae.）的植物，生於泥沼之間，他的形態和產地，採取時期，世人耳熟已詳，無庸余的多贅。

凡植物性藥物，其有効藥用部，或用其根，或用其葉，其子，其花……等的一部，而沒有見過蓮這植物，子蕊花葉，莖心根節，都能夠應用，計有九種，各具其効，惜無科學上的足證，致被僞理所蒙蔽，湮沒不彰，實可太息。

本題爲明瞭起見，將蓮的藥用各部分，綜合四端，條舉於下：

（1）蓮的氣味與成分。（2）蓮的醫治作用。（3）蓮的藥理作用。（4）蓮的處方與食餌療法，並採古人的經驗，今人的經驗，以明蓮的藥用之廣，功効之宏的確證。

（1）蓮的氣味與成分

蓮在本經，列於上品，是表示無含毒的意義，故可供滋養的食物，復有療病的功能，所以無代償作用，蓄積作用的各弊，其氣味是依藥用部，而分差別，其主要成分，在醫治上，是含鞣酸，一名單甯酸，故其味濇，就是鞣酸的本相，在滋養上，是含蛋白質脂肪碳水化合物，條述於次：

1. 蓮實（卽蓮子）「氣味」甘平而濇，「成分」含有蔗糖澱粉脂肪蛋白質鞣酸。

2. 蓮根（卽藕）「氣味」甘寒而濇，「成分」含有鞣酸澱粉蔗糖之碳水化合物。

3. 藕節「氣味」濇平，「成分」含有鞣酸最多，

4. 荷葉「氣味」苦平，「成分」含多量的鞣酸，

5. 蓮房「氣味」苦濇溫，「成分」含有鞣酸。

6. 蓮花「氣味」苦甘溫，「成分」含有鞣酸。

7. 蓮蕊鬚「氣味」甘濇溫，「成分」含有鞣酸。

8. 蓮薏（卽蓮子中之青心）「氣味」苦寒，「成分」含有鞣酸

9. 荷鼻（卽荷葉蒂）「氣味」苦平，「成分」含有鞣酸。

（2）蓮的醫治作用

1. 蓮實

本草經——主補中養神，益氣力，除百疾。

唐孟詵——主五臟不足，傷中，益十二經脈血氣。

明李士材——補中養神，淸心固精，定瀉除崩帶。

明李時珍——交心腎，厚腸胃，固精氣，强筋骨，補虛損，利耳目，除寒濕，止脾泄，久痢赤白濁，女人帶下崩中諸病。

清吳儀洛——濇精氣，厚腸胃，治脾泄久痢，白濁夢精，女人崩帶，一切血病，大便燥者勿服。

一本堂藥選——療久痢滑腸。

梅花無盡藏別錄——溫腎，止小便。

2. 蓮根

南北朝徐之方——汁解射罔毒，蟹毒。

唐陳藏器——止怒，止洩，消食，解酒毒，及病後乾渴。

清吳儀洛——生用甘寒，涼血散瘀，止渴除煩，解酒毒蟹毒治上焦痰熱，小便熱淋，傷寒時氣煩渴，罨金瘡傷折，熱搗塗坼裂凍瘡，澄粉可口，煮熟甘平。

3. 藕節

明李時珍——能止咳血，唾血，血淋，溺血，下血，血痢，血崩。

清吳儀洛——解熱毒，消瘀血，療產後血悶，止吐衄，淋痢一切血症。

4. 荷葉

唐陳藏器——主治血脹腹痛，產後胎衣不下，酒煮服之。

明李士材——主開胃消食，止血固精。

明李時珍——生發元氣，裨助脾胃，濇精液，散瘀血，消水腫癰腫，發痘瘡，治吐血洛血衄血溺血，血淋崩中，產後惡血，損傷敗血。

清吳儀洛——散瘀血，留好血，治吐血衄血，崩淋損傷，產瘀一切血證，洗腎囊風。

5. 蓮房

唐孟詵——主破血。

唐陳藏器——治人血脹腹痛，及產後胎衣不下，解菌毒。

明李時珍——止血崩，下血，溺血。

清王士雄——破血亦能止血，酒煮服治胎衣不下，水煮飲，解野蕈毒。

6. 蓮花

宋日華子——主鎭心益色，駐顏身輕。

清吳儀洛——貼天泡濕瘡甚効。

（未完）

牛黃之研究（續）

紹興 張若霞

日本醫學博士。小金井本次。對於牛黃治療傷寒報告。謂近內務省有省的統計。日本腸傷寒病人的報告數。每年平均約五萬左右。至其實際上發生之患者數。我想少也得一倍。卽大約在十萬人以上。又查腸傷寒的死仁率大約爲二〇%。故由於點而觀察。認此病的豫防與治療。洵屬邦家大事。又在內科疾患中之腸傷寒。是流行最廣傳染病之一。是無疑義。豫防方法防所行的外。雖則是已有若干程度的保障。可是此病的流行。一年四季。隨時可以勃發。而且一經罹國患後。其治療方法。除對症療法外世界上猶無特殊治療藥故，實際上。與其說患者怨苦。毋甯醫家更長嘆息。又查吾國。(日本)。腸傷寒最多之地。首推福岡。而福岡縣中腸傷寒最多者。莫若小倉。余自大正九年至大正十一年。適長小倉市立醫院。是以每年所診治的腸傷寒患者。當在數百以上。因此余與傷寒的治療。是必長嘆太息者。而同時余欲發見一腸傷寒的治療藥者。亦爲日很久。大正十五年冬。大分縣中津町及其附近。腸傷寒勃發。至翌年春而流行更甚。傳染病院。人滿爲患竟至無可收容。該處因有分院關係。經余診治者。故亦有百數十名之多。然當時並無特殊治療藥劑。只得勉強應付。依然長嘆太息而已。惟其後。忽於無可如何之中。偶然億及某患者之遺物牛膽石。而急爲施用。竟獲發見腸傷寒之特殊治療法。當時試將該石挫碎。應用於一二患者。其中一人。居然病後第四日。由四十度(第三日之熱度)之高熱。而降至三十六度。殊使吾輩喜出望外。查漢醫書上。早經載明。有治腸熱鎭痙之效。在日本與中國。自古使用爲內服祕藥。而其價格甚是高貴。又讀漢醫大家淺田宗伯先生處方(十一九)之由來。多嘆服此劑爲神效之品，又查我國方面。民間對於牛黃。自古頗有信仰。據富山縣某博士談。據該地住民。如其家族重病而死之前。曾服過牛黃。則其家族。必認爲無可如何

又余自昭和二年四月至昭和四年四月的兩足年中。曾在九州帝國大學醫學部。金子內科教室。及細菌學教室。從事實驗研究。先以傷寒菌接種初實驗家兔。對其通常經過狀態之血清爲觀察。對傷寒菌之免疫力而試驗凝集。溶菌。補體結合諸種反應。其次對於曾施如是同一操作的家兔。使服牛膽石粉之一定量。而試驗血清免疫力時。證明傷寒菌接種之後。非經過一定時日而無相當之免疫力者。經服牛膽石末之後。則在短時日之間。竟可使其免疫力中殺菌最強之溶菌素反應。達到再高程度。

小金井本次氏。又稱大正十五年。余以牛膽粉初試於赤痢患者。有百次以上之下痢經服牛膽粉三日以後。竟護全治。又小兒傳染病中之死亡率·最高者莫如疫痢。而以牛黃粉應用於斯患者。竟有於一夜治癒之經驗。又應用牛黃粉於此等赤痢型副赤痢型之急性細菌性腸疾患時。其奇效更不堪言。是以初時余因只認牛黃爲腸傷寒之治療法。而今更認此劑爲赤痢疫痢之奇效藥矣。

牛黃至寶丹　一名局方至寶丹。治中風不語。中惡氣絕。傷寒溫熱。疫痢瘴毒。時氣內陷。邪入心胞。神昏譫語。脣口燥裂。胃腸結熱。嘔吐下利。並治小兒傷寒溫熱。驚癇吐利諸症。方用犀角。硃砂。琥珀。玳瑁。各一兩。牛黃。麝香。各五錢。研爲細末。以安息香重湯燉化。合一百丸。蠟護。每服一丸。竹葉燈心湯下。

小兒七日口噤。以牛黃三釐。竹瀝研和灌之。

小兒熱驚。起嚼舌迷悶仰視等候。以牛黃三釐。竹瀝一匙。薑汁三滴。和勻與服。

初生胎熱。或身熱黃者。以牛黃入蜜調膏。乳汁化開。時滴兒口中。小兒腹痛外啼。以牛黃二三釐。乳汁化服。

桂枝去芍藥湯與四味當歸湯（續）

潘北辰

說到「寒冷腹痛，」使令我想起外臺上有一個四味當歸湯，是：

『當歸 桂心 乾薑各三兩 甘草二兩炙 右切，以水八升煑，取三升，一服一升，日三服。——虛冷激痛甚者，加黃耆芍藥各二兩。』

外臺作者根據范汪表牠主『寒，腹痛。』不也值得我們注意麼？這四味當歸湯，簡直是從桂枝去芍藥湯變換出。生薑變爲乾薑，可不消再說；惟有大棗換爲當歸；說起來亦頗有味，我見漢和處方學津梁開篇，頭一個治『痔疾脫肛痛楚…』的乙字湯，（茈胡黃芩大黃升麻當歸）其下便給我們說：『本有大棗，今以當歸代之，其效較專。』這可算用當歸換大棗的一個事實。

我又見千金上有兩個方劑：用當歸的，則治『寒冷：腹中痛；』用大棗的，則治『久寒：胸脇逆滿，不得飲食。』都曾名以吳茱萸湯。其組織大致如左：

用當歸的——當歸吳朱萸生薑半夏人蔘桂枝甘草小麥

用大棗的——大棗吳朱萸生薑半夏人蔘桂枝甘草小麥

前者，我曾稱爲當歸茱萸湯；後者，我曾稱爲大棗茱萸湯。我雖不敢妄說大棗茱萸湯證沒有「弦痛，」究竟大棗與當歸有交換的地方，是不會錯的吧！

若問當歸是否也與大棗一樣主「弦？」這個問題，我得先從大棗主「弦」說起：別錄表大棗療『心下懸。』懸與弦通，有牽扯意；已成爲老生常談。再來說當歸：一則以千金朮茯苓湯有當歸組織；而其治例內卽有『臍下弦滿』一語。二則以千金治『產後腹中如弦，常堅痛，無聊賴。』用『當歸二方寸匕，內蜜一升煎，適寒溫頓服。』我便覺得當歸主「弦」須連「痛」說：不似大棗不能應付「痛」呢。

那麼，四味當歸湯，可以說牠治「上衝急胸滿吐水弦痛者；」似與桂枝去芍藥湯治「上衝乾吐或欬而弦急者，」有些不同。

對啊！若僅僅抱着桂枝去芍藥湯主「脈促胸滿，」四味當歸湯主「寒腹痛，」是不能期望牠們在臨床上有什麼效果。然而臨床方面有許多「複方制，」需要他們配合；那不見麻黃升麻湯裏便有四味當歸湯的分兒在活動嗎？

（完）

中國藥用植物培植法（續）

徐愷 倪維德 編著

防風

形態 防風爲多年生草本。高尺許。似青蒿而短小。春初發嫩葉。紫紅色。可採作菜茹。故日本呼爲珊瑚菜。葉羽狀三裂。五月開細白花。五瓣。作複繖形花

產地 序。六月結子。色黑似胡荽子而大。法德俄美日諸國均用人工培植。蓋以之供芳香性之蔬菜用云。我國甘肅省之岷縣臨潭樟縣西固榆中康樂和政夏河及黑龍江遼甯洮南之原野。均有產。惟因未人工培植。故產量不能增多。尚望有志醫藥事業者。羣起研究而培植焉。

氣候 防風性喜溫和。故地處溫帶之我國。殊最適其生長之條件。

土壤 種植防風之土質，以多含細沙之肥沃輕鬆土地爲最相宜。蓋防風之野生者。常喜繁殖於海濱云。

整畦 先將土地深耕。使其間之土。必須細碎膨軟。然後整成畦形。幅闊三尺五寸至四尺五寸。高四尺五寸。畦形之長短。可隨地形爲之。再於畦上作成條播之小溝。須不過於深大。亦不可過於淺狹。總使均勻合用爲度。

擇種 於播種前。預將上年收貯之種子取出。擇其飽綻而色澤光潔者用之。否則常有不能發芽之虞。(亦有同是一物。而有數種者。其優劣之選擇。可於此條述之)。

播種 播種之期。普通約在三月中下旬。稍寒之地。則在四月上旬。可將種子直播於畦上之小溝中。覆以鬆碎之細沙上。微微壓之。而後待其發芽生長可也。

施肥 當種子未播之前。須於畦上施基肥一次。肥料以腐熟堆肥最爲適宜。其後苗芽既發育生長。則又以稀薄人糞尿爲最適宜。每畝肥料之需量。約堆肥五百斤。用作基肥。人糞尿六十担。可分作四次與清水攙和施用。第一次約在播種後十餘日。第二次在播種後二十餘日。第三次在中耕以後。第四次在培土以後。如此分配而施行之。甚爲適當而無弊。

除草 無論何種農作物。如雜草繁盛。則養分被其所奪。而農作物之發育亦必生阻礙。故防風除草之工作。亦不外此例而須注意也。

中耕 芽苗長至三四寸時。須行中耕。卽將畦面根際之土。細細鋤鬆。惟鋤時須注意不可過深。如過深恐害防風之根株。且易遭乾旱之患。亦不可過淺。過淺無異於未耕。故大致總以鋤至二三寸深爲恰到好處也。

除害 防風之害蟲不多。尚可隨意略加察看卽可。至若他種之藥物。其害蟲既多。而驅除之法亦不同。研究藥物培植者。不可不注意。本書於他種藥物害蟲之驅除法。均有詳細說明。閱者可變化應用之。

整理 防風之株間。亦宜常加修整。待其莖葉長至尺許時。則行封土法。以使其莖葉之軟化。方可充藥用。其法卽以土培於防風根際處。稍稍加力壓緊。以防其土倒下。至所培之土。須高約六七寸方可。若過高則沒其株頂。恐不軟化而反有枯死之虞。若培土過低。則又不能軟化。而不可供藥用。

採取 自四月下種後。至十月十一月霜降節前後。經培土之變化。其莖葉即漸次變白而柔軟。此時除去培土。即可連根拔起。洗淨暴乾待售。若留種用者。俟其結子後再刈收之。

計算 每畝約需種子三四升。需人糞尿及堆肥共六十五担。約值大洋二十元，人工約三十個。計洋三十元。田租約十元。共需資本大洋六十元。防風售價。照現行市價。每石約值五十元。如每畝可得乾貨五石。則可售洋二百五十元。除去開支。可得淨利一百九十元。如此事業。本輕利重。有志者。盍不樂為之。

鑑別 以切面蠟黃色。而性軟糯者良。若性硬者劣。

非常時期的醫學研究

非常時期的醫學（續）

朱松

（九）徒手運送傷兵

徒手運送傷兵，係以一人或數人，徒手舁扶傷者之方法。此種以人舁人的方法，雖極簡易，但如舁運不得其法，使傷者受苦，舁者費力，因此而使救護動作緩慢。徒手運送，祇限於短距離之搬運，且必力大者，方能勝任；在可能範圍內，不可使受傷部分受壓迫。徒手搬運時，依傷者之情況，有種種的方法。

三人徒手搬運法　此法用於下肢受傷，及不能再受震盪之傷者；如下肢受傷，應將兩腿紮在一起。搬運方法如另圖。

二人徒手搬運法　此法用於人事不省或下肢受傷者；其法可區分為四手搬運法，三手搬運法，扛托法（前後脚步應不同）等。

四手搬運法

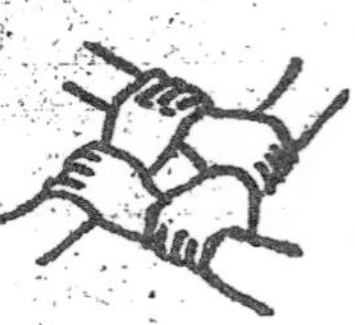

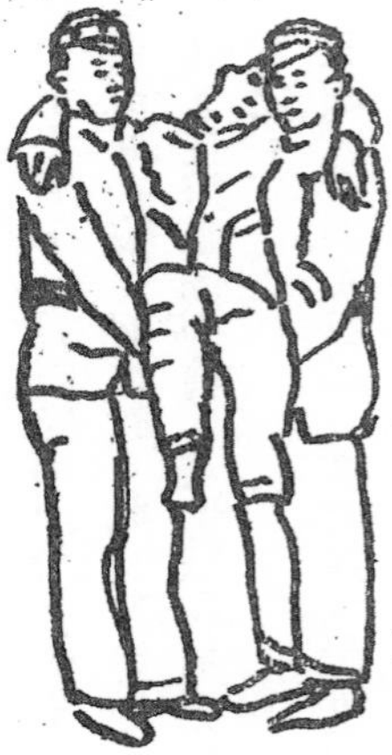

三手搬運法

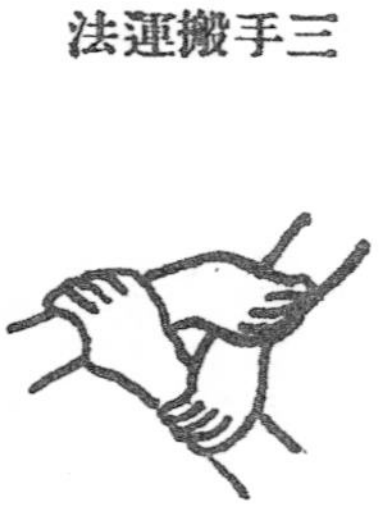

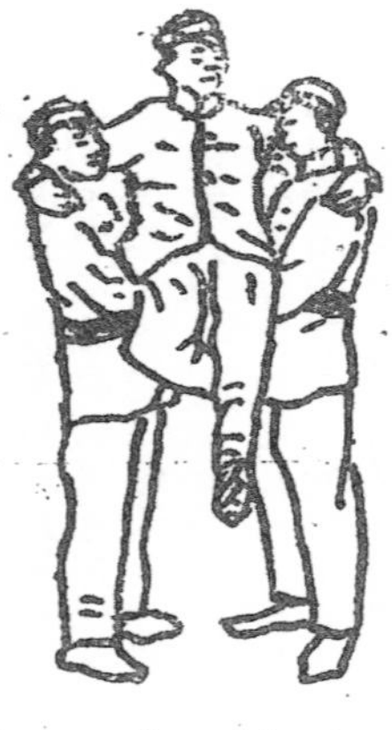

一人徒手搬運法　此法限於輕傷及神志不清的兵士。此法有肩負法，背對背負法，肩扛法，等。一人徒手搬運，通常多作襁褓式的背負，但此法受傷者頗感痛苦，而舁負傷者前身，且須向前彎下，亦覺費力異常。救護者須觀察受傷者受傷的程度，而定舁抱的方法。著傷者受傷部係在下腿或脚跟，因此難於行走，則行襁褓式的背負，傷者不致感受痛苦；如傷在兩臂或其他部份，則用前舁法及後舁法。

前舁法係將傷者舁在胸前之方法。施行時先令傷者兩手盤住舁者的頸上，然後舁負者伸手在傷者的背部及臀部抱起。此法為舁負重傷者最佳的方法，受傷者可毫不感覺痛苦，惟舁抱者非常費力。

前舁法之一

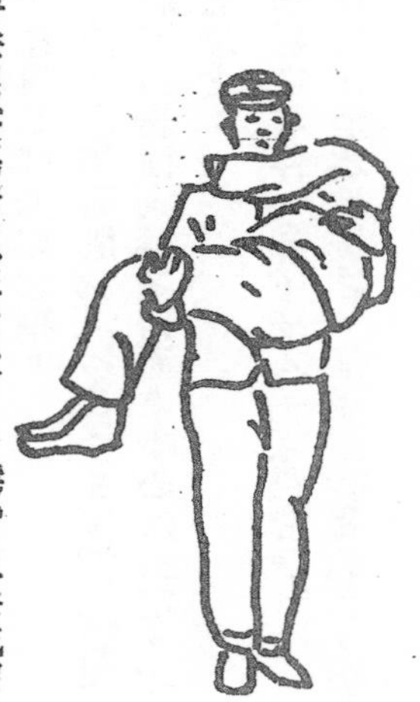

後舁法係將傷者負在背後，一稱背負法或肩負法。先將傷者扶至牆壁或樹幹附近，使其立起，然後舁負者以背對住傷者的胸部背起，同時舁負者以手穿進傷者的兩腿中間，抱緊傷者的一脚，使其不至下墜。此法舁負者不覺如何費力，惟傷者的頭部稍覺眩暈而已。又此法祇用於病人清醒，能握持時，始得應用。

至於背對背負法，欲放病人於地上，則屈左膝使病人作空勢，而放置之。若身體被炸傷，或被火焚燒的傷者，如以一人單獨舁負，傷者極感疼痛，不及多人合力舁運者佳。又若遇輕傷士兵，而此兵仍可舉步行走時，祇須用舁扶法，即以受傷者之一手，向舁負者之後頸伸出，舁者以一手握住之，另一手則扶住傷者之肩部，共同扶助前進。

（十）運送傷兵之注意點

運送傷兵，其原則不外乎：（一）不可震動傷處（二）盡力減少傷兵痛苦（三）預防傷者墮地（四）不宜使受傷者頭部充血。

運送傷兵之注意點，可歸納如左：

1. 凡傷者之担架搬運，均以足向前。登高時則頭向前：如係下肢骨折者，則仍以足向前，頭向下爲宜。
2. 凡安放受傷者，須視其受傷之地位，及受傷之情形而定。然無論如何，不可將頭過於墊高。
3. 頭項部或背部受傷，應使其患處向上，令其側臥，或俯臥；否則，須以被服之類，舖墊穩妥。
4. 胸部受傷者，每艱於呼吸，應墊高其背部，使成爲半坐狀。
5. 腹部受傷，而傷口係屬槍傷或刺傷，同宜取仰臥位置，將兩股略行曲起，並墊以被服之類，以固定其膝部；如係縱傷口，則將兩股伸直。
6. 上肢受傷，宜仰臥，或以不受傷之一側，置於下面受傷之上肢，用帶懸於胸前，或使其以無傷之手支持之。如此患骨折之受傷者，運輸時不致增重其病勢。
7. 下肢受傷，患者須仰臥，而偏向於受傷之一側，俾運送時，傷處不致受大震動。

（待續）

非常時期的防毒學（續）

章鶴年

丙、木質房屋及蓋板等之消毒法

1. 染毒之木質房屋及蓋板等，用「綠色溶液」消毒，最易見效。染毒過重，面積過大，洒「綠色溶液」一時不易見效時，須反覆行之。如仍不見效，則用火焚燒之。

2.染毒之板面，覆以「消毒土壤」三吋，經過二十四小時，亦能將毒消除。惟此法不如前者之妥善方便。

丁、三合土建築物之消毒法

三合土建築物，性因質密，粘染毒質，一時不易侵入。惟易於使毒液蔓延，擴大染毒範圍，毒液威力之發作，亦較他處劇烈。故消毒人員，一旦發現，此種建築物染毒時，立即適用下列辦法，厲行消毒：

1.染毒較小者洒抹硅酸鈉（Sodium Silicote）膠液即可。染毒較大者，先用水冲洗，再塗硅酸鈉。牆壁於冲洗後，則用綠化石灰及次綠酸鹽（Hypochlorite）溶液洒抹之。

2.於毒染之處，先敷「消毒土壤」數小時，再敷塗硅酸鈉膠液，亦可消毒。

3.鋼鐵建築物，亦可適用上述方法。惟銹蝕者，一時難以見效。須用綠色溶液等，反覆塗洒之。

戊、槍械器械等之消毒法

槍砲器械之表面，每易為毒質所侵蝕，須塗抹一層膏油（如凡士林等），方可無害。惟此種膏油，沾染芥氣毒液，亦易起分解作用，消失維護金屬能力。故對於槍砲器械之消毒方法，亦為不可忽略之事。

1.用布一塊，浸洒石腦油（Naphtha）或巴拉粉(Paraffn)少許，將器械表面染毒之膏油，小心拭去之。布塊用後，掩埋或焚燒之。

2.槍砲器械之零件，卸下浸入「綠色溶液」中，經過三小時後，取出用清水冲洗之。惟浸漬時間過久，金屬表面之光澤，易被侵蝕失明。

3.尋常鋼鐵器械及未塗膏油之器械，用「綠色溶液」或漂白粉漿液浸洗，均能見效浸洗時間，不得過二十四小時，過久易受侵蝕之危害。

4.欲除免侵蝕之危害，可以醇油（Methyiated Spirit）替代之，用法將布一塊，浸漬醇油，在染毒之處，擦拭數次或盛醇酒於器皿中，將染毒之零件投入浸漬之。然後，再用攝氏八十度以上熱水冲洗，毒即消除。

己、服裝器具等之消毒法

芥氣毒霧或毒液沾染之衣服，不宜再用，應搜集於一處，盛於箱中或藏於桶內，送至後方，加以消毒。如染毒過重，不能消除盡淨者，焚燒毀滅之，或掘土掩埋之。下述各種消毒方法，可按照情形擇合宜者採用之。

1.沾染芥氣之衣服，在夏季曝於日光下二日至七日，冬季至多不過十四日，即能將毒消除。曝曬時日之多寡，按受毒之程度及氣候之狀況而定之。

2.染毒較重之衣服，置於沸水上，經蒸氣過濾三小時，亦能將芥氣除淨。

3.被毒霧浸染之衣服，漂於流水中，經五小時至三十小時，即無餘毒。用熱水(加肥皂)，或加百分之二蘇打，或加百分之十茜油（turkeyred Oil）漂洗之見效尤速。

4.浸於稀次綠酸鈉溶液中(用十分之一溶液和水)歷一夜，亦有效。惟衣服易為溶液所侵蝕，不能經久耐用。

5.緊閉於消毒（Disinfector）中，用蒸汽蒸發之。經十五分鏑蒸汽。衣服上之毒質，亦隨之洩出，此法爲消除毒霧之最有效者。

衣服染毒過重者，不特不易消除，且毒中之酸素，能破壞纖維組織，失去絲縷之彈性。整件衣服，均腐敗不能着用。故用毀棄方法，最爲相宜。防毒面具之染毒者，亦得適用上述之消毒方法。浸於次綠酸鈉溶液中二分鐘，再用清水洗淨涼乾之。沾染毒液過重者，不宜再用，棄置於一處，迅速設法毀除之。

（未完）

服務部緊要通告

本部爲促成醫藥大衆化，特搜集各種醫藥雜誌，代爲介紹推廣，自發信徵求後已有數處寄來，一俟陸續收到較多成數，卽在下期中醫科學雜誌披露，此啓。

主任　王子南

大衆醫學

人體生命必要的食素（續）

唐鐵花

前述的苛性亞爾加里，能勾合污垢（附着於衣服或皮膚上的）中的脂肪，起鹼化，轉行溶解水中，就得除去污垢也，硬水富含鈣素及鎂素化合物，倘遇肥皂，就新生不能溶解於硬水中的化合物，故硬水大減色肥皂的功效，烹調米飯麵食肴蔌，製造藥物，必先潔衣裳洗手面，以從事工作，故肥皂大有關係精製提取食素。孫中山先生提倡知難行易，知難乎明察學術的原理，本篇說到原理，採用化學分子式不少，偏袒傚的人，誣指知難化學分子式，為洋文章，此但知行的知足不辱，程度粗淺的謗口，在信仰中山先生知難行易者，亦不屑教誨之云爾。

(4)澱粉

(一)澱粉　植物的根莖葉果實種子等，多數含澱粉，穀類甘藷馬鈴薯葛根栗實薏仁山藥蓮子藕芡實菱等，都可代表根莖果實種子所藏澱粉的富。採取澱粉Starch之法，必先磨碎前述原料，除薏仁山藥芡實等亦多蛋白質維他命脂肪等外，投入水中，用力攪拌，轉盛布袋濾過，篩出渣滓，就成乳狀的液安穩須臾，徐徐沈為澱粉，待乾是雪白色的粉末用顯微鏡CYelss備細觀察，見此粉末，因原料的植物怎樣而異牠的大小形狀，不能溶解於冷水把澱粉浸於冷入甑煮沸就此粉末粒子體積膨脹，破裂化生新成糊漿滴加碘質的溶液於此，冷溶液中，就變成濃青色，增高溫度，傾刻褪色，再受寒冷就還原此色，是為檢得澱粉的敏捷法。澱粉的實驗式為 $C_6H_{10}O_5$，牠的分子式，未經肯定，然應為實驗式的某倍數故通常以$(C_6H_{10}O_5)n$表示。性能補養人身，潤澤內皮，病人吃此最宜，治面皰，亦奏功效。

（未完）

炎症大旨（續完）

唐鐵花

(1)滲出性炎症

名義　白血球與血中之漿液，自血管壁滲漏而出於管外，其機轉曰滲出，此種在血管外之白血球與漿液曰滲出物，炎症之以充血及滲出為主徵者，曰滲出性炎症。

原因及分類　此種炎症，乃因炎性刺戟，血管壁或血管運動神經受其障礙，而血管擴張，血管徐緩，白血球之體原，原較赤血球爲輕乃附著於血管壁而透過之，血中之漿液，亦因血流徐緩而滲出，以入於周圍之組織，蓋皆又因血管壁變性之故也凡臟器內部生滲出性炎症，而於其間質結締織呈滲出物之滲潤者，曰間質炎，凡滲出物自表面流出，而混雜有剝落之組織成分者，曰加答兒，此外自其滲出物之形性及變化之狀態，又可分之如下：

(一)漿液性及纖維素性炎症　滲出物溷濁，含有自蛋白質釀酵而成之凝固纖維素少許者，是名漿液纖維素性炎症，若纖維素甚多而漿液少者則名纖維素性炎症僅有漿液及些少之白血球而纖維素者，名曰漿液性炎症。

(二)化膿性炎症　滲出物中有多量之白血球，而以化膿菌侵入之故，至化爲黃色或灰白色或帶黃綠色之膿者，曰化膿性炎症，若兼有腐敗菌侵入，則膿汁稀薄，帶赤褐色，放惡臭是名腐敗性炎症，化膿性炎症之膿甚多，且延久者，則名爲膿漏，若其膿汁乃自粘膜表面漏泄而來者，則曰化膿性加答兒，若膿汁儲蓄於皮膚之下層，而生小皰者，是爲膿皰疹，膿汁瀦積於漿液膜(肋液心囊等均屬於漿液膜)之內腔者名膿腫，若組織化濃廣汎蔓延而扁平者，則名蜂窩織炎，若患部與周圍界限分明者，則曰膿瘍，皮膚之毛囊周圍生局之壞死性化膿性炎症是名曰癤，(此與吾國俗呼之癤稍異不可誤混)若其癤侵及多數之毛囊者，則名爲癰，凡膿瘍在臟器或皮膚等表面破壞致其後遺留組織之缺損者是爲膿瘍此缺損若不大而成爲狹窄如管形以與外表相通者，則謂之瘻管若膿瘍之局部溫度輕微而經過甚緩無明顯之反應現象者則呼爲寒性膿瘍。

(三)出血性炎症　滲出物中混有赤血球頗多者，即名出血性炎症。

(四)加答兒性炎症　此乃粘膜之炎症，即上巳述之加答兒也，其初期滲出物爲漿液性，繼爲粘液性，終則含有白血球甚多，而呈膿樣，若粘液少白血球多，則名爲化膿性加答兒，亦可呼爲膿漏，要之，加答兒乃稍輕之炎症，且爲粘膜之疾患，其病變大都止限於粘膜之表面，不侵入深部，且不成潰瘍也。

(五)實扶的性炎症　又名壞疽性炎症，亦爲粘膜之疾患，所異者，此症乃兼有纖維性滲出物及組織壞死耳患此症之粘膜表面被有黃白色之假膜即由纖維素凝結而成若其假膜僅在表面易於除去者則名格魯布若侵及深部組織，剝離其假膜，則粘膜來實質之缺損且出血者是名實扶的里，學者當知此爲病理學之實扶的里乃廣義的，除咽頭喉頭外，氣管枝，腸，膣尿管，膀胱粘膜等，均有患此者，其原因爲寒冷灼熱化學細菌等之刺戟若臨床上所呼之實扶的里，(即白喉痧)乃狹義的，專指實扶的里杆菌所致之咽頭鼻道喉頭之實扶的里也。

(2)實質性炎症

名義　實質性炎症一名變性的炎症，乃謂炎症組織有顯著之變性及壞死者也。

原因　單純之實質性炎症，其原因與退行性變化之各種變性相同，且每不易區別在兼有滲出物或組織增殖等變化者則稍易知其爲此症也。

（3）產生性炎症

名義　指炎症之細胞新生增殖甚顯者，實卽滲出性炎症之轉歸耳。

原因　與滲出性炎症相同，其經過爲慢性，如心腎肝等之慢性間質炎，均屬於此種也。

國醫對症治療法

余氏止痛消炎膏 Antiflammin

西醫對症治療法

安福消腫膏 Antiphlogestine

素食衛生

劉淑士

人生要事，莫如衞生，今人不知講求，遂致夭亡者衆，良可慟也！考天地間生物之壽，可五倍於長成之年，此本河圖天生地成之數；其雄者或可至八倍，雌者或可至七倍，此得天地間氣所鍾，亦不出易經輕用九變八，坤用六變七之理。卽以樹木論之，一年長成之樹，能活至八年。騾馬由生日算起，至四年而長成，五倍之，則能活至二十年；或八倍之，則能活至三十二年。一日長成之蟲，至八日始化，故「風」字古文從「八日」。人之生活，亦同此理。人身自離母胎，至二十五歲始能長足，依動植物生活之年齡比例之，人數應活至一百二十五歲，若按八倍計算、則應活至二百歲。乃今人罕有此壽者，其故何在？蓋以不講衞生，不保身體，一飲一食，但求適口故耳。中外之人，皆喜食肉飲酒，以爲酒肉足以補身也。殊不知酒肉祇能提神，提神之後，卽化爲毒物。肉食與蔬食，體之肥瘠或因之，而與年之壽夭無關。如鹿之壽最永於諸獸，而所食者草耳。虎豹食肉，其壽比鹿何如乎！鹿不肉食而壽，人何獨不然！查食肉人之皮肉筋骨，皆賴肉以濟養，食牛羊者身有羶氣，食諸魚者身有腥氣，習染既久，不知其氣質之潛移之日近於禽獸！吾嘗與潮州人同居，見彼等常用生鱺魚和萊菔片炙而食之，自言潮汕人不畏腥，不足怪也。近來衞生學家言地上所生之植物，受日光長成者，食之最能補身。丁福保食物衞生學序曰：「考人類之齒牙及體質，當斷爲穀食動物」。今以穀食及肉食者比較之：

穀食者
1. 血液清多抵抗力
2. 腦力敏捷
3. 嗜慾淡
4. 持久力富有
5. 發育遲衰老亦遲

肉食者
1. 血液濁易罹熱病
2. 神經滯鈍
3. 嗜慾濃
4. 持久力缺乏
5. 發育早衰老亦早

且也，孕婦肉食，兒大難產，孱弱而發達緩，穀食者亦反是。常見鄉村婦女生產後，因信神故，一月素食，母子無恙。潮州婦女生產後素食一月，已沿爲風俗，結果幷無不良。更有進焉，肉食久者，殘忍之心益烈，而穀食者則慈祥愷惻，輒有不忍人之心，民胞物與之懷。此肉食穀食者比較之大凡也。

中國自古以來，主張素食者四派：儒家，社會學家，佛學家，衞生家。觀戴記「無故不殺生」之言，則知中國古人不常殺生也。觀文王七十食肉之政，則知七十以前人不皆得食肉也。明儒高忠憲公曰：「少殺生命，最可養心，最可惜福」。魯論鄉黨一篇，多言節飲食以衞生，對於肉食，多所避忌，且有「齋必變食」之明文。自古聖賢雖不必長齋，斷不厭齋，且必愼齋，一以推好生之德，表愛物之心，一以味淡氣清，則可以格神，且可却病耳。此儒家之說。人與牛羊雞鴨豚魚……等，皆動物也，立於一條平等線上，宜一律平等看待。人之智識高於禽獸一語——卽人爲萬物之靈之說，不過大概言之耳，若以嚴格之論理學繩之，則此斷語大不正確，蓋以今日尙有許多野蠻人類，其智識尙在高等人猿之下也。且吾人亦不應自恃智識與聰明，不顧同類之疼痛，只貪口舌之肥甘，殺彼生命，充我形軀，不公平事，莫過於此。若謂智識較高之人可以食智識較低之禽獸，則文明人可以食野蠻人，聰明人可以食愚魯人矣，豈不大可哀哉！——此社會學家之說。佛言「食肉之人，斷大慈種。我觀衆生，輪迴六道，迭爲父母六親眷屬，更相噉肉，無非親者，常生害心，增長苦業，流轉生死，不得出離」。此楞伽經之說。佛言人具八識如田，起善惡之念爲種，苟起一念嗜殺之心，薰入八識田中，永爲累刼輪迴之種；衆生被殺者，起一念嗔恨之心，薰入八識田中，永爲累刼冤恨之種，彼此生生世世因緣會合，業識展轉報復不休。故古往今來釋子居士，每持素食，職是故耳。我輩研究衞生，一方面宜注意物質之精潔，一方面宜注意精神之修養，用實際工夫，變化氣質，鍛鍊心性，修成高尙人格，則持此素食一端，關係非常重大！茲更分「肉食之害」，與「素食之益」二段，詳細一點述之於下：

（未完）

肺癆病的自然療法（續）

晉江 鄭軒渠

（療法） 凡患肺癆的，苟非有相當療治的法子以求速愈，而任其延緩經過，則一生的幸福和一切的希望，均爲攘奪，而且不能克終其天年，永沉冤於苦海愁城，樂趣毫無。夫患肺癆病的可慮，不在乎病症的頑惡，而在乎療治的得法與否，療治得法，須以空氣，日光，飲食，精神，性情……等爲本，而以藥物和其他療法爲助。乃病者既不能防於未然，既已患者，又大多忽略這自然療治的法子，以致疾病由淺而深，由深而危，由危而死。本篇特將空氣，日光，飲食，精神，性情……等，逐條申述，以備患者自己療治。

（1）空氣

空氣爲一切生物所必需，我人不可須臾脫離，而患肺癆病的，尤必吸收多量新鮮潔淨的空氣，使作用於血液，得十分亢進其機能。故新鮮潔淨的空氣，在肺癆治療上，比較滋養品尤爲可貴，然不潔者，萬物吸收，庶免促進其病機，尤宜注意。

所以患肺癆的，最好時常在戶外，爲什麼緣故呢？因爲戶外的空氣比較戶內爲新鮮；新鮮的空氣，不但夾雜有害的成分較少，且亦足以爽適病體。在清朗溫暖的時候，固適宜於居住戶外，即陰雨或黑夜或寒冬的時候，也須常出戶外。德國有彼勃雷梅氏肺病院，建築在山巔西嚴的地方，冬天氣溫常降到攝氏零下十幾度，然病人仍常散步於戶外積雪的山面，据說嚴寒的地方，更較容易奏效。

然患肺癆病的人，最不適宜的是風，因爲風有害於氣道的疾病，當施行空氣療養的時候，尙須避風，有不曾習慣的人，往往因風發生身體弛惰，不眠，眩暈，咳嗽等病。然苟能時常試行，久而久之，成爲習慣，自可避免這種的障礙，但是試行空氣療養的起初，在戶外不可過久。

更要緊的，凡患肺癆病的人，每天清晨，宜在多植樹木的地方舉行呼吸運動；蓋呼吸運動最有益於肺臟，一則以交換肺臟內新陳的空氣，對於肺癆病的治療上非常有益。至於住屋在都會城市，或人烟稠密的地方，空氣惡濁，炭氣迫人，病者吸這不好的空氣，貽害非淺，故凡患肺癆的，宜遷居於小林或海濱，朝夕吸收新鮮的空氣，最爲有益。

（未完）

便祕的臨床講話

唐鐵花

便祕，西醫名 Obstipatio alvi 消化器受不良的環境，失排泄屎的作用，屎留腸中爲難，發生一切不快的小庇，若不從速治愈，逐天打一回的大恭，再感冒風寒暑濕燥的邪氣，就是此爲沈疴的病灶，今以本問題分爲三段記述於後：

一便祕診療的窺豹一斑

原因　五臟所分泌津液豐盛大有助於大小腸的排泄，就大便調和通暢，若肌飽勞役，損傷胃氣，及過於辛熱厚味，則火邪伏於血中，耗散眞陰，津液虧少，故大便燥結，甚至津液枯乾，且大小腸失慢慢兒的伸縮振動排屎作用則大便祕結或年老氣虛，津液不足而斂結也，西醫消化器病云：此症由食不消化性粗糲食品，收斂性飲料，食物，及發汗泌乳排尿等過多，膽汁分泌減少，腸管筋膜痲痺或痙攣，或腫瘍，佝僂病，貧血，妊娠，子宮壓迫，臟躁症，脊髓病，腸管狹窄閉塞等症而發，這中西原因的比較，可見得他有異了，

症候　津液枯涸牽累及胃的虛實，不正的冷熱風氣，亦祕亂其中，胃口忽然失常，好吃過量，小便色赤，腸胃實（消化强）的便祕，胃口亦忽失常，厭不要吃，小便清利，這胃虛（消化弱）的便祕，而紅身熱六脈數實，腸胃脹悶時欲得冷，或口舌生瘡，這熱脹所致的便祕，面白或黑六脈沉遲，小便清白，喜熱惡冷，這冷縮所致的便祕，氣不升降，穀

氣不行，其人多噫，這氣鬱所致的便祕風搏肺臟，傳於大腸，這風動所致的便祕，又有年老體衰，不能生產津液，乾枯槁憔婦人分娩後無血，及發汗利小便，病後血氣未復，皆能致便祕，西醫消化器病云：心身違和，心悸，眩暈，腹部壓重，緊滿倦怠，大便怠慢，終起痔疾，或吐糞病，中醫之說應嚮狹，西醫之談應響廣，星火燎原。涓涓成河的豫言，中西一致的，務除病根，消滅將來病魔作祟的蔓延

經過及豫後　因病原而不一定。

治法　飽食終日，安坐或久立，用心賭博金錢但他的五臟六腑，運行失助，津液不流，致起便祕，務戒賭博，做適當的首胸運動，腹腰運動，全身運動，婦女勤操掃除炊浣汲水等的勞作，皆爲豫防此病的要道，治旣罹之肯實，宜用麻仁丸七宣丸，胃虛宜用厚朴湯，熱祕宜用四順清涼飲，潤腸丸，木香檳榔丸，承氣湯，冷祕宜用藿香正氣散，加官桂枳殼吞半硫丸，氣祕宜用蘇子降氣湯，加枳殼，吞養正丹，未効，佐以木香梹榔丸，風祕宜用續命湯，去附子，倍芍藥，加竹瀝，吞潤腸丸，或活血潤腸丸，西醫消化器病云：本症不論一時性與習慣性，均以除去原因爲要，宜節減飲食，行適宜運動腹部行冷罨法，或加腹帶，按摩小腹。亦可灌注甘油一，○至三，○或用甘油石鹼坐藥或甘油柯(註一)柯阿脂坐藥，此中西治法合璧的要旨，較詳列述於後。

國醫對症治療法的處方

麻仁丸　治腸胃熱燥大便祕結

薑汁浸炒去皮厚朴　芍藥　麩炒枳實　各半斤　蒸焙大黃一斤　麻仁研五兩　杏仁去皮炒五兩半

右共研細末，煉蜜和丸，桐子大每服二十丸，臨臥溫水下，大便通利，即停服。

七宣丸　治風氣結聚，實邪祕結。

桃仁去皮尖炒六兩　軟柴胡　訶子皮　麩炒枳實　廣木香　各五兩　炙甘草四兩　麵裹煨大黃十五兩

右共研細末煉蜜爲丸如桐子大每服二十丸食前臨臥各一服滾米泔過下以利爲度

厚朴湯　治胃虛祕結

薑汁浸炒透厚朴　廣陳皮　粉甘草　生白朮　麵半夏　麩炒枳實各二兩

右爲粗末，每服五錢，水碗半，姜三片，棗一枚，煎至八分，食前溫服，四順清涼飲　治血燥內熱，大便不通。

蒸大黃　炙甘草　酒洗當歸　芍藥各二錢

右水碗半薄荷十葉煎至七分服

潤腸丸　治風結血祕胃中伏火

羌活　歸尾　煨大黃　各五錢　光桃仁去尖　火麻仁各一兩

右爲末，除麻仁桃仁另研如泥外，爲細末，煉蜜丸如桐子大每服五十丸空心白湯下。

木香檳榔丸　疎導三焦，快氣化痰，消食寬中，

廣木香　花梹榔　麵炒枳殼　尖杏仁去尖　去瓤青皮　各一兩　半夏麵　酥炙皂角　郁李仁各二兩

右共研細末別以皂角四兩用漿水一碗搓揉熬膏，更入熟

蜜少許和丸桐子大，每服五十丸，食後姜湯下。

大承氣湯

生大黃　玄明粉　去皮厚朴　麩炒枳實

右水二碗生姜三片，煎至九分，加入玄明粉，煎服

藿香正氣散　治傷寒頭痛憎寒壯熱或濕氣感霍亂吐瀉，伏暑吐瀉轉筋

大腸皮洗白芷片土炒辰砂茯苓　紫蘇葉　廣藿香　薑汁炒厚朴　廣陳皮去白　嫩桔梗各一錢

右水二兩碗煎一碗，食前服

蘇子降氣湯　治氣滯煩悶痰盛便祕，

炒白蘇子　湯泡半夏各二錢半　前胡根　炙甘草　廣陳皮　薑汁浸炒厚朴　全當歸各一錢五分　沈香屑七分

右水三兩碗姜三片煎一碗虛人加官桂五分棉西黃耆一錢(未完)

學術討論

橫痃疽與便毒之區別

東台社員王象乾

拜讀本刊六期，湖北漢川向石秋君，著橫痃治療法，療病者之痛苦，謀人羣之健康，助同道之奮門，爲民族之繁衍，云病名「中醫名此病爲橫痃，又名便毒潰口後則名魚口，西醫名爲鼠溪淋巴腺炎，亦名橫痃，」余因有疑焉，御纂醫宗金鑑外科，何以橫痃列於股部，便毒列於下部，註解便毒言未一名橫痃，橫痃又未言一名便毒，豈不大有別焉，玆將二症證狀原因治療，略述於下，以與諸同道共同商榷。

便毒生於腿縫內側與陰氣交界處，初如杏核形圓，漸大如鵝卵，如生一邊或生兩旁，堅硬木痛，甚有寒熱，步履疼痛尤甚，伸轉不利，大都由嗜慾之輩，肝胃虧損，强力房勞，忍精不洩，或慾念不遂，以致精搏血留，聚於中途，壅遏而成，或有染梅毒而發，或因性躁暴怒，肝木易動，受其刺激，木不條達，手淫念慾損腎，水不生木，氣滯血凝精虧，亦有發生此症，初起宜服荊防敗毒散汗之，若過於堅硬大痛，宜紅花散瘀湯消之膿勢將成，宜黃耆內托散託之，潰口後則名魚口，宜化腐生肌藥撚之，雙生者重，單生者輕，敗漿最難歛口，腐臭則無治。

橫痃疽生於合縫摺紋中間，左爲橫痃，右爲陰疽，初起核長如蛤，較便毒爲稍異，紅腫疼痛，或漫腫堅硬，甚有濕熱往來，證屬三陰經，由七情鬱滯，瘀血凝結而成，治療按前法，尤在臨症斟酌。

附註：石秋先生鈞鑒：云臨此症治療法，確屬經驗充足，余對於此二症，略稍辨別，以請海內諸同志再同參攷。

雜俎

葉天士治痘軼事數則

劉康甯

（1）嘗於肩輿中見採桑婦，先生令輿人往摟之，婦大怒詈，其夫將扭輿人毆打，先生曉之曰汝婦痘已在皮膜間，因氣滯閉不能出，吾特激之使怒，今夜可遽發，否則殆矣已而果驗。

（2）又一富家子，患痘閉，諸醫束手，先生令取新潔大漆棹十數張，裸兒臥於上，以手展轉之卓熱卽易，如是殆遍，至夜痘怒發得生。

（3）先生外孫甫一齡，痘閉不出，母乃抱歸求救，先生視之甚逆，沈思良久，裸兒鍵之空室中，禁女勿啓視，迨夜深始出之，痘已遍體，粒粒如珠，因空屋多蚊，借其嘬膚以發也。

（4）汪益美布舖夥友，壯年患痘閉，羣醫不能措手，先生令取鷄糞若干，以醇酒熱調如糊，徧塗其身面手足

讀濕溫時疫實地經驗個人之研究

如皋 繆俊德

知友黃君星樓，發表濕溫時疫一篇大作，刊於中醫科學第三八八面。快讀一過，不勝雀躍，一病當前，撲滅在先，研究於後，足見近年以來，爲中醫學術努力研究者，大有人在！黃君之志，「在掃除中醫不會治傳染病之譏」。得我醫界表示熱烈之同情，當非少數。然有一言，黃君謂：「今年如皋第四五六區，發生疫病，據西醫稱爲惡性瘧，」黃君不敢茍同，歷舉脈症，（原文見在故略）下一斷語，曰：「若認爲惡性瘧，謬誤孰甚，但未嘗無瘧，又不必盡是瘧也。然一概執定瘧疾而治，其不誤事者鮮矣。」吾竊疑之。黃君何以遽作斯語？或有涵意未伸耳。再閱中醫科學第四二七面，如皋中醫界努力撲滅疫症工作報告云：「此次診療各區病者，統計約千餘人，內中以疫瘧爲多。濕溫與感冒次之。——」與黃君大作，顯有抵觸，甯非矛盾！

夫於今日，談醫學不分古今中外。取長補短，貴能擇善而從，中醫治疫，固信可能。中醫說理，容有未當。不肯探討新知，一味墨守舊章，二千年來之中醫，無絲毫進步。可毋諱言，亦復可嘆！黃君與予，相知有素，不敢班門弄斧，曉舌置辯，然師古人如切如磋之微意，乃寫此以質黃君，諒不見責也。

上略——「閉其汗腺，汗液之排泄量不足，甚致已離汗腺之汗液，亦難蒸發。體溫外散之機能，亦受障礙。此濕溫因之而流行也。」——

此節言散溫機能，與汗之病態，與濕溫流行之原因，風馬牛不相及。惡性瘧之病原體，爲胞子蟲，其傳染之媒介，爲瘧蚊。濕溫時疫（卽傷寒症又名腸熱症）之病原體，爲腸窒扶斯桿形細菌。其傳染徑路，比惡性瘧複雜。或是不良空氣之接觸，或由於不潔飲食之攝取，兩病皆與汗腺無涉。是知此句，（指末一句）有語

，越宿鷄矢燥裂剝落，而痘已出矣。

第一激之使發者氣閉也（二）展轉於新漆之棹者火閉也（三）假蚊口以撮之者血閉也（四）塗之以鷄矢醴者寒閉也此種神而明之之治法，殊可啓人慧悟，誰謂吾中醫之不合科學哉。

天下第一菜的史料

蕃根

近日各地大小報紙，有關於江蘇省陳主席所發明之「天下第一菜」的新聞頗多，筆者因與陳先生素識，日前晤談之下，叩以究竟，亟爲記其大略，以饗閱者。

「天下第一菜」係蝦仁，鷄湯，番茄，鍋巴合配而成（他報有誤載番茄爲番椒者）原非先生所發明，不過經其發現優點，而加以改良，並定其名稱而已。緣民國十八年先生赴杭，在某處一小飯館進餐，菜中卽有此品，惟尙非現在之四料配合者，先生見其顏色之豔麗，鍋巴之清脆，味旣鮮美，而鍋巴入湯之後，發蚩然悅耳之音。香氣撲鼻，認爲具備聲香色味之好菜，且其價不過數角，因是每於吃飯時常憶及之。會有友人邀

病矣。

今年流行之疫病，確是惡性瘧，其見症，誠如黃君所言：「極其複雜，不易辨別。」無西醫之檢血，證明眞相，足以令人墮於五里霧中。所有症狀，拙作「惡性瘧之研究」一文，（此稿投於現代中醫月刊）比較有詳細報告。更有所謂混和傳染，如傷寒與惡性瘧併病，或是肺炎與惡性瘧併病。遇此症時，決疑辨惑，唯一辦法，祇有顯微鏡檢查。如此可以「掃除中醫診斷傳染病之迷」。黃君云：「但未嘗無瘧，又不必盡是瘧也」。得此自有定見矣。但是推測黃君之意，不直認是瘧，而曲爲其說，認爲濕溫時疫者，就其一言，不難深知其故；

——「愚作最後之厚望，凡我同志，萬不可舍己耘人，失我國醫數千年治療成績之眞價值」。

所謂舍已耘人者，已存門戶之見。淺學如我，却是不敢贊同。略述數見於此。不知黃君以爲如何；

一、中國固有文化道德，如易經上的學問，孔夫子的忠恕，文周的禮法，不因時間關係而遞變者，總可不必舍己耘人，去學西洋文化的時髦。

二、西洋科學上許多發明，我國望塵不及的、皆宜做法，以圖強種强國。不能不舍己耘人。不然，外國人之飛機坦克車的攻襲與用大刀兵士肉搏，事實上不能對敵。

三、解決民生痛苦之醫學問題，要一部份舍己，一部份耘人之田。不忍舍去一部份的空理玄談。整個醫學上，就多一個贅疣。不耘人之田則如毒氣戰事，中醫袖手旁觀，而有無辦法以應付哉？

一別近年之黃君，近以疫病傳染，工作忙碌中，何以忽又杞人憂天？恐其神經過敏矣！近十年來之中醫，若非溫故知新，整個中醫，早被淘汰。將使「我國醫數千年治療成績之眞價值，」一化爲烏有！誰謂舍己耘人之過哉。以一病名之私見期期保持中醫治療成績之眞價值。吾恐心有餘而力不足矣。

宴於聚豐園，先生即提議以此菜代魚翅，蓋通常宴會，每以魚翅爲主菜，表示敬客之意：惟魚翅價昂，且多外貨，味亦僅厚膩而已，實不如此菜之鮮美也。斯後先生常於友人間宣傳此菜好處，惟尚未定其名稱。先生有堂妹留學於比利時者，因不慣食外國菜，自作炊食，先生曾去函告以此菜作法，及種種優點，並謂調之得宜，可稱爲世界第一好菜，其堂妹遵法烹之，頗爲滿意，遍告彼邦友人，以其四美兼備，莫不詫爲新發現，爭相調作，則此菜業於斯時傳入異邦矣。後先生主政蘇省後，適江蘇物品展覽會閉幕，盛宴佳賓，命廚司作純粹江蘇菜以享之，蓋符江蘇物品之意也。品類齊備，可謂集江蘇菜之大成，同時亦參加此菜，並確定配備爲蝦仁，鷄湯，番茄，鍋巴，不准摻入其它物料，而定其名爲「天下第一菜」，人多以爲「天下第一菜」與「江蘇菜」同時脫胎，實則此菜已有其數年之歷史，近日報章之載以爲新聞者，實已爲舊聞矣。

此後陳先生凡宴賓客，必備此品，故凡曾參加陳先生宴會者，大都嘗過，就患實地經驗，西醫檢血，確斷爲惡性瘧，吾人茫從，而附和其說者，不乏其人。惟就見症上有一二懷疑之點，未見提出共同研究，又爲何故耶？此次病患者，見白㾦紅疹，令人有診斷不易之感！余嘗留心觀察，余所治之惡性瘧，從無此症。他醫用藥重表者，輒見此徵。酷似西醫所說之再歸熱，而按其熱型與症狀，殊不符。又似傷寒之薔薇疹，然疹點不見如此之多，且無一見再見之理。其時惜無顯微鏡，終覺暗中摸索不愜於心也。拙稿「惡性瘧之研究」中，直斷爲人造病，固非惡性瘧所應有之見症。蓋與醫家用藥有相當關係，偶閱張希白之㾦疹新論，謂發㾦（㾦疹同是一物不過大小之分）多由於誤治。益信所見不謬。而葉君勁秋於此書引張山雷先生語云——更覺詳明。

「疹㾦皆時病中之壞症。必其先用藥不當，歷久而肺邪未清，內無泄化之路，然後發現於肌表。如肺有鬱熱，而但與疏泄透達，則發紅疹。肺有濕痰，而但與升散發汗，則爲白㾦。故疹㾦之見，常在身熱不解十餘日，或二十餘日之後！從未有發熱惡寒二三日，而即發疹，如痧子者，所以疹㾦二者，雖非絕症，而症虛邪盛，措手亦復不易！且恆有疹㾦既見，而大命隨傾者！非醫者誤治之壞病而何？苟能早清其熱，早化其痰，而不從事於表藥，則必無疹㾦，可斷言也。」

則惡性瘧之見白㾦紅疹，不必是濕溫時疫，可以恍然悟矣。

其次據黃君自云選用之方劑，所投皆效，大約取法於時逸人先生之中國傳染病學。以此治濕溫時疫，誰言無效？以此移治於惡性瘧，果如黃君所言：「變化百出，由輕而重，由重而危矣」！吾恐不如用傷寒論方，治濕溫，一有不當，輒易僨事！吾敢斷言。矧於國醫之眞價值，在於藥物之對症療法，實際論症不論病，故於病名之記載，頗有纏夾不清之感！而治療見效，成績甚確，非比西藥治病，長於此者，拙於彼，不可共通用之也。謂予不信，請以黃君所列方劑，一一施於患瘧病人，有效乎？有害乎？觀於實地經驗，勝於紙上空談矣。而今年流行疫病，現已平息月餘，爲惡性瘧乎？爲濕溫時疫乎？憑三指診脈，兩眼望色，即得而知之？其疑團猶橫梗於心中者，是內訟矣。請陳一尸，作病理之解剖，窺病竈之所在，或能釋我知友黃君之惑也矣。

年底並親爲作頌，於指陳此菜優點而外，復多因物勵志之句，詞意宏大，頌曰：「是名天下第一菜，色聲香味皆齊備，宴客原非專惠口，自應兼惠眼耳鼻，此菜滋補價不貴，可代燕耳或魚翅，番茄鍋巴雞與蝦，不獨肥甘更健胃，燥與濕兮動與植，中外水陸品類萃，勇敢赴敵屈能伸，因物尤可激志氣，我今鄭重作宣傳，每飯不忘願同嗜」。並爲普及起見，將頌詞印成小紙，本年元旦宴會，分贈各客，鎮地報館記者得之，遂爲揭諸報端。

近來鎮江人自誇有三個天下第一在鎮江，一爲天下第一江山，在北固山，延陵吳琚所題：一爲天下第一泉，在金山寺左近，似爲清乾隆御題：一即陳主席之天下第一菜也。

病理學研究

中醫陰陽四時六氣五行的科學解釋（續）

鄭軒渠著
董健華校

中醫所謂陰陽，四時，六氣，五行，既是自然界氣的現象。然則中醫病理學，就是以人體生理的現象和自然界氣的現象，匯通一氣。

日本櫻澤氏說：『身土不二，卽人類爲最廣義環境的產物，人類由於環境的土地氣候產物所誕生，能順應其土地氣候產物，始克生活完滿，否則病亡』。

又說：『漢法醫道，是將大自然的陰陽調和，復演于人類小自然之中，設小自然不調和，卽當模仿大自然，予以調和之』。

這兩段話，深中中國醫學的肺腑；中國醫學誠然是以人體生理和自然界的土地氣候；：種種的環境匯通一氣。絕非曲學阿世，荒誕不經的陰陽讖諱學，可與中醫的病理學同道而語。乃一般無知的西醫，盲目詆毀爲不合科學。試問科學是能違背自然嗎？船戶据潮水的變狀，遠景的晦明，能預知不久的氣候，這是一個認識，雖則沒有統一，沒有系統，然而把這個孤立的經驗之法則，統一起來，由一定的原理（如指示低氣壓氣象的關係之法則）說明一切氣的變化就成功了所謂『氣象學的一個科學』。然則科學的原理不能違背自然，而中醫的病理學——以人體生理的現象和自然氣的現象，匯通一氣，何嘗不合科學化呢？再試問西醫及一般反對中醫的陰陽，四時，六氣，五行的，他們能夠使自然界空間時間的天氣永遠保持常度而不更變嗎？我想總不可能，既不可能，那末中醫的理論，未必就是不對，而彼西醫驗黴菌來斷病，就是絕對眞確嗎？恐也未必。因爲病會變動是無恆的，例如初一步爲重傷風，繼一步轉屬傷寒，而爲急性肺病，甚則或變爲腦脊髓炎症，這是很常見的事，而病的變動，有自然傳變的，有服藥而傳變的，既變以後，則今病已非昔病了，那末病菌也當然會隨它轉變了。這却是我但憑理想，未見實驗然謂既成肺病傷寒以後，而其黴菌仍是通常流行的傷風菌，在理論上是絕對的不通。這種大都以當時的病症爲準，其初步的傷風，則指爲本病的誘因。然則泥定黴菌而名病，難免有時失之不確。所以我以爲用黴菌來斷病，不過是比較眞確，而不是絕對眞確。故中醫從來沒有驗視病菌，卽驗視病菌，也不過學理研究上的事，非臨床診病時的事。而且西醫如果診一熱病，就必須要驗病菌，則每一西醫，每天不能診六個以上的熱病，這是事實上所辦不到的。何況驗菌又非解決熱病的唯一方法，所以中醫對於這起，爲當知的常識，至於采用，尚可從緩。首要研究的還是陰陽，四時，五行，六氣，這些理論，雖則一般西醫鄙視不値，然而中醫積四千多年的經驗，經許多賢哲的研究，流傳至今的老國粹，倘果眞是不合科學，背謬病理，然則西醫未輸入中國以前，則中國早已絕種了，何以有中華民族繁殖到現在有四萬萬同胞呢？於此便可以證明中醫學理自有獨到處，豈能遂一般西醫們的詆毀，以冀消滅中醫於朝夕的野心呢？

（完）

和漢醫藥學研究

歡迎投稿

康平傷寒論與宋本傷寒論之異同

大塚敬節著
狄福珍自東京譯

緒言

九月上旬予偶得康平傷寒論一書，所謂康平傷寒論者，因其跋書有康平三年二月十七日侍醫丹波雅忠之署名，故後人卽以康平二字冠於傷寒論之首，是卽本書命名之由來也。予得此書，迄今已八十餘日矣，稍得寸暇，卽對之作深刻之研究，覺其構成及字句與宋本傷寒論不同之處頗多，特提其一端以供同學諸兄作爲參攷。初得此書時，予疑爲出自好事家之僞造，雖經多方攷證，終以缺少醫學史知識，知非一朝一夕所可得而解決者，反之，單恃醫學史之知識，亦僅能作簡單之判斷，以言攷證，相差仍遠，攷證之不易者有如此，然自其內容詳察，此書極似宋林億等校正以前之面目，足證非出於僞造也。以之爲傷寒論之一異本，亦無不可，且以其同中之異及異中之同供諸傷寒論研究家之研討，恐亦爲諸同仁所樂聞乎。

(一)序文之異同

觀其序文，其不同之點有三：(一)自首迄「思過半矣」句，每行爲十五字，此以下每行爲十三字，山田正珍攷證謂迄「思過半矣」句爲張仲景自序，以下爲王叔和所附加，山田之攷證，實不可加以輕視也，使與傷寒攷參照對證，可以瞭如指掌矣。(二)序文最後無「漢長沙守南陽張機著」九字，此九字被列入本論之首。(三)因其重大之差異，故種種問題卽由此而生。左列二項，僅就宋本比較之。

宋本——乃勤求古訓，博采衆方，撰用素問九卷，八十一難，陰陽大論，胎臚藥錄並平脈辨證，爲傷寒雜病論合十六卷。

康平本——乃勤求古訓，博采衆方(註)撰用素問九卷，八十一難，陰陽大論，胎臚藥錄並平脈辨症(經)爲傷寒雜病論

據傷寒論輯義隋經籍志註云梁七錄載張仲景辨傷寒十卷七錄藝文志云亦十卷，由此觀之，傷寒論原爲十卷。，宋林億等所謂十六卷中失傳六卷之說不確也。林億等校正新編金匱要略序文云，「張仲景爲傷寒雜病論合十六卷，今世但傳傷寒論十卷，雜病未見其書云云」，此條經雜病二字，然此二字終未能徵之於古，此何故耶？得非金匱要略作者强欲爲仲景所著，特作此穿鑿之說乎。且「撰用素問九卷，八十一難，」云云，謂傷寒論係出自素問八十一難，此說亦不可靠

中国近现代中医药期刊续编·第一辑

，吾人讀書，究不知以何種註解爲準繩，即此而不能明斷，遑論其他耶。

（二）無「漢張仲景述」五字

本論第一章僅有「漢長沙守南陽張機著，晉大醫令王叔和撰次。」而無「漢張仲景述」五字。宋林億校正無此五字更毋論矣。然此五字雖不見之本論，而如傷寒論正解中臺賜谷所論張仲景與張機非一人之證據則無之。

（三）有辨脈法平脈法二篇

據多數攷證家證明辨脈平脈二編爲王叔和所附加，有謂宋本氏二編爲叔和後人採自脈經，本論中即缺此二編。

（四）傷寒論之異同

辨脈法平脈法雖同爲後世人所採入，宋本錄入本論，而康平本則置於傷寒例中，誠不可解。傷寒例有一行十四字或一行十三字者，若經文之以十五字成一行者，未之見也。十三字行應若何處置，實一重大問題，予意擬以十五字條視爲古之經文，十四字條視爲仲景之論，十三字條視爲王叔和之例，如斯觀察，恐亦皮毛之見解乎，吾人讀傷寒論，於經論例之關聯，不可不知，否則以之應世，殊感困難也。（以下尚有異同處，茲從略）

（五）痙濕暍

關於傷寒論痙濕暍不應論之條理，特錄康平宋本一節以對照之。

傷寒所致（傍註）

康平本——辨太陽病　痙濕暍（註）（割註）此三種宜應別論以與傷寒相似故見之。

宋本——辨痙濕暍脈證第四

傷寒所致太陽病，痙濕暍此三種宜應別論以爲與傷寒相似故此見之。

觀右之比較，康平本之傍註與割註，宋本均混入本論，孰是孰否，尚有待明眼人攷證也。

（俟續）

小兒病各論（續）

松園渡邊熙著
石頑沈松年譯

胎驚

此亦爲和漢醫學專有之名詞。凡有胎毒之胎兒多有此病。大抵生後一月中常易驚發。眼上竄，腹壁硬，手足抽搐，甚則角弓反張。痰涎湧盛。子母俱宜後方。

處方　辰砂水飛牛黃各等分。

右爲細末以乳汁調勻塗入口中立效，有冷腦强心通氣三大功能，本劑僅用於小兒，乳每與左方煎服。

處方　桔梗中　防風中　川芎小　芍藥中　黃芩小　山梔子小　白朮中　甘草小　當歸小　乾薑中　陳皮中　兼用化毒丸十五粒一日服。

又或用Pillen Skpuflosa NoXI. 以代化毒丸亦佳。

夜驚

此病名在最近之日本德派醫藥書中始有見之。本病大約在三四歲至五六歲之小兒中常見之。

證狀　卽兒童就寢後通常經過一小時至三小時後。突然醒覺。似醒未醒甚且作驚怖之狀高聲哭注。或驚恐而奔入內室。或避入母懷。精神昏亂。不辨親疏。約二三十分鐘後始清醒。更二三分鐘後得重行入睡。習以爲常。至翌朝問之絕不記憶。如是通常每夜一次或數次不定。豫後無不良之遺憾。

治法　西醫用臭素加里內服藥。狂躁甚者用水古拉路及鹽酸木路黑恩等。著者。凡對兒童用臭素加里及以劇毒藥灌腸與注射等均爲極可厭惡之療法，並須絕對禁止之。除此則西洋小兒科已無其他治療之藥品，在和漢醫學可以採用前述胎驚之治法，用單味辰砂或兼用甘麥大棗湯爲適應證，又平日豫防法可不斷用P. S. NoXI. 與之，或用適量之朱砂安神丸。此等皆爲平易而能達目的之治方爲醫師者不可不知之療法也。

（未完）

呼吸器病研究（續）

松園渡邊熙著
石頑沈松年譯

前患者之弟C君年二十歲時屢次大咯血，雖似頗危篤，但病後並不靜養卽能起床工作傍人頗爲之驚異。患者平時元氣壯盛。雖暴風雨時亦可工作於露天處，毫無畏色，雖病肺疾而顏色頗佳。常未入花柳場中。有時患硬性下疳，爾來有梅毒之三期三期之定型性證狀，實則爲有先天性梅毒之人。有一定期間之免疫性而已。或達相當時期其免疫性消失，未重新感受梅毒也。後因重感梅毒之後注射水銀及六〇六者多次。重感以後並未咯血。尙稱健康，二十年來結婚後連舉數子。此家之第三女卽Q君有癡鈍性之先天梅毒性腺病質，習常頭痛及比斯的利證，但與以亞砒丸卽能恢復如常，此家之父年青時亦常出入於花柳界中。曾患何證則已不詳。維甚健壯。至七十五歲患慢性腎臟炎而死。其妻卽以上三患者之母。亦至七十四歲始卒。唯常有比斯的利。神經痛，頭部之愛枯子買。要亦皆因梅毒故耳。

予之某戚Q姓屬瘡家，於東京時經久觀察所得也。事已二十年矣。Q姓之父無何等遺傳病。其母之祖父曾罹梅毒，故其直系子孫皆爲虛弱體質，或爲呼吸器系之慢性病。或有腦神經衰弱及腸胃之慢性證，其某孫有精神病，近有因腦神經衰弱而成爲廢人者。又有病骨之疾患爲關節病，或心臟病。或肺病等不一而足。其實無不關係於此先天徵毒也。

又有W家其主人年五十七歲。青年時曾罹梅毒。身體羸弱，因終朝忙碌。無暇求醫至晚年忽漸壯健，子女七八人。長女至十八歲罹肺結核而死。此後各至二十歲左右，卽病肺結核。病成卽死。蓋爲虛弱易罹結核之體盾。卽先天梅毒性腺病質也。

又T家姊妹數人，次女A子自幼在姊妹中最爲虛弱。患麻痺胸如拜氏內科書中所繪之麻痺胸圖相同。雖至二十三歲。平日一切操作，掃除，洗濯之事亦不能自任二十歲前之數年間咳嗽有熱。時吐血痰。兩肺尖呈濁音，兩上肢比他部之骨格特別發育不全而細。予詳詢其家族中情況而慎重診斷之。結果由來一切之認作結核之觀念因之打消。乃一先天梅毒性腺病質之肺疾患者耳。相當之治法極多。何懼之有，故敢大言向病家白。予敢負全責爲之治療。病家信之。遂徐徐與以驅梅之法。間或注射六〇六一次不久積年之咳嗽漸止。三年後體力大增。嫁後產一子。

（未完）

徵稿

本刊定於一卷十期，出版作者專號，登載作者論文照片，該期稿件，須特別精采，除特約作者撰述外，凡各地同道均可投稿，查作者專號，旨在喚起全國醫藥作家，改變作風，掃除時行人云亦云，抄襲陳言之陋習，實冀改進臻於創造之途，達到振與中國醫藥爲目的，倘希海內外同人，加以注意，務請惠錫佳作，是所企幸。

編輯主任蔣文芳

國內外醫藥新聞

醫藥教育消息(附本社新社員玉照)

上海各中醫校開學在卽

(本市訊) 本市有中醫校三處，計中國醫學院，新中國醫學院，中醫學院，學生比較前二者爲多，各校寒假已放多日，下學期開學，均已決定在二月初云。

湖南國醫專科學校舉行第一屆畢業典禮

(長沙通訊) 湖南國醫專科學校，籌備第一班學生畢業

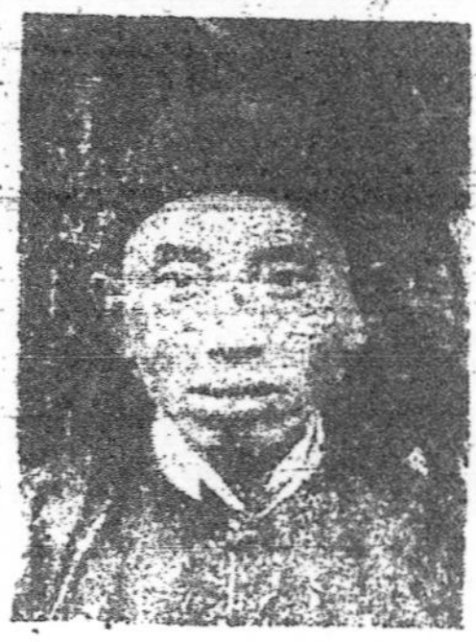

蜀瀘三區 邱濟安

考試各情，業紀上期本誌，

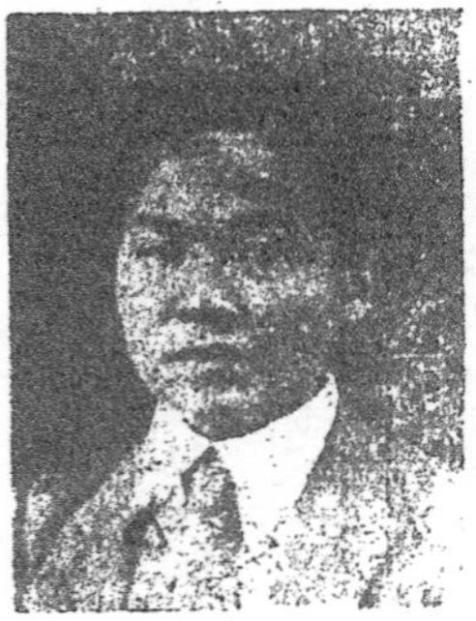

汕頭大埔 袁拔羣

本年一月二日爲該校舉行第一屆畢業典禮之期，是日到校參加者，計有黨政軍學紳商醫藥各界省府主席何鍵，長沙市長何元文，中央國醫館編審委員劉仲邁，湖南國醫分館館長劉崑湘，各中學校長，各醫藥團體代表，各中醫院院長，暨各界來賓本校校董教職員和畢業學生等共約二百餘人，午前十時開會，行禮如儀，首由該校校

蜀瀘三區 李翔藻

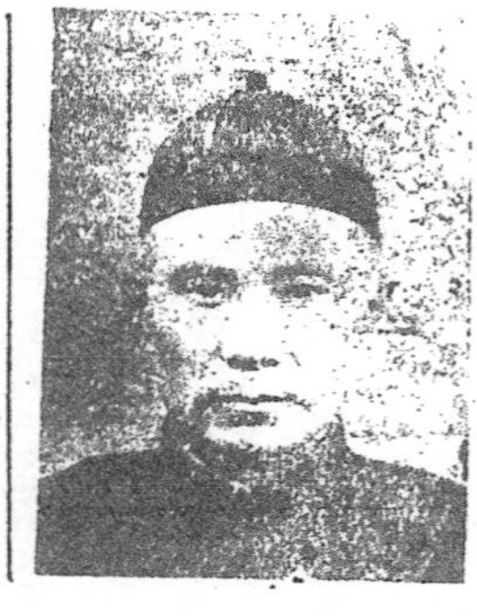

長劉嶽崙報告三年來之經過，及勗勉畢業學生離校後努力爲社會服務幷促進國醫藥學術，繼由何主席，何市長，劉編審委員，劉館長，勞校長等訓詞，再由本校校董敎職員周濟吏，吳漢仙，易南坡等訓詞，肄業班學生代表張世鑑致詞，後由該畢業班學生推舉胡新漢代表答詞，詞畢發給畢業證章領憑證紀念品暨各界贈品，旋卽攝影，鳴炮，禮成後幷舉行全

蜀瀘三區 胡海源

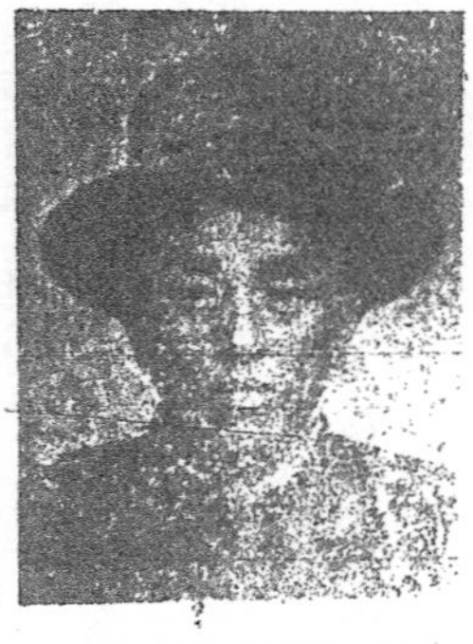

體聚餐，直至午後二時許，始各盡歡而散云。

醫光研究社參加人數增多

(北平快訊) 北平國醫學院同學所組之醫光學術研究社，前已曾誌於本刊，邇來內部愈形擴大，幷有大量人數

參加，於上週開會時，有鍾濬，侯恩康等多人，提倡設立體育部事，社員等皆表同情，咸有設立體育部之必要，

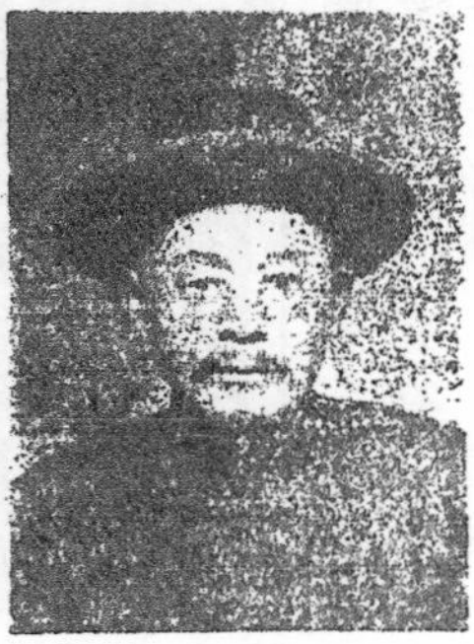
江西九江　熊雍鳴

故由全體社員分担各隊人員，內部共分足球隊，籃球隊，手球隊，網球隊，排球隊，乒乓球隊等六隊，幷義務聘請名體育家為指導，現正急急練習，不日將與平市各隊一爭雌雄，記者按該社之人員，皆素喜體育，而專長球術，因彼皆為各校之健將考入本院者，故也，現院方正建築體育場，閏一月廿八號，即行正式落成，并約該社及院方作落成禮云。

廣東中醫藥專科學校風潮暫時平息

（廣州通訊）廣東中醫專科學校。為一辦理完善之中醫教育機關。有悠久歷史。宏

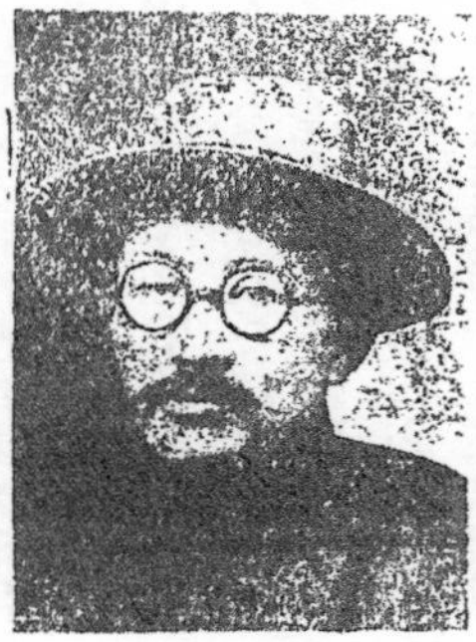
河北南宮　李辟遠

偉校舍。幷附設留醫院（名廣東中醫院）畢業凡八屆。現肄業同學約五百人。校務極為發達。不特於華南為僅見。即以國中而論。恐亦無幾。堪稱國醫教育中之完備學府。故前月焦館長南來。對該校極為關心。先後凡蒞臨兩次。詳加視察。諄示前進方針。亦以此為一良好之發展國醫教育機關。正有所厚望也。不幸最近該校因校長問題。。發生風潮。停課待決。將近匝月。關心醫教者。咸以為憂。查風潮之動機。由於原任校長陳任枚先生向校董會辭職。校董會原由廣州與香港兩方董事組織

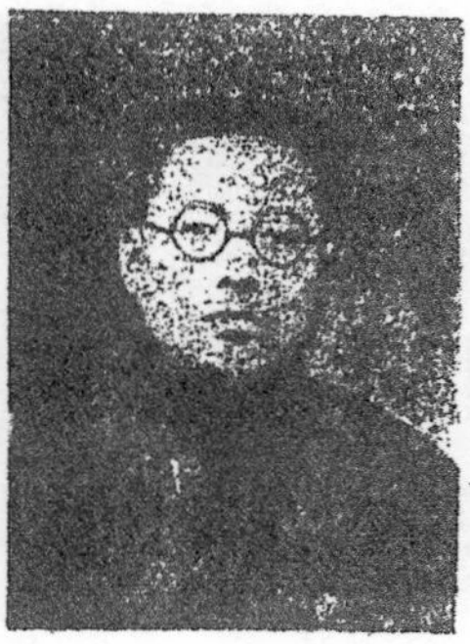
河北南宮　謝明如

而成。分董事會為省港兩方面。陳校長發表辭意之初。港方董事。即極力慰留。堅挽續任。省方董事即另選潘茂林先生接任。因之一則挽陳。一則舉潘。兩方董事意見分歧。互相爭持不決。教員乃自動罷課。校方幷為保重公物起見。將校具關鎖。靜待解決。經時許久。仍無辦法。最近始由教育廳。省黨部，市黨部。召集雙方校董調解。以學生課業為重。教務不能久停。亟宜早日恢復上課。其餘問題。從長計議。乃由省港兩方陳李兩主席。致函教務主任周仲房先生。於校長未產生之前。校中行政屬於教務範圍之內者

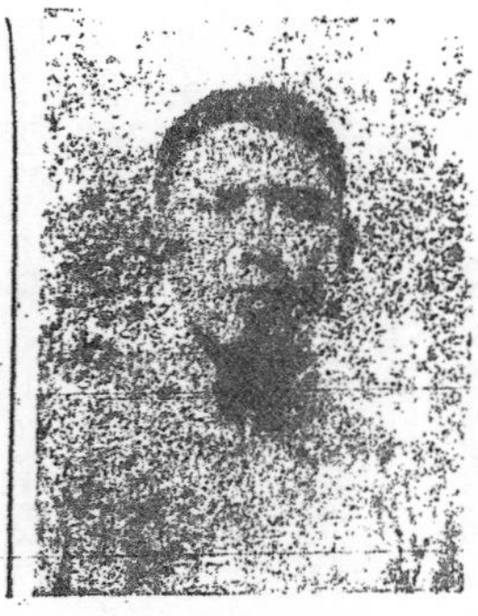
汕頭大埔　李焯華

。由其會同各教員辦理。早日恢復上課。周氏接訊。上月一日即發出佈告。定於三日照常上課。久懸不決之風

潮。遂告一段落云。

光漢醫學生會
向各醫校徵求意見
為反對衛署中醫審查規則及援綏運動事

廣東國醫學校各學生，向來對於團結精神，及愛國熱忱，素不後人，尤其是光漢中醫專科學校學生，每必先為倡導，此次因衛生署公佈國醫審查規則，及綏遠戰事發生，該校學生又起而聯合各校作大規模之運動，復為該校徵求各校意見書函云：「逕啟者：查湖北國醫專科學校，反對衛生署審查國醫條例一案，」業經本省國醫分館代電通告於前，省立國醫學院亦聲應於後，凡我國醫藥界，均應急起直追，挽此狂瀾；矧我國醫專校同人，尤感切膚之痛，亟宜如何團結，一致共策應之方，勢不容緩，事在必行！至此次偽匪侵綏，迭經我前敵將士，迎頭痛擊，捷報傳來，匪衆披靡，當此綏北天寒，縉纊不溫，風雨飄搖，同仇敵愾，捐資援助，發啟有人；節食慰勞，當仁不讓！擬與我國醫專校同人，聯為發起慰勞大會，藉表愛國同情。以上兩端，事屬國醫切身利害，及愛國熱忱仍盼貴校同學，熱烈贊助，俾底於成！其應如何進行之處？事關重大，敝校同人，識見譾陋，仍有待於諸君子指示！茲派敝校同學薛玉成，方榮棟，簡秀竹，梁妙心等前來徵求意見，尚望賜予接洽，為禱！如承贊助，即請簽名於後，是為啟。

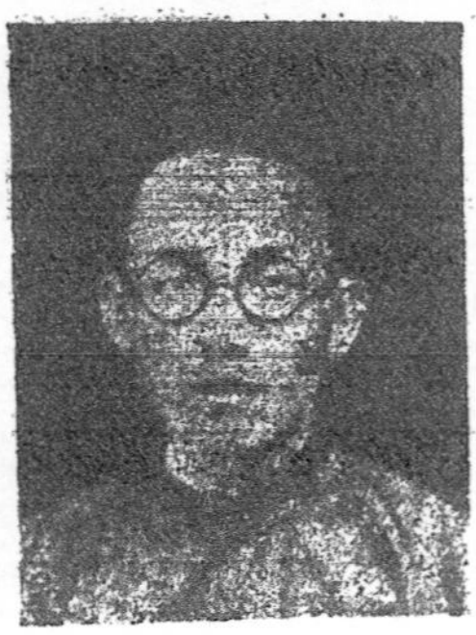

汕頭大埔 羅兆岐

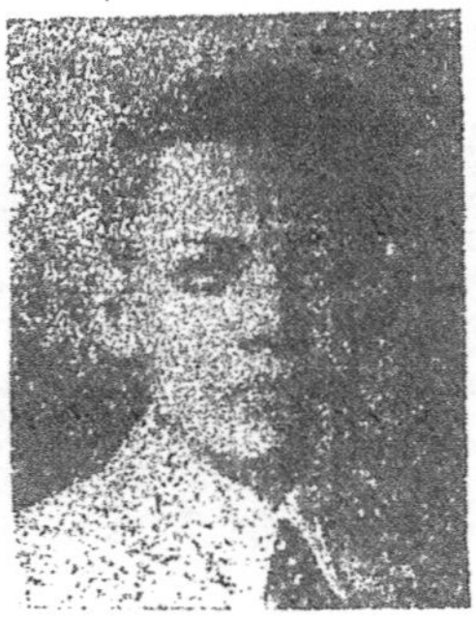

汕頭大埔 劉迪生

此致

省立國醫學院
廣東中醫藥專科學校
漢興國醫學校
保元國醫學校

光漢國醫專科學校學生會謹啟

中華民國廿五年十二月廿日

一國外醫藥消息一

新加坡中醫聯合會反對
衛署審查中醫規則電文已發出

（南洋通訊）本埠中醫聯合會，反對衛生署中醫審查規則，電文由張伯賢起草，業經通過發出，全文數千字，大要謂辦理中醫執照事，由國醫館辦理，否則衛生署之委員，須中西參半，俾免不明白中醫之學理西醫管理中醫，而致弊病橫生云。

高淵醫藥研究社

同情於星洲總聯會之主張

發快郵響應武漢中醫公會之呼籲

南洋高淵醫藥研究社同人，鑑於衛生署所宣佈之中醫審查規則，與行政院頒行之中醫條例，及立法行政兩院諭，多不相符，認為此種措施，有關於國醫藥存亡之根本，且妨礙國醫前途之進展，故自接到上海中醫科學雜誌之消息後，曾經數次會議，礎商向當局呼籲，請求衛生署另組中醫委員，共同管理中醫，及見星洲中醫藥聯合會之快郵代電原文，一致俱表同情，復經開會表決，擬發快郵代電，響應武漢各中醫公會之主張，以為國粹謀生存，及為同道謀幸福云云。

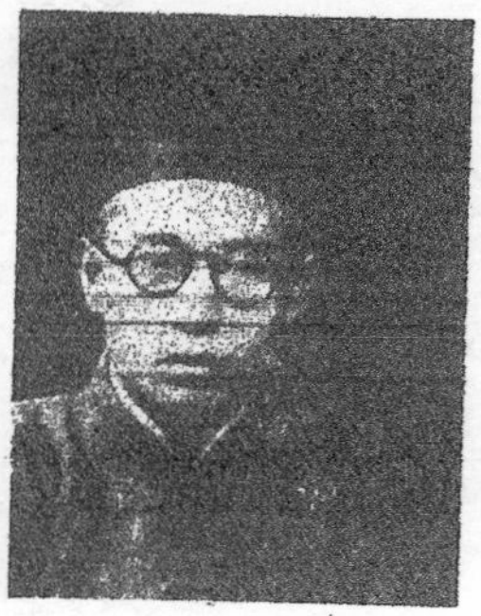

江西玉山　葉延春

內容頗見充實

南島醫聲季刊

南島醫聲附刊於星洲之南洋商報，為星洲名醫張伯賢所主編，王昌廷編輯，該刊原定每三個月將各稿彙集一次，名為南島醫聲季刊，現其第一期之季刊已經出版，內容除各期稿件彙集外，再加一半之補充，作家多南洋有名醫生，對於國醫藥之學理，多有獨到之發明，故極得同道之贊許，並社會人士之歡迎，日來投郵索閱者甚衆，所印冊數，幾有不夠應付之概，由此可見其價值之一斑矣。（南洋高淵通訊）

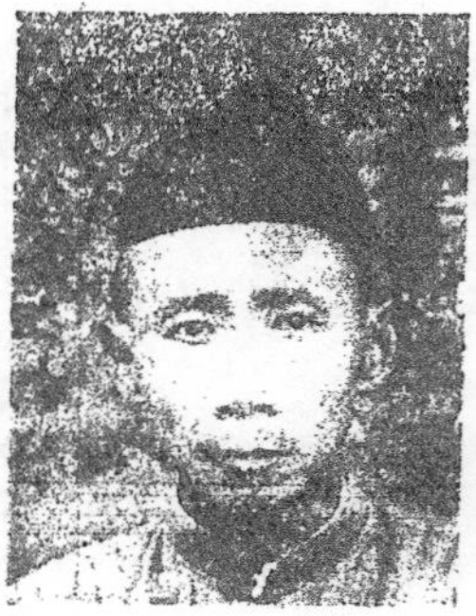

蜀瀘三區　李紹白

高淵醫藥之聲出版

南洋高淵醫藥之聲，為隣埠各有名中醫，共同組織之有價值醫藥刊物由張見初田修德張亦凡陳少明所編輯，作者則有李志宏陳文光張子斌張伯賢鄭清華兆龍在農等多人，各界聞人及團體之題詞極多，由梹城領館楊主事芷鄉先生簽封面，該刊並函請星洲張伯賢先生為指導主任，刻已出版，行見醫學之聲，與南島醫聲，聲聲溢應，為國醫學術服務云。（南洋高淵通訊）

＝國內醫藥消息＝

吳縣國藥業工友組織職業工會

（蘇州訊）本邑國藥號，康叔良等五十二人，鑑於本業工友衆多，一盤散沙，墨守成法，不思改進，遂呈請縣黨部，組織吳縣國藥飲片業職業工會，當經轉呈省黨部審核去後，旋即指令照准，轉知具呈人在案後，即開籌備會議，推定居禮欽，聶坤元，周正和，張禮川，徐鶴鳴，葉渭仁，王忠海等七八，爲籌備委員，現正積極着手，起草章程，徵求會員，開始登記云。

福建閩候 陳玉明

上海神州國醫學會舉行執監會議

推選各科主任

本市神州國醫學會，於十五日晚八時，在廈門路尊德里會所，開第二次執監聯席會議，到蕭退庵朱松等二十餘人，公推徐相任，余伯陶，爲主席，金長康紀錄，(一)報告中醫救護隊組織案等經過情形，及一切來件，(二)推選各科主任專員沈仲芳徐相任爲學術主任，蔡濟平郭仲亮爲事務主任，孫鑑庵爲審查專員，許松如爲研究專員，吳去疾爲編輯專員，龔醒齋爲演講專員，鄧鳳笙爲宣傳專員，程迪仁爲文

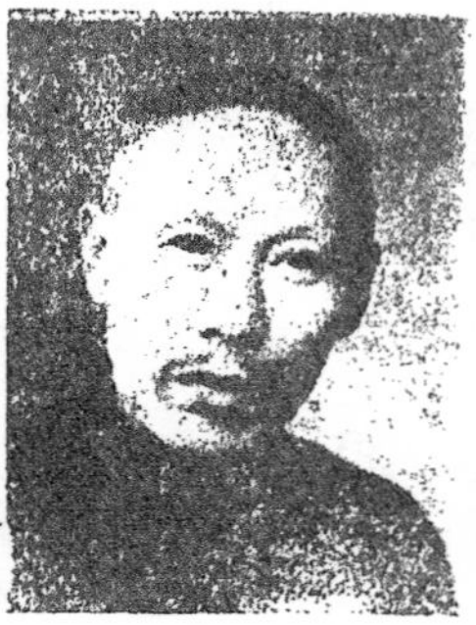

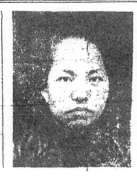

浙江常山 方人圭

牘專員，沈衡甫爲財政專員，龔漢文爲庶務專員，傅晋康爲調查專員，分工合作，共策會務進行（本市訊）

永嘉新醫藥雜誌社開成立會

定期出創刊號

永嘉縣國醫潘澄濂池仲霖等，爲普遍國醫學識起見，特發起組織新醫藥雜誌社，出版新醫藥雜誌，以事推廣，茲悉該社業已成立，並於前月五日下午三時，假座健民施醫施藥局，召開社董成立大會，出席者有潘澄廉池仲霖陸幹夫金慎之等十一人，主席潘澄廉，紀錄陳一之，主席報告本社成立經過及

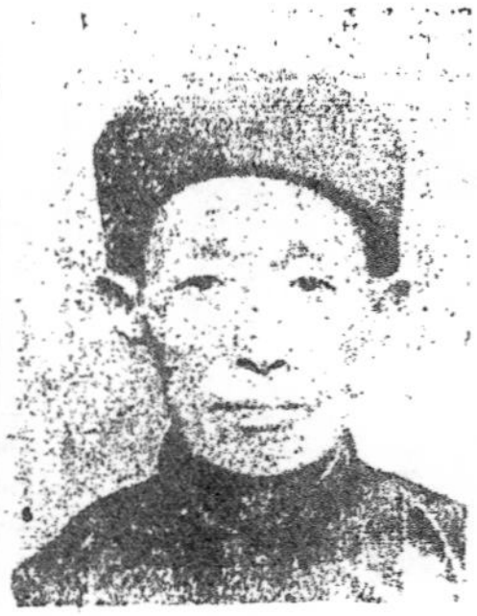

蜀瀘三區 楚毓材

宣讀社章畢，即行討論，(一)社董常年費應改定十二元案，議決，通過，(二)本社所出月刊應向主管機關登記案，議決，通過，(三)本社除社董外，應添聘國內名醫幾人爲名譽董事案，議決，通過，(四)本社創刊號定一月一日出版案，議決，通過，議至此，遂告散會。

貴溪藥業公會將特產藥材拍照呈省府介紹推廣

一並應四省聯展會之徵一

（貴溪通訊） 省府爲提倡本省特產推廣銷數起見，令徵各縣特產照片，寄省彙集作江西特產介紹刊，本市藥業

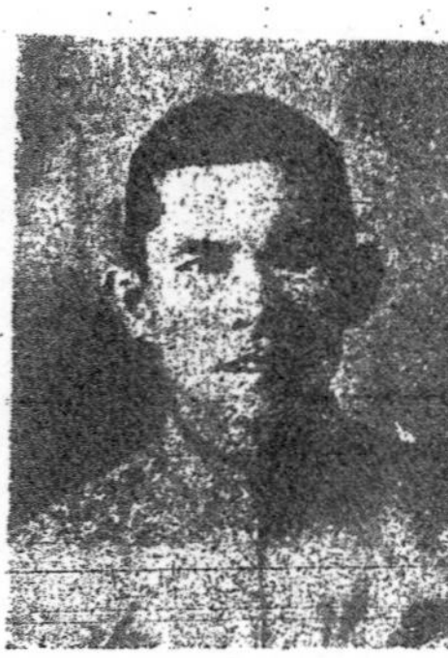

福建南安 呂俊文

公會奉令後，由張仁昌張松藩等將本縣出產藥材有素負盛譽之貴滑石信胡前（貴溪

舊屬廣信府故有信胡前之稱）及香附子黃梔子桂皮香茹牟夏藥七種，拍照呈交有府，並將所產量價格及採辦方法等項，一一說明，俾資採辦云。

（又訊）此次湘粵贛鄂四省聯合展覽會，本市藥界亦將該地出產之桂皮滑石梔子香附香茹五種參加展覽云。

牟平縣 籌組中醫公會

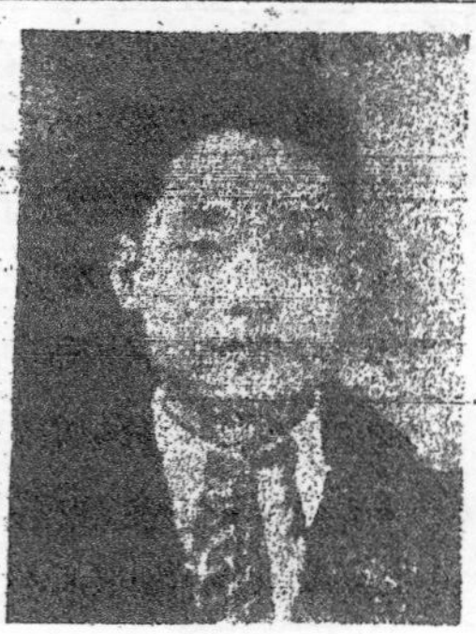
江西南康 劉道洋

（牟平通訊） 牟平中醫，素守緘默，玆有曲近性鑒於醫藥前途極爲危險，即同該縣中醫蕭文亭呂縣喬等發起組織中醫公會，當時曲近性會製『牟平縣中醫公會急待籌備小啓』一則，公諸同道徵求嘉納，玆錄其原作如下：『敬啓者本縣地處魯東邊鄙之區，人爲區內落伍之民，玆即中醫公會一討論之，久應成立，而未成立者，足見一斑也，邇來國人醫於醫藥

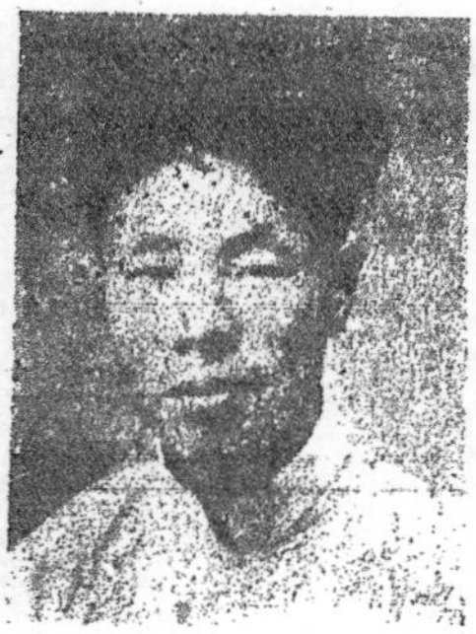
福建莆田 林光波

問題關係至爲偉大，前途亦極爲危險：惟有成立國醫團體，庶足以發展光明而維繫久遠；查中醫公會，係屬自由職業團體，江浙各省，夙已紛紛成立，本縣地處非遙，籌備胡可以緩，製要目六項，公於同道諸君，倘獲嘉納，殊忻盼焉1自本年國府公佈中醫條例後，各地中醫無不上體政府愛護之至意，起來振興或組織中醫公會，發揚固有醫藥文化，2中醫

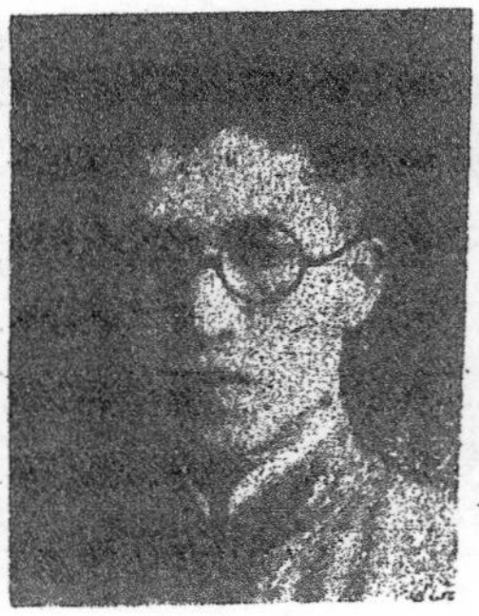
福建長樂 陳鳳煜

公會爲自由職業團體之一，值此國難當前，醫藥正值風雨飄搖之時，尤宜急速成立，團結奮鬥，自立更生，3國大選政，醫藥師與選，然而須有中醫公會團體，方能選送，4考試院業經着手編訂中醫考試法規，爲中醫者不可無公會督率求取一致途徑，以備將來之考試，5衞生署最近公布中醫審查規則，對於中醫，非常苛求，中醫不可不早自覺醒，組織公

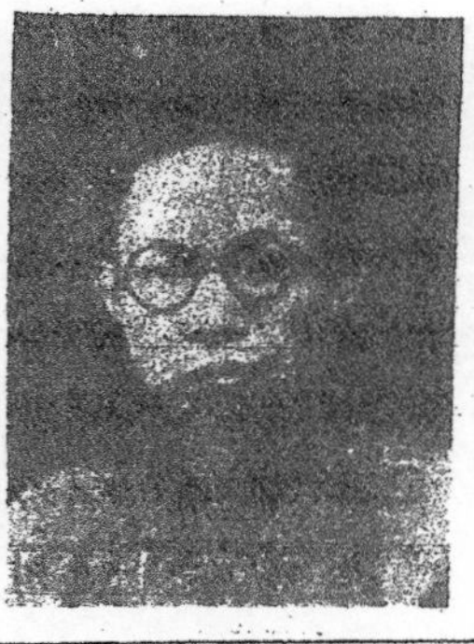
汕頭大埔 劉日羣

會，以圖自存，6中醫向來各是其是，缺乏聯絡性質，今爲民生健康計，爲學術發揚計，不可無公會之組織，以資改進，而昭劃一，飭該省府（山東）頒布中醫換取醫證及無照醫生取締之公文到縣，該中醫界』悉得中醫公會不容或緩遂於十二月廿一日假該縣商會會址開牟平中醫公會籌備會，計到會者共三十八，俱係牟平中醫界之

俠佼者，除公推曲近性爲臨時主席領導開會如儀而外，復由主席報告開會宗旨，至討論事項及籌備各事宜，在在均告已得八云。

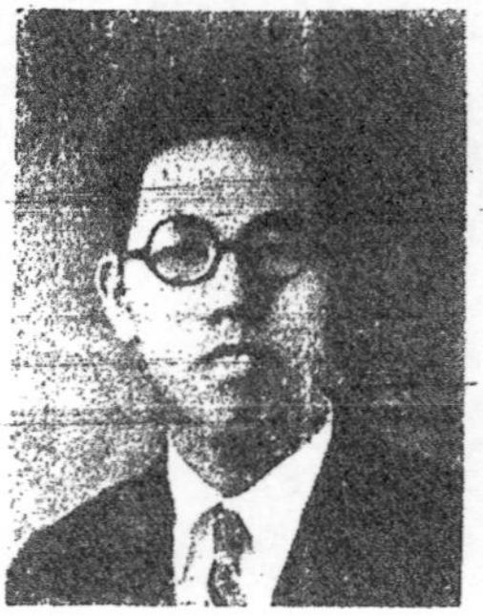
廣東海豐 黃奎書

潮安成立國醫支館

（潮安通訊）中央國醫館前委蔡壽祺許小士爲廣東省潮安縣支館正副館長茲蔡許二氏，業經於八月二十九日就職。幷啓用鈐記，通函醫界知照云。

昌南舉行 中藥展覽會

（南昌通訊）盛傳已久之南昌中藥展覽會，已於十二月十五日開幕，前往參觀者達十萬徐人，場內布置琳瑯，陳設輝煌，如廬同仁民生元生同仁堂慶仁棧廬同人永仁同仁號慶昌合善濟春協盛全大中國藥社壽人堂等國藥號之出品膏丸丹散，製法精良，裝潢美麗，飲片泡製，尤爲鮮豔奪目，而梅花活鹿整架鹿茸參燕珍貴羅列極多，值此冬季慶仁棧廬同仁元生同仁堂協盛全各號均已定期宰梅花仙鹿配製全鹿大補丸，以博觀衆欣賞，其中參加展覽者，以江西中醫專門學校所製之藥物標本數十種，更爲生色，每一藥品，用鏡架嵌配，形色如生，博得觀者好評榮譽，簽題者美不勝收，現據該會負責者云，定於二十日舉行閉幕實行結束云云。

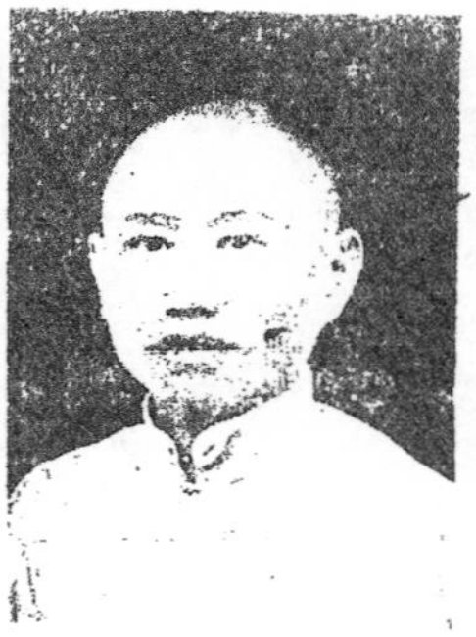
江西玉山 舒鳳山

蘇州女國醫王志純 縣黨部令辦救護班

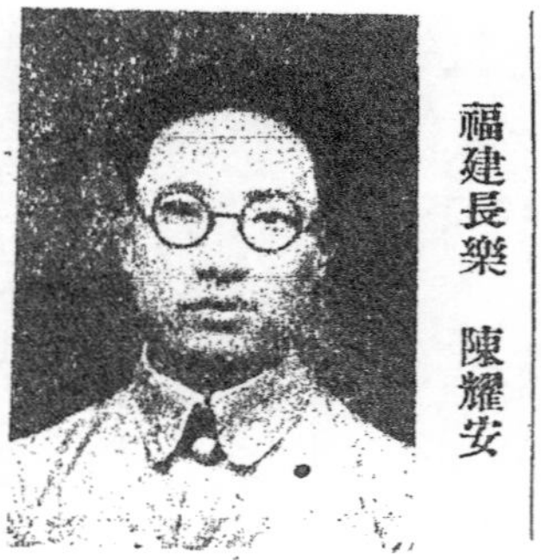
福建長樂 陳耀安

（蘇州訊）本邑婦女整委會創辦之婦女救護班。開學以來。瞬將多月。照章例當畢業。發結證書。旋因該常委項堅白。因事迭次呈請辭職。以致發生擱淺。現由縣黨部。指令項常委准予辭職。派該會委員女國醫王志純暫行代理。大約救護班學員畢業證書。由此卽可發給矣。

南宮中醫科學任社長 發表對醫界宣言

喚醒同志力謀中醫科學化

河北南宮本社分社長任翔青，熱心醫藥，不遺餘力，近發表對醫界宣言，頗有中肯處文云。溯自海禁大開，歐風東漸，潮流演變，日趨於科學戰爭一途。若器械之新穎，物質之文明，國人視之，莫不目炫心醉。一般

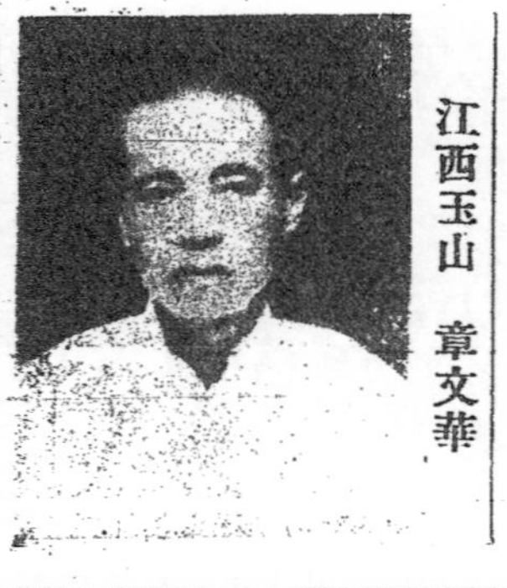
江西玉山 章文華

時毫頭腦者流，本其厭故喜新之心理，盡欲棄其所學而學焉，致使我數千年來固有之收穫，與已獲之寶藏嘆！，遭受無量之損失，良深浩醫學即其一端也。考西洋醫學，道源於希臘希坡克拉提氏，古代中西醫之學說，

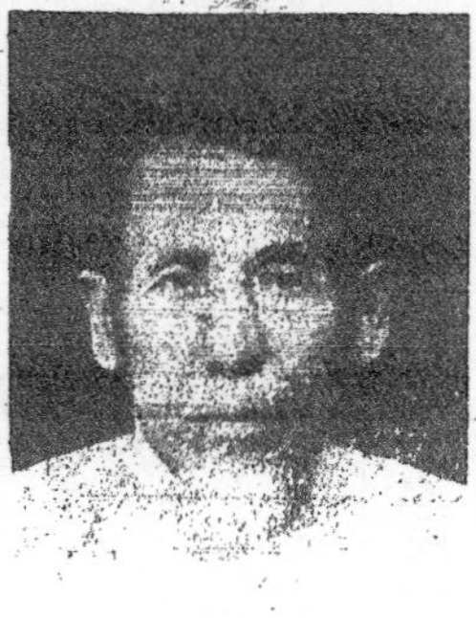

福建莆田　曾靜

大同小異，中國先醫之五行六氣說，與西方古代之四大四液論，皆此時代之產物。然歐西自十九世紀以還，能持其剛毅恆久之苦心。本其不達彼岸不止之意志運用科學方法，鑽研細究，致使其醫學進一步，一日千里，至今能得世界人士之歡心，不亦宜乎!?至我國之醫學，發軔於炎黃，盛於漢唐，相演至今，既有數千年悠久之歷史，復具精深實驗高妙之學理，其診斷用藥，俱有嚴格之規定。倘能運用靈活，實能效如桴鼓，與西醫之科學相比擬，有過之而無不及。今竟不能抗衡歐美者，實因我醫界同志，自己放棄職責，對於先賢之醫學眞髓，不能加以深刻精密之研究，甚或一般喪心病狂者流，自相摧殘，反去舍己以從人，致遭西醫之訕笑，良有因也。雖然，事實勝於雄辯。以吾平心而論，各有所長，各有所短，西醫之實質病理，當然不可盡恃（如無菌可見則原因不明之疾病等）其意克司光之透骨偉功，亦不可磨滅；（愛克司光線於八九五年，德國物理學主任教授龍根博士發見，故又稱之曰龍根氏光線。當時未明其本態。故以X名名之。至後經各學者之探討，始知為與可視光線屬於同一之電磁波。依該線有透過物質之性，利用為醫的診斷。又就其生物學的作用，利用為治療之用

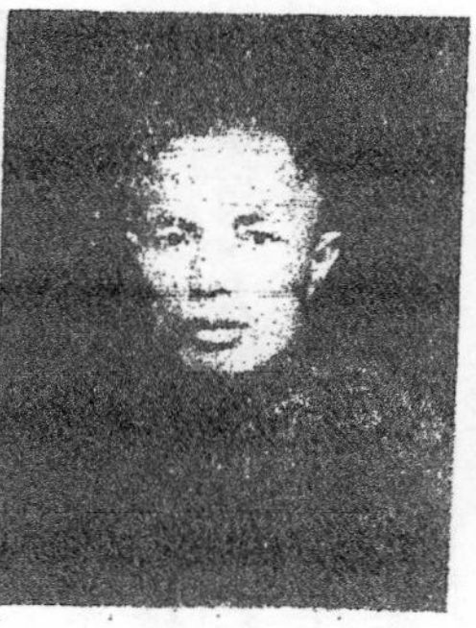

福建莆田　陳佑先

。尤於惡性腫瘍，結核等慢性或惡性疾患為有卓效，）中醫之分經施治。確能靈妙應手（如傷寒之三陰三陽，邪至某經，即有某經之見症，俱有對症之療法，如能檢查準確，實有不可思億之靈效。）其哲學推想之餘神，（如五運六氣司天在泉之說。）亦未免有些虛玄。時至今日，不欲整理中醫則已；如欲恢復我中醫莊嚴燦爛之原有地位；與世界人士信仰，宜從雜亂中醫之學說中，運用科學方法，在中西醫二者之學理實驗方面，加以縝密之整理，去蕪存精，注此挹彼，惟求實際應用，方能達到中醫科學化之眞正目的。舍此別無捷徑。所謂科學者，有精密之組織，有歸納之系統，基於經驗，不蹈空泛，證以事實，而有一定之對象者，即科學也，現在能明斯旨者：惟海上有徐愷、謝利恆、方公溥龔醒齋等先進，近為實現其偉大使命，聯合中西醫界同志，創設中醫科學研究社於滬瀆，并印有中醫科學雜誌以發揚其意志，登高一呼，萬谷響應，為時未久，分社幾遍全國。

同人等有鑒及此，已在縣組有南宮分社，追隨諸同志之後塵，勇往邁進，奮鬥到底，以期發揮醫藥之偉大使命，與保障人類健康之初衷。但數人之力量有限，必賴衆志以成城。如欲完成其使命，務望凡我同志，踴躍參加，共策進行，藉收集思廣益之實效，兼達恢復國醫之光榮。謹此宣言云云。（河北南宮通訊）

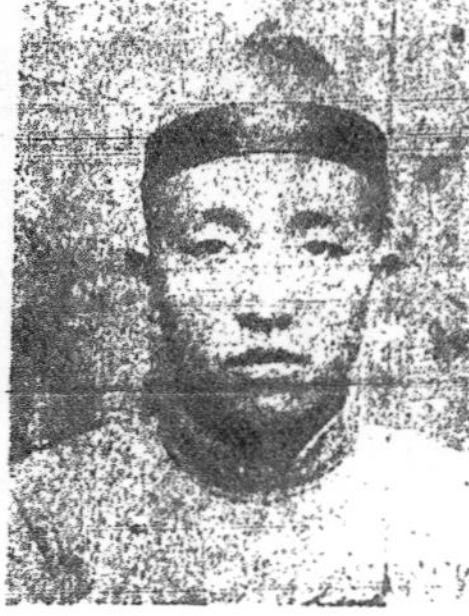
蜀瀘三區 康其體

吳縣

縣立戒烟所遷新址

（蘇州訊）本縣滄浪亭。縣立醫院之烟民戒烟所。原在城東婁門內東北街。因感往返不便。已於本年元旦日歸併在縣立醫院內。而該院附設之娼妓檢驗所。亦因妓館所在甚遠。茲就便利起見。覓得閶門馬路。蘇民醫院對面房屋。現亦已遷入新址辦公云。

如皋縣中醫公會會員大會續誌

陳愛棠等十五人爲執行委員

方乾九等五人選爲監察委員

（如皋通信）如皋縣中醫公會於十二月三日舉行第五屆會員大會，詳情已誌，並改選職員，當票選陳愛棠、黃星樓、冒正清、鄒雲溥、陸子音、吳慕陶、盧震春、芮揚武、李殿卿、闞遜卿、李慰農、尹少卿、周克生、宋永祥、王斗南、等十五人爲執行委員、方乾九、王保之、尹政卿、趙海周、徐鹿苹、等五人爲監察委員，周礎滋，姚志清，劉海珊、薛德懿、姜提三，等五人爲候補執行委員、劉式林、楊宜齋、嚴昌庭，等三人爲候補監察委員，並分別互選陳愛棠、黃星樓、盧震春，吳慕陶、闞遜卿、等五人爲執委會常務委員，互推陳愛棠爲主席，方乾九爲監委會常務委員，已呈報黨政機關，於十五日宣誓就職，分配職務開始工作云云。

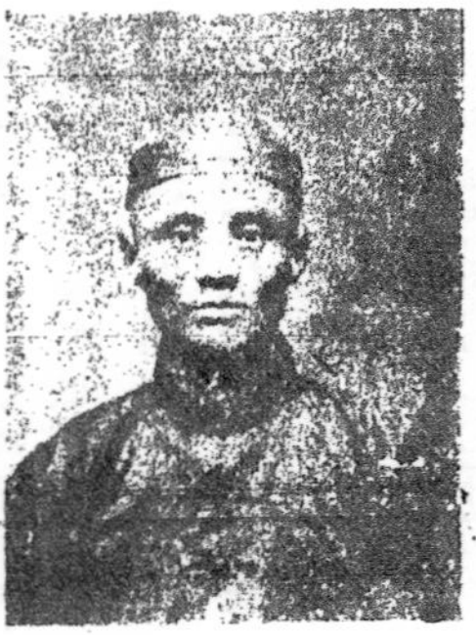
河北冀縣 袁芹香

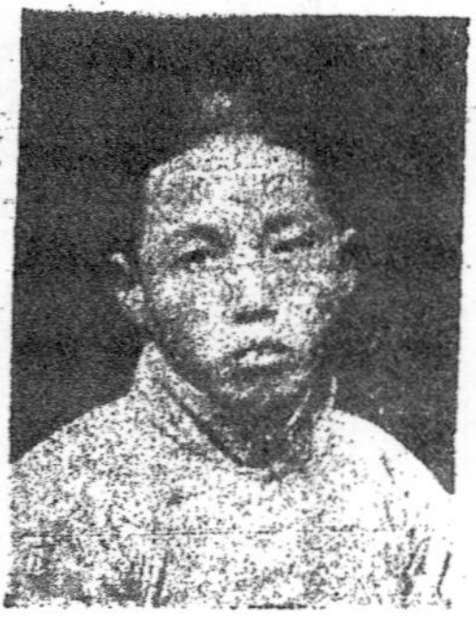
江蘇江陰 朱惠農

閩廣

將設中醫扶產專科

（閩侯通訊）閩侯環區附近各鄉村人民。因歷來對家庭胎產常識。非常缺乏。且舊時代穩婆。充斥其間。以致婦科因生育而危險者。時有所聞。最近中醫界同人有鑒及此。擬建議設立中醫扶產專科。登記一般舊式穩婆。俾便接受科學訓練。以保障婦孺生命云。

福州醫鐸刊將擴充篇幅

（福州通訊） 福州醫鐸月刊社。自上年四月間成立以來。出刊已屆九期。內容成積斐然。誠爲閩侯中醫界先導者。最近該社總務主任王予奇。編輯主任林增祥。因鑒於定戶日漸增加。投稿園地擁擠。特提議上月暫停一期。爲籌備於一月一日起。擴充組織。展長篇幅。以期爲醫藥前途努力云。

江津國醫支館呈報當選職員

（四川江津通訊） 江津國醫支館，自呈准中館以來，全縣醫藥界參加人士極形踴躍，特於國歷十二月六日開成立大會，到會者，除該縣縣長趙竹筠，征收局長袁曦如，縣黨部指委劉有光，第三科科長傳先楷，第一區區長江壽齡等臨場指導而外，則爲籌備主任任應秋（本社社員曾由國立四川大學畢業現長該縣醫藥研究社）何策襄（曾任內江江日各縣縣長）暨各醫藥團體代表七十五人，自晨八鐘開會，至午后九鐘，始告完竣，議決案件甚夥，計館中當選重要職員，館長爲何策襄氏，祕書主任爲任應秋氏，醫學主任爲周德宣氏，藥學主任爲張伯卿氏，推行主任爲羅錦輝氏，惟副館長一職，票議紛歧，當由縣長趙竹筠提議，停選，如正館長有缺席時，由祕書主任代理，聞該館所有當選職員，現已分呈省分館中館，幷請中館刊發關防云云。

江津縣成城國醫館將停辦

（四川江津通訊） 江津成城國醫館，自本年春初成立以來入數不敷所出，聞該館股東，擬將停辦云。

北京國醫研究會等將發起籌備後方救濟醫院

北京國醫研究會。亦鑒於國難嚴重。除前方救護已有組織外。後方救濟事宜。及巡迴診務等。在所必備，前日已召開執監聯席會議。討論進行辦法。聞月內決議開大會商討一切云。（北平訊）

僑港中華國醫學會電唁革命元勳尤列

（廣州通訊） 碩果僅存之四大革命元勳尤少紈先生，一向僑居香港，潛心醫術，於國醫及孔教等運動，咸多力助，深得兩界推崇，不幸近於南京逝世，舉國哀悼，僑港中華國醫學會，何佩瑜等特於（十三）日發出唁電，藉表哀思云。

廣東擬組省中醫總會

（廣州通訊） 廣東省記者公會董事，中山仁言日報總編輯張浪石，在中醫界雅負時望，參加醫藥師界國大代表選舉，票數極多，張氏近感本省各縣中醫界，缺乏聯絡，有組織全省中醫總會之必要，現擬聯合廣州醫界王金石，盧學猷，連可覺等，籌商進行，張氏經於最近由山抵省，進行一切云。

廣州方便醫院救護班舉行畢業

（廣州通訊） 城西方便醫院。爲本市規模宏大之慈善公益機關。該院因感於救護人材之需要。特於本年四月間。組設第一屆救護訓練班。

挑選院中人員訓練。灌輸普通救護知識。分術科學科教授。現已期滿。於十二月三日下午二時舉行畢業典禮。併頒發證會。及請董事會主席蔡昌。曁各董事蒞場檢閱成績。計本屆畢業者。有朱錦等十二名云。

中醫科學分社成立

薛玉成在廣東組設

上海中醫科學研究社同人，因隨潮流之演進，感時勢之所需，起而組織中醫科學研究社以來，數月內，海內外國醫界人士，急起直追，爭先恐後，來函與本社接洽，組織分社者不下一百餘處。廣東社員彙駐廣州新聞記者薛玉成君，近特集合當地國醫界同志數人，發起於廣東組織一分社，業經總社聘爲籌備主任，薛君異常努力，聞加入社員已超過分社規定，將來成績，必大有可觀。十二月廿七日。已告成立，茲將其組織啓事誌之於下：逕啓者處今日科學競爭之時代，中醫如果不隨潮流之演進，實行研究科學化，不但不能與西醫爭衡，勢必歸於淘汰之列！是以京滬一般有識中醫先進，不忍坐視，年來大聲疾呼，組織國醫館，倡辦中醫學校，一致團結，力謀改良，近更於滬上組織一『中醫科學研究社』欲集合全國中醫界之優秀分子，以從事中醫科學化之研究。成立以來，國內如蘇，浙，皖，贛，湘，鄂，冀，閩，陝，滇，等省，國外如美國舊金山，南洋馬來半島等處，皆先後繼起組織分社，吾粵爲革命策源地，凡事不肯後人，素有光榮歷史，自應亦不讓人專美！茲擬照該社章程，於廣東省組織一分社，以爲共同研究之機關。同道諸君，志切發揚國醫國藥，幸勿失此良機，踴躍加入，共同奮鬥，俾達到國醫藥完全科學化，與西醫幷駕齊驅，不特中醫界之幸，抑亦中華民國之光榮也！是爲啓。

發起人　薛玉成　容叶之　簡秀竹　黃焯如　雷羣標　莫國良　梁妙心　鐘注東

（廣州通訊）

漣水發現猛烈天花

夭亡兒童頗多

漣水縣自入冬以來，氣候溫暖，雖時入三九，而天時儼如初春，致近來瘟疫發生，居民憂之，突然發天花，五歲以內小兒，患者十之六七，成人亦間有之，惟不若小兒遠遍且劇，一日前，發生高熱頭痛，二三日後，胸背面部即現紅點，漸及全身，醫治較早，而醫術完善者，且日可愈，若醫治較遲，或醫術稍遜者，大半不治而夭，連日小兒染患天花，因而命夭，日有數起，刻正積謀防治中，兩日來雨雪沛降，氣候轉寒此症或消滅云。（江蘇漣水通訊）

丹陽董漱六

創辦中國醫藥旬刊

丹陽國醫董漱六君，因丹地民衆，對於醫藥衞生，缺少常識，曾於今夏在丹辦一民衆醫藥旬刊，至今已出二十餘期，尙爲社會人士所讚許，茲董君又創一中國醫藥旬刊，內部組織，現已就緒，定於二月一日出版，內闢言論醫藥婦幼時令丹方消息等欄，並聘請滬上盛心如秦伯未，蔡陸仙，許半龍，朱沛然，吳克潛，張夢痕以及丹地劉小山，胡子梁沙銘三等名醫，担任該社名譽編輯，指導一切事項云。（丹陽通訊）

＝研究資料＝

父年八十母年七四　生下一個小小兒子

▲南斯拉夫都城附近，有摩爾智納村者，有一老婦年已七十有四，名亞蘭西卜，最近忽舉一男，舉村怪之，爭往觀看，生老婦之夫，本年八十歲，距今四十年前曾產二子，長子已四十有五，幼子四十，均已兒女成羣云。

補藥殺人

唐江市豆子行梁泰翔，廿四歲，前在卅四旅服務，因有鴉片之染，調差返里，政府三令五申，嚴厲禁絕，梁某有鑒及此，決心戒脫，惟體格尚未恢復，因閱本市某藥房廣告有強健身體培補氣血等語之藥，至前月某日，向某西藥房購得一包，該丸名黃金補丸，於本月念號晚飯後，服食該丸五粒至十二時藥力暴發，人事不省，牙關緊閉，當即請醫救治無效，舌現黑色而斃，不知此丸含有何種毒素，以供同道研究。（江西唐江通訊）

＝來函照登＝

晉江縣中醫公會公函

奉讀貴刊第一期至第五期所載敝會新聞，有所出入，茲特逐條辯正於左：一，敝會執行機關爲委員制組織，逐屆八員均由敝縣黨政機關派員監督會員於會員大會中依法選出；而處理會務亦以合議行之，事實具在，豈有黃某包辦，明矣！二敝會辦理會員請領中醫士證書事宜，係爲會員取得法律上行醫保障，精神專注，無暇旁顧，爲功爲罪，聽之而已！三貴刊駐晉記者所指以爲不滿敝會會員黃中坤葉永栽傅維雲諸君，而各人皆親攜常月金到會交繳，有賬可稽，所謂會員不願交納常月金及敝會主席因此辭職云云，更屬妄揑。（黃主席辭職書分發去歲，即有蘇君必輝特從南洋具函懇留，則黃之資望可見乙斑。）四敝會職員均義務職，會員交費多少，對於個人更不相關何必以會員有無特別捐爲歧視，且全體會員數逾二百，而交納特別捐者僅十二人，是否以此而生愛憎，不值一辯！五，敝會爲各會員轉請中醫士證書，向以敝省管理中醫士暫行規則第三條第五款「中醫公會會員五人之簽證」爲根據，至其因同項規則另條而受政府加以考詢，敝會站在同道地位，惟以唇齒爲懷，不計功罪耳！總上云云，事實具在，儘可覆按，非亟剖白，奚明眞相？爲此，相應函請查照，敢希全文錄登，以正視聽，並先惠復，是爲至荷！此致

中醫科學社編輯

常務主席黃潤堂常務委員陳琴甫陶宗堯

＝最後消息＝

法租界國藥號　罷市風潮已解決

本市法租界國藥號罷市風潮，經市政府及各方向法公董

局交涉，並向藥業勸告後，法公董局已於廿三日下午二時起，將各藥號電火全部恢復，各藥號亦已於廿四日午一律復業，罷市風潮，遂行解決，茲分誌各情如下。

「交涉經過」法租界各國藥號，因法公董局截斷電火，迫收新捐，發生罷市風潮以來，將及一週，各方均極關切，紛紛進行交涉及援助，前日經市政府耿祕書，及第二特區市民會瞿振華，戴春風等，分別向法公董作最後洽商後，形勢頓趨和緩，藥業公會，即於當晚召集罷市同業舉行緊急會議，商定在法公董局先復各號電火之後，即行復業，至繳付新捐問題，亦有辦法，惟尚待磋商決定。

「先行復電」法公董局遂於廿三日上午，先撤除看守各藥號之探捕及障礙物，下午二時起，復飭水電公司，將各號電火全部接復。

「通告復業」藥業公會據報告後，即決定通告各號，於廿四日午一律復業，原文云，為通告事，全區同業電火經法公董局先行恢復，各號應於二十四日正午十二時，一律復業，特此通告。（本市通訊）

社務會決議

獎勵陳雁聲等九分社長
贈陰鑫齋大號銀盾一座
贈王稺樵對聯一付

孫秉公協組太倉分社郭文選等熱心介紹均加獎勵

一月十五日本社舉行社務會議出席者謝利恆方公溥龔醒齋徐愷盛心如朱松蔣文芳沈石頑倪維德章鶴年徐公魯王子南列席者李仁淵吳近仁程兆晨由謝社長主席(甲)報告事項(略)(乙)決議事項駐美華僑陳雁聲常州篁村楊秋芳河北冀縣陰鑫齋如皋掘港陳知宜福建梅花林家斑太倉閔敬微湖北蘭溪王稺樵廣州薛玉成無錫楊含湯荻芬組設分社均經成立除即發聘書外由總務部登刊獎勵之二，太倉孫秉公此次協組太倉分社異常努力熱心醫藥事業良堪欽佩應由總務部通告獎勵之三，南安郭文選蘇州葛晉福如皋陳愛棠河南周口稽少卿青島丁實濤熱心介紹社員識者由總務部登刊獎勵之四，河北冀縣陰鑫齋熱心介紹同志多名殊爲可嘉爰依照贈送銀盾辦法，贈予銀盾一座以示獎勵五，湖北蘭溪王稺樵亦介紹同志依章贈送對聯一付以示獎勵

餘略

定價

全年十二冊定價二元，半年六冊定價一元寄費在內（國外寄費另加）爲統制出版數起見，另本不售，郵票以九五折計算以一分至五分爲限。

廣告價目

等第	地位	全面	半面	四分之一
特等	底封面之外面	八十元	四十元	
優等	封面底面內面對面	六十八元	三十六元	
普通	正文後	五十八元	三十元	十六元

廣告概用白紙黑字 如用色紙或彩印價目另議
繪圖刻圖工價另議

本期校對者 李仁淵 程兆晨

中華民國二十六年二月一日出版

中醫科學第一卷第八期

社長 副社長 總務主任 醫學主任 藥學主任 編輯主任 編輯 宣傳主任

謝方龔徐盛朱蔣章沈倪徐
利公醒　心　文鶴石維公
恆溥齋愷如松芳年頑德魯

英文地址 16 HSIN HSIANG GLGIN SHANGHAI. CHINESE MEDICAI SCIEWCE RESFARCH SOCIETY.

出版者 中醫科學研究社 地址上海愛而近路祥新里十六號

印刷者 中醫科學書局

注意

定閱諸君如有詢問事件或更改地址通信時務將（一）定單號數（二）定戶姓名（三）原寄何處三項詳細開明方可遵辦實因定戶衆多簿冊繁重非此三項無從檢查難免仍有誤寄特告

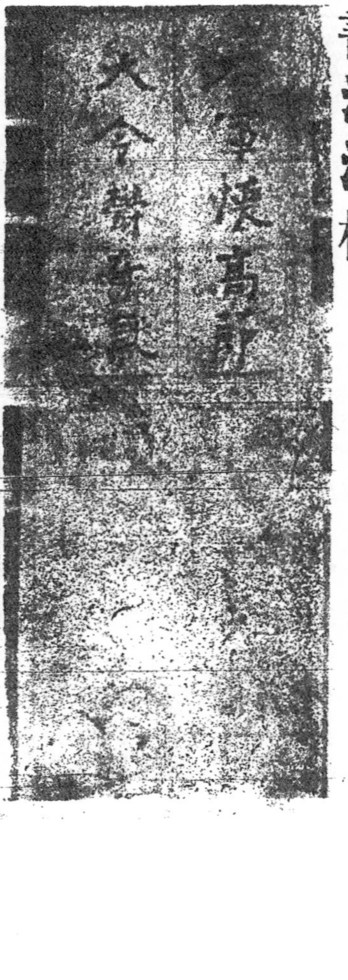

中醫科學第一卷第八期畫報第二版

本社新社員玉照

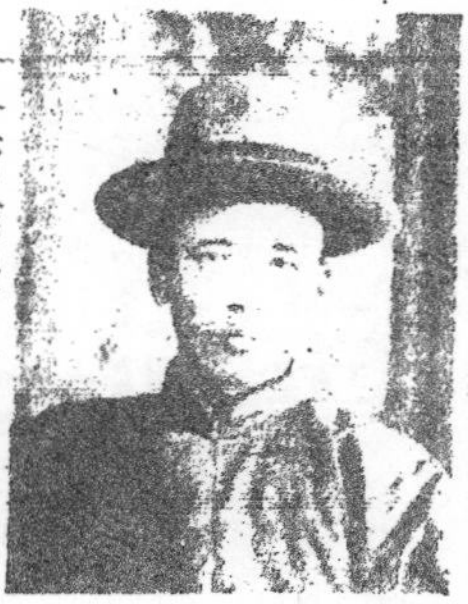
陝西[illegible]田 趙子良

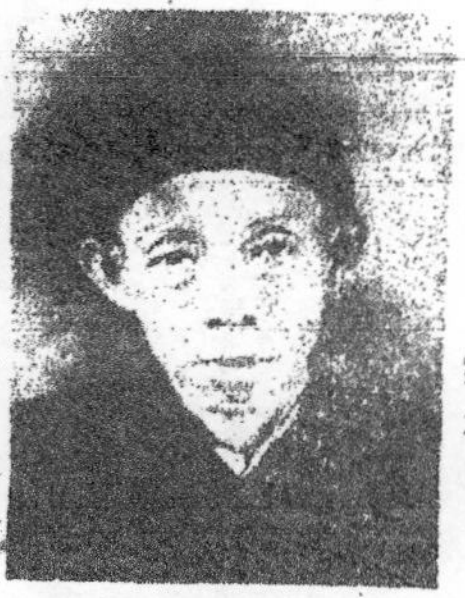
江西信豐 鍾少山

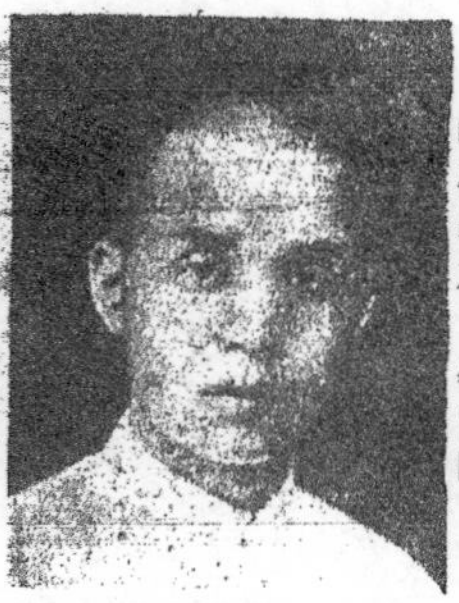
福建梅花 蔡尙明

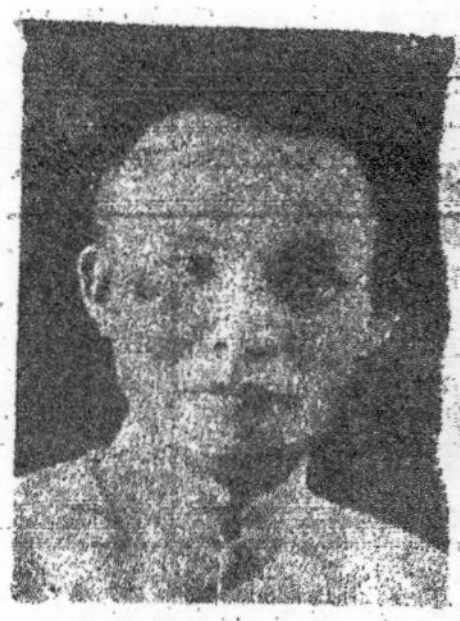
廣東瓊山 黃冠軍

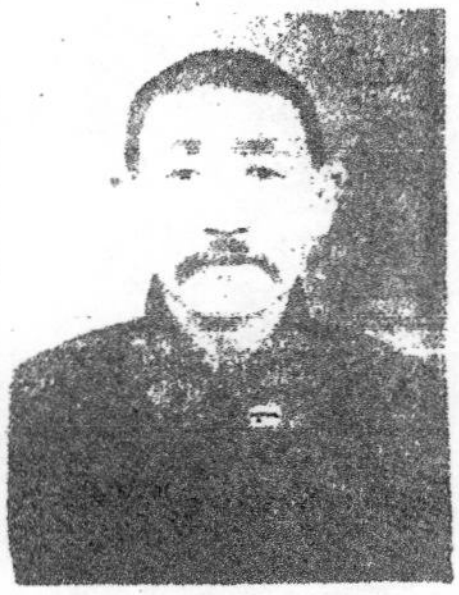
山東日照 林文[illegible]

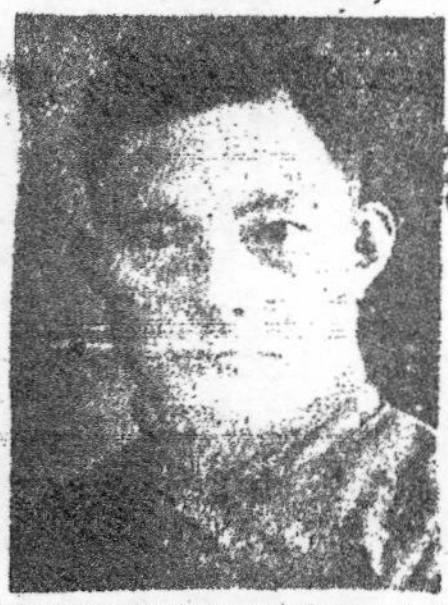
江蘇無錫 沈濟[illegible]

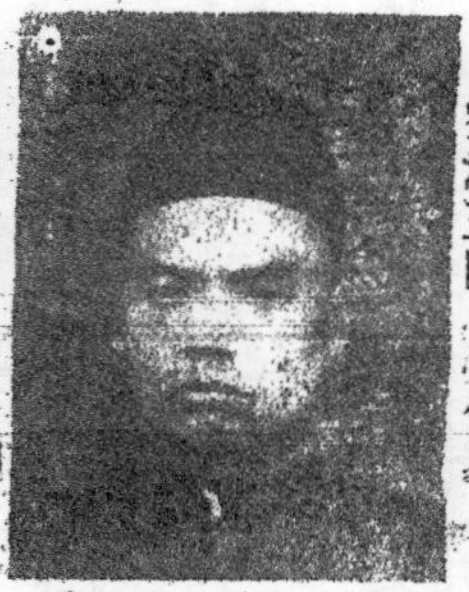
蜀瀘三區 張金易

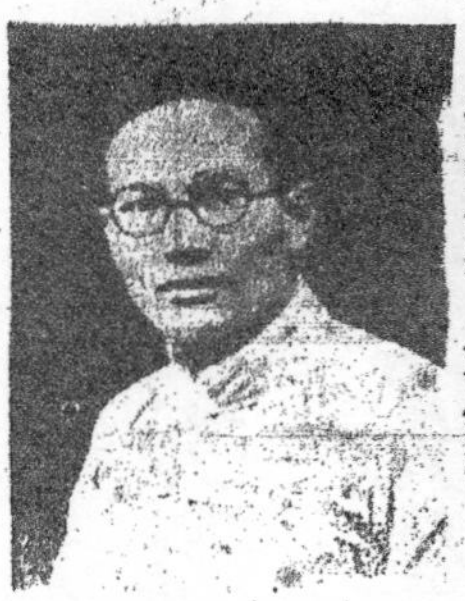
汕頭大埔 劉价栁

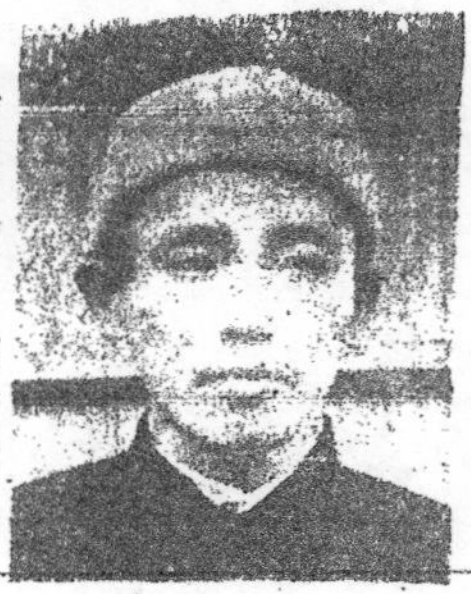
蜀瀘三區 劉紹然

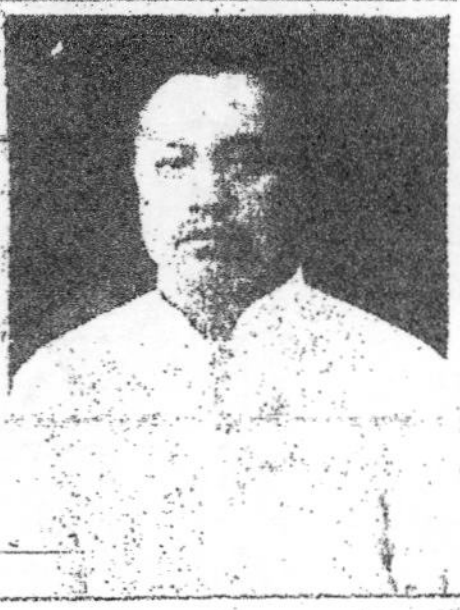
河北城內 閻毓靈

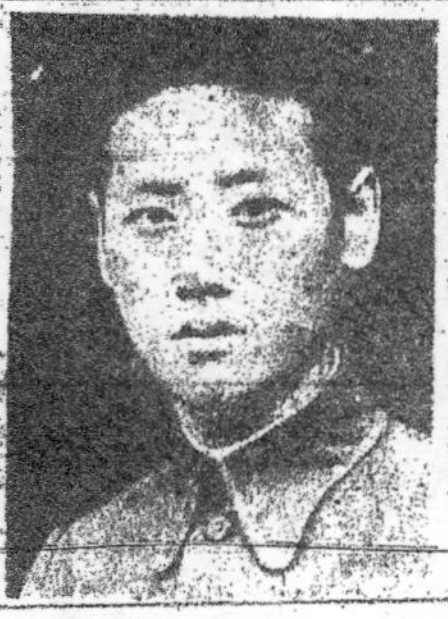
福建長樂 陳逢良

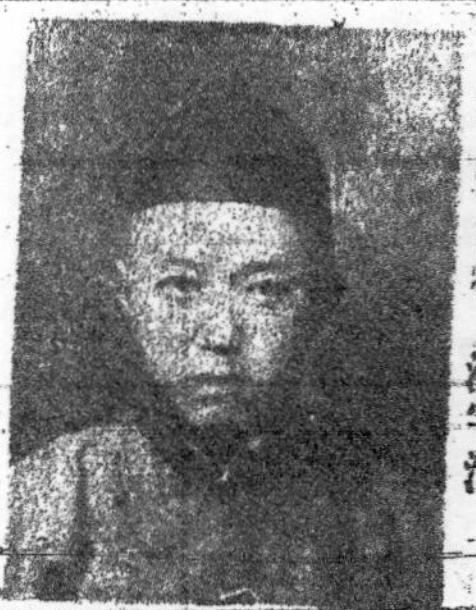
江蘇石莊 沙宇清

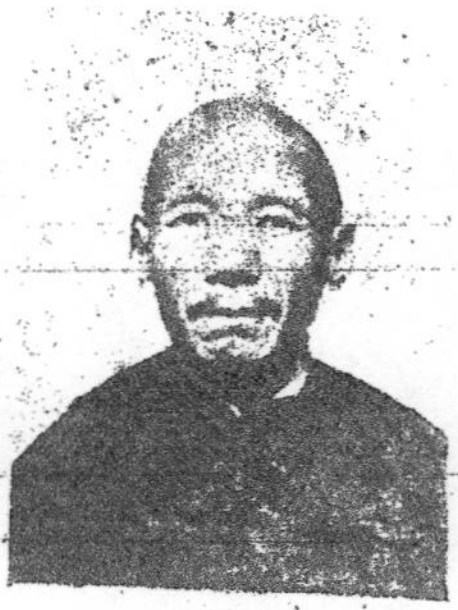
福建長樂 黃良安

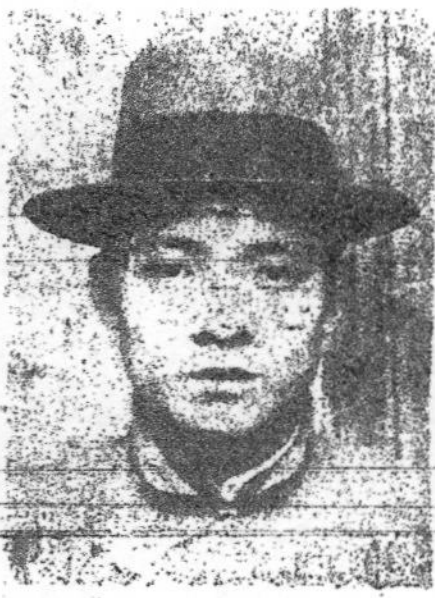
蜀瀘三區 彭仲瑩

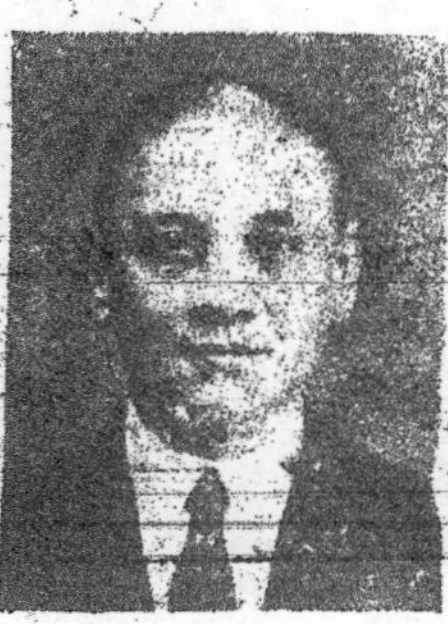
廣東台山 黃學洲

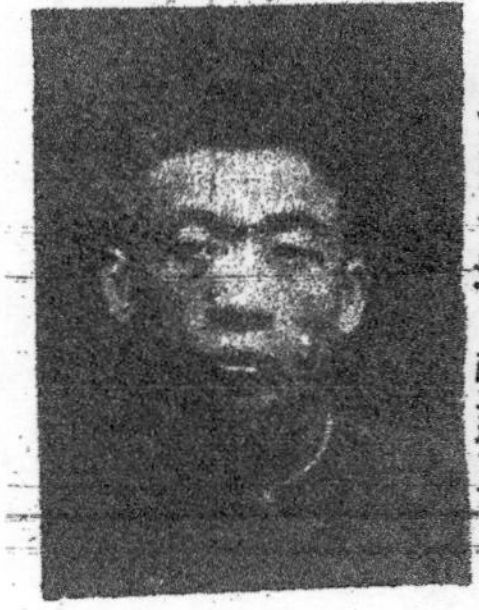
汕頭大埔 張蘊三

傷寒論
金匱要略
集註折衷出版

是書著者爲豫南信陽胡毓秀先生書經國府大學院審定內政部立案給有152號證書並經河南教育廳發給獎狀及獎金三百元全書傷寒論六册金匱四册著者註釋都各數十萬言凡原書內深文奧義未經前人道破之處無不闡發精透底蘊畢宣其所立論皆一洗陳言別開生面發千古未發之奇傳醫聖不傳之祕誠爲出色當行數百年來未有之傑搆准於本年年底出版凡有志國醫者幸勿交臂失之

傷寒論六册
金匱要略四册
定價 國幣拾元（寄費加一掛號另加）

經售處 上海中醫科學書局
愛而近路祥新里十六號

內政部登記證警字第五八四四號
中華郵政特准掛號認為新聞紙類

中醫科學

于右任

第一卷 第九期

各地中醫藥團體晉京請願代表全體攝影

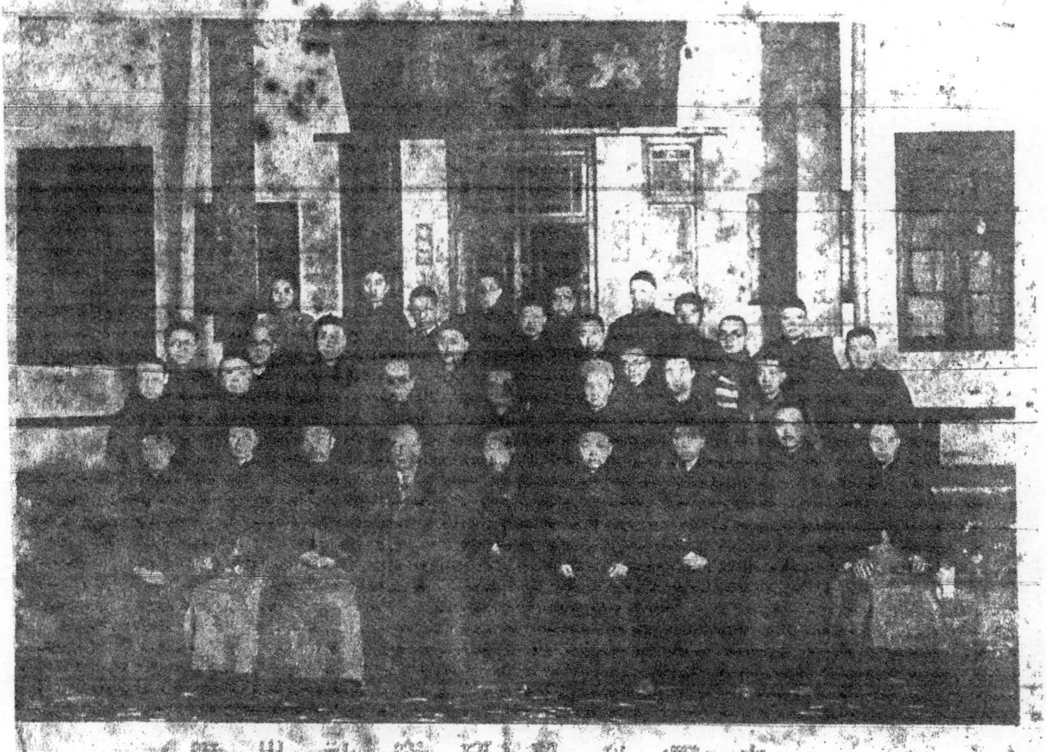

中醫科學研究社出版

中醫科學第一卷第九期畫報第一版

右為本社新社員玉照

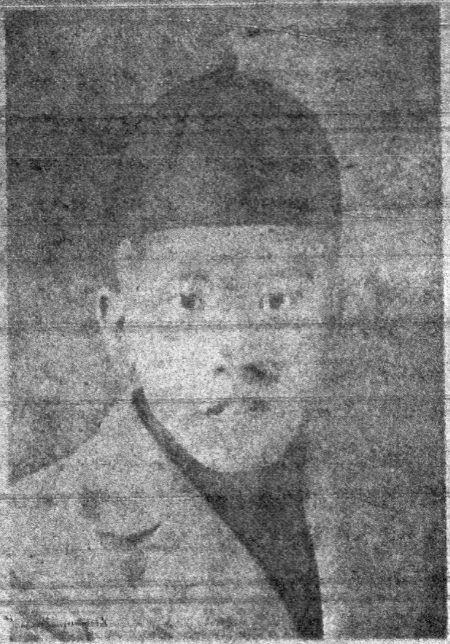

本社福州分社社長
王步溪

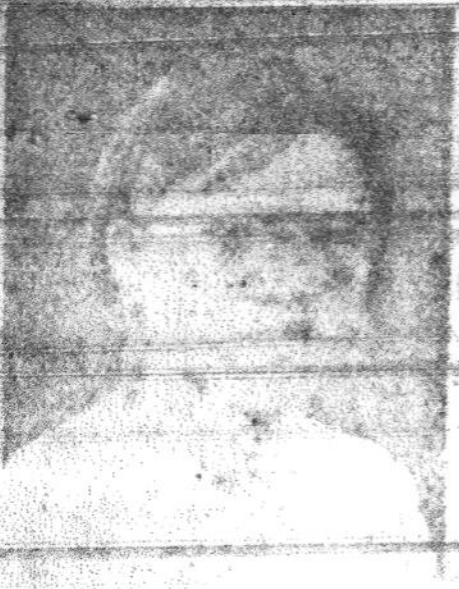

廣東番禺 馮潤芳

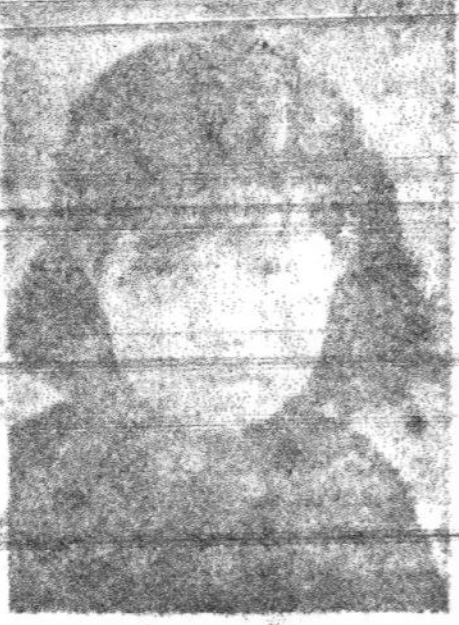

廣東順德 李巧瓊

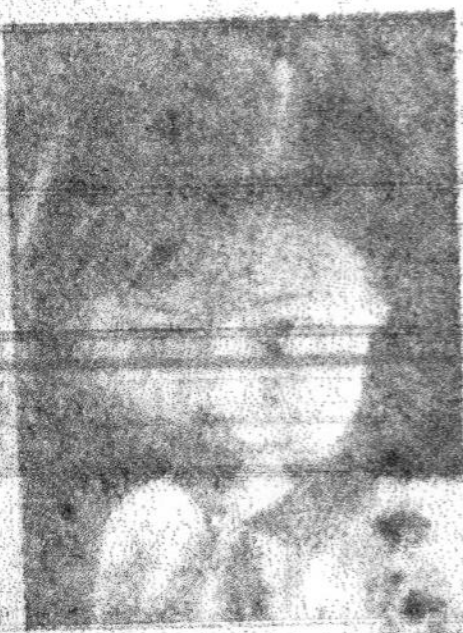

廣東瓊山 溫瓊英

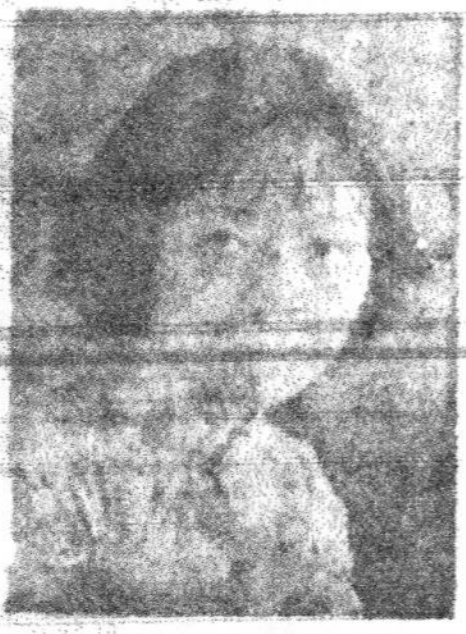

廣東南[illegible] 曾春秋

四川省重慶市國醫學術研究會成立紀念攝影

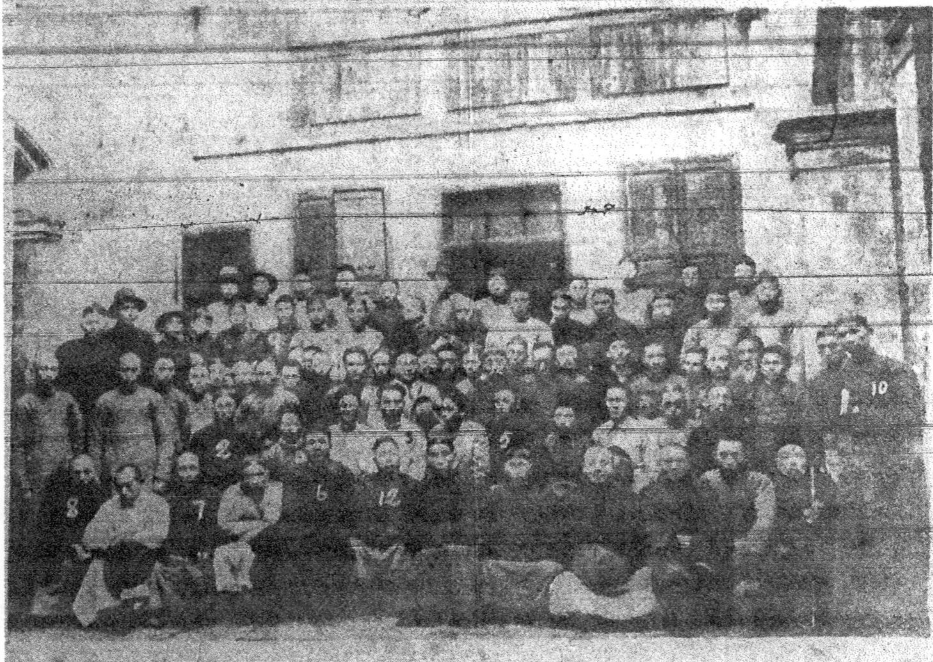

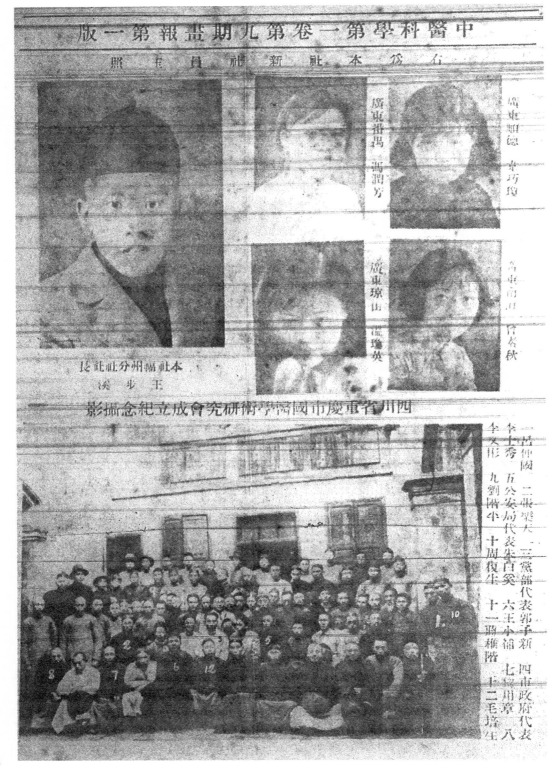

一呂仲國 二張樂天 三黨部代表郭子新 四市政府代表李士秀 五公安局代表朱白奚 六王小崙 七陸川章 八李又彤 九劉階平 十周復生 十一路椎階 十二毛培生

全國中醫藥界勿忘「三一七」紀念!!!

本社特訂「三一七」紀念入社訂刊優待辦法

—望大家注意—

民國十八年三月十七日，全國中醫藥界，推舉代表，聯合向政府請求取銷中央衛生委員會議決之消滅中醫藥提案，經不屈不撓的一致抗爭結果，該提案始無形取銷，足徵團結奮鬥，確有力量，惟該時所組織之全國醫藥總聯會，不久即被解散，遂致全國中醫藥界無聯合團結總機關，缺少長期抗爭自謀改進之推動原力，故一切中醫事業，不能有明顯之進展，反觀國內西醫則有全國醫師聯合會，其一切事業，均能在一致步驟下，勇往邁進，兩相比較，不可同日而語，此種情形，實吾中醫界之奇恥大辱，倘長此以往，不謀挽救之法，終必陷於自行消滅之境，惟此次各地請願代表在京開會，會議決，發起組織中國本位醫學建設協會，以聯合全國中醫團體作改進建設本位醫學事業，用意至善，本社立於言論立場，用特將「三一七」運動與全國醫聯會被解散之恥辱，提示以告同人，希望大衆由此能澈底覺悟對於現時發起之中國本位醫學建設協會，應踴躍參加，羣策羣力，促早成功，以謀全國醫界之大團結，而期推進中醫事業，本此意旨，特訂「三一七」入社訂刊優待辦法，以作普遍之喚醒宣傳，而收廣大合作之效，尚期同道注意焉。

優待辦法如下：

(1)自三月五日起至五月十七日止，在此二個月內，徵求「三一七」紀念社員讀者。(2)凡在紀念期內定閱刊物半年者照價九五折收費，定全年及入社者照九折收費。(3)「三一七」紀念社員讀者至五月十七截止，外埠以郵戳為憑逾期照原章收價。(4)匯款請匯至上海北站郵局或「中國」「交通」「上海」銀行北站界路分行，俾取兌便利。(5)如納費用郵票照九五折計算。(6)本社分社長介紹紀念社員讀者除享受原有利益外倘介紹滿五名者，(半年讀者滿十名)另贈下列四種物品內任擇一種(一)中國醫學源流論一冊。(二)疾病問答一冊。(三)實用方劑學一冊。(四)漢和處方學津梁一冊。介紹得二十份全年者(半年加倍)贈大號銀盾一座，(多則類推，倘不願受贈品得照平時加扣半成現金，——例如原來八折交賬者現在可七五折交賬——)(7)本社熱心社員讀者倘介紹三名全年者(半年加倍)，亦贈以上列書籍中任擇一種，介紹滿十份者(半年加倍)贈以大號銀盾一座，(多則類推)。(8)介紹紀念社員讀者熱心者除贈品外，並登刊宣揚鳴謝之。(9)本社備有宣傳品，可任介紹者之索取，以便宣傳進行。(10)本辦法至五月十七日為停止效力期。

獎勵分社社長啓事

重慶呂仲闵連江鄭禮庭龍泉八都毛更生宜都胡端伯南通葛亞摩等依章組織分社業經成立熱心醫藥事業殊屬可佩除致聘書外特登刊獎謝並請繼續源源介紹共同發揚醫藥事業是所企盼

總務主任徐愷

獎勵熱心社員讀者啓事

南洋陳愛華梧州陳先安單縣李恕彬蕉嶺胡世珍揚州高峻川東山方崇憲等均熱忱爲本社介紹社員讀者多名非常努力特登刊獎勵並希繼續介紹爲荷

總務主任徐愷

獎勵鄭禮庭柯蔭藩銀盾啓事

連江鄭禮庭長樂金峯柯蔭藩異常努力介紹訂刊等且都盡義務熱心醫藥殊堪佩慰特各贈銀盾一座以資獎勵並表謝忱此啓

總務主任徐愷

本社緊要啓事

敬啓者嗣後凡各地同道匯款本社無論由郵局或由銀行等請寫明本社會計處收勿寫私人名義以資妥便此啓

總務主任徐愷

編輯部啓事

本刊一卷十期之作者專號改爲二卷一期出版，並盛徵稿，即請同文注意，惠賜佳作爲荷、此啓

編輯主任蔣文芳

肝胃氣痛病患[illegible]而[illegible][illegible][illegible][illegible][illegible]
[illegible][illegible][illegible][illegible]社之[illegible][illegible][illegible][illegible][illegible][illegible]
[illegible][illegible][illegible][illegible][illegible][illegible]之而[illegible]於五之[illegible]
[illegible]五[illegible][illegible][illegible]病家之[illegible][illegible][illegible][illegible][illegible]明
[illegible][illegible]紹[illegible]

廿五年五月二日 秦伯未

中醫科學第一卷第九期目錄

大衆醫學

非常時期的醫學研究

學術討論

雜俎

和漢醫藥學研究

讀者園地

最後消息

國內外醫藥新聞

本期提要

＝國內醫藥消息＝

各地中醫藥團體代表集京
向三全會請願要求實行五全會決議案

▲國藥業請願爲反對衛生署管理成藥規則

（本社特派駐京記者專訪）前歲五全大會中委馮玉祥等八十一人，提議政府對於中西醫應平等待遇，並擬具辦法三項：

(一)前經立法院議決通過之中醫條例，迅予公佈施行。(二)政府對於醫藥衞生等機關應添設中醫。(三)應准中醫設立學校，當經審核通過，而中醫條例亦經政府公佈衞生署並增設中醫主管部分，成立中醫委員會。以符中西醫平等待遇之原則。惟對於中醫敎育問題，關係尤爲重大，而迄今尙未實施，以致國內所有中醫學校，因敎材未列學制系統，致均不獲敎部立案。而衞生署之中醫審查規則，曾註明中醫學校係指曾在敎部立案者而言，以致各醫校畢業生，無從領得中醫證書，熱心中醫敎育人士，亦以未得敎育部准予立案爲憾。此次三中全會，紛派代表至京

本社新社員玉照

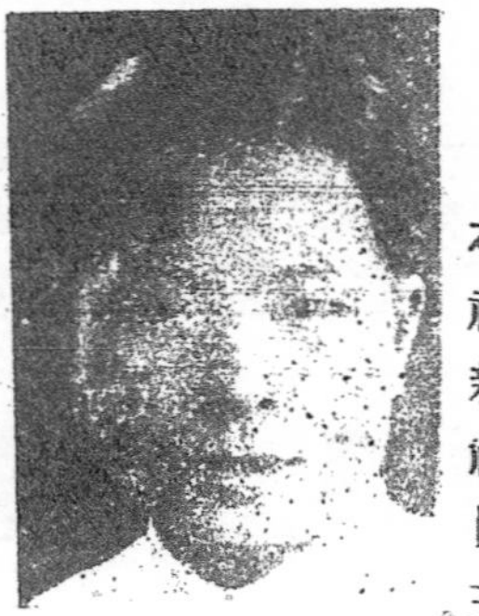

廣東台山　雷鑾標

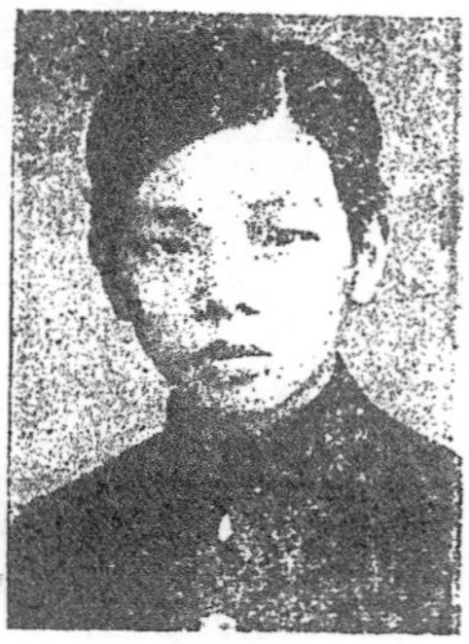

福建仙遊　黃元逢

計出席者　安鄉中醫藥公會金貢如，河北天津陳曾源，上海中華國醫學會神州國醫學會唐吉父，上海中醫科學研究社薛定華，徐公愨，上海市國醫學會楊仲煊，廣東醫藥專校方公溥，福建陳遜齋，湖南岳陽吳翹，湖南國醫專校譚日强，湖南國醫藥界吳漢仙，江西國醫藥界及學校吳球之，湖北醫藥界及學校馬少青，無錫中國鍼灸學校張錫君，山東國醫專校郝芸衫，山東濟南市國醫藥代表瞿新，浙江中醫專校張忍庵，南京市國醫公會楊伯雅，湖南岳陽醫藥改進分會吳榮奎，江西國醫公會代表李克蕙，杭州中國醫藥研究月報鄭琴隱，杭州三三醫社祝敬銘，武進國醫學會錢今陽，湖南國醫學校劉仲邁，駐美三藩市中華醫學會周柳亭，廣西桂林國醫公會羅哲初，等代表數十人(尙有後報到者未詳)假南京市醫公會，商討請願辦法於二月十七日上午八時許，分乘汽車八輛，至中央黨部下車，公推上海唐吉父，杭州祝敬銘，江西吳球之，湖南吳漢仙，廣東方公溥，山東郝芸衫六人爲總代表，向三中全會面遞請願書，要求實行五全會議決案全部茲錄請願原文如下：

請願呈文

爲請願　鈞會根據五全議案，實行平等待遇，准予中醫享受衞生政權加入教育系統事，竊查民國二十四年十一月五全大會馮委員玉祥等八十一人提議政府對於中西醫應平等待遇，其辦法：(一)前經立法院議決通過之中醫條例，迅予公佈施行，(二)政府對於醫藥衞生等機關，應添設中醫，(三)應准中醫設立學校等因，旋於二十五年一月經中政委會副主席蔣公提出，議決通過，呈請國民政府公佈中醫條例在案，是我政府對於中西醫平等待遇第一項，已予公佈，而二三兩項，迄未實行，去年十二月雖經立法院第八二次會議修改衞生署組織在署內設置中醫委員會，尙未能包括第二項之全部，至第三項關於敎育系統，尤爲重要，應請鈞會秉承先總理發揚固有學術之遺訓，暨蔣副主席公佈中醫條

例之原意，俯准將五全大會對於中西醫應平等待遇案二三兩項，交由國民政府，立予實施，以維國粹，而利民生，不勝迫切待命之至，謹呈中國國民黨第五屆中央執行委員第三次全體大會

藥業請願文

竊以衛生署頒布修正管理成藥規則，其登記查驗等辦法，施之國藥，苛擾太甚，陽藉愼重民命之虛名，暗用鏟除國藥之毒計，不惟撲滅國內藥業，實係妨害農

本社新社員玉照

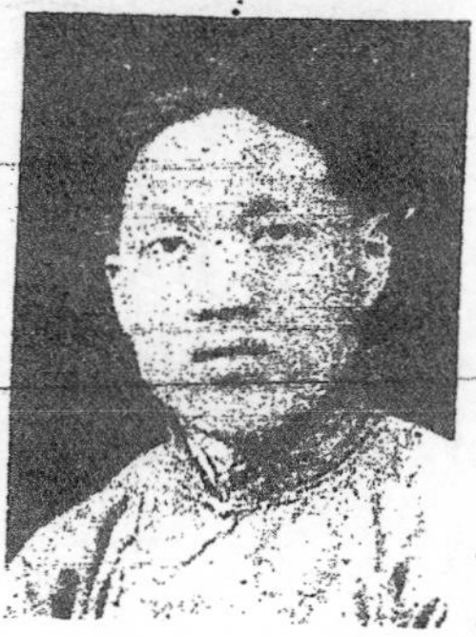

福建長樂　陳受平

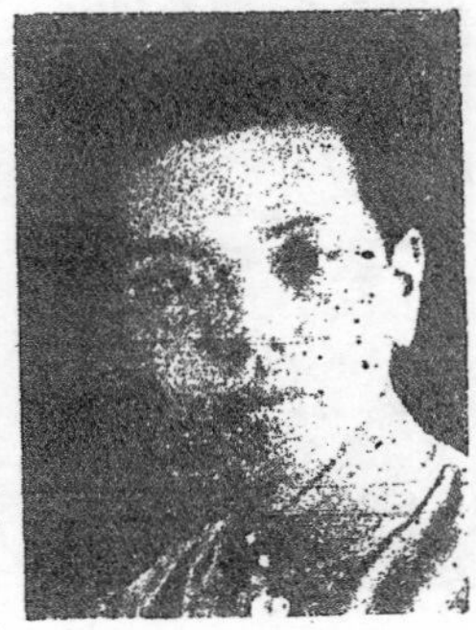

廣東新會　林濟扶

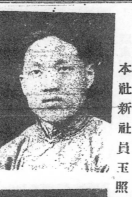

村治療，充其量足使國藥商店，一致廢停，鄉僻貧民，坐以待斃，仍沿其廢除國醫國藥一貫政策，將使西藥充斥市壓，國藥棄於道地，助外商之氣焰，減國家之稅收，促農村之破產，影響之大，不可思議，藥商等存亡攸關，斷難任其屠割爰經推舉代表，匍匐來京請願，向鈞會作將死之哀鳴！謹將其規則不能施行於國藥之理由，臚陳於左。(一)國產成藥，如六味地黃丸附子理中丸益母丸七製香附丸之類不下數百種，皆有一二千年之歷史，其治驗則屢試屢效，萬呼萬靈，其方劑中之藥品，久經公開，粗識文字者，皆能知其合於何種病情，實無庸查驗與登記者一。(二)普通人民之染病，其恃湯劑治療者，約僅半數，餘則全賴購服成藥，可名之曰『自動治療』，例如瘟病，則購服清瘟解毒丸，受暑，則購服益元散香薷飲，發痧，則兌金丹藿香正氣丸，身體痲痺，則大活絡丹，如此種種不可殫述，語其功效，常較湯劑爲敏速，更有體弱多病之人。夏季則服某散，冬季則服某丸，專恃成藥爲生命，不可一日之相離，若藥店以擾累難堪，不復配製出售，則『自動治療』之民衆皆將坐待死亡，此其不能受查驗拘束者二。(三)窮鄉僻壤之農村，固極端不信任西醫，更不知西醫爲何物，甚或無力延請中醫，遇有疾病，僅能向鄉村藥肆，購取成藥，爲惟一之治療，然而鄉村藥肆之資本，起碼不過一二百元，若概令其查驗登記，則所繳費用，已超過資本之原額，惟有報歇，以避此煩苛之政令，鄉農之生命危矣，此不能查驗與登記者三。(四)專家所賣之妙藥，皆出於祖傳之祕方，其北平同仁堂，杭州胡慶餘，廣東潘務滋，所售祕製各藥，本不能樣樣公開，致營業大受打擊，再如雷允上之六神丸，崔氏之半夏麯，濟南市千芝堂李氏保坤丹，中國如此之類，不下千百家，而其治療之效能，直足使鄰邦驚訝，一家祇賣一藥，似不以登記繳費爲難，然此等祖傳之祕方，卽全家永久之財產，若令其將方劑藥味，明白宣佈，以備查驗，恐於情於理，均有所不能，若强制執行，則彼必以罷業停售爲抵制，社會又失此精良之藥劑，此其不能查驗登記者四。(五)再就登記手續言之，普通較大之藥店，所備

成藥，每達三四千種，其價之昂貴者固多，而低廉者亦復不少，每種配製一次成本不過一兩元，而繳納登記查驗各費，已超過成本兩倍之上，若非居心滑稽，即係故意爲難，况三四千種之成藥，同時登記，則繳費之鉅，豈不駭人聽聞，迨至資本薄者，則無力經營，一家流於凍餒，資本厚者，則增加藥價，病家多耗藥資，公家所得無幾，而其損害，總歸之於農村，此不能查驗登記者五。（六）普通成藥，各家藥店，無不配售，其方劑重量，亦復相同，但責一家大藥店，令其

本社新社員玉照

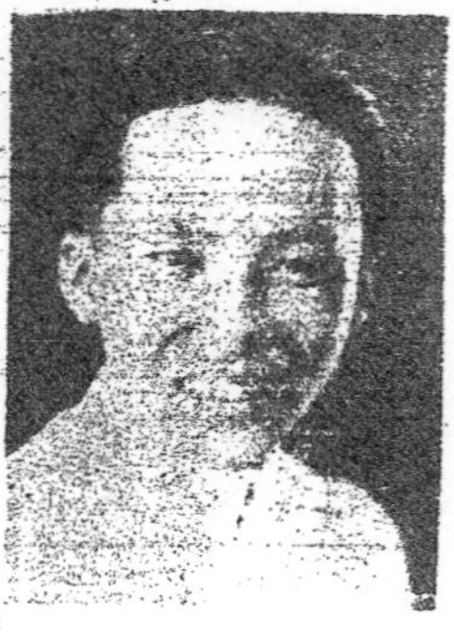

廣東新會　劉華棟

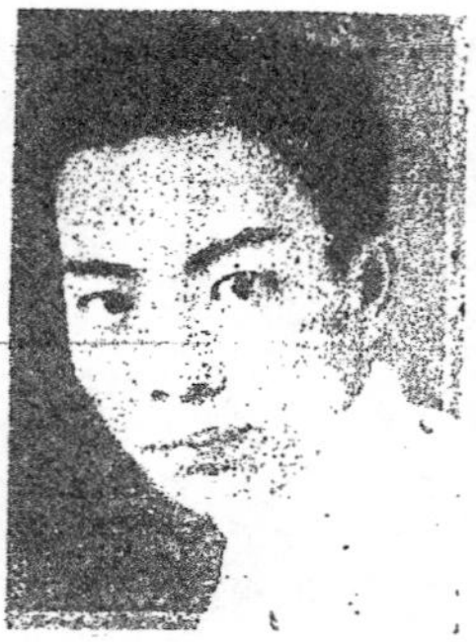

廣東番禺　韓勁節

登記乎！則他家皆失其出售權，是政府助大商以壟斷也，恐無此偏枯之政體，若一種成藥，而令大小藥店，一律登記繳費，不惟手續苛煩亦未免法令重複，此其不能查驗登記者六。（七）中國成藥，如局方至寶丹，大活絡丹，黑錫丹等等，語其效驗，起死回生，考其原方，寒熱雜用不惟非西醫根據各地之衛生局所能查驗，即集全國大醫亦往往不能得製方之真諦，然考其歷史，既在社會，疊奏拯危救困之奇功，又在列朝歷經太醫院署之審定，而不識國醫之衛生署，再欲加以查驗，未免畫蛇添足，徒擾藥商，此其不能查驗登記者七。（八）查修正管理成藥規則內，對於查驗成藥重要部分，首在麻醉性藥，及嗎啡高根海洛英等，而中國古方之成藥，斷不採用此種原料，此項條文，僅適用於西醫，而不適用於國藥，如指國藥中之附子烏頭半夏南星之類，皆含毒性，故應查驗，而抑知凡藥皆含有毒，無毒即不成爲藥，用之當，則砒霜巴豆皆足以起沉痾，用之不當，則人參鹿茸亦足以戕生命，考之古方，凡用毒性藥者，均於分兩之配合，含有深微之奧旨，所謂增一厘不可，減一分不能，斷非該規則所定，不得超過其劑量三分之一等語所能範圍，况考之周禮天官大冢宰之下醫師『掌醫之政令，聚毒藥以供醫事』。又曰『凡療瘍以五毒攻之』，細繹經文，不惟毒藥爲王政所不禁，且設有聚毒藥之專官，該衛生署對於中國經學，尚未嘗夢見，對於國醫古方，又安能認識，此其不能查驗登記者八。總之，凡屬一種法令，應先愼重考慮，而無害商病民之處，始能推行無阻，况國藥業在此中西藥對抗潮流之中，無不努力改良，以冀生存於社會，原無管理之必要，前衛生部所頒管理成藥規則，公佈雖經六載，終難見諸實行，該署戕害國藥之成見，仍不罷休，於是又有修正管理成藥規則之頒布，並謂當經徵詢各方意見等語，其曾否徵詢西藥商之處，尚不敢斷定，而國醫國藥業，則絕無意見之參加，更無同情之表示，該署意以換湯不換藥之修正規則，突然施行，是直以狙公朝四暮三之術，以施其陽舒陰慘之心，伏查此等規則，對於國計

，毫無裨益，而對於藥業，直接受其摧殘，對於民生，又間接受其損害，其第九條所指之五種弊端，如猥褻或壯陽種子之文字，暗示墮胎之語句等等，不敢謂小本劣商絕無此等行為，然亦不過最居少數，儘可以法令制止，或由公會自行取締，不難立時肅清，何必桃僵李代，頒此苛酷之規則，擾累正當之藥商，使之多數倒閉，促市面之凋零，而為西藥攢充銷場，為貧病民衆，失其保障，商等死生呼吸，不平則鳴，用敢合詞籲懇鈞會提案討論，將此不合國情，有害平民，有害藥業之管理規則，立予廢除，以保藥商，而綿國脈，臨呈不勝涕泣待命之至，謹呈中央執行委員會三中全會，濟南市國藥業同業公會主席張聘三暨全體國藥商謹呈。

三中全會

通過中西醫平等待遇等案

△交中央政治委員會參考確議辦法

（本社特派駐京記者專訪）中委焦易堂等五十三人在三中全會提議，請責成教育部明令制定中醫教學規程，編入教育學制系統，以便興辦學校而符法令案，審查意見擬請大會交中央政治委員會確議辦法，旋於三全會第三次大會決議，照審查意見修正通過，又中委李宗黃等三十八委員提議，請實行五全大會中西醫平等待遇決議原案案，審查意見，擬請大會交中央政治委員會參考，決議照審查意見通過，茲探錄焦李諸委員提案原文如下：

焦委員等提案原文

請責成教育部，明令制定中醫教學規程，編入教育學制系統，以便興辦學校，而符政令案。

「理由」查二十四年十一月本黨第五次全國代表大會中委馮玉祥等提議對於中西醫學應平等待遇，以宏學術而利民生，並規定設立中醫學校一案，經決議交中央政治委員會，關於二十五年一月中醫條例公佈，其第一條開列中醫資格，第三項在中醫學校畢業得有證書者，是中醫教學之應有學校，彰彰明甚，乃事隔經年，教育部未將中醫教學規程編入教育學制系統，對於各地中醫教學機關，非惟苛事擯拒，抑且多方取締，揆之五全大會意旨，與國民政府法令，殊感未合，應請

大會規定教育學制系統，從速編入中醫教學規程，以便興辦學校，而符政令。

（辦法）一·中醫教學科目，除黨義，國文，體育為必修科外，應依左列各學科講授：(甲)基礎學科(1.)解剖生理學，(2.)衛生學，(3.)病理學，(4.)診斷學，(5.)藥物學，(6.)處方學，(7.)醫學史，(乙)應用學科(1.)內科學，(2.)外科學，(3.)婦科學，(4.)兒科學(5.)溫病學，(6.)傳染病學，(7.)眼科學，(8.)喉科學，(9.)齒科學，(10)針灸科學，(11)按摩科學，(12)正骨科學，(13)花柳科學，(14)法醫學

根據上項科目，由教育部會同衛生署中醫委員會暨國內著名中醫學者組織委員會集議商討，頒布施行。

提案人：焦易堂、楊杰、梁寒操、張繼、鄒魯、馮玉祥、李宗黃、方覺慧、石敬亭、鹿鍾麟、葉楚傖、蔣作賓、蕭吉珊、洪陸東、覃振、谷正倫、王用賓、茅祖權、周伯敏、何鍵、魯蕩平、彭國鈞、胡文燦、張知本、李福林、苗培成、羅翼羣、王法勤、蔣伯誠、劉峙、潘公展、丁超五、吳忠信、李文範、楊虎、于右任、張鈁、孔祥熙、程天固、傅秉常、許崇智、麥煥章、黃旭初、商震、劉建緒、徐堪、傅汝霖、吳敬恆、李煜瀛、曾養甫、孫連仲、陳調元、薛篤弼、

李委員等提議請實行五全大會中西醫平等待遇決議原案文

「理由」中國醫藥歷數千年，為四萬萬同胞生命之保障，關係國家文化經濟甚巨，祇以未得政府提倡，不能儘量發展其本能，為中國今日之缺點，故先總理有發揚固有國粹之遺訓，[illegible]有提倡中醫之偉論，此皆洞悉中國貧弱病根而下最確之診斷也，查民國二十四年十一月五全大會馮中委玉祥等八十一人提請政府對於中西醫應平等待遇，其第一項辦法雖已予公佈施行，而第二項醫藥衛生等機關，應設中醫之辦法，與第三項應准中醫設立學校之辦法，尚擱置未理，亟應實行前案，以宏學術，而利民生，是否之處敬請大會公决云

「辦法」一、政府對於中醫，應請加入教育系統，准予中醫學校立案。二、政府對於衛生機關，如省衛生處縣衛生院等等，中西並用，或中西醫分用。三、政府對於中醫應請撥款設立中央國醫院、及各省縣國醫院、或中西醫合設醫院。四、政府對於醫藥機關及校醫，並用中醫。提案人：李宗黃、覃振、茅祖權、周伯敏、何鍵、魯蕩平、彭國鈞、胡文燦、張知本、李福林、苗培成、羅翼羣、王法勤、蔣伯誠、劉峙、潘公展、蕭吉珊、吳忠信、李文範、揚虎、于右任、張鈁、孔祥熙、程天固、傅秉常、許崇智、徐堪、傅汝霖、吳敬恆、李煜瀛、曾養甫、孫連仲、陳調元、薛篤弼、黃旭初、麥煥章、商震、劉建緒、

各地醫團代表在京開會議决
組織中國本位醫學建設協會
推定九團體負責籌備
本社起草章程已通過
並推祝敬銘等向中央請求備案

（本社特派駐京記者專訪）此次各地中醫團體請願代表數十人，於南京國醫公會開會時，以中醫素少總聯合機關，致一切中醫事業，無從策劃進展，經一再考慮，决議組織中國本位醫學建設協會，遵照中央文化團體組織大綱組織之，聯合

全國中醫團體，建設本位醫學爲主旨，當經推南京國醫公會郭受天，上海中華醫學會，神州國醫學會唐吉父，光華醫藥雜誌社張錫君，廣州中醫專校方公溥，湖南醫聯會吳漢仙，江蘇武進國醫學會錢今陽，江西醫會吳琢之及本社等爲負責籌備人，嗣又加推祝敬銘，張忍庵二人共同籌備，決定先行起草章程，推舉本社徐公愚負責即會同薛定華於十七日上午五時起身草擬就緒，是日下午一時復在京市國醫公會開第一次籌備會計出席列席者祝敬銘、吳琢之、方公溥、唐吉父、張錫君、張忍庵、郭受天、錢今陽、江肖農、吳漢仙、羅哲初，周柳亭、薛定華、徐公愚、陳一航、郝芸衫、瞿新等十餘人，由祝敬銘主席，薛定華紀錄，討論通過章程後，即議推向中央請求備案負責人，僉以應推在京同志，進行較爲便利，乃議決公推祝敬銘，張錫君，郭受天，張忍庵，周柳亭等五人，從速進行，一俟中央批准，再行續開籌備會，進行一切，茲將籌備會通過章程草案錄後：

本社新社員玉照

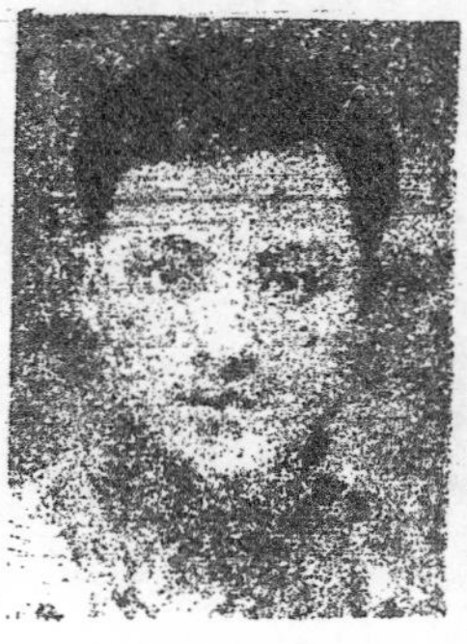

廣東新會　簡秀竹

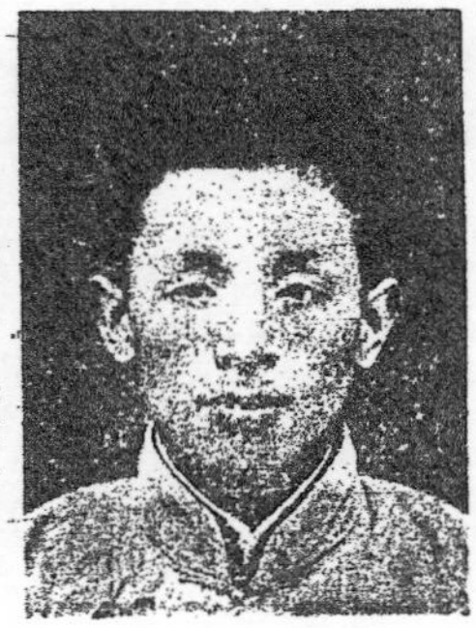

福建涵江　黃文明

中國本位醫學建設協會章程草案

廿六年二月十七日第一次籌備會議通過

起草者　上海中醫科學研究社

第一章　總綱

第一條　本會定名爲中國本位醫學建設協會。第二條　本會遵照中央文化團體組織大綱組織之。第三條　本會以聯合全國中醫團體，建設本位醫學爲宗旨。

第二章　會員

第四條　本會會員以左列各醫學團體充任之。1.職業團體2.學術團體3.學校4.新聞雜誌社5.醫院。第五條　會員入會時，應塡具入會志願書，並隨附各該團體章程名册等，以資憑證。第六條　會員之義務權利：(甲)義務1.照章繳納會費2.出席大會3.服從本會決議事項4.履行本會委託(乙)權利1.選舉權2.被選舉權3.提案發言及表決諸權4.享受一切設施諸權。第七條　各會員出席本會會員代表大會時，按照下列規定：凡團體人數在五十人以內者，得推代表一人，在五十人以上百人以內者，得推代表二人，在一百人以上每逾一百人，得增推代表一人。第八條　會員出席代表，須中華民國國籍，確係各該團體之同志，而無法定之消極限制者。第九條　代表與會時，須由各該團體將代表之姓名年齡籍貫，先向本會報到。

第三章　經費

第十條　本會經費，以會員入會費常年費充之，遇必要時，得臨時以特別費補充之。1.入會費：其團體人數在五十人以內者，繳　元，五十人以上百人以內者，繳　元，在一百人以上每逾一百人，增繳　元。2.當年費：其團體人數在五十人以內者繳　元，五十人以上百人以內者，繳　元，在一百人以上，每逾一百人，增繳　元。

第四章　權力機關

第十一條　本會最高權力機關，爲會員代表大會，代表大會閉幕時，所有事業，由執監委員會行之，執行委員閉幕時，由常務委員會行之，監察委員會閉幕時，由監常委會行之。

第五章　會員代表大會

第十二條　會員代表大會，以本章程第七條各會員正式舉出之代表組成之。第十三條　會員代表大會之職務如下：1.議訂建設醫學之方略2.規定本屆會務進行之方針3.選舉或改選執監委員4.修改章程5.通過預算決算6.其他事項。第十四條　大會每一年舉行一次，由執行委員推出籌備委員，成立籌備委員會，於二個月之前，通告召集之，但於必要時得由執行委員會之決議，或監察委員會之通過，或會員三分之一以上之請求時，得召集臨時大會。第十五條　凡舉行大會前二月各會員，應將各該團體之名冊，報請備查。

本社新社員玉照

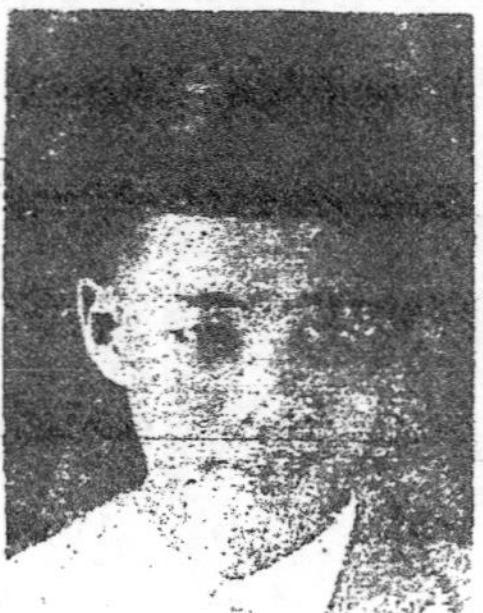

廣東台山　李祖元

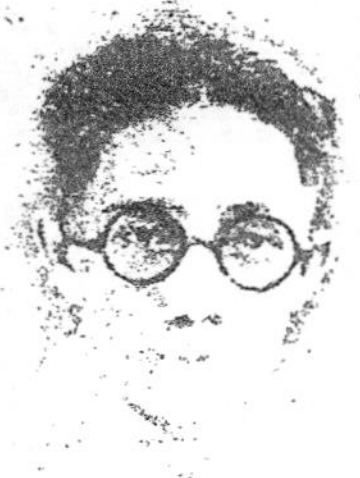

福建晉江　王寔鵬

第五章　監察委員會

第十六條　監察委員會額定監察委員　人，候補委員　人組織之，人選由會員代表大會選定之，其任期爲一年。第十七條　監察委員之人選，應以出席代表爲限。第十八條　監察委員會之職權如下：1.隨時出席執行委員會各種會議，陳述意見，監察言動2.執行委員會違背會章，貽誤公務，除隨時行使監察職權外，遇必要時得依法召集臨時代表大會解決之，3.稽核本會一切財政之收支。第十九條　監察委員會設常務委員　人，由監委互選之。第二十條　監察委員會每半年開會一次，由監常委召集之，監察委員因故不能出席時，得以書面委託代表。

第六章　執行委員會

第二十一條　執行委員會，額定執行委員　人，候補委員　人，組織之，人選由會員代表大會舉定之。第二十二條　執行委員之人選，應以出席代表爲限。第二十三條　執行委員會之職權如下：1.決議執行代表大會議決案2.執行代表大會閉幕後一切會務。第廿四條　執行委員會每季開會一次，由常務委員會召集之，但遇必要時或執行委員過半數以上之請求時，得由常務委員會議決臨時召集之。第廿五條　常務委員會額定常務委員　人，由執行委員會互選之。第二十六條　常務委員會每半月舉行一次，由值日常務召集之，但經常務委員　人以上之聯署時，得臨時召集之。第二十七條　遇有重要事件，得由執行委員會推選人員組織特種委員會，專任處理之，此項特種委員，並不以會員代表爲限。第二十八條　執行委員會推定之特種委員會其組織任務，爲接受執行委員會之委託事項。

第七章　會所之組織

第二十九條　會所由執行委員會組織之，爲會務執行便利起見，分設總務宣傳經濟建設等四股。第三十條　會所設祕書一人，辦理機要文牘事宜。第三十一條　各股均設正副主任各一人，由執行委員公選之。第三十二條　總務股得設文書交際調查庶務等組，各組幹事由主任提出交執行委員會通過聘任之。第三十三條　宣傳經濟建設等股，得因事務之繁簡，設若干組，各組幹事，由主任提出執行委員會通過聘任之。第三十四條　各股主任以執行委員爲限，各組幹事，不在此例。

第八章　附則

第三十五條　代表大會執監委員會及會所各項細則另定之，其特種委員會各項職務，由特種委員會自訂之。第三十六條　本會會所暫設南京長生祠一號，第三十七條　本章程如有未盡善處，得於代表大會修正之。

本社新社員玉照

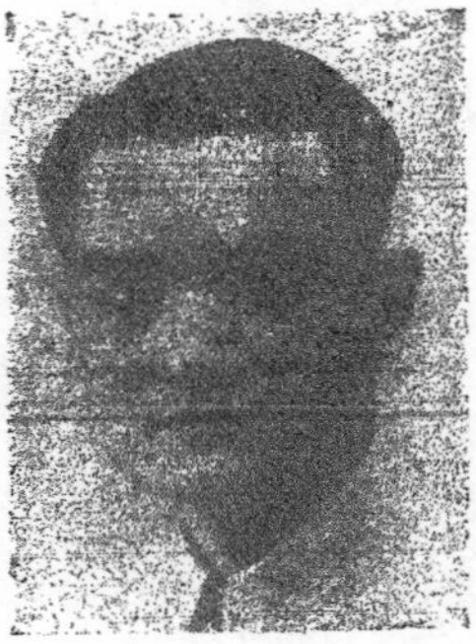
廣東惠陽　葉桂庭

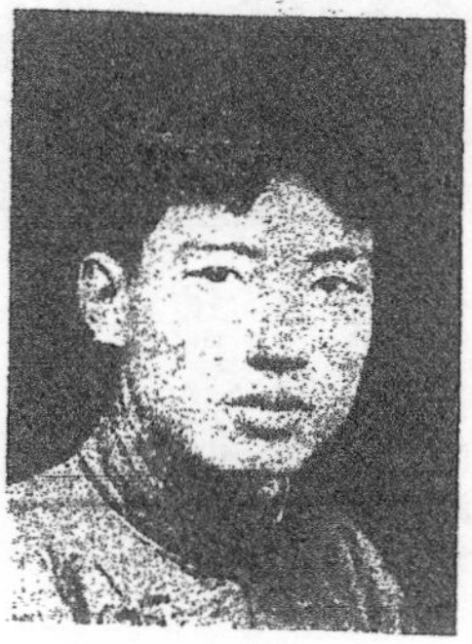
福建福清　林紫宸

監察委員劉侯武
任本社社董

（南京快信）劉侯武，熱心提倡中醫，不遺餘力，此次閱及本社中醫科學雜誌，甚爲贊許，允應聘就任本社社董，贊助一切。

國醫葉古紅遺體解剖
取出原發性肝癌之病理部份
俾研究無療治法絕症之癥結

國醫葉古紅，於二月七日晚病逝中央醫院，葉氏遺體，已遵其遺言，昨（二月八日）在中央醫院解剖後，移至仁孝殯儀館，定今（二月九日）下午三時大殮，葉係中醫界人，而願以遺體作醫學術上之硏討，以期對此世界尚未獲得治療法之絕症（原發性肝癌），或可有所發現，此舉極有價値，頗爲各界人士所注意，玆詳誌其略歷遺囑病情解剖經過如次。

葉氏略歷　葉古紅原名農生四川人，年五十八歲，日本早稻田大學畢業爲同盟會會員，民國後，曾在粵追隨總理，近十年來，在平津一帶懸壺，民國二十二年來京行醫，能詩，喜與文士周旋，交際甚廣，幾於無日不有文酒之會，自去年歲底臥病後，旋移居中央醫院，卒以不治逝世，遺妻魏新綠及子女五人，長女已適人，次女在中央醫院爲護士，長子在津大學肄業，兩少子尚幼，其妻已有娠三月，葉不事家人生產，毫無積蓄，年來行醫所得，悉以爲交際之用，身後異常蕭條。

彌留遺囑　葉居中央醫經月，死前三日自知不起，乃屏其家人手書遺囑一紙，請其兩友證明，並為代表，如家屬不允，即代據以力爭遺囑全文如下，葉古紅遺囑之一部，我者

本社歡送
特約撰述辜占梅返汕

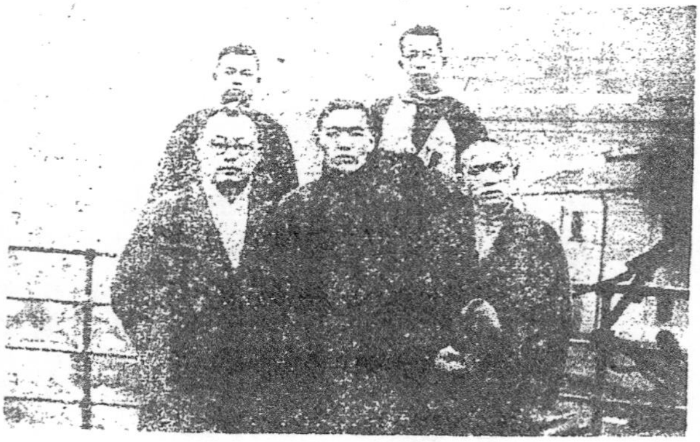

（社訊）本社特約撰述辜占梅，學識經驗兩俱豐富，待人接物和藹可親，本社同人，咸極贊佩，茲辜君返汕縣壺，兼為本社籌設分社，總務編輯兩部人員，特歡送之于輪埠，並攝影以留紀念。

死在首都，我的全部遺體，決由我妻新綠，愛女蔚英，（此時妻女尚未知道）會同關於此事我個人的全權代表，贈予中央醫院解剖，供全球學術之犧牲，屆時妻女不允，可由此兩代表根據力爭之，古紅二月五日，證明人張慧劍，施白蕪。

解剖之後　兩友得此遺囑後，即商得其妻女之同意，簽寫自願書，葉逝世之二日，即由中央醫院檢驗主任康熙榮大夫，在該院解剖室內，施行解剖，取出臟腑內病理部份，以備研究，當有其家屬及證明人與軍醫校學生多人在場，取畢仍縫合化妝，移仁孝殯儀館，定今（九）日大殮，其後事係由報界數友發起，全部由新聞界平日與有交往之友，共同料理，棺木則由其友余亮塵贈獻良材一具，聞將停靈兩星期，俟廢歷年過後，再行發訃開弔出殯，移厝城外，開弔時，當有一番盛況。

醫師談話　據主治葉病之中央醫院陶祖蔭大夫向記者談，葉君致命之症為肝癌，此病通常男子為胃癌，腹壁癌，由胃或腹壁蔓延及肝，女子通常為子宮癌，乳癌，由子宮或乳部，蔓延及肝，均可以割治，惟「原發性肝癌」即由肝本身而起者，世界先進國家，亦尚無治療法，孫總理及黃膺白先生，均以此致命，雖有鐳錠治療法，然亦祇能不令其擴大，無法消除其癌腫，故現在中央方面懸賞數萬，徵求發明此種『原發性肝癌』之病因及治療法，卒無能應者，有之，亦皆不能自圓其說，此為世界醫學界一大缺憾，葉先生毅然犧牲遺體，以供研究，俾得癥結而有治療上之進步，此等精神，實甚偉大，況先生乃中醫界人，而猶肯捐軀為醫學科學上之供獻，尤為難能可貴，中國醫學界獲得解剖機會甚難，往往為無家屬之屍體，或法律上發生疑獄時，始可一獲解剖，可遇不可求，至自願解剖者，中央醫院實以葉先生為第一人云云。（駐京記者二月九日通訊）

衛生署聘任中醫委員

（南京快信）去歲立法院議决修改衛生署組織法，添設中醫委員三人至九人，現衛署已聘請陳郁，彭養光，劉通，張簡齋，隨翰英，丁濟萬，張鍾毓，茅子明，黃謙等九人爲中醫委員會委員，並派定陳郁爲主席委員云。

本社新社員玉照

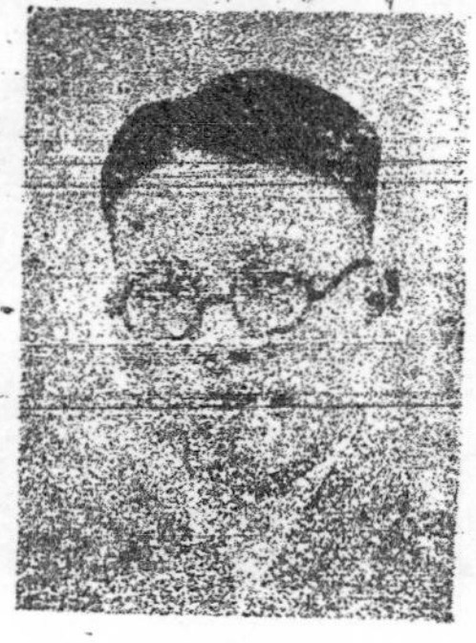

廣西岑溪 廖之祜

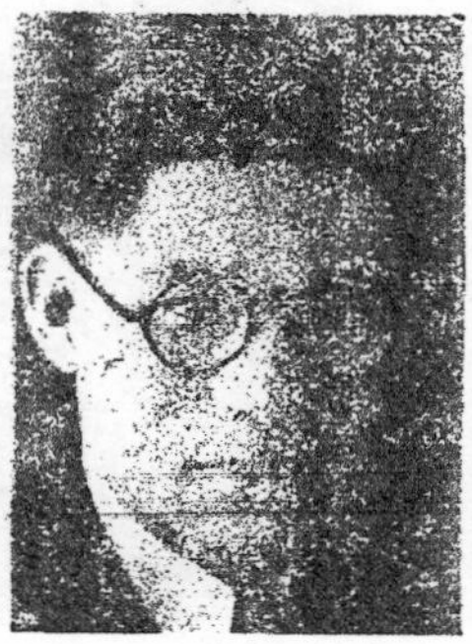

廣東恩平 梁應春

福建省當局

解釋領取中醫證書資格

行醫五年確有經驗准由市府證明
從前執有官署給予文件認爲合格

（福州通訊）自國醫條例公佈後，未領有官署執照者，既不能執行業務，欲往就學者，又爲年齡所關，故有聲請頒給者，惟遵照第四條之規定，第所謂「曾執行中醫業務五年以上者」又甚空泛，致無所取資，進退維谷，惴惴不安，記者以關係國醫前途至鉅，故特趨謁省當局，以所叩與廈市請示三點相同，蒙將所解釋見示，茲亟錄於後，想爲未領照同道，所樂聞也。

請示三點　一、查本市公安局，呈請領證之中醫，除領有民政廳證書，暨公安局行醫執照者外，其經公安局審查，確有行醫五年以上者，均未獲准，是否應由公安局加具行醫證明書，應請核示者一。二、查縣政府或公安局發給之執照，及關於年資之證明，按照衛生署醫字第二七三二號指令，江西全省衛生處，呈請解釋中醫條例疑義文內，後者應以官廳證明文件爲有效，該局轉請領證之中醫，其領有公安局行醫執照者，省府審查概認爲與中醫條例第一條第二款規定之資格相符，給予證書，而有足資證明行醫年資之官廳文件，如思明縣政府，思明地方法院，海軍廈門要塞，磐石砲台，暨廈門水上公安局等之聘函，禾山特種區署之醫業登記證，及該局之委令，均認不符規定，予以駁回，致中醫界人士嘖有煩言，應如何解釋，應請核示者二。三、本市中醫數逾三百，其前領有民政廳證書暨公安局行醫執照者，爲數無幾，因而不能領取中醫證書者必居多數，若輩間有聲望素孚，醫術精良，確有行醫五年以上者，如何救濟應請核示者三。

省府條示　（一）曾在該市行醫五年以上證件充分，經該市長查明果有聲望，確有醫學經驗者，應由該市政府負責出具證明書，（二）如前思明縣政府所給之行醫證明文件，可認爲合於中醫審查規則第四條規定之資格，其餘聘函委令等件，僅足爲年資之證明，不得作爲執業地主管官之證明云。

蘇民廳令省會衛生事務所
暫停管理中醫

（鎭江通訊）鎭江兩中醫學會，前因省會衛生事務所，管理中醫，曾一再舉行聯席大會，當經決定，除函復所方外，並呈請 蘇民廳核奪，茲兩中醫學會，已奉 民廳地字第五七號批令，內開「呈悉，仰候轉呈 衛生署核示，此批，」並聞廳方已令省會衛生事務所，暫停管理中醫云。

本社新社員玉照

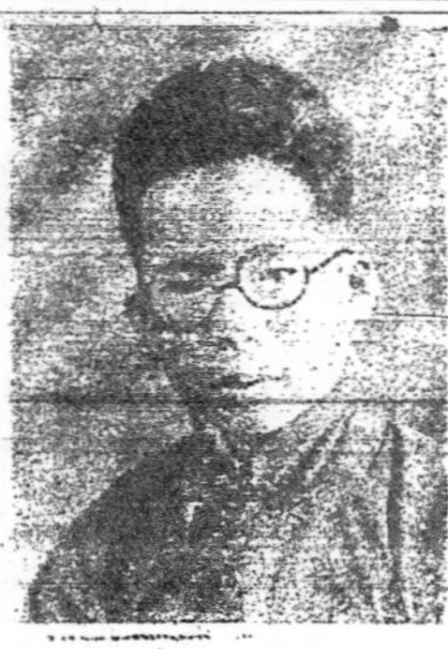

福建閩侯 潘作炎

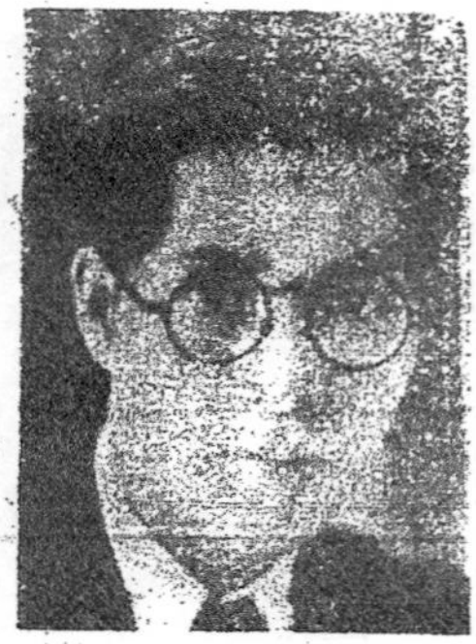

廣東恩平 鄭官五

軍委會禁烟總監通令全國
提倡中藥戒烟簡便方

國民府政軍事委員長兼禁烟總監，近特通令全國各省市機關，提倡中藥戒烟簡便方，令云，查烟民戒烟，固應以入院施戒爲原則，惟一般烟民中，亦有信仰國醫國藥，不願服用西藥，但求無毒有效，自當一體提倡，關於此項國藥戒烟方法，前經分函中央國醫館，指定名家，詳加研究在案，茲准該館將國藥戒烟簡方五則，函達前來，除再採用良方，續行頒發外，合行抄同國醫館所送簡便方，隨令附發，仰卽遵照通飭所屬，斟酌試用，並飭將試用成績，隨時具報云云。

附錄中藥戒烟簡便方

(一)趙公松毛膏 取鮮松毛（卽松針，毛尾松更佳，）百斤爲一料，先將松毛內雜質虫類揀淨，用清水洗淨，先用淨蓆一張，將松毛攤在蓆上鍘碎，再用碓將松毛入臼搗碎，用淨布濾過，連三次，煮汁，並擠出之汁，共入銅鍋熬煉，每百斤松毛汁，加紅糖二斤收膏，重癮每服二錢輕者每服一錢，服六七日，多者二星期，自然斷癮。

（說明）此方由遜清川督趙制軍屢試屢驗，又王士雄飲食譜，鴉片條下，亦附有此法，考李氏綱目云，松毛苦溫無毒，主治風濕，生毛髮，安五臟，守中不饑。

(二)戒嚴綠豆酒 陳燒酒二斤，生綠豆十二兩，同入罎密固封口，百日始開，其意以燒酒抵癮，綠豆去毒。

（說明）飲此酒，以癮前任便可飲，以醉爲度，早則三五日，遲或四五日，腹內必要洩瀉數次，將以前腸胃間烟積，一概瀉除，不必另服別藥，仍照日前飲酒，毒盡，其瀉自止，癮亦除。

(三)林公長生丹 取南瓜正開花時，連根藤花葉及瓜，（未結瓜者更佳，）洗淨搗爛，絞汁常服數次，癮蠲去。

（說明）　考本草南瓜，味甘溫無毒，功能補中益氣。

（四）生鷄蛋　每日吸烟後，卽食生鷄蛋三枚，每吸皆然，不可間斷，數日後停吸，癮卽不來，別無痛苦。

（說明）　考鷄蛋補力潤皮，且與近世卵黄素之學理，不謀而暗合，

（五）使君棗　用紅棗去核，嵌使君子仁於棗內，燉熱，日服十枚，亦能除癮。

（說明）　考本草棗肉，補脾氣，使君子，能消積殺虫，按戒烟方藥，種類繁多，不勝枚舉，但效方雖多，若不持之以恆，則始戒而終復吸，所爲烟好戒，疑難除也，是以持恆以外，尤須對於所服之方藥，加以絕對信仰，因信仰則疑除，疑除癮卽斷，否則雖有靈丹，亦屬無效，至因病而吸烟成癮者，又當加以對症施治，不可一概而論之也。（南京通訊）

本社新社員玉照

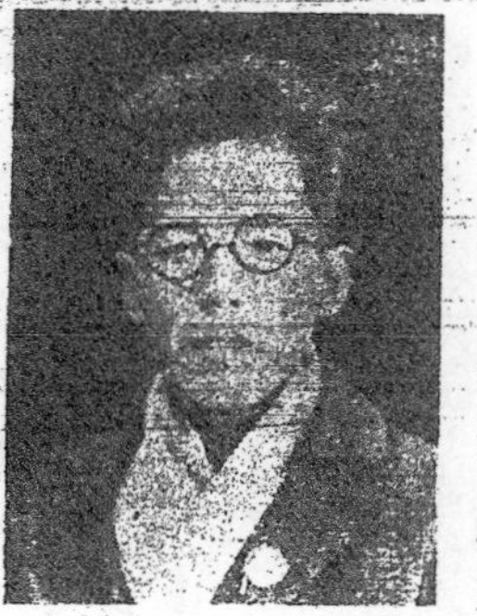

江西新建　雷益朋

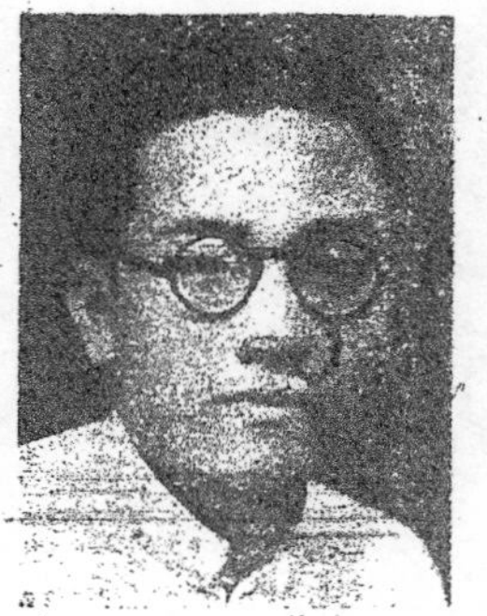

福建晉江　陳元和

湖南中醫藥界推舉代表晉京
聯合各省代表向三中全會請願

（湖南通訊）　自去秋衞生署公佈中醫審查規則後，全國中醫藥界以其違背法令，故意摧殘，羣起反對，函電紛馳，共相詰責，然以一紙空文，無補實際，恐終難收効果，湖南中醫藥界爲脚踏實地努力救亡起見，特擬具辦法，通電全國同道，一致推舉代表滙京，聯合向三中全會作大規模之請願，請求實施五全大會政府對於中西醫應平等待遇議案之各項辦法，通電甫經發出，不數日，鄂贛魯粵各省均紛紛覆電響應，本省則由醫藥兩界公推湖南國醫專科學校校長吳漢仙代表晉京，吳氏被推後，當以三中全會開會期近，須先期到京，與各省代表交換意見，以便共同努力，除在省面謁何主席（鍵）請於開會時竭力贊助外，爰於二月五日乘粵漢鐵路長武快車至漢改乘輪船赴京，是日本省醫藥界同人蒞站歡送者，不下數十人云。

又息：本省醫藥兩界除推舉代表晉京請願外，昨（八日）午前十時，又推代表易南坡等十餘人，向湖南省政府省黨部請願，請轉呈中央實行中西醫平等待遇議案，均經接見，結果極爲圓滿，何主席並謂提倡中醫，本人素來贊成，此次出席三中全會，當儘量提議，務使促其早日實現云。

吳縣醫藥界近聞

姚心源演講脈學

海上國醫姚心源。與衛生雜誌主編張子英。因事來蘇。此間醫界。江兆門。姚任之。葛晉壽。與衛生主編張子英。及本社駐蘇記者葛晉福。等十人。發起邀請姚心源演講。肘部在手。關部在頸。胑部在足之三部脈學。當蒙姚氏欣然允諾。於一月卅一日。下午二時。在飲馬橋姚醫室舉行。適是日天不作美。大雨傾盆。聽者不多。然姚氏並不因此作罷。照常演講。大意分爲脈位。脈象。脈容。脈勢等項。講敍頗詳。後並講演醫學歷代史略。至四時許乃散云。

本社新社員玉照

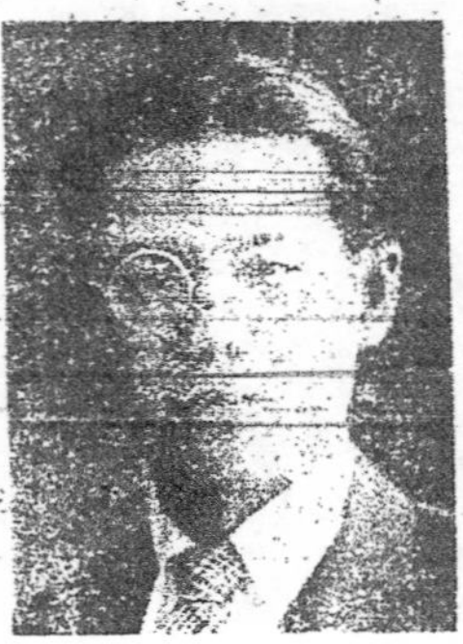

廣東台山 余玉波

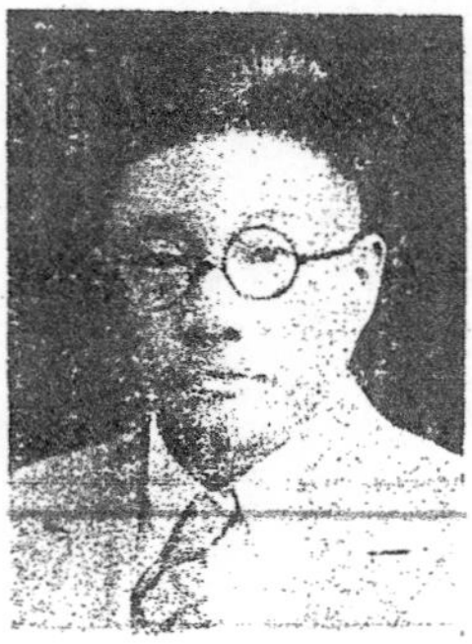

四川重慶 呂仲國

茅子明入京開會

首都衛生署。組織條例。自經立法院修改增設中衛委員會後。即聘請各地中醫。共計九人。爲該會委員。於二月十日。召開成立大會。記者探悉。本縣前承德里之茅子明中醫。亦被聘任爲委員。於開會前數日。即暫停診務。乘車晉京。俾便參加云。

季愛人呈縣換照

外科國醫季愛人。擬赴各地。考察國藥。曾呈請縣府。請發國藥實地考察員護照。以利進行在案。已誌上期本刊。當經縣府。准予所請。遂發給護照。不意填書國藥調查員名稱。季因名稱不符。即備文呈請繳銷。重行更換。不知更換護照。何日可以頒下云。

博習醫院易副長

本縣天賜莊。博習醫院。歷史攸久。院長蘇邁爾病故後。即由謝氏繼任。至副院長。本由蔣育英擔任。現蔣脫離該院。自設診所。現由該院外科醫師孫劍夷接充云。

生生堂勞資糾紛

本縣滸關鎮下塘街。生生堂國藥號。創始迄今。歷有年所。業務之進展。可執滸關藥業之牛耳。以是年獲盈利。現探悉該號。爲客歲紅利問題。店員周夢麒魁士廉等。與店主阮某。要求遵照會章。公開分潤。結果未得要領。大爲不快。該店員等。即擬就呈文。呈請飲片業職工會。及總工會。請求救濟云。(吳縣記者通訊)

吳縣國藥飲片業職工會 舉行成立大會

吳縣國藥飲片業職工會。於一月廿四日。開成立大會。並選舉職員，到會員各機關代表。及本社駐蘇記者葛晉福等。共計三百餘人。茲將開會情形。詳誌如次。

開會情形

該會成立大會。假座舊學前。飲片同業公會舉行。原定上午八時開會。詎知到者寥若晨星。旋又天公作雨。延至十一時十分。方作法定人數。搖鈴開會。行禮如儀後。先由主席居備欽。報告籌備經過情形。

本社新社員玉照

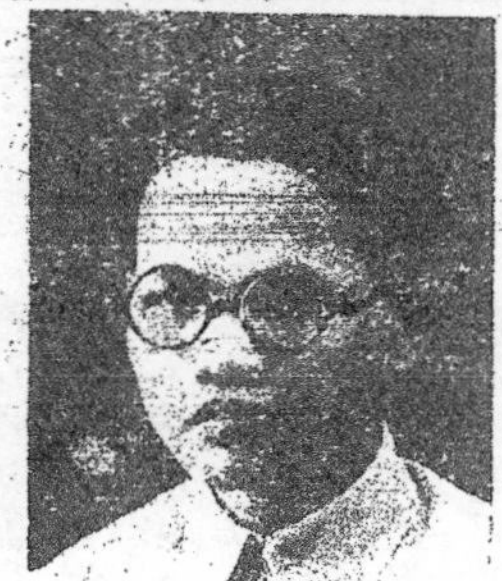

廣西蒼梧 劉雅勛

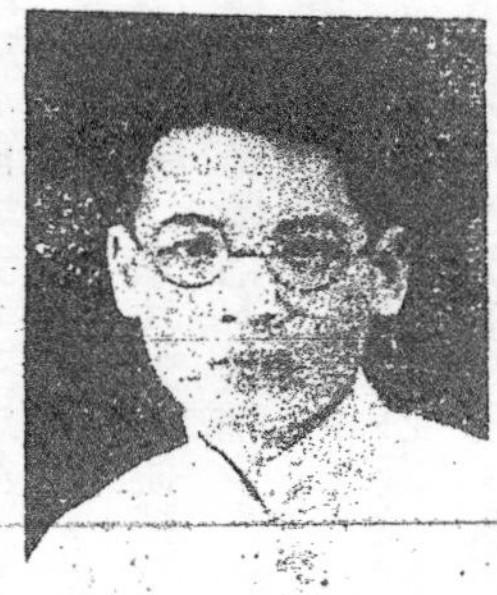

廣東中山 林玉麟

黨部訓詞

縣黨部代表黃廖南訓詞。略謂「諸位：兄弟代表吳縣縣黨部。出席貴會成立大會。看見貴會出席人數。甚爲踴躍。覺得非常榮幸。但是兄弟。對於國藥一業。是門外漢。不過要曉得。國藥是關係民族健康。至爲重大。現在國藥。一天衰落一天。西藥一天膨脹一天。要維持國藥生存起見。非有集團結合。去研究改進。是不可能的。所以希望諸位會員。都要抱研究改進的使命。不要故步自封。墨守成法。這是今天兄弟代表黨部的意義。完了」。

工會訓詞

繼爲總工會代表沈長慶訓詞。略謂「今天代表總工會。參加貴會成立大會。講到國藥一業。兄弟也不大明瞭。好到剛才黨部代表。有指導方法。也不必多贅述。兄弟現在從總工會的立場。來說幾句話。要曉得沒有工會。會員如一盤散沙。不能團結。有了工會。就是有團體。無論什麼。都以進行。保障一切。減少害處。但是要明瞭。享了權利。必須要盡義務。所以像會費的問題。必須要負擔。這是一種應盡的義務。同時今天選舉。亦要認識清楚。不可存有感情作用。私人觀念。金錢的貪慾。武力的威迫。要曉得對於本身大有關係。至于今天沒有到的會員。倒可以選舉他的。只要他有幹練有爲。能肯負責任。耐吃苦。公正無私。不偏不阿。多可以選舉他的。又希望今天當選的理監事。要實事求是。盡心盡力。替會員謀福利。方不負選舉的意義。現在時間關係。告一段落」。

醫會演說

續爲中醫公會代表茅子明演說「各位：本席代表中醫公會。參加貴會。榮幸異常。我們醫與藥。關係密切。不能分離。大有輔車相依。唇齒相連的自然趨勢。要知道藥。沒有好的藥。難以治療疾病。藥沒有良醫。難以推行盡利。現在中醫藥處於風雨飄飖之中。西醫藥一天膨脹一天。回想民十六年。竟有西醫借政治力量。擬欲消滅中醫。幸經全國同道。據理力爭。請願。駁覆。多方奔走。得告生存。現在雖有中醫條例。法律上須有保障。但是仍有危險的可能。必須要自己去做的。不要醉生夢死。

糊裏糊塗。要知道中醫藥衰落的原因。在於不能發展。進步。能肯負改良的使命。運用科學的方法。照這樣做下去。定可得到偉大的勝利。良好的成績。不但可以保住地位。再可以杜塞漏卮。關係民生問題。現在貴會成立了。希望不要放棄自己的責任。自己的使命。發揚光大。努力奮鬥。同時又希望醫藥聯合一起。攜手相共。這是本席所馨香禱祝的」。尚有致代表演說。詞從略。

○討論章程○ 既畢。即宣讀章程。數十條。逐條朗誦。衆無異議。通過後。開始唱名散票。選舉理監事。

○選舉結果○ 當選得居備欽。周增和。邱坤元。王忠海。莫仁裕爲理事。蔡潤仁。方維秀。爲候補理事。蔡潤仁。程清和。童佑生爲監事，李桂芳爲候補監事，後因童佑生辭職。以後補監事李桂芳遞補。後補監事缺。以趙君棠遞補。並互選周增和爲常務理事。

○會議要案○ 玆將議決要案如下：(一)本會經濟部份擬推定方維秀函耀明陳啓元黃克順莊炳芳五會員。爲保管員。(二)第二批徵求會員。不論在職與失業。自二月一日起月底爲限。(三)失業人申請入會費。及登記費。亦應繳收。(四)本會爲維持勞資好感起見。應呈准主管機關。轉令飲片業公會。知照各店在勞資協定未經訂定以前。不得解雇職工。雙方以維持原來狀態爲原則。以建合作之基礎。其餘各議案。均從略。(蘇州通訊)

瀘縣國醫公會改選職員

四川瀘縣國醫公會第二屆改選，嚴錫五當選主席，但未正式宣佈就職，因有要事他往，復選結果，劉步濃繼任主席，「顏潤民」補充常委云。(四川瀘縣通訊)

川省舉行中醫甄別試驗

(四川瀘縣通訊) 四川省奉到中央衛生署函咨中醫甄別條例，刻已正式公佈，日期爲三月廿一日，並飭各市縣府轉中醫知照辦理云。

河南周家口

中醫公會成立大會

(河南通信) 河南周鎭國醫界，有鑒各省縣皆有公會之組織，爰集同道數十人進行籌備中醫公會，業已籌備完峻，並經本鎭直屬區黨部發給許可證，於一月二十二日假該部大禮堂，舉行全體會員選舉成立大會並慶祝「一二二」頒布中醫條例一週紀念，各街衢粘貼標語，以資慶祝，紅綠滿目，句句動人，爲本鎭國醫界空前未有之勝舉云。玆將大會情形，分誌如下：

出席代表 二十六年一月二十二日上午十時，假直屬區黨部大禮堂，開第一次會員大會，到會員八十五人，黨部代表陳幹岑，馬培初，公安局代表劉中，公安分局代表陳朗齋，商會代表李凝漢，醫藥研究社代表穆少卿。(本社社員)

開會情形 臨時推選主席周志甫，紀錄陳幹岑，司儀馬培初，行禮如儀後，主席報告開會宗旨，略謂「今天開會係中醫公會，成立大會，並慶祝中醫條例一週紀念，關於討論，本會章程，提案，及選舉職員各事宜請各位注意云。」後由黨部代表馬培初，公安局代表劉中，商會代表李凝漢，均致詞（詞長從略）。

議決各案 1討論本會章程，全部議決通過，2討論提議各案。一、加入全國國醫聯合會，俾資聯絡案。二、呈請中央國醫館，轉函衛生署，增設中醫主管司，以重職守案，三、設立防疫病院，並施防疫藥品，以重防疫要政案，四、設立中醫講習班，以造中醫人材案，五、設立肺病療養院，以杜肺病流傳案，六、設立醫學圖書室，集資購書，以供參考案，七、呈請官廳取締走方郎中，及江湖僞藥案，八、神怪治療，巫覡冒醫，呈請取締，以重人命案，九、實行檢查僞藥冒眞，並請官廳協助案，十、本埠中醫未入研究社，及公會者，宜勸導加入，共同研究案，十一、統一處方牋紙，遵照開封辦理案，十二、前呈淮公安局，佈告施行診金價額，請早日實行案，上列諸提案。均經大會議決通過。

選舉結果 計周志甫，孫會繹，穆少卿，胡良岑，馬道安，明琴聲，王鴻漸，張子銘，李紹亭，王如璋，趙慶甫，十一人，當選爲執行委員，苗少堂，王士林，顧蔚然，孫存庚，李鴻樓五人，當選爲候補執行委員，陳廣文，王廷傑，穆夢卿，孔調臣，袁鼎之，五人，當選爲監察委員，王幹卿，穆陽春，陳德成，三人，當選爲候補監察委員，當時由執行委員互推周志甫，王鴻漸，孫會繹，馬道安，穆少卿五人，爲常務委員，監察委員，又舉穆夢卿，爲常務監察委員，後卽散會。

江西溫圳鎭國醫研究社成立

臨川縣屬溫圳鎭世醫易九如，熱心醫藥文化，不遺餘力，發起組織溫頓國醫研究社，於診務忙倏，兼辦文稿，煞費經營，於玆數月，迨奉縣黨部指令，以籌告竣，應定期投選，早經定於一月二十五日上午開選，曾分呈黨政機關派員監視，致函公團，柬請名流參加，不料屆期風雨阻隔，幸蒙黨部體恤用電話通知，並請聯保桂主任指導，李巡長監選，欣喜異常，果得照期舉行，開會如儀，爰依社章規定，用無記名投票法選舉，查易君九如得票最多爲正社長，章君和生次多爲副社長，卽於下午續開成立大會，舉行宣誓就職典禮，隨卽啓用圖記，當場印發證書及銅質證章當時參加人數，塡街塞巷，驚爲破天荒稱一時之盛，易君『誓詞』謂余今就任溫圳鎭國醫研究社正社長之職，願正心誠意，提倡固有國醫藥，互相切磋，公開研究，期貢獻社會謀民衆健康，尊重提案，探討學術，開誠佈公，辦理社務，倘渝斯志，神人共殛，此誓。（江西臨川通訊）

重慶國醫學術研究會成立誌盛

到會會員九十八人　票選幹事十一人

重慶國醫學術研究會，由中醫師謝全安，聶克勤等十六人發起籌備，擬定章程，呈請中央國醫館備案，批准已久，嗣又奉重慶市市黨部發給許可證，開籌備會員大會，將章程修正，復呈淮黨政機關備案，始於十二月二十五日午後一時假座米花街達德善堂內，開正式成立大會，計到市政府代表李士秀，市黨部代表郭子新，市公安局代表李華湘，朱白奚，新蜀報社陳志堅，光華日報王循，重慶晚報丁孟牧，快報唐志英，交通新聞社易海霞，勵商社郭玉如，國粹醫館館長張樂天，國醫學社王小補，本會員九十八人，當推定臨時主席謝全安，司儀蔣稚階，記錄鄧柄銓，行禮如儀後，隨由主席報告開會理由，略謂本會純以研究中國固有醫藥學術，發揚國醫文化，濟世活人，增進民衆健康爲目的，初由十六人發起會員，已增至九十八人，辦法章程早經擬定修正，研究週會已達卅四次，呈准中央國醫館，本市黨政機關有案，今日開會成立希各會員從此更加熱心研究，力求國醫學術進步，幷乞黨政機關及各來賓訓詞指導，以便遵照進行，首由市府代表李士秀訓詞，略謂本人代表市政府出席此會，第一希望各會員眞能照此會的宗旨，將國醫學術認眞研究，力求進步，使我國固有醫藥國粹，發皇光大，由科學化而世界化由中醫化爲世界醫，能治世界人類之疾病，第二希望各會員能濟其公益，設股之救成爲有系統有團體之組織，盡其力之所能送施藥，或減低診費，以救濟社會一般貧苦患病無力延醫服藥者，對於國家行政禆益滋多。次由公安局代表朱伯熙訓詞，略謂今天奉令參加國醫學術研究會，不勝榮幸，國醫向無團體研究，致被西醫侵略，幾遭取締消滅堪虞，刻既團結成會，應當努力學術研究。增進民衆健康，減少國民死亡，救治人民生存，惟國醫藥是使國家克臻一等强盛，皆於各會員是望，但僅由各會員研究醫術，增加其治療能力，尙屬治標之法，應由會中研究將人生生理概略，疾病原理，預防及治療必要方法，特出刊物，灌輸一般市民，使民衆均具有醫藥常識，自能衞生，少患疾病，少死若干民族，減少醫藥負担，方爲治本，此本席所最希望者也。次由市黨部郭子新訓詞，此會名國醫學術研究，應當擴張而研究醫國

由謝主席答詞，今天承黨政機關訓示，各會員等，謹當遵守，努力究研發揚國醫學術，進而爲醫國之醫，不負各官廳之盛意繼由各會員用記名連記法投票選舉幹事，開票結果，計謝全安、吳全安、曾聽秋、蔣稚階、聶克勤、周復生，鄧秉樞伍東陽、黎用章、鄧炳銓、李文彬等以上十一人，照章選爲幹事，選畢攝影歡讌而散，時已午後五鐘，次日(二十五)午後五鐘齊集機房街一百號會所，該會又開幹事會，照章公推謝全安爲總幹事，吳全安曾聽秋爲常務幹事，聶克勤爲總務股主任，李文彬爲幹事，鄧秉樞爲研究主任，鄧炳銓周復生蔣稚階爲研究幹事，伍東陽爲公益股主任，黎用章爲公益

幹事，是晚前列十一人均列席宣誓就職負責辦理會務，一切進行事宜云。(廿五年十二月廿四日四川重慶通訊)

晉江駐軍函請縣府
取締無照開業醫生

(晉江通訊) 晉江縣駐軍八十師二三九旅旅部公函晉江縣政府謂：「查貴縣晉江市內掛牌營業之醫界人員，所開設之醫院，如眼科齒科等，其學識出自專門者固多，而濫竽充數者亦復不少，未免優劣相間，妨礙衛生，關係至爲重大，亟應加以檢舉而示實在，且掛牌營業者應持有政府發給之執照，本旅有鑒於此用特函請貴縣府查照，派員檢查，凡未經政府許可，及無營業執照而開設醫院者，嚴予取締驅逐以重法令，相應函達即希查照辦理爲荷」縣府函准後即轉飭「醫師公會」「中醫公會」限三日內查覆未曾領證之醫師並令其即日停止營業。

晉江中醫呈縣府
請發給自由通行證

(晉江通訊) 晉江近來保甲組織，殊甚嚴密，凡過境或留宿之人民均當持有其原住之地保甲長之「放行證」並書寫所住之地，否則不得通過或留宿，此項辦法，對於醫師殊多不便，蓋醫師之出診日有多次如出城或住別縣，倘若每次領取「放行證」則日必數次，不勝麻煩，昨中醫黃錫福，倪楚南等請「中醫公會」製設會員之內外證章並貼黏照片呈請縣府如有內外證章之中醫請予在本縣境自由通行，以利病家。現縣府已准所請云云：

福建福清縣政府奉令
組織防疫委員會

(福清通訊) 福建省政府，前因鑒於防疫工作，關係民衆健康，至爲重大，特於去歲令飭所屬各縣，組織防疫會，間有少數設立，惟福清方面，因經費無着，遂致不果。日前縣府又奉到省令，着即開始組織，以資防範。縣府奉令後，以此項工作，已爲刻不容緩，遂即於一月十日下午三時，召集各機關，各社團，暨醫藥團體等，在縣府會議廳開會，到者有縣黨部代表倪立業，縣政府代表李用賓，保安第五團代表，國醫公會代表鄭潤佑，醫師公會代表鄭宗漢，公安局代表童警佐等共七人。主席李用賓，行禮如儀後，由主席報告組織防疫會之要點：繼即開始討論，(甲)：定名，爲『福建省福清縣防疫委員會』。並議決以縣黨部，縣政府，駐軍，童警佐，國醫公會，醫師公會，惠樂生醫院，民衆教育館等，爲該會委員，復當場推出縣黨部，縣政府，國醫公會，醫師公會，爲常務委員，幷互推毛縣長應章爲主任委員。計分爲四組：(一)總務組，由縣政府擔任。(二)宣傳組，由縣黨部，民衆教育館擔任。(三)醫務組，由國醫公會，醫師公會擔任。(四)防疫組，由駐軍，童警佐，惠樂生醫院擔任。(乙)經費，議決由總務組擬具預算書，函請該縣財務委員會籌撥，同時復函聘俞兆馥，俞其然，爲該會名譽委員，結果全體通過，宣告成立，至五時許閉會。聞各委員於散會後，已分頭趕辦，一俟稍爲就緒，即可開始工作云。

永嘉中醫公會創辦醫學圖書館

（浙江永嘉通訊）永嘉中醫公會。於日前召集改選執監大會時。當時有多數智識會員。提議創辦永嘉中醫學圖書館之舉。經衆當場議決通過。公選董品三王寄萍徐雲峯等爲該館籌備委員。其着手進行辦法。先向各會員認捐。除先行購置醫學集成與醫學大成及各種重要參考書籍外。餘款儲作基金。以爲將來建築館舍。及擴充計劃云。

太倉中醫公會組織會員資歷審查委員會

（江蘇太倉通訊）二月十八日，太倉縣中醫公會召開執監聯席會議計出席會員，盛鳳臺，孫秉公盛舜臺，錢仲謙，陸寶森等十四人，主席盛鳳臺，紀錄孫秉公，討論案件多種，茲探錄如下：(一)遵奉中央國醫館令，募集一日所得捐案。(二)通過新會員方世良，閔敬微等七人案。(三)組織會員資歷審查委員會，將中請登記之各會員從事嚴密審查，以便彙轉縣府案。並即席直接推選，盛鳳臺，孫秉公，陸逢時，陸寶森，鄭鳳石，錢仲謙包斗如七人爲審查委員，更互推孫秉公爲主席委員，負責召集開會，當於即日下午二時，在公園慰萱齋，開第一次審查委員會，出席委員，除上列七人外，並有會員沈佩蒼，謝景陽等，十餘人，列席旁聽，主席孫秉公，紀錄盛養眞，審查結果，第一批，計通過顧公訥傅瑤民等會員二十三人，即日備文呈縣轉省，並聞定於二十八日，續開第二次審查會議云。

興化縣立醫院開幕

（江蘇興化通訊）興化縣立醫院，業經創辦多日，方始告竣。定於一月十五日舉行開幕典禮，先期分函各機關團體參加，聞是日開幕禮之秩序爲，一、奏樂二，全體肅立，三唱黨歌，四向黨國旗總理遺像行最敬禮，五、主席恭讀總理遺囑，六、靜默，七、主席報告，八、長官訓詞，九、來賓致詞，十、奏樂，十一、攝影，十二、禮成。

經方實驗錄擴充內容

曹穎甫醫案，姜佐景編按之經方實驗錄第一集，原定爲上下二册，茲開增訂內容，添作上中下三厚册，三月底出版，每集預約價一元四角，寄費一角六分，預約者可托中醫科學書局代理。(本市訊)

醫藥教育消息二

廣東中醫藥專校電請方公溥代表晉京請願

廣東中醫藥專校，以三中全會開幕，應請願力爭中西醫平等待遇，准予中醫學校立案，惟以道遠不及，特電請本社副社長方公溥就近代表晉京，會同各地代表，向全會請願，方社長接電後，當即覆電該校允其所請云。(廣州通訊)

蘇州國醫研究院

部令改稱學社

吳縣境內，有唐愼坊王愼軒等辦理蘇州國醫學校附設國醫研究院，檢同證件，請吳縣教育局轉呈教育部請予核示，茲奉二月八日第二一九一號指令內開「查國醫學校之設立，在教育法規中旣無規定，亦不適用研究院名稱，該廳轄境內如尙有是類校院，應卽令飭改稱學社云」。（吳縣快信）

廣東光漢中醫專校爲反對教部改校稱社

電全國醫藥界向三中全會請願

廣東光漢中醫專科學校，成立十有餘年，畢業已歷八屆，成績頗有可觀，自二十五年中醫條例公佈後，該校愈加整頓，正冀造成爲中國惟一健全之中醫學校，不意近忽奉廣東省敎育廳轉到敎育部訓令，飭該校仍照十九年呈准國府原案辦理，並限文到二十日內遵章改辦具報，該校奉令後，以中醫條例早經立法院通過，國民政府公佈施行，十九年衞敎兩部之普通令已失效用，斷難接受，除通電反對外，特電全國中醫藥界一致向三中全會請願云，茲將該校發出快郵代電錄後：（銜略）敝校最近奉省敎育廳高字第三一號訓令內開。現奉敎育部廿五年十二月二日普零12第一八五零五號訓令。據部督學呈送視察廣東省敎育報告摘錄要點。令仰遵照等因，查報告書內關於高等敎育部份第五項。有該校係中醫學術機關。按照現行敎育法規。尙無中醫校之規定。凡研習中醫學術機關。應仍照十九年呈准國府原案暨本部同年第三二一號訓令辦理等詞。合行令仰該校卽便遵照。限文到二十日內遵章改辦具報。此令等因。查中醫條例。早經立法院第四十三次會議通過。廿五年一月二十二日。國民政府公佈施行。按第一條開列中醫資格第三項。在中醫學校畢業。得有證書者。似此中醫學校名稱。法規早已明定。而十九年中醫學校改學社原案。係衞敎兩部之舊通令。揆諸法理。新法規公佈後。舊通令當失其效用。又查民國廿四年十一月中國國民黨第五次全國代表大會。中央委員馮公玉祥等提議。政府對於中西醫。應平等待遇。以宏學術而利民生案。附列辦法第三項。應准國醫設立學校。經大會議決。交中央政治委員會執行在案。國民黨全國代表大會。實代表全國人民之公意。提案人除中央委員外。各省代表及海外總支部代表。均有列名。足見中醫應設立學校。不特爲法規所許可。且出於全國人民之公意。已無疑義。今敎育部復根據十九年第三二一號過去之功令飭令全國中醫校改爲學社之通令。勒令吾粵中醫學校一律改回學社。於國民政府功令。實相抵觸。不惜推殘國醫之學校。敝校已成立十餘年。畢業已歷八屆。校舍留醫院及各種之設備。規模已具。其診病之經驗及敎材之編纂。亦已逐漸成爲合科學之學理。似此基礎已固。今更再求深造。實賢長官如愛護中醫。自應依照國府功令。准予設立學校。實行提倡指導。以期改進。庶免學子灰心。乃衞生署竟自立中醫審查規則。對中醫條例第一條第三款『中醫學校畢業得有證書者』謂中醫學校係指經敎育部備案。或由各敎育主管機關立案者。而教育部不特未將中醫學校列入學系。且不准我中醫設立學校。似此政令互相矛盾。無異摒中醫於門墻之外實屬違反中央立法之本旨。凡我中醫中藥同胞。請一致起來。聯合向三中全會請願。請求中央迅將中醫學校列入學系。及修正衛生署所訂立之中醫審查規則。實行中西醫平等待遇。以維持我國數千年之固有文化學術。并望全國醫藥團體。言論機關。各界同胞。一致主張。共促黨政諸公作持平之處置。是所切盼。廣東光漢中醫專科學校全體員生暨光漢醫院叩中央國醫館廣東國醫分館暨各縣四十餘支館同人潘茂林等叩(廣州通訊)

湖南國醫專科學校
正副校長改選

(湖南長沙通訊)湖南國醫專科學校校長及常務校董，均已三年任滿，照章應行改選，茲悉該校已於一月十九日召開全體校董大會，票選吳漢仙為校長，羅振湘為副校長，易南坡，鄭守謙，楊震西，劉岙生，周濟東，郭厚堃，鄧鑑臣等為常務校董，并互推易南坡為董事長云。

＝國外醫藥消息＝

星洲醫藥聯會
為領取執照事
呈高領事請示辦理手續

(南洋通訊) 星洲中醫中藥聯合會，對於中醫向政府領取醫生執照一事頗為積極，茲得國內消息，知立法院已通過由衛生署發給，日昨特呈駐星高總領事請示辦理手續，茲探悉呈文如下：

呈為呈請示中醫領取照辦法事，關於中醫領取執照一節，前奉衛生署令開，請領執照醫生，須有執業地主管官署，作執業五年之證明，去年十一月廿七日，又蒙鈞署明示，凡中醫加入屬會五年，經在當地政府備案，有戳記為據者，均得代為證明，等因奉此，謹呈屬會會員名冊一份，敬懇察閱，指示辦法，以便遵照辦理，實為德便，謹呈駐新加坡總領事高，具呈人新加坡中醫藥聯合會主席梁少山，探悉領署已面允代為證明，而該會會員如在五年前加入者，如認為需要領取執照，當由該會備冊到署審查，至於該會會員，前以鋪號加入之醫生，雖有當地政府戳記為據然需要詳細審查，故領署似難允許證明云云。

聲聲編者張伯賢
漫游馬來亞各部大受歡迎

(南洋通訊) 新加坡南島醫聲張伯賢氏，其學文章，素為南島醫藥界所重視近因該社季刊，業已出版，張氏乘間抽暇，漫遊馬來亞各部，以聯絡同道感情，兼觀察各部國醫藥狀況，當其抵檳之際，即被電邀入高淵，應該埠醫藥研究社之歡迎會，繼則檳城大山脚，吉礁州，太平坡，各埠醫藥同人，亦皆開會歡迎，設筵招待，張氏既富於學識，又雄於演講，極力鼓勵同道，以合作之精神，求實地之學理，為國粹醫藥謀生存，為國內外同道謀幸福，本大無畏之精神，同衛破周遭之惡環境，聞者莫不動容，互引組織研究機關為職志，現聞大山脚吉礁州太平坡各地同人，俱已舉出負責人員，組織中醫藥研究社，與高淵研究社，抱同一之方針，作學術之研究，現張氏因應到之地方尚多，未敢久留日間已往怡保吉隆馬六甲蔴坡各屬，應各地同道之歡迎會，然後繞道回星云。

南洋高淵醫藥研究社
歡迎南島醫聲主編張伯賢先生

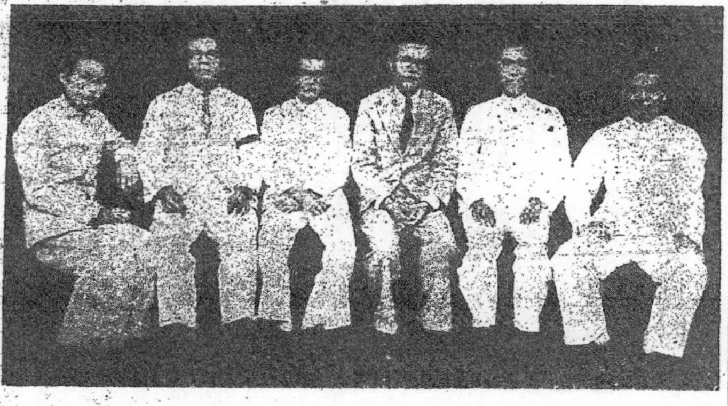

陳少明　田修德　張見初　張伯賢　張亦凡　陳文光

醫藥之聲出版後
頗受華僑人士歡迎
第二期又將付印

（南洋通訊）南洋高淵醫藥研究社，所出版之醫藥之聲，出版之後，頗引起華僑人士之注意，平地一聲，打破南洋醫藥界無限之岑寂，蓋多數人皆知其地方之小，而佩其同人毅力之大也，其第一期出版後，各處紛紛函索，現已告罄，第二期正在編輯中並擬於後期，增加篇幅，擴充內容云。

英政府發表計劃
增進全國人民體格

「倫敦」今日白皮書發表政府增進全國人民體格計劃，其中載有全國志願的鍛鍊身體辦法，增進學童身體狀況之條例，現已在實行中，政府對此，亟欲使之發展至完美之程度，並說明今苟非以施諸已逾學齡者之條例補充之，則此種便利，無效可言，政府建議之主要目的之一，為使平日在辦公處與工場度其生活之青年與成年者，獲有適當鍛鍊身體之機會，今地方當局與某種志願團體雖供給此項需要，但並無適當之合作，而此項事務，時因缺乏經費，致多窒礙，赤貧區域，尤見其甚，政府現即將任命兩顧問處，一專辦英倫與威爾斯之事務，一專辦蘇格蘭之事務，並將任命兩分配經費委員會，地方事務，則由當地委員會推進之，政府又將設一全國訓練體育教員之專校，此項計劃，志在置備健身所運動場游泳池與紮營之地點，此項計劃，有定法制而使充分收效之必要，預計除年需十五萬鎊外，尚須另籌經費二百萬鎊，分三年撥付（字林報專電）

土老兒

百廿九歲娶妻 妻年三十有七 續絃已七次 日走廿四哩

外論社譯大陸報意斯唐勃爾訊有土耳其人漢生巴巴者，年已一百二十九歲最近舉行第七次續娶新婦年三十有七，老人素居距別海十二英里之小部落，故目前二八新婚後仍居該部，部中計有居民四分之一爲其子孫子女中年登耄耋者亦復不少，老人年雖百二十九，然身心俱甚强健，目光敏銳，食量亦佳，每星期往返別海之間，例須三次，而每次往返路程，計有二十四英里之遙，據老人自謂，撥的碼（老人之妻）必能使余快樂，而渠亦決不至有何不滿之處，此故吾兩人結爲夫婦也云云，老人嘗爲牧牛人，現則受聘於某機關，專司送達事務，此故每星期須往返別海之間，須有三次之多也，老人四十六七歲時曾參加克之戰指劃口講，樂道當時本人及部民凱末爾總統作戰經過，目前老人之家人暨其親友，勸其放棄奔波別海間之職務，然老人拒絕不願，謂渠之得登耄年，完全得於此項長途跋涉之工作云。

小言論

中國本位醫學建設協會的使命

先決條件望各發起代表努力進行早期成立

章鶴年

最近全國中醫界熱心份子，紛推代表向三中全會請願，經過情形，另文詳載，無須復述，但請願後，還有一件很好現象，値得我們欣幸的，就是各地代表，欲謀中醫界新的建設與改進，互通聲氣，作國醫館及中醫委員會有力之後盾而自動所發起之「中國本位醫學建設協會」的組織。

以「中國本位醫學建設」而言，其意義何等深長，其責任與使命何等重大，其事業何等重要，大家都知道，非一二八或一二團體所可獨負艱巨，當然要全國中醫界共同攜手，站在同一戰線上，同心「協」力，方能發出很大的力量來使幹，快幹，猛幹道「中國本位醫學」的偉大「建設」。必須達到最後目的而止。

我對這初期孕育還未誕生而負有極重大使命的「協會」，不特為中醫界欣幸，將來在統一陣線上，又多一支强有力的生力軍，並且還抱着無限的熱情與希望，敬請全國同道密切注意！

第一點從「協會」之「協」字上着想，希望全國中醫界從二十六年組織「協會」這天起，運用新的思想，鼓起新的精神，認清新的目標，來參加新的集團，謀中醫界新的建設。在惡勢力惡環境下共同奮鬥，「協」同努力，澄「本」清源，成中醫界偉大的新事業，廢除已往因循，嫉妬，分崩離析，過橋拆橋，壟斷，把持的那套玩意，和自私自利的錯誤觀念，本同舟共濟的偉願，大家攜手邁進，這也可說是精神建設，造成「協會」唯一的基礎；也可說是組織「協會」的宗旨，和未成立前的先決條件。

第二點希望「協會」成立後的工作，在學術方面能互相「協」助，通力合作，集中意見，在同一目標下，拔取全國眞才，去為「建設而建設，為整理而整理」，促成中國固有之醫藥學術系統化，合理化，現代化，以適合於環境，並附組「中國醫藥教育生產設計委員會」，專司其責，冀達樹立學術建設的根基為今後之標準。

第三點希望「協會」成立後，同時注意到物質「建設」，在精誠團結，分工合作條件下，謀各省市縣中醫學校學術團體之推廣與改進，以培養專材，醫學圖書館藥物標本陳列室與種藥園之創設，以貫輸社會醫藥智識，而明定眞偽；逼設醫院於各省市縣鄉鎮，以福利平民，而注意推向農村，發行研究刊物，以討論學術，通俗刊物，以促進公共衛生，成立化驗所，製藥廠，以改良藥物，其他：一切物質建設極多，總希望在同一目標下，通力合作，共存共榮，始終「同心協力」，「協而不分」，必須達到「中國本位醫學建設」的目的!!

上述幾點，當然有數項欲速則不達，但目前先決問題，希望負責發起的各地同志，不要事過境遷，使本會如曇花一現，要趕快的貫澈始終，召開成立大會，幹應幹的大事，以貢獻於醫界，最後還希望不要犯「議而不決，決而不行」的流行病。

二六、二、二四、於上海

晉京請願記略

薛定華

自政府提倡中醫以來，對於中醫之設施往往有議而不決，決而不行之弊，五全議案，終未執行，全國醫界，有鑒於斯，值此三中全會開幕之時，聯合全國醫團，作擴大之請願，要求政府與中西醫平等待遇，本社素負建設醫藥之使命，推派定華出席全國醫團請願代表大會，於十三夜晉京，晤湖南總代表吳漢僊先生，年邁髮蒼，不遠千里而來，為國醫而奮鬥，其偉大之精神，人皆美之，雙方交換意見，討論籌備請願辦法，時報到之全國醫團，僅二十左右，在京各代表，皆喟然嘆曰，國醫當此危急之秋，各團體代表，來京人數，何其少也，定華乃急電總社，請再推派代表一人，來京共商大計，藉增請願團之力量，以期達到此來之目的，次晨得徐同志來京消息，私心為之一快，未幾果至，此亦足表現本社為國醫奮鬥之精神，是夜適承國醫館招待，宴會後正當各代表歡敘之時，即開始開代表大會矣，最初因代表來自各方，接觸機會未多，大會情形，陰氣四溢，自決定請願日期於十七日後，復有過半數代表，提議組織全國醫藥聯合會，恐因政府當局不允成立，將來徒歸有名無實，乃改為「中國本位醫學建設協會」，以學術之機關，促進中國本位醫學之建設，力謀中醫之自身奮鬥出路，以實現真正團結之精神，當議決由到會各代表為發起人，推湖南廣東首都上海及本社等九醫團為負責籌備人，開會伊始，各代表之言論，未歸一致，精神散漫，殊鮮生氣，後經本社徐同志及杭州祝同志之沉痛解釋，會議許久始決籌備，推本社徐同志為擬訂章程負責人，決於請願後開會時修改之，是夜徐同志因新聞界之約，回寓過遲，定華因湯山之遊，疲倦太甚，遂暫時休息，至十七日黎明時，由徐同志會同定華草就會章，九時各代表聚集南京國醫公會出發向三全會請願，一則要求政府即速執行五中全會之議決案，一則藥權問題，（均另詳載）當推廣東上海杭州湖南山東江西等六代表為請願發言負責人，候立中央黨部，（三全會所在地）以求答覆，時出席之代表，僅三十餘人，首都醫界，絕少參加，聞係恐有某種不測，各代表相顧作如是言。未幾全會代表出見，謂請願呈文，當交三全會主席團核閱，至此告一段落，遂折回原處，至下午一時，召開中國本位醫學建設協會第一次籌備談話會，由祝同志主席，定華記錄，修改大會草案，決定籌備會地址，會場空氣緩和，其精誠團結之精神，更見進步，吾為中醫前途私衷慶祝，乃推祝等五代表為駐京負責人，會至子夜始散，十八日各代表紛紛辭行，徐同志與余，因公私事羈，稍留二日，上午得報三中全會關於中醫兩提案，均於十七日順利通過，吾心為之大快，次日上午趨弔葉古紅先生，先生為醫學革命之先進，具科學之頭腦，有新穎之思想，不幸於月之初旬患肝癌逝世，屍體供中央醫院解剖研究，其犧牲之精神，堪稱偉大，誠吾醫界先覺之士也，先生遺著，由魏新綠女士整理，陸續登載本刊，以作永遠之紀念，此日來晉京請願情形之簡記也，總之政府既與中醫以權力，而中醫之本身，切不可自暴自棄，當精選良材，有快幹實幹苦幹之精神，向中醫科學化之大道邁進，此定華之所望全國同志也。

評論

論中醫科學化之必要（續）

譚次仲講
薛玉成錄

　更有一層，所謂科學潮流，就伸進到社會裏頭，現在吾國社會的人，尤其是有常識的人，多已知到身體上構造的大略了。講到疾病呢，更習聞人說甚麼叫做胃腸病，甚麼叫做心臟病；還有肺炎呢，腦膜炎呢，有一經就有一經之病，個個西醫都是一樣的說，沒有紛岐的。一轉到中醫呢，就有點不同，中醫的短處，被智識界所懷疑的唯一原因，就因爲中醫不能確知疾病的部位，不能說出疾病的臟器及其變態，故此十個中醫就有十個的說法，智識界之懷疑，就在這一點。雖則中醫所恃以審病用藥的爲寒熱虛實，所靠作辨症處方的係表裏陰陽，卽上文所舉的氣化論。且施之而往往驗，投之而屢屢效，故此一般的中醫，仍極力誇張，以爲此乃是中醫的盧扁眞傳，岐黃正脈，此乃純然從綜合的診察，確自有眞，可以凌駕環球，迫非他人專從臟器診察的呆板方法可比。唉！這等話幷非沒有相當道理，但須知道寒熱虛實，上文已經說過，乃是一種身體的檢查，幷非疾病的眞相。誠以非虛則實，或寒或熱，極其量不過四種，而病症奚止千百種！則寒熱虛實，非病症可知。又旣病而後見，非病原可知。處置之法，寒者溫之，熱者清之；溫清有一定的藥物；虛者補之，實者瀉之，補瀉一有一定之方劑。是寒熱虛實，都純然從體質以資識別，非關係疾病的部位與病部的變化，有確實的診察與認識呢。

　至於所謂陰陽，上文也經說過，是指病人的心力的，以陽代表心力的亢奮，以陰代表心力的衰弱。考之平脈篇有云？「脈有陰陽何謂也？」答曰：「凡脈大、浮、數、動、滑，此爲陽也；脈沉、濇、弱、弦，微此名陰也」。傷寒論亦云：「脈微弱者，此無陽也，脈結代者，陰也」。準脈搏的陰陽，以決萬病的生死輕重，卽準心力的強弱，以決病的輕重生死，當然往往有驗，幷非偶然。至於表裏，上文亦經說過，是代表泛發症的症狀的發熱，與局部症狀的心、陽、胃、膀胱、之病變的。故傷寒論凡發熱謂之表症，又曰外證，五苓散發熱而兼嘔吐小便不利，則曰有表裏症；桂枝人參湯有發熱而兼下利，亦曰表裏不解。又太陽篇發熱脈沈用四逆湯，爲由表入裏：修園以爲內伏之裏陰。少陰篇脈沈而反發熱用麻黃附子細辛湯，註家釋發熱爲通於表陽。諸如此類，證明表裏之義，益可明瞭。（均詳拙著中醫與科學，不便贅述）按表裏來診病的順逆安危，亦猶爲按體溫及局所症候以決病之安危。當然有效，決非空言的。但陰陽裏亦不過就疾病的通候來觀察，亦非能指出疾病的部位與病部的變化，而有確實的診察與認識呢。雖則疾病的通候，與病人的體質，是要注意，但疾病的個性，與病變的臟器及部位更要注意，更要明確的指證出來，才算完了醫者的責任呢。國醫能於此不能於彼，乃爲失國人信仰的原因，智識階級，雖眼見中醫確能醫得好人，何不敢領教。就因此故。故此中醫不科學化，必漸失國人信仰，在事實上講，這又是一層。

又更有一層，所謂科學的潮流，瀰漫在行政上去，尤其是衛生行政，是完全以近代醫學的知識，而加以政治的意義的。近代醫學已由治療的工夫，進而爲預防的工夫了。雖預防的工夫，用不着我們當中醫的人去幫忙，可是預防之先，必要調查和統計，尤其是法定傳染病的調查，更爲衛生行政重要工作，這是人人知道的。欲實行調查，當然要靠着市上開業的醫生們。奈市上開業的中醫，却多過西醫總在四五倍以上，唉！這就糟了！中醫生仍然拘守着春溫，夏暑，秋燥，冬寒的舊套，甚麼叫做法定傳染病？知者巳屬不多；若知之又能稍明這幾個傳染病在症狀上診斷的大略，更是「鳳毛麟角」！調查員到來，祇好在表上寫一個「無」字，這還算伶俐！曾見過自作聰明，糊亂塡上一宗或幾宗，在霍亂或係鼠疫這個表內，就鬧出大風波來，在事實也試過好幾次。這麼看來，中醫生簡直是與衛生行政成爲兩橛，有國醫，衛生行政的調查傳染病工作，就一步不可行；有衛生行政，國醫就難以立足。你試想想，國家將來是舍衛生行政的完整，來保存國醫呢？抑或舍國醫的地位，來保持衛生行政的完整呢？唉！我們閉目以思，放眼以觀，中醫所處的地位，何嘗莫是安穩無憂?!有等人尙云要向衛生行政力爭加入中醫，這更是枉開口罷了！

但我們想解決這個問題，并不艱難。祇要國醫一致起來，實行趨向科學，尤其是實行研究吓法定傳染病，不消半個月的工夫，就可將傳染病的症候，讀得爛熟，這麼在衛生行政上，就不至太過膈膜，這當眞是國醫界的生死關頭，無奈導領國醫的人們，仍然鎭日裏祇管說着「河圖洛書，無極太極」，(見最近發表的中醫宇宙觀）玄之又玄，還要變本加厲，方力謀復古之不暇方力幹着那反逆潮流的工作，豈不是以救中醫之心引陷害中醫之實麼？諸君須知「法定」二字，是國家法律所規定的，醫生一律要負絕對的責任，當此全國統一當中，更不容自外生成，置身法律之外，對國家法律規定的傳染病，可以不聞不問的。故此中醫不科學化，就永不能與衛生行政融和的，在事實上這又是一層。

又更有一層，科學潮流，更是擴張到敎育裏去，故此中醫不能順應的潮流，認眞從科學來革新，就永不能加入敎育統系的！試觀國家對敎育所採的宗旨，係以現代化爲原則的，故敎育裏頭各級學校的學科，都照這個原則一脈相承，自後期小學卽有自然科學；初中更有生理衛生學，動物學，植物學，化學，物理學；高中亦有生理衛生學，生物學，化學，物理學。計前後十年間所學的，除歷史，國文之外，完全都是形下的科學。乃自高中昇入中醫專門學校以後；授與的完全是形上的哲學了。雖藥物是形質的東西，解釋仍是以形上的陰陽氣化為基礎。這等看來，豈不是將其十年來訓練所得的智識和素養，為之根本推翻，所謂「十年之功，廢於一旦」，欸育的系統，完全破壞無遺了！

（未完）

研究國醫學的我見

張春江

醫學屬於空間性，為循環狀，歷史屬於時間性，為進化狀，本不可併為一談的。但是，醫學雖發明在四千年以前，到現在仍極幼稚。所以我們研究醫學，為要釋解並應付現實的事物，正應循着社會進化之史的公例前走，方可得到正確的現實化。

國醫的大本營，完全築在內經，和傷寒兩部書本上面。可是內經裏面大概為秦漢間時攙入玄學色彩的論調，如五行咧，生尅咧，司天在泉咧，還有其他種種不可究詰的很多。後來繼承者祇以為醫學的一切眞理眞象俱包括在這許多抽象名詞的當中，儘是在這個圓圈形裏頭去鑽研轉彎；究其極不但無所發明，反把數千年前一部病理，生理，診斷，治療，很完全合理的創作，致使初級新醫，敢而提倡廢止中醫之口號，莫非以內經有這許多空洞浮泛的故實，可為彼輩抨擊工具的緣故。

至於傷寒論，仲景氏雖然本諸內經而作，但是，除了引用內經三陰三陽等以為區別表裏，和病情深淺的標準外，並沒有把那些五行，司天在泉，全屬憑空結構之玄談等等，串插其中。後來各註釋家，以傷寒論三陰三陽，就以為等於內經所說的三陰三陽的意義一樣無二；於是牽强附會，各配以手足十二經等的名目，以證明仲景「撰用素問九卷」的根據；把一部分析病理證治很詳細，紀述藥物效能很精確空前絕後的名著，差不多當作那陰陽家的命理書，如神峯，子評等看；甚且有謂非出自仲景氏手筆，這豈不是太厚誣仲景氏的了嗎？

但是，眞除掉內經裏面那些空虛玄幻的廢話，和認淸傷寒論中三陰三陽不同於內經所說的，若要明白這兩部書的意旨，也還該具了科學的眼光，和科學的方法去研究才行。

要曉得我們的醫學，不是為醫學而醫學。是為實用而研究醫學。所以研究的方法，要以客觀的證據，來完全主觀的判斷，這算為多少有科學的眼光了。再集若干研究的方式綜合比較，才判斷結論，務求其有合於類比的法形式，和歸納法的雛形，這也算為有研究科學的方法了。這樣，才可以明白這兩部書的意旨，并可以表現出這兩部書的眞價值和力量；而且整個的醫學，同時也可以拿得定有把握。

總之我們的醫學，雖經聖哲的古人奠定了學術思想的基礎，仍應蹈上古人的路線去闡揚發明，懷疑的批判古人的理解成說。這樣，所以能光大古人的成績。

我再擴大範圍點說一句，凡百研究任何學術，都應該做這樣方式；尤其是我們國醫界，為了對像是人生觀，並且在這世界都傾向實用主義的漢醫藥，決不可再去故紙堆中，徒自埋頭苦幹，甘自束縛於古人的思想範疇中的了。

醫學研究

眞心痛—診療的討究

唐鐵花

病名　眞心痛又名痃癖卒痛西醫名心臟痙攣又名絞心症亦稱狹心症

病因　心爲君，主義不受邪，受邪則本經自病，名眞心痛，必死不治，但金匱要略胸痺心痛短氣病脈證幷治，師曰：夫脈當取太過不及陽微陰弦卽胸痺而痛所以然者責其極虛也今陽虛知在上焦，所以胸痺心痛者，以其陰弦故也，平人無寒熱，短氣不足以息者，實也，西醫血行器病云：眞心痛由風濕痛，大動脈瓣病，冠狀動脈病，暴酒，過烟，梅毒子宮及卵巢疾患臟躁症等而發。

症候　金匱要略胸痺心痛短氣脈證幷治，分別八條：

(1)胸痺之病，痺喘息欬唾，胸背痛，短氣，寸口脈沉而遲關上小緊數。

(2)胸痺不得臥，心痛徹背者。

(3)胸痺心中痞，留氣結在胸，胸滿，脅下逆搶心。

(4)胸痺，胸中氣塞短氣。

(5)胸痺，緩急者。

(6)心中痞，諸逆心懸痛。

(7)心痛徹背，背痛徹心。

(8)九種心痛一蟲二疰三風四悸五食六飲七寒八熱九去來痛

西醫血行器病云：心臟部起發作之收縮性劇痛，牽及肩胛，胛項上膊心胸狹窄苦悶面部失色，粘汗淋漓，手足厥冷，脈搏停止心動，心音並皆幽微，亦有怔忡異常者，此病每卒發於夜中。

經驗實錄

醫海測蠡

閔敬微 張笠蒼 編述

小引　本篇爲昔年負笈於騆山孫沐躬夫子門下時，於課餘診餘之暇，偶聆夫子講述關於醫藥方面之零開賸義，經微及同學張君笠蒼，擇要信筆錄成，共得稿九十三則。乃自問世而還，俗壓鞅掌，茅塞盈胸，追憶吾師當日循循導誘之情，彌深慚疚！爰檢舊稿，略爲整理，錄呈徐蔣二先生，冀佔醫刊一角之篇幅！惟急就之章，詞不達意者甚多，祈薄海同仁有以教正之！

二十六，一，十五，敬微附誌

負屈之半夏

吾師曰：半夏爲主治欬逆痰涎之重要藥，其有效成分爲「半夏素」；今市肆所售均煮熟用之，其法煮，先以水浸半夏，冬七日，夏四日，日需換水一二次，去盡粘滑涎沫，（按卽半夏素）然後取

經過　三四分至一二時，但不免再發。

豫後　關於原病，而不一定，雖無危險，但難根治。

治法　症候(1)括蔞薤白白酒湯之(2)括蔞薤白半夏湯主之(3)枳實薤白桂枝湯主之，人參湯亦主之，(4)茯苓杏仁甘草湯主之，橘枳生薑湯亦主之。(5)薏苡附子散主之。(6)桂枝生薑枳實湯主之。(7)烏頭赤石脂丸主之。(8)九痛丸主之。西醫血行器病云：須探明原因，然後治療，固不待言，發時速以布片醮芥子精，或芥子油，摩擦心部，上肢並刺戟皮膚，若脈搏細弱。可於同時注射樟腦油數筒，脈搏强實則不可用。此外則內服鎮痙劑其間歇之際，則行冷水洗滌法交換室內空氣，節減操作及飲食。調匀大便神經性心悸可沸騰散或糖水，如欲豫防，則宜用沃度曹達。

國醫對症治療法處方。

(一)括蔞薤白白酒湯方。

括蔞實一枚搗　薤白五錢　白酒半斤

右三味煎取兩大酒杯分溫再服，註味下加用清水三字

(二)括蔞薤白半夏湯方

括蔞實一枚搗　薤白三錢　半夏五錢　白酒一斤

右四味同煑取四大酒杯溫服一杯日三服

(三)枳實薤白桂枝湯方

枳實四枚　薤白五錢　桂枝一錢　厚朴四錢

括蔞實一枚搗

右五味以水五大碗，先煮枳實厚朴取二碗，去滓納諸藥，煎數沸，溫三服。

(四)人參湯方

人參　乾薑　白朮　各三錢　桂枝　甘草　各四錢

右四味，以水九茶杯，煮取五杯納桂枝，更煮取三杯，溫服一杯，日三服。

出，與薑同煮者，曰薑製半夏，與礬同煮者，曰法製半夏，與甘草同煮者，曰宋製半夏，與鹽同煮者，曰仙露半夏，……棄其精華，而啜糟粕，雖有些微功效，究未能盡半夏之所長，吾不禁為半夏叫屈！按此種製法，始作俑者，為陶弘景氏，其所著別錄云：「半夏有毒，用之皆先湯洗十許過，令滑盡，不爾，戟人咽喉」。且復曲解仲景方義，謂「生姜可制半夏之毒，觀傷寒金匱諸方，凡用半夏者，必用生薑，所以制半夏之毒也云云。」其穿鑿附會，近人楊華亭氏，已詞而闢之：（請參閱藥物圖考二卷一六頁）第一犬吠影，百犬吠聲，且陶氏當時，曾為梁武帝所推重，致天下後世，翕然風從，而有各種製法之半夏產生。夫湯洗十許過，必令滑盡，則「半夏素」蕩然無存，倘遇大症，欲其建立功效，得乎？余用半夏，因症而施，如癇疾之半貝丸，姙娠惡阻之乾姜人參半夏湯等，於方上必鄭重書明曰，半夏須用生者；惟其用量，每劑最重不過一錢，蓋過多則確能引起刺戟咽喉之副作用也。

(五)茯苓杏仁甘草湯方

苓茯三錢　杏仁五十個　甘草一錢

右三味，以水一大碗，煮取半碗溫服一小杯日三服，不差更服。

(六)橘皮枳實生薑湯方

橘皮六錢　枳實三錢　生薑四錢

右三味，以水五碗煮取二碗，分溫再服。

(未完)

漢方標準(續)

王潤民

按三承氣湯之爲用甚廣。而溫病用之尤多。顧三方之主治如何。各方之分別何在。殊不易言。古人所論。就余所知者。當以吳又可之論爲最明顯。其言曰。「按三承氣湯功用彷彿。熱邪傳裏。但上焦痛滿者宜小承氣湯。中有堅結者。加芒硝。軟堅而潤燥。病久失下。雖無結糞。然多粘膩臭惡。得芒硝助大黃。有蕩滌之能。若無痞滿。惟存宿結而有瘀熱者。調胃承氣宜之。三承氣功效俱在大黃。餘皆治標之品也」云云。可爲用三方之準繩。惟謂「三方功效俱在大黃。餘皆治標之品」。似未能了解厚朴枳實等之同意。又程鍾齡著醫學心悟一書。曾謂「枳實消痞。厚朴去滿。芒硝潤燥。大黃瀉實。必痞滿燥實——胸悶不食爲痞。胸腹膨脹爲滿。大便枯少爲燥。腹滿痛不大使爲實——四證兼全者。方可用大承氣也。若痞滿而未燥實者。宜用小承氣湯。不用芒硝。恐傷下焦陰血也。燥實而未痞滿者。卽用調胃承氣湯。不用枳朴。恐傷上焦陽氣也」云云。其言亦明白。然未揭出調胃承氣用甘艸之意。斯爲美中不足。吾請得而補充之。其說如下。

甲、大承氣湯之功用　欲知三承氣之功用。當先明大承氣之功用。而欲明大承氣之功用。則當先知方中各藥之性質。按大承氣爲大黃芒硝厚朴枳實四味而成。吾乃查考本艸綱目新本艸綱目本艸備要化學實驗新本艸及漢藥新覺等書而

最老牌之國貨伐克辛——臭坯

伐克辛 Vaecine (或譯作萬克醒或譯作華克興)各病注射藥，肇自牛痘漿苗，盛行於最近十年，舉凡各病之病原菌或毒素，莫不有Vaecine之製造；其作用爲自免疫性，與Serunr (Antitoeiu)之被免疫性有異。此種治療法，吾人不能不驚嘆西洋醫藥術之日有進步；然在我國，其乏克辛之發明，已遠在二千年外，惟後之子孫不肖，不能將祖宗辛苦發明之唯一良藥，擴大其製造，發揮其效用，致被西醫，後來居上，是則大可嘆耳！然吾爲此言，閱者諸君，必羣相怪詫，以爲翻遍過去各家本草，何來有此道地老牌眞實國貨之伐克辛，此非僕等之鑿空杜撰，必爲發狂囈語無；無疑徵不信，僕等所謂此道地老牌眞實國貨之伐克辛，本不爲李瀕湖陶弘景輩所注意，且發明者又非醫聖醫賢，當時祇知可供食品，故不特不載於各家本草，不爲歷代醫師所賞用，而錦衣肉食，縉紳先生輩，更從而唾棄之，致大好良藥，湮沒不彰，祇供一部份藜藿同胞之大嚼，滋可痛也！不揣謭陋，爰將研究所得，

得各藥之功用如下。

(二)大黃性狀成分略。謹述其主治如下。

主治(一)為效用最廣之通下藥。因服大量。經五時後。發腹鳴腹痛而起得利。惟本品含有單寧酸。故醫後即便祕。故為一回之通便者。單獨用之最佳。然本品配合枳實同用。則效力較速而大。且少疝痛之作用。急性腸炎胃腸異常醱酵(潤民按即中醫書中之腹滿腸鳴)之便祕。久熱之便祕。及痢疾初等。均可用之。但燥屎堅結過甚者。若單用大量植物下劑。則不易迅速排出。且多發劇烈之疝痛。而增加病者痛苦之時間。或雖下之而不應。此則當與鹽類通下藥同用。(潤民按鹽類通下藥與植物通下藥詳後)一則亢進腸之蠕動，一則稀軟其內容物。而排泄可以較速。此漢醫之複方劑。經幾千年幾萬千病人之實驗。為最合於科學者也。

(未完)

將我國最老牌。伐克辛之名稱形態製法等，略為申述如左：

1.名稱——臭坯

按我國幅員廣大，各地風俗習慣不同，臭坯為敝邑特有之土名，其他各省縣，或不以臭坯名，且產額亦未普及全國，故雲廣等省，或無此物。

(未完)

類似盲腸炎症之治療經過

林英藩

楊村鄉一貧婦年八七歲。月前得嘔利病。診之肢冷脈伏頭汗如油。當時以虛脫可虞。投茯苓四逆湯加肉桂。兩劑諸恙均減。三日後忽轉腹痛煩渴。小便不利嘔逆。脈大而軟。擬邪濕未盡。用四苓六一不應。次早腹大痛。二便不通。舌黑且垢。目赤面紅。詢其痛在右腹角。甚則牽引滿腹。拒按。痛苦莫可言狀。余細思右腹是盲腸之位。今脈病若是。得無盲腸炎之朕兆乎。現病由嘔利服溫劑而止。其腸間富有病菌毒穢停留。乘機為患。考生理盲腸即大腸上段。上接小腸。下通結腸。起處如蟲樣下垂

古方發揮(續)

楊影莊

二、攻裏劑(即瀉下劑)

方名……大承氣湯

藥品……大黃二·四 厚朴四·八 枳實二·八 芒硝三·六

服法……右剉細水煎去渣內芒硝溶化頓服

主治……傷寒第一週末期——第二週初期 痢疾初期 肝臟疾患 腹水 胆石病

(本方作丸吞服) 急性腦充血 急性消化腔道塞滯症急性尿閉症

藥理……(1)大黃，本品為植物性瀉下藥，隨用量之大小，其性途呈著明之差異，若用小量，則呈大黃鞣酸及苦味質之作用，可制止羅卡他腸胃之異常醱解，亦可制止惡心噯氣，並下痢，若稍用大量。始呈CatnartinSaure

酸作用，能使腹痛，痢粥狀之便。

若用小量，則爲强壯及消化藥，並止下藥，用於慢性腸胃卡他，消化不良症，於下痢者用之，亦能遏止，中等量，則單爲催促通便藥，若大量頓服，則大瀉，本品不僅作用於消化腔道，卽遠隔臟器之炎症，用之亦有殊効。

(2)芒硝，本品爲鹽類性瀉下藥，其成分爲硫酸Natrium並含鑛泉，本品刺戟極少，且有兼清涼作用，凡有充血，及炎性症狀者，或有兼熱之內部臟器之疾患，卽因常習性糞便蓄滯，及其他原因，(心及肺臟疾患)而致下腹臟器之靜脈鬱滯，又因之胆汁分泌之障礙，胆石，脾臟腫大，肝臟腫大及硬結，全身脂肪過多，肝脂肪變性，慢性胃病等，均極賞用之，便祕時服本品，約閱二小時卽水瀉，然非常頑固之便祕，亦有無效者，此時須與植物性瀉藥並用，

(3)厚朴，本品爲疎導藥之一種，含有芳香性成分，亞托剌古矢冷Atractylin 以及同樣之結晶體，其藥理作用，能刺戟腸胃神經，使其興奮，故由腸胃機能失職而來腹部膨滿者，用本品有良効。

(4)枳實，本品亦疎導藥之一種，內含芳香性發揮油，爲健胃消積之良藥。

藥徵曰：「枳實主治結實之毒也，旁治胸滿胸痞，腹滿腹痛」，綜上藥理，則本方大黃芒硝瀉下，枳實厚朴疎滿，凡腹部實滿，大便不通者，卽爲本方之適應症，仲師創此方以治傷寒陽明病，及痙痢宿食等症，其目的，則在於瀉下顧所謂：「傷寒陽明病」者，卽腸窒扶斯第一週後半期，至第二週開始時，消化腔道呈充實現狀之症候也，斯時病者之血液中，凝集素已漸產生，血中細菌，亦漸被裁制，而小腸下端之廻腸部，則已不堪細菌毒素之蹂躙，而發生定型性之變化，該部之淋巴器官，充血發炎，腫膨高突，消化腔道，遂致形成實滿，爾時仲

者是矣。今腸間宿穢浸入盲腸局部而發炎。理或應有。然我國方書絕少道及。此時宗旨遂決定通則不痛。用大黃赤芍桃仁丹皮元胡蔞仁靑皮一劑痛減三分之一。以舌尙黑苔。脈仍有力。再加黑山梔潤字丸等。兩劑下濁穢甚多。痛定舌黑退。腹可按而脈亦不復如前之有力矣。此症前後治法大異。究竟是否盲腸炎。抑或劑有挾邪互鬱。尙祈同仁諸君賜敎。俾開茅塞。不勝幸甚。

還讀齋醫話

澄江湯荻芬

醫有新舊之分，藥有中西之異，所以黨派分歧，而各道人之非。余則曰：醫道雖學不同。西醫重形蹟，國醫重氣化，而中國人之病情病理，則無不一致，用藥之欲補欲瀉，則亦有一定程序，並不以一病而有中西之甄別，用藥有顚倒之不同。余立場於國醫地位，除用中藥之外，每每亦喜參用西藥，所謂擇其善者而從之，不効者而去之，務求達到治療病症爲目的。不以中西二字，橫哽於心，以致彼此傾軋，浮文不講，今以甘汞之治療腦膜炎一則，詳述於下。

師施以瀉下療法之本方，實爲至當之見解，因腐集於消化腔道之細菌毒素，若捨使之下洩，則漫無外出之途，故惟有使之瀉下，俾由大便去，藉以頓挫其銳氣，而減弱其來勢，但本病爲頑固疾患，病期甚久，瀉下療法，惟於此時可用，若至第二週後半，及第三週內，雖現陽明實症、亦不可漫投下藥，蓋腸部淋巴由炎腫而成潰瘍，下之則有腸出血與腸穿孔之險！此亦不可不知者也，觀乎傷寒論太陽病篇中，仲師再三叮嚀曰：「當先解外，外解乃可攻」，由此攷之，則攻裏緊接於解表之後，從可識本病瀉下劑適應之時期矣。

（本節完，餘待續）

黃疸病之檢討

張型

一，導言二，定義三，類別四，原因五，症狀六，治療七，結論

一，導言　疸曁癉同，說文疸黃病也，醫籍作癉，或作疸，無二義，總言黃病也。蓋國醫言此病者，最古內經，然而古文簡括奧，學者不克深知理義，千古研求醫道一大憾也。惟幸仲景傷寒論一書，內有雜病之黃疸，（如穀疸酒疸等）有因有症，有治有方，斯可謂備焉。型屢覩古醫籍，千金外臺以及金元明清諸大醫家，著書立言，惟獨於黃疸一症，或詳症而略因，或詳脈而略治，或鋪敘支離，而無系統，斯是最大缺點。型不揣愚昧，爰將平日所得，本諸金匱傷寒二書，分拆數類略述於后，求海內外宏士，共同研究，並能匡我不逮，斯爲良善矣。

二，定義　凡全身各部，如皮膚眼結合膜，口腔粘膜，瓜甲，排泄小便色素，均染成黃色，故名之曰黃疸。

三，類別　古人黃疸有五之說：一，黃疸二，黃汗三，穀疸（即胃疸）四，酒疸五，女勞疸（即色疸），其他有陰黃陽黃之分，按陰陽之分晝者，並匪另具一症，不過區別疸之顏色而已，若黃而顯明爲陽黃，黃而晦暗爲陰黃。

乙亥春，腦膜炎猖獗，適楊舍張清和之獨子，年八歲，亦染是症，經數日，症勢益劇，各醫師認爲不治，而張君已爲子治木矣。茲由友人介紹。余往診，察其脈弦細帶數，驗其苔黃膩化燥。神情少慧，而頭痛如劈，嘔吐頻頻，竟日夜不休，大便不通，腹部已成癥結，飲食不能嚥，藥汁更難飛渡，至於形體之瘦削。正氣之空虛，更不待言。按脈合症，無非風陽上擾挾積之腦膜炎，風陽不得不平，堅積不可不下，但苦味之品，既不能進，於此存亡危急之秋，惟有借重西藥，余隨爲注射鹽酸嗎啡Morbkine Hxdrochloride○．一牛西西，以止劇痛，並藉以鎮其吐逆，未幾，痛止，投以甘汞Calomel三分，分三次吞服，一面令蒸雞露，頻頻灌入，用之以代茶代藥，養陰增液，與奮精神，越四五時，已解下堅糞數次，而腹部之癥結。亦化爲烏有矣。風陽因之而大退，精神因之而大振，自後兒畏服藥，余亦不再處方，維以雞露飲之。前後僅六天，而諸恙霍然，此可謂甘汞之特效，獨子之得能再生，亦云幸矣。

四，原因　此症因胆汁之通路，卒然焮腫壅閉，致胆汁逆流，而流入血液，在肝臟內吸收於直接血液，但大多先入淋巴管，後進入血液中。是則西醫之說，蓄中醫之說，大率濕鬱合，蘊釀而發黃，經云：濕熱相交，民病疸也。有因食飲所傷之穀疸，亂中飲酒，大酸當風之酒疸，房勞過度，血蓄小腹而發之女勞疸。

五，症狀　呈黃疸最早之部分爲顏面，而尤以顳顬部，前額部，鼻唇溝及頤部爲甚，下腿等表皮較厚處，往往不顯，最著明於眼球結膜。黃疸尿呈褐色或暗褐色，間呈綠褐色，振盪之時，作色之泡沫，染於白紙，白布，每呈黃色。大便多祕，放腐敗性臭氣，糞便之色，因腸管內胆汁流出之減少或消失，致帶黃白色或灰白色，甚者往往帶銀色，此層應宜注意。皮膚瘙癢，亦爲本病屢發之症，往往搔破表皮而不自知，其癢於夜間尤甚，故往往睡眠不安。亦起心悸，此外納穀不香，精神奮昂等，舌有苔，脈浮而緩。

六，治療　黃疸之治，救陰養津，去濕利水，斯爲上策，有發汗而癒，有消瘀淸熱而愈，有攻下而愈，隨邪之所在，見證施治，其法不一。茵蔯蒿湯，茵蔯五苓散，枳實梔子大黃鼓湯，梔子桑皮湯，大黃消石湯，大柴胡湯，小柴胡湯，四逆散，柴胡加芒硝湯之類，此中尤以茵蔯五苓散，大柴胡合茵蔯湯爲余等使用之良方也。其他方劑列述於后。以供參攷：

茵蔯瀉黃湯　瀉黃病　茵蔯蒿　赤茯苓　白芍　黃連　木通　白朮　山梔　西黨參　木香　葛根　加姜棗煎

退黃散　治傷寒發黃　小便濃者　茵蔯　升麻　柏子仁　黃芩　柴胡　通草　黃連　龍胆　淸甘草　山梔　滑石　燈心草

一淸飲子　治黃疸發熱　茯苓　川芎　桑白皮　淸甘草　柴胡　加姜棗煎

梔子蘗皮湯　傷寒身黃發熱者　主之　梔子　淸甘草　黃蘗

加減五苓湯　治伏暑鬱發黃　煩渴　小便不利　茯苓　澤瀉　茵蔯　猪苓　白朮

茵蔯四逆湯　治陰黃　脈沈細　肢體逆冷　腰以上自汗　茵蔯　乾姜　炙甘草

余又有告者，凡藥物有特殊之効，必有特殊之副作用。按甘汞乃一白色粉末，質重，無臭無味，係水銀劑，在空氣中不起變化，在水中不易溶解，考「西醫辭典」（李龍公編）甘汞有激起排便運動，且可以鹽類瀉劑聯合用之，以清其腸，用小量可止嘔吐，對於赤痢腸窒扶斯，及傳染腸胃粘膜炎，初起時頓服大量，有頓挫之効。但對於某種氣體，(因有人不犯者)有如水銀之吸收，可以發生亞急性汞中毒之症狀，其主要者，爲口腔，齒齦，舌木，腫痛潰爛，呼吸氣臭等現象，此種副作用，已經犯過幾次，令人可怕，但終不至損人性命也。至於解毒法，外吹珠黃散，內用花椒一兩，煎湯服之，其毒卽解。

懸癰症治療實驗

江西唐江社員宋靑銓

唐江本鎭陳某，年四十許，其人在外鑿礦爲業，於今春忽患懸癰症，前陰之後，後陰之前，會陰穴也。

患有數旬，曾經各處內外著手，治療不妥，概行無效，延之日久，日夜抽

附子

聖惠小半夏湯　治陰黃　半夏　生姜　葛根　西黨參

茵蔯附子乾姜湯　治陰黃　脈沈數者　茵蔯　茯苓　乾姜　附子　澤瀉　枳壳　白朮　陳皮　半夏　白荳蔻

外臺五味湯　療急黃疸　麻黃　石羔　茵蔯　葛根　生姜

茵蔯梔子黃連三物湯　治大便自利而黃　茵蔯　梔子　黃連

直指四君子湯　治色疸　西黨參　茯苓　白扁豆　淸甘草　生白芍　白朮　生黃耆　加姜棗煎

鹿茸散　治房黃疸　體虛無力　夜多夢遺精　神思不安　鹿茸　五味子　生黃耆　熟乾地黃　山茱萸　生牡蠣　上藥爲末　以溫酒調下二錢

千金茵蔯湯　主治黃疸　酒疸　酒癖等　茵蔯　黃芩　西黨參　大黃　淸甘草　梔子　黃連

聖惠龍胆湯　治勞黃疸　龍胆　甘草　牡蠣　柴胡　麥門冬　升麻

七，結論　黃疸之病　從鬱熱而生　猶之米入麯室　以火蒸之　致米成黃色之麯也　故治之病時　應禁酒　油膩　魚鳥一切厚味　食之於服藥終無益　黃疸之色變黑　如煙塵　小便如膏　腹脹　飲食太少者　皆死候也

脹，乍寒乍熱，痛勝難當，無法可施，方轉回家，即請余診視治療，余視此乃懸癰症也。

因酒色憂思過度，三陰虧損，勞力氣結，濕熱壅滯而成，色帶紫紅，形似小欖，腫硬如石，若不速治，潰後成漏，變爲瘡勞。余診視，爲開外科首方。（仙方活命飲）該方（穿山皂刺歸尾草節銀花赤芍乳設天花陳皮防風貝芷）服後和平，次診再配合（九龍丹）瀉之，（該方巴豆方茶血結廣香乳設）（該巴豆一味不去油効佳）八味共研細末，生蜜爲丸，梧桐子大，熱酒送下，每次服九粒，連服三次，分早、午、晚、三次空心服，服後是晚，大瀉四五次爲度。若不大瀉，萬難全愈，泄下其囊紫黑色，纖氣不堪，泄後數次，即煮稀粥服下，以止大泄，久泄不止，脾絕難救，害人非淺也。三診腫硬全消，寒熱退，抽痛稍有，再開（仙方活命飲）加減服之，連服三四劑，抽痛全消，懸癰立見奇功全愈。實謂奪命回春之神效，供諸高賢同道，更進醫學研究一步矣。

（完）

傳染病篇（續）

吳興　沈愚如

傷寒

症狀　張仲景云：「脈浮，頭項強痛，發熱，而汗出惡寒者，爲太陽中風也，脈陰陽俱緊，頭項強痛，或已發熱，或未發熱，必惡寒體痛嘔逆者，爲太陽傷寒，發熱而渴不惡寒者，爲太陽溫病也，關節疼痛，脈沉而細者，此名

濕痺，其候小便不利，大便反快者，難經稱太陽濕溫，濕溫者，濕中兼暑也，其人汗出惡寒身熱而渴者，爲太陽中熱，熱病者，暍是也。凡此種種，胥皆外邪初感太陽之綱領，如入少陽，則爲口苦咽乾目眩，或往來寒熱，入陽明則爲胃家實，或身熱汗自出反惡熱不惡寒也，入太陰則爲腹滿而吐，食不下，自利益甚，時復自痛若下之，必胸下結硬，入少陰則脈微細但欲寐，入厥陰則爲消渴，氣上撞心，心中疼熱，肌而不欲食，食則吐蚘，下之利不止，又有兩感於寒，一日太陽受之，卽與少陰俱病，則頭痛口乾腹滿而渴，二日陽明受之，卽與太陰俱病，則腹滿身熱不欲食譫語，三日少陽受之，卽與厥陰俱病，則耳聾囊縮而痙厥，其不兩感於寒，更不傳經，至七八日，六經之邪漸退，十二日則精神清爽，而自瘉矣。其病或始於太陽，以次傳入陰經，而終於厥陰者，或太陽不傳少陽陽明，而卽傳少陰者，或不由陽經而直入陰經者，或始終只在一經而不傳者，或二陽三陽同受而爲合病者，或太陽陽明先後受邪而爲併病者，或因誤治而爲壞病者，或他兼時邪而爲雜病者，其變化多端，不勝枚舉，醫者臨症時，當隨機而應變可也。至西醫謂潛伏期八日至十四日，甚或延致二十三日，其時人覺疲倦，第一星期頭痛身熱，脈大而重搏，舌白而有苔，腸微脹痛，至夜或微昏亂，大便祕結或稀薄，第二星期病略重，症狀加甚，熱度高，每至晨微退，脈搏數，此時頭痛退變爲精神遲呆，唇乾舌亦乾，皮顯桃紅疹，腹部脹痛，或瀉更甚，第三星期心漸弱，譫妄甚，肌顫跳，皆爲險象，最可畏者，卽腸穿孔及出血，第四星期大半患腸熱病者，顯漸瘉之景況，熱漸退至常度，腹瀉止，舌苔淨，胃口復開，但病重者，第四星期或第五星期，其症狀較第三星期加甚，如身尤弱，脈搏尤速而弱，舌乾，膨脹，迷睡，呢喃性譫妄，肌顫跳，大小便失禁，此期之大險，卽心力耗盡，及繼發性併發症。特殊性狀(甲)初起神經系統顯重狀，病入體忽譫語發狂，更

凍瘡急靈方

東台滌濟社員 王象乾

秘方公開　百發百中，永久不發

先取下猪血沸湯，或燙猪湯，將患部置湯中燙浴之，俟冷方止，預先挑火爐置其旁，取皂角栽火爐內，火烟烟薰，將局部置烟烟薰之，長期最佳，查凍瘃乃係血瘀凍傷，卽可消散，及至來年永不復發，其効驗，百發百中。

風水腫治驗

徐鶴仙

方某十六歲主訴數日前，忽惡寒氣逆無汗，一生悉腫，兩目合縫，囊腫如碗，經醫用茵陳五苓二劑無效，因就余診，脈象浮緊，舌苔白膩，因診斷是風邪壅肺，肺主皮毛，汗線閉塞，引動瘤濕，濕鬱化水，泛濫皮膚，治宜發表利濕，開鬼門而潔淨俯，爰處方如下。

麻黃三錢，桂枝二錢，杏仁三錢，蘇葉二錢，防風二錢，赤苓皮四錢，澤瀉二錢，茅朮三錢，紫浮萍三錢，冬瓜皮，姜皮。

方解　麻黃含有愛非特林植物鹽基成分，功能發汗平喘，通利水道，桂

天花概論

李滙鎣

腦脊髓有初狀似膜炎，痛甚，羞明，頭仰頸强直，肌顫跳，或驚厥，（瘛瘲）等，但罕見，亦有初起思睡或昏迷，又或癲狂者；（乙）初起呼吸器顯重狀開端所發枝氣管炎，卡他炎，最奇者卽初狀忽發寒戰，兼肋痛，及肺葉炎，或急性胸膜炎。（丙）初起腸胃顯重狀如胃痛恆吐不止，甚至疑爲服毒藥，或蚓突（闌尾）炎；（丁）初起顯急性腎炎之狀如尿含血，色似烟或紅，或蛋白素（朊）及管型（腎管膜）等。（戊）逍遙性（不躺臥）類此等人，或照常遠道出游，醫生初診查熱度至一百零四五度，且皮疹已大顯，如此者其狀自始至終，大約甚重。面狀頗發紅，目發亮，顏容倦怠，漸至貧血，唇或紅，皮膚特種皮疹，色桃紅，其發另星四散，越二三日卽沒，沒後留棕色跡，且此陣沒，彼陣現，繼續而起，現於背而不現於腹者罕，且有時廣佈軀幹及四肢，疹之多少，與病之輕重非密切關係，疹頂或生微皰，或成瘀瘢紅瘢，常現於唇，青瘢卽蚤咬之疹，皮壞死如口頰壞死（又名走馬疳，）表皮脫落如鱗，小兒有之，熱度高低不規則，朝升夜退，或數日不減，在一百零三四度。血循環系統二星期血或無甚改變，至第三星期則赤血球（紅脒）及紅血素（紅脭）約常減少，消化系統口失味，而至漸瘉時復原，舌由濕而變乾，苔變棕色或黑棕色，以致成痂，涎大減，腮或發炎，咽喉或發卡他炎，或潰爛，腸出血，腸穿孔，脾腫大，肝黃疸，膿腫，膽囊炎，胰腺急性出血性胰腺炎，呼吸系統鼻衄，喉炎，枝氣管炎，肺葉炎，肺底墜積性充血，咳血甚少，或胸膜炎；腦系統譫妄，驚厥，神經炎；腎系統尿瀦溜腎炎等，生殖系統睪丸炎，或乳房發炎，骨病，關節炎，小兒老年孕婦胎，均能患之。

（未完）

枝含桂皮油單甯酸等成分，功能發表解肌，調和營衛，杏仁有亞蜜哥他林脂肪油糖質等成分，能宣肺解肌下氣。蘇葉有發汗散寒降氣解毒之功，防風含多量之澱粉散風勝濕，苓皮有利水道治膚脹之効，澤瀉爲滲濕利尿要藥，茅朮浮萍，亦皆有發汗利濕之能。

服二劑，身微汗出，腫勢減，氣逆亦平，復診照原方加苡仁四錢，猪苓二錢，又兩劑而全愈。

經方實驗錄

曹穎甫醫按
姜佐景編案

曹穎甫曰：凡治此證，癰膿結聚肺部，當以開泄肺氣，淸其鬱熱爲第一步。及肺臟氣疏，咯痰不暢，則以決去癰膿爲第二步。及腥臭之痰出盡，而膠痰之未成膿者，倘吐之不已，則以破除痰結爲第三步。及膠痰漸少，肺之破碎處當用補救，則以扶養肺陰爲第四步。惟補救之方，推千金黃昏湯爲最。黃昏爲合歡皮，張璐玉稱其兩幹相著，卽粘合不解，取其粘性，實足以補肺臟罅漏，日來氣候失常，蘇滬一帶，已有天花發現，據報載滬市衛生局發表，患此死亡者，爲數甚衆，並定（上海）爲檢疫港，凡登岸旅客，須受檢驗，以求防患於未然，余以醫具仁心，因作此篇，爲國人告，俾已患者能知治法，未病者知所以預防也。

攷天花之症，吾國古時無之，故內經亦不詳其病。相傳爲東漢時馬援征交趾，軍人傳染帶歸，名曰虜瘡，外台祕要巢氏病源載有豌豆瘡者卽此，今人之所謂天花也，論其病源，爲先天胎毒，感於時氣而發，由腎肝心脾及肺，五藏偏歷，自內外發，初起必發熱，口渴，心煩，頭痛如裂，肌膚隱現紅色，三四日熱止痘透，其點頂平，凡胎毒轉而時氣重者，痘必疏佈，若胎毒時氣俱重者，痘必稠密，前人論天花治法，首推錢仲陽陳文中二家，錢用寒涼，陳用溫補。二說雖屬相反。然各有灼見，卓然成家蓋相反適以相濟，陳氏之說足補錢氏之未備，若毒火深伏，血氣壅遏者，必藉芳香以搜逐，如紫雪丹等，若氣滯血凝，毒重火盛者，以酒大黃石膏青皮桃仁荊芥犀角之類爲主，氣血有焦爛之勢，肝肺毒火不宣者，用犀角羚羊紫草丹皮石膏鮮生地輩，均宜錢法爲治，如氣血虛極，而漿清塌癢，法宜溫補，用參歸鹿茸湯，大抵氣虛者，不外四君，血虛者，不離四物，若氣虛血熱，則補氣之中兼用涼血，若血虛氣滯，必補血中佐以辛香，以天花必賴乎氣血，氣血充，則易收易愈，故治天花必顧全氣血，此尤須採陳說爲法也。若偏宗一說，執而不化，則鮮不誤矣，內經曰聖人不治己病，治未病，與其治病於既然，莫若防患於未成，醫宗金鑑所謂引其毒於未發之先者，卽此意也，且夫種痘之法，始於宋代，以痘痂塞於鼻孔，引胎毒以早洩，世俗稱之種花，但其氣必由肺傳心傳脾傳肝，而後至腎，五藏偏傳，始能發熱見點，往往中途變故，險症叢生，以其術之猶未能得其精要也，迨至嘉慶初年，有奧醫傳牛痘之法，其種法擇兩臂消爍冷淵二穴，或四粒，或六顆，以胎毒之輕爲準，因二穴爲手少陽三焦脈絡，且三焦乃人路最關要之腑，總領五藏六腑，猶若捷徑，可以不經諸藏，直入腎

而收其全功。較世傳白芨尤爲穩當。故布腹心，以告同人。按合歡爲馬纓花，花紅爲馬纓，五六月始開，枝幹多連理，予親見之，蓋肺主皮毛，此樹之皮，彼此易爲粘合，故能補肺之綻裂也。

又按，佐景謂肺癰病原實出陽明，此說甚精確。蓋腸胃燥實，鬱熱上蒸於肺，則肺燥而膿痰生。一日之燥氣不除，則一日之膠痰不去。久久熱傷肺臟，因變癰膿。故治之之法，第一當開壅清熱，其次則當破頑痰，皆所以抉其壅也。至如中消之證，尤當破其壅結，而清其胃熱，重則承氣，輕則人參白虎，皆常用之。否則，肺液一傷，甚則爲膿，輕卽爲痿。童公之病，實由於此，所以致死者，未嘗不由於此也，可以爲前鑒矣。

（佐景按）余紀本案既迄，乃示吳君大鏞，請其校正。承吳君爲殿證明語，曰：『小女刻已全愈　曹公再造之恩，實不敢忘本案紀載絕對正確世有同病者可知所抉擇矣，特此附筆證明並表謝忱。』

吳大鏞拜誌

經小兒胎毒於其無病之際，引挈而出，最爲穩妥，較之塞鼻，取種法。其巧拙，誠不可同日而語矣。

人類生死問題及疾病治療原則（續）

劉淑士

（乙）唯心的　世尊以一大事因緣出現於世，大事因緣者，即人之「生死問題」也。試思人生於世，雖壽有修短，總不過百年，或不及百年，碌碌者虛度一生，即傑出者能作一場大事業，福國利民，功德無量，亦不過克盡仕世責任；若叩以吾人究竟歸宿如何，人生最後之大目的何在，鮮有不猛然警醒，而未易置答者。夫雖勘破生死關頭，當先知吾人所以流轉生死之根本，此根本惟何？佛家稱之曰「阿黎耶識」。照近世心理學上之三分法，分人心之作用爲知，情，意，於意識之外，未能再加推勘，有所深造，因凡夫知識之限度到此爲止也。佛則返觀自心於意識之外，尙窺見幾識，乃分人心理爲八識，以眼耳鼻舌身爲前五識，以意爲第六識，此外有第七識，譯名「末那」，猶言執我也。第八識，譯名「阿黎耶」，猶言含藏也。推勘至此，始知吾人生死之根本即爲「阿黎耶」，乃眞心與妄心和合之識也。眞心非吾人肉團之心，乃吾人之淨心是也，因其倘與妄心和合，故目之爲「阿黎耶識」。此識中含有不生不滅及生滅二義，所謂眞妄和合者。不生不滅是「覺」，生滅即是「不覺」。我輩凡夫祇有妄心用事，念念相續，攀緣不已，自無始來，即是不覺，故顛倒於生死海中，莫能自拔也。然妄心眞心本是一體，並非二物，眞心相似海水，妄心相似波浪，海水本來平靜，因風鼓動，遂成波浪，此波浪即是既動之海水，非別物也。眞心妄動，即爲妄心，妄心既生，念頭展轉，因緣湊合，生死不了矣。佛家教人方法雖多，總是從克治妄念下手，一言蔽之曰「背妄歸眞」而已。

（未完）

傷寒中風風溫溫熱濕溫症狀之鑑別

大埔　李煒華

難經云，傷寒有五，曰傷寒，曰中風，曰風溫，曰溫熱，曰濕溫，各病之現狀，複雜，固往往誤治，茲將各症略分列於左，諸希高明不吝賜教爲幸。

傷寒者，大陽病，或已發熱或未發熱，必惡寒，體痛，嘔逆，脈陰陽俱緊者，名曰傷寒，此言寒傷大陽之膚表，麻黃湯主之，中風者，大陽病，發熱，汗出，脈緩者，曰中風，此言風中大陽之肌腠，桂枝湯主之，傷寒中風之變症，詳於傷寒論，祇因篇幅有限，故難一一枝舉，祈閱者原諒。

風溫者，即大陽病，發熱而渴者，爲溫病，若用辛溫發汗已，身灼熱者，名曰風溫，風溫爲病，脈陰陽俱浮，自汗出，身重，多眠睡，鼻息必鼾，語言難出，若被下者，小便不利，直視失溲，若被火者微發黃色，劇則如驚癇，時瘛瘲，若火薰之，一逆尚可引日，再逆促其命期，此言溫病誤治變風溫之壞病，非其本病也，查風溫溫熱症，初起身熱惡風，頭痛口渴，脈浮數，舌苔白者，邪在表也，用辛涼之品以解表，如薄荷，荊芥，淡竹竹茹，前胡，杏仁，桔梗，桑葉，川貝，之屬，如溫熱已入肺胃，則身熱，自汗，口渴，煩悶，脈數，胎黃，當用川貝，花粉，牛旁，竹茹，竹葉，菊花等涼泄裏熱而生津， 如溫熱由氣分而入血分，挾風火而內旋，則身灼熱，口大渴，欬嗽，煩悶，譫語，脈弦數，乾嘔，當用羚羊，丹皮，青蒿，連召以泄血熱平肝息風，復用石斛知母川貝花粉以清肺胃之熱而生津，如身熱欬嗽，口渴胸痞頭目脹大，面發泡瘡，脈弦數，此風毒上壅陽絡，當用薄荷連召元參牛旁馬勃青黛銀花射干等以清熱散邪，風溫失治灼傷津液，抵抗力薄弱者，傳入心胞絡，即成風溫痙症，如小兒純陽之體，或陰虧之輩，尤爲此症，其狀頭痛，項強，兩目直視，鼻煽，氣喘，手足厥冷，唇口聳動，此時須用桑葉桔梗川貝杏仁下肺氣除痰，石決明羚羊竹茹入肝經鎮靜血脈神經，川茯地龍除濕鎮抽，麥冬生蘆根生津液，總之凡溫邪初受在表，宜辛涼之劑以解表，如不惡寒但惡熱，小便色黃者，已入氣分，只宜甘涼，或甘寒之品清氣分透邪外出，不可用寒滯之品反使邪不外達而內閉，若脈弦數舌深絳煩擾不寐，邪已入血分，才宜涼血滋潤之劑。

濕溫者，頭痛惡風，身疼痛，舌白不渴，脈弦細而濡滑，面色淡黃，胸悶不飢，午後身熱，此邪在表也，宜解表兼以淡滲之品，以除溼，解表之品如杏仁竹葉桔梗蘇梗藿香等，復用滑石扁豆薏仁厚朴半夏等以除裏濕，溼去表解則愈，或用枳桔豉湯，或藿香正氣散，加減亦可，如濕溫症誤用辛溫發汗，汗傷心陽，濕邪遂辛溫發表之藥熏蒸上逆，蒙閉心胞神昏肢厥者，須用犀角連召元參竹葉以清心腎之熱，赤豆卷銀花川茯以除溫中之濕，濕溫傳入於肺，喘促者，用葦根湯和甘桔湯加減以除濕溫，溫除濕去而喘自定。

脈狀撮要，傷寒之脈則陰陽俱緊，中風之脈則浮緩，風溫之脈則浮數，風溫之脈則右手盛於左手，傷寒中風之脈則左手盛於右手，濕溫之脈則浮緩而濡，或弦滑，傷寒中風則邪由膚入裏，故用羌棗以固脾胃之正氣使邪外解，風溫則由口鼻吸入肺胃，故用甘草，連召銀花解肺胃之溫毒使邪外解，以上皆余之經驗，故敢撮要公布，以供同道者參觀。

晉江 鄭軒渠

盲腸炎之研究（續）

至於本病的治法，西醫分爲內科外科兩派，爭論頗劇，莫衷一是，外科者，以蟲樣垂在人體營養上，毫無作用，主張在早期施行手術割去，否則蟲樣垂化膿，傳散至周圍——初僅盲腸，繼而小腸大腸，倘成腹膜炎，不久即將化膿而至於死。內科爲，謂本病大多可用內科療法治愈，只在化膿或穿孔時，始借重於外科。公平而論，外科宰割，固屬危險萬分，卽幸告痊，而血液損失，元氣挫耗，亦恐促及壽命。然內科者，至今尚無特效藥，其蛋白質療法，酵素療法，以及最新之化學療法——以藥特靈藥之一種，生物殺菌劑，注入靜脈內或皮下，均未得若何效著。又如鴉片劑等，不但無殺化膿菌之功能，且應用過多，反而有減少人體對於細菌之自然抵抗力。故一般療法，惟持所謂保存養法；卽使病人仰臥褥中，保持絕對安靜，雖飲食兩便，亦不許遽動。而在發病後，立須絕食二三日，以減免腸管之勞作，待至痛與熱消退後，先飲絕對流動物，如薄粥湯，牛乳，雞蛋湯，水菓汁：等。若起於局部者，則又須施行冷罨法；卽用濕布，上貼冰囊，或於炎症劇烈時，置用水蛭，吸收血液，藉以消除炎症。炎症既退，若硬結未除，可去冰囊，改用溫罨法；卽以溫濕布置於硬部，上覆熱水袋，使布不易冷，則可融化硬結，或外塗碘酒依克度等，以催促局部滲出物之吸收。又有在此時施行愛克斯之光線療法者，然皆非根本治療，輕病偶或告愈，重病仍須待手術適應期而轉委於外科也。

再言中醫之治法：中醫對於本病，或有以病竈之所在而分其治者，如在小腸，則有小腸癰之治法，如在大腸，則有大腸癰之治法，此乃爲根據內經：『關元隱隱作痛者小腸疽，其上肉微起者小腸癰。天樞隱隱作痛，大腸疽，其下肉微起者大腸癰。』然此病之發生，參伍錯綜，大抵小腸大腸均患者較多，且據金匱所載，脈症治法，爲後取資但亦只言腸癰而已，並不區分小大，如瘡癰腸癰浸淫篇：『腸癰之爲病，其身甲錯，腹皮急，按之濡如腫狀，腹無積聚，身無熱脈數，此爲腸內有癰膿，薏苡附子敗醬散（薏苡仁十分，附子二分，敗醬五分，合杵爲散，取方寸匕，以水二升，煎減半，頓服，小便當下。）主之。』又云：『腸癰（中國醫學大辭典，直作腸癰，本文從之。）者，少腹腫痞，按之卽痛如淋，小便自調，時時發熱，自汗出，復惡寒，其脈遲緊者，膿未成，可下之；脈洪數者，膿已成，不可下也大黃牡丹湯。（大黃四兩，牡丹一兩，桃仁五十個，冬瓜仁半大升，芒硝三合，以水六升，煮一升，去滓內芒硝，再煎沸，頓服之，有膿當下，如無膿者當下血。）主之。』金匱兩方而外，其治效卓著者，尙復不少，今舉數方於下：如小腹腫痛而身發熱，膿未成者，則有沈氏尊生書方之黃黑散（大黃四錢半，黑牽牛，故紙各二錢，牛蒡一錢，合研爲末，分作兩服，空腹時蜜湯調下，以利爲度。）；又如膿未成，而小腹堅硬劇痛者，則有六科準繩之大黃湯（炒大黃，芒硝各一錢，瓜蔞仁，丹皮，炒桃仁各二錢，共合剉碎，每服五錢，清水二盃，煎至一盃，去渣，空腹時溫服，以利下膿血爲度，未利再服。）又如腹痛，脈數，將成膿者，則有太平惠民和劑局方之四聖散（鮮黃瓜蔞去皮一枚（乾者兩枚），甘草末四錢，沒藥末三錢，乳香末一錢。以上各藥合好紅酒二大碗，慢火煎至一碗，分兩服，兩日服盡。若病在上，食後服，若病在下，食前服，毒已結成，膿卽化爲水，毒未成，卽從小便出，病重者再服，以退爲度。）又如小腹脹痛，或反側水聲者，或裏急後重，時時下膿者，此膿已成也，則有證治準繩之排膿散（酒當歸，鹽黃芪，金銀花，蛤粉炒山甲，白芷，防風，連翹，蔞仁，甘草各一錢。以上諸藥以水兩盅，煎至八分，食前服，若膿將盡，去山甲，連翹，加當歸，川芎，或倂研爲末，每服三錢，食後蜜湯調下。）又如腹濡而痛，時時利膿者，則又有證治準繩之牡丹散（牡丹皮，人參，天麻，茯苓，炒黃芪，木香，當歸，川芎，官桂，炒桃仁各七錢半，炒白芷，薏仁，炙甘草各五錢，（一方無官桂，木香。）合研細末，每服三五錢，清水一鍾，煎至七分，食前溫服。

（未完）

胃病證治之研討（續）

俞愼初

（二）胃氣　西名慢性胃炎

原因：食物烹調失宜，或吃過多之脂肪及炭水化合物，或飲茶咖啡酒等，他如飲食太速，咀嚼不細，皆足致成胃粘膜軟弱，胃液增多，成爲慢性消化不良，凡貧血，黃疸，痛風，消渴，慢性結核病，均可發生此症。

病理：胃部脹大，粘膜成爲淡灰色，或赤褐色，外被膠質之粘液遮蓋其靜脈變大有瘀斑。

症狀：食後胃部飽滿，有不舒，或悶疼之感，胃部空時，則亦作痛，痛則時輕時重，舌濁，口臭，涎分泌物增多，噯氣舌酸，或出苦液，嘔吐膠粘性液汁，有頭暈，目眩，懊憹之感，便祕，或慢性泄瀉。

診斷：初起須察其由胃原發性機質病，或由他症之倂發。

療法：中醫療法　宜用消運導滯之劑，如香砂平胃湯，香砂六君湯，苓桂朮甘湯，理中湯，吳茱萸湯爲主，心下痞鞕，噫氣不除，則以旋覆代赭石湯爲主。

西醫療法　此症可酌服蛋白酶，或胰腺酶，胃酸甚者，可用涎酶，或澱粉酶（如麥芽膏）合蘇藥服之，均能奏效，其他如施行洗胃手術，若未能者，可於早晨胃空時，或晚間臨床時，飲蘇水以代之。

方劑：（一）香砂平胃湯　木香　砂仁　蒼朮　川朴　陳皮　甘草　煎湯

（二）香砂六君湯　木香　砂仁　黨參　白朮　茯苓　甘草　陳皮　半夏　煎湯

（三）苓桂朮甘湯　茯苓　桂枝　白朮　甘草　煎湯

（四）理中湯　人參　白朮　乾姜（泡）　炙草　煎湯

（五）吳茱萸湯　人參　吳萸　生姜　大棗　煎湯

（六）旋覆代赭石湯　施覆　赭石　人參　半夏　甘草　生姜　大棗　湯煎

調攝：節制飲食，每飯以乳爲單獨之食物，對於油膩水菓等切忌，如有作酸，薯，米，麵包，亦當戒絕爲宜。

婦女病理及治療概論

江都 高峻川

（引言）

蓋婦女之病。本與男子無異。所異者。惟經水與胎前產後之別耳。然診女子。豈與男子大有迴別。女子每有病時。逢醫生診治。似乎赧顏病理難供。隱諱不能盡露。而診治者。當虛心體察。深探婦女之委曲。通達隱疾之狀態。方能盡悉婦女家之苦海。若如斯者。則可謂診女子之老眼矣。鄙人有鑒於此。每診女子。詢問經候。無不埋頭含羞。病情難供。其自問者。乃欲醫生診斷自會於心耳。而吾儕對於婦女家之診治。苟之虛心處探。俾其早脫病魔。若不如斯。則醫藥罔効。每每釀成沈疴者。屢屢皆是。甚則積病成損。絕嗣不育。世豈斯者。而胎前產後。尤須愼之。稍有差誤。定有傷胎損命之虞。鄙人苦心陶成。將婦女家之。病理及治療。縷列於下。俾海內同志。臨症方面。得以一助。倘希加以。究之。政之。

（一）男女生理之區別

夫男女者。秉天地陽陰造化而生也。蓋男主天與陽氣。女主地與陰血。何以男主天之陽氣。女主地之陰血者。此何意也。因女子有月水。如地之海月潮汐。其主血者。因其血較男爲多也。女子每月必行經一度。所以洩其血之餘也。除舊生新。如水滿則溢。月盈則虧之道也。而男子無月水者。因主天之陽氣。天在上。而氣戴血以下上。循唇頤。生爲髭鬚。故別其天地陰陽者。因其一主上。而一主下也。女子氣血下行。則爲月水。男子氣血上行。則髭鬚。因此男女所主不同。升降各異耳。他如男女之成人時。女子乳房。必露紫黯色。乳頭及四圍。必發生柔軟高聳放大。其腰股部位。必擴張縱大。而男子成人時。其聲音必發漲大。其唇頤處。必增加髭鬚。按男女成人。其生理不同者。因男子任脈。起於會陰。上循咽喉。且肺氣亦開竅於喉。而男子重於氣者。其成人。必待肺氣擴張。氣血上行。則必多髭鬚。聲音必變大也。而女子成人。因其任脈不能上循咽間。祇能至頸部。所以乳部縱大。腰股擴張者。故月事時下也。即如男女生殖器而云。男爲陽莖。女爲陰戶。而女士受胎時。必待兩精相搏合而乃成。其成男。成女者。必陽精（即精蟲）强於陰水。而成男也。陰水（即卵珠）勝於陽精。而成女也。此豈自然之理也。譬之。子在母腹爲男者。面必向背。爲女者面必向腹。可知男女陰陽迴別。生理不同耳。欲知者由此別之。（待續）

假痘

江都 孫劍琴

瘟疫與傷寒相異的治驗中西討究（續）

唐鐵花

假痘，輕症天花也；多傳染於種牛痘及出痘瘆已失免疫性之人，無生命危險，在發熱期，腰部不痛；落屑期，亦無痘痕；是與眞痘有別也。

本病潛伏期，不過一二日，發病之始，多頭痛昏眩，發熱惡風，身體疼重，口煩渴，水入卽吐，小便不利，（腎臟機能障礙）二日後，卽有紅紫色之小斑點，出現於頭、面、胸、腹，手足等處，頭痛不能舉，顏面潮紅，心下痞鞭，嘔痢時作，氣短喘促，心悸肢厥，四肢亦有浮腫者。繼則斑點中心，生小泡，漸次混濁，汗出讝語，此時熱度又昇，往往發生劇烈之嘔瀉，小便中，間有蛋白質發現。過此則熱度下降，混濁水泡，結成疤皮，發瘙殊甚，此疤皮不可搔抓，否則亦如眞痘，留有痘痕矣。

本病治法，在發熱期，宜與五苓散，在發斑與水泡期，宜將五苓散與柴胡桂枝加石膏湯合方以治之。今將運用二方之理由，分述如下：

傷寒論云：「中風發熱六七日，不解而煩，有表裏症，渴欲飲水，水入卽吐者，名曰水逆，五苓散主之。」中風發熱者，頭疼發熱惡風自汗也，邪在太陽之表，宜與桂枝湯解肌；若兼口渴，小便不利，邪傳入裏矣，宜與五令散以利小便也。假痘在發熱期間，其病象，爲口渴，頭痛，發熱，惡風自汗，小便不利，腎臟機能障礙，故宜以五苓散滲濕。如渴欲飲水，水入卽吐者，乃腎臟機能障礙，達於極點，腸胃中停有多量之水，不能排泄，遂發生代償性之嘔吐，仲景謂爲水逆是也，故仍以五苓散爲主。至發斑期與灌漿期，患者頭痛不能舉，身體煩疼，發熱微惡寒，亡陽讝語，顏面潮紅，口乾欲飲，與柴胡桂枝加石膏湯病症，若合符節，若將二方配合，加桔梗，不獨以上諸病，可覆杯而愈；卽兼有之氣喘，自利，腹滿，嘔吐，小半夏湯病；卒嘔吐，心下痞，膈間有水，悸眩之小半夏加茯苓湯病；乾嘔自利黃芩加半夏生姜湯病；及苓桂朮甘湯，茯苓甘草湯，排膿湯病症，亦可隨之而解也。今將二方配合，列表如下：

方	藥
柴胡桂枝加石膏湯	石膏、柴胡、黃芩、大棗、半夏、人參、赤芍、甘草、生姜
五苓散	桂枝、茯苓、白朮、猪苓、澤瀉
茯苓甘草湯	甘草、生姜、桂枝、茯苓

按上表，除含有茯苓甘草湯病外，尚含有小半夏湯，小半夏加茯苓湯，黃芩加半夏生姜湯，苓桂朮甘湯，及排膿湯，以排板不便，故略之。

4太陰

隱白　脾足太陰經足大趾內測去瓜甲一韭葉許灸三壯
公孫　脾足太陰經足大趾本節後一寸內踝前針入三分留捻三分鐘
三陰交　脾足太陽經，內踝上三寸，灸三壯
中脘　任脈，臍上四寸，針入五分，至一寸，留捻三分鐘，灸五壯
章門　肝足厥陰經，大橫外直季肋端，灸五壯

如由陽明傳入熱化者

少商　肺手太陰經，大指內測，去瓜甲一韭葉許，針入一分深，留捻一分鐘，
隱白　針入一分留捻一分鐘
三陰交　針入三分留捻三分鐘
大都　脾足太陰經，足大趾本節後，內測陷中，針入二分，留捻二分鐘，

5少陰

挾火而動者

湧泉　腎足少陰經足心陷中，踡足取之，針入三分，留捻二分鐘，
照海　腎足少陰經足內踝下四寸針入三分留捻三分鐘
復溜　腎足少陰經，足內踝上二寸，針入三分，留捻二分鐘，
至陰　膀胱足太陰經，足小趾側，去瓜甲一韭葉許，針入一分留捻一分鐘
通谷　膀胱足太陰經，足小趾側本節前陷中針入三分留捻二分鐘
神門　心手少陰經掌後銳骨端陷中針入二分留分捻一分鐘
太谿　腎足少陰經足內踝後五分針入二分至三分留捻一分鐘

挾水而動者

腎俞　膀胱足太陽經十四椎上兩旁去脊一寸五分灸五壯，
肓俞　腎足少陰經商曲下一寸灸五壯
太谿　灸五壯
復溜　灸五壯

6厥陰

純陽症

大敦　肝足厥陰經，足大趾端，去瓜甲一韭葉許，針入一分，留捻一分鐘，
中封　肝足厥陰經足內踝骨前一寸針入二分至三分留捻二分鐘
期門　肝足厥陰經乳旁一寸半直下一寸半針入四分留捻二三分鐘
靈道　心手少陰經掌後一寸五分針入三分留捻二分鐘
肝俞　膀胱足太陽經，九椎下兩旁，去脊一寸五分，灸五至七壯，

純陰症

行間　肝足厥陰經，足大趾縫間，灸三壯，
關元　任脈臍下三寸灸七至十五壯
中脘　任脈臍上四寸灸五至七壯

期門　肝足厥陰經乳旁一寸半直下一寸半灸五壯

右治傷寒症取穴，行鍼施灸，

分水　任脈臍上一寸灸七壯

百會　督脈正頭頂中針二分灸六壯

大陵　心包絡手厥陰經，掌後骨下骱中，針三分灸三壯

委中　膀胱足太陽經，膕中央陷中，針一寸五分，禁灸，

尺澤　肺手太陽經，肘中約橫紋上動脈中，針一分刺，出血，

右治瘟疫取穴行針施灸

魚際　肺手太陰經，大指本節後白肉際，肉際如魚故名，針入三分留捻二分鐘

經渠　肺手太陰經寸口動脈陷中針入二分留捻二分鐘

尺澤　針入三分至五分留捻二分鐘

二間　大腸手陽明經，食指本節前，內側陷中，針入一分留捻一分鐘，

右治春溫取穴行針施灸

尾聲

仲景傷寒論，立三百九十七法，行針施灸，占亦不少現代製針採用馬嚼鐵描鍊成的爲良人身血液需要鐵，質鐵針激其經穴略微捻擦立成電化鐵大有助益壯活血脈，拔脫此針，放出淤濁的氣血病就好了，再有採用黃金製針，電化金之功績與電化鐵相似，查至寶丹行軍散紅靈丹等處方，都有眞金箔，於是知少量金質入胃，即與消化液起作，亦不失其對症藥性云爾，

唐鐵花描寫於致和醫室

兒科痲疹診療的中西鳥瞰

唐鐵花

釋義　北人謂之糠瘡南人謂之麸瘡越人謂之痧古所謂痲

西醫名Measles譯名痲疹

病因　未種痘及發痲疹的小兒，必染天行的流毒而出此，但不再患恐此非胎毒也。西醫傳染病云：以一種特異的傳染固有毒，凡涕淚痰涎呼氣皮膚蒸氣空氣等，皆可爲其媒介物，其一次不患者極稀，必患一次，永不再染，故斷爲小兒時代的疾病，雖非危險之病，然亦有誘致合併症而死者，故病家須審愼治療，且看護之此中西病因的相似也。

證候　此疹難得出二次者出輕，而日數少，或於痘前者，名奶疹子，出稍重而日數稍多，或於痘後者，名正疹子，初起時全數傷風，發熱，咳嗽，鼻塞面腫，涕唾稠粘，頻發噴嚏，目赤流淚，手足微冷，惡寒無汗，面色青慘，或赤而光後乃發熱間有發熱至十餘日始見者所發疹子浮小而有頭粒有如粟米頭抗隨出卽收不積膿泡，有又如發風疹疙瘩，擁起如雲，赤色成斑，隨見隨沒，西醫傳染病云潛伏期九日至十日，過此卽爲前驅期，體溫升至三十八九度，流淚噴嚏，頻發乾咳，至發疹期，體溫益高，自三十九度五分至四十一度，皮膚粘膜與結膜並發斑疹，發於皮膚者，面部先見，次頸

項，次軀幹，終乃及於四肢，斑疹色紅，大如麻仁與健部顯然有界限，其中央有不邱疹，一二日後，體溫漸次下降，至第四日斑疹消退，第六日落屑，八日至十日，已轉於恢復期，合併症有結膜炎角膜炎鼻炎咽頭炎喉頭炎氣管支炎毛細氣管枝炎中耳炎腸炎腎炎等種種，後發病有痠咳與結核，此中西有同而亦有異也。

治法　此症大忌觸冒風寒，切戒於正蒸熱時噉食，皆能變輕為重，不可不慎，西醫傳染病云：除待期療法外，無他術，務令靜心安臥，病室氣溫，須始終保持攝氏三十度內外，並常流通空氣，空中須備有煖爐火盆等，爐上常置水壺，使水氣不絕蒸發，病室又須略暗，以免刺激眼目，全身須均勻溫包給溫煖之食料，投緩和劑或輕瀉藥，健康之兒速即隔離中西治法的概論如是。

國醫對症治療法處方

（一）瀉白消毒散

桑白皮鮮　地骨皮鮮　各三錢　牛蒡子炒研　荊芥穗各二錢半　桔梗　甘草　各一錢　浮萍　晒乾二錢

右為粗末每服三至五錢水一盞煎六分濾清服

（二）加味地骨皮散　治疹出熱不退飲食不進

地骨皮鮮　三錢　桑白皮鮮　三錢　麥門冬　三錢　銀柴胡　赤芍藥　乾葛根　各二錢　甘草　生犀屑　各五分

右水煎服

金匱之研究（續）

劉淑士著

薯蕷丸即甘草湯之擴大者，以杏仁易麻仁，以乾薑換生薑，加歸芎芎藭阿膠以補血，神麯豆卷以消積，柴胡防風，桔梗以通上，白斂卷朮以滲下，用薯蕷為君者，以其善開血痺也。開血兼用通氣利水之品，水行則氣行，氣行則血開。二方均用酒以行藥力，因酒易於入血也。治虛勞諸不足，括陰虛陽虛諸症言之，治風氣百疾，括風痺血痺諸症言之。薯蕷甘與炙甘草湯功用最廣，惟病屬急性宜湯，慢性宜丸，加快血液循環，則二方同赴之目的也。

建中之「中」，非脾胃，乃命也。難經云：「兩腎者非皆腎也，其左者為腎（腰子），右者為命門（男子精室女子孕宮）命門者，諸神精之所舍，原氣之所繫也，男子，以藏精，女子以繫胞，其氣與腎通」。至內經則云：「太陽根於至陰，結於命門，命門者目也」。以目為門，乃修鍊家適傷性命用功夫處，非平人所知。命門之說當依難經為正。左右云者，背為陽，稱左，腹為陰，稱右。後人攻之，大失經旨。徐靈胎曰：「命門之義，惟衝脈之根柢足以當之」是矣！衝為經脈之海，又曰血海，其脈與任脈皆起於胞中。命門何以稱「中」？中，衷也，卽惟天降衷之處，性器官策源地也。試考本經，別錄。凡遠志，山茱，地黃，百合，狗脊，石斛，萆薢等，皆云「主傷中」。黃精，地膚，桂枝，巴戟，牛膝，乾漆，肉蓯蓉等，皆云「補中」，「補中益氣」。枸杞子，菟絲子，知母等，皆云「治熱中消渴」。栝蔞根亦主「安中治消渴」。當歸，乾薑，附子，甘草等，皆云「溫中」。甄權又云「大薊主中下血」。「五味子治中，下氣」。陳藏器又云「韭子溫中下氣」。蕭炳又云「麥蘗補中益氣」。合而觀之，皆為右腎命門之藥，特陰陽不同耳。夫豈脾胃足以當之哉？

大建中湯之椒薑・本經皆云「溫中」，領養精神之人參入命門，故能大建中氣。小建中湯以緩中之芍藥為君，補中之桂枝為臣，溫中安中之甘棗為佐，而通神明之生薑為之使。大小建中皆用飴糖其旨甚微！後人不察，以甘棗飴糖為脾胃之藥，遂以脾胃為中，古義沉晦千餘年，茲特發之飴糖為秫米麥芽熬成，秫與麥，豈脾胃穀哉？日華子謂麥芽催生落胎，乃疏散肝氣之品，消食去積，疏肝之功。內經半夏秫米湯治夜不得眠，取其益陰氣，利大腸也。合熬成飴，形變性存，入命門無疑。別錄言甘草治傷臟咳嗽。本經言大棗助十二經。別錄言大棗補中益氣觀於甘麥大棗湯治婦人臟躁，益信！然則甘棗飴糖何嘗是脾胃專藥不能入命門耶？藥因領導而所入變，今以桂芍之入中者為君臣，不入者且將引之入，況能入者乎？小建中加黃耆，曰黃耆建中湯，以黃耆治子臟風邪氣也。加當歸，曰內補當歸建中湯，以當歸能溫中補血也。後人不明經旨，往往以氣味論藥，所誤非小。（未完）

中国近现代中医药期刊续编・第一辑

藥學研究

福建民間實驗單味藥物學

福州 徐鼎莊

緒言

攷本草經。始於神農。藥止三百六十味。合動植礦類。雖其品數無多。而實能探造化之精機。窮萬物之妙理。對症施治。應如桴鼓。仲師本之。製一百十三方。亦寥寥數味。如射中的。逮夫後世。名賢輩出。取精用宏。李時珍。唐愼微。陶宏景。諸先哲輩。雖有功於本草大成。然究其實際。儘理想推測。不若古聖人之正確有驗也。晉唐以降。方劑紛歧。穿鑿附會。較之尤甚。用藥則以多爲貴。治病則以圍城爲奇。立法處方。紊無規矩。至使死於病者二三。誤於藥者八九。其誤處不揆巳之學術滅裂。而歸咎藥品之不道地也。不敏深窺此寶。且憫生民凋敝。邇年中之天災事變。紛至沓來。民間環境。有江河日下之勢。到處之疾病貧苦。呻吟哀號之聲。觸目慘然。醫藥之資。既極奢貴。學術經驗兩全之醫。更屬罕覯。於都市城區。或可勉強維持。設不幸生長於窮鄉僻壤間。一旦罹於疾病。未有不束手待斃。聽之委溝壑而已。吾醫者職在活人。不能妄尊驕飾。貧富厚薄。當亟謀補救之法。唯有公播一味單方。使民間咸有醫學常識。臨症自療。或可藉此減輕病家担負。免死亡之相機也。蓋一味藥物。單用則殊純而功速。兼使反味雜而効遲。其源多出於殊方異域。隱者奇人。流傳沿習。婦孺皆知。惜往往知其然。而不知其所以然。揆厥原由。皆缺乏科學智識耳。所以終身由之而不知。先民以是爲教。後人循是以行。不資以整理。不加以研究。致令數千年國粹。無所統系。無限之寶藏。每隨其年代遞謝湮沒無聞矣。不敏世承家學。述作吳江。於藥物之卓著奇方。有志搜輯。少時復避囂梅江海野。習見民間之自療藥物。不煩醫生。其特効有不可思議之靈。俗諺所謂。單方一味。氣死名醫。確有實事也。按此篇之作。原爲窗下閒見異錄。本以備遺忘之計。積久成帙。初無心於問世也。迨今春滬濱同志。有醫刊之創。惠函徵稿。感其爲明道之誠。不敢自祕一得。勉爲删整成編。附於卷末。雖未免滄海遺珠之憾。然亦先世中苦心所得。讀者諸君。毋謂其平平無奇。而等閑視之也。

第一篇 植物部

(1)紫竹根 別名煙桿竹

(形態)爲多年生。耐寒類植物。鄉村處處有之。與平常之竹有異。在南海普陀巖產者爲最佳。其竿純小。

直聳數丈。葉尖銳而長。體圓虛而勁。韌堅節促。可以爲煙桿之用。色青紫。耐霜雪。根鬚盤錯地中，清晨鋤土伐之。切片晒乾。以備要用。

（氣味）性寒涼。味苦微甘。色深紫入血分。能瀉十二經之毒。由小腸下滲。並一切草木金石。砒汞之毒。皆能解之。（未完）

藥物不經陰人手之科學解釋

揚州 耿鑑庭

吾人每瀏覽方劑諸藉。常於製法之下。見有「不經陰人手」。及「忌婦人手」。等字樣。昔人之觀念。不過示製藥時之尊重審慎耳。余昔日見之。目爲毫無理由。怪誕以極。繼思古人之一言一語。恆含當甚深之意義。類似此者。已有多種耳。由科學解釋。如吾國古來已用人胞治病。近日泰西學者。證明其能促進乳房發育。催進乳汁分泌，含有刺激素。有調經種子。健全女性之功用。并能預防痲疹。此其一者。用免腦丸催生但今日證明腦下垂體。可收縮子宮。此其二。昔人謂常飲童便。返老還童。今日可知其中含有性刺激素。類此者甚多。欲一一臚舉。雖千萬言不能盡也。藥者不經陰人手已尋得合理解釋。述之於下。以就正於有道焉。

一九三二年。斯謙克氏。已首先研究。即某種之花。被月經中婦人之手所執。其色即褪而枯死。尤以Ahemone爲最。此外。酵母被其接觸。結果亦同。但如戴橡皮手套試之。則不枯萎。氏即斷定此毒素。在汗液中。又如在月經中取自耳殼中之血餌。對於草花有同一之影響。而血清則否。故毒素似接合於赤血球。而非游離於血中可知。後之學者。雖窮心力。然在化學上。尚無切實之證明。姑名之爲月經毒。

觀以上之說。已可證明不經陰人手之不誤。蓋花類既可因與之接觸而枯萎。藥物亦草木類居多數。豈可謂接觸之不失其作用耶。追尋其來源。大約因月經來潮之婦人。手製之成藥。服之失效。致相傳至今。斥曰不經婦人手也。然則謂月經毒爲華人所發明。亦無不可。特古人知其然而不知其所以然耳。

蓮的新研究（續）

福州 陳蓉先

7. 蓮蕊鬚

明李士材——清心止血，通腎固精，男子腎泄，女子崩帶。

明李時珍——主清心，通腎固精氣，烏鬚髮，悅顏色，益血，止血崩吐血。

清吳儀洛——清心通腎，益氣固精，烏鬚黑髮，止夢洩遺精，吐崩諸血，小便不利者勿服。

8. 蓮薏

五代陳士良——主治血竭。
宋日華子——產後渴，止霍亂。
明李時珍——淸心去熱。
淸王士雄——歛液止汗，淸熱養神，止血固精。
淸汪訒庵——蓮心爲末，米飲下，療產後血竭。

9. 荷鼻

淸吳儀洛—主安胎，去惡血，留好血，止血痢，殺菌蕈毒。

（3.）蓮的藥理作用

種種物質，送到血液中，與各臟器的細胞接觸後，發生理學的作用，或化學的作用，我們利用這種種作用的原理，移到病人的身上，可以撲滅其病原，中和其毒素，減輕其症狀，解除其苦痛，這是藥理作用的核心，至於蓮的藥理作用，是由這核心開花發葉，構成滋養强壯止血止瀉解毒種種的效能。

1. 滋養强壯作用

這作用，在現代被西醫們推奬爲自然療能，因爲一切的疾病，大多數無特效的藥物，而對症療法，其效力又靠不住，所以西醫們利用滋養强壯劑，促進身體各部重要臟器的强壯，增加自然抵抗的機能，使細菌不易侵襲，和疾病有自然治癒的傾向，卽國醫數千年來所說：「扶正抑邪」的意義。

蓮子蓮根有滋養强壯作用，是含人類生活需要的營養素，如澱粉脂肪蛋白質酵等，據生理學告訴我們說：

『不溶性澱粉，與唾液素澱粉酵精接觸後，變成可溶性的糖。

脂肪與胆汗膵脂肪酵精接觸後，變成甘油與脂肪酸。

蛋白質與胃液膵蛋白質酵精接觸後，變成百布頓與錏基酸』。

這三種營養素，搬進口腔裏，與各種內分泌酵精相混合，起酵化作用，使不溶性的物質，變成可溶性的物質，才能夠由小腸微血管乳糜管吸收血液中，輸送到身體各部分，組成物質，補充分解作用所生的虧損，而餘餘糖就蓄存於血液和肝臟，脂肪就存積於皮下，蛋白質就存於肌肉的中間，其餘生活的部分，都含有一點，故蓮子應用的範圍頗廣，對於產後，衰弱，老人，疾病的恢復期，可作滋養强壯劑，蓮根含纖維質太多，對於小兒消化不良，很有阻礙，其滋養力又不及蓮子甚遠，但其收斂力遠勝蓮子。

2. 止血作用

止血的作用，據藥理學的報告：『一、收縮微絲血管，二、亢進血液凝固力，三、血壓下降』，這三種的作用，利用他的一種，都能夠奏止血的效能，蓮的藥用各部，其主要成分，是含鞣酸，一方面有刺戟微絲血管壁平滑肌的收縮神經，起一種緊縮的反應，減少病變部的血量，使血管壁破裂的縫合，一方面亢進凝固力，促成血栓，以奏止血的效能，考諸古籍，都有止血的記載，可以窺見古人治驗的一斑，不過因含量的多寡，發生効力的顯微。

蓮的藥用各部，含鞣酸最多，算是蓮根荷葉藕節，但無强有的効力，而對於咯血衄血尿血便血的小出血，很有顯著的效果，而古人所說的主治吐血血崩，以我的研究，未必經驗和記載能符合。

吐血血崩，在血證上站重要的位置，非強有力的局部止血劑，沒能夠攻克這病魔，以蓮合小小鞣酸的力量，焉能爭勝克服嗎？

並且，吐血是胃部血管破裂的大出血，鞣酸入胃，其大部份和胃中的蛋白質相結合，變成鞣酸蛋白，失收斂的作用，致無止血的能力。

我再由消化的程序上說：胃液把蛋白質變成百布頓，而百布頓不再和鞣酸相抱合，起分解作用於胃壁，這是健康人的胃機，而吐血的胃機，自然無消化程序的可言。

至於血崩，是子宮血管破裂的出血，蓮根等的少量鞣酸，飲到肚子裏，或殘留於腸胃，或混於糞便裏，排出體外，其吸收血管裏，或被血液所稀薄，或和其他物質相化合和分解，或停流於各臟器，失去強半的效力，而對於子宮又無特異的作用，那能收縮子宮的微絲血管，以制血崩的大出血嗎？

所以，我研究蓮的藥用各部，沒有止吐血血崩的意見，就是這幾點。

（未完）

大衆醫學

健忘的中西治療

唐鐵花

大中小學生應入學考試，或升學考試，或日常考試，以及臨時考試學期考試畢業考試必先養壯全身，振作精神就能心悟手做的課程內容，記憶宛然匯通自得，運用裕如伏案揚揚千言動筆滔滔不竭頃刻成績斐然可觀，投考得錄取的光前，會考獲前茅的裕後眞是成就齊家治國平天下的大才幹但有於課程內容記後忘前隨得隨失幾千之而不能留於腦子裏者應試臨場枯思焦慮只做得文不對題答非所問的考案，落第孫山，自怨資質呆笨，不能勉成及格，就此畏學成灰心，意其中極多全身不壯，精神不振而患健忘也，要救濟之，惟提健忘治療中西參用的要旨，列於後：

健忘又名神經衰弱西名Neurasthenia

病因　此由心腎不交而然心不下交於腎，濁火亂其神明，腎不上交於心精氣因而不用：火居上則因而為痰水居下，則因而生躁，此健忘之所由來也，西醫云：本症由心身過勞，吸烟過度，手淫，失心風衰弱病等而起，壯年之人，罹此必多，說因相異中言其遠，西言其近，緣由殊途而同歸也。

證候　氣與血，皆人之神，靜則神藏，躁乃消亡，靜乃水之體，躁乃火之用故性靜則心存乎中情動則心忘於外動不已則忘亦不已，忘不已則存乎中者幾希存乎中者幾希則語後便忘不俟終日已若失痰之健忘，乃一時之病，但病忘之邪。非獨痰池，凡其心所寄與諸火熱傷亂其心者皆得健忘，西醫云此症有腦髓性脊髓性兩種，及兩種併發者腦髓性神經衰弱症頭重，頭痛，眼目疲勞，夜中失眠。心思抑鬱，勞力，減耗，不堪操作，記憶減弱，身體羸瘦，感情過敏，或則劇變，恐怖，心悸，手足冷熱不定，大便祕結，食思缺乏，脊髓性神經衰弱症，背腰疼痛，四肢知覺異常，行步軟弱，全身疲勞，此中西醫神經系健忘的概觀，但中醫語其中肯，西醫言其膚淺耳。

經過　緩慢

豫後　良但難全治。

類症　臟躁腦腫瘍

治法　藥固有安心養血之功，不若平其心，易其氣，養其在己而已，至於用藥思慮過度，歸脾湯，精神衰弱，人參養榮湯，甯志膏，痰迷心竅，導痰湯，遐壽星丸，心腎不交，朱雀丸，西醫云以安慰精神為主或轉居海岸或移住山間最為良法醫療則用感傳電氣(全身)按摩療法，天暖用冷水摩擦，身體操作休息，適度更換，行正規的，野外運動，確定進食時間，多食肉類，戒除菸酒，節減茶咖啡等，調匀大便，此中西治法各有所注重也。

國醫對症治療法處方

一孔聖枕中丹　治心腎不交，神志不足，讀書善忘，久服令人聰明，益志，形神强健。

龜甲　龍骨　遠志　菖蒲

右四味分量相等共研爲粉末每服壹錢日三次飯後開水送下

二大益智散　治心志不甯語言健忘

熟地黃　人參　白茯苓　蓯蓉（酒浸）各貳兩

遠志　菟絲子　各七錢半　蛇牀子　貳錢半

右共爲細末每服一錢食後米飲調下日進二服忌食猪肉

三壽星丸　治痰迷心竅健忘

南星　一斤　掘坑深二尺炭五斤坑內燒紅掃淨酒澆南星下坑急蓋蜜一宿焙　琥珀　四兩另研　猪心血三個

生薑汁打麵糊丸如梧子大每服三錢人參湯空心送下日三服

四朱雀丸　治心腎不交健忘

沈香　壹兩　茯神　四兩

右共研爲細末蜜丸綠豆大每服三十丸人參湯下

西醫對症治療法處方

方一　臭剝　臭曹　臭化安母尼亞

右三味各八、〇分十二包每晚以一二包汽水溶化服之

方二　臭剝　六、〇　纈草丁　二、〇　苦味丁　二、〇

汽水　二〇〇、〇

右一日三次二日分服

方三　硫規　硫酸鐵　各三、〇　甘草糕　適宜

右爲丸六十粒一日三次每次一粒至三粒

方四　法列兒水　二〇、〇

右一日二次以四滴加水服之漸增至滴

三民主義統治中國治權裏考試權實現後，甄別人才，或慎選賢能必遵乎考試制也，應考試者，必身壯腦强，而後能所修學科內容，牢記在心，融匯活用揮發筆墨優秀者，獨占鰲頭，平常者考取及格，應試的患健忘者，就不及第了，故前述治療云云，爲投考者，罷健忘的救星。

肺癆病的自然療法（續）

晉江　鄭軒渠

（2）日光

日光爲肺癆病極有功效的殺菌劑，且有穿透組織的能力，會使赤血球的色素和消化力增加新陳代謝的機能旺盛。肺部爲日光所照，則足以障礙細菌的發育。又肺臟長接於光線，則漸起充血，而組織的機能，可得良好的影響，所以患肺癆病的，苟能時常呼吸於新鮮的空氣中，同時受充分的日光

照射，而益顯著其療養的效力。故全身宜常用日光浴，惟腦部當戴草帽，以防腦膜發炎，且須限制時間，若在夏日，尤須提防中暑。

凡患肺癆病的，所用的衣服，被褥，和一切應用的東西，若用焚燒，熱氣，蒸氣，煮沸或藥品等消毒的手續，雖為滅菌的妙法，然非常的麻繁，且有的不能如上述的方法舉行的，要怎麼樣？就是藉日光的作用以消滅結核菌，法至簡便，且強而有力。然晒曝的時間，每天最少幾小時，務達殺菌的目的而後可。即肺癆病的胸部，每天也必裸晒十數分鐘，以期肺臟內的結核菌逐漸殺滅。

日光的殺菌作用，直射反射均有殺滅結核菌的能力，不過反射比較直射的作用稍遜；所以凡患肺癆病的，臥室南面的窗戶，須時常開啓，既可以流通空氣，又可使日光射入，誠一舉而兩得。至於不能起床的病人，尤為緊要。意大利有俗語說：『沒有日光的房屋，醫師常入。』即謂疾病每多發生於房屋陰翳的家裏。所以陰翳的房屋，便是疾病時常發生的地方。然房屋既得新鮮的空氣和溫照的日光。惟室隅最好放置清水一盂，以防空氣過燥。

（3） 飲食

肺癆病者所進的飲食，務求無害於腸胃，而達消化吸收者為是，又須慎守四條要則：(一)準定時間。(二)平均食慾。(三)適合溫度。(四)選擇食物。在這四則，對於療養上，利益很大。而最後一則選擇食物，尤有詳述的必要茲將宜食和應忌的食品略舉於下：

（A）宜食：（1）鱉湯，鷄湯，牛肉汁。（2）滲化牛乳。（3）鮮魚。（4）牛羊肉（煨或蒸）。（5）新鮮雞卵，（6）波菜，筍。（7）菽類製品。（8）乳酪，乳油（9）水菓。（煮熟加以乳酪白糖者更妙。）清晨食橘子，柚子，梨子，也可以開胃上渴。（10）清淡的醇類飲食料。（11）魚肝油，菓子露，豆漿。（12）藕粉，百合粉，麥粉，杏仁粉，（13）苡米，糯米，粳米。（14）黃豆，赤豆，蠶豆，落花生煮食均妙，但不可炒。

（B）應忌：飴糖的食品。（2）油炸的食品。（3）醃肉，醃魚。（4）厚味的食品。（5）豬肉。（6）塊莖類者，如馬鈴薯，萊菔。（7）皮類。（8）辛辣的食品。（9）刺激性或麻醉性的食品。

據魯米氏說，患肺癆病的，身在三十以上，宜多吃富有脂質的食品。總之，糖饞宜忌，患肺癆病者，胃腸尤屬過敏，稍為過食，即發生障礙，故於嗜好品和一切飲食品，更須加注意。

最近松開氏發表他的營養療法的經驗，和改變新陳代謝的主張，予患者以酸性的礦物，代替鹽基性礦物（食鹽）——即禁鹽療法。蓋血液假使沒有鹽基性礦物的存在，則血液簿而鮮明，呈多量的生化作用，不但炭酸毒素無由增加，而各種炎症，也可以消滅。其禁吃的食品：為食鹽，和各種罐頭食品，如火腿，臘腸，醬料……等。最適宜的食品，為燐質魚肝油，燃酸鈣，乳酸鈣等混合酸性礦物，同時並可作為食鹽的代用，以增進身體的抵抗力，以開松氏的禁鹽療法的結果而論，患肺癆者，在十一個月內，治愈者十六人，沒有變化者十六人。骨結核在八個月內，治愈者十八人，沒有變化者兩人。可見禁嚥療法的成績，實在百分之五十以上，在肺癆治療上，可算是開一新紀元。

素食衛生(續)

劉淑士

(甲)肉食之害

考肉食對於人之齒牙及胃，均甚不宜。世謂肉食於消化無礙者，乃爲故常之醫學舊說所蔽耳。（植物中多纖維質者食之亦有妨於消化）所食之肉，於胃中頻滲其液，致體積縮小，其液洄洑胃腸微絲管中，似覺腹內空虛，飢欲鳴，實則非消化也。旣縮肉食已成渣滓，排洩而去，因此肉食之營養分足以滋養人體者甚少。動物之油亦不宜食，油類入胃，浮游在上，與食物不相水乳，膠粘胃壁，妨胃液之分泌。其留滯於口內者，尙能阻礙唾液況入於胃，有不爲消化之梗乎？夫吾人之所以肉食者，其目的亦不外攝取肉中之營養分也。非肉之營養分固較植物爲少，且渣滓多，而消化難，毒物之乘機侵入亦甚易。肉食因多渣之故，易於腐敗，能損害血液遲鈍人之精力，漸至於衰弱而不覺，越欲求益而反得損也。據英倫調查市民死亡率視村舍爲多，以村舍人肉食者少於市人耳。

人與動物之病又能互相傳染，實例甚多，如絛蟲病，肺病，爲傳染病中最重者，世人但知絛蟲出自豕肉，不知由牛肉而來者亦不少。美國調查統計，人之絛蟲病原因由牛肉來者十之九；而牛之有肺病者復夥，故人之肺病由食牛肉來者甚多。美國所驗之牛，甚至有半數罹肺病者。吾國雖無此等檢驗，而牛有肺病者必不少於美國，因吾國人之有肺病者較倍蓰於美國也。虎列拉(霍亂)中有一種名豚虎列那者，則其病原，又來自豚肉矣。可異哉！又如英國之痛風症，向謂酒毒所致，今則知其由於豕肉矣。外科癌腫症亦原因於豚肉，緣肉食能削弱人體反抗癌腫之力故也。（瘍家謂之飛炎，實例甚多）況因食肉之故，體中尿酸增加，血行遲鈍，失其向腦循環之常度，則癲癇症或因是而起焉。而飲茶食肉，則又能致腎臟發炎。由此觀之，肉食之於人，旣少養之益，且爲介病之媒，而芸芸人類乃甘嗜之一若非此不飽者，迨肉食受毒，疾病叢生，尙不悔悟，殊可歎哉！吾又聞通常肉食中皆含有一種「疲毒」，此「疲毒」當畜類將死亡時卽生，卽使殺一肥腯無病之畜，於將死未死時亦能生此「疲毒」，人若中之，則爲大害。因凡生物之將被殺也，其靈心上必有多少苦痛，煩惱，由精神影響於肉體，遂生此「疲毒」，理所固有，但非現代化學家所能化驗而得耳。古人戒食禽獸之心臟及腦髓，洵有卓見，然總不如廢止肉食者之淸淨無着也。

（未完）

人體生命必要的食素（續）

唐鐵花

(二)糊精　把澱粉和稀硫處的混合物，盛飯煮沸，就先變爲糊精 Deztrine 終變爲葡萄糖，糊精係白色或淡黃色的粉末，易溶於水，牠的溶液，有像橡皮的粘着性，故封套及印紙等的接口，塗糊精用之。

糯米小麥粉，含此質極多，故富有黏性，糊精的實驗式，與澱粉同一然牠的分子量，約莫較小於澱粉，注碘質溶液於糊精水溶液中，不變現濃青色，這是和澱粉相異的特徵。

(三)凍粉　蒟蒻和石花菜，都富有類似澱粉的物質，蒟蒻根的可提製凍脂，石花菜的可提裝洋菜，亦因其中有類似澱粉的凍粉，Jelly flour

(5)水Water

水在攝氏五度以上，係無色無味的液體，徐冷則漸收縮，至攝氏三，九度時，水最濃厚，故爲水的最大密度，倘然受寒，降到四度以下，則其體積，漸行擴大，低至零度膨脹益甚且凝結爲固體轉遇大熱煬成液體，甚則蒸發沸騰新成氣體，水廣佈於全地球，亦宛像空氣爲生物的生活新刹那不可缺的哩。

水的性別爲二：

(一)軟水 Sobt Water 像雪水雨水等是，惟恐牠含有毒的氣體和微生物，及不含有益人身的鑛物質分子。

(二)硬水 Hard Water再分爲二：

(1)永硬水，像河水，海水，地中水，結晶水，鑛泉等是，惟恐牠含有毒的氣體，及有害人身的生物質分子及鑛物質分子。

(2)暫硬水，天用水卽自來水等，曾用砂石炭屑等消毒品，吸收其中有毒氣體，濾去其中有毒生物分子及鑛物分子，大有益於人身，可充飲水。

(6)食鹽Table Salt

食鹽的類別有三：

(1)巖鹽 Rock salt 發掘滄海桑田，鹹湖乾涸中之食鹽，結晶堆積而生的岩鹽層，一鹽層的厚，約達二三千尺左右，照開煤鑛法採集，搗爲粉末，就可以供食用，德國奧國，都多產出著名。

(2)海鹽 Sea salt 通常地上的天然水，能溶解地中鹽化物湧出地面成河流注入於大陸內部無出口的湖就名鹹湖，或河流的朝宗於海集中無數河流溶解的鹽分子，積爲浩浩滔天的鹹水，故汲海水可製食鹽 nacl

(3)泉鹽 Fountain 地脈中含有多量食鹽的水分，穿穴湧出地面，此泉鹽水可做泉鹽。

食鹽有小小的消毒和防腐作用，爲調美味所必需，做醃貨，非此不可，我們一日不可不吃之也，又爲預防瘧疾霍亂吐瀉瘰癧肺血吐出等等的良品，每朝服少量淡鹽湯同此功效。

補白

生物食品，富有蛋白質脂肪澱粉的三種食素，現代發明，用精細的分析化學理法，多可提取其中維他命，鮮筍菘菜蘿蔔等，含有類似澱粉的纖維素 Cellulose植物食品中含有此質者不少，分子式亦極相同云。

純粹的金剛石 Diamond，無色透明，具美麗的金剛光澤，曝於日光，移置暗所，就發燐光，淸一炭質也，價値昂貴，公認規定其重量的單位，爲一開拉脫 Karat，合萬國衡制二〇五公絲，每一開拉脫，實價銀二五〇元秤金剛石重量單位的多少，以此自乘數再乘每開拉脫定價數，就是此金剛石的實價總數，設有共重四開拉脫的一塊金剛石，(4×4)×250＝4000$共結價銀四千元，正但所有此金剛石的人，飢不可充食，寒不可溫體，病不可當藥，只做賞鑒方面榮耀方面的裝飾品，價何如是的貴？保養我們生命的食素，價特極廉，設把食素的重量，價值最貴的計算，亦二〇五公絲的實價，比不及金剛石萬分之一，其中亦有緣故，金剛石，奢飾物也，生產極難，消費亦極難，非人生所必要，無此可不遭禍，食素必需品也，生產容易，消費亦易，人生所須臾不可離，非此不生，故其價値的貴廉，有霄壤之別，檢討通貨膨脹者，務須注意於此。

（完）

嬰兒調養和授乳斷乳的常識

大埔 張蘊三

嬰兒初生的時候，通俗習慣每先灌以苦寒的藥，如大黃川連等，所說能解除胎毒，實在並無理由，苦寒的藥品，最戕腸胃，稺體嫩弱，怎樣受此峻劑，所說胎毒，亦不過毋體積熱遺傳，只可用銀花甘草煎湯給飲一二次便了，況母體初次所分泌的乳汁，有天然袪毒的性質，更不必妄用藥餌克伐，以留後患，常看見幼的時候，服此大黃川連等藥後來長大，多患胃寒中滿等症，其爲脾胃受傷的明證，理所當然。初生的時候，服解毒的藥，而遇時疫流行，亦不能避免，可知道這種理想預防，完全不能成功，做父母的人認爲重要問題，對於哺乳的技術和斷乳的方法，漫不注意，實在可嘆，現將保育小國民健康的方法，常識，分述於下。

（1）嬰兒生後四十八小時，就可開始授乳不可過遲。

（2）每次哺乳的時刻，最長不得過十五分鐘，二乳輪流替換，不可偏於一乳，致礙發育畸形。

（3）哺乳的前後，均要先用清水洗淨乳頭。

（4）哺乳的時候，母兒雙方，應求位置舒適。勿使乳房壓塞嬰兒的鼻竅，阻礙呼吸。

（5）哺後即將嬰兒抱起，用手輕輕微拍其背，俾得胃中

中国近现代中医药期刊续编·第一辑

的濁氣，得以排出，可以嘔乳片，刻後卽讓其靜臥。

（6）任何物件勿置兒的口內，以防微菌傳染，嬰兒喜吮吸手指，尤要設法糾正。

（7）授乳宜遵守一定的時刻，一週以內的嬰兒，每四小時授乳一次，以後逐漸減少次數，若不按時亂給，則有種種弊害，如消化不良，易患泄瀉，養成不良習慣。

（8）斷乳要在八九月後，不可過早，倘發育欠佳，必至週歲以後，方可停止。

（9）斷乳的方法，極其簡單，只可逐漸減少授乳次數，用玩具轉移其思想。

（10）斷乳後的食物，宜選用易於消化而富有營養的物品，如牛乳稀粥等，亦要規定時刻，不可零食堅硬粘膩的物，不可令食有傷腸胃致成疳疾的病。

便祕的臨床講話（續）

唐鐵花

半硫丸　治老人虛，人冷祕

熟半夏爲細末　石硫黃解極細用柳木槌子殺過

以生薑自然汁同熬入乾蒸餅末攪和勻入帕內杵數百下丸如桐子大每服十五丸至二十丸，酒或姜湯溫熱下，婦人醋湯下俱空心服橘杏湯　治脈浮氣祕，若脈沉爲血祕，以桃仁代杏仁，

光杏仁去尖炒　淨橘紅　各二錢半　水一碗研生薑三片煎七八分益血潤腸丸

熟地黃　六兩　光杏仁去尖　火麻仁各三兩以上三味俱杵膏

麸炒枳殼　淨橘紅各二兩五錢　東阿膠　炒肉蓯蓉各一兩半黃蘇子　荆芥各一兩　全當歸三兩

右共研細末以前三味膏同杵千餘下，仍如煉蜜丸桐子大，每服六十丸空心白湯下。

穿結藥　治大實大滿心胸高起便便祕。

蟾酥　輕粉　麝香各一錢　巴豆五分另研

研極細末，用孩兒茶乳汁和丸，如黍米大，每服三丸，姜湯下，便祕症特效藥天天通

處方藥理詳此藥片說明書　上海市西藏路佛慈大藥廠製

西醫對症療法的處方

方一　旃那浸（二〇，〇）一五〇，〇硫酸苦土三〇，〇糖漿二〇，〇

右每二時服一食匙

注旃lenna 爲一種樹葉有利便作用惟腸有炎症忌用柯柯阿脂Gleun Cacao 爲一部植物的樹脂，

方二　甘汞　乳糖　各三，〇

右分六包每二時，服一包，通便爲度

方三蓖麻子油五〇，〇

右服一茶匙或一食匙，但可加於麥酒，肉湯，或茶湯中，

方四　大黃越　盧薈越　藥刺巴石鹼各二，〇甘草羔甘草末各適宜

右製丸二十粒早晚各服二粒

方五　大黃根末　複方大黃膏各一，五莨菪膏〇二

右製丸三十粒，每日服二粒，至四粒，常習便祕，服此兩方頗效，

方六　甘油三，〇至五，〇

右爲灌腸藥，以小嘴筒灌之，

方七　人工加兒爾斯泉鹽一五，〇

右分爲三分每十分鐘服一分更適宜運動身體以上俱有力之瀉藥

方八　甘汞　藥刺巴末　各，〇二　白糖二，〇

右爲十包，一日三次，每服一包，稍年長小兒，久患便祕者，宜之，

方九　通乃分Tonophen藥理處方詳此藥說明書

上海南市虹橋西首福康西藥店發行

鍼灸治療法

承山　膀胱足太陽經，腿肚銳端，針入四分，留捻一分鍾，

照海　腎足少陰經足內踝下四寸針入二三分，留捻二分鐘

支溝　三焦手少陽經，腕後三寸，針入三四分，留捻一分鐘，

太谿　腎足，少陰經，足行踝後五分針入四分留捻一分鐘，

太冲　肝足厥陰經足大指本節後一寸五分針入二分留捻二分鐘，

太白　脾足太陰經足大趾內側內踝前核骨下針入二分留捻一分鐘

章門　肝足厥陰經大橫外直季肋端灸五壯

大腸俞　膀胱足太陽經十六椎下兩旁去脊一寸五分灸五壯

二屎的分拆成分，

人糞的肥瘠，雖因人飲食的精粗，職業的勞逸，大有關係其成分殊異但以普通的成分，描寫於後：

水95，00有機物(色素尿素尿酸)3，40窒素0，57燐酸0，13鉀0，27鈉0，46石灰0，02苦土(養化鎂)0，05硫酸0，05弗素鹽素0，62砂矽酸0，05礬土(養化鋁)酸化鐵0，03

三人尿的利害

健康人的屎，農人奉此爲寶物，中醫信此爲妙藥，人屎的氮，鉀，燐酸，爲栽培作物幼芽的必需營養品，人屎中石灰，鉀，經空氣酸化及微生物腐化的醱酵，變成重炭酸鈉有消炎鎮靜之功用，至於其中苦土卽瀉利鹽有治便祕脚氣腸炎水腫的特効再病人的屎，苟其病原微生物和病原寄生蟲，既眞死用此屍體的毒質，治愈病原微生物和病原寄生蟲作難的疾病，但屎於酸化和發酵時發泄多量炭酸和硫化輕的氣體，大有毒害人生，不慣嗅此毒氣的人士，無形中致血脈窒息，甚則卒倒，的毛病，市鎭之實行公衆衞生不准住家任意排糞坑，當建設公厠於遠冰及冷靜地方，且設法閉藏毒氣使不慣嗅此毒氣之人免得此病亦爲仁人的善意也。

非常時期的醫學研究

非常時期的醫學（續）

朱　松

(十一)傷兵運送之標準

現代戰鬥，因兵器進步，受傷者每千百成羣，致前方衛生員伕，一時難於分配，故應分別傷兵傷勢之部位輕重，令其步行輔行，或車送，或擔架運送，通常依交通狀況，衛生區域而異。茲依戰時衛生機關所區分的三區域——野戰衛生部，兵站衛生部，後方衛生部——略爲敍述。

A野戰衛生部傷兵之運送

野戰衛生部傷兵之運送，係由火綫運送傷兵出危險地帶。依其傷勢之輕重，可區别爲三類：

(一)擔架運送：凡頭蓋創傷，腹腔或骨盆創傷，重症胸部創傷，脊髓創傷，大腿骨折創傷，下腿骨折，顏面及頸部傷重，失血過多，以及人事不省或朦朧者，均應予以擔架運送。

(二)步行運送：軟部創傷，上肢骨折，顏面創傷較輕者，頸部創傷輕者，外陰部創傷輕者，凡屬輕傷之軍士，步行而不致危及生命，或使傷勢十分痛苦，妨礙治療者，均以步行爲妥。

(三)扶行運送：傷勢在一二兩項之間，可以一人輔助其步行；如擔架有餘裕，擔架伕較暇時，則可用擔架運送。肺部輕傷者，據運送傷兵者之經驗，以扶行與擔架運送相間，對於病勢反較有益。

B兵站衛生部傷兵之運送

兵站衛生部傷兵之運送，係將傷兵由野戰區送至兵站醫院，或由甲兵站醫院，送至乙兵站醫院，以便治療之適宜者。傷兵運送之方法，可依左列之標準。

1.擔架運送：大略與野戰衛生部擔架運送之標準相同。

2.步行運送：凡屬軟部創傷可行走而不妨害其傷勢者，令其隨同步行至船埠，或車站，或兵站傷兵醫院。

3.車輛運送：屬於前項擔架運送之標準，惟其傷勢已經減輕，或已施行完全的固定綳紮；屬於前項扶行者全部及步行者之一部分。

用列車或船舶運送傷兵時，除擔架運送的重傷者，應使其臥外，餘皆可令坐，以節省地位。

C後方衛生部傷兵之運送

後方衛生部傷兵之運送，係將傷兵由兵站醫院向後方運送；此項傷兵多屬殘廢，傷勢一時無法痊愈，祇能令其在後方安全地帶，作長期之休養。運送之標準，醫院救護車，以乘屬於擔架運送者爲主。用列車或船舶運送時，屬於擔架運送者可臥，餘令其坐。如路程非一天可達，宜均給於臥位。

（待續）

非常時期的防毒學（續）

章鶴年

若有多量人員，所着之衣服，均爲芥氣毒質所浸染時，消毒之最速方法，爲佩戴防毒面具，進入特別裝置之綠氣室中，經五分鐘，則全身所染之芥氣，均爲綠氣所分解，無絲毫之毒性存在矣。綠氣室之裝置，須經專家鑑定，方準啓用。室中空氣含綠氣百分之一，最爲相宜，過多則有腐蝕衣服之害。

庚、防毒衣之消毒法

1. 凡染芥氣之防毒衣，迅速用水冲洗之，務使布面之毒質，冲洗盡淨而後已。至於浸入布質內部之毒液，置沸水中煎之，經五分鐘，再取出曝於空氣中；兩三日後，毒即除盡。防毒衣需用緊急時，冲洗後煮十分鐘，再露於空中十二小時，毒亦絕跡。如染毒過重，或爲時過三十分鐘，須在沸水中養數次，然後曝晒之。惟防毒衣經沸水久煎，或煎養次數過多後，效力漸減，耐久性亦失。

2. 將防空衣浸入「綠色溶液」中，經十五分鐘，取出用水滌洗之。然後露於空中，二三日後，即可取用。此法之害，易使腐蝕布質，斷裂縫處。故每件毒衣，不得用此法二次以上；而每次消毒後，又須加以嚴密檢查。

3. 沾染輕微之毒霧者，曝於空中一二日即可。惟非有毒氣氣味，或發現染毒症時候，不得脫去。有染毒嫌疑者，可由專家鑑定之。防毒衣表面之油質，如有剝損或裂破時，須縫補後，方准施行消毒。

本社社務會議紀

議決要案多起

二月十五本社舉行社務會議出席者謝利恆方公溥龔醒齋徐愷盛心如朱松蔣文芳沈石頑倪維德章鶴年徐公魯王子南列席者李仁淵吳近仁程兆晨由謝社長主席(甲)報告事項(略)(乙)討論議決事項1重慶呂仲國連江鄭禮庭龍泉八都毛更生宜都胡端伯南通葛亞摩等依章組設分社均經成立除致發聘書外由總務部登刊獎勵之2南洋陳愛羣梧州陳先安單縣李恕彬蕉嶺胡世珍揚州高峻川山東方崇憲等熱心爲本社介紹社員讀者由總務部登刊獎勵之3長樂柯蔭藩連江鄭禮庭兩同志組設分社熱心醫藥介紹訂刊等都盡義務殊堪欣佩依章各贈予銀盾一座由總務部通告之4添聘薛定華爲本社編輯5推派薛定華同志赴京會同各地醫藥界向三中全會請願力爭中西醫平等待遇6作者專號展緩於二卷一期出版由編輯部通告7徵求「三一七」紀念社員讀者，由總務部擬訂辦法。餘略議畢散會，

學術討論

對於沙市同道劉正宇診治黃膺白肝癌病的商榷

安徽太平 林學富

黃郛氏的肝癌病是經中西醫治未見效果的，肝癌病本是一個難治的病，科學最發達的德國，對此肝癌症，也無辦法，最名貴的藥品，如鐳錠，也不能治此病，我們的黃委員膺白宦海浮沈，操心太過，不幸得了肝癌症，當我初次看見范石生將軍用羚羊角龍胆草治療黃委員，結果很好，心中甚喜，認爲急則治其標，鹹寒苦寒，以清肝藏之熱，不是根本治療的辨法，這次看見劉正宇先生診治黃氏的報告，說他的病情，是口唇乾燥，舌色光紅，小大便不通，精神困頓，飲食不下右脅腫硬，並未報告脈的現象，所用藥品，是桃仁，大黃，桂枝，芒硝，厚樸，石膏，枳實，是仿桃仁承氣的意思，起初服藥，小便通，精神好，飲食下，服藥數次，忽然變卦，我想黃委員的病，西醫固然是割壞了，劉先生的治法，似未盡善，何以見得呢，劉先生這個治法，似乎有點蠻幹，黃委員的病，根本不是實症，他這病的理由，因爲肝爲厥陰，內藏血液，少陽胆火寄托於肝藏血液之中，肝血充足，則少陽胆火得以含蓄而不暴發爲害，肝藏又主謀慮，何以主謀慮呢，肝爲一大腺體，總司神經，良以吾人應付世事，必須奮興神經，奮興神經，則神經必受磨擦，愈磨擦則血液愈耗，胆火愈發，黃委員身任要職，環境困難，辦事棘手，人所共見，人之秉性各各不同，黃委員性情躁急，半由環境半由天賦，以他這種焦勞之身，血液安得不耗，血液耗，肝藏虧，久之則肝藏變硬，這就是肝癌

雜組

隔褲打針之創聞

李亞子

隔靴搔癢蓋喻人之作事敷衍者，此語予嘗聞之矣，隔褲打針予未之聞也，然竟有之，得非創聞乎？閱者諸君！如以我言爲不信，請爲之述於下，藉以得知西醫界之少數份子之卑鄙偏促也。女士某，（隱名）擅跳舞，交際靈活，以交際花自翊，日出入於酒樓舞榭，閱人既多，自難免乎白圭之玷，心有所懼，恐發風流疾患，思有以預防於未發，乃求敎於浙江路××醫院之門，請診察血內有否梅菌，醫師卽用聽診器聽之，斷云：「確有梅毒」，（聽診器而可以斷定有梅菌，奇矣！怪哉！豈螺旋菌在體內亦能作聲響耶？閱遍新醫書，未見如是之診斷法），且言：「不久必發，須注射九一四藥針，先事預防」，女士素有健美之譽，其人肥大可知，醫師爲手術便利計、乃舍靜脈而從肌肉注射，女士故作

病的主因，古人所謂枯木自焚，亦就是肝無血養而變硬的原因了。劉先生認黃委員爲實症，而大用破血下氣之藥，雖能取快一時，必定貽禍將來，間用補藥，有何益哉，須知果是實症，苔必黃厚，脈必洪大而數，絕對不是舌色光紅口唇乾燥，劉先生並未報告脈象，我斷定必是絃細而數，舌色光紅，口唇乾燥，顯是肝無血養，血液化燥，血管和神經受虛火的刺激而膨脹的表現，這種症候，何得認爲實症，而大用攻下，虛虛之戒，何不愼乎，雖是肝癌症，夾有瘀血，皮有白泡，虛中夾實，疎肝利達可矣，何必一味蠻幹，中山先生患肝癌症，某醫用黃芪，脚腫雖退，而病亦不起，奮興神經之品，尙不可用攻下可乎，此症治法，須壯水柔肝，緩緩圖治壯水柔肝之藥品爲杭白芍（白芍須重用）生熟地玄參，穞豆衣，阿膠，柏子仁，淮山藥，生首烏，甘草之屬，淸泄肝火之藥品，如龍胆草，金令子，流通腺管之藥，如遠志製乳末，天仙藤，凉肝解毒之藥，如忍冬藤，銀花，夜交藤，皆可選也，王道無近功，長期治療或可有效，劉先生爲長沙名醫，學問定必高出學富萬倍，學富何敢妄談，惟丁此中醫存亡絕續之交，學術貴澈底研究，所以願意誠意與劉先生及海內外同志研究，並非攻擊人短，以昡已長，這是學富願附帶聲明的。

論虛證鼓脹

論『石女病治療研究』

沈淸源

『石女病治療研究』乃河南省博愛縣李煥卿先生大作，拜讀之餘，悲喜交集：悲者悲其科學眞諦尙未澈底了解；喜者喜其猶能向科學康莊大道上邁進！在下在百忙中抽暇特草此文，願與李先生攜手，討論，因我們原是站在同一戰綫上的。好在本刊編者早已明示：「研究學術，端在互相攻錯」；那末循此原則來分析述之於後，先生諒不致以異己視我？

羞態，不肯脫去下衣，醫師無法，乃從褲外刺進，手術畢，女士返家，覺頭痛難忍，且發高熱，請予往視，予詢其起病之因，女士以直告，予曰「是蓋藥力在體內發生作用有此反應故也，但爲醫者應先告以有何反應，病者方不致驚恐，」繼詢以所注射之部位，靜脈乎？抑肌肉乎？女士答曰：「隔褲注射耳」，予聞之殊爲詫異，意以爲誑我者細詰之果然，予細忖此隔褲注射，殆爲最近發明。否則醫書多多，曷未見有此注射法，或者爲該醫師所發明，果如是，則該醫師可請求政府褒獎享專利矣，惜乎隔褲之不能消毒耳，此隔褲打針與古時神話中懸絲探脈，可稱絕妙對句。

謝徐先生鈔贈醫書缺頁兼述感懷即呈郢政

何一龍

嗜書如水我如魚，求學非誇富五車，
知也無涯方恨少，生於斯世不能無，
愁看脫頁成殘卷，感惠鈔文補貫珠，
千里鴻毛茲誼重，信與坊買用心殊，
謬託篇勞入社初，嗜書如水我如魚

（一）『女子陰腔細小不能交媾者謂之石女「實女」請問陰腔細小到什麼程度才是不能交媾的「石女」？先生既知刺激變態與生理變態，何不以『陰腔細小』四字寫做『陰部變態』爲恰當？因事實女子陰腔細小決不會有『不能交媾』之理。

（二）『女子初生，其小陰唇露於大陰唇之外，以普通人之調查，均須十日左右，方能縮入』普通人又怎樣普通法？爲何不根據學者之調查？較可靠。因事實：三日左右，就能縮入。正如男子的龜頭一樣，初生龜頭亦露於包皮之外，三日左右就縮入。

（三）『其經水蛋珠陰核情欲等，皆無疾病』眞是妙文了，經水來原，據布魯格爾氏：卵巢中內分泌「賀爾蒙」（男女到一定年齡，生殖器驟見發育均爲此「賀爾蒙」之作用）。之一定量蓄積於血中時，子宮受其刺激，遂發生子宮粘膜出血——便是月經，能使受胎卵珠（稱蛋珠有些勉强，以此類推，「輸卵管」變成「輸蛋，卵巢成了蛋巢）。附着於子宮自上，所以月經有佈殖姙卵於子宮壁的自然功能。足徵經水與所謂蛋珠關係之密切，未便分述，卵珠不能發育，卽是經水不調之管」徵，調和經水動力，自然是「賀爾蒙」先生但知「疾病」之然，不知其所以然。故有『經水者，子宮內所生之精液』等語，先生既知陰核爲女性性慾快感部，所謂情欲也者又是什麼東西？

（四）『施以Novacairc局部麻醉』先生爲洋醫嗎？我們既是中國人，而又是中醫，何必顯洋字？如果不是手民之誤，在下幾疑該局麻醉品爲先生所發明也。因我們祇知「奴弗卡因」Novacain，爲局部麻醉品。——「哥囉肪膜」變了「哥囉肪水」亦是奇蹟。

（五）『遍塗黃蠟軟膏或安福消腫膏等類』，納入陰腔。所謂黃蠟軟膏諒係消毒凡士林之誤？然安福消腫膏，內含薄荷油，冬青油等刺激品能刺激粘膜發痛發炎，如果納入陰腔非但痛不堪耐，於經濟上以貴重之安福消腫膏浪費很不合算，何况又是有害無益呢？

，集思廣益承侶价，守缺抱殘免索居，研究自然推變化，鑿開混沌轉機樞，從今多獲新知識，進步毋忘大雅扶。

搜羅新舊冶洪鑪，名著爭投乳轉酥，出版似鳳人似虎，嗜書如水我如魚，吸收洋化學無界，聯合中醫道不孤，宜勿茶然亡國粹，社團旂手大聲呼。

輻射文光披海隅，因時啓迪賴新書，枕經肱曲輪三折，尺素心傳歷六虛，伏櫪識途誰識馬，嗜書如水我如魚，願歸系統成科學，醫籍精神漸復蘇。

漫誇三世自稱儒，醫藥爲民供急需，文字障深徒駭俗，經驗標準弗迷途，公開攻錯皆良友，神祕圖財不丈夫，學有淵源無止境，嗜書如水我如魚。

何一龍未是艸

贈徐主任詩一首

林文彪作

中華藥石久沈淪，誰振國醫格外新。愧我無才猶抱拙。羡君著手便成春。收名定價千秋社。同道相謀三世人。遙慕鴻儀終未見。怎教門外視吾身。

（六）附子湯爲壯腎興陽實屬創聞。

（七）『治療情慾之淡薄者，自然當以發育陰核爲急務』眞是荒天下之大唐，先生豈不知情慾原動力爲神經系？因陰核爲神經系中樞，故快感基於此，治療之法自然要清心寡慾，多作柔軟運動，如果照先生一味所謂發達陰核，換言之就是，使陰核肥大，反而患不感症，情欲無從生，則交媾感不到興趣，不能姙娠，而致絕代，先生醫術眞能完事?!

本社服務部代訂下列刊物

尙有各刊俟陸續收到隨卽披露

名稱	編者	出版處	全年定價
國醫正言	主編陳會源	天津市東門內文學東箭道	貳元
國醫砥柱月刊	主編陳述先	北平西城北溝沿三十號	壹元壹角
文醫半月刊	主編陳伯鍼 計魁英	北平西城大麻線胡同八號	柒角
明日醫藥	主編王藥雨	北平西直門內半壁街甲四八號	壹元四角

主任王子南

和漢醫藥學研究
歡迎投稿

康平傷寒論與宋本傷寒論之異同（續）

大塚敬節著
狄福珍自東京譯

（六）傍註

康平本傍註與劄註至夥，每頁幾見二三，玆引用於下：

宋本　傷寒卒病論集
論曰余每覽越人云云

康平本　傷寒卒病論
集論曰余每覽越人云云

宋本　太陽中風，陽浮而陰弱，陽浮者熱自發陰弱者汗
自出嗇嗇惡寒云云

陽浮者熱自發陰弱者汗自出
康平本　大陽中風脈陽浮而陰弱嗇嗇惡寒云云

宋本　太陽病，過經十餘日

康平本　大陽病，過經十餘日

宋本　太陽病，寸緩關浮尺弱云云

康平本　大陽病，寸關尺脈緩浮弱

宋本　厥陰之爲病，消渴，氣上撞心，心中疼熱，飢，
而不欲食，食則吐蚘云云

康平本　厥陰之爲病，氣上撞心，（消渴）心中疼熱，飢而
不欲食，食則吐（吐蚘），下之云云。

（七）劄註

劄註較傍註改長且多，有及於數十字者，玆引用一二短文：

大陽病、下之後，其氣上衝者，方同前法可與桂枝湯，（註）若不上衝者不可與之。

大陽病六七日，表證乃在（中略）下血乃愈（註）所以然者以大陽隨症，瘀熱在裏故也。（經）抵當湯主之。

大承氣湯（中略）分溫再服（註）得下餘勿服。

大陰病，脈浮（中略）當溫之（註）宜四逆輩。

（八）闕文

太陽病中編之二陽併病云云條下，有苦於解釋處，康平本於此條之傍註劄註固多，而闕文亦復不少，其闕文處每以□作記號，宋本於此等處除加以適當字外，而不作□記號，舉例如次：

大陽病，下之，其脈促，不結胸者□□□□□□
脈浮者，必結胸云云

大陽少陽併病而反下之成結胸心下鞕下利不止水漿不下

其人心煩口口口口口

脈浮而緊復下之云云。

傷寒發熱汗出不解心中痞鞕嘔吐而下利者口口口口口之。

(九)疑非仲景方

『疑非仲景方』五字悉成割註或傍註，而宋本此五字則在黃連湯方後，至可疑也，康平本原條如次；

右七味以水一斗養取六升去滓溫服(註)晝三夜二』(晝三夜二疑非仲景法)由此觀之，所謂晝三夜二，既非仲景方之意，則黃連湯亦非仲方景矣。

(十)又方

柴胡加龍骨牡蠣湯與當歸回逆湯二方，均位於他方之後，稱爲又方，非正方可知，蓋因正方失傳，故錄此二方，名爲又方也。

(十一)玄武湯

眞武湯原名玄武湯，康平本卽書原名，中國及日本之見輩爲避宗宣祖諱起見，故易玄爲眞云云，足證眞武湯之名始自宗時。

(十二)四逆湯

四逆湯與四逆散本名回逆湯或回逆散，回逆者，乃回復四肢厥逆也，顧名思義，回逆之與四逆之意義，可以明矣。

(十三)霍亂

霍亂起病，嘔吐下利，四肢厥冷，其狀與厥陰病相似，頗易混雜，故書『辨厥陰病，霍亂』六字以醒眉目，此外尚有太陽病下編『辨太陽病結胸』六字，亦因其有雷同故也。

(十四)文句之相異

全編之文句相異頗多，恐係傳寫之誤，舉例如次：

宋本　太陽病，發熱惡寒，熱多寒少，脈微弱者，此無陽也，不可發汗宜桂枝二越婢一湯。

康平本　大陽病，發熱惡寒，熱多寒少，(此無陽也)脈微弱者，不可大發汗，宜桂枝二越婢一湯

桂枝二越婢一湯雖爲發汗劑，然當適可而止，康平本加一大字，似與此意吻合，宋本僅書不可發汗，又爲一大疑問。

宋本　發汗後，不可更行桂枝湯，汗出而喘，無大熱者，可與麻黃杏仁甘草石膏湯，

康平本　發汗後，喘家，不可更行桂枝湯，汗出而喘，無大熱者，可與麻黃杏仁甘草石膏湯。

宋本　陽明病，潮熱大便微鞕者，可與大承氣湯，不鞕者，不可與。

康平本　陽明病，潮熱大便微鞕者，可與小承氣湯。(不鞕者不可與之)

宋本　傷寒脈浮滑，此以表有熱，裏有寒，白虎湯主之。

康本平　傷寒脈浮滑，白虎湯主之。

(十五)條文之相異

宋本一條於康平本爲二條，其二條則爲康平本一條，前後之順序亦有異，凡此皆不追縷舉，其冗繁者概從省略。

結論　以上列舉傷寒論諸問題，僅爲該祕本之一小部分，諸同道如欲知其詳，請假以時日，當將該書覆刻刊行，以供廣覽，蓋余得一祕本，決不願祕而不宣也，茲篇之作，僅爲拋磚之舉耳。

（完）

小兒病各論（續）

松園渡邊熙著
石頑沈松年譯

驚風

急性病卽急性腦膜炎
慢性病卽慢性腦膜炎

大正三年前予尚未習和漢醫學。時有六歲之女兒患急性腦膜炎。病已陷於危篤之境。希望告絕。惟當時以此兒爲瘡家所生。故決意以一%之可溶性水銀約一・〇cc注射於臀內。竟獲復蘇。實出乎意外之一奇蹟也。大正十年後予始習和漢醫學。治愈急性腦膜炎有不少實驗之病例。和漢醫學之治腦膜炎證常用水銀劑而奏奇効。故古人謂之九生一死也。卽此較現代醫學之治療成績爲遙優也。然而對於慢性腦膜炎卽慢驚風者則謂九死一生。何故歟。蓋慢性者多由急性症延誤而成者也。故類多爲壞證不易治療。本證除急性慢性之區別以外之搐搦證者。見現行我邦內閣統計局之死者原因類別表中。

證侯　聲如馬嘶驚人，面色青，口噤，足冷，手足搐搦，雖有轉蘇而片刻卽復作，發熱，面赤，煩渴，口臭，呼吸熱，兩便黃赤，醒後不眠，有痰去痰・有熱者卽用此法以辰砂爲主劑而與左方。

方名辰砂，牛黃各等分
又名朱砂安神丸
又名辰砂單味

兼用　柴胡　茯苓　人參　半夏　甘草　杏仁　獨活　青皮　生薑各約一・〇防風　陳皮各三・〇許

右煎服，依年齡之大小而加減之。有熱驚風之症狀而夜啼者投左方，方名　牛黃清心圓局方

處方　牛黃一兩半　金箔（一千二百箔內四百箔爲衣）　麝香　龍腦　羚羊角各一兩　雄黃八錢　蒲黃二兩半　犀角二兩。

右八味蜜丸

主治功用。治心氣不足。神志不定。驚恐。怕怖。悲憂慘慼。虛煩少睡。喜怒無時。或發狂癲。神情昏亂。

又方　犀角單味以鮫皮剉末入布袋煎服。

兼服　蟬退三・〇荊芥五・〇甘草一・〇大黃一・〇砲黃芩一・〇蝎一・〇茅根一・〇

右煎服。

又兼服人參三・〇黃連三・〇甘草一・〇竹葉十片生薑

一片右方古時用於有熱之腦膜炎證。

急驚風有熱搐搦者投左方。

處方　干姜三・〇大黃一・〇川芎三・〇山梔一・〇熊胆三・〇當歸三・〇防風三・〇

右爲末蜜丸。竹葉湯送下。

方名竹葉湯金匱

處方　淡竹葉三・〇葛根六・〇防風四・〇桔梗四・〇人參四・〇甘草四・〇(附子〇・二)大棗六・〇生薑二・〇

右大人量煎服(除附子，虛脫時加附子)

方名　竹葉　黃芩湯千金

處方　竹葉三・〇黃芩四・〇茯苓四・〇麥冬四・〇芎藭四・〇地黃四・〇大黃〇・八甘草四・〇生薑二・〇

主治功能　治精極。寒熱。眼視無明。齒點。髮落。形衰。體痛。通身虛熱(卽脫力生熱者)。

以上金匱及千金之竹葉湯之目的用於解熱。所示者爲大人之量也。

(未完)

呼吸器病研究(續)

松園渡邊熙著
石松頑沈年譯

凡社會紳商之家，細察之不無遺傳病者。譬如其主人經營商業。盤算利益等。傷費心思。青年時代或喜走馬章臺。無日不醉飽淫樂，此等人之子孫必愚頑，虛弱，廢疾，精神病等。多不肖之子。皆爲梅毒之遺傳性，此等體質易病結核及此類似之證。及其他種種神經系之病氣，予診察之下視此等患者。皆爲晚發性先天梅毒之定型性腺病質及疑似肺癆爲多耳。其中有續發眞性之結核者。如第五例必細究其時代之狀況，及傳染之徑路。若爲眞結核證傳入此等家庭則猶如乾柴烈火。一般有滅絕之危。可慨者貪一夕之樂而造成子孫之禍因。悲哉。

黴毒之健康保菌者

其他一切攜有病原菌之健康者。爲極普通事也。至於黴毒則尙未見有何等報告，但梅毒雖然在潛伏期間亦有屢次反覆者。惟時間有久暫之不同耳。其眞正之恢復與否。尙難確定之。人們之血淸性質各有不同。容或有免疫性而成爲健康之保菌者。亦非完全不可能也。例如前述動機之七者。靑年時浪蕩如斯，至晚年尤能以强健誇人者非乎。本人雖然如此。其實禍害已暗渡於子孫而無不虛羸衰弱也。唯本人至最後時仍不免因梅毒而引起腎臟病。血管病。糖尿病等。甚而卒中風也。又爲夫者日夕奔走交際場中則其妻女必常顏色蒼然。如患肺病而衰弱困憊甚者。比比是也。然則如上所述若非健康保菌者。何得而免疫乎。但此等健康之保菌者。設若一朝受重大之打擊或憂心過甚時。必引起重大之疾患也。

(未完)

讀者園地

幾個疑問求教

劉鳴山

(1)陰莖短小，陽萎早泄，當以何藥治之，使其陰莖長大，不易早泄。

(2)宿泉丸，癇症鎮心丹，二者，方出何書，藥有幾味。

(3)仙遺糧，是否土茯苓，天將壳，是否蜘蛛壳，尋骨風，功勞葉，陳海蟄，三者究是何藥，產於何地。

(4)陰吹一症，最爲討厭，有無別方以代膏髮煎。

以上四條，切祈海內方家，硏究指示，爲禱爲盼

閩武社員劉鳴山謹上

(答)鳴山先生，茲分答於後：

(1)陰莖短小，原是生理關係，陽萎早泄，半由斲傷過甚，茲有內服並外治方各一，附錄於下，方極靈驗，但用以縱慾取快，則戕生可慮。內服方名千口一杯飲，此方專治陽萎不舉，一杯作二三百口，緩緩飲之，能生精養血益氣安神，方用高麗參，(好黨參亦可)大熟地，枸杞子，各五錢，沙苑蒺藜，仙靈脾，毋丁香各三錢，遠志肉，沉香各一錢，荔枝肉一箇，右藥浸好燒酒二斤，三日後蒸三炷香久，取起浸冷水中，拔出火氣，過三十一日飲之，外治方用新鳳仙花子，(卽急性子)硏末三錢，鴉片煙一錢，蟾酥八分，眞射香二分，(此味俟作丸時加入)共爲一大丸，外用葱白搗爛包裹，再加紙一二層，用水泡濕，放炭煨熱，換紙再煨，煨至七次，去葱紙將藥改爲小丸，如菉豆大，每於將睡先一二時，取二丸用酒化開，敷陽頭上半時，俟陽物舉起，將藥洗去，然後行事，堅而且久，並能種子。

(2)縮泉丸用益智仁，(鹽水拌一宿)炒烏藥等分爲末，酒煮藥糊丸，鎭心丹與鎭心丸，方類甚多，茲錄癇症鎭心丸一方於下，主用犀角五錢，珍珠二錢，飛辰沙三錢，陳胆星五錢，酸棗仁一兩，甘草一錢，麥冬七錢，犀牛黃七分，川連三錢，茯苓神七錢，右藥共取淨末，煉蜜打丸，每粒四分，硃砂爲衣，臘殼封固，此二方大約見於和劑局方。

(3)仙遺糧卽土茯苓之別名，天將殼之功用，長於開肺，透發痧疹，爲草藥之一種，與蜘蛛壳絕不相同，尋骨風卽綠毛藤，爲去風濕宣絡之品，功勞葉又名十大功勞葉，且有功勞子，主治甚多，陳海蟄爲海產中之飲食品，各藥產地，查本草便知。

(4)陰吹一症，治法甚多，胥視證情而處方，類多加一味血餘炭卽猪膏髮煎之意也。(編者)

癥病求治

王象乾

逕啓者鄙之舍親姜氏，年三十八歲，素有痛經之患，經云(經未至而先腹痛，候經到而痛止，名曰痛經)忽於民國二十年冬，經停三月，小腹漸大，膨如覆盆，胸悶欲嘔，喜吃鹹蛋，腹內常動，乳頭擠出乳汁，月事仍以時下，迄今二年有

餘，仍未生產，加以素有肝氣悒鬱，常悲伯道之歎，先延他醫七八名，幷無分毫效力，後經余治，斷爲血瘀，服大抵湯大黃䗪虫丸，行氣破血等藥，各服廿餘劑，亦未見小效，又友人生殖器細小，發育不全，求治於余，徵求放大，令服補腎強精法，如山茱山萸熟地鹿角枸杞子附片破故紙云苓耆黨等藥十劑，未效。是以持函呈請貴社，二證示用良方，以請同志指教。

東台溱潼社員王象乾謹上

(答)象乾先生：茲分答於下：

(1)病名腸覃，方古用晞露丸，藥方附下，莪朮三稜各浸酒一兩，巴豆三十個，炒上二味去巴豆，乾漆炒烟盡，川烏各五錢，磠砂四錢，青皮雄黃另研，茴香；鹽炒，甲片炮，各三錢，輕粉一錢，另研，射香五分，研細，姜汁糊丸，每服二十丸。

(2)參觀本期答覆劉鳴山第一項之外治方。(編者)

鼻淵

魏汝楨

徐愷先生大鑒，敬啓者，鄙人同事堯典承年四十六，男性，三年前曾患鼻流清涕，發時多孔必擾，頭俯即流，頭仰則止，延及腦漿亦暈，初時色白涕清，繼而質濁色黃，近則粘汁更甚矣，但必藉風寒始發，中間曾服過蒼耳散清肺飲，以及辛夷花燒蠶鼻孔抱腦丸等多劑，然均未見效，未識此症是否鼻淵抑或腦寒。先生醫林碩重，學術超羣，懇於下期讀者園地內指示病名，幷乞賜一良方，俾得堯某沉疴立起，渠當感激大德於無涯矣，肅此，即頌

撰安

讀者魏汝楨頓首

(答)汝楨先生：

據述病狀，想係鼻淵，因外感而更甚，姑仍照原意酌擬一方以觀動靜。

辛夷花打碎三錢　蒼耳子三錢　香白芷錢半　白桔梗錢半

北細辛三分　猪胆汁拌炒廣藿香二錢　新會皮錢半

宋半夏二錢

經冬絲瓜藤錢半燒灰黃酒調另服

外用羌活錢半，蒼耳子辛夷五錢，煎湯置鼻孔下薰蒸熱氣，以布蒙頭，勿令泄氣，鼻孔內再吹搐鼻碧雲散。

(編者)

問題三則

林一謌

(一)鄙人左耳聽覺全失，右耳無恙，請賜良方，治療斯症。

(二)用科學方法，修製諸般丸散，提煉各種藥精，未知須覽何書，方能照法製造，請乞示明。

(三)据上海佛慈製藥廠，所製藥料。悉根据中外藥典，未知此書，係由何書局發行，及價格若干，亦請示詳。

以上三則，請於貴刊九期讀者園地賜覆，肅此敬請

撰安

社員林一謌謹啓

(答)一謌先生：(一)左耳聽覺全失，右耳無恙，不知斯恙起有多日，平常體質弱，如腎虛者可用耳聾左慈丸，並須

檢視耳內有無耳痔等障礙物，以圖外治。

(二)中藥用科學方法製造的書籍，尚未見過。

(三)西藥各國均有藥典，中國西藥藥典，衛生署已有出版，惟中藥典尚未見。(編者)

眼病求治

趙子良

鄙人患內障眼外黑珠瞳子分明無恙，惟視物光芒放大，視燈光，大如碗口大，光明一片，中似水面浮油，大小上下游走不定，左眼猶甚，服還睛丸甤仁丸，磁硃丸，等藥無效，敝邑又無專眼科妙手，甚以為憂，伏維指導良方，應用何法神劑，以起沈痾，則良深感再造功不置，專此又啓

趙子良啓

(答)子良先生：瞳子分明無恙似非內障，視物光芒放大，乃是肝腎陰虧，非短時期可能奏効，宜長服培補肝腎之品，如駐景丸。明目地黃丸，石斛夜光丸之類。(編者)

問題四項

許伯超

(一)余不識醫嘗以為恨，秉之地處偏僻，醫學淺陋，庸醫殺人，屢見不一，故於治學之暇，輒憤然有習醫之感，惟是門外之漢，礙難問津，用特函懇 指示習醫初步，應讀何種書籍，並習醫較為淺近易入，及能收事半功倍之方法，一一賜知，而便學習至感。

(二)鄙人右上門齒之第一齒患牙漏四年，爛至齒齦牙已盡露微動敬祈賜內服丸藥方，暨外敷方各一療治為荷。

(三)鄙人民二十年負笈滬大，患吐血症，厭惡湯藥未加診治，逾二年得牙漏失眠遺精耳鳴諸症，幸遇杭州弘傘大師，指示靜坐方法息影習禪，故吐血症迄今三年未發，已告痊愈，且體質略健，惟失眠遺精之症，雖較好於前，但失眠每遇有心思即發，遺精二十餘日一次，或隔五六日連發數次，如此年僅三四見牙漏如舊，耳鳴漸痊，懇乞賜一丸藥方服用是幸。

(四)南京同仁堂，上海雷允上胡慶餘堂各藥店何者貨眞，想鈞社知之已久祈示知

許伯超上十二、卅一、

(答)伯超先生：所問分答於下：

(一)習醫初步請購秦伯未先生所著國醫講義六種，全書五元，本社可以代辦。

(二)齒腐齦露乃虫蝕陰虧所致蛀齒宜拔去為妙，外治方可用紫苑研末，津調敷於患處，內治丸方，附於三項下，

(三 貴恙可服大補陰丸，及天王補心丹之類。

(四)諸藥號早著盛名，貨眞價實，可毋過慮。(編者)

白帶病

葉佐臣

徐愷主任台鑑茲懇者，家母年屆七旬，體素瘦，嗜食酸辣，曩因胎產過多，四十二歲月信遂停，當年度花甲，猶安然無恙，操勞不倦，自家先父見背以後，抑鬱於懷，心常悻動，入夜則寤多寐少，由此而患白帶，豈料日積月累，帶下愈多，黃白赤顏色不一，或單純而下，或雜色相間，但家母

極固執，隱而不言，旋爲敝內察覺，經鄙人及同道診治，與完帶，易黃，逍遙，異功，八珍，六味，清肝止淋等湯，隨方出入以龍，牡，龜，鱉，赤石脂，烏鰂骨諸品，服藥後，不見有害，而亦不有功，現在黃赤色已除，惟純白稠厚之分泌物，乍少乍多，淋瀝不斷，少腹時刻作痛，緣家母年老，何以堪此，自愧才識疎愚，見聞譾陋，素仰先生慈善濟世，名震杏林，故敢不揣冒昧，將其病狀縷述如上，務乞賜擬良方，以起沉痾，是否有生命危險，幷祈於下期，讀者園地披露臨穎神馳，竚候指敎，感德甯有涯涘！

讀者葉佐臣謹啓

「答」佐臣先生：

帶下黃赤已除，足徵治法進步，惟白帶未除，是脾氣不足，帶脈不固，仍宜以完帶寬帶逍遙加減，兼服水陸二仙丹，以固攝之，如調養節勞，不生其他變化，可無生命危險，茲懸擬治法候裁：

鹽水炙黃芪一錢　酸棗仁四錢　炒澤瀉一錢半　海螵蛸四錢　土炒白朮三錢　硃茯神四錢

鹽水炒車前子三錢　夜交籐三錢

鹽水炒山梔一錢半　白棗肉十二枚，新會皮二錢

水陸二仙丹
加味逍遙丸各三錢包同煎

（編者）

胸部作痛

胡世珍

啓者，茲有友人林君，現年廿六歲，前二年間因食青菜米飯（即青菜同米漿煎的）食後胸部作痛，已成氣痛，服藥多方，皆無見效，茲看上海醫報登有治氣痛神方，（即附桂理中湯加吳於廣木香）將方炙服已得年餘安全，近年又因食青菜和米飯同煑者，食後又發生氣痛，又將該方已服三劑，毫無見効，本方治本病，反無見驗，究屬如何原因，當用何方有效請煩詳細賜覆，無任感激，專此，卽請

文安

社員胡世珍謹啓

茲將前方藥詳錄於左，

台黨　炮姜　廣木香　炙甘　白朮　吳於　黑附　玉桂另冲

(答)世珍先生：

胃脘痛有寒熱虛實之分，其治法亦有溫涼補瀉之異，據述服原方而胃痛，反不能如往年之有效者，恐其胃氣不及往年強壯，而食滯尙未消化也，茲懸擬一方。

旋覆花包二錢　宋半夏二錢　茯苓三錢　枳壳一錢半
大腹皮三錢　新會皮一錢半　蘘皮三錢　六神麯三錢
炒谷芽五錢　炙甘草八分　海蟄皮三錢如口津清水者，加淡乾姜四分，味酸者加左金丸三分呑服。（編者）

代郵

「答」鄭德榮先生；

來函僅云素稟懦弱，神經不振，對於症狀如何，全未道

及，礙難懸擬治法，望補述年齡及詳細症狀再議。（編者）

＝最後消息＝

吳縣國藥飲片業解雇職工糾紛解決

（蘇州訊）本縣國藥飲片業店號。於廢歷年關期間。解雇大批職工。共計二十餘人。以是職工方面。頓遭失業。呈請黨政機關。請求救濟。以維生活。而免糾紛等情。經縣黨部。以事關重要。會同縣政府。於二月廿日下午。召集資方飲片公會。與勞方飲片工會。各負責代表。開會調解。茲訪悉是日。先由黨部代表。王穎致詞。曉以利害後。雙方討論良久。始告結果。有數店將雇各人。繼續蟬聯。有二三人職工。由原店七負責介紹他店工作。其他被解雇職工。由公會轉知各店。儘先任用等項。由是一場解雇風潮。乃告泯滅云

定價

全年十二冊定價二元，半年六冊定價一元寄費在內（國外寄費另加）爲統制出版數起見，另本不售，郵票以九五折計算以一分至五分爲限。

廣告價目

等第	地位	全面	半面	四分之一
特等	底封面之外面	八十元	四十元	
優等	封面底面內面對面	六十八元	三十六元	
普通	正文後	三十八元	三十元	十六元

廣告概用白紙黑字　如用色紙或彩印價目另議
繪圖刻圖工價另議

本期校對者　李仁淵　程兆晨

董事台銜

劉侯武　錢觀濤　朱鶴皋　沈鏞　郭柏良　謝利恆　徐愷
薛文元　秦伯未　吳克潛　俞同芳　薛立夫　方公溥
蔣文芳　沈仲芳　許半龍　張贊臣　湯士彥　龔醒齋
趙鞏　陳存仁　賀芸生　包識生　裘吉生　盛心如

名譽編輯

王潤民　包天白　葉信誠

本社特約撰述

沈宗吳　張夢痕　邱治中　辜占梅　薛仁盦　鄭軒渠　薛定華　劉淑士　田體仁　蔣景鴻

中華民國二十六年三月一日出版
中醫科學第一卷第九期

社長　謝利恆
副社長　方公溥　龔醒齋
總務主任　徐愷
醫學主任　盛心如
藥學主任　朱松
編輯主任　蔣文芳
編輯　章鶴年　沈石頑　倪維德　薛定華
宣傳主任　徐公魯

英文地址 16 HSIN HSIANG GLGIN SHANGHAI.CHINESE MEDICAI SCIEWCE RESFARCH SOCIETY.
出版者　中醫科學研究社　地址上海愛而近路祥新里十六號
印刷者　中醫科學書局

注意

定閱諸君如有詢問事件或更改地址通信時務將（一）定單號數（二）定戶姓名（三）原寄何處三項詳細開明方可遵辦實因定戶衆多簿冊繁重非此三項無從檢查難免仍有誤寄特告

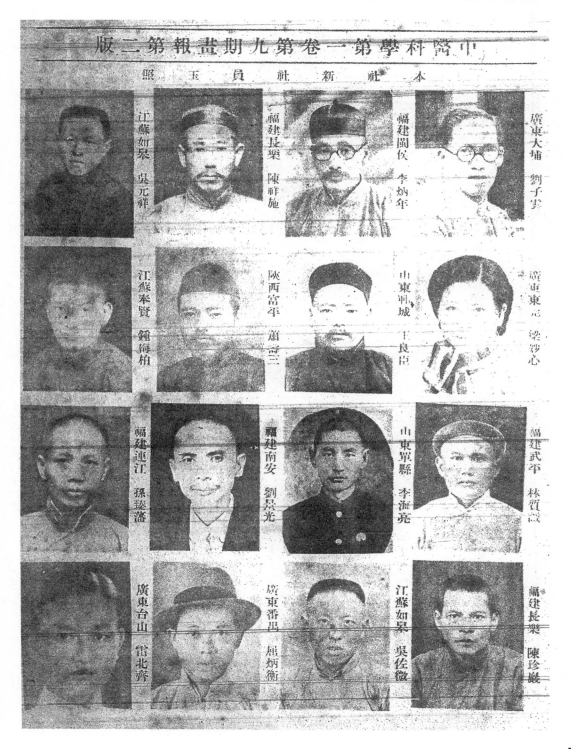

中醫科學第一卷第九期畫報第二版

本社新社員玉照

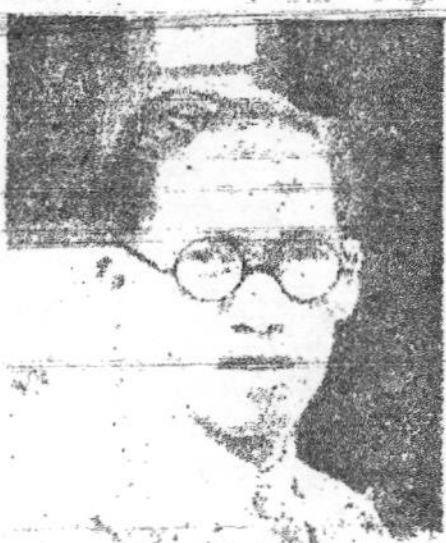

廣東大埔 劉子孚

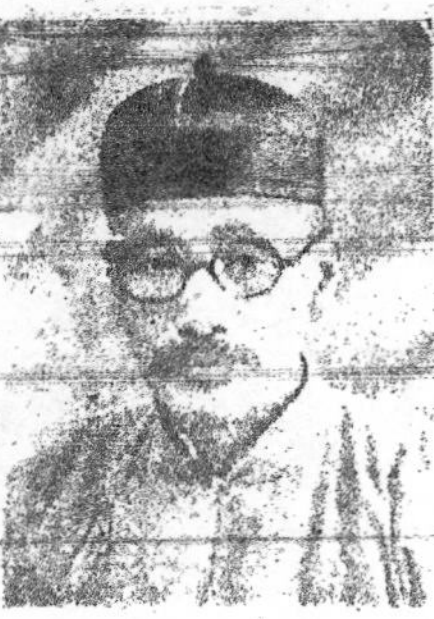

福建閩侯 李炳年

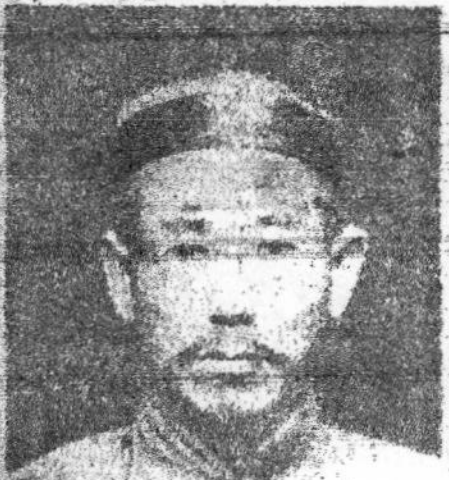

福建長樂 陳祥施

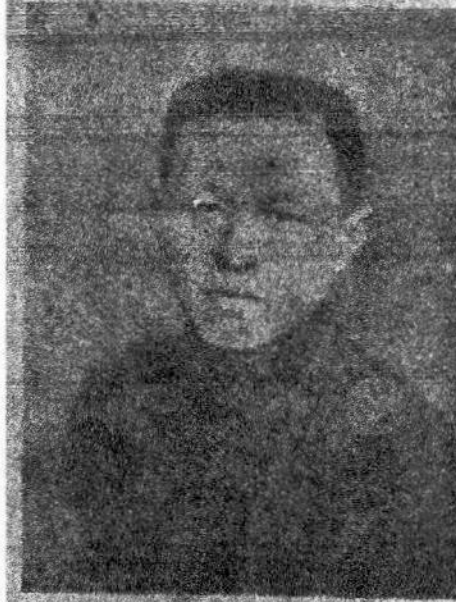

江蘇如皋 吳元祥

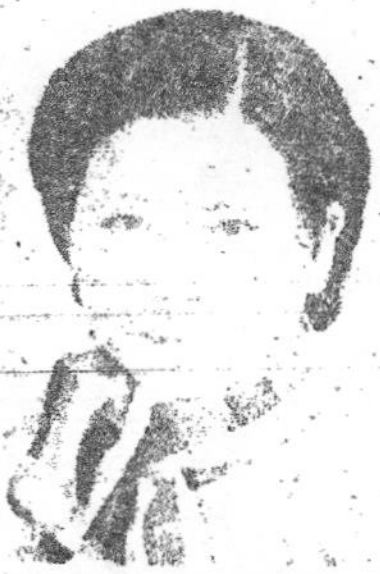

廣東東莞 梁妙心

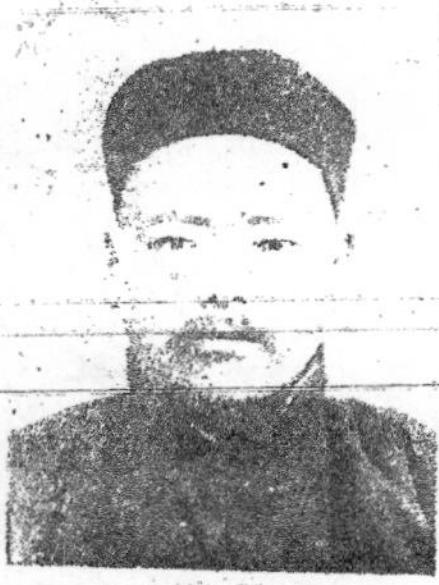

山東聊城 王良臣

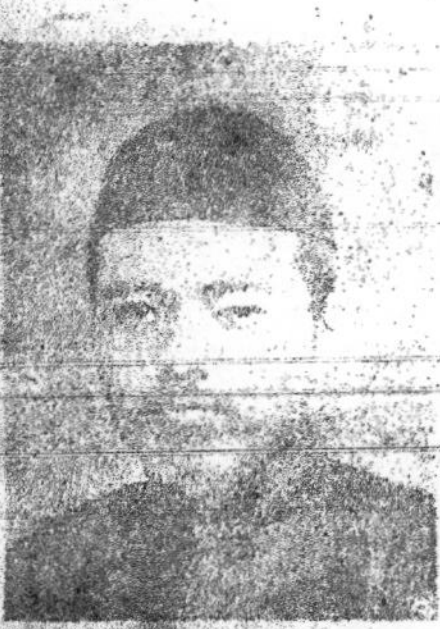

陝西富平 蕭壽三

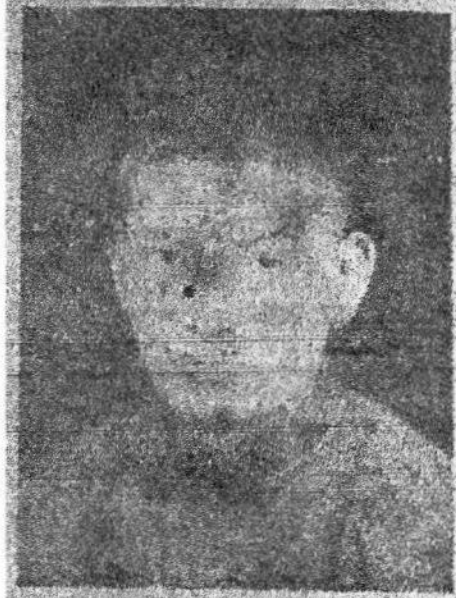

江蘇奉賢 鍾梅柏

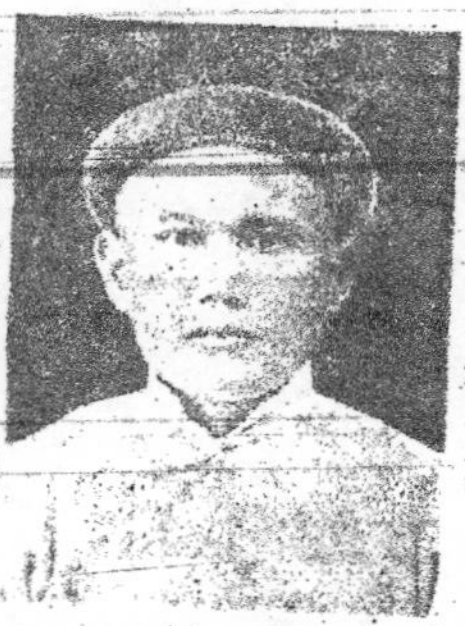

福建武平 林質誠

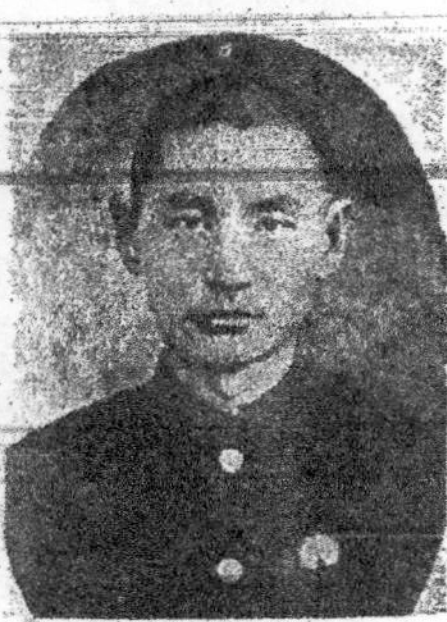

山東單縣 李海亮

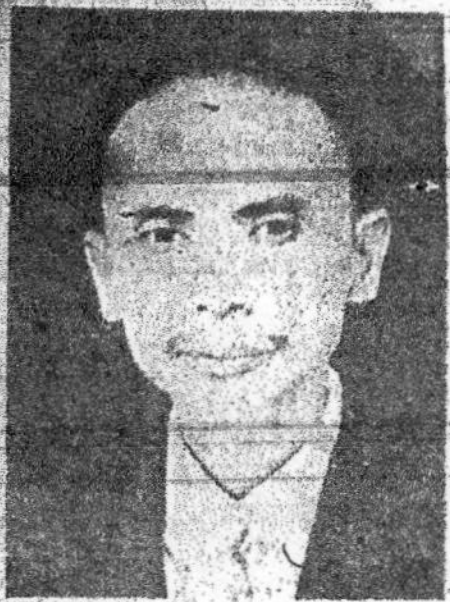

福建南安 劉景光

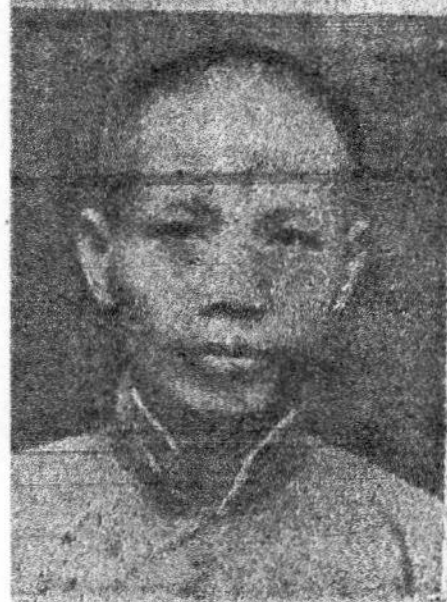

福建連江 孫鋆藩

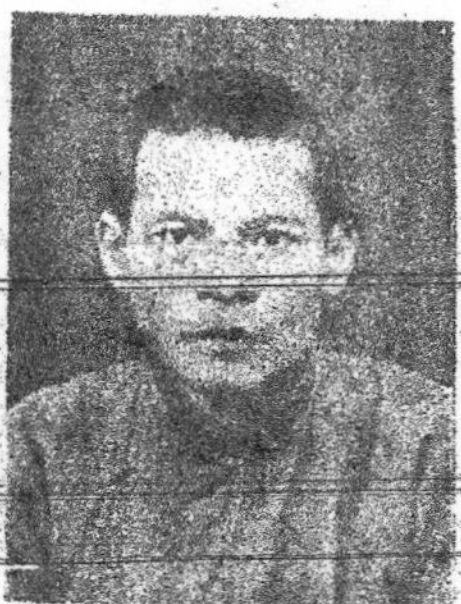

福建長樂 陳珍巖

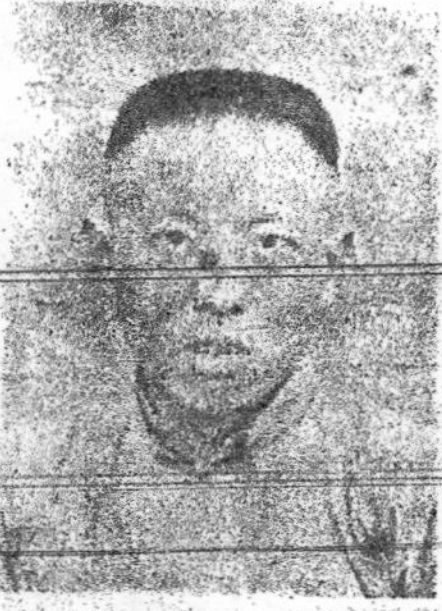

江蘇如皋 吳佐徵

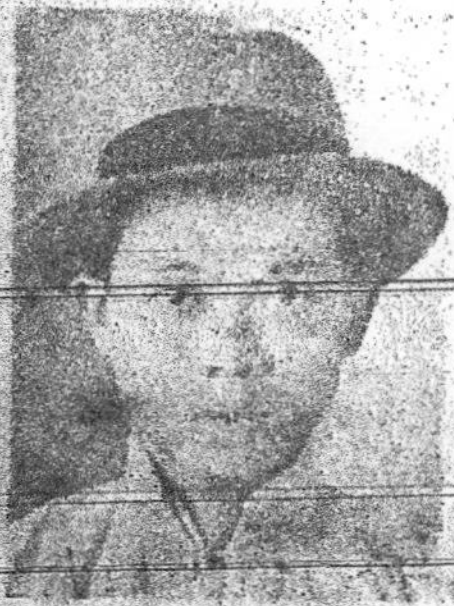

廣東番禺 屈炳衡

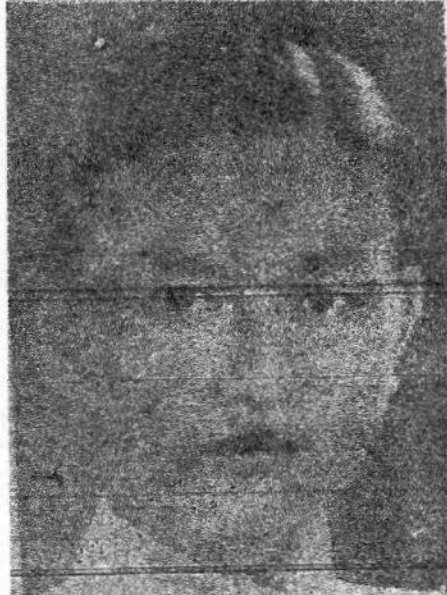

廣東台山 雷北齊

傷寒論
金匱要略

集註折衷出版

是書著者爲豫南信陽胡毓秀先生書經國府大學院審定內政部立案給有字號證書並經河南教育廳發給獎狀及獎金三百元全書傷寒論六册金匱四册著者註釋都各數十萬言凡原書困深文奥義未經前人道破之處無不闡發暢透反覆詳盡其所立論皆一洗陳言別闢生面發千古未發之奇傳醫聖不傳之秘誠爲出色當行數百年來未有之傑構凡有志國醫者幸勿交臂失之

傷寒論六册
金匱要略四册　定價（國幣拾元　寄費加一　掛號另加）

經售處　上海中醫科學書局　愛而近路[illegible]新里十六號

內政部登記警字第五八四四號
中華郵政特准掛號認為新聞紙類

中醫科学

于右任題

第一卷第十期

三一七國醫節本社獻詞

中醫藥界自民十八年聯合抗爭廢止錯誤中醫藥案以直到今日國醫節為止本身並沒有實際事業建設成功這些年來而其原因甚主要是十八年當時團結奮鬥的精神所以今天紀念國醫節唯一要着應該恢復十八年時團結奮鬥的精神積極組織統一團体集中意志展開努力來建設中醫藥事業

中醫科學研究社出版

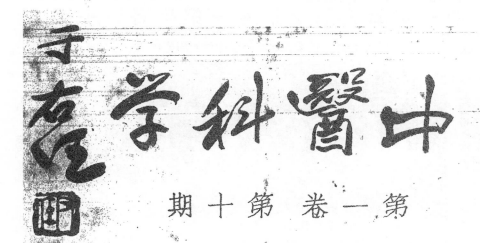

中醫科學第一卷第十期畫報第一版

河南省周家口中醫公會執監委暨各科辦事員合影

1.常務監委穆夢卿
2.孔調臣
3.王廷傑
4.陳廣文
5.袁鼎之

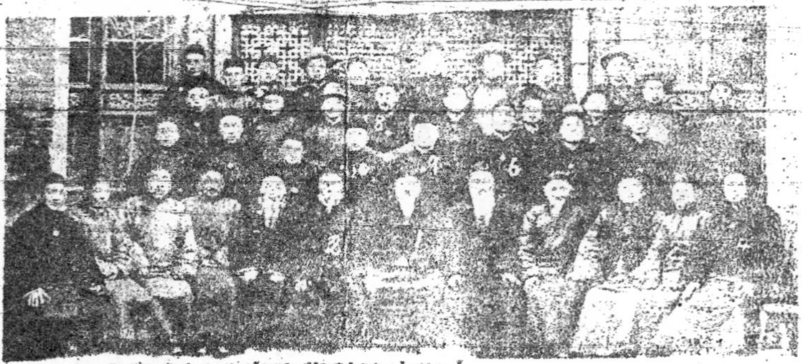

6.總務科穆少卿
7.庶務科王如璋
8.秘書科明琴聲
9.財政科周志甫
10.調查科王鴻漸

上海中醫科學研究社河南周家口分社成立攝影

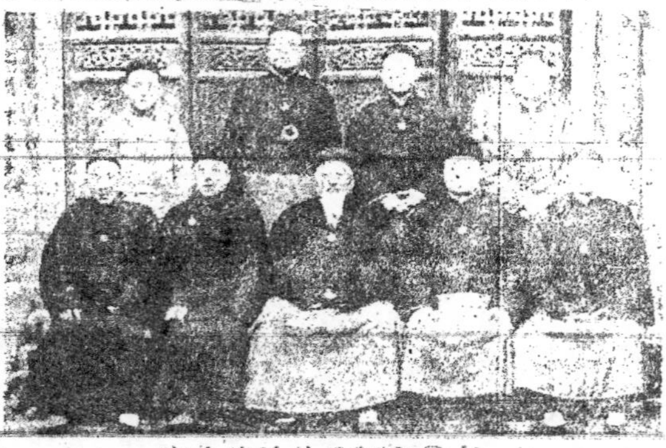

有○者即分社長穆少卿

本社新社員

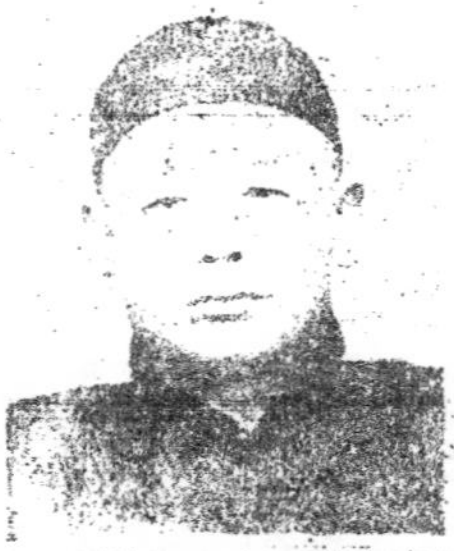

河南商水陳廣文

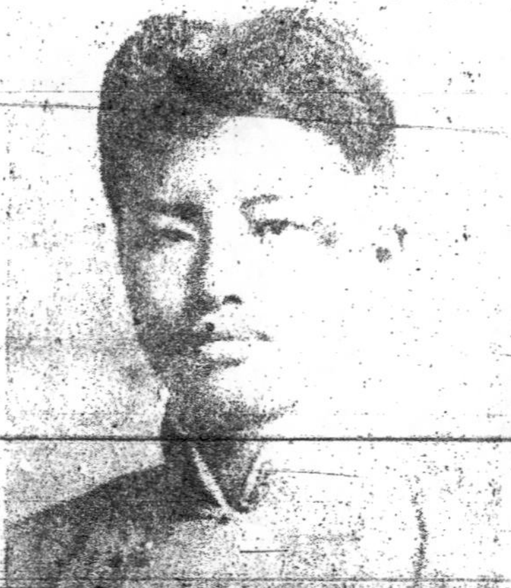

本社南通湯家園分社社長花星南

本社新社員

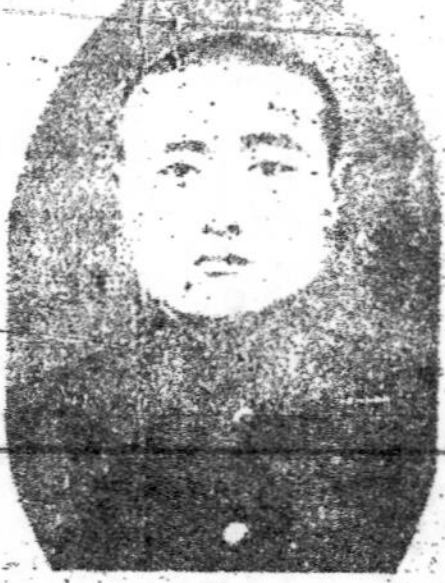

山東單縣從世錦

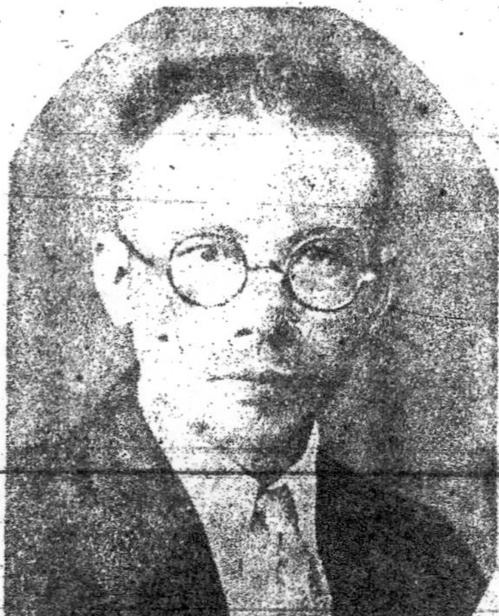

本社南洋恒城高淵分社社長張見初

◆本社發行「三一七」紀念特刊通告◆

本社抱振興中國醫藥並忠實爲醫藥界服務爲主旨，本屆「三一七」國醫節，特發行紀念特刊，以激勵同道，共同改進中國醫藥，此項特刊，凡屬本社社員及讀者，均各贈送一份，不取分文，同時並酌贈全國醫藥界，藉作擴大之喚醒宣傳，至希察照爲荷。（倘本社社員或讀者有未收到特刊者，來函即照補寄）

總務主任 徐愷

爲中醫科學雜誌自一卷七期訂起通告

中醫科學雜誌，自發行以來，內容材料，隨時增進充實，編校印刷，務期活潑清晰，幸蒙中外同道贊許，入社訂刊，日增一日，以致第一期至六期之雜誌，早經銷完，凡近來入社訂刊者，均只得自七期訂起，以前各期實無法應付，茲因日內常有人詢問，用特通告，尚祈查照勿再函詢，以免煩勞，此啓。

總務主任 徐愷

請社員繳納常費通告

本社社員均鑒，敬啓者，凡自第一期起閱讀雜誌至十二期截止者，自四月一日起開始徵收常費，照章每人應納二元（香港國外另加寄費）惟在「三一七」紀念期內，亦得援用該項優待辦法，照九折計算，務請各同志查照，其由分社介紹者，向分社繳費，其直接加入總社者，費亦繳至總社，以便發給收據，繼續享受權利，此啓。

總務主任 徐愷

請分社長徵收社員常費通告

本社各分社長均鑒，敬啓者，凡貴分社有自第一期起閱讀雜誌至十二期滿之社員者，均請繼續向其徵收常費每人二元近值「三一七」期內，得按照九折收費，但香港國外須照向例另加寄費，特此通告，即請查照辦理爲荷。

總務主任 徐愷

擴大徵求組織分社三百處通告

本社自成立以來，渥蒙各地同道來函接洽籌組分社百餘起，其已成立者有數十處，可見對本社贊助之熱忱，良用欣慰，惟念分社愈多，則力量愈大，改進發揚醫藥學術，收效亦愈宏偉，故於最近起，除請正在籌備分社中諸同志，積極進行，期早成功，並特擴大徵求組織分社三百處，以期充實力量，爲醫藥界奮鬥，凡各地熱心志士，及我社員讀者，均請注意，踴躍組織，不勝企幸，（再備有章程宣傳品，函索卽寄）

總務主任　徐愷

爲一週紀念徵求分社長社員讀者文稿通告

本社於二卷一期出版作者專號，已由編輯部通告徵文，收到佳作頗多，茲因該期專號，適爲一週紀念，篇幅增廣，凡我各分社長及社員讀者，倘有學術稿件，或紀念文字，務請在五月中旬前寄到，均極歡迎。並當儘先披露，此啓。

總務主任　徐愷

請分社長社員惠寄照片製版登刊通告

本社分社社長及甲種社員，尚有未登照片者甚多，自卽日起，請將玉照寄下，以便製版登刊，此啓。

總務主任　徐愷

獎勵分社長通告

河南周口穆少卿，江西唐江宋青銓，江蘇南通湯家園花星南諸先生，組織分社，努力進行，均已告成，除發聘書等外，特此通告奬勵，以鳴謝忱，並請繼續努力介紹爲荷。

總務主任　徐愷

獎勵熱心社員讀者通告

上海李爽元單縣李恕彬廣州周耀寰蘭溪胡瑞慶諸先生，先後介紹同道多名，贊助本社熱心醫藥，良用欽佩，爰特宣佈奬勵，以鳴謝忱，並請繼續介紹爲禱。

總務主任　徐愷

宣佈分社長等介紹三一七紀念社員讀者通告

本社自發表徵求「三一七」紀念社員讀者後，承分社長與熱心社員宋青銓，陳知宜，祝賀三，閔敬徵，陳興保，泙玉成，等均各介紹前來，熱心堪佩，容俟「三一七」徵求辦法截止時，一併計算奬贈物品，先此露佈，並請繼續努力介紹爲荷。

總務主任 徐愷

△爲通函問事請附郵資通告▽

本社自成立迄今，各方贊助，鄙人克勤服務，差幸社務日臻發展，社員讀者日衆，詢問事項亦日多，本社無不忠實效勞，惟郵資一項，不堪賠貼，嗣後諸請惠賜爲荷，此啓。

總務主任 徐愷

爲稿件擁擠通告

中醫科學雜誌，近因銷路發達，閱者日衆，同文投稿，尤見熱心踴躍，以致目前評論醫學稿件，積壓頗多，自即日起，前兩項稿件，暫停收入。倘承見賜，稍延登載。惟作者專號照常徵稿以便將積壓之稿登出，又本期因稿擁將非常時期及和漢兩欄暫停，至下期恢復，並增加篇幅，此啓。

編輯主任 蔣文芳

（徵求新聞記者通告）

自即日起，本社擬增新聞記者二百人，凡熱心醫藥而願爲本社服務者，請即投稿，合格即行照聘。此啓。

編輯主任 蔣文芳

中醫科學書局爲「三一七」國醫節舉行大廉價

本局經售中西醫藥書籍，應有盡有，爲紀念「三一七」國醫節，特舉行廉價，自即日起至五月十七日止，（以郵戳爲憑）在此期內，外界購書，照價九折（指本版書及石印書若木版書及西醫書打九五折）中醫科學社社員及讀者照八五折計算（指本版書及石印書若木版書及西醫書照九五折）諸希鑒察

地址：上海愛而近路祥新里十六號

全國中醫藥界勿忘「三一七」紀念!!

本社特訂「三一七」紀念入社訂刊優待辦法

望大家注意

民國十八三月十七日，全國中醫藥界，推舉代表，聯合向政府請求取銷中央衛生委員會議決之消滅中醫藥提案，經不屈不撓的一致抗爭結果，該提案始無形取銷，足徵團結奮鬥，確有力量，惟該時所組織之全國醫藥總聯會，不久即被解散，遂致全國中醫藥界無聯合團結總機關，缺少長期抗爭自謀改進之推動原力，故一切中醫事業，不能有明顯之進展，反觀國內西醫則有全國醫師聯合會，其一切事業，均能在一致步驟下，勇往邁進，兩相比較，不可同日而語，此種情形，實吾中醫界之奇恥大辱，倘長此以往，不謀挽救之法，終必陷於自行消滅之境，惟此次各地請願代表在京開會，會議決發起組織中國本位醫學建設協會，以聯合全國中醫團體作改進建設本位醫學事業，用意至善，本社立於言論立場，用將「三一七」運動與全國醫聯會被解散之恥辱，提示以告同人，希望大衆由此能澈底覺悟，對於現時發起之中國本位醫學建設協會，應踴躍參加，羣策羣力，促早成功，以謀全國醫界之大團結，而期推進中醫事業，本此意旨，特訂「三一七」入社訂刊優待辦法，以作普遍之喚醒宣傳，而收廣大合作之效，倘期同道注意焉。

優待辦法如下：

（1）自三月五日起至五月十七日止，在此二個月內，徵求「三一七」紀念社員讀者。（2）凡在紀念期內定閱刊物半年者照價九五折收費，定全年及入社者照九折收費。（3）「三一七」紀念社員讀者至五月十七日截止，外埠以郵戳為憑逾期照原章收價。（4）匯款請匯至上海北站郵局或「中國」「交通」「上海」銀行北站界路分行，俾取兌便利。（5）如納費用郵票照九五折計算。（6）本社分社社長介紹紀念社員讀者除享受原有利益外倘介紹滿五名者，（半年讀者滿十名）另贈下列四種物品內任擇一種（一）中國醫學源流論一冊。（二）疾病問答一冊。（三）實用方劑學一冊。（四）漢和處方學津梁一冊。介紹得二十份全年者（半年加倍）贈大號銀盾一座，（多則類推，倘不願受贈品得照平時加扣半成現金，——例如原來八折交賬者現在可七五折交賬——）（7）本社熱心社員讀者倘介紹三名全年者（半年加倍），亦贈以上列書籍中任擇一種，介紹滿十份者（半年加倍）贈以大號銀盾一座，（多則類推）。（8）介紹紀念社員讀者熱心者除贈品外，並登刊宣揚鳴謝之。（9）本社備有宣傳品，可任介紹者之索取，以便宣傳進行。（10）本辦法至五月十七日為停止效力期。

注意社員讀者繳費規則

甲種社員三元五角（可得本社證書證章全年刊物及本人照片可由本社義務製版登刊）乙種社員二元五角（可得本社證書及全年刊物）全年讀者二元半年一元上列係原來價目在紀念期內照優待辦法折扣再南洋國外另加寄費。

中醫科學第一卷第十期目錄

社務會議決

發行「三一七」紀念特刊贈送社員讀者
擴大徵求分社三百處共爲醫藥界奮鬥
作者專號適爲一週紀念撥基金五百元擴充篇幅

—穆少卿等成立分社李奕元等介紹同道均加以獎勵—

—宋青銓等熱心介紹「三一七」紀念社員先予宣佈—

‖並通過徵求新聞記者添聘特約撰述等案‖

三月十五日本社舉行社務會議，出席者，謝利恆方公溥龔醒齋徐愷盛心如朱松蔣文芳沈石頑章鶴年倪維德薛定華徐公魯王子南列席者李仁淵吳近仁程兆晨由謝社長主席(甲)報告事項(略)(乙)討論議決事項一、發行「三一七」紀念特刊二萬份贈送社員讀者並酌贈全國醫藥界以激勵同道共同改進中國醫藥所需經費約二百元由基金項下撥用二、通知自第一期起閱讀雜誌之社員繳納常費在此「三一七」紀念期內亦得援用該優待辦法照九折計算繳費三、凡由分社介紹之社員通知分社收費四、擴大徵求組織分社三百處以求普遍充實力量共同爲醫藥界奮鬥五、二卷一期作者專號適爲一週紀念應擴充篇幅額定經費五百元由基金項下撥付六，河南周口穆少卿江西唐江宋青銓江蘇南通湯家園花星南組織分社業已成立應通告獎勵七、上猶李奕元單縣李恕彬廣州周耀寰蘭溪胡瑞慶諸先生各介紹社員讀者多名應予登刊獎勵以鳴謝忱八分社長與熱心社員宋青銓陳知宜祝賀三閔敬微陳與保薛玉成等各介紹「三一七」紀念社員讀者甚爲熱心應先予宣佈俟「三一七」徵求辦法截止後一併計算獎贈物品九、徵求新聞記者三百人俾普遍吸收流通醫藥消息十、聘請馬雲翔章叔賡等爲本社特約撰述十一、徐愷提議擬聘時常投稿本刊之熱心作者爲特約撰述俟分別去函接洽後發表十二，總務部添聘辦事員劉曉生並重定辦事規則，餘略議畢散會，

國內外醫藥新聞

＝國內外醫藥消息＝

上海市中醫藥界舉行「三一七」紀念大會記

三月十七日下午二時，本市中醫藥界舉行紀念大會，假貴州路湖社禮堂為會場，到醫藥兩界暨來賓四百餘人

大會職員

（主席團）沈仲芳，顧渭川，施濟羣，丁濟萬，邱延齡，（祕書）程迪仁，賀芸生，唐吉父，（記錄）吳去疾，倪息庵，張懷霖，費永祚，（司儀）朱松，（主管）蕭退庵，（幹事）顧鴻章，朱靜流，潘宇生，包句香，張鵬九，張廉卿，郭仲亮，張鑄洪，（招待）各醫團全體執監；（糾察）國藥業公會全體執監。

機關代表

市黨部，毛霞軒，（因事未到）社會局，徐曼心，（後到未演說）衛生局，陶濟安

各界來賓

薛篤弼，王曉籟，方椒伯。

各醫藥團體代表

中央國醫館代表張錫君，崐山縣中醫學會陳中權，上海市國醫學會丁濟萬，中華國醫學會施濟羣，神州國醫學會陳樹修，國藥同業公會邱延齡，中國醫學院郭柏良，新中國醫學院朱鶴皋，仁濟堂方品章，中醫科學研究社徐公愚。

主席報告

主席沈仲芳報告云：

今天是「三一七」國醫節，我們國醫國藥兩界，特地聯合起來，開第三屆紀念大會，承各位同志們熱烈的參加，實在不勝榮幸，「三一七」的歷史，到會諸君，想必都是曉得的，可以不用多說，關於開會紀念的意義，今天出版的特刊裏面，載有國醫國藥兩界許多文字，已經說得很詳細，請諸君

簡訊

鎮江

籌設中醫學社及診療所

（鎮江通訊）江蘇省國醫分館館長王碩如熱心醫藥，本社駐省記者，曹棣軒，頃晤王館長，言及館方，在鎮江南門蘆花橋畔，選擇基地一塊，面積廣大，建築宮殿式之新穎屋宇，甚為宏敞，刻下大興土木，以及中醫學社與中醫診療所之籌備，一俟工竣，籌備就緒，即可成立矣。

蘇州

縣府聘國醫治烟犯病

（蘇州通訊）吳縣烟犯看守所，鑒於犯人衆多，日有死亡，對於犯人衛生管理，頗感困難，縣政府，為姑念人道起見，委聘國醫黃一峯，擔任該所醫生，為煙犯治病云。

飲片職業工會改選常務

（蘇州通訊）吳縣國藥飲片業職業工

參觀一下，便可以明白了，本席躬逢盛會，心中抱有無限的希望，一時也說不了許多，惟有簡單的說幾句，第一、要大家團結，第二、要努力前進，這雖是老生常談，但要希望國醫國藥的復興，非從此着手，是不行的，因爲時間的關係，還要請黨政機關代表兼各界來賓訓話，恕我不便多談，就此中止，請諸君原諒。

代表來賓演說

薛篤弼演說：先述十七年任內政部長及十八年任衛生部長之時，中

本社新社員

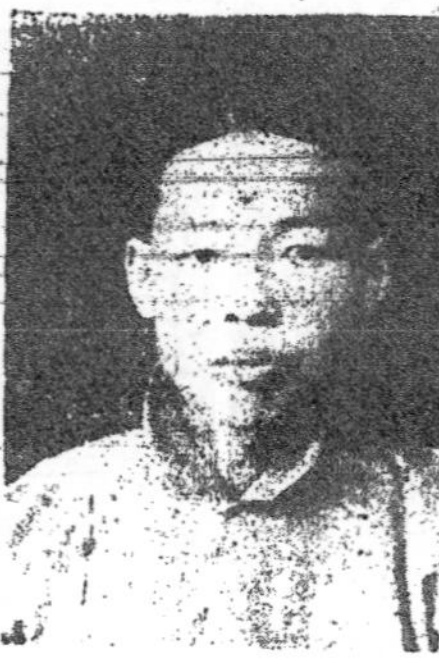

福建莆田　楊鴻書

西醫競爭之情形，當時即欲設立一中醫委員會，因西醫反對而止，現在中醫委員會已經成立，心中十分喜悅，次述中西醫各有長處，希望大家按照科學軌道做去，中西合參，使中醫成爲世界化。

中央國醫館代表張錫君演說：先述中醫因從前之奮鬪，始有今日之地位，此是極可喜之事，次述現在中醫委員會已經成立，本人身列其間，當盡力爲中醫設法，俾中醫列入教育系統，以及中西醫平等待遇等，可逐漸實行，次述中醫在海外之發展，及外人相信中醫之情形

本社新社員

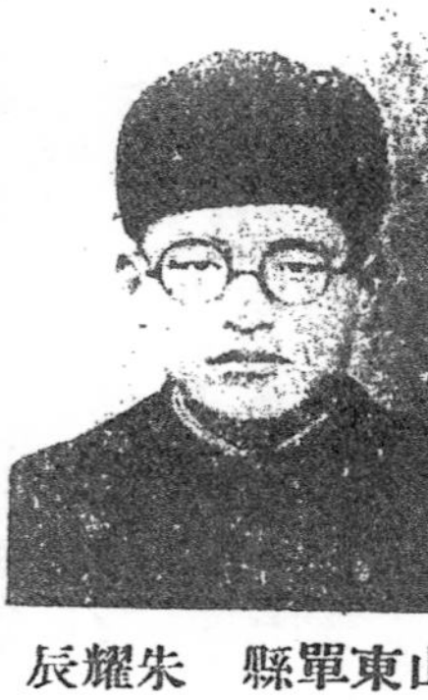

山東單縣　朱耀辰

，結論希望中醫不自滿足，努力前進，造成新的中醫。

衛生局代表陶濟安演說：先述中醫條例公布之後，中醫已有地位，此次三中全會又有兩提案，此是中醫界慶幸之事，希望各人負起責任，來研究科學，隨科學進步而進步，次述民族健康，與中華民族復興有絕大關係，希望大家注意

本社新社員

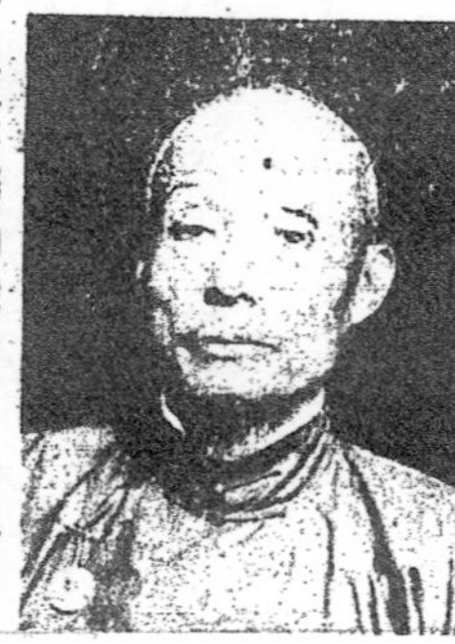

河南商水　王如璋

此點，使醫藥知識普及民間增強其體格。

王曉籟演說：先述前年在甯波同鄉會參

會，常務理事。周增和，因感辦事棘手，擬具書面辭退所任各職，該會議決，對於周增和常務一職，准予辭退，互選結果，居備欽當選，其他職務一致挽留云。

南通

舉辦種痘傳習所

南通縣衛生實驗區辦事處，爲普遍預防天花起見，特呈准專員公署籌辦一種痘傳習所，並函各縣政府酌量保送學生，擬於區內招考卅名，特印招生佈告一百五十份，相應函達縣警察局分發唐閘天生港姚港狼山八廠等分局處張貼，佈告略謂查天花傳染爲害最烈，輕則殘廢，重則喪身，避免之法，惟有種痘，中央內政部曾於十七年八月十九日會頒佈種痘條例，前衛生部亦於十八年二月十三日頒佈省市種痘傳習所章程，本處爲奉行上項法令起見，特呈准江蘇省第四區行政督察專員公署，創設種痘傳習所，以造就區內專門人材，茲復除正式醫師及種痘傳習所畢業人員外，無論祖傳世傳一概禁止代人佈種牛痘，以符國家法令而保衆健康等云；凡年在廿歲至四十五歲者均可報名學習，報名者有六十餘人於本月六日考試，考試科目，爲國文，口試，體格檢查，於八日下午發榜；正取爲

加第一屆大會之時，曾經說過，中醫前途很有希望，現在目的已達，今日之會，可稱爲慶祝會，次述中醫所以不振

本社新社員

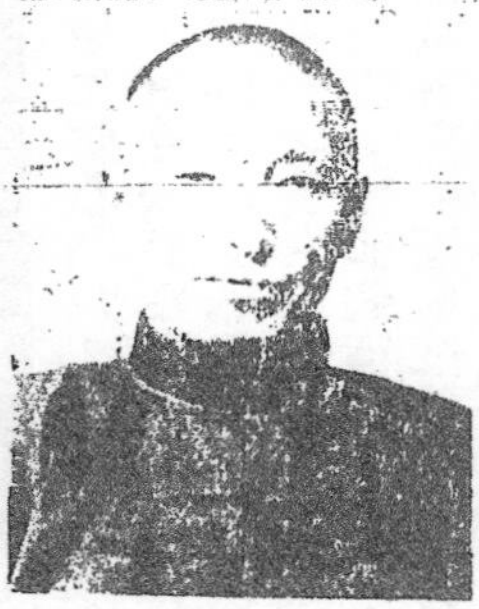

南通花玉山

之由，因爲不能團結，希望大家努力一致的向前做去，次述平等待遇，是靠人的，要中醫存在，非靠自己不可，望仿照西醫的辦法，極力發揮自己的長處，不要賣弄祕方，如從前之所爲。

方椒伯演說：先述今日中醫地位之鞏固，一由政府之提倡，一由各學術團體組織，逐漸完備，次述希望共同努力，

本社新社員

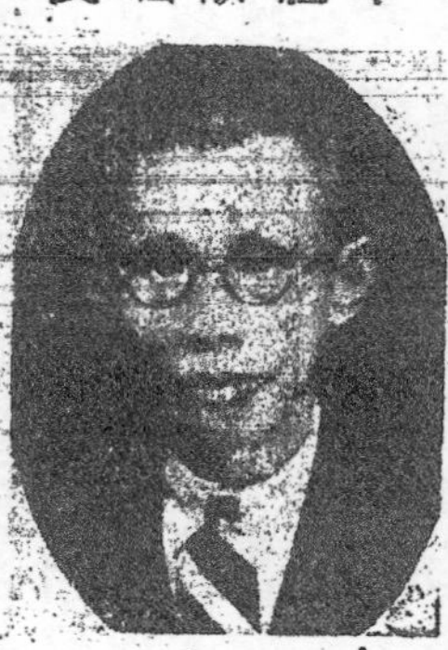

南洋大山脚葉祖梅

日益進步，將來可以推行到國外，可以救濟世界人類。

丁濟萬演說：先述三一七可以紀念之理由，次述本人此次在中醫委員會，知道劉瑞恆是相信中醫，並不反對中醫，其首席祕書許君，有病必請中醫，服中藥，可以概見，惟望中醫要科學化，融合中西，取其長而去其短，次述外人醫院多於病家有益，中國則不然，此次焦易堂館長創辦首都國醫院，俾中國醫藥於事實上有所表現，而經費不敷，希望諸君將三一七一日業務所得，悉數捐助，結論希望中醫要一致團結，團結力愈厚，抵抗外界愈有力。

本社新社員

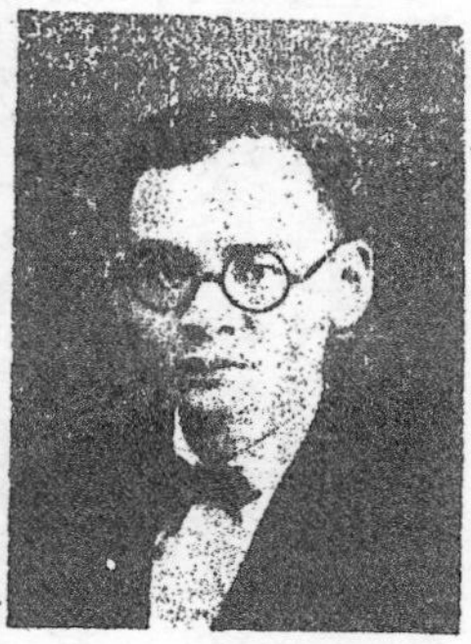

廣東蕉嶺古雲祥

邱廷齡演說：當初國醫國藥共同努力，方有今日之成績，此後醫藥兩方面，仍須要繼續合作。

施濟羣演說：先述今日參加第三屆三一七大會，一則以喜，一則以懼，所喜者，中醫之地位，有日見鞏固之象，如中醫條例之公佈中醫委員會之成立三中全會之兩大提案等等皆是，所懼者，國醫尚未能十分團結，如國醫公會之事，至今尚未解決，深可痛心，次述醫與藥

孫東明等三十名，備取爲楊震廷等五名；正取生限十三日前報到，十五日開學；教師已由閻主任聘請永濟醫院王琴南醫士。戒烟院繆院長，教育局田衛生指導員及辦事處朱幹事等，並已舉行教務會議，確定各項授課時間，已正式開課云。（南通訊）

江都

衛生實驗區成立

（江都通訊）本縣馬縣長，鑒於城廂環境衛生，太爲缺乏，爰呈請民廳設立城廂衛生實驗區，經民廳委醫政學院衛生行政科畢業生袁才海爲主任高于一爲科長，假公園爲辦事處，於三月七日成立，到黨政各界來賓及醫政學院教育長胡定安，出版主任李紫衡，衛生行政科學生趙卜訓高平正，丹徒衛生事務所所長李家瑗，該院首屆畢業生（本社駐揚記者）耿鑑庭等數百人云。

武進

衛生教委會聘請委員

（武進通訊）本邑衛生教育委員會主任委員孫有光，以該會於廿四年間，由各機關推派代表組織以來，轉瞬已一載有奇，不無人事變更；遂致召開會議，每有缺席，會務進展，頗多窒礙，實有改組聘請必要，昨特重行分函敦請熱心衛生教育人士，担任該會委員，此項委員

有聯帶關係，國醫藥兩界，宜本互助之旨，通力合作，現在國藥之中，時有僞藥發現，幷望藥界注意。

陳樹修演說：先述中醫之在今日，宜用科學方法，整理一番，次述中醫欲圖自存，須恃己力，平日對於中西學說，須努力研究，而對於病人一方面，尤須以誠實二字，博得其信用，如是方有進展之希望。

徐公愚演說：先述中醫之在今日，地位是否堅固還須要考慮一下，次述希望三點，（一）要大家團結起來，振興中國醫藥，切勿鈎心鬥角，自相紛擾，如國醫公會，至今未能活動，公會同仁，頭腦趕快醒醒，澈底覺悟，速謀公會復活。（二）中醫委員會成立之後，我們須處於監督地位，要他們實在的做事，（三）此次在京發起中國本位醫學建設協會，正推京方同道進行向中央備案，此會當聯合各醫學團體學校醫院，共同組織，為極有力之醫界唯一集團，在座諸位應該協助，如將來成功，自己來幹，中醫才有眞正的發展。

（主席沈仲芳答詞）今天國醫國藥兩界，聯合開會，紀念三一七國醫節，承蒙黨政機關代表，暨各界來賓慰勉有加，令人心感無已，謹此致謝。

本社新社員

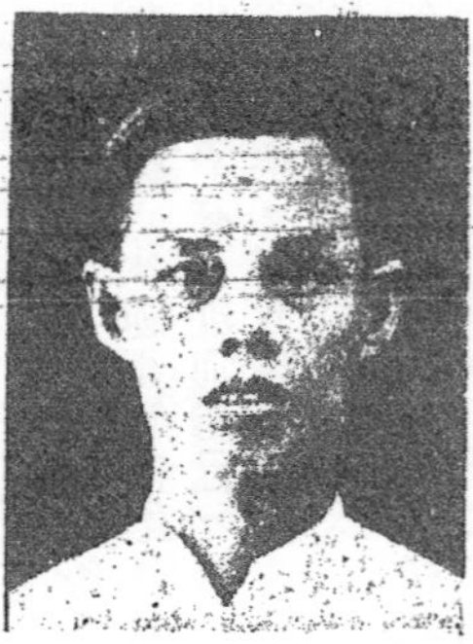

廣東潮安 謝丞烈

本社新社員

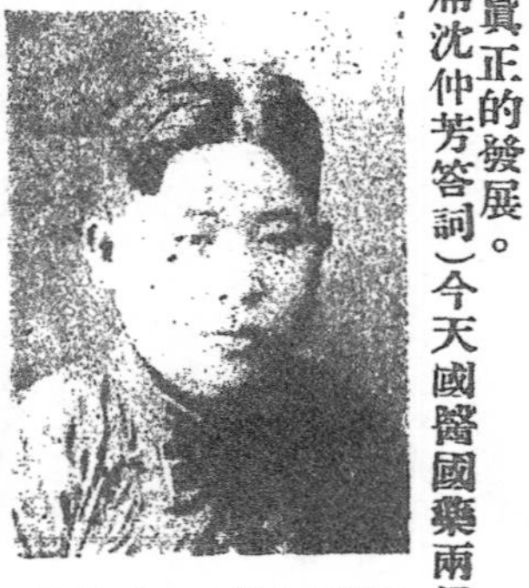

江西大庾 袁家邦

河南周家口中醫藥界舉行三一七紀念會

河南周口鎮中醫公會中醫科學研究分社醫藥研究社，聯合紀念「三一七」於十日前趕製標語及告同業書，至日各團體代表，聯絡於途，會場異常緊張，頗稱一時之盛。茲將開會情形，略誌如

本社新社員

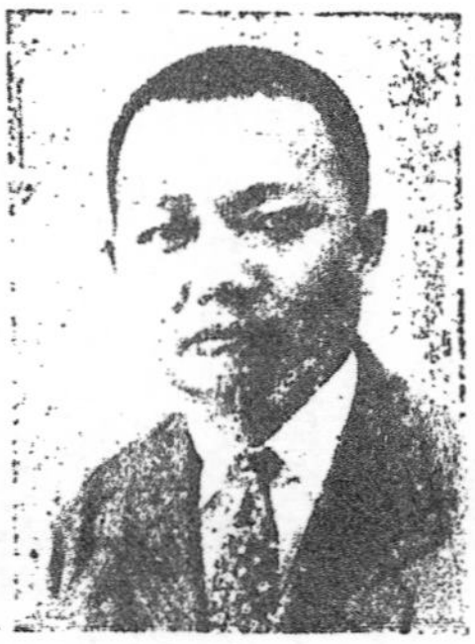

南洋雙溪 張廷楓

名額，共十九人，茲將敦聘各委員名單，錄誌於後，縣政府黃憲曾，縣黨部盛景馥，救濟院王春渠，警察局秦仲海，款產處周季平，縣立醫院朱凱廷，紅卍字會醫院劉峭卿，工聯會莊中希，元謨醫院徐元謨，醫師公會謝知閑，國醫學會錢今陽，武進醫院何健民徐文濤，區政研究會趙長風，縣初中莊儒珍，局前街小學費振行，教育局孫有光，儲衡云

錢今陽任省國醫館編輯主任

（武進通訊）江蘇省國醫分館王館長，為使編輯有人負責起見，特聘請武進醫士錢今陽為編輯主任。

本社新社員

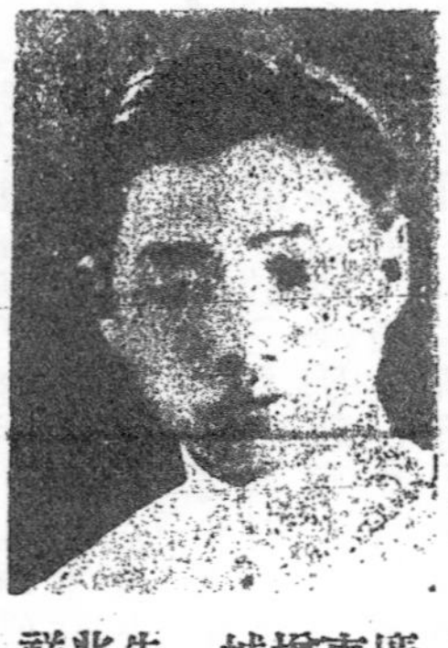

廣東增城 朱兆祥

江陰 國醫公會彙刊出版

（江陰通訊）國醫公會自張少文任主席以來，已有五年之久，刻因改選在即，該主席不得再行連任，為肅清手續起見，特將五年中辦理各事，以及收支等項，編印彙刊一冊，分發各會員云。

下：

開會情形：本月十七日上午九時假直屬區黨部大禮堂開會紀念，計到黨部

本社新社員

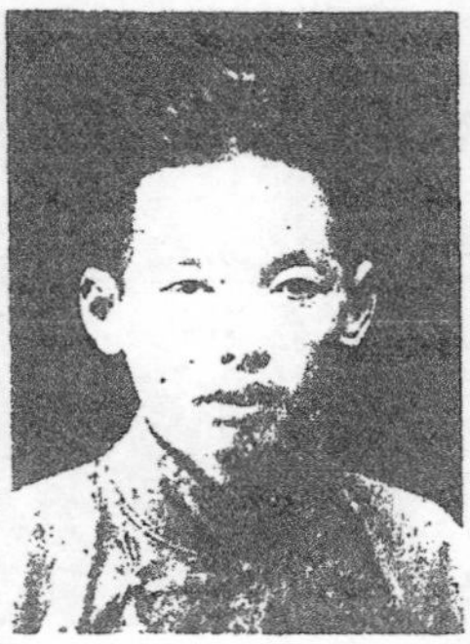

浙江玉環 王旭初

代表馬培初，商會代表李凝濞，警鐘日報記者陳學純，西華縣醫藥研究會代表劉冠俠，商水縣醫藥研究社分社代表彭凌霄，陸城鎮醫藥研究社分社代表楊華齋，到會員孫會繹，周志甫，穆夢卿，王廷傑，穆少卿，周叔泉，陳廣文，明琴聲，王鴻漸等一百二十餘人，推舉穆夢卿，周志甫，王如璋，王鴻漸，穆少

本社新社員

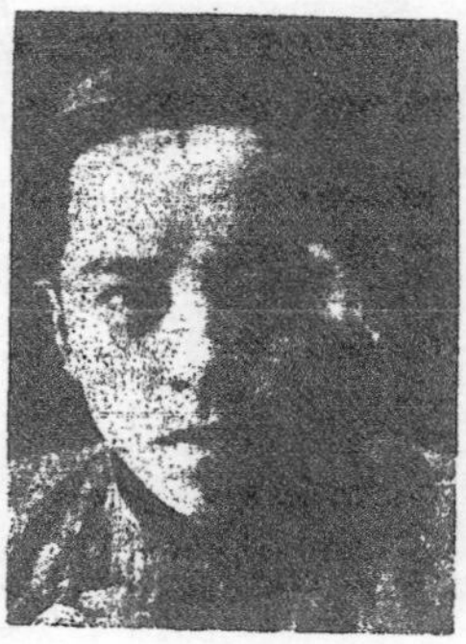

江蘇吳縣 葛芹福

卿五人為主席團，由穆少卿主席紀錄馬子善，司儀馬培初，行禮如儀後，主席報告開會宗旨，略謂「今天是「三一七」國醫紀念節，是民國十八年，中央衛生委員會通過，廢止中醫中藥案，後由京滬同道諸同志通電全國中醫藥界，結

本社新社員

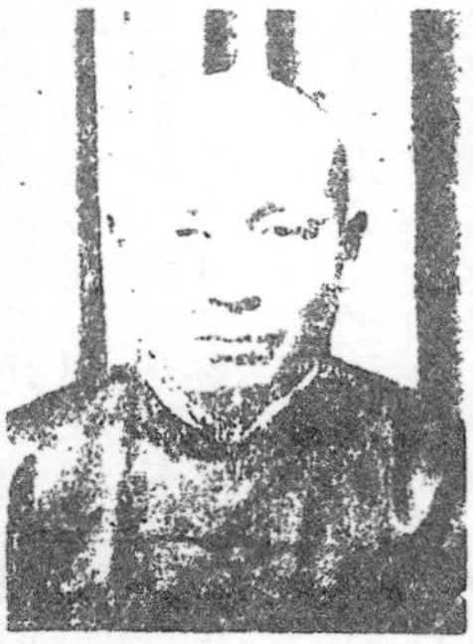

南通掘港 陳元裔

合團體，不畏艱險，晉京請願，結果此案消滅，此我界幸中之幸，光陰迅速，作萬八年，諸位早知詳切，無需再贅，從外各縣鎮來的熱心同志，不辭勞苦數十里來參加這個紀念日，本會非常榮幸，並欽佩諸位熱心之至，但願大家努力團結，放棄私見，使本會發展云云」旋

本社新社員

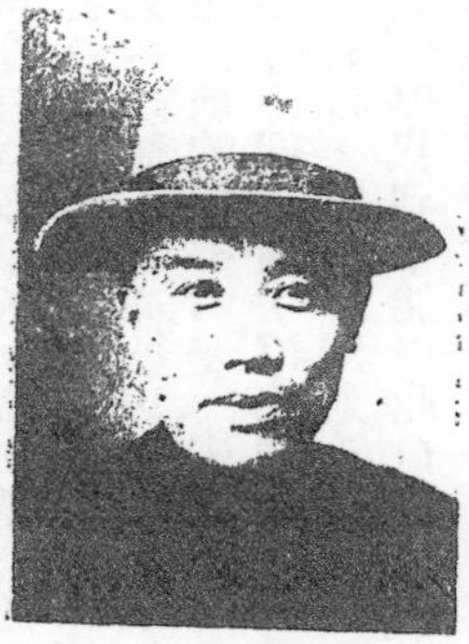

河南商水 王鴻漸

由黨部代表馬培初致訓詞，及商水縣代表彭凌霄，西華縣代表劉冠俠，陸城代表楊華齋，周志甫，王鴻漸等演說（詞長從略）時至下午二時略備茶點散會。

如皋

中醫赴通學習種痘

（如皋通訊）南通衛生實驗區辦事處，函如皋縣政府，請派合格人員，赴通學習種痘方法，當由縣府分令中醫公會教育局警察局等機關，派員前往，茲悉中醫公會，就醫士中選出陳君豪，宋永祥，王斗南，汪時雨，陳德堪，五人前往學習，教育局警察局亦各派二名前往學習，均報請縣府彙轉該辦事處云。

本社新社員

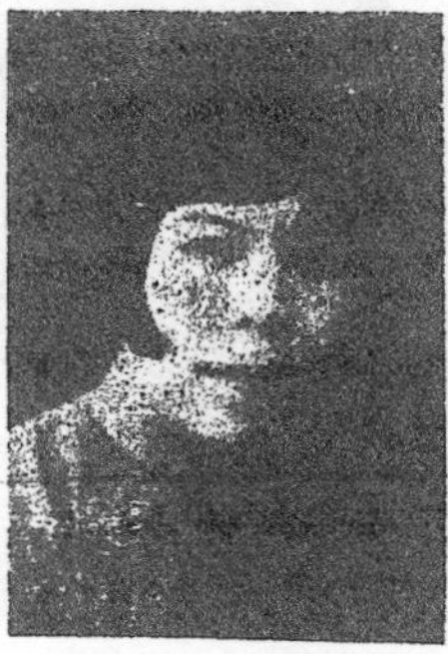

廣東順德 李惠貞

景鎮

中醫公會定期成立

（江西景德鎮通訊）江西景德鎮中醫公會，日前發起籌備各節，甚為迅速，該會吳篆丹，劉芝軒，姜贊文，余從周，郭齋暉，黃濟生，汪鑾垣，侯甫，喻甫，吳紉方等又於三月十一日下午一時，假余從周診所，開籌備會議，業已決定『三一七』（即三月十七日）為國醫節又中央國醫館

武進國醫界舉行慶祝國醫節紀念大會

(武進通訊)本月十七日，爲國醫節，本邑國醫界，特假本邑大廟弄第一區中

本社新社員

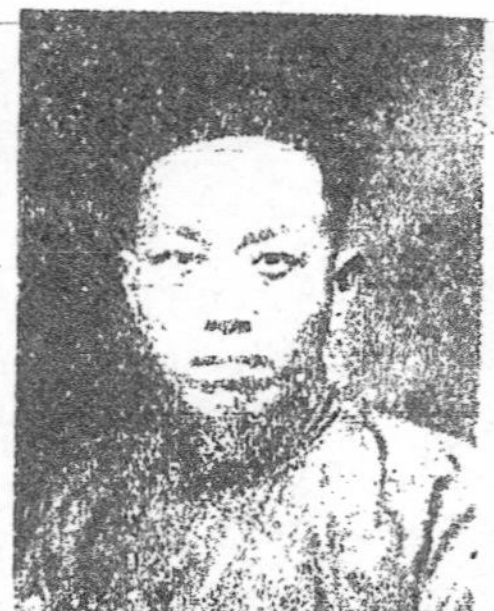

福建莆田　吳雄張

山民校大禮堂，舉行慶祝大會，除先期呈請黨政長官親臨致訓，城鄉各要道，張貼五色標語數千張，是日計到黨部常委王超一，縣政府代表張景遠，警察局繆淦杰，救濟院張漢春，國醫支館全體人員，武進國醫學會全體理監事，及會員等，國醫講習所，國醫素雜誌社等百

本社新社員

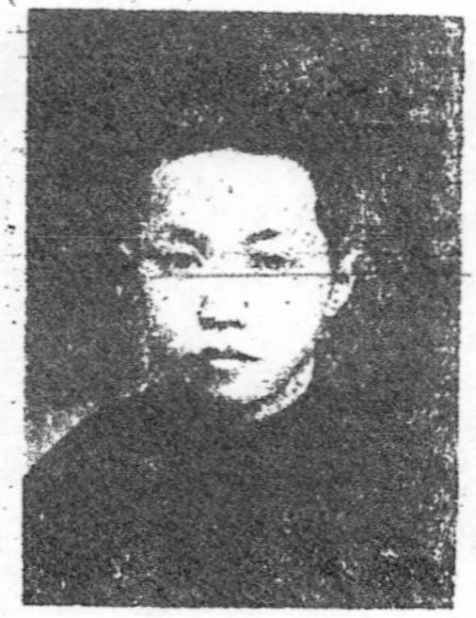

福建永春　陳繩楓

餘人，濟濟一堂，堪稱盛會，公推錢同高，(國醫支館)沈潤庠，(國醫學會監事會)錢今陽，(國醫學會理事會)爲主席團，司儀黃壽齋，紀錄周病蟬，行禮如儀，首由主席錢今陽報同開會宗旨，略謂『今日爲國醫節，本會舉行慶祝已經第三次了，我們要紀念此中醫生死存亡所繫的國醫節！亦所以策勵未來耳，雖然照目前的形勢看來，中西醫似已得到了平等待遇，如中醫條例的公佈，中醫准予給證，中醫學校應予加入教育學制系統，但我們不能以此自滿，而忘記

本社新社員

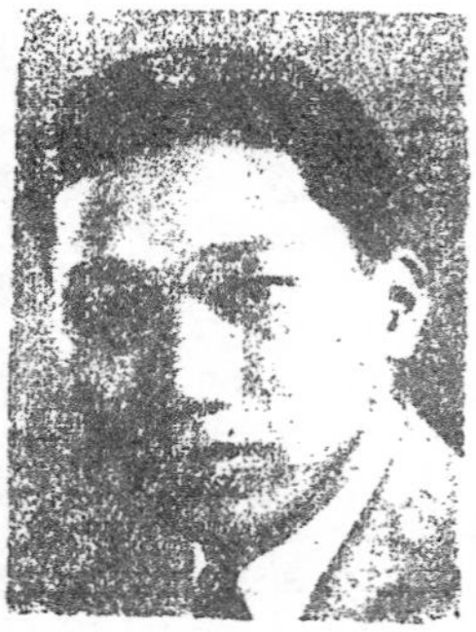

廣東　林松榮

了過去艱難奮鬥的歷史！要知我們急切要幹的工作尚多呢！現在約有三點，一、首都國醫院，雖經焦館長積極進行，但是無論一件任何事業，無錢是不行的，願我醫界同人，量各人的能力，來多多捐助，俾此艱鉅的工作，得早日成功，二、次此三中全會，焦館長等會提議中醫學校應責成教部准予加入學制系統，當經議決，交中政會擬具辦法，願各地幹教育工作的同人，對於設備教材方

亦於是日成立，當經各籌備員議決擇定是日成立中醫公會，同時紀念『三一七』，屆時必有一番盛况云，

福州

名醫徐啓明逝世

(福州訊)世醫徐啓明先生。字藏廬，原籍江蘇吳江，遷閩已歷四世，家學淵源，求診者四方踵至。生平著述極富，有徐氏醫學，脈訣大綱，臨診南鍼，婦幼玉律，中西叅正等書，不幸於本月(三月)五日

本社新社員

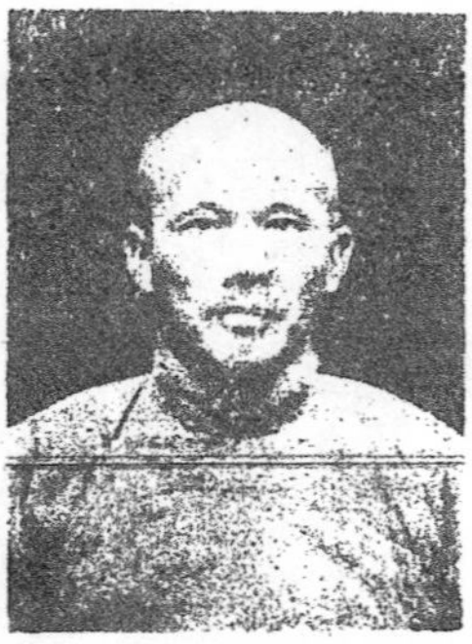

福建東山　陳築平

逝世，醫藥各界聞之，殊深哀惜，茲聞其家人，欲將先生遺稿整理。託上海中醫科學書局出版。

泉州

錢旅長倡設痲瘋醫院

(泉州通訊)八十師駐泉二三九旅旅長錢東亮，前月會令飭一區區署驅逐留市之痲瘋病丐，久未見諸實施。錢氏現發起倡辦痲瘋院，函邀各機關法界之代表及地方士

面，必須充實，未設立的地方從速設立多一完善的中醫學校，即多一造成中醫人才的機關，三、次此本席代表本會到京向三中全會請願的時候，曾與各地代表發起組織中國本位醫學建設協會，草章已經定好，大約南京方面的同人，已經在申請許可設立中，一經核准，即可成立，以上三點，均爲目下中醫界刻不容緩的工作，甚願明年的今日，皆一一實現於青天白日的下面，但是最大的關鍵，還在我同人們努力呢！繼請縣黨部王常委縣政府張代表訓詞，語多策勵，末由主席錢今陽答詞，禮成散會。

鎮江縣中醫學術研究會

「國醫節」舉行紀念會

（凡是中醫藥界的人必須負起改進建設中醫藥的責任）

（鎮江通訊）「三一七」自定爲「國醫節」，歷年以來，凡吾國醫界，均舉行慶祝紀念，本（鎮江）縣中醫學術研究會，於本（二十六）年「三一七」「國醫節」日，下午三時，在本會大禮堂，舉行本會全體會員慶祝大會，出席者，常務委員，章壽芝、陳東昇、王彥彬、執監委員、王碩如王健卿、高方遠、向恭伯、蔡星衢、霍趾呈、候補執監委、徐壽青、王植三、張茂庭、編輯部、曹棣軒、喬鶴琴、謝子文、列席者、向德修、陳瘦菊、會員、倪幼庭、盧震三、盧次雍、海青、王建元、趙承謙、王幼卣、趙少林、吳少謙、黃瑾懷、陳錦文、等三十朱餘人，全體合影，攝畢，（因時間較遲，則光線黑暗，故先攝影，）當即舉行慶祝，章壽芝主席，曹棣軒，謝子文

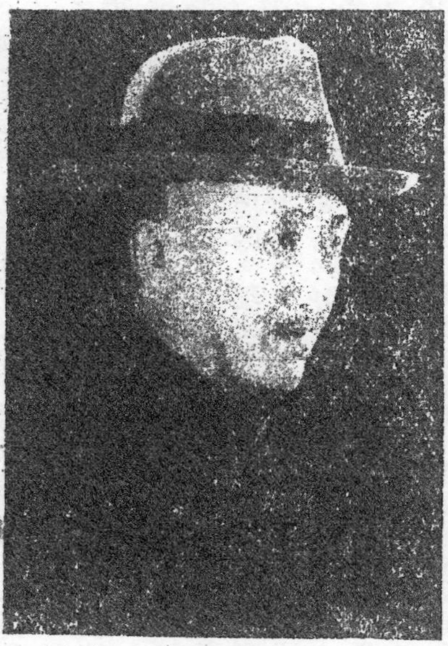

葉古紅先生遺像

紳，於本月一日在旅部開會討論籌備事宜云。

閩省各縣將設衛生院

（泉州通訊）福建省政府最近令飭各縣設立衛生院，由各縣醫療隊計劃籌備，限本月底成立，晉江醫療隊長陳介文（西醫），已向縣府商量院址云。

福清

鄭用耀任縣府醫官

（福建福清通訊）縣政府近以拘留所人犯擁擠際此春令之時，每易發生疾病，亟應設法預防，於日昨（三月三日）特函聘本城鄭用耀醫師，任該府醫官，查鄭君學識豐富，慈善爲懷，奉聘之後，即與童警佐陳巡官商議診疾室地點，日內起省採辦藥品，俟返縣後即能到府工作云。

防疫會開第二次會議

（福清通訊）本縣防疫委員會，業經奉令組織成立，曾紀本誌。玆探該會於二月二十八日，下午三時，假縣政府會議廳，開第二次防疫會議，出席者，縣黨部代表陳利華，縣政府第一科科長李用賓，童警佐，國醫公會代表鄭用耀，醫師公會代表柯一亭，鄭宗漢，民衆教育館代表邵淩霄，財務委員會俞兆復，愛樂生醫院代表等九人。主席李用賓，

紀錄，陳東昇司儀，行禮如儀，由主席報告紀念「國醫節」慶祝之意義（詞長從略，）祝完畢，時間尚早，旋卽報告會務，討論一切，紀錄於下：（甲）報告事項，（略），（乙）討論事項，（1）本會職員任期已滿，應當改選案，議決，通過（2）本會改選應請公推改選籌備委員負責，並確定籌備會之名義案，議決，公推曹棣軒，謝子文，黃瑾懷，盧震三，高方遠，喬鶴琴，蔡星衢，七人負責爲籌備委員，並定名爲鎭江縣中醫學術研究會第二次改選籌備委員會，由蔡委員負責召集，（3）修改會章第五條增加常委二人案，議決，通過，（4）擬訂改選籌備會第一次會期案，議決，訂本（三）月廿一日（5）本會追悼熱忱會員陳履孫夏子雨兩同志案，議決，通過，（6）成立追悼籌備委員會，並公推委員負責案，議決，公推章壽芝，張潤生，高方遠，喬鶴琴，倪幼庭，陳東昇，陳瘦菊，陳錦文，謝子文，九人爲委員，並成立追悼籌備會，（7）應如何確定追悼會經費案，議決，由各個會員，自動認捐，不足者，由追悼籌備會發起人及委員籌墊，（8）促成中醫公會案，議決，推派陳東昇，高方達，謝子文，負責前往，共同辦理，議畢散會。

（欲明瞭醫藥現狀及趨勢
當看公正進步的醫刊）

中醫委會開成立會

（南京電）衞生署中醫委員會於十日晨開成立大會，到委員陳郁，彭養光，劉通，張簡齋，隨翰英，丁濟萬，張鍾毓，黃謙，茅子明等，由劉瑞恆主席幷致詞，繼由主任委員陳郁代表答詞，劉氏略稱，開會時各委員分別討論提案，以前中央衞生機關，對於中醫尙無專管機關，現在中醫委員會業成立，自應設法整理中醫，此次人選，均爲中醫碩彥，將必有偉大貢獻，惟盼採用邏輯方式，科學管理，如解剖學，病理學，免疫學，細菌學等，皆是爲中醫學理之輔助云云，陳氏答詞謂，此次成立委員會，仍本歷年主張，以三事自勉，（一）使中西醫藥學術治爲一爐，以成一種中國本位的新醫學，（二）使全國中醫受科學涵濡之益，以與西醫在水平綫上共担增進民族健康的大責任，（三）以往醫界門爭多由於誤會而起，此後當竭力避免之，大會提案約有，（一）各省市請領中醫證書，應否由本會辦理或地方政府發給，（二）推定數人研究中醫學校及確定標準，（三）請籌設中醫衞生訓練班，（四）擬具中醫公會呈請備案辦法，以備呈准公佈，（五）各藥店出售成藥應如何整理統一，（六）擬在中醫審查規則內，增關於

行禮如儀後，首由主席報告前次會議議案，旋卽開始討論：（一）調查各種疫病案，議決由國醫公會，醫師公會，惠樂生醫院，共同擔任，由會發給調查表，限一星期內，調查完畢，報告本會。（二）預防方法案，議決由本會防疫組擔任。（三）擬定辦事細則案，議決由總務組擔任。（四）會費之預算案，議決甲：會內經費由總務組擬具預算書。乙：宣傳費，與調查費，由縣黨部，民衆教育館擬具預算書。丙：事業費，由總務組，防疫組擬具預算書。各組預算書，預本三月七日以前送會核辦。（五）募捐辦法案，由會印便捐册，請各區署分擔乙本，各委員分擔乙本，負責勸募，俾集巨款，以便進行會務，至五時許散會云。聞各委員於散會後，對於各項預算書已趕辦送會，並連日（十日至十五）分頭出發勸募，所得成績，頗爲完滿云。（海）

將設立縣衞生院

（駐福淸記者通訊）福建省政府民政廳衞生科，近因鑒於福淸各地，人民多不注意衞生，政疫癘發生，時有所聞，該科遠在省垣，大有鞭長莫及之慨，茲爲謀便利補救起見，擬在本縣設立衞生院乙處，並在東張漁溪兩鎭各設一衞生

未經敎部或敎育主管機關立案之中醫學校畢業生，請求給證時，得適用中醫審查規則，（七）擬編中華藥物實用辭典及籌設中醫院第十四案，同時大會通電全國，宣告中醫委員會成立，（電文略）

焦易堂來滬宴各界
籌募國醫院經費
焦氏聲述建國醫院經過

中委兼中央國醫館館長焦易堂，推進我國醫藥事業，夙具熱腸，近與中委孫哲生，于右任，馮煥章，陳立夫等，發起組織首都國醫院，擬即羅致專家，作集中之研究，惟國醫院，事屬創舉，設備擬力求完善，經費籌措頗費擘劃，本年一月，焦氏曾招請海上醫藥界鉅子，分途籌募，共得六萬餘元，不敷尙鉅，茲悉焦氏，於前日假新亞酒店，宴請海上銀行實業慈善各團體，再行經募，俾得早觀厥成，海上各界頗表同情，計來賓到者王曉籟，許靜仁，王一亭，張嘯林，杜月笙，林康侯，郭順，汪伯奇，吳蘊初，蘇珮玿等百數十餘人，席間焦氏致詞，略謂首都國醫院，係與中委陳果夫，陳立夫，孫院長哲生，于院長右任，馮副委員長玉祥等所發起以推進國醫國藥效能，增進民衆健康爲宗旨，本年一月宴請海上醫藥界，發表勸募國醫院經費意見，今再繼續發表，特請海上銀行實業慈善各界，予以指導贊襄，以期早觀厥成，蓋中醫爲我國先哲所遺留，近自政府頒布中醫條例以來，中醫得法律之保障，三中全會通過醫學校之辦法，中央國醫館近亦有訓練班之開辦，整理中醫學術，循序漸進，自可計日而待，但無國醫院之設立，不足以臻完美，故前與京中各中委，發起國醫院，中央會允撥十五萬元爲建築費，惟事屬爲民衆謀幸福，一部份經費，擬向各界勸募，以期各項設備，力臻完善，如是國醫界有治病統計，作切實之研究，其發展更屬易易，近者西洋各國，有國醫分館十餘處，足徵中醫學術，世界亦在研究之中，故本國國醫院之設立，尤不容緩，深望海上銀行實業慈善各界予以贊助，不勝盼幸云，繼由來賓王曉籟演說，略謂中醫學術歷史悠久，鄙人患病，素服中藥，去年患病曾請中醫王仲奇先生處方，從未一服西藥，今已還我健康，可見中醫藥之神效，故首都國醫院之籌設，鄙人極表同情，深望大家援助焦委員之善舉，一以保存國粹，一以增進民衆健康云云，詞畢賓主盡歡而散，

請注意本刊言論公正否消息正確否
學說新穎否一切一切隨時指示改進

所，現在積極籌備，預計每月經費約需乙千餘元，聞海口龍田方面，俟籌備就緒後，再行擴充設置云。（海）

海口

中醫藥界參加新運會

（福清通訊）本縣第一區區署，於二月十九日，舉行新生活三週年紀念大會。是日到者有海口防疫處代表張醫師，國醫公會海口區辦事處代表，藥業同業代表，及學校暨各社團並各鄉保甲長等陸十餘人。主席劉康，行禮如儀後，由主席報告新運的意義，復由張醫師講解衛生的重要，最後俞宏俊（縣立小學校長）等均有演說。下午一時將到會全體人數，分組出發檢查清潔云。

南雄

組織國醫支館

（廣州通訊）廣東省國醫分館現委黃光漢爲籌備南雄縣國醫館主任，聞黃氏云，將擬以力量，使中醫有系統，使南雄國醫發展，並望國醫循入科學途上云。

廣州

方便醫院球賽籌款

（廣州通訊）廣州城西方便醫院辦理十有餘年，現因經費不敷，特聘市各縣有名足球隊，循

江蘇省國醫分館
「國醫節」日召集省會醫界領袖聚餐記
舉行「三一七」紀念
討論籌募國醫院基金

（鎮江通訊）江蘇省國醫分館館長，兼首都國醫院籌備委員，王氏碩如，爲籌募國醫院基金發動，特訂於「三一七」「國醫節」日，下午六時，假座鎮江鎮屏街天樂園，召集省會中醫界領袖，舉行聚餐，藉以慶祝，並討論籌募首都國醫院基金事宜，出席者，蘇分館館長王碩如，副館長尤九皋，秘書盧震之，常務董事，向恭伯，袁愼稱，褚潤庭，吳耀蓀，蘇改進會會長吳子周，章壽芝，耿耀庭，（褚紹庭代）中醫學術研究會常務委員，陳東昇，王彥彬，（兼首都國醫院籌備委員）編輯部曹棣軒（本社駐省記者）醫學公會常委，張禹門，周沛霖，中醫公會籌備主任，褚雲波，藥業公會，尤欣甫（王蝶園代）張秉衡，光華鎮江分社長陳瘦菊，列席者張潤生，等廿人，當由王館長碩如，報告，紀念「國醫節」應先促成首都國醫院之重要，詞畢，全場拍掌贊同，旋卽討論籌募方法，當經公衆議決，分隊募集，並推蘇分館爲總隊，王碩如，褚雲波爲總隊長，藥業公會爲第一隊，尤九皋褚秉衡爲第一隊隊長，中醫學術研究會爲第二隊，王彥彬，章壽芝爲第二隊隊長，醫學公會爲第三隊，吳子周，褚潤庭爲第三隊隊長，聚談至十時許，大衆均盡歡而散。

浮梁縣舉辦中醫審查給證
應審者應備具證明文件
呈送縣府轉呈省府候查

（江西）浮梁縣府，以奉省府訓令略云，查中醫審查規則，修正中醫條件，業經省府先後抄發，令飭各縣遵照辦理，現以修正中醫條例，關於中醫審查給證事項，應由地方政府辦理，是以省府特定於本年三月起，舉辦中醫審查給證

環比賽，並請各要人富商，贈以獎品，俾資鼓勵，其入場卷收入，全數撥歸方便醫院經費云。

海豐
籌設國醫支館

（海豐通訊）中央國醫館廣東分館。昨派蔡公武先生爲海豐縣國醫支館籌備主任，該館照會公函，業已呈送縣政府。茲探錄原函如下。逕啓者。敝分館遵照中央國醫館組織章程。關於省轄各縣市應設立國醫支館。以資整理而統一醫藥，茲委派蔡公武爲海豐國醫支館籌備主任，除另委外，相應函達貴縣長查照。並希協助一切。以便早日成立。俾保國粹。

山東
各縣舉行考試中醫

（山東通訊）自山東省政府通令各縣考試中醫後，各縣均紛紛調查中醫，以便定期考試，現調查完竣，已定期考試者。計有益都，高密，曲阜，濟甯，冠縣等，十餘縣云。

，凡本省中醫人等，具有中醫條例第一條各款之資格者，限至三月一日起至八月三十一日止，備具中醫審查規則第五條規定之文件費款，呈送執業所在地或原籍所在地市縣政府轉呈省府，聽候審查通知，其中醫條例，中醫審查規則，及空白履歷書，業經省府飭全省衛生處印備，各中醫如需此項中醫條例及中醫審查規則，可逕向衛生處函索，該處當郎照寄，省府特檢發履歷書式樣，令飭各縣縣長，佈告週知，並將遵辦情形具報，鄞彙縣長奉令後，除擬具布告週知外，特檢發履歷表，令飭中醫公會，轉飭業經考詢合格之各中醫，及未考詢而依法認為合格者，填報具復，以便核轉云。

無為縣國醫公會成立大會

安徽無為縣國醫公會，自去歲籌備以來，歷有數月，照章當請本省省黨部發給許可證書，纔可成立，日前接奉省黨部第三二七號許可證書，諸籌備委員，乃定於昨日下午二時（三月十四日）在本縣禮拜寺街，藥王殿，開成立大會，到會者六十九人，已登記者一百十餘人，列席者超過半數，大會當然通過，外到縣政府代表王祕書殿盈，縣黨部代表曹書記鼎文，出席指導並監選，茲將開會程序，錄之如下，1搖鈴開會，2沈主席叔東就位，3全體肅立，4唱黨歌，5向黨國旗暨總理遺像行最近禮，6主席恭讀總理遺囑，7靜默，8主席報告（從略），9指導員曹鼎文先生訓詞（詞長從略），10監選員王祕書殿盈訓詞（詞長從略），11演說，由范委員治民答詞（詞長從略），12選舉，當由各到會者投票選舉執監委員，13開票，計選出執行委員范治民，沈叔東，張覺生，周玉琴，周竹蓀，汪伯軒，金六逸，等七人為執行委員，吳萃卿，楊濟衷，朱匯川，王夢長，戴幹余等五人為監察委員，何謙堂，劉仲彬，洪澤民等三人，為候補執行委員，劉朗軒，宋月波，倪碩甫等三人，為候補監察委員，後由當選各委，互推沈叔東，金六逸，周玉琴等三人，為常務委員，並推定沈叔東為主席，14攝影、15禮成散會。

（安徽無為通訊）

上海市國藥業公會
開執監聯席會

（本市訊）上海市國藥同業公會，前日舉行第十四次執監聯席會議，到高志

濟南
考試中醫完竣

（濟南通訊）濟警察局，自一月二十八日考試中醫後，現考試已完畢，計錄取中醫五十餘人云。

敘永
國醫館擬徵統一方箋費

（四川敘永縣通訊）此間國醫支館館長劉士奇，近連絡縣長陸灤生，以縣府名義，出示統制全縣方箋，每箋擬抽取工費二百文。查此處流通銅幣為川省元年所鑄，俗稱『老單百』銀價每元八千文，每百文合國幣一分二厘五，二百文剛合二分半。城內門診周屬一二角小洋（一元國幣合小洋一元二），場鎮門診出診平均均不達一角，而鄉村之『跑跑太醫』則由八百而少至一二百，間有欠賬及送診者。以全縣平均不到五百文之診斷費而應納一半方箋費，以一文不進之送診而倒賠二百文工本費，城市一部份及鄉鎮醫生，均聞大有非改此業不可之舉。而支館當局自十一月貼出佈告，迄今不見鄉鎮醫生前來購買云。

徵求組織分社函索章程郎寄

文，施琴堂，邱延齡，等十八人，由高志文主席，議決事項，一、請會計師代會員辦理所得稅資本申報事宜，惟會員須酌貼公費，二、以本年一月二十二日（卽廢曆十二月初十）一天營業所得，捐充首都國醫院建築經費，三、南市郁良心藥號，因索贈便條，被地方法院以漏貼印花處罰，現已呈奉財政部解釋，索贈便條，無須貼花，函請地方法院將罰金發還，餘略。

福建福清縣國醫公會改選

縣黨部派倪立業監選
鄭潤佑等當選爲執委

福清縣國醫公會第二屆執監委，任期已滿，該會於二月十六日舉行改選，經縣黨部派倪立業，縣政府派童騰霄到場監選，主席林子衡，紀錄林紫宸，行禮如儀主席報告該會經過情後，由監選員相繼訓辭，繼有該會執行委員鄭潤佑演講，「中西醫匯通的管見」，演講既畢，開始選舉，結果選票鄭潤佑，俞介奄，林子衡，俞弼吾，林原安，俞愼初，郭少雲七人，爲執行委員，林克通，丁德明，張其壽三人爲候補執行委員，吳悟帆，唐瑞圃，敖恆予爲監察委員，周永安，魏則安爲候補監察委員云。（福清通訊）

本社「三一七」紀念特刊，除本社同人論文外，更有海上中醫藥界數十人，發表之感言，頗有意義，倘本社社員諸者有未收到者，來函卽寄

四川護國醫學會召開改選職員大會

（四川敍永護國鎭快訊）護國鎭國醫前年成立之護國醫學會，二月十五日在與隆街會址開第三屆年會，同時改選職員，屆時到會二十餘人，此間第四區署亦曾派員參加，行禮如儀後，首由主席報告開會理由，前任會長陳鏡淮報告一年來會務進展，繼爲會務討論，當議決：一、擴充書報流通處，二、本年起開始編印年報，三、擴大募捐辦理送診送藥，四、派交際主任向中醫科學研究社接洽成立分社，五、每月茶會公開實驗祕方，六、研究部改爲每週開會一次，最後改選：劉君一當選爲社長，羅發祥當選爲研討主任，陳鏡淮當選爲總務主任，曾逃文當選爲文書主任，劉中庸當選爲交際主任。會畢聚餐，歷四小時始散云。

宜賓

地方醫院奉令改組

（四川宜賓通訊）四川宜賓地方醫院，近奉衛生署指令改組，務合於衛生署之規定，今正進行改組一切云。

涇陽

楊紫峻積極設本分社

（陝西涇陽通訊）涇陽中醫科學研究分社客冬籌備以來，爲時數月，中經政變影響，以致遷延至今，頃聞該社籌備主任楊紫峻君已通函招集社員，以期早日成立云。

貴溪

將組中醫公會

（貴谿通訊）本市醫界名流孔肅然楊植三等，爲鑒於本市中醫，頗形複雜，且素未經考試，卽稍識之無之輩，竟敢懸壺問世，玩視人命，莫此爲甚。故擬組織公會，然後舉行考試，俾資甄別，以利民生。聞已請縣府，准予先行試辦。容再備案，並擬呈中館請示辦法，俾便進行。

北平

左季雲著作將出版

（北平通訊）平國醫分館副館長左季雲氏，苦心研究國醫，歷四十餘年，所著書達十

餘部，預於最近出者，計有傷寒論類方，法案彙參，及金匱論類方，與藥物學，及所治驗醫案彙集等，現該氏正整理傷寒一書，定於本年內出書，內容以列方為次序，眉目清晰，使讀者一目了然，尤可寶者，每方後必有醫案數條，足可考證云。

中醫學院學生 開歡迎丁院長返滬大會

（本市訊）本市上海中醫學院院長丁濟萬被選為中醫委員，十六日由京就職返滬，該校學生，當即派代表赴站歡迎，又於十八日下午二時，假座北京路湖社禮堂，舉行歡迎大會，是日在陰雨濛濛中，而來賓亦甚不少，除該院同學及教職員外，尚有各院董及各醫藥研究社代表，本社代表徐公愚，亦因事順往參加，共約近二百人，主席團吳濟人劉藝如張天僑王瑞麟四人，首由主席吳濟人報告，歡迎之原因，及意義，次由同學代表，張天僑致歡迎詞，略謂此次丁院長出任中醫委員，負有改進並保存國醫之重大使命，故吾人須以最大之熱誠歡迎之擁戴之，繼謂過去之中醫審查規則，終屬不兌現之支票，此後甚望丁院長能督促政府，領導全國中醫界，努力促平等要求之實現，及中醫合理化改進之完成云云，次即丁院長致訓詞，略謂在雨淋淋下，承諸位降臨，本人甚不敢當，同學等須努力於現代科學之研究，以期中醫學術之改革，本人既居中醫委員之職，深知以身作則，絕不敢有所懈怠，凡對我醫界有利之事，本人無不竭力謀之，次再由院董丁仲英，馬壽民演說後，即請本社代表徐公愚演說：略謂余今晨五時起身，至各同道處請發表「三一七」紀念感想，頃間至中醫學院訪丁黃余諸先生，亦擬請寫幾句感言，據云在此間開會，予即來此，方知諸位開歡迎丁院長大會，余得參加，不勝榮幸，剛才聽到丁先生所說的話，頗為切要，希望努力做去，為中醫藥界造福，次並述當前國家民族危機，中醫界應該注意幹救國工作，前次綏遠抗戰，只有西醫前往救護，我中醫未見有實際參加工作者，中醫地位不能增高，其原因大半在此，今後應該特別自惕，設法實踐救國工作，中醫地位，才可眞實提高。次由中國醫藥研究社代表程國樹，現代中醫社余鴻仁，上海市國醫學會代表賀芸生，並教職員同學等多人相繼演說，詞長從略，直至六時許始攝影散會。

劉翰臣增購製藥機器

（北平通訊）藥界鉅子劉翰臣，改進國藥，頗具熱忱，茲該氏又新購顯微鏡壓榨機抽空機壓餅機取汁機調劑器等，聞擬於該機內另闢機械數間，請趙燏黃先生指導，從事於國藥改造云。

天津

日擬在華北試種薄荷草

（天津通訊）日擬在華北試種薄荷草以製薄荷油，薄荷腦等品，以五年為計劃，成立專營公司，第一二年先種六萬畝，以後擴增。

無錫醫藥改進支會二屆大會

（無錫通訊）無錫醫學改進支會，於二月十三日下午二時，在西水關中國針灸學社該會會所開第二屆全體會員大會，出席會員，候敬輿張嘉炳，龐魯芹，高時良，張子敏，李雲泉，季鳴九等百餘人，由高時良會長主席，許錫彥記錄，季鳴九司儀，行禮如儀後，高主席報告開會宗旨，及簡要會務畢，並由國醫支館長侯敬輿報告會計處編印收支總報告，祕書處收發文件，評議會館務會議決要案及會議次數，一月二十二日中醫條例頒布紀念，由評議員館員聚餐宴請當地黨政機關，以誌慶祝，又中央國醫館籌建首都國醫院，會員認捐踴躍，當即日匯解中央國醫館，對於本館本會前途，非常樂觀等云，繼即討論會務，追認評議會通過新會員入會等，至四時許議畢，散會。

福建仙遊

中醫請領證書難

（仙遊通訊）此間西醫師公會，為顧慮會員中有非醫學校畢業，而經各醫院，（十年前所開張或稱藥局藥房近開張則稱為醫院）實習，或由醫佐出身，而略具經驗，類此行醫者，計有三十餘人，曾由該會商呈縣府，請先發給醫師證明書，以免將來各人單獨請領證書之麻煩，刻縣府准予給發，並製便證書轉交西醫公會，通知各會員往領，每人須繳納證費二元，此項收款，縣府特准撥為該會經费，唯中醫只能遵照中醫條例及中醫審查規則，各具證件，呈請縣府察核，並轉省府核給中醫士證書，是否照發，尚難預料云。

山東牟平縣考試中西醫

（牟平通訊）牟平縣一月三十一日考試中西醫士，不分有證無證，或按手續請求給證、均令一律入場受試。聞中醫試題分為七門，共十四題。（甲），傷寒概要：1.試言三陽經之脈症及其治法。2.試言三陰經之脈症及其治法。（乙），溫病概要：1.仲景所言之溫病與後世所謂之瘟疫區別安在。2.溫病失下見何症狀其治法若何、（丙）婦科：1.經期或先或後時多時少原因安在應用何法治之。2.試言帶症之種類及其治法。（丁）本草概要：1.黃連石膏之寒涼與羚羊角犀角之寒涼有何區別試詳言之。2.試言下列諸藥之性質功用，（一）厚朴（二）生薑（三）半夏（四）附子（五）桂枝。（戊）診斷概要：1.瘟病寒壯熱神昏譫語大便燥結脈象洪大應如何以治之，2.長夏痢疾裏急後重紅白兼見腹痛少力脈象沉細應如何以治之。（己）內難概要：1.命門說。2.試言心肝腎脾四臟之所主。（庚）小兒科：1.痧病初起之治法若何。2.試言天花與水痘之區別及其治法，西醫試題，為腦神經有幾對，試言皮膚之組織，試言筋之組織，花柳症狀及其治法等題云。

貴州國醫分館

舉行成立就職典禮

（貴州通訊）貴州國醫分館於二十五年由中央國醫館委派王徵瑩氏（現任貴州省政府委員兼財政廳長）任館長，牟貢三梁少甫任副館長後。王氏即委定祕書主任陳祝堯，醫學股主任王聘賢，藥學股主任何漣波。（本社社員）推行股主任唐希澤，及祕書股員等，積極籌備成立因地點關係以致遲延，嗣後覓定貴陽雙槐路鹿公祠地址，尚屬適中，始從事修葺，於十二月終落成，乃於二十六年一月二十二日慶祝中醫條例頒布紀念日舉行成立就職典禮，是日黨政各機關高級長官均蒞臨致詞。各界來賓及醫藥兩界參加者四百餘人，為貴州國醫界空前之盛舉云。

南洋泗水

中醫公會正式成立

（南洋通訊）南洋泗水為荷屬東爪哇首區，商業薈萃，交通便利，華僑約三萬外人，向來崇尚中醫，有時歐籍及日本人，經西醫診治無功，轉服中藥，亦能著手生春，於是中醫藥在居留地，頗占重要地位，惟同道數十人，不知團結，恆遇意外，於是有洪英豪，盧瀚如等謀組織中醫公會，隨成立籌委會，至一月十日，正式成立，是日我國駐泗水領事，國民黨駐泗水支部，商會，各團體代表數十人，濟濟蹌蹌，經領事監督，黨部指導，當場選出林庭槐洪英豪莊霖卿李雲階黃邦傑陳德浚林孝恂李修五陳肇麗為執行委員，饒怡生黃永輝謝少安沈心吉李楚航為監察委員，現正具呈國醫館僑委會備案云。

廣東 省立國醫學院改組

（廣州通訊）省政府第三十五次委員會會議，中有議案一件，係由教育廳提議，改組省立國醫學院，連同改組草案，提出公決，結果，議決准予備案。

江陰國醫公會 籌建新舍辦理改選

江陰國醫公會於三月五日，召開執監會議，出席執監委員張少文，馬澤人，蔣錢賽等數人，主席張少文討論事項，本會改選，急待進行，查二十四年因辦理省登記，去年又因會址為軍人駐居，遷延至今，無可再緩，現擬另覓地點，定期召開會員大會，何時舉行，請公決案，議決，無庸另覓地點，將徵存特捐，添建新舍，及修理舊屋，以兩月告竣，隨即定期召集大會，辦理改選。（江陰記者通訊）

武進國醫學會理監事 補行宣誓就職典禮

武進國醫學會，於三月十七日，全縣國醫界舉行國醫節紀念大會後，該會即補行宣誓就職典禮，計到縣黨部指導員王超一，縣政府監視員張景遠，國醫支館王泫北，張靜霞，理監事計到錢仲宣周病驥，黃壽齋，王南平，談逸龕，錢同高，唐柳浦，許景庵，陳巽仙，沈潤庠，楊養浩，包健翔，吳靜齋，錢今陽，林少卿，錢寶華，沈福蒼，張達方，張國良等。由錢今陽主席，黃壽齋司儀，周病驥陳巽仙紀錄。首由主席錢今陽報告，旋即舉行理監事，補行宣誓就職繼由黨政機關代表訓詞，末由主席答詞，茶點，散會。（武進通訊）

瑞安縣 國醫支館長等聘定

瑞安縣國醫支館，前由趙鑄夫錢繩之等奉令籌備組織，迄今數月，大費苦心，始告成功，現由省館委派趙鑄夫為國醫支館館長，所有館務委員由省館聘任以池仲賢為館務委員會主任，管丹山，謝樹庭，蔡執盟，金醒莘，陳穆庵，林志甄，胡孟昭，金聲遠，鄭叔岳，金演九，秦龍門，胡公冶，林辛，鄭冰忱林旭初，楊時中，戈蘊山，張輔仁，錢繩之，李孟楚等二十八人為館務委員，聘書已由趙館長轉交館務委員會主任池仲賢分發各委員矣，擬定三四月開成立大會云。（浙江瑞安通訊）

江都 中興診療所開幕

（江都）本縣國醫學會主席林芝庭常務理事樊天徒，救濟院院醫蔣頤南等，鑒於江都為江北要衝，人口繁密，而組織健全各科俱備之中醫院，迄今尚未有設置，遂合組診療所，分工合作，為病者盡診療之責任，內分兒婦內外喉五科，由三君分任其事，並有護士一人於三月十五日開幕，到各界來賓甚多，聞近又徵求同治增添科目，以期各科俱備云

福清縣國醫公會舉行 首次執監聯席會議

（福清通訊）本縣國醫公會，第三屆

職員，日前選舉就緒，茲悉該會於三月四日開第一次執監聯席會議，出席者林子衡，俞介菴，鄭潤佑，俞愼初，俞弼吾，吳悟帆等十餘人，主席林子衡，紀錄俞愼初，行禮如儀，主席宣讀本會組織大綱後，即開始討論，（一）鄭潤佑提：統一方箋杜絕神方案，議決凡本會會員，定三月十日起，門診出診應一律帶用本會方箋，以昭愼重。（二）俞愼初提：縣政府開業執照，應最短時間向領案，議決通過。（三）鄭潤佑提應函知各會員彙集證明文件，以便核轉衞生署領證書案，議決交文書股辦理。（四）俞愼初提：函請縣防疫委員會，倡用民衆有効防疫藥品，並發行防疫特刊案，議決交文書股起草，至五時許閉會云。（海）

四川醫士王仁叟在瀘 創辦中醫講習班

（四川瀘縣通訊）蜀南老名醫王仁叟氏，以前任鴻仁醫校校長時間短促，未盡所藏，全貢獻於社會，今息影鄉居，願以一蠡之得，供諸有志，近特在瀘縣順江場自寓開辦王氏中醫講習班，招收中學畢業或業醫二年以上者三十名，一年畢業。報名日期自一月三十起至二月廿五日止，考試日期第一次二月十六日，第二次二月二十六日。聞教授課程，除王氏自著中醫書局出版之新中醫五種，傷寒纂系表解，診斷簡易真訣，方劑統一徵，藥性分類考五書外，並選授生理，病理，醫經，醫史各科云。

泰縣中醫公會 成立審查委員會

（泰縣通訊）泰縣中醫公會，根據章程第二章資格第六條；「凡在本縣區域內開業之中醫經審查合格者，皆得為本會會員；但審查宜兼重學識！」之宗旨。查泰縣開業中醫，不下千餘人，而中醫公會會員，僅二百八十餘名；本縣區域內開業之中醫，而未入會者，以其學識，未經本會審查，故對於開業上，難免不發生草菅人命，與玩忽業務之處，特成立審查委員會，從事審查，務使不學無識之庸流，不容濫竽，有玷中醫名譽，審查章則，已經縣府備案，並聘張秉一等為審查委員云。

菲律濱醫藥團體 歡迎王國醫分館長回國

（菲律濱馬里拉通訊）駐菲國醫分館，暨旅菲中華醫學會藥商會，於一月二十六日下午七時，開董事聯歡會，並歡送王館長泉笙回國，由顏董事長文初主席，對改進國醫藥之旨趣，盡量發揮，繼由王館長，除答謝諸董事，歡送盛意外，於國醫分館，所負使命，及國醫藥應力求精進，亦多有發表意見云。

＝醫藥教育消息＝

順德設國醫藥學校

（順德通訊）順德縣國醫支館，近以該縣之國醫及國藥店之配劑藥生，多未受有相當學識，乃於二月廿七日召開董事會議提出，發起籌設國醫藥學校一所，定名為順德國醫藥補習學校，歸縣國醫支館統屬，至於經費，則請省國醫分館及縣府撥款辦理，校址則附設國醫支館內。

三一七國醫節 湖南國醫專校舉行成立三週年紀念

（長沙通訊）本年三月十七日（國醫節）係湖南國醫專科學校成立三週年紀念日，該校以是日原為國醫節又值中醫學校加入教育學制系統，甫經政府提案通過之際，特舉行極隆重之紀念儀式，以表慶祝，午前十時宣告開會，由校長吳漢僊主席，行禮如儀，首由主席報告開會意義及此次爲中醫學校加入敎育學制系統邀集全國醫藥界代表晉京向三中全會請願經過情形，次由校董敎職員郭厚庵，鄭守謙，易南坡及學生張世鑣等致詞（以上詞長均從略）至正午十二時禮成，旋卽舉行宴會，直至午後二時許，始各盡歡而散，是日共到全體師生百數十人，情形頗爲熱烈云。

北平國醫學院院長辭職後引起糾紛

北平國醫學院，自蕭孔兩院長任上學期整頓以來，成績猛進，迨至上學期中途，因某種關係，自行辭去院長之職，該院之院務長因學期未終，學生學業甚爲重要，遂自行組織院政維持會，維持學生學業，至期末，舉行考試卽行放假，院務長在假期中，私招集敎務會議，討論下期開學問題並斯時宣稱對已進行不利者學生等六名休學，此次休學非對於學院，係各人方面之私事，聞已通知該生，現假期已屆例應開學，於廿六年二月廿六日，舉行開學典禮，院董方面聞之此事，卽行佈告各生，院長未經院董許可辭職，而權衡尙在，維持會私行職權，勒令學生休學，並自行開學，甚屬不法，本院開學之期，由本院董另函通知等語，院門鎖閉，已現停頓狀態，現該院董事，正與院長磋商中，開學之期尙未定，大約不日卽可實現。（北平通訊）

中國醫學院
學生自治會改選職員

（本市訊）本市天通庵路中國醫學院，原有學生自治會組織，嗣因職員多數畢業離校，負責無人，迄未改選，茲有該校學生多人，鑒於學生會爲同學之集團，交換知識，聯絡感情，胥賴於斯，爰召開代表大會，呈請市黨部派員噉仲標監選，開改選結果，苗中行、常務幹事、蔡文甫、常務幹事、徐恩、常務幹事、黃俊賢、幹事兼學術部主任、張友于、幹事兼事務部主任、李亞子、幹事兼研究股主任、單耕伯、幹事兼出版股主任、張樹棣、幹事兼出版股主任、何謹、幹事兼體育股主任、武仲慈、幹事兼遊藝股主任、汪良如、幹事兼文書股主任、曹邦度、幹事兼文書股主任、陳慈仁、幹事兼會計股主任、張炳沅、幹事兼衛生股主任、袁正剛、幹事兼庶務股主任、幹事吳本倫、沈駕男、嚴志清、（嚴君當選文書主任旋辭職）並定於三月廿七日宣誓就職云。

＝研究資料＝

興甯女子奇疾

△△與北美虹婦人同症
△△全身皮膚一日數變

汕頭函，興甯縣大龍田區，烏石鄉老何屋，有何餓古之妻王氏，年十九歲，素與常人同，元宵節後，忽得一奇症，似瘧非瘧，肌膚發熱，一日數次，每次發熱，全身面部及皮膚卽隨之變換顏色，紅、紫、青、黃、藍各色，頻頻變更，本人初無所苦，延中西診視數次，初疑爲中毒所致，惟脈搏與常人無殊，經過若干時日，卽不發熱，全身亦能變色，鮮豔奪日，如天空中之彩虹，一日變化多次，有一西醫謂，此與醫學月報所載，北美西尼第市賣餅葉之虹婦人相同，該婦名瑪林斯代里，年卅五歲，五年之前，發生同樣症候，初則每次發熱，亦變換皮膚上顏色，以後雖不發熱，亦能一天數變，該婦所開餅葉店，生意旺盛，婦人亦按日在店面作工，應酬顧客，不類病人，與本身健康亦無大礙，所有顧客，皆呼之爲虹婦人云，與甯何王氏亦有此異症，可謂世界上無獨有偶矣。

奇孩 黑臉白身耳長口闊

兩手過膝聲如洪鐘

（永春通訊）本縣大田廣平，元砂橋亭鄉民廖其相妻鄭氏，懷孕十二個月，於去歲十二月十二晚誕生一男孩，頭頂突露高峯，如髻狀，身軀精白若雪，黑臉圓睛，耳長口闊，兩足亦是黑色，啼聲若洪鐘，手長過膝，相貌與常孩迥異，鄭氏見狀，蹄了一驚，不敢遂爲抱起，迨叫其相囘家，才請其母代爲斷臍，翌晨鄰人聞聲畢集，鄭氏亦不珍惜，乃將該孩任人參觀，因天冷受凍，至午已僵斃，聞者以是兒曇花一現，殊爲可惜云。

評論

對中醫教學上的一點貢獻

蔡文甫

在不久以前，我在醫學新燈上，看見畏仲先生的一篇中醫教育列入學校系統之商榷，由他提出中醫學校的學制問題，教材問題，而引起了我的中醫教學問題，認為比畏仲先生的兩點還要重要！中醫既列入教育系統，牠的——中醫學校——一切，當然有整個的改進，決不是像畏仲先生腦中的死讀湯頭歌訣，五行六氣，那末的簡單！物理，化學，生理等，都是同等需要，不過，牠是以中醫為主體罷了！我們決不能說：在中學裏學的，完全與中醫無用，祗有中文用得着，難道學中醫的，也不許他有一點新的基本常識嗎？升大學文科的，物理化學尚且用得着，高中畢業願入中醫學校的，至少比單讀四書的人要好幾分，本來醫是不應當分中西的，更不應當仇視的。我在去年曾作過一篇中西醫結婚譚，無如我們的政府，不能把牠合併起來，辦一所結婚的學校，所以叫人對學制，教材各方面，都感有問題，但是，這些問題，我想用不着我們「杞人憂天」，教育部的諸先生們，是一定會給我們美滿解答的，眼前要讀的，祗是教學上的問題。故我也祗想對現在中醫學校諸先生們，作一點愚見的貢獻：

教學——凡研究過教育的人，誰都知道有幼稚，小學，中學等教學的不同。大學教學，似乎是不大聽見有人研究。（指國內）然而實際方面，大學的教學，是同樣的重要！決不像私塾的老學究，因為不懂得教學，所以也偏偏的犯了這個毛病！現在我把重要的幾點，摘述於下：

（1）先編定教案　無論什麼事，我們不去做則已，如果要做的話，而且想有條不亂，費力少而得效果多，那末首先的計劃，應有精細的準備，所以教師要想學生每得一點知識，教案則必須事先編定！這點鐘的教些什末？主要的目在那裏？除了本課文以外，用些什末補充的題材？預備用那種教學法？餘有的時間做些什麼？都得根據時間與課材而適當的分配編定。才可免去荒廢時間：有的時間不夠；有的說了一點鐘，還沒有說明原有的最主要的目的。同時，更可免得，有的一學年的教材講不了，或到後來開快車！

（2）確定什麼是先學的，次學的，最後學的　這點，本來是應在編定教案時決定的，因為很重要，所以特別提出言之，我們知道什麼都應循序漸進，由易入難，什麼都要先注重實用，而後擴大及其他。如果我們不能區分先後，則必感覺阻礙與無味，重複與遺漏！所以我們應嚴密的確定。一則，敎師省力不少。二則，學者亦不致厭惡與追隨不上。至於確定的時候，又須注意：(一)課材的連繫，(二)平均的分配。方不致孤立，和時間的發生多少的困難！而且敎師免得理論上的抵觸，學者的茫無所從！

(3)敎學的方法　中醫的學者，(其他的學者也是一樣)大都感到機械式的記憶，困難與沉悶。爲要引起學者的興趣，和利於記憶起見，所以在敎學時，應規定下列各點，爲敎學上的必要程序。

(一)理論的解識——使學者先得相當的觀念。

(二)實物的提示——因爲平面的演述，固不難明白，立體的演述，解釋則極困難，徒使學者杳茫，故須實物提示，使耳聞目見，易於明瞭。其所用的如：模型，圖畫，實物。

(三)敎材之採取——關於書籍中沒有的，與新發明的，或一新規律之成立，應採取爲補充研究，增加興趣。

(四)質疑之指導——學者有所不能決，或不能識，敎師應空出時間，接受其質疑。或直接從旁觀察，校正其錯誤，堅定其觀念。

(五)自動學習——敎師不必一字一句，解釋字義。在理論解釋提示以後，學者方面，已具相當概念，祇須使其自動學習之能力於課外行之。(況且中醫學校的學生都有了高中的學識)任聽學者的興趣，由敎師指定給材料去硏究，於第二次上課時提出討論與詢問。這樣可以充實學者的智識和敎室裏的生氣。

(4)態度與口調　滿腹的學問，要想直接外達，祇有靠我們的口才。格格不吐，始終是叫人打瞌睡！但是，會說而口調像池塘裏的水一樣平淡，也同樣叫人提不起興趣！所以應當在主要的地方，提高聲音，甚至可以像茶店裏說書的那種神情也無妨，但是無謂的語尾，則應竭力克除！這樣方可叫人豎起耳朵來聽！態度也是同樣重要的，不要像十殿的閻羅，但也不要像戲臺上的三花臉！更不要像鐘擺式的一東一西，使學者厭惡和竊笑，而不能集中注意力！

上面的幾點，可以說是簡單平凡的，同時也是最重要的！我希望中醫界的先生們不要小視了牠！我敢相信這點小小的愚見，如果諸位接受的話，中醫界的敎育家，不屬於你，還屬於誰？

一九三七・三月脫稿於滬北

三一七紀念感想

宋大仁

中央國醫館創立，中醫條例公布，中醫委員會成立，中西醫平等待遇案及中醫列入學制系統案，最近通過，均予中醫界無限興奮。然而醫學乃科學事業，非藉政治力量所能强求復興，吾人切勿固執成見，故步自封，必須唾棄玄說，用科學方法而攻究之，則國醫藥之精粹，庶可保存。雖然；科學豈易言哉！每見國醫界中人，抄襲新醫藥皮傅之言，以為中西匯通矣，中醫科學化矣；此種偽科學者自欺欺人之技倆，對於中西醫界俱無裨益，而反障礙中國醫學之進展也。願與醫界同人共勉之！

三一七紀念感言

丁濟萬

今日為三一七紀念節，亦即我中醫由歷年奮鬥而達到相當之地位。始得產生此三一七國醫紀念節，此確乎為諸位所最堪慶祝之日期，今日鄙人對此紀念節。有三點感想。

第一點為鞏固團結

中醫界雖自奮鬥以來。得到相當之地位。然而乘意難合。時有紛爭。以致團結力驟形散慢。最為不幸之事。所以在此次衛生署中醫委員會開成立大會時。到有各省醫委提案頗多。並關於各地醫會有所議案。即希望各地醫會要鞏固團結。解除誤會。以為中醫增厚實力。是所望於諸位今後之努力團結。在今日中國之得以統一。亦即政見諒解所致。況孫中山曾說過和平奮鬥以救中國。如是我們即應精誠團結以救中醫。庶不負今日之紀念也。

第二點為平等中西醫待遇之注意

此點是在關於醫學教材方面的整理。要參攷西說。不失國醫真理。發揚光大。俾得劃一的教材。如是方可正式加入教育系統。中醫學校始得立案。同時我們要知道衛生署署長劉瑞恆先生。對於中醫是絕對信仰的。有一事實可以證明。即署長家人每遇疑難之疾。輒延中醫治愈。並且對於中醫學術是極為欽慕。而是可以整理之後。成為一獨立世界醫。

第三點努力建設中醫事業

此點即是對於中醫之學校醫院。要努力建設起來。俾得造成更多之人才。發揚中醫藥。普遍於全世界。成為一獨立醫學。故今次焦館長發起首都國醫院之建設。是完全為中醫界建立地位起見。在我儕是應該竭力踴躍捐募。以助其成。是則諸位也可得到鞏固之地位。並世人普遍之信仰。惟賴諸位努力建設之，我所希望於今日之紀念節。是譬之於人生當慶祝其長壽。勿為死而追悼以為紀念。庶不負今日紀念之真正意義也。

（三一七國醫節演說詞）

對於國醫節之拙見

賀芸生

國醫界同人，素抱各自爲政之態度，萎靡不振之精神，墨守成法，故步自封，至民國十八年，忽爾有中央衛生委員會廢止中醫之決議，於是醫界同人，因受刺激而興奮，乃於三月十七日，成立全國醫藥團體總聯合會，社會人士，除罹病求醫之外，而於國醫之興替，亦不加注意，經反對廢止中醫一事後，朝野諸人，漸知注意，至民國二十年三月十七日，有中央國醫館籌備大會之成立，鑒於斯，乃於民國廿四年定此日爲國醫節，以促起自己之興奮，並引起國人之注意。

然興奮雖足成事，注意雖足助事，而又須視諸興奮之程度如何，興奮之時期如何，若興奮之程度雖高，而爲時甚短，或興奮之時期雖長，而程度甚低，則雖已興奮，而又何有益，或僅有興奮之狀態，而未有興奮之工作，則更有何益，以是吾望同人，因國醫節而興奮，但不可僅興奮於國醫節之日，更望不僅興奮於狀態，而須興奮於工作，庶幾不負國醫節之紀念，與夫國人之注意。

或曰，國醫之不振，是政府之不事提倡，與外界之摧殘，此雖亦是其故之一，然反躬自省，亦須負之於己。蓋優勝劣敗，出諸自然，吾國醫藥，若果醫無不良，藥無不精，以事實爲有力之證明，雖經摧殘，又何損於我，此須求於已，而不可責之於人者也，況多難興邦，安逸易亡，在數年之前，決議此案之人，原欲不利於我，而我乃受此刺激，致有現在之中興，斯卽多難興邦之謂。茲於公佈中醫條例之後，繼又公佈審查中醫規則，今且於衛生署成立中醫委員會，僉以爲國醫從此得有法律地位，與高彩烈之餘，淪入安樂閒逸之途，此則自取滅亡，而不救藥矣，是以吾望同人，繼續努力，以求貫澈。

至於學術上，更須切磋啄磨，以冀改進，對諸同道，尤須互相愛護，以避糾紛，外無摧殘，內無鬩牆，學與日進，術與時精，則國醫自可不保而存，否則雖保亦不能存也，願與諸君共勉之。

論中醫科學化之必要（續）

譚次仲講
薛玉成錄

更有一層，中醫學校所授的課程，亦有解剖，生理，化學等科，是一校之中，學生的思想，已有衝突不堪了，論者還說是要將科學有形的物質論，與中醫無形的氣化論，互相折衷，互相調和，期產生一種兩無偏倚的進化醫學出來云云。唉！這個主張，純然一種門外漢的空談，他對上文所說歷史進程和哲學科學的分界，是絲毫沒有見及！別的且勿論，試問自己當教授了，又能否取二者來折衷調和呢？教員自己不能，那反要責望學生能之，那可算是天下第一不負責任的滑稽之談了！總之：中醫不向哲學的重圍之下殺開一條血路，是永遠衝不進教育統系裏頭，算你是天天去力爭，徒然費時失事。不若掉轉頭來，向學術當中立實一個基礎，這時才好和敎育界開堂堂正正的談判呢。在事實上來講，這又是一層。

又更有一層，科學的潮流，掀起最大的波濤，就在中西醫的同行敵視，互相嫉妒，中醫若不改轉方針，皈依科學，是永不能消除西醫的敵視的。西醫的敵視一日不能消除，卽中醫的地位一日不能鞏固，第三次廢止的論調，不難復演重唱起來，這幷非是一種意外的事啊！凡事總要「度德量力」，語云：「知已知彼，百戰百勝」，敢請有卓識遠謀的中醫界想吓自己的勢力，敵得過西醫否呢？他敢公然倡議廢止我，我敢公然倡議廢止他否呢？我們切勿可說方今全國上下都提倡中醫是可以永遠高枕無憂；更勿可說西醫的急先鋒不過余雲岫汪企張等寥寥數人，勢力很薄弱，而不足畏。須知：黨國諸公之提倡中醫，不是一種阿附私心，是出於希望中醫能有自動革新，切實改良的美意；民衆輿論之擁護中醫，亦不是泛泛無因，亦是熱望我中醫有進步，以增人羣福利，挽救病亡疾苦的。若果我絕對沒有改良，沒有進步，他們提倡擁護之誠，也必然的就會冷淡起來，同時表同情於西醫余張輩的，亦有不少黨國的要人，社會的中堅份子他們倡言廢止中醫，愈更振振有詞了。昔人說得好：「安不忘危，樂不忘憂」，我們中醫居今日是料不到西醫之敵對勢力，將來蘊蓄着多少力量，潛伏到何時爆發的，亦猶之余汪輩當倡言廢止中醫與高彩烈之前時，亦料不到中醫之敵抗勢力，有今日如許的偉大，定使他們一敗塗地的。比對起來，安知不如古人所謂「後之視今，亦猶今之視昔」呢！有卓識遠謀的中醫，應該就要猛省了！

總之：中醫與西醫對敵，是沒有利益的，但欲與他和解，中醫就先要順應潮流，皈依科學，不然，就沒有和解可能，因西醫幷非與我有九世之仇，幷非自外生成，要打倒國術以爲快！祇是深惡痛絕我不合科學的玄談謬論。倘我能自動取消，自引變革，如小弟何嘗不是一個純粹的中醫，所講乃中醫的學術，所處亦是中藥的方劑。但能不囿於玄談謬論的空套，一以科學爲依歸，他們西醫們就沒有一個不引小弟爲知己，與小弟以同情。小弟說中醫能科學化，立卽就能消除西醫敵視，此事可爲佐證。西醫能夠不敵視我們，依附西醫馬首的就失其標目；而且必會看風轉船，這時中醫才眞正可以高枕無憂了。倘若不然，這裏的危險性，恐必有再引爆發，必至不可抵當之一日呵！這又是一層。

又更有一層，科學的潮流，還是許多方面都被他籠罩着，中醫在這個當中，相形見拙，故此地位就一天一天的低微下去，不改從科學就沒有提高的可能。比如司法方面的謀殺，自殺，服毒，墮胎，强姦，傷害種種的案情，都每每取給醫師一言爲判斷的。但這種種鑑別知識和檢驗方法，都非用科學的不行。又如衞生行政的防疫檢查，消毒隔離的工作，保健潔淨，强種優生的設計，非用科學知識和方法不行。現世軍隊毒氣的防護戰陣救傷的工作，非用料學的知識和方法不行；下而至於商業性質的人壽保險，災害保險，或民衆中開運動會，在那裏來担任救護，都要應用着科學的理學或化學的道理，方能勝任起來。可見在今日的時代，當醫生不是同往日祇管識得幾個病症，開幾條藥方，使病者霍然而愈，就算完了。必要從國家社會担任着種種的責任和義務的。當醫生若不能担任這國家社會的義務，醫生的地位，就會低微，這是自然之理。講到今日的中醫界，雖然有樣樣精通件件皆能之輩，但可惜亦是少數！大抵多數除治病之外，與國家社會就好像斷絕了關係一般。尤其是國防上一種重要的配角，一有戰事，醫生的徵調，政府可以不給値，醫生不能不奉命的。可見醫生爲國有的東西，不是僅僅爲人治病就算完了責任。今中醫不習練科學這種工作，祇有完全讓給西醫去幹，我們似乎可以樂得空閒，但醫生的地位和聲譽，是不堪設想了，這又是一層。

總以上六層，都是從事實上立論，六件在事實上都於中醫的前途大不妥的，六件中有一件，都會了不起，何況六者俱全，諸君試想，危乎不危呢！中醫界有小部份還在那醉鄉夢國中過活的，鎮日裏罵小弟以科學毀滅中醫，究竟照六者看來，毀滅中醫的罪，是在玄學，抑或是在科學呢？是在小弟，抑或就是在他們呢？我就是一個科學化的中醫模樣，何嘗有毀滅可言？以上說明中醫科學化之必要，在學術，歷史，事實三方面，均有這樣重要性。

總之：欲保存中醫，就不能不從科學立實基礎，力圖改進。若空言提倡，或誇僞舖飾，不講改進辦法，是決要失敗的！因學問是沒有止境的，世界文明，已在百尺竿頭，猶日日改良，天天謀進步，可見學者之心，是決不以目前狀況爲滿足；況在醫學，不論中西，我都敢說，醫好人的成績不多，仍在極幼稚時期，均要有向科學的光明大路中求深造與邁進呵！不獨如此，講改革，就要指陳得失，判別是非，有少數愚蠢的中醫，往往因此怒目惡聲，指爲詆毀國學，這等人因習於業務上的誇僞行爲，心目中完全沒有學術觀念，眞是「目光如豆」，可憐得很！故此小弟絕少與他們計較，祇有埋頭苦幹罷了。今日承諸君請來演講，願本愛護國醫，革新國術之赤誠，與諸君共勉之！以上祇講國醫科學化的必要，至於國醫確與科學有同化的可能，及如何科學化的方法，留在下次再講罷！就此完了。（於廣州光漢中醫專校）

（完）

醫學研究

產後發熱病的研究

林英藩

尋常的產後發熱自汗大便祕結等病。這是普通最常見的事。不過在病理上或是由於子宮收縮。血氣調整的問題。與夫腸間分泌物缺乏汗腺放鬆的緣故。雖說似病。却沒有厲害的可言。幷不值得什麼研究。但是還有幾種的產後發熱病。很容易地的致人家於死亡。我們若不切切實實的研究一下。那就對不起爲醫的職務咧。原來產後的發熱病大概也要分作內因和外因的兩種。內因的就是瘀血停滯。食積胃實。血氣大虛。敗血上升。以及生理上的變化。都會有發熱的可能。我們在臨床的時候。應該費些精神。才會認識出來。若是瘀血停滯的發熱。應該細問瘀血有否流通。小腹有否作痛。如果肚裏有塊作痛。拒按小便自利。大便不通。發熱由瘀滯以後才有的。脈象實大。不論熱度如何。只要通腸活血散瘀的湯劑就算了。食滯的發熱。應查問有否食積。二便可許通暢。若是中焦痞滿。噯氣吞酸。二便不暢。發熱蒸蒸。手心多汗。脈象滑實。應該把大腸一通。所謂宿積去樞運自轉。若病人沒有充分的羸弱。就是平胃散承氣湯。又何嘗不可用呢。但是這兩種的熱也沒有甚麼難治。還有一種血氣大虛的人。一經生產用力過度。或是脫血過多。那時血管空虛。陽氣浮越。心臟裏面因爲竭力應付循環的工作。就引起生理的變化。說也奇怪，病人因調節體溫的中樞障礙。造溫機能亢進。面部反不貧血而現潮紅。皮膚反不枯澀而現充血的高熱。尤其是，感覺神精幷不衰弱。而且過敏。呼吸促疾。心悸亢進。舌苔光絳或淡紅。脈象虛大而鼓指。煩躁不眠。自中妄見。二便不利。體溫高漲已極。若以冷熱計驗之。當在華氏百零四五度以上。

經驗實錄

廣筆小舍談醫

常熟繆鏡淵

痢疾表邪下陷

孔以立著痢疾論，詳論古今諸家治痢得失，綱舉目清，集治痢之大成，嘗曰，『人身臟腑相連，表裏相通，內邪以爲外之招，外邪以爲內之合，非若風馬牛之不相及者也，痢疾因感濕熱之氣，或舊有寒熱葷膩之積，不感賊風虛邪，則腠理疎通，陽氣發越，不成病也，一有所感，而痢始成矣，若不撤去在外之表邪，惟攻在內之積熱，表邪勢必內陷，與裏邪混做一團』。故治表邪下痢猶易，而表邪下陷則難，夫曲突徙薪智也，焦頭爛額，見義勇爲也，先後之治，皆不可忽也，吳甫恬云『痢疾表邪下陷，爲痢門四大危症之一』。而表邪下陷，實由不知先表後裏之治，有以致之。

按痢疾初起，孔氏首引人參敗毒散爲開首第一方，其治驗兩案云。

這時若不補救。直到大汗一出。體溫驟降。吸呼漸濒。四肢漸冷。就陷入心臟麻痺而死了。這正對着內經所說。有餘而往不足隨之的那一句話。這當兒我們不得不嘆服古賢的卓識。早已預備着虛者補之的法子。甚麼參附湯呀，當歸補血湯呀。聖愈湯呀等等。難道還不是爲他而設嗎。至於敗血上衝的發熱症。更覺危急而險惡。考其原因。多數由於營養不良，肺部衰弱的婦人。患此特多。怎麼見得哩。原來肺臟是吸呼的機關。肺臟强健則吸呼深長，穩定。清升濁降血液流行清潔。如果肺臟衰弱呼吸短促不調。血液中便含着多量的炭氣而不清潔。那就容易使循環障凝。而成血液中毒了。況且我國的習慣。婦人新產就托言忌風吃補。把門戶窗牖閉得鐵一般似的。不僅室內的空氣不流通。而且恣食油膩酒肉。當然的肺氣既不清潔。而又厚味生痰涎。容易使廢物分泌增加。新陳代謝機能衰退。那時清氣和濁物混淆。敗血與新血化合。一時體內的大動脈躁動。淺層的小動脈充血。體溫因而高漲。血壓升高。不由人的幾陣胸中非常難受。那就立卽暈倒。人事不省。顏色頹敗。牙關緊閉。脈搏由躁疾而漸呈細微。四肢大熱而漸轉厥冷。那樣的危險關頭。任是國手良醫，恐怕也難戰勝病魔。這症在新法方面。有的打急救健心針咧。不過幫助心的循環。有的用人工呼吸咧。不過催促肺的運動。在日本方面。有禁暈的手術。(見皇漢醫學叢書)究竟有效有不效的。在我們中醫舊法。用釅炭淬醋熏鼻。藉醋氣以刺激大腦神經。一方面灌清魂散。清心湯。或安榮湯等。無非要散其敗血。降其血壓。調整心臟循環。這也很合科學的治療。還有一種產蓐熱。又叫蓐勞。他的併發症。有欬嗽腹痛寒熱自汗喘逆等。最終則現貧血虛脫而入損途。他的原因。都是產後營養不良。血氣大虛的緣起。有的平時潛伏癆蟲在肺部。乘機出來的活動。在產科書上已經有了治蓐勞的嵛條。茲不贅述。外因的發熱病。大約由於六氣的感染。例如傷寒有發熱頭項强痛而惡寒的見症。傷風有惡風發熱鼻塞欬嗽的見症。傷暑有身熱口渴脈大而虛的見症。傷濕有發熱惡寒骨痛體重的見症。其他各種傳染病。如時疫惡痢赤痢等。亦皆有發熱的特徵

從兄鍾程公，秋間患痢，界寒身有微熱，以人參敗毒散一劑，痢止十之六七，改用裏藥數劑而全愈。

又幼男學銘患痢，迸迫無度，每其凛凛惡寒，投敗毒散得微汗，痢愈十之七八，再和其裏，一日全瘳，不過二劑耳。

其論諸家治法云，張石頑曰，『血痢初起腹痛迸迫，或脈數大，身有微熱者，先與小建中湯和之。』夫『血痢疾初起，脈又數大，何敢輕用小建中，蓋因身有微熱，知外有微邪，脈雖數大，必保重按無力故也』。張氏此說，狃於經義『飲食不節，起居不時，陰受之，陰受之則入五臟，入五臟則䐜滿閉塞，下爲飧泄，久爲腸澼』之說，以爲中氣餒弱，不能送邪外出，故用飴糖甘草，以建立中氣而祛邪也，然則小建中湯尙不可輕試，遑論苦寒攻伐，以阻遏陽氣之發越，溫濇升提，以壅滯濕熱之宣泄乎，惟發散之藥，皆能上升，倘無表症而誤犯之，卽令轉爲脹滿嘔逆，故表散方中，宜增入枳殼厚朴，以開壅結，若迸迫而彙頻泄者，將使虛邪賊風下陷，

。治法也和普通的相似。要是隨機應變。我們還要在病理學診斷學上考究。才有領會的哩。然而各種外因的症裏。尤其是中風一症。爲產後最普徧的病情。而且併發症。傳變症繁多。治不如法。就都有致命的危險。例如傷風邪不透解。肺部受高熱的蒸爍。分泌物乾涸。那就容易轉爲肺炎的危險。腎水虧傷的人。感受風邪。因爲抵抗力薄弱的緣故。很容易的引起脊腦膜發炎。耗成發痙的要候。那麼我們還要把仲聖的金匱竹葉湯介紹一下。他們眞是產後中風作痙的救星哩。現在要說到產後發熱診察的要點。大抵產後發熱症。不論內因外因。或是中風傷寒。只要呼吸舒適。脈息調和。雖然熱度很高。羈留多日沒有什麼要緊。如果呼吸迫促。高熱不退。更兼脈大鼓指。神識不清。那就不是玩兒的啦。至於藥療方面。要看先後輕重。以及病灶所在。分做主因誘因的施治。例如產後本虛而外邪襲入。是本虛爲主因。外邪爲誘因。要固本藥多。攻邪藥少。因外邪深入而致瘀露不行的。要攻邪藥中略加散瘀的就算了。要是產後的熱病。不可過於攻熱。還要時常照顧元氣。調理脾胃。勿使心力衰弱。營液乾涸。這樣的自然生機漸能恢復了。麗雜的寫出來。實因胸中墨汁無多。尚祈同仁諸君子原諒罷。

盲腸炎之研究（續）

晉江 鄭軒渠

又如小腹脹痛，脈洪數，膿液滯，小便或澀刺痛者，則又有證治準繩之薏苡仁湯（薏仁，蔞仁各三錢，丹皮，桃仁泥各二錢，白芍一錢。以上各藥，用清水二煎至二鍾，不拘時服。）；又如腹濡痛，時時下膿者，恐血虛也，宜下膿兼補，則又有沈氏尊生書方之丹皮散（丹皮，人參，白芍，茯苓，薏仁，黃芪，桃仁，白芷，當歸，川芎各一錢，肉桂，甘草各五分，木香三分，共合剉散，清水煎服。）又如膿潰後，疼痛過甚，淋漓不止者，此氣血大虧，宜峻補，則又有沈氏尊生書方之參芪地黃湯（人參，黃芪，熟地，茯苓，山藥，丹皮，山茱，加生薑，大

方中猶尤宜增入防風以散表也，玆錄拙治表邪下陷症一則，以供研究。

乙亥新秋，暑氣未消，楸居陋室，不勝其熱，晝啖西瓜，夜多露宿，鄉人往往如此，吾鄉某君之次子，年二十歲，晨起頭昏，夜半忽患泄瀉，漸次迸迫，澼澼不爽，醫命服枳實導滯丸四錢，謂有積也，服後痢益劇，臨圊皆鮮血，遽用止血兜塞之劑，以冀速止，詎痢紅如前，且神倦不能動抬矣，因速予診，脈虛細而數，膚冷肢厥，目眶內陷，而心中煩躁，轉思涼飲，勢瀕於危，幸在壯年，否則陽氣將絕而難救矣，診畢躊躇久之，構思良苦，詢及從未撤表，徒恃攻積，致所下多鮮血，表邪必乘虛下陷也，仍用敗毒散，取柴胡提下陷之邪，舒少陽之陽陷，而和經氣，複入歸芎以養血，橘半以理氣，捉方既畢，囑曰，此方服後，苟能身熱佈瘖，庶有生機，否則還恐不救也，次日復診，身巳熱，肢已溫，果得佈瘖，惟痢次猶密，防風炭增至三錢，而痢始減，後以裏藥調理數日而愈，絕未投止濇之品也

粱，清水煎服。）至其患部，均宜外敷，以消堅硬結痛，清熱毒，散腫氣，則又有證治準繩之清水膏加蟾酥（桃根，大黃，黃芩，綠豆，黃蘗各一兩，赤小豆二兩，加蟾酥五錢，合硏細末，另以蕓薹菜取自然汁，入蜜少許，調藥末，須令稀稠適度，乃照腫赤處大小，勻攤絹上，厚可一錢，貼之，乾則更換。）或外科全生集方之麝蘇膏（麝香）當門子更進）五靈脂，雄黃，乳香，沒藥各一兩，蘇合油二兩，蟾酥五錢，洞天嫩膏（先用壯年頭髮一斤，菜油三斤，入鍋熬至髮枯，去渣，聽用。再用鮮牛蒡草，鮮菊花（連根），鮮蒼耳草（連根）鮮銀花藤，鮮馬鞭草，鮮仙人對坐草各一斤，入菜子油十兩，熬至草枯，瀝盡渣，再加白芷，甘草，五靈脂當歸各八兩，入鍋熬至藥枯，瀝盡渣，俟油冷，將前熬頭髮之油合稱斤兩，每油一斤，入當日炒過之黃丹四兩，熬黑收起不必熬至滴水成珠，以嫩為度，太稠則不嫩。）八兩，以上諸藥，各硏為細末，與蘇合油，洞天嫩膏攪勻極和，入瓷瓶固藏，遇大癰空出患頂，取此塗圍，如乾以雞毛黏酒拂上，極為神效。）以上所引諸方，皆為前賢遺傳之業績，而余屢經效驗也。蓋我中醫之治本病，大抵以消炎，解毒，排膿，活血，止痛，滅菌等為先務，故收效者多，僨事者少。至其調養法，固亦重視安靜，如經云：『腸癰之病，不可驚；驚則腸斷而死』。

中西醫之治法，前面均已略述其概梗矣。然觀中醫之治本病，前驅期常用下劑，而西醫則絕對禁用下劑，即如大便祕結，亦只用灌腸法而已。夫本病既為積滯留患，在前驅期自應從先奪下，以免禍延惡積，何況本病在將發之的及前驅期均多數為便祕，則提早先用下劑，更無疑義矣。此我中醫先師仲景對於本病可下與不可下，在金匱中有規定之程序，如：『脈遲緊者，膿未成，可下之；脈洪數者，膿已成，不可下也。』彼西醫於本病一味禁下，而不知凡疾病『須下而不與下者，令人心內懊憹，脹滿煩亂，浮腫而死』。盲腸炎——腸癰雖未必儘然；但觀西醫之治本病，外科宰割，實屬刀下求生，得倖生者，能有幾人，亦可想矣！倘萬幸不死，其氣血精神之損耗，姑置勿論，而割後數年，猶能續發者，則又須

清河小軒醫案

濕溫治驗

玉山葉佐臣

（初診）濕溫月餘，語音若在甕中，濕鬱熱蒸，痰涎上泛；邪朦清竅，以致耳聾，神呆瘈搐，胸悶納少，病久傷陰，勢所必然，何況溫邪由上焦漫延中下二焦，陰液枯涸，而肌膚無膏澤，形容瘦削，兩顴姣豔如粧，孤陽上越，舌成鏡面，絳紅無津，脈息細數，頻見歇止，症情惡化如此岌岌可危！勉擬潛陽育陰，清營泄熱，以觀動靜。

鱉甲（打）四錢　川貝（打）壹錢　丹皮二錢

鮮生地三錢　鮮石斛三錢　知母二錢

銀花錢半　天花粉三錢　製女貞三錢

絲瓜絡二錢　京元參二錢　蓮荷葉錢半

（服一劑）

（二診）昨進潛陽育陰，清營泄熱法，津液漸回，而肌膚較潤，神識清明，聾瘈鬆減；惟兩顴赤豔尚未完全退去，痰涎猶多，論病已大有轉機，但小便短赤，溫邪久鬱化火，勢甚

再割。嗟呼！人生肉體，能受幾次宰割而不死耶？至其內科所妥善治療之保存養法，雖則採取鎮靜，以防出血，然此不過爲調養法耳，苟非同時施以相當之治療，而『養癰成患』，猶何以異於『坐以待斃』！總之『熒熒不滅，炎炎奈何』？本病在前驅期，當先以下劑使瀉；瀉去穢積，則有害之微生物不得再盤据繁殖；且同時有害之微生物亦得隨糞瀉下而減少其破壞之力量。然而西醫不究此理，一味禁下。余獨見般師竹所譯系佐近之處方學與配藥學，內載有某醫治愈一個四十九歲之病者，因嗜酒而患盲腸炎，右邊下腹疼痛（按此尙屬前驅期），某醫處用下劑，並用肥皂灌腸。茲將其方附下：

甘汞(劇)Galomel　〇、二
大黃末　〇、五
白糖Saccharum　〇、五

右爲一包，一日二三回，每回一包。

雅片(劇)Opinm〇、〇一至〇、〇五
白糖Saccharum　〇、五

右爲一包，每二小時至五小時服用一包。

夫某西醫破例用下劑而治愈本病之患者，於此可以證明下劑非不可用於前驅期。只以西醫於本病之治療尙乏精究；蓋彼自發現盲腸炎，以至於確定，尙在十九世紀中葉。若言中醫，則四千六百六十餘年前之靈樞上膈篇，早已闡發病理，並附刺法，繼而金匱，則脈症詳備，治法靈效，尤爲後世取法。此其歷史愈久，則積驗愈多，故本病之治法，須讓我中醫操左劵矣。

（完）

眞心痛—診療的討究（續）

唐鐵花

緊張，不敢輕許無妨，脈仍細數，不腹欲止，舌邊有苔，而絳紅化淡；仍踵原法加減，可望出險入夷。

鱉甲(打)五錢　川貝(打)二錢　西茵陳三錢　勾行二錢　生薏仁三錢　鮮地三錢　鮮斛三錢　北沙參錢半　丹皮錢半　焦梔錢半　知母二錢　元參三錢　滑石三錢　茅根三錢　（服二劑）

（三診）危險關頭，續進湯藥，幸不冰炭，能於濕溫內陷，病勢前進之際，使其逐步輕減，諸恙數平，目下咳嗽雖劇，但痰稠易咯，邪熱之有出絡也，舌苔薄白，津潤，脈象細數漸平，忝照前法增損，胃振納食，愈期不遠。

龜版(打)四錢　鱉甲(打)二錢　川貝一錢　牛蒡子錢半　斗鈴一錢　焦梔錢半　京元參二錢　製女貞三錢　知母錢半　蔞仁三錢　蘇子二錢　通草八分　（服三劑）

（四診）脈象不數已有冲和之氣，舌苔轉好，兩顴不豔，而精神舒暢，行動自如，語音嘹喨，食慾大振，但刻下耳鳴，不聾，肝腎猶虧，小溲黃

(七)薏苡附子散方

薏苡　一兩五錢　大附子　三錢

右二味杵爲散方寸匕日三服

(八)桂枝生薑枳實湯方

桂枝　生薑　各三錢　枳實　五錢

右三味以水六碗煮取三碗分溫三服

(九)烏頭赤石脂丸方

烏頭一分砲　蜀椒　乾薑　各一兩　附子　五錢　赤石脂　一兩

右五味末之蜜丸如梧子大先食服一丸日三服不知稍加服

(十)九痛丸方

附子　三兩砲　生狼牙　巴豆去皮熬研如膏　乾薑　吳茱萸　人參　各一兩

右六味末之煉蜜丸如梧子大，酒下强人初服三丸，日三服，弱人二丸

加味七氣湯　治七情鬱結心腹作痛

蓬朮　青皮　香附　醋炒各一錢　玄胡索一錢　薑黃一錢　草豆蔻五分三稜砲七分　桂心五分益智仁七分　陳皮八分藿香七分　炙甘草四分

水二碗煎一碗食前服死血加桃仁紅花

手拈散　治血滯心腹作痛

玄胡索醋炙　五靈脂醋炒　草果　沒藥　各一錢

右研爲細末每服三錢熱酒調下

草豆蔻丸　治寒氣犯胃心腹作痛熱者亦可服

草豆蔻　一錢半煨　吳茱萸　益智仁　炒薑蠶　各八分　當歸身　青皮　神麯　薑黃　各四分　生甘草　三分　桃仁(去皮七個)　熟半夏一錢　澤瀉一錢　炒麥芽一錢半炙甘草六分柴胡四分人參黃耆陳皮各一錢上共研爲末水丸

每服三錢食遠白湯下

赤較淡，咳嗽痰粘，尚有餘邪未清；須知濕溫之病，最易反復，當此九仭，務希謹愼將護，撙節飲食！再擬清養滋潤，淡滲化濕，庶幾無虞。

製女貞三錢　元參二錢　天麥冬(去心)各二錢　硃茯神三錢　柏子仁二錢　川貝(打)一錢　元武版(打)四錢　鱉甲(打)二錢　牛蒡子八分　斗鈴八分　生苡仁三錢　冬瓜仁二錢　滑石二錢　穞豆衣三錢　滋腎丸(包煎)二錢　(服六劑)

(五診)耳聾痰嗽均瘥，便溺調和，惟夜寐多夢，視物目眩，步行稍遠，則感勞倦，心肝腎俱虧，宜與左歸飲合大補陰丸加味，多服自效，善後之法，無過於是也。

黃柏(鹽水炒)一錢　知毋二錢　生地三錢　熟地四錢　龜版六錢　淮山(土炒)三錢

柏杞三錢　茯神(硃砂拌)三錢　山萸肉(去核蒸)三錢　天麥冬(去心)各二錢　玉竹二錢　川貝母(打)一錢　製女貞三錢　夜交籐三錢　旱蓮草二錢半

加歸味脾湯　治心虛悸動而痛
人參　炙黃耆　炒白朮　當歸　茯苓　酸棗仁　各一錢半　遠志肉　八分
木香　炙甘草　各五分　龍眼肉　二錢　大棗　二枚　煨薑　三片　菖蒲
八分　桂心　五分
右二杯水，煎一杯，食後服，亦有加柴胡山梔者

朮附湯　治寒厥心痛脈微氣弱
砲附子　一兩　炒白朮　四兩　炙甘草　一兩
右研爲末，每服三錢，用水一杯半，薑五片，棗二枚，煎一杯，食前服

蕪荑散　蟲咬心痛，貫心則殺人，宜亟服之
乾漆炒至煙盡一兩　蕪荑　五分　雷丸　五分
右共研爲末每服三錢溫水調服

金鈴子散　治熱厥心痛，或作或止
金鈴子　玄胡索　各二兩
右共研細末每服三錢酒調下

沉香丸　治冷氣攻冲心腹刺痛卒暴心痛
沉香四錢　乾薑四錢　桂心四錢　降香四錢　甘松香洗焙　白芷　附子　甘
草各八兩　白豆蔻仁二兩
右共研細末煉蜜丸如彈子大每服一丸，食前用生薑送下

西醫對症治療法處方
方一　亞硝酸亞密兒　甘硝石精各一、〇
右以五滴注布片上，發時吸入有奇效
註　亞硝酸亞密兒有對於小玻球外包棉花薄綢出售者，用時擊破其玻璃球而吸之甚爲便利
此方之甘硝石精Spirit Aether Nitrosi以茴香油三、〇代之亦可

按：本症患者，爲本邑（玉山）詹公山陳貞仔君令郎，名喚茂乾，年約卅許，務農爲業，去年（夏歷）十一月中浣氣候過暖，據云：因鋤菜地，體溫騰沸，大汗淋漓，當時脫去夾襖短衫，舖於草面上晒之，繼續工作，未幾，汗收身涼，忙將原衣着上，歸後；則身重神疲，口渴畏寒，翌日，但熱不寒，熱有起伏，每劇於午後，頭重如裹，口粘耳鳴，身體煩痛，旋延醫診治，屢藥不應，耳聾神昏，遷延至今，檢閱前方，醫見耳聾，泥於傷寒少陽之文，而妄用柴胡，以煽其焰，羌防，辛，桂，重刼其津，焉有不輕病轉重，大病致死，我輩同道，可不慎防！若初起以辛涼解表，淡滲化濕，決不能惡化如此，嗣經予診，幸逐步起色，前後五診，服藥不過十餘劑，竟告痊愈，予雖治醫，識驗毫無，偶然倖中，本不足取，第以事實勝雄辯，爰錄原案如上，以供研討，矛盾之處，尚希賢達指敎！爲感。

方二 硝酸甘油〇、三% 酒精二十滴 汽水二〇〇、〇
右每服一食匙日三次
方三 亞硝酸鈉 〇、五 餾水一五〇、〇
右每服一食匙日三四次
註 硝酸甘油，有製小錠劑出售，購用亦便
方四 毛地黄 Digitamin 治各種心臟病 皮下注射
方五 地卡連 Digalen 治各種心臟病 皮下注射
方六 毛地黄末 〇、一五 阿私必林 一、五
右分三包每服一包日三次
方七 毛地黄末 樟腦 各一、五 乳糖 三、〇
右八十二包一日三次一包
方八 樟腦〇、三 白糖二、〇
右研和分爲十包每日服一包
方九 斯篤洛仿酒 番木鼈丁 各一、〇 橙皮糖漿一二、〇蒸溜水二〇〇、〇
右一日三次二日分服（久病心痛，服之奏效）

鍼灸治療法

心胸痞滿
- 陰陵泉 足太陰脾經，膝下內側，輔骨下。
- 承山 足太陽膀胱，經腿肚銳端。

右各針入四分留念二分鐘

氣脹攻心
- 內庭足陽明胃經足大趾次趾外間陷中，針入三分，留捻二分鐘。
- 臨泣足少陽胆經，目上直入髮五分，針入三分，留捻二分鐘。

心下酸悽
- 聽宮手太陽小腸，經耳中聽子，大如赤小豆針入二分，留捻二分鐘。
- 脾俞足太陽膀胱經十堆一下兩旁，去脊一寸五分，針入三四分，留捻二分鐘。

胸痺 太淵手太陰肺經掌後內側橫紋端，針入三分，留捻二分鐘

顛狂驗方

羅承緒

「症狀」或笑或泣。如醉如夢。語無倫次。親疏不避。登高越險。面色赤紅。脈搏數急。

「病因」神思間病。志願不遂。抑鬱太過。以致週身氣血。凝滯不運。精液化痰。阻隘經絡。一時腦氣與臟氣連接經絡。被痰濁氣血阻斷。神經昏亂。遂發顛狂。

「治療」理氣和血，行痰疏肝，王清任顛狂夢醒湯主之。桃仁八錢 柴胡三錢 香附二錢 木通三錢 赤芍三錢 半夏二錢 青皮二錢 陳皮三錢 桑皮三錢 蘇子四錢 甘草五錢 水煎服

「附記」此病此方，係本人親手治療好者衆多，用敢披露，以合仁心仁術

單方治驗

福州瑄頭 陳興保

福州南門外朧雷鄉。有陳某者。於結婚日。受父責。隱吞鴉片。家人見其目直腹脹。飲以梅花湯。及覺鴉片。宰羊灌血以求吐。蓋吾鄉誤服鴉片者。皆灌羊血獲吐而愈。然此人不吐。繼請西

按此症病因症候經過豫後治法處方鍼灸法，中西的理論實驗，一經比較形式可知於異議多，同意少，精神全歸於却病延年，有恆醫德者，平常進修於多數良醫審定的醫書和月刊，臨症細心注意，愼處經驗良方，庶乎內省不疚，決不肯效庸醫的故伎，記得幾味藥物，會寫幾句案語，大言不慚，脾睨一世，號召病家代牛馬爲試驗品云。

肺癆之探討

大埔 李煒華

夫慢性病殺人最夥者，莫甚如肺癆也，考其致病之由，可分內傷外感兩種，內傷者喜怒憂思愛惡慾七情也，而七情之中，尤以色慾爲甚也，蓋今日社會奢侈，一般志向未定之兒倘入此邪途，則不難蒙害矣，故當其年尙未冠之時。壬水方生，保養萌芽之道，正不可不愼愼焉。就恣情縱慾，或犯手淫，日久眞元耗損，而成慢性之虛癆病，不幸肺經受風濕，因其腎臟先虧，抵抗力弱，遂作咳而牽動諸經之火而刑金，肺之細胞破裂而咳血，遂成肺癆矣，且夫今日時勢不景，經濟日益困難，一般商人困於經濟，或求名利之徒，苦竭心力，心血黯耗，積久成癆，其症頭旋目運，身疼脚弱心悸氣怯，自汗盜汗，或發寒熱，夜多惡夢，晝少精神，耳內蟬鳴，口苦無味，飲食減少，蓋心主血，腎主精，精竭血燥則癆生，治療之道，當淸心寡慾養神，兼以調心補腎之品施之可愈，但偶一不愼致引起肺癆者亦屬不少，外感者，肺經感受風溫，咳久而傷肺絡，或風溫入於肺經誤於辛溫旱燥之品，翙傷肺液而成燥咳，庸醫認爲燥咳，而不審其由於風溫誤治，而用辛涼解表宣通肺絡引邪外出，遂用膠膩之品潤肺，（如天冬寸冬二地等味）致溫邪蘊釀於肺臟，永久不得出矣，欬久而肺絡傷損，咳唾涎沫，或帶血絲，肺癆遂成矣，此本不致成癆，乃誤治致成癆也，醫者宜愼之！治療之道，受風溫已由誤治成癆，審其肺經津液未枯燥者，可用銀召散（連召，銀花，桔梗，薄荷，竹葉，

醫。打針無效。惟有束手待斃。適予回梓。商之於予。敎以菜頭切爲錐形。塗以煙油。插入肛中。俄而果吐。神亦漸淸。斯時新人在廳。自午至晚。始克行禮。不然難爲新人矣。考梅花味苦而酸。苦降酸斂。服毒飲此。宜其灌羊血而不吐。西醫亦爲束手。可見不能研究所以無效之故也。吾國醫學。已數千年。其中奧理。融會貫穿。故古之良醫。不拘於法。而用無窮。今上治不效。惟肛門通於大腸。大腸通於胃腑。用自下攻上之法。尤爲上策。無如促吐之藥。均爲服劑。未有自肛門以促吐者。余思煙油。善解百毒。其性辛烈。由肛門直達於胃腑。而刺戟胃壁。勢必迫吐而後已。實爲吐法另闢一門，且既簡復驗也。

醫海測蠡（續）

閔敬微 張笠耆 編述

2.製法——臭坯係用製成之較老豆腐，切成方塊，用布密包，榨去水份，投入臭缸中，浸一週至二週，使其自動發酵，然後取出卽成。

生甘草，尖貝，淡豆豉，牛蒡子，花粉）共研末鮮蘆根鮮笙竹茹鮮枇杷葉冬桑葉共煎湯冲服，每日三服每服二錢，或用加減桑菊飲（杏仁菊花杭芍桔梗甘草竹茹蘆根藕節釵斛枇杷葉蘆根）頭眩痛者，血分有熱也，加連葉荷葉赤豆卷白薇之類，血熱稍除可加當歸補肝血引血引歸經。但此症誤於膠滯之劑後，須經過長久時間方得取效，病者勿因難愈，遂起疑心而更醫，醫者勿因此改弦易轍，而再用膠膩之品以滋陰，肺經津液枯燥甚者，白虎湯，竹葉石羔湯，清燥救肺湯，隨宜採用，如枇杷葉苡仁葦根花粉伏神款冬紫苑尖貝青蒿小麥等類均可隨宜加減採用，愈後用炙甘草湯或生脈散或六君子湯或歸脾湯，隨宜採用以復其原氣，內傷者，由憂思色慾引動諸臟之火而刑金，致肺之細胞破裂，而成欬血肺癆，當審其肺兼何臟，如怒氣傷肝，肝經鬱結火旺致肺之細胞破裂者，治肝為主佐以治肺，犀角地黃湯可採用，（生地宜搗汁冲服免其膠滯）或加枇杷葉藕節淮山芽根等類。色慾傷腎，腎水虧竭相火衝肺作咳者，治腎為主佐以治肺，滋腎陰宜猪膚湯，（猪膚，雪蜜，白粉）猪為水畜以其膚走表，最補肺胃之津液，或用猪腎湯（猪腰子，一對去衣膜淮山藕節同，燉服，治肺則甘桔湯可採用，然咳血肺癆由瘀血阻滯者亦不少，此又不可不察也，或吐血或嘔血或咯血止後，經脈中已動之血，有不能復反故道者，上則着於背脊胸膈之間，下則着於少復脇肋之際，着而不和，必見疼痛，或滯於腠裏則生寒熱，丸有所瘀，莫不壅塞氣道，阻遏生機，久則變成骨蒸乾血癆瘵，故治癆欬又宜着重於去瘀，蓋瘀血一日不去，則新血一日不生，然已有瘀血，又當審血瘀於何處，血瘀於上焦者，則見胸背肩膊疼痛，痲木逆滿等症，宜血府逐瘀湯（桃仁當歸生地紅花枳殼桔梗柴胡赤芍川芎牛七甘草）或加三七鬱金待瘀盡，以調營養衛之藥善其後，血瘀於中焦者，則腹中脹滿腰脇着痛，帶脈繞臍一周下連血室，女子以繫胞，男子以束體，乃血之管領也，宜芍藥甘草湯加當歸桃仁光黃等主之，血瘀於下焦者，腰以下痛少腹季脇等處脹滿，是血瘀於肝之部分，或積胞中血海為痛，宜歸芎失笑散，大便閉結者可加酒軍，婦女經閉瘀

按臭缸為「伐克辛」之製造廠，臭缸之配製，先取陶製之缸一只，約可容石五六斗量者，再以豆腐渣粕，及各種蔬菜根葉，和水投入缸中，約占全缸容量之半浸及一月，使其腐醉，發生奇臭，方可應用；凡臭尤烈者，則製出之臭坯尤佳。吾人試向豆腐店中，一觀製臭坯之臭缸，蠅蚋集焉，子孑生焉，不啻為各種細菌之集合場；且其特殊之臭味，倘不令人作三日嘔，定必掩鼻而過；如為西人所見，必詫為野蠻民族之食品，而將懸諸禁令矣。愚又按：關於此點，亟宜設法改良，最低限度之消極辦法，亦須將臭缸蓋藏嚴密，以免毒菌傳佈，危害社會。

3.食法——敝邑社會習慣，本品食法有二：（一）先將臭坯置清水中，洗去外層污垢，再投入碗

阻下焦者治法亦同，然又當審係寒凝熱凝，蓋寒則氣凝血滯，用溫藥下之，若血室熱瘀阻者則宜桃仁承氣湯之類下之，瘀血客於膝裏阻滯榮衛則生寒熱，似瘧非瘧，骨蒸盜汗，欬逆交作者，用小柴胡湯調和營衛，再加當歸桃肉紅花等去瘀，瘀去則寒熱自止，若痰火甚者加知母尖貝花粉茯神浮麥。

總而論之，治肺癆者當究其致病之由，醫者則隨機活變是已。

傳染病篇（續）

沈愚如

傷寒

診斷 如交霜節後，有病發熱，頭痛自汗脈浮緩者，風傷衛證也。如見惡寒發熱頭疼骨節痛無汗而喘脈浮緊者，寒傷營證也，如見發熱惡寒頭疼身痛汗不得出而煩燥脈浮緊者，風寒併傷營衛證也，若交陽明之經，則惡寒皆除，但壯熱自汗，而脈浮數，惟以能食爲陽邪屬風，不能食爲陰邪屬寒，若交少陽之經，則往來寒熱口苦脅痛，倘傳三陰，太陰則腹滿時痛，少陰則腹痛自利，下重小便不利，甚則口燥心下痛，厥陰則寒熱交錯，如寒多熱少，則病進，寒少熱多，則病退，又有冬時觸犯外邪，伏於肌骨，或經脈，至春分前後，乘陽氣發動，而爲溫病，其症不惡寒但惡熱，而大渴，其脈多數盛而渾渾不清，越人所謂溫病之脈，行在諸經，不知何經之動，絕不似傷寒浮緊之狀，且右尺與氣口，必倍於人迎，信非人迎緊盛之比，又有伏氣之發於夏至後者，熱病也，其邪乘夏火鬱發，從少陰蒸遍三陽，與傷寒之逐經傳變不同，亦有兼中暍而發者，其診斷亦同，更有濕溫一證，其脈陽濡而弱，陰小而急，張石頑所云，兩足脛逆冷腹滿，濕得暑而彰其寒也，支胸頭目痛苦妄言，壯熱多汗，暑得濕而彰其熱也，病在太陰陽明，按此厥冷，非陰病下厥上行，臂脛皆冷，今脛冷臂不冷，以此可辨，而醫

。加以適度之香油，鹽，酒，醬，椒等物，隔水煮五六沸，俟臭坯原體，極度酥爛，方可下箸。(二)以臭坯洗去外層汚垢，投入香油中，炸脆食之。

4. 成份——本品除大豆原有成份外，據吾師多次之精密攷查，每一塊臭坯內，約含傷寒桿菌十兆，葡萄狀球菌五兆，大腸桿菌二十兆，肺炎球菌五兆，連鎖狀球菌五兆，傷風感冒菌十兆，淋病雙球菌十兆，及其他不知名之菌苗五六種，約共三十兆。

5. 功效——本品既含有鉅量之混合菌苗，則其富有自免疫性之功效，不言可知；且水煮五六沸，或炸以油，則菌苗盡皆死滅，與「伐克辛」之將菌苗培養發育完善，而後醉死製成者，如出一轍，故稱之謂「中國老牌萬病伐克辛」，誰謂不倫；且又製成食品，味

說稽留熱中最常遇者，卽腸熱病，該病之顯狀最雜，無論如何謹愼，難免誤診，普通事項無甚特別之專象，可作腸熱病之判狀，然在病初起，如鼻衄，旋卽熱度遞升，卽爲該病之指徵，又如熱旣升至極處，數日不退，亦爲要據，然欲舉一種單狀以爲該病之特證，莫善於桃紅疹，此疹果與階級熱度並顯，大極可斷其爲該病，若兼病以脾腫大，更確實無疑，但不可以脾增大爲要狀，因此狀多種熱病顯之，倘白血球之數不增，又是斷定腸熱病之證也；特殊事項由血或尿或糞或桃紅疹，提淨傷寒桿菌，此法由血由尿爲佳，若由糞則較難，由疹則病者受苦，以肥大氏凝集試驗法，檢查傷寒桿菌，其反應多在二星期中，由結合膜反應（睥應効）證明腸熱病，阿妥品試驗亦爲診斷腸熱病之一助，如癘熱膿毒血病多易誤斷。

金匱之研究（續）

劉淑士著

再推之於理中湯，「理中者，理中焦一，何嘗說是理脾胃？三焦在腸胃之外，命門爲三焦之根。參朮薑草由腸胃入中焦，疏中焦氣以止泄瀉，臍上築者，腎氣動也，去朮，加桂以補中，腹滿者，去朮加附子以溫中。附桂與理中湯大有關係，何陳脩園斥附子理中湯爲時方哉！

更推之於緩中補虛之大黃䗪蟲丸，安中益氣之竹皮大丸，煖肌補中益精氣之近效朮附湯，則中字之義益明矣。大黃䗪蟲丸之作用，破瘀血以生新血，以破爲補。然何以曰緩中？血結則中氣急，瘀去則中氣緩，白芍能破散惡血，逐賊血，故能緩中，大黃䗪蟲丸，卽白芍之放大者耳，竹皮大丸，以清爲安，別錄言竹茹治崩中，外臺以竹皮湯治交接勞復，卵腫，腹痛，便絕，欲死，別錄又言白微療傷中淋露，下水氣，則利陰氣，益精，婦人乳子之後，中虛矣，氣上逆，故煩亂而嘔，用竹皮白微清降之，桂枝甘草溫補之，又用石膏從陽明經以平定煩逆中

亦可口，較之注射，不特可減少痛苦，而尤爲便利，願全國同胞，共快嘗之！方知僕言之非謬也。（未完）

西瓜井水也是老人救星

鄉間一老媼年逾耳順。七月初病喘息欬嗽淹滯床笫。及邀余診時勢已大危。據其家人陳述。已廿八天粒飯不入口。奄奄一息。擁被仰臥。背不着席。蓋平臥則大喘也。脈六部如絲。舌乾而淡黃。閉目不語。形神憔瘁困憊已極。痰唾膠粘不易咯出。因素知其陰虛多火。投瀉白散麥門冬湯均不應。又進清躁救肺湯亦不效。舉家惶急。擬辦後事。旣而病人忽張目索食西瓜。家人不敢與。商之於余。余以爲病已垂危。不妨姑試。乃漫應曰可。旣食瓜又索飲井水。遂並與之。詎自食西瓜井水後症反大瘥。計三日食西瓜兩大箇。井水一石許。竟霍然愈。因憶十餘年前族兄有環病欬血氣喘症。時先君尚在。投參附薑桂二陳湯。每味初用五六錢。遞加至四兩。一劑藥必火釜始能煎煞。疾每作必服三五

得清而安，氣得補而益，比較後人治產後餘症，專用溫補者大異，近效朮附湯以附子爲君，甘草爲臣，君臣相得，中氣大溫；佐以白朮者，從陽明以煖肌肉，治死肌，及大風在身面，作風眩頭痛也（頭重眩，易蒼朮），竹皮大丸用石膏，是從陽明而降到命門也，近效朮附湯用白朮，是從陽明而提到頭面肌肉也，䗪蟲丸用大黃，則直從陽明下泄矣，三方之治皆從陽明，因衝脈行於足陽明少陰之間故耳，命門卽在衝脈之底也，夫治命門，從陽明，定法也；不料後人竟誤認脾胃爲中，以補脾胃者爲補中，傷脾胃者爲傷中，仲景建中，理中，緩中，安中之旨以晦，而本經別錄中字之義更無論矣，此則李東垣脾胃之說階之厲也，東垣製補中益氣湯，用參朮耆甘草陳皮尚可言；用升麻柴胡則不妥。升麻升陽明之氣，柴胡升少陽之氣，皆性兼升散，中氣虛者尚可升散乎？陰氣虛者不宜升，陽氣虛者更不宜升，氣出下焦，非出中焦，治氣虛而不從下焦根本着手，只從陽明升提，揠苗助長之工夫而已，日本香川脩德著一本堂醫選，力闢補中益氣湯之謬，謂古方類此者不可勝數，多見其妄而已。蓋李氏去古已遠，又務虛名，不知命門之爲中也，若以補中益氣湯，施諸實用，必去升柴二味，才合古義，余居士選方補中丸，用白朮地黃各一兩，川芎當歸白芍人參黃耆陳皮各五錢，蜜爲丸服，治婦人虛損諸疾，頗合從陽明以治衝任之旨。

肘后獺肝散治冷勞，又治鬼疰，一門相染，此本治傳屍癆方，作用在殺蟲解毒。意者，血乾則生蟲，人死則蟲憑其所親，輾轉相傳，必致滅門。此病與肺結核相近，然觀葛洪所云「使人寒熱，沉沉默默，不知病之所苦，而無處不惡」等語，則又與肺結核不同。疰病種類甚多，肺結核乃疰之一種耳。疰之爲病，總因血痺成瘀，白血球及淋巴球失其吞噬或圍困病原菌原蟲之能力，於是菌或蟲乃能繁殖爲禍而成疰病。苟血液不痺不瘀，蠕蠕者何能爲害？血痺由於陽氣衰，陽氣衰由於房勞過度，推根究底，莫非自作之孽，與彼微生物何尤？外臺治傳屍癆方用獺肝一具乾炙，鼈甲一枚炙，野狸一枚炙，紫菀四分，漢防己一兩半，蜀漆麥冬甘草各一兩。右藥搗篩已成，烊羊腎脂二分，合蜜一分，烊令和丸桐子大，每服十丸，加至十五丸，日再，此從肘后獺肝散而擴大之者。

（未完）

劑至十餘劑始愈。既愈或數月或月餘復發。發則投前方立效。稍減其劑量輒不效。由是八九年因服藥而破產。憶人之腑臟體質不同。一樣喘欬服藥溫涼迴異若此。書所謂偏陰偏陽者。其殆是歟。

兒科痲疹診療的中西鳥瞰（續）

唐鐵花

（三）回春丹　治急慢驚風發搐痰瘀內外天弔傷寒邪熱斑疹煩　燥痰喘氣急五癇痰厥大便不通小便溺血等症凡一二歲每服二

粒三四歲服三粒至十來歲服五粒

牛黃　神麯　大黃　蟬蛻　防風　貝母　白茯苓

右藥七味研爲細末和乳糖精製爲丸服法列後

一 急慢驚風勾籐薄荷湯下絞腸痧痛涼開水下

一 食積吐酸山查麥芽湯下腸腹痛開水下

一 夜啼吐乳用乳汁化開搽乳頭令其吃去

一 新久瘧疾寒熱往來用河井水各半煎柴胡黃芩湯下

一 霍亂吐瀉陰陽水下水瀉茯苓山查湯下

一 赤痢山查地榆湯下白痢陳皮山查湯下

一 寒吐惡食吐少生姜湯下

一 熱吐能食吐多石羔湯下

一 撮口臍風視其牙根上腭小舌有泡如粟米寒往以綿絹裹指醮溫水擦破將揩淨用丹一粒搯碎和蜜糖塗於口內如惡血入喉難治

一 喘哮桔梗湯下另用煖臍膏貼肺腧穴

(四)牛黃抱龍丸　治小兒急慢驚馬風痧疹欲出發搐等症

牛黃二錢　膽星二兩　飛雄黃二錢　麝香五分　琥珀三錢

全蝎　天蟲　各五錢　竺黃七錢　菖蒲七錢五分　辰砂

右提精加竹瀝薑汁混合爲片投沸水化服

(五)肥兒丸　專治驚風癲癇驚駭疳病痞子結核夜啼虛弱遺尿五遲糞便異常濕疹等症

神麯　麥芽

右藥二味等量研末製丸

西醫對症治療法處方

處方一 攝涅兎浸(一·五至五〇)一〇〇·〇鴉片酒　二滴至五滴

右一日六次分二日服

處方二　鴉片吐根散〇·二　白糖二·〇

右研和爲散勻分五包一日三次每服一包以上兩方均咳嗽劇甚者用之(鴉片吐根散即挖物兒氏散)

附言　單方鴉片，不可治病燃燒吸。煙氣性極毒甚於飲鴆止渴不僅癮病難除且遭衰弱促壽之禍故鴉片除國民政府衛生署特准的藥房製藥配方外中國禁煙委員會及中國拒毒會從嚴取締之

(完)

古方發揮(續)

楊影莊

三、中和劑(即清熱解毒劑)

方名……犀角地黃湯

藥品……犀角一一，四　鮮地黃一五·〇　連翹一一·四　甘草一·九

服法……右黃翹，草三味，水煎去渣，犀角磨汁和入，一日分兩回溫服。

主治……傷寒第二週中期至第三週期　猩紅熱　發疹傷寒紫斑病　以及其他熱性傳染病與咽喉口腔諸疾患

藥理……(1)犀角　本品爲中和細菌性毒素之主要藥，自古相傳，奉爲淸熱解毒之聖品。按「解毒」云者，卽中和之意也，日本留德醫學博士渡邊熙氏，已證明其效用；我儕於臨床上考察所得之經驗，亦與渡邊熙氏相一致，凡遇壯熱苔黑之病人，以本品磨汁與服，其黑茲爲汁所染，卽得暫時退淡，此殆中和作用之徵兆歟。

(2)鮮地黃　本品爲滋養解熱藥之一種，尤擅淸血分熱毒，蓋亦具有中和之効也。

(3)連翹　本品據皇漢醫學，湯本求眞氏，研討之結果，認爲係一種解凝性消炎利尿藥，有時得爲鎭吐藥者。綱目謂：「能除心家客熱」，蓋本品亦有淸解血毒之功，以其含有利尿作用，將血中毒素，由小便驅除之，所謂：「能除心家客熱」者，其機轉卽在於此。

(4)甘草　本品有和緩及矯味之效。(餘詳前麻黃湯方下)

綜上藥理，則本方爲中和細菌性毒素劑，而同時又爲解熱消炎利尿劑。王晉三創此方以治「溫熱入絡，舌絳煩熱」等症。按所謂「入絡」者，係入心胞絡之簡稱，因古人不明解剖，錯認臟器生理官能，以爲人之知覺，爲心所主，又以內經心爲君主，義不受邪，凡有邪，皆心之胞絡受之，故凡遇熱性傳染病，大腦神經，受病毒刺戟結果之知覺錯亂，而發現神昏譫語者，卽認爲邪入心胞絡，其實乃病毒侵襲腦神經，初與心胞無涉也。

又按「舌絳」，卽舌質呈深紅色，此舌最習見於傷寒(腸窒扶斯)第二週中期，至第三週期之間，因病期至此，腸部之孤立淋巴結，與集合淋巴結，由炎腫漸成潰瘍，細菌毒素，復由腸部淋巴管，竄入於全身血液中，於是乃起中毒症狀，(卽昏譫苔黑等症)而血液之本體，虔毒素之襲擊，亦起重大之變化，卽白血球減少，舌呈絳色，胸腹兩部，發現薔薇疹，或斑點，有汗者，更現白㾦，此時對於治療方面，汗下諸法，俱不適用，蓋汗之有津液消亡之險！下之有出血穿孔之危！故惟有用中和一法，以消解其毒素，斯時投以本方，實爲最合病理，晉三於本方下雖註曰：「治溫熱入絡」然攷古人所謂：「溫熱病」者，大致卽腸窒扶斯之候也。

卽如溫病學派，葉，薛，陳，吳，王，諸家所論之春溫，風溫，濕溫，暑溫，伏暑，冬溫等病，彙集其症候之重心，而研討之，則名稱雖殊，而見症皆不外壯熱，神昏，譫語，舌絳，苔黑，斑疹，痙厥等現狀；而治療方面，亦大都雷同，所異者，僅病名耳，可見諸家所論各種不同之溫病，雖不免有其他熱性病混合其間，其重要部份，則大概是屬於腸窒扶斯之一症，蓋症候同，則原因亦同，理極顯然。本症四時流行，秋季最多，古人按時令而命名故有春溫——冬溫之稱也。

溫病學派，奉本方爲治溫邪傳營之主要劑，蓋本方之配製，頗具巧思，而效用亦確極偉大！除中和細菌性毒素之外，尚有一極妙之點！其妙處，即在含有利尿作用，腸窒扶斯至適應本方時，則驅逐療法，如汗下劑，固不適用，而本方參用利尿品，俾血中毒素，得由泌尿器向外驅除，則可謂極盡精巧之能事！嘗憶孟英醫案中，有一患者，神昏譫語，絮聒不休，累治無效，後加木通一味，神識即轉清醒，病者自覺若一團火氣之從小便去。蓋小便為血液中細菌毒素外出之唯一門戶也，吉益東洞氏曰：「萬病一毒，毒去無殃」，理有固然。（本節完，續稿下期暫停）。

糖尿病

張型

源因 為遺傳，過飲麥酒，粉食或甘味坐食，吃烟，精神過勞，梅毒，頭部外傷，腦病膵臟疾患等。

症狀 本病可分急慢性兩種，然無重要之異點，惟急性者，病人年較少，病程較速，消瘦較劇，然年老而患急性，顧亦有之。本病有三主症：多尿，善饑，善渴；患者日漸瘦弱，頭痛倦怠，果物樣口臭，放尿頻數，夜間不克弛然安睡，排尿色淡黃，皮膚煩痒，恆久性顯疹，慢性癤瘡，溫度亦往較平常低下，其他如頑固之兩側神經痛，膝反射消失，脊髓癆樣症狀，亦往有見之。重症者，引起酸中毒，即成為糖尿病性昏睡，如有神經痛，噁心，嘔吐，昏迷嗜眠，失神，肌肉弛緩，呼吸深大，此時命在旦夕之危矣。

診斷 本症為尿量增加，（正常每日尿量為1.5 竔）尿內所含之糖，必係葡萄糖，苟試驗合法，不難辨認。

豫後 年愈少，則愈難痊癒，小兒患之，病程甚速，數星期之內或致命，更或該兒昏迷而死，後始認明所患者此病。至於五十歲後之人，患斯疾或多年無恙，胖人較瘦者之豫後佳，而尤以肥健之人，因勞動過多，憂慮，飲食無度等而致者為易癒。

治療 西醫用注射因蘇林，（或譯胰腺島素）用量隨症輕重，此外用阿爾加里礦泉內服，及肌肉運動，生活規律等，對於本症微有良效，但重症，患者切不宜運動，食餌限制有大量含水炭素，及蛋白質外，其他食品，悉可享用，藥餌療法，究未十分特效，僅對症施藥而已。國醫分陰陽而治，陽症多用石膏配劑，如白虎加人參湯，竹叶石膏湯，大柴胡加石羔之類，亦有用柴胡加龍骨牡蠣湯，大黃消石湯，麥門冬湯之類，反之，陰症用八味丸，（即金匱腎氣丸）隨症治之可也。若煩渴，因起於尿量過多，體液缺乏，多用石膏劑，能使煩渴煩痒止，尿中糖量減少，其他之併發症，亦屢屢輕快，如瘙痒用石膏無效，則用梔子豉湯加減，不能制止者，如八味丸，眞武湯，附子劑爲必要之方，尿量過多，用附子劑，而出於意了之外，尿量減少。茲集其他方劑，列述於后，均可酌用之：

茯神湯　洩熱止渴。治胃腑實熱。引飲常渴者。　茯神　括蔞根　生麥冬　萎蕤　知母　生地　小麥　大棗　竹叶　渴卽服之。

括蔞散　治消渴　括蔞根　麥冬　鉛丹　茯神　淸甘草

黃連散　治消渴　口舌乾燥。黃連　葛根　麥冬　枇杷葉　加生姜　竹葉煎。

黃耆六一湯　治諸虛不足。肢體勞倦。胸中煩悸。時常焦渴。或衛虛自汗。常服平補氣血。安補五藏。河免癰疽。　炙黃耆，淸甘草

參苓白朮散　治脾胃虛弱，胸中痞滿，噎嘔腹逆，喘嗽消渴，癰疽潰後，不思飲食者。　人參　茯苓　白朮　山藥　蓮肉　白扁豆　桔梗　砂仁　薏苡仁　炙甘草　研爲細末。

六味地黃丸　治腎水不足，虛火上炎等證，熟地　山茱萸　山藥　牡丹皮　茯苓　澤瀉　研末蜜丸空腹淡鹽湯下。

漢方標準（續）

王潤民

（二）本品雖無解熱之直接作用，然用於腸稙港，腸異常醱酵等自家中毒所引起之高熱，及意識障礙，因通便而病原毒物一去，熱勢得以緩和，大有頓挫之功。

（三）能誘導他部之充血，而集於腸及近部之器質，故用於瘀血鬱血及婦人月經閉止，爲驅瘀通經之扶助藥，用於腦及脊髓膜炎眼膜炎充血頭痛齒痛炎腫性腫瘡瘍疔毒等，爲消炎藥，用於急性肺出血，胃出血爲頓挫止血藥，又用於腦充血之癲狂，均有佳效。

（四）用小量爲苦味健胃藥，……又治急性胃痛胃擴張多奏良效。

（五）外用於局部急性炎症，能改善局部之血液循環，減輕疼痛與充血，促進毒素之排除，有消炎退腫之功。（以上漢藥新覺）

觀右所述，則知大黃爲植物性下劑中效用最廣而又最純良之藥也，試更觀芒硝之功用。

（二）芒硝（按芒硝爲鹽類通下藥）

主治（一）爲通下藥，凡熱病便祕慢性便祕之堅結過甚者，用以稀軟其內容物，甚佳，又因腦病所發之意識障擬，心肝腎病而發之水腫

，及急性腹膜炎漿液膜炎脚氣等之宜於下泄者，皆適用之。

（二）用小量有健胃及溶解黏液之功，故於慢性胃黏膜炎，胃潰瘍用之。

觀左所述，則知芒硝能軟堅也，試更觀厚朴枳實之功用如何。

（三）厚朴枳實　關於此二味之功用，吾不談多述，因其太繁，總之能消痞滿，苦辛健胃藥也。

合以上四藥觀之，則大承氣之功用可知矣，蓋因腸中有燥屎，故用大黃，然大黃爲刺激性下劑，而軟堅非其所能，故輔之以芒硝，用厚朴枳實有所以動胃也，蓋此症不但腸有燥屎，而胃機能亦障礙，食物停滯也，西醫余雲岫氏曾論大承氣與調胃承氣之別，其言頗可取，玆試述之如下。

「大承氣之用，爲去宿食及燥屎，宿食在胃，故用厚朴枳實消之，厚朴枳實者，苦辛健胃藥也，燥屎在腸，故用大黃芒硝下之，大黃芒硝者，瀉利藥也，傷寒論屢言胃中有燥屎，最爲可笑，燥屎豈有在胃中之理，實在胃之消化機能不良，宿食停滯而已，傷寒論用大承氣湯，屢曰腹滿痛，腹滿不減，腹脹不大便，腹中滿痛，腹豈在上者哉，若調胃承氣湯，則胃中無宿食，而反溫溫欲吐，咽乾、心煩、有熱，則用甘草以和緩胃中刺激可耳，故大承氣與調胃承氣之別，一。言以蔽之曰，胃腸皆實者，用大承氣，胃虛腸實者，用調胃承氣，換言之，胃中消化滯鈍，腸有宿便者，用大承氣，胃中知覺過敏，腸有宿便者，用調胃承氣，不但此也，用大承氣大瀉之後，急須納食以救其乏，若不用枳朴以動其胃，則飲食不欲，卽强入之，亦難消化吸收，而使成爲有用之品，是以大承氣之用枳朴，一以消旣滯之食，一以籌納食於旣下之後也」云云。

按大承氣之功用，余雲岫其知之矣，較之其平時所言種種，如「石膏治愈陽明病，絕無其事」。「中藥麻黃桂枝薄荷等亦能發些小汗——此句大意如此」之種種惑世誣民言論，不可同日語矣，故吾儕亦不可因人廢言也。

抑尤有言者，中醫下劑方藥組織之善，決非西醫單味下劑所能望其項背，（請參觀後論下劑之種種）祇就大承氣一方言之，其設想之周到精密已如此，（其他發汗劑等亦莫不皆然）試問余氏雖口口聲聲謂中醫不合科學，其心中果作何感想耶，

乙、小承氣湯之功用　小承氣之功用，與大承氣彷彿，惟腸中雖亦有宿便，特不如大承氣堅結之甚，其外證上亦不如大承氣之腹滿鞕痛之甚，故去芒硝也。

仲景之欲用大承氣也，必先之以小承氣，其功用可知矣

人類生死問題及疾病治療原則（續）

劉淑士

佛觀人之身心皆不實在，變幻無常，本屬虛誑現象，求身求心，了不可得，更何有於疾病？疾病爲虛誑中之虛誑現象，達觀處之，疾病自去，圓覺經云：「一切衆生，從無始來，種種顚倒，妄認四大爲自身相，六塵緣影爲自心相，」人身中骨肉性堅者屬地，身中血液性濕者屬水，身中溫度性暖者屬火，身中氣分性動者屬風，地水火風曰四大，六塵者，眼耳鼻舌身意之六根所對之色聲香味觸法也，此身，此心，時在暗中遷變遞嬗，求其不變者總不可得，中國古醫指心臟爲藏神之府，脾臟爲藏意之官，今之生理學家以大腦爲知覺之府，究其實，則所認「心」者，乃六塵留在腦中之影子，經云：「六塵緣影爲心」，語至精，義至當，此緣影卽妄念，時時更續，前念既滅，後念復生，刹那不停，與身中細胞之生滅無異；但微有不同者，則既滅之細胞不可復生，而妄念能比較長久潛存也，妄念雖能比較的長久潛存，而終非實在，不可把捉，故不能執心中何者爲眞心，身心都幻，何者爲眞？四大六塵中既無眞我，則我在何處？必推勘至眞妄和合之「阿黎耶識」，乃知眞我，乃知生死之根本。

(丙)心物混合的　唯物，唯心，二派所云，皆持之有故，言之成理，古今醫學多根據之，如中國古代之祝由科，近世之催眠術治病法，六氣(吹，呼，嘻，呵，噓，呬)治病法，十二種息(上，下，滿，焦，增長，滅壞，煖，冷，衝，持，和，補)治病法，皆以唯心論爲根據，維摩經云：「何爲病？所謂攀緣。云何斷攀緣？謂心無所得。」此爲心不取著，寂然置之，達觀治病法也。近世西醫所主張之藥療，電療，光療等法，皆幫助人身細胞撲殺病毒，以唯物論爲根據者。中醫近日兼用二種，蓋因中國先哲解說人類生死問題，率用「心物混合說」也。易曰：「大哉乾元，萬物資始，至哉坤元；萬物資生，乾知大始，坤作成物。」能純陽，屬性，卽佛所云「淸淨之心」。坤純陰，屬質，卽科學家所云「原質」。又曰，「天地絪縕，萬物化醇。男女構精，萬物化生」。淨心與原質絪縕纏綿，則化爲「醇」有變化無死滅，卽佛氏所云「阿黎耶識。」男女，雌雄也，因構精之故，化生萬物，卽近世生理學家之說。醇，厚酒也，變穀與麴成之，流氣混合，取喩最切。又曰「原始反終，故知生死之說；精氣爲物，遊魂爲變，是故知鬼神的情狀」。中庸曰：「鬼神之爲德……體物而不可遺。」原始爲生，反終爲死，精氣爲物質，遊魂(卽阿黎耶識，卽鬼神之德)爲變幻，凡物之生死，死生，皆不能遺乎遊魂。「體」字最精，有體貼，體合，不可脫離之義，「憑依」是矣。又曰「誠者，物之終始，不誠無物」。「至誠無息」，「至誠如神」。中庸之誠，卽易經之乾，佛經之淨也。太極圖說曰「無極之眞，二五之精，妙合而凝。乾道成男，坤道成女，二氣交感，化生萬物，變化無窮，惟人也得其秀而最靈」。無極之眞，卽淨心也。二五之精，卽精子與卵子也。惟無極之眞既與二五之精妙合而凝矣，則元神化爲識神，故又繼之曰：「形既生矣，神發知矣」。——在此掉了一大批的書袋子，證明中國聖賢探究人之生死問題，主張心物混合，究於醫學有何關係？夫醫學之大目的，非在恢復人健全之精神與體魄耶？

(未完)

藥學研究

福建民間實驗單味藥物學（續）

福州 徐鼎莊

（主治）功專急救瘋猘犬毒，其効如應。究瘋犬原因，以每年當驚蟄，桃花豔發之時，蛇蟲出穴，至霜降後，梅花放蕊時，始入穴，入必含土一丸，至明春出時吐之，犬性喜嗅，適感觸其毒，從口鼻吃入，遂病瘋，每日必咬傷多人，於春夏日謂之桃花瘋，秋冬日謂之梅花瘋，瘋時不識主人，不守門戶，碩頸低頭，垂耳𨍏尾，向前狂奔，聲若呻吟，亂闖人家，咬傷毒畜，好犬被咬，亦觸毒傳染，若人不善防避，或被咬嚙衣，則毒氣如電入心，急宜早治，倘未治，或治未中肯，過七日發作，延至百日，定現心腹卒痛，絞疼刀割，神識昏迷，自咬肌膚，甚至嚼衣吞磁，面青唇紫，二三時卽死，其慘狀目不忍覩，如當方起之時，先於病人頭頂，尋覓紅髮，盡行拔去，至七日或十四日，試嚼生黃豆以驗，有無餘毒，如嚼豆有生豆味，惡心欲嘔者，則毒已盡，若無生豆之味，如熟豆之甘甜可口，則當留心急治，須至其毒化膿，由便通盡，方保無虞，切要切要。

（服法）當此九死一生之候，急用此根乙斤，切片煎成濃汁，灌之，若神識昏迷，牙關緊閉者，可用大劑人參敗毒散，倍紫竹根頻飲之。

（徵驗）當民國十二年春，連江沿海各區，初因鄉村瘋犬，傳染致遍處羣犬蔓延，日咬傷人畜十餘人，死亡無計，後廣傳此方，施治靈効，願閱者諸君，更廣爲刋送，則幸甚矣。

（2） 萬年青　別名年叢又名千年蒀

（形態）爲種生花卉類植物，高三四寸，葉闊而厚，有平行脈，叢生形如芭焦，夏日開花，花梗生於葉叢之中央，色白微綠，花序如穗，實圓而紅，間有黃色者，葉四時長青，性耐霜雪，淩冬不凋，人家庭砦多種之。

（氣味）甘苦微寒，瀉熱解毒，涼血殺虫，能利肺淸痰，爲治咽喉諸症之要藥，並治瘋犬猘毒之良方，與紫竹根並進，更妙也。

（主治）喉閉，火蛾，咽痛，喉痺，口瘡，小兒丹毒，以及陽毒發班，瘋犬危急之症，均有特効殊功。

(服法)治癲犬毒，當心腹絞痛時，採萬年青，連根搗汁，飲一二碗，其毒卽從大便下，若腹中已成狗形，亦能化血而出，不論新久，服之皆効，一切不忌，若治各種喉症，則用米醋和合漱之，吐痰可愈，小兒丹毒，搗爛敷之，甚爲涼快，陽毒發班，則冲開水服之。

(3) 野蕈菰　別名蘑菌

(形態)爲野芝栭類，隱花植物之一種，其狀如傘，有蓋有柄，生於山野樹陰，及朽木上，種類甚多，生松樹上曰松蕈，生土地上曰地蕈，出雲南沙地上者爲最佳，曰鷄菌，高柄繖頭，土人採烘寄遠，以充方物，又廣西橫州，產雷菌，雷過卽生，須疾採之，稍遲則腐，作羹味美，其價甚珍，爲柔軟性組織，以地中菌絲爲本體，無葉綠質，顏色或紅或黃，或白或紫，或褐，唯蛇涎濁質，幻生者有毒，不可食之。

(氣味)甘平微溫，有小毒，益脾胃，化痰理氣，能活血行瘀，通調月經，爲婦科之要藥。

(主治)紅菰蕊，治婦女祕經，松蕈治溲濁不禁，地蕈化痰順氣，鷄菌治五痔，便濁便膿。

(服法)婦女經祕，用紅菰蕊十四朵，老酒炖服三次，其餘諸症，則各種各治，煎湯隨食，素食家用之作羹，可以補虛益氣，健脾化食最妙。

(徵驗)本月三文門診，有城內衣錦坊，劉君朝樞之次女，年廿歲，由去冬閉經以來，歷經中西醫罔効，至今時發潮熱，頭暈耳鳴，煩躁多怒，咳逆上氣，致經綽不行，日加鬱瘁，正內經所謂，二陽之病，發自心脾也，後以紅菰蕊爲君，加丹參八錢，琥珀末五錢，合煎濃汁送下歸脾丸，早晚各三錢，三日後天癸行奏効，不半月而諸症愈矣。

(4) 苧蔴根　別名支那草

(形態)爲園生灌木類植物，中國之特產也，葉卵形而尖，邊有鋸齒，背生白毛，莖高三四尺，其皮之纖維質，堅韌柔滑，夏秋剝取，漚浸水中，俟綠質腐脫，則可劈之成絲，爲線織葛，各省皆有之，惟產於江西者最著名。

(氣味)甘涼滑冷，涼利無毒，主天行溫熱，陽毒發班，善安胎，平浮熱，爲瀉肺行血，滲濕利水之專藥，入藥用根。

(主治)治五淋血淋，小便不通，切苧根五錢，煎湯三服，治小兒赤丹，及一切陽癰，用生苧根，搗爛塗患處神効。

(徵驗)前年暑期，同學石君，任鷺江公學指導員，初因治遊成濁，經西醫診治無功，後轉成淋，痛徹心胸，余治之數劑亦如常，後以獨味苧根乙兩，冰糖煎湯服之，兩次卽愈，誠妙品也。

(未完)

蓮的新研究（續）

福州 陳蓉先

3 止瀉作用

下痢或泄瀉症用可溶性的收斂劑，通常無效，是因爲於胃腸的上部，已和蛋白化合，失親和力，無作用，早被吸收，而蓮根荷葉藕節，是難溶性的收斂劑，其主要力量，應保存於腸下部，揮發於腸下部，而起三種腸的異常作用。

（a）消炎作用：腸粘膜的發炎，微血管的擴張充血，血漿血球的滲透性增加，淋巴腺分泌亢進，腸粘液的滲出興旺，這是腸加答兒的病理解剖，而鞣酸在腸發炎部的表面，和組織間的蛋白，生成膠質的化合物，而變不溶性的蛋白質沉澱，發現收斂的本態，乾燥緊縮，淋巴隙腺細胞也因此的緣故，發生交通閉塞，分泌停止，腸粘液著見減退，並收縮腸的微血管，而起貧血，斯時微血管的內皮細胞，也生沉澱，制止血漿血球的滲透，令該部腫脹滲漏，漸次消退。

（B）防腐作用：鞣酸的防腐作用，一是作於細菌的表面，生上面所述的蛋白沉澱膜，以防遏細兩的發育，一是收斂的作用，於組織上起乾燥變化，能使細菌沒有培養地，而腸得到生理的休息，增强組織的抵抗力。

（C）鎭痛作用：本草載：「主治腹痛」，是指腸的知覺神經末梢，受外來物質的刺戟，而起疼痛，鞣酸有鎭痛作用，但不顯著，其功歸於知覺神經末梢的蛋白沉澱，招痛的物質）化生沉澱，變成不溶性的防獲膜，遮斷外來的刺戟。

這三種作用於腸部，增進腸的抵抗力，以奏止瀉的効能，惟是對於結核性下痢神經性下痢，小兒胃弱，往往無效。食傷泄瀉，或下痢，病機初作，病勢劇烈，他的組織賦性過敏，不可遽投收斂劑，因藥用雖微，反應極强，反增病勢，故對於初起的瀉症，須待劇烈症狀緩解之後，始可用之，這是應用收斂劑的規則。

4 解毒作用

本草載：「殺菌蠱毒」和「解酒毒蝌毒」，這古人明白告訴我們說，蓮有解毒作用，我不敢忽視，積極探討他的原理，果然不錯，是不溶性蛋白質沉澱，形成一種保護膜，隔離一切的機械，化學，細菌的毒素刺戟，並是緩和毒素的作用，把毒素沉着包圍溶解於蛋白質裹，滯留着消化管的上部，故服藥之後，必速投以瀉下劑，排毒於體外，以達解毒的目的。

5 其他

白濁熱淋的尿道粘膜炎，金瘡傷拆凍瘡天泡濕瘡的皮膚病，無非是蛋白沉澱收縮血管，制止滲出，減輕炎症，撲滅細菌，促進創面的肉芽增生，增强組織部的抵抗力，以獲治愈的轉歸，惟是內服間接達到遠隔臟器，其間經過許多的波折，定不少化學的變化，而歸於無影無蹤，縱使達到目的地，其效力之微，可想而知，最好直接局部治療，以保效力的存在，皮膚病行創面塗貼，尿道炎行尿道灌洗，其他的疾患各部，舉一反三。

蓮肉，蓮蕊鬚，有止性神經衰弱的夢洩遺精，本艸有明白而記載，以我的研究，性神經衰弱，應以委壯爲前提，蓮肉蓮蕊鬚無强有力的退炎收斂作用，恐怕有其名而無其實，假使有效，亦係一時的，非永久性的。

下胞，清心，通腎，益色等的作用，知識如滄海一粟的我，自不能步進奧堂，或是古人的忽略記載，亦未可知，我不敢揑造事實，以炫讀者，惟待高明俊彥而已。

4　蓮的處方和食餌療法

1「方名」蓮子清心飲

「主治」小便赤澁，梗痛，及赤濁。

「處方」蓮肉三錢　人參三錢　黃芪三錢　茯苓三錢　柴胡三錢　炒黃芩二錢　地骨皮二錢　麥冬二錢　車前子二錢　炙艸二錢

「服法」右用水煎溫服之。

2「方名」白雪糕

「主治」扶元氣，健脾胃，進飲食，潤肌膚，生精脈，補虛羸，內傷，虛勞，泄瀉。

「處方」大米一升　糯米一升　山藥四兩　蓮肉四兩（去心）　芡實四兩　白砂糖斤半

「製法」右爲細末，攪勻入蒸籠蒸熟，任意食之

3「方名」藕汁膏

「主治」滋養胃液。

「處方」藕汁　生地汁　牛乳　黃連末　天花粉末　生姜末　白蜜

「製法」右熬爲膏，

「服法」用時挑取舌上，徐徐熱湯送下，日三四次，

4「方名」金鎖玉關丸

「主治」遺精，白濁，心虛不寧。

「處方」藕節　蓮蕊鬚　蓮肉　芡實肉　白茯苓　白茯神各二兩

「製法」右爲末，用金櫻子二斤搥碎，以水一斗，煞八分，去滓，再煞成膏，入少麵和藥爲丸，如梧子大，每服七十丸，米飮送下。

5「方名」淸震湯

「主治」雷頭風。頭面疙瘩腫痛，憎寒壯熱，狀如傷寒。

「處方」荷葉一枚　升麻五錢　蒼朮五錢

——完——

大衆醫學

遺精治療的講究

唐鐵花

開場白

想起從前曾住松江縣莘莊鎭地方服務餘陰散步村鎭間交通路上忽有斯文人年紀約在二十多歲，面色憔悴，有外强中乾的神氣，本向認得，急來迎我，招到他的村中家裏給診金國幣一元，便告訴云：半月前起，逐夜更無睡眠着後，夢與美人交合，或無夢亦起遺精日間疲倦四肢無力，大恭數日，一解而少，小便每天一解而亦少，我就驗他的舌苔，中黃邊白，切他的脈細而緩，問他的近年來身體狀況，檢查他所解尿中有濃曇曇的混濁，就處一方，開列於後：

藕節　蓮花　蓮鬚　蓮肉　芡實　白茯苓　白茯神　山藥　各二兩　共研爲末

金櫻子二兩搗爛和清水一升煎濃約八分，再投前項藥末，煎成膏樣，和麵爲丸，如桐子大，每早七十丸，米湯飲下。

荷葉三錢研末上等陳酒冲服，每夜臨睡時候，文人照此服藥，不足一週，眠着後不遺精，將滿二週，尿中無濁，面目漸漸兒的清秀，血氣慢慢兒的胖壯，相近二十天，病情除而原狀復所存丸末，亦不服了，他委托秉彝商店精製銀盾一座，中刻着手成春四字。左旁題鐵花大醫師哂存，左旁題楊頌時敬贈，作日一本尊敬，自致此盾，我躬行領謝留他吃淡酒薄菜勸告他婚後清心寡慾再說道詩經爲詩學的鼻祖聖經古體今體皆從此經進展化生其中四言最多唐司空圖產用之創作二十四品自然一品第四句着手成春得眞韻義取大道之行天下爲公無爾我的見無利害的爭人無分長幼皆可從心所欲痊者用此祝頌良醫的藥到病除，我受此讚美，曷勝榮幸，但恐有負其餘病人的厚望，益使我小心在意地臨診云，因此舊觀念再整理遺精Polluio一症的科學思想記述於後：

遺精中西診療的比較觀

原因　五臟六腑各分泌精腎則儲藏。產生精子。以供生殖性交作用腎屆長發成熟期，於精液乾枯時候，急括他臟腑的精，以漸補不足，故本症傷心腎者居多傷其餘臟腑者占少，但一臟或一腑不得其正甚則必害心腎的主精者焉西醫泌尿生殖器病云此症因手淫情慾與奮睡眠中膀胱緊滿腸管充實陰部刺激或重病後衰弱脊髓癆初起包皮結石膀胱結石等症而起，中西病一經比較中醫論其深探其隱西醫議其淺揭其顯云：

中国近现代中医药期刊续编·第一辑

證候　心病而遺者，必血脈空虛，本縱不收，肺病而遺者，必皮革毛焦，喘息不利脾病而遺者，色黃肉消，四肢懈惰，肝病而遺者，色青而筋萎，腎病而遺者，色黑而髓空，更當以六脈參詳，照可辨然所因更自多端，有用心過度，心不攝腎而失精者，有看淫書，聽淫詞，感淫視性慾觀念，再現於睡眠中而遺者，有色慾過度，精竅滑，虛，有壯年久曠，淸滿而溢有飲酒厚味，痰火濕熱，擾動精臁，脾病亦有虛而下陷，腎病亦有虛而不固，遺泄時期，各有不同，小便後出多不可禁者或不小便而自出，或莖中癢痛常如欲小便者，或夢女亦者，或實有鬼魅相感，其狀不欲見人，時獨言笑，時常悲泣，脈息乍大乍小，乍有乍無，及脈來綿綿，不知度數，而顏色不變，乃其候也，西醫泌尿生殖器病云：於夜間快夢中，時時遺精，遂發貧血頭重，心悸，胸內苦悶羸瘦倦怠，意思變易，記憶減弱，癡呆痙攣等症狀中醫言其病灶西醫語其擴大的症狀云：

治法　心腎兩虧，寐寤失精，宜遠志丸佐以靈砂丹，房事未暢，餘精遺泄宜四七湯呑白丸子，甚者年聞婦女的語音，目見婦女的容貌，其精即出，名曰白淫，宜呑妙香散和玉華白丹，酒肉煙毒，過量所傷；鬱結成痰火濕熱，擾動精囊，宜用蒼朮半夏橘紅茯苓甘草升麻柴胡等，俾淸昇濁降，脾胃健運，則遺滑自止，脾虛下陷，宜補中益氣湯，腎虛不固五倍子二兩茯苓四兩爲丸，夢做房事，不論如何奇怪的房中術；宜硃砂雄黃麝香鬼箭虎頭骨之類，或但服蘇合香丸神效，更有久曠之人或縱慾之人與女交合泄而不止謂之走陽其女須抱定，勿使陰莖出戶，急呵熱氣於口中，以指捻住尾閭即得救了，若女人驚而脫去者十有九死，亟以童女接氣灌以大劑獨參湯亦有活者總其大綱言之精滑宜澀之澀而不效即瀉心火，瀉而不效，澀之無靈，遂委之死生有命也哉，西醫云：務戒手淫，禁淫書，避淫詞，毋淫視放鄭聲，遠春宮祕戲圖和模型，端品行，節飲食，減制晚餐，就臥須用硬褥輕衾，起牀須早，其他禁止生殖機能興奮，戒心身過勞，轉居村落，用乳汁療法，或行海水浴，服强壯劑，施電療法，內服臭剝麥角等，俱有效，中西治法殊途同歸，以期榮氣衞精，保種益壽也。

國醫對症治療法

(一)遠志丸　治心腎不足夢遺精滑

茯神去皮膜　白茯苓去皮膜　人參　龍齒　各二兩　遠志去膜薑汁浸　石菖蒲　各二兩

右共硏爲末蜜丸桐子大辰砂爲衣每服三十丸空心熱鹽湯送下

(二)靈砂丹　治上盛下虛，痰涎壅盛，最能鎭墜，升降陰陽，最能調和五臟，補助元氣。

水銀一升　硫黃　四兩

右二味用新銚內炒成砂子，入水火鼎，煆煉爲末，糯米糊丸，如麻子大，每服三丸，空心棗湯米湯人參湯任下忌猪羊血，菉豆粉，冷滑之物，或用硃砂性比水銀硫黃平穩。

（未完）

素食衛生（續）

劉淑士

（乙）素食之益

飲食之道，非從以供口腹之慾，貴乎其能養生也。此云素食，非草具之謂，乃取天然眞味，鮮潔甘美有足資生者焉。凡物之一切精力，乃由陽光所自出，多得陽光之熱，而能吸收爲精力者，厥惟植物。是故攝熱蘊精，莫富於植物之種子果實矣。其種子果實中，無不具有澱粉，蛋白質，糖質，鹽質，脂肪等，是皆精力之表現者。但植物之脂肪及蛋白質與動物中者不同，因動物中之脂肪及蛋白質皆有礙於消化也。最適宜於消化者，惟卵及植物之蛋白質耳。穀類皆含有蛋白質，而豆類最富，蔬菜中蛋白質甚少，果類則除胡桃外，悉無之，屬於動物者，以禽類之卵爲最多蛋白質，其他動物之蛋白質，非但不適於消化，且已組成特殊機關之用，滋養之生機不具，於人體實無裨益也。由此可見動物之蛋白質與植物之蛋白質，比較新陳優劣皎然明白矣。中國以農立國，人民所食，以五穀爲主，垂數十年於茲，食米而更能佐以豆麥，則更爲適宜。醬油，豆腐，功效等於雞卵一合之豆，其營養分可抵二兩牛肉。其他爲牛肉所無之營養分，豆乃悉具之。豆之皮殼，食之更能健胃，益精力。豆腐之養分固多，未入石膏或鹽鹵凝固者曰豆漿，用代牛乳，有過之，無不及也。食豆麥過量，萊菔可以解之。茲將補養之物分類開列於左：

一、穀類，如大麥，米，粟米等。

二、果類，如杏仁，胡桃，栗子，椰子，榛子，棗子，花生等乾果，桃，梨，葡萄，柑，橙，甘蔗等鮮果。

三、菜類，如紅白萊菔，白菜，青菜，菠菜，芹菜，山藥，番薯，紅芋等。

至於宜戒吃者，則如辛辣類，茶酒類，烟類，鹽糖混合物類，是皆有損於人之精神身體者。佛家戒肉食，幷戒五辛（葱蒜韭椒荽），深有見地。肉類能損害人之體質，五辛也損害人之精神，非以其刺載力勝，與陽助火，激惹神經，擾亂靜定故耶！本經言生薑「通神明」，少則通，多則散，故孔子不多食。

吾人平日之一飲一食，每常過於其身體之所需，日日將此過多之食物消化之，虛耗胃腸無限力量，甚則不能消化，而疾病生焉，大人小兒，均所難免。卽使胃腸能消化之，而身體所需用者，不必如許之多，所餘之物鬱於體中，遂製成一種毒質，散佈周身，名曰「身毒」。如多食糖精類物品，而發糖尿病者，其一例也。自毒之烈，素食較肉食者爲少，因肉食培養細菌甚速，又易於腐敗故耳。試觀夏日肉羹，其腐敗發臭之速力過於蔬菜幾十倍。吾之所以主張素食者，消極則在防病，積極則在養生，養生之道、重身體，尤重精神，能耗亂氣血者固不可食，能耗亂精神者尤不可食者。而素食者之精神身體與肉食者比較之，既如上述矣，此不佞所以履行素食已二週年，精神身體日見康健，欲以淑身者淑世，乃作素食衞生一篇。末了，還帶些冬烘氣吧，孔子曰：「人之生也直，罔之生也幸而免」。人能知衞生以遂其生，終其天年，直也；不知衞生，但縱嗜慾，以致夭折，罔也。

肺癆病的自然療法（續）

晉江　鄭軒渠

（4）精神和性情

靜養性情，爲肺癆病人的無上補品。故患者不可任劇煩的事務，或沉彤於聲色，以耗費精力；即如運動讀書應酬等，亦宜一概停止，而憂愁，思慮，發怒……尤所宜忌。最好暇時觀玩花木，或散步林下，以怡情悅性。或行適度的柔輭運動，但不可過久或稍劇。

再則爲多安眠，勿多用腦，以免精神過敏，而多雜想。又再則，肺癆病者，原宜靜養，不宜操作，然而症輕或病稍愈，仍須操正規稍易的工作，而須在不致傷腦的範圍內；因爲病人過於閒暇，多生種種思慮，或久病心急，精神上感受反應；若有簡易適合的工作，則心思可免憂慮急切等弊。

（5）轉地

肺癆病者，從來都說宜轉地海岸，但近來却說轉地高山好了，在我的意思，要轉地以前，必須考察體質和病狀；尤其是在從海岸平地要轉於高山的時候，若是不經過醫生的診斷以決其可否，不但會增加病狀，並且會發生頭痛，鼻血，呼吸困難等病症。然而就一般而論；高山氣候有適合肺癆病的理由：因爲它旺盛身體的新陳代謝，增進食慾，安靜精神的三大效用；只是超出海面三千尺以上的高山是應禁忌的。

（6）清淨

患肺癆病，務須注意清潔，以防結核菌傳播。所以凡飲食，須先將雙手洗淨，不潔和腥臭的食品，萬勿入口。飲食的用具，尤須先以開水或消毒藥水洗淨。骯髒的衣服，毋庸過惜，儘可付之一炬。

喀出的痰，宜入痰盂，其不及於痰盂者，可盛於軟紙或手帕，然後焚燒或掩埋，以免傳染他人。

臥室全部宜以白布圍之蒙罩四面，隔幾天更換一次。穿着的衣服須溫暖適宜，布最好用白色，隔一二天便要更換一次，使黴菌不至繁殖。而上衣尤以毛織物爲妥，且又須寬博。

臥室亦宜乾淨。洗掃時不可用帚，最好用濕布擦拭，以免塵埃飛揚。

身體宜常行冷水浴，洗後用乾淨的巾摩擦。須天天以溫水巾擦拭，皆能深去體內老朽的廢物，保持皮膚清潔，且會亢進機能，減輕肺臟呼吸的負担。

患肺癆病的，不宜留髮，也不宜留指甲，以其容易藏菌，所以當十天剪髮一次，幾天剪指甲一次。（完）

生理學研究

內分泌概說

如皋郭園鄒壯學

人體生活狀態的統一而調和，雖然靠着一面向外界攝取，一面向體外排泄，但是有賴於內分泌的作用實甚偉大，因爲分內泌腺體細胞產生一種化學物質，輸入血液，隨着血液的流行，遍及各臟器各組織中，而發揮其本能以成交互作用，這種化學產物，在醫學上名之爲刺激素，又名爲荷爾蒙。

內分泌腺沒有腺管，刺激素的輸入血液，係從特種腺性臟器直接輸入，非如外分泌的有腺管，把人體內陳廢產物排出體外各腺器，如涎腺細胞排泄涎液，汗腺細胞排泄汗液，以及眼淚腺器的排入淚液等，一則在外爲目所及見，一則在內爲目所不及見，目所及見者，易爲人們注意，故外分泌者研究，幾隨醫學以俱來，像我國藥劑的發汗劑，攻下劑，滲泄劑，發明很早，他的作用，便在直接或間接恢復外分泌腺器的分泌機能，目所不及見的內分泌，肉眼既無從觀察，故鮮有知者，迨至晚近，科學進步，醫學昌明，內分泌的名詞，始漸露頭角，此種學理之研究，始爲一般學者所注意，洎乎今茲，研究者衆，逐日罾塵上矣，不佞曾究心於此，爰就管見，述其梗概，以供參考。

（一）內分泌之種類

內分泌腺體種類很多，不勝枚舉，玆擇其中最重要之六種—腦垂體，甲狀腺，腎上腺，胰腺，睪丸，卵巢—述之。

（甲）腦垂體　腦垂體分前後兩葉，前葉質硬而色灰，後葉質軟而色白，其體如球，位於大腦的下方，此其取義之所由歟，顧其一體而有二種不同組織，那末，他的作用亦絕相殊了，考前葉作用於生殖腺，後葉則作用於平滑肌，曾有作動物飼養試驗，就是將動物腦垂體抽出，分前後葉個別飼養，結果，前葉確能促進生殖腺的發育與機能，後葉則不惟妨礙長成，對於生殖腺之發育且轉覺遲緩，惟其作用於平滑肌，所以產科上之催生劑，頗獎用之，若用其大量，則引起泄瀉，所當注意也。腦垂體若發生病變，生殖器機能遂告萎廢，更有末端肥大症，亦由該體變化而起，此症症狀頗奇，凡身體中突出之部分，如手指足趾及鼻尖等處，均特別發育而肥大。

（乙）甲狀腺　甲狀腺爲一切脊推動物所同具，無論任何動物，若將甲狀腺摘除，則生命線立告斷絕，這樣他的重要性，可想而知了，在十九世紀中葉以前，此腺有關於生命的斷續，尚無人知曉，此腺位於喉際氣管前面兩側，假使該腺分泌作用增甚，則其人常覺心悸，脈數加多，兩眼發光，眼球突出，喉際腫脹，此症稱爲「巴塞多氏病」，若該腺委縮，則患者精神不振，遍體皮膚肥厚而呈蒼白色，此患稱爲「粘液腫，」本病與腎臟性浮腫鑑別法，一則因皮膚肥厚，加壓之不易凹陷，一則因係浮腫，加壓之即呈陷象，此腺初病及早，就醫治療，或有告痊之望，若成慢性，則不易奏功矣。

(丙)腎上腺　坎離相交，以成既濟之象，我國舊說，以離代表心臟，以坎代表腎臟，心腎相互之關係，有如坎離之相交，不過古人設此譬喻，以詔示後人耳，此說也，正與腎上腺內分泌作用於心臟機能之學說相吻合，是則我國醫學，，爲玄說，願今之喜新厭舊，拜倒洋說之下者，知所自反，勿過自菲薄，而信人過迷也可，考腎上腺附屬於腎臟上端，亦名副腎，腎上腺素，即由副腎產生，直接輸入血液，人體各臟器，各組織，以及毛細血管之血，悉由心臟搏動力，有如射唧般，把豬在心臟的血，射入動脈而流佈全體，心爲血之發源，輸出之血，復由靜脈迴流入心，而心又爲血之歸宿，射出流入，出入不息，如環無端，故心臟稱爲循環器，其所以成此循環，雖神經爲之主宰，實亦腎上腺作用有以致之，原腎上腺素有刺激血管反射之功能，未稍血管之液，流無可流而迴流，心臟之血液，瀦無可瀦而射出，其間迴流之縮力，與夫射出之勇力，皆由於此，腎上腺對於心臟關係有如此者，其他對於泌尿生殖器，消化器，以及視覺體溫，均有相當關係，該腺內分泌機能發生障礙時，最易引起之疾病爲『愛迪氏病』。

(丁)胰腺　胰腺的內分泌素，由郎氏島分泌而出，故胰腺分泌產物，稱爲島氏素，人體血液中，含有適量的鹽，蛋白質，糖，脂肪，維他命等，以供細胞的生活資料，太過不及，均能爲患，『糖尿病』的發生，係由血液中的糖量太過而起，人體內有一種內分泌物，功能專在調節糖量，此種腺性器官，便是胰腺，胰腺既營內分泌作用，同時兼營外分泌作用，良以胰腺之體，具有兩種不同的腺性細胞，故分泌物亦因之而異，補助消化作用的胰液，那便是胰腺外分泌。

(戊)睪丸　人類一達青春時期，則精神思想體魄，均起特有變化，此固不足驚奇，在吾輩醫人，當究其所以然之理，原男性之睪丸，乃製造精虫之機器，除此作用外，唯一機能，即在分泌化學物質，青春期之一切變化，悉爲此分泌作用所致也，關於睪丸內分泌作用，曾有作下列之試驗。

(1)摘除睪丸　男子在幼年時期，將其兩睪丸摘除，迨達青春時期，其精神，與身體上之發育均起障礙，換言之，即不起男性應有之特殊變化。

(2)結紮精管　保留睪丸，僅將其兩側精管結紮，男性特有變化，與一般人同無異，其影響所及，止於不能生殖耳。

(巳)卵巢　男性之有睪丸，女性之有卵巢，其內分泌作用於青春期具有同一之效，故卵巢除產生卵子外，即在促女性之發育，俾青春期之女性起特有之變化，以成其女性，有將卵巢摘除者，其結果爲月經閉止，生殖器衰退，精神頹廢不振，即此大堪爲卵巢具有內分泌作用於春期强有力之佐證也。

(二)內分泌與性的關係

性的觀念，我國古代神祕萬分，而外國古代，對於性的觀念，尤神祕得可笑，竟有把生殖器供奉起來，有如我國奉祀神祇然，在內分泌昌明之今日觀之，實亦平凡無奇，男女間不過是睪丸與卵巢分泌作用而已，已經在上面說過，根據睪丸卵巢的作用於男性女性，若趁未達青春期之男性睪丸女性卵巢，交換移植，則男性豈不可女性化，而女性豈不可男性化乎，移植之事，前此未聞，乃理想國作如是推測耳，茲有近代維也納大學生殖生理教授泰那哈氏之動物試驗，與理想國之移植，適有同一之意義，茲事頗饒趣味，摭拾大旨介紹如次。

斯氏之試驗，是施行於生後三四週之天竺鼠，先將雄性睪丸摘除，然後以雌性卵巢移植於其體內，經過相當時日，竟起下列之變態。

1. 卵巢　漸次發育成熟，產生常態卵子。
2. 陰莖　遂漸退化委縮，不隨身體發育。
3. 乳房　顯見發育，與雌性相等。
4. 毛髮　堅硬之性，漸柔澤如絲。
5. 脂肪　卵巢週圍蓄積，與雌性無異。
6. 骨骼　變爲優柔纖弱，失去雄性强健本態。
7. 情神狀態　青春期無雄性特有精神，與常態雌性相同，如遇見雄性，則表現引誘與挑撥之狀態。

斯氏既將卵巢移植於雄性體內，得有上列雄性雌化結果，亦曾將睪丸移植雌性體內其結果亦得雌性雄化。

按斯氏動物移植試驗，得有上述良好結果，倘以具移植法，施行於人類，從理論言之，亦具大可能性，宗法傳統觀念的社會的人們，假使他們的國法，對於人類性的移植，不加干涉，那末有女無兒的人們，不患再抱伯道之憾了，哈哈，甯非一件快舉呀。

綜上觀之，內分泌對於人體之關係，可謂至巨，然本篇敍述目的，在概括大要，故內分泌體，尙有多種，如松果腺，腸腺，胃腺，前列腺……………均未遑一一列舉，而與內分泌相關者，更有內分泌之製劑，精神作用之疾病等，亦皆付簡缺，容俟筆者，專集詳述，本文掛漏良多，尙乞讀者諒之。

生理雜憶

揚州　耿鑑庭

盲腸位於少腹右角，爲小腸之止點，大腸之起點，呈短圓錐狀，其下端有一突起，名曰蚓突，又曰虫樣垂，盲腸之上端。左後方，有迴腸之開口部，食物由此而入升結腸，稍習解剖生理者。莫不明瞭盲腸之部位，鑑庭於前歲讀書督政學院，解剖習時，親見解剖屍體，腸之位置，完全與上述相符，並無差異，昨讀隨息居霍亂論，知古人對於腸之部位已有相當明瞭，與近代學理，如出一轍，茲錄之於下，景岳謂飲食下行之道，必由少腹下右角，而後出於廣腸，自誇閱歷而知，古人並未言及，蓋渠嘗治一人，食麵角雜校巴豆大黃而不効也，魏柳扮曰，就此觀之，景岳平生，臨證遺憾多矣。……至謂食由少腹下右角，而後出廣腸，更堪棒腹，經謂大小腸皆盤屈十六曲，則左旋右折可知，豈如筒如袋而直下乎，嘻，——王孟英霍亂論醫案篇。

閱讀既畢，不僅為我國醫學撫膺三歎，景岳從經驗得來，記載宛如目覩，可稱一大發明，甚堪欽佩，如柳扮孟英輩，過信內經，顯頂已極，毫無創造精神，反譏景岳為意造，不亦悲乎，吾中醫之不能發明，不能進步，大都皆由乎此，視舊說為神聖不可侵犯，焉能改進學術耶，噫。

病理學研究

推翻細菌學說

銘澤

民國十三年，惲鐵樵先生著傷寒論研究出版，其中發明麻杏石甘湯治白喉，「當是指猩紅熱，非白喉忌表抉微之白喉。王潤民先生在山西醫學雜誌九十三期發表漢方標準討論之點甚是。然對於白喉之類症極多，麻杏石甘湯之適應證，不止猩紅熱可用。余見有此湯用而僨事者，皆是用藥不中肯，焉能應手。王先生自云，對於白喉不甚明瞭。（見該刊三十一面）是可商矣。他日當爲文以闡發之」對於細菌之說，大有懷疑之處，依西醫顯微鏡檢驗，確屬可信。依中醫藥效結果言之，不用殺菌藥，居然能消滅於無形，而病霍然以愈，此問題至今成爲懸案。十餘年來，海內中醫，曾讓惲先生書者，疑信參半，中醫畢竟無人，敢像惲先生大膽批評，直到惲先生作古，他的著作裏，還是不肯承認。對於細菌學說，想要根本推翻，其說實倡於惲先生，至今還沒有明證，只可惜紙上空談而已。

中醫本身不承認細菌學說，旁人的批評，尤其是西醫的批評，不過說是守舊。但是從第三者眼光看來，現代的科學家，純粹是運用理智的批評和解釋。不還是隨時代而輪轉的嗎。惲先生的方法，近於直覺，是超時代的論調，所以微言必中。但看胡振瀛先生發表一篇文字，可以知道惲先生，是我們中醫的先知先覺者。（按胡先生是首師不是中醫原文見九福醫藥刊第二期第十八面）

推翻微菌爲一切病原說——兩千多醫師在英國組織一種康健同盟，Health league 從事於推翻微菌爲一切病源說。此輩宣稱黴菌至疾病較遲時期，始附帶發生，傳染病如癌症 Cancer 及結核症 Tu Berculuris 均能於危險期前遏止。俾窩爾教授，倫敦科學家，O. A. Bevall 並申言伊將以自身作則，灌注並運用其全神於其志願之中，期於研究方面得着有效之證明，藉以推翻陳舊之黴菌學說。

果爾，惲先生的眼光遠大，令人敬佩。中醫根本不須應用細菌學說，在今日所鄙棄的中醫病原論，或爲異日科學家所賞識，亦未可知。宇宙祕密發洩的時期，或許是眞理出現的一天。我們希望俾窩爾教授，早日報告有効的證明，那末，與中醫絕大的貢獻，定會突飛猛進，造成醫學的新局面。

學術討論

論『對於沙市同道劉正宇治黃膺白肝癌病的商榷』

楊影莊

『對於沙市同道劉正宇診治黃膺白肝癌病的商榷』一文，是安徽太平林學富先生的大作。先生果然是文門東斗，學富五車！全篇論文中，中西學理，雙管齊下，拜讀之餘，彌深欽慕！惟惜乎關於理論方面，中西俱未透澈，這是美中不足處，先生在大作後面，附帶聲明，徵求研究，故在下不辭冒昧，特草此文，以應先生之徵，諒先生當亦樂許也？

先生指摘劉正宇診治方面的各點，確乎持之有故，言之成理，但劉先生所用之方劑，亦未可厚非，蓋對症治療，取快一時，醫者對於本病的本能，大都不過止於此。因肝癌不但是難治之症，簡直是個死病！任憑你是斲輪老手，用盡心機，挖空腦府，想出了一個自以爲是的方法來，去醫治他，恐怕終究要辜負你的一番苦心，得不到理想上的願望！所以醫家治此症，簡直都是做了當官騙子，得人錢財，却不能與人消災！言之惶愧！思之疚心！此非但是我們中醫的不長進，委實是全世界整個醫界的不長進！所以到了現在，依舊是沒有辦法。與劉正宇先生是無與的。即先生緩緩圖治，壯水柔肝的地方，也恐怕祇有黃委員在泉下感激你的滿腔熱忱，並不懊悔無緣試嘗哩。

先生對於黃委員的病症，分析虛實方面，與病理起因方面，似乎說得太臆斷，先生是研究科學化的新中醫，所說的話，當然是要合於科學原理的。那末我有幾點疑問，要請教：

一、『肝爲一大腺體，總司神經，』不知先生根據那一部解剖生理學，我們知道神經出發於腦，總司的責任，當然是腦部，先生說肝總司神經，還是新發見呢？或另有所本？（按古人本明解剖，錯認臟器官能，將腦神經的功用，誤認爲肝臟的功用，固是事實，然早經學者所證明，在現代中醫科學化的喧囂聲裏，應該將這種錯誤的地方，把他更正才是，不應再穿鑿附會，而竟說肝爲神經之總司也）。

二、『……以他這種焦勞之身，血液安得不耗，血旣耗，則肝臟虧，久之則肝變硬，這就是肝癌病主因，』說得奇突了！我們知道，肝的癌腫，是由一種癌腫細胞所造成，先生說道是由於血耗肝虧，然則血液循環全身，安得他臟不虧，而獨虧肝臟呢？血液既耗，又何以不發生貧血症？（按血液虧耗，當然就是血量減少，血少，則勢必發生貧血症，如急性貧血，慢性貧血等，現代的科學醫書內，論之甚詳），又考肝硬變與肝癌，兩症截然不同，先生說肝硬變，卽肝癌的主因，不知根據那一部病理解剖學，

三、黃委員的肝癌，右脅腫硬，先生說：『顯是肝無血養，血液燥化，血管和神經，受虛火刺激而膨脹的表現，』那末說得更奇了！既經知道，脅下的腫硬，是肝癌，癌爲有形之物，當然要突起的，爲什麼又要節外生枝，附會到血管和神經的膨脹呢？要知論醫與論文不同，文可強詞奪理，醫貴切實有根據，是不可隨便談談的啊！

古代解剖未興，理化不昌！不但錯認臟器功用，卽位置亦有纏夾之處，例如肝臟明明在於右面，內經則曰：『肝生於左』。所以肝癌之在古代，於內科領域裏，根本沒有明瞭是什麼一回事？右脅下有硬結，在往昔的載籍中檢討之，則無非屬於癖塊，積聚，痞氣，癥瘕之一類病，故欲求古人成法，以治現代所謂肝癌者，還是從癖積痞癥的治法上着想，則較比的得有根據，倘然依着古人所謂治肝的方法來治，恐怕不免要是張冠李戴的，何以故呢？因古人根本沒有經過解剖，並不知肝臟在右面。又那裏能夠曉得右脅的硬結是肝癌呢？且古人又將腦神經的功用，誤認爲肝臟的功用，病理方面，亦復如此，例如內經云：『肝者將軍之官謀慮出焉，胆者中正之官，決斷出焉』等，以現代的學理證之，則謀慮決斷，完全出於知識，知識爲腦神經所主，這是誰也不能加以否認的，又如許多腦病，古人亦認爲是肝病，例如由腦充血而來的頭目暈眩症，則謂肝風肝陽或肝火，急性腦充血用當歸龍薈丸，龍胆瀉肝湯，有效者，古人認爲是直折肝陽之故，證以現代學理，則是由於瀉下作用，使腹部脈管擴張，得容多量血液，以減退其上充之勢，而降低其血壓，所以得效，此卽所謂：『誘導法』是也，諸如此類，不一而足，故古人所謂治肝病，卽今之所謂治腦病者，正不乏其例，先生壯水柔肝的妙方，古香古色，一本古來治肝論說，而治現代所稱之肝癌者，我恐圓枘方鑿，格格不入之勢，在所難免，質之高明，未識以爲如何？

嘗憶濳齋醫學叢書中，載有江西楊素園大令，得到一單方，用新生小鼠焙灰，治噎隔（卽格食病，爲四大絕症之一）有特效。按噎隔卽食道癌，此方有效於食道癌，當亦有効於肝癌，蓋同爲內臟癌，且同屬一種癌腫細胞所增殖，故有效於此者，亦必能有効於彼，古來對於內臟癌腫方面，傳下來的治法，就管窺所及，似以此方爲最有試用之價值，先生如遇有本病機會，不妨以此一試，較之『壯水柔肝』，合理多矣。

並希望海內同仁，亦廣爲試用，（本品毫無毒性，卽使無效，亦不致有害），俗諺有曰：『單方一味，氣死名醫！』此方試用結果，如不失此資格，則誠爲內臟癌腫之救命王也！

更希望中央衞生署，以此單方從事於化學的試驗，勿以民間瑣屑而忽之，則更幸是矣！

醫林趣事

民間傳說葉天士趣事一打

晉江鄭軒渠自東京寄

（1）橄欖芽醫貧

有個窮漢，聽說葉天士是個大有本領的醫生，無論什麼奇難的疾病，一經他的妙手施治，常見轉危為安。窮漢想；他能夠醫病，一定也會醫貧。於是馬上跑到天士的診所。

『先生在不在？』窮漢在門外問。

『你要請我醫病嗎？』天士在裏面反問。

『不，不是要請你醫病，而是要請你醫貧；因為我窮的要命，現住要來請你為我醫治哩！』窮漢進入門裏說。

『我只會醫病，那裏會醫貧呢？』

『先生，你不要推辭，貧和病，同是人生不幸的事情，你既具心救世，難道看見病的要救，貧的不要救嗎!?』窮漢面說，一面埋頭便拜。

天士看見他衣服襤褸，蓬頭跣足，陽容似有不可命名的憂愁，情景實在可憐。想要拿幾吊錢給他，但只會救他一時之急，究非為他根本解决畢生的貧病，偶然看見地下一個橄欖核，遂計從心生。

『窮漢，我現在想了一個法子，可以醫治你的貧了，你即時回去，天天找尋橄欖核，越多越好；把這核子種在園裏，天天澆水，等到萌芽的時候，即來報告我，我就會教你發財的機會。』

『眞的，先生你不會騙我；』

窮漢歡歡喜喜回到家裏，找尋得很多很多的橄欖核來種在園裏，天天都忙着澆水，不上十天的工夫，個個都萌起芽了，遂來報告葉天士，天士點頭道：

『好，我天天都會叫人家到你家裏買，你一葉芽賣他一百錢，差一個錢都不要賣。』

窮漢回到家裏，心裏想，橄欖芽買做什麼，那裏有人家要呢？——不多時果然有很多人家來買，窮漢就照天士所訂的價錢，一葉一百，兩葉兩百，從此顧客，天天都絡繹不絕。

當時傳說，橄欖芽有清肺的功效，（編者按在本草書裏只說橄欖實能清肺，並沒有說到橄欖芽的功用，想這不過是民間的傳說。）故葉天士凡遇肺有熱的病，都叫病家到窮漢家裏買，然究竟橄欖芽是否有清肺的功效，至今莫明，當時病家因信仰葉天士的本領，那裏不服從他的話呢？所以窮漢這個沒有本錢的生理，既得高價居奇，又天天大吉利市，不久果然發財，成個富翁，不像從前是個窮漢了。

（2）梧桐葉催生

中秋夜，葉天士和幾個弟子，賞月於庭前梧桐樹下，忽然來了一人到他面前，埋頭便拜。

『先生救苦救難，拙內臨盆，兩天兩夜，胎兒不下，痛苦萬分，昏暈已有好幾次了，因爲家貧，不敢來拜託先生，所以延到今晚，這時仍是生不下來，恐有意外，不得不來懇求先生開慈悲之念，垂手一援；』萬分誠懇地哀求。

天士聽其言語，沉思一會，忽然梧桐葉落，飄飄然如舞蝶翩翩，天士即隨手拾了一葉給他。

『你拿這葉回去，煎給她服，自然容易生產。』葉天士並叮嚀他說。

那人喜出望外，拿了梧桐葉回去。

是時衆弟子在旁邊暗笑。

少頃，忽又看見那人喜氣洋洋，跑到天士面前，仍是雙膝跪下。

『感謝先生妙術，服後固然順生，特來叩謝再造之恩！』

衆弟子聽說，轉奇爲信，有一個拿筆寫上日記：

『梧桐葉可以催生。』

『小子迂氣十足，梧桐葉怎會催生，這不過是偶然耳。』葉天士張目喝住。

這件趣事，當時傳播醫林。（未完）

醫藥調查

日本政府對於國民之保健計劃

狄福珍 自東京寄

日本政府對於國民之健康問題，由各種統計報告觀察，漸有傾向低落之趨勢，爲謀補救計，特由內務省衞生局擬定實施計劃，逐步施行，不佞閱覽公報，見其計劃全文，洋洋千言，要皆據實之談，與官樣文章迥然不同，用特紹介於諸同志，以資借鏡，不佞並以之爲東渡後首次之供獻，不亦可乎。

國民保健之現狀

近由人口動態統計上觀察，國民之健康現狀，似已進步，然與歐美諸國相比，則仍有大相逕庭之遺憾，倘就特殊病死者之原因言之，國民健康狀態，不能謂有進步，他固勿論，即以壯丁體格健康之等級（壯丁體格健康之等級，分爲甲乙丙丁四級，以定服兵役之標準）與夫專科學校小學校以及中學校全部學生之體格論之，其發育之現狀，仍堪憂慮，茲就國民之一般健康狀態，加以詳細之檢討。

日本國民之出生率，於大正九年（西歷一九一九年）爲最高，爾後漸減，昭和十年（西歷一九三五年）之出生率，估人口之千分之三一，六。較昭和九年增加一，六。同年英國之出生率估人口千分之一五，三。法國爲一五，二，德國爲一八，〇。昭和十年意大利爲二三，二。昭和八年北美爲一六，六。由此觀之，日本出生率之高，爲首屈一指矣。

日本之死亡率，邇來已趨減少，昭和十年爲千分之一六，八，可謂最低之率，但與英國之一二，〇，法國之一五，一，德國之一〇，九，（以上昭和九年之調查）意大利之一三，八，（昭和十年之調查）北美之一〇，七，（昭和八年之調查）相比，尚有相當之遜色，至於乳兒之死亡率亦隨一般死亡率而減少，以初生兒一歲以內之死亡率計算，昭和九年爲千分之一二五，比與昭和十年英國之五七，法國之六九，德國之六八，昭和九年意大利之九九，昭和八年北美之五八等率，已顯然居於高率也。

結核，花柳病，癩病，及痧眼等症，在日本仍屬蔓延，尤以結核爲國民死亡之主要原因。昭和九年之一年中罹此害而死亡者，竟達十三萬一千五百二十五人之數，其比率爲人口一萬分之一九，三，若與英美德諸國相對比，超過二倍至三倍之高率，昭和九年英國爲七，六，昭和八年北美爲六，〇，德國爲七，三。昭和九年意大利爲九，二，昭和七年法國爲一三，九。至於痧眼一症，都市與鄉村都受蔓延，患有此症者，全國估計約有七百四十萬之多，而癩症於昭和十年調查，患者亦有一萬五千餘人，再如人體寄生虫病，農民染此者，有八成之多。復因地理之關係，而受隣國傳延之急性傳染症，（如虎列拉黑死病二症）頗蒙其害。消化器病如傷寒痢疾等症亦時時發見，昭和七年因傷寒而致死亡者，爲人口一萬分之一〇三，超出歐美諸國十倍之高率。

國民平均之壽命，以零歲爲標準而與歐美諸國相比，日本平均男爲四四，八年，女爲四六，五年，英國男爲五五，三年，女爲五七，五年，法國男爲五二，二年，女爲五五，九年。德國男爲五九，八年，女爲六二，六年。意大利男爲五三，八年，女爲五六，〇年，以數字比較，歐美諸國較日本約長十年之壽命也。

日本各學校學生之發育概評與滋養狀態，（日本各校學生均須受體格檢驗）以及壯丁體格等位檢查之各種資料，爲評斷國民體力與體格之準繩。故日本文部省（教育部）最近以十年前學生滋養狀態調查之成績，與昭和七年調查之成績相比，則全國男女體格均有進步，而以近二十年間之學生發育概評相比，一般國民之體長與體重，平均亦有進步，但胸圍則未見隨進，尤以十九歲以上之女子爲最顯著。其次壯丁體格等位之甲乙兩種合格者反見減少，而丙丁兩種（丁種屬於殘廢之人）激增，依陸軍省（陸軍部）調查丙丁兩種激增之原因，以筋骨薄弱之病增加最多，每一千壯丁中有十人染有此症，故壯丁之體力乃趨向劣弱矣。

由以上諸點觀之，日本一般國民之健康狀態，依人口動態統計與歐美各國相比，不僅遜色而已，尤以體格等位方位，認爲亟須設法救濟之點頗多，不容忽視也。欲期待國民體格等位之向上，首先改善國民之衛生，政府對於此點，認爲非常迫切。最近內務省（內務部）衛生局，依政府之保健政策，擬定六項——（一）保健所之創設，（二）對於無醫村設施醫療機關之普及，（三）結核豫防，（四）癩之杜絕，（五）一般救療事業，（六）精神病對策等問題之計劃。以下逐項概述之。

（一）保健所之創設

欲促進一般國民之健康，務先啓迪國民保健之思想；與日常生活之留意；並充分指導豫防疾病之方法，是其急務也，都市與農村之創設指導機關，以指示國民衛生之常識爲目的，尤爲首要，蓋非此不足以完成一切使命耳，如英國最近設立類似保健所之兒童健康諮詢所，其効果頗能使乳兒死亡率減低，故日本亦倣傚其法，擬設一完備之保健所，其目的即本預防醫學之本旨，使一定區域內之住民健康，得以進步，並與一般醫療機關相合作，同負指導衛生之責任，以謀一定區域內之公衆幸福，其主要事業可得而言者，列舉於左。

1. 衛生思想之普及
2. 指導關於食品滋養料改善之方法
3. 指導關於娠產婦及乳幼兒之衛生
4. 指導關於改善住宅及其他環境之衛生
5. 豫防結核之指導
6. 關於痧眼，寄生蟲，及花柳病之豫防

7. 關於傳染病豫防之指導
8. 關於細菌學與理化學之指導及檢查
9. 指導其他一切關於健康之常識

爲完成以上各點之使命，保健所內須有健康相談部與理化學及細菌學之檢查設備，再如X光鏡等，亦爲不可少之器械。此等設備，不獨限於保健所之使用，即地方上一般已開業之醫師，亦獲自由使用之便利也。——未完——

暹羅醫藥進展之概述

翁時雄

宇宙間一切人類的存在，或每個民族，甚至於每種動物，他們總不能離開醫藥，不得不用醫藥藉以延長他們的性命。

故最近世界各國，皆致力於醫學之發展。由研究醫學，連帶發現了許多科學的原理，尤其是在此世界風雲播蕩之時，各國爲保衛自己國家的安全計，對於醫學更加深切地努力研究，各國當局，深知研究醫學實爲目前之應急，亦極力加以推獎。

然則暹羅亦與各國一樣，但暹羅本國的醫學其演進與原理，實覺有點難以研究，因爲暹羅對於本國醫學的紀載似覺甚少，沒有歷史可以考據，我們試約略述其大概。

暹醫之由來，初則由印度傳入，其時期大約在佛教傳入的時代。經過歷代的改變現在已成爲暹國醫學，合暨一式。其科目，則與中醫大同少異，然其藥之大量大劑，則與我國古代之方劑無異。

其發展之範圍，今尙未有何種進步。原因暹羅之醫學，皆操縱於僧侶者多，此因爲受宗教所影響，傳統的餘遺，入類對於醫藥，未有相當的認識，對於疾病還信是某種魔鬼的作祟，是魔鬼對於那一個人有什麼冤憤，用他的魔力來危害那一個人的性命，有的說是冤魂來糾纏，有的說是受符咒所中傷，因此治療的方法，就充滿着洒符水，吃符水，誦符咒，和拜神禮佛的種種無意的行動，利用迷信的心理來治療，這種方法，遺傳到現在還未全數消滅。故暹國的國醫而今不但沒有發展，目下是漸向低落的途徑。

在十九世紀的時代，因應暹羅華僑的需要，由是如產生出當時的中醫生，那時因居留暹地華僑的人數所限，故所產生的人材，在學術上當然不是怎樣的高超，當時的醫生是由家鄉帶來了多少經驗，由義務醫好了幾個朋友醫好了幾個人，日久憑藉經驗，如掛起招牌。及後商船來往居留暹地的華僑日衆。中醫的優秀人才，亦即繼之而出，及至二十世紀初期，中醫在暹國所佔之位置，實在一切之上，那時可說中醫在暹地是萌芽時期，及至五世皇時代，暹國太上皇摩照宋卡親皇玉奢提倡西醫藥，但當時暹國的人民智識很低，教育沒有相當的普遍，故促進力很少。但近十年來，西醫藥在暹國之進步，其速律，實有驚入之可觀。此實因爲暹國人士，受世界潮流所影響，故對西藥極力研究，政府的官員，對於西藥也有相當的同情。因此對於中醫藥的限制亦隨之產生。故在一九二三年暹政府公佈醫藥條例，及領取開業執照。中醫生的等第稱謂「古醫二等醫生」有權可開方賣藥，給其病家，但不許用刀解割及注射等。至一九三三年凡要領取中醫執照者，須有一等醫師担保並識暹文。但中醫現在在暹地並未有一等醫生，此條例似有停止發給新中醫領取開業執照的決心。故現在初到暹羅開業的中醫生要領取營業執照者實是一件困難的事。

談到暹羅中醫的人數，據衛生廳報告，在一九三六年止人數（包括暹醫在內因暹政府醫務條件中概稱中暹醫爲古醫第一等醫生，但暹醫人數很少，佔中醫十分之二，如已住在本京者佔十分之六，散佈於各地者佔十八分之四。領到此種執照的醫者，他們的程度並沒有一定的標準，原因，沒有考試與及規定。故領到此種執照者各種各樣都有，上有學問高深的醫士，下有做法戲賣羔藥，走江湖，和住鴉片烟廊的烟屎先生，有的甚至什麼淺現的醫學常識都沒有，只靠幾張方子俗語叫做「褲頭先生」。他們只有幾塊錢就可領到此種執照。（但是現在已不是這樣）

至於暹羅的中醫生，其收入實有天淵之別，雖論其智愚不同，勤惰各異。然亦須奈時機爲決定。有許多學問高深的醫生其收入不敷所出（用最低的生活標準）實亦不少，有目不識釘的其收入每月在數百以上實亦很多。故有許多失意的醫生，他們把這種現象付之命運，藉以無家的自慰。關於他們生活的情況，所爲收入可觀者，實寥寥無幾。據統計所得，我們暫把他定爲三種，十分之中，生活算謂餘裕者佔有十分之二，破清過得去者，算爲平衡，實佔十分之四，其入收不負所出者佔有十分之四。硏上面之理由，最大之原因，實是受世界不景氣的經濟崩潰所影響。

最後我們要述及暹羅人士對中醫的印像，談到暹人對中醫的印像，實是極佳，主因固然是暹中人民的密切關係，然也不能把中醫藥的效靈抹殺。

尤其是近數年來，憑作者自己考察所得，給我中醫別開生面者，有很多病症西醫多束手無策。如中醫往往有許多西醫不能治療的病，則應手如愈。故中醫目前在暹國實得了許多好評。

總之我們相信中醫藥在此時的中醫藥界努力之下，前途定有無限的光明。

讀者園地

問題七則

鄭宴卿

中醫科學編輯先生鈞鑒敬啓者茲有疑難病症數則請求賜教

(1)小兒十一歲，素無他疾，惟交隆冬之天，眼皮發紅，目內無病，鼻孔常氣喇，稍似不通之象，已經數年，到春天卽愈。

(2)舍親潘姓，夫婦年均在卅餘，所生子女，到週歲卽斃，關乎命耶，關乎病耶。

(3)家兄年五十餘，無故一睡不起，粒水不下，惡聞聲語，總在六七日，才能飲食，已經數年，年內約發十餘次，惟有冬天足部凉至膝蓋，非火不溫。

(4)弟媳年三十餘，素本强壯，膝下男二女三，每年發疾數次，一發心胸亂跳，以及遍體，復又滿身發麻，一身難於維持，一二句鐘後卽愈。

(5)單腹脹有妥善治法否。

(6)男子精淋，女子白帶，均係纏綿難愈之症，鄙性不敏，終鮮特効除根之妙藥。

(7)舍親吳姓家內癆疾綿延不斷，俗云串房癆是也，斯家每代子嗣，皆於弱冠後染癆症二三年卽斃，斃後他人接患，一門將盡，甚爲可慘，仰祈先生將病源及良方一並示下，如能脫然根除，能存一線之延，皆先生所賜，則吳門沒世不忘也。

以上數條敢煩清神請於貴刋讀者園地示覆不勝感荷肅此敬頌

撰安

讀者鄭宴卿謹啓三月十一日

(答)宴卿先生，茲將問題七則，列答於下。

(一)因不耐寒冷之刺激，鼻及眼皮之粘膜發炎，宜多運動。

(二)有先天性梅毒之嫌疑。

(三)恐係癇症請參閱本刊讀者園地答癎症條。

(四)此症關乎產育頻繁，氣血不足，請服八珍湯調補之。

(五)單腹脹往往爲肝藏硬化，門靜脈鬱血而致，以疏鑿飲攻之。

(六)男子濁以八正散，女子白帶用蠲帶湯。

(七)癆病之傳染力極大，何況每日起居飲食處於一室之內乎，故健康者，急宜別居，並注意攝生運動等。(編者)

週身疙瘩症

吳潤生

徐愷編輯主任先生大鑒，茲懇者，因舍親潘女士今年十九歲，尙未婚嫁，月信素向準確，來時約一星期可算經多期長，於民國十八年足腿部發現一種硬性疔，見有水泡，有似海性癩之症狀，殘及膚骨，有夜不成寐之苦，癢搔則結蓋，毒聚則成瘡，其色或赤或黃，歸經年餘，漫沿全身，臉手部皆然，就敝地中西醫診治，或認爲血熱風症，或爲風癩症，或爲血熱皮膚病，名稱不一，服湯藥敷末藥，均未見其效，但不知此症從何而起，久仰先生學識淵深，對於舍親此症，定易見解，請教用何湯藥，用何敷藥，可以醫治斷根，使我舍親脫離苦海，而登彼岸，實賴先生所賜也，再生之德，歿齒不忘，懇乞於鈞社第十期讀者園地內，一一指示，臨書不勝翹企竚立待命之至，專此，奉懇，敬請

編安　　吳潤生謹上

(答)潤生先生，舍親之恙，係一種皮膚疙瘩症，請「內服」炒川柏三錢，絲瓜絡二錢，川萆薢三錢，苦參片錢半，薏苡六錢白蘚皮三錢，銀花三錢，地膚子三錢，生草八分，「外用」上川柏四兩上青黛一兩，硫黃末五錢，共研細末，陳菜油調塗。（編者）

肺癆

陳士齋

文芳主編先生大鑒，敬啓者，小女現年一十六歲，天癸未生，由八九歲時令主中饋因幼小無知，姿食傷胃，初起有吐食咳嗽之症，愚反責其盜食，亦無備藥與服，漸延日久，喉間痰聲牽鋸，咳嗽頻仍，痰色粘黃，時或有一點紅血相參，耳亦重聽，愚觀其體肥大，猶不經意延至客歲兩肩骨聳，背骨亦見屈些，形瘦食減，四肢無力，急行則喘，服過羣濟射干丸一劑，及俗傳用豬肝白鴿炒酒，食過數次，並服過鮮桑般所炖之汁，及茶葉淹酒服之，總無見效，本年九月初旬，勞敝友用鋼絲針刺肺俞臨台心俞中脘足三里針後，只見食進些須，餘症仍在，至九月下旬，又勞敝友用鋼絲針刺肺俞膏肓以艾絨色在針頭燃之，各燃五粒，又於天突用艾丸灸七粒，翌日於足三里用艾丸灸七粒，其症亦未見進退，刻下在四肢溫時，六脈滑數細軟，在四肢冷時，惟兩關脈見微滑，兩寸與兩尺皆不應手，素仰 先生學貫古今，忝辱引導，敢以諸詢，希於下期讀者園地內，詳示治法，不勝感荷，耑此

敬頌撰安　　社員陳仕齋敬啓

仕齋先生，令媛之恙，所述未詳，唯可大部斷為肺癆若有潮熱盜汗及胸痛等症，則係肺癆無疑，可請當地醫士從長療治，並注意肺病攝生法今擬上一方，以備參考，

炙百部三錢，京川貝錢半，炒杏仁四錢，剖麥冬三錢，海浮石四錢，桑白皮三錢，化橘紅二錢炒蘇子三錢，海蛤粉四錢，款冬花二錢，製半夏三錢，生遠志八分。（編者）

問題二則

楊文柳

徐愷先生大鑒，茲懇者，姻母客歲七月間，意寒發熱，鼻梁覺痠，呼吸不爽，頭昏岑岑，鼻內肉痣一枚懸生，痣大如豆，經醫士診治，云：鼻痔也，用蒼耳散加減法，三劑痣消而病若失，抵十月，依然發熱頭昏，鼻痠且痒，四週連腮浮腫，皮色紅，鼻內腐肉鉗出始快，仍請醫士診治，無效復請諸名醫診治，均失效力，現在額部覺空，鼻之四週帶紫紅色，未識此症究係何病，有何危險否，

先生醫道宏博，乞賜良方，詳細指示，救其沉痾，則感激無量矣，

小兒在二月內，種牛痘，痘漿充足，被衣服所傷，痘粒四週紅腫腐爛，可有毒否，請賜良方治愈，為禱為盼，以上二則，請載中醫科學讀者園地賜教，專此敬頌

撰安，　讀者楊文柳啓

（答）文柳先生：令親鼻內瘀腐未盡，宜請當地鼻科專家以手術治愈之，令郎之恙，請參閱本欄此期答潤生先生所問用方。（編者）

血清造法

殷芝壽

啓者茲有問題一則，以求明釋，

（問）西醫每預防及治療傳染病疾，有打血清針之法，請問是項血清之科學製造法，可否詳為解答，又個人欲將試驗有無簡單之化製方法。倘蒙　惠答，請將該項文字，附刊於本期　貴雜誌上，不勝銘感之至，此致　醫學問題股，諸執事先生台鑒，　社員殷芝壽啓，

（答）芝壽先生，此種血清之製造，即以某種病之細菌，由培養基培養出來，再分出數目，加入千分之幾石炭酸及蒸溜水造成，但這種細菌是死的，其製法大概是此。（編者）

肺風痰喘

方迴鑾

文芳主編先生大鑒，敬啓者，茲有小兒多在於三四歲時，忽發暴喘，額汗如珠，胸高氣烈，口渴聲啞，痰如泉湧，迅雷不及掩耳，多在於一週時，或兩週時而卒，鄙人對於此症，每多束手，據先賢方書所載，症名馬脾風，用麻杏甘石湯，最為特効，遂仿本湯加牛蒡雙白丁力東梨皮，或用牛黃奪命散冬蜜冲服等法，各無一効，豈宜於古，不適於今，此中病症或有差異，未能明瞭，鄙人自愧學識譾陋，焦思無法可施，信仰先生卓見超羣，對於此症定能見解，不特醫者有所遵宗，則病者亦得而邀幸福哉，翹企之望，不勝盼禱之至，專此，敬請台安。　社員方迴鑾啓

（答）迴鑾先生，此病實屬急性肺炎，中名肺風痰喘，實者開肺，虛者溫潛。

（開肺用）

麻黃八分，製半夏三錢，生遠志八分，杏仁四錢，橘紅二錢，韭白頭三錢，白芥子八分，紫菀一錢，廣鬱金三錢。

（溫潛法）

磁石一兩（先煎），製半夏三錢，紫菀八分，包黑錫丹三錢，陳胆星八分，生遠志八分，叭杏仁三錢，橘紅二錢，或加龍齒一兩，附片三錢。（編者）

瘰癧

蔡尚明

敬啓者，茲有左鄰王某，咽喉左邊結核一粒，自童年迄今十載有餘矣，於二年前經西醫開刀，多時不能收口，後經西醫多人療治，雖幸結疤，內部尚是作膿呼痛，過二三天後，則自潰流膿，再過一二天後，又結疤作膿，如是循環不已，最近進以（海藻，昆布，白芷，夏枯草，銀花，甘草）等藥，外敷以愛華療瘡藥，剛已過一星期之久，亦是無効，究竟應用

何藥，並屬何症，請乞　賜敎是荷，此致　醫學主任先生鈞鑒。

社員蔡尙明謹啓

(答)尙明先生：

此係瘰癧，請常服蹲鵝丸，未潰者貼消癧膏，已潰者貼綠雲膏，或用西法照射太陽燈亦効。(編者)

風痺

盧次乾

編輯先生台鑒。敬啓者。舍姪女年十六。未婚。於舊歷年前。右腿偶因閃挫。當時稍覺疼痛。數日後旋止。嗣又因不如意事。三日臥床未起。亦不飲食。腿疼復發。終夜呼疼。不能寐。足尖上翹。似爲抽筋。口燥唇乾。眼哭無淚。舌苔微黃。脈搏洪疾。小腹亦疼。經鄙人用延胡金鈴及乳沒歸芎等藥治之。小腹疼止。筋亦不抽。而遷延月餘未愈。忽輕忽重。後又滿腿發疹如疥然。蒸氣上騰。現在此疹亦退。不發蒸氣。而遍腿奇癢。觸之仍啼痛。並未現紅腫之處。月經及飲食等均如常。不知此病果名何病。應用何藥治療。又常閱時賢醫案。治坐骨神經痛。用赤石脂一兩。不知是何藥理。此症可用否。又活絡丹統希早答是盼。耑此即頌編安。

社員盧次乾謹上。

(答)次乾先生：

令姪女所患病證，當是風痺，內經所云病在陽名曰風病，在陰名曰痺，陰陽俱病，名曰風痺，病邪早伏，特以閃挫爲誘因耳，發疹而痒顯屬外風之象但痺證之素因，終緣營血不足，可用越婢加朮附湯再加歸芎牛膝桑枝木瓜等，標本兼治姑爲試服時賢治坐骨神經痛用赤石脂者，仿仲景胸痺證烏頭赤石丸脂之例，活絡丹有大小二種，均屬成方，與斯證不合。(編者)

請賜治法

郭文林

茲有經驗疑難病症故此報告於後務希答覆爲禱敬啓者昔日經驗一症頗稱奇難古方書無從查究，有位才叫做三歲的小兒，敬神性靈敏，會說如蛙，一日剛逢天氣清亮，結伴羣兒外野約十餘人，惟有前兒之幼，其餘皆屬成兒，一律會同至野場中帶了二箇頭的大炮竹五枚許，將埋於土中，仍留爆頭一端爲點火的，置好時會同點火放炮，其聲如雷，時羣兒大駭，惟那三歲的小兒力幼，一起一倒，跑不及他，大聲呼叫，當即他家人被覺，抱他回來，奈他聲異氣變，身寒氈氈，張皇不息大人叫之，他亦茫茫然不言不耳，狀若中風不仁之症，他會經過就地幾位老醫生，所服宣風活血之類，病愈十分之四，但依然耳口啞聾，次延我一診，曾用開竅甯神品，服後二劑稍愈一點，竟不收效，其理難明，特此詳敍，敢問如何，希即示覆爲荷，完了敬請

列列同志先生台電

弟郭文林手啓

(答)文林先生

該兒因巨聲震驚，以致神經麻痺，所謂驚則氣上，故上部神經，一時難於恢復，而轉爲聾瘖，治療之法，應從驚者平之之例，用重鎮之藥，參開竅之品，茲爲僭擬一方於下，還希斟酌，靈磁石，龍齒，硃茯神，遠志肉，川芎，石菖蒲，益智仁，當歸，白芍，琥珀，沈香等，如不應恐爲淸湯不升，上部反見貧血，可改用東垣益氣聰湯例治之。(編者)

=最後緊要消息=

上海衛生局
中醫試驗委員聘定
卽日報名登記

（本市訊）市衛生局中醫考試委員已聘秦伯未、龔醒齋、方公溥、顧渭川、倪頌策、陳存仁、蔣文芳、七人担任、並卽日開始報名登記云。

本社徵求組織分社三百處，共爲中醫藥界奮鬥，倘蒙熱心同志組織，函索草程宣傳品卽寄。

中政會議決
中醫教學規程由
教部會同衛署中醫委會擬定

中央政治委員會於昨（二十四）晨九時舉行第三十九次會議：到委員汪兆銘，葉楚傖，何應欽，鄒魯居正，梁寒操，王伯羣，王寵惠，陳璧君，王陸一，李文範，鈕永建，覃振數十人，由汪兆銘主席，決議中醫教學規程，由教育部會同衛生署中醫委員會，參照醫學專科學校暫行課目擬定。

定價

全年十二冊定價二元，半年六冊定價一元寄費在內（國外寄費另加）為統制出版數起見，另本不售，郵票以九五折計算以一分至五分為限。

廣告價目

等第	地位	全面	半面	四分之一
特等	底封面之外面	八十元	四十元	
優等	封面底面之內面對面	六十八元	三十六元	
普通	正文後	五十八元	三十元	十六元

廣告概用白紙黑字 如用色紙或彩印價目另議

繪圖刻圖工價另議

本期校對者 李仁淵 程兆晨

中華民國二十六年四月一日出版

中醫科學第一卷第十期

社長 副社長 社長 總務主任 醫學主任 藥學主任 編輯主任 編輯 宣傳主任

謝利恆 方公溥 龔醒齋 徐愷 盛心如 朱松 蔣文芳 章鶴年 沈石頑 倪維德 薛定華 徐公魯

英文地址 THE CHINESE MEDICAL SCIENCE SOCIETY. NO. 16 HSIANG HSIN LI, ELGIN ROAD, SHANGHAI.

地址上海愛而近路祥新里十六號

出版者 中醫科學研究社

印刷者 中醫科學書局

注意

定閱諸君如有詢問事件或更改地址通信時務將（一）定單號數（二）定戶姓名（三）原寄何處三項詳細開明方可遵辦實因定戶衆多簿冊繁重非此三項無從檢查難免仍有誤寄特告

中醫科學第一卷第十期畫報第二版

本社新社員玉照

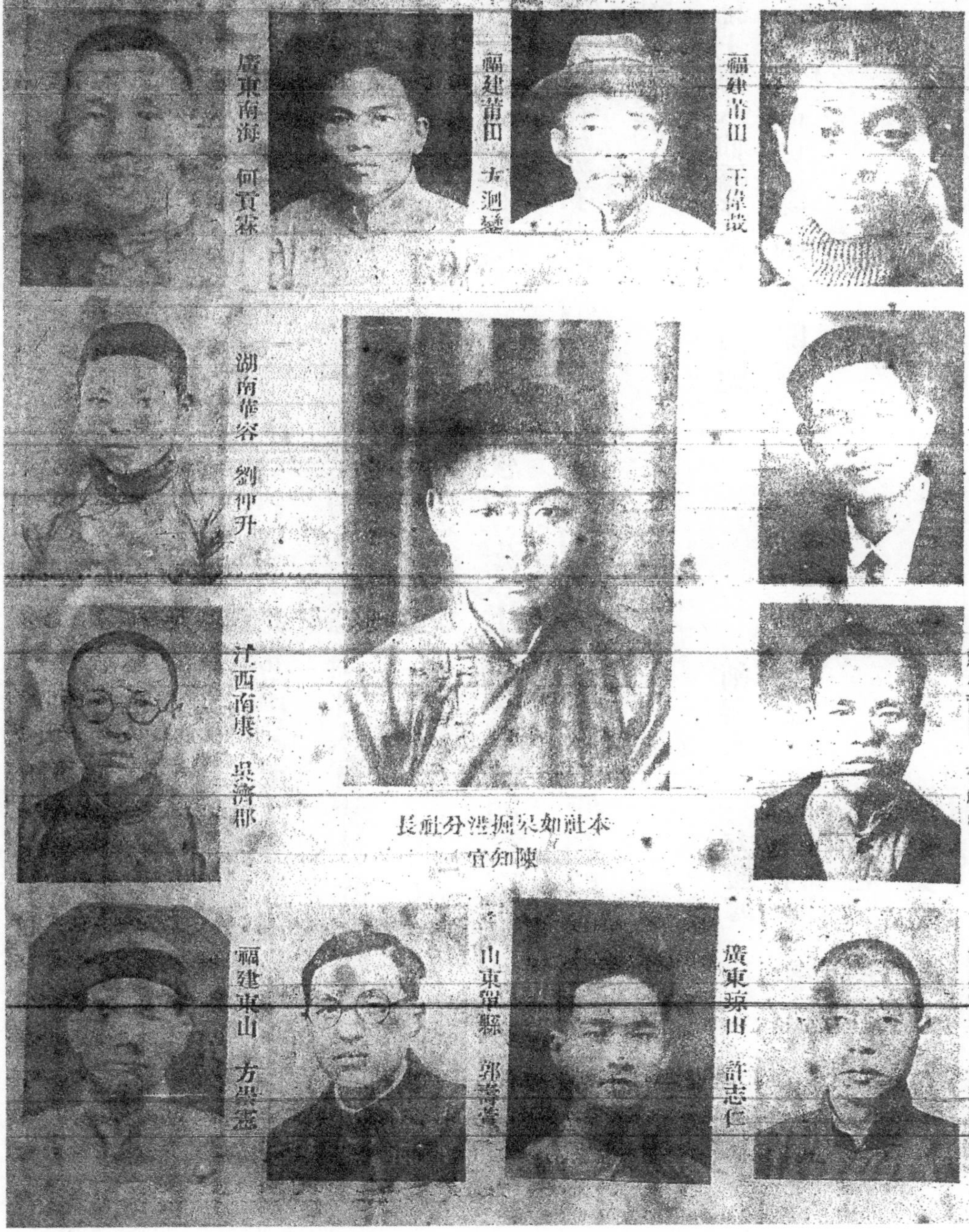

江蘇吳縣 葛竹蓀

福建莆田 王偉哉

福建莆田 方洄藝

廣東南海 何賈森

廣東普寧 許增頒

湖南華容 劉仲升

本社如皋掘港分社社長
陳知宜

福建莆田 林福祥

江西南康 吳濟郡

福建莆田 陳琢如

廣東瓊山 許志仁

山東曹縣 郭壽菴

福建東山 方興燾

上海 中國名藥代辦社成立啓事

我國各省著名良藥不知凡幾惟因向無代辦機關以應大衆需求遂至天南地北欲購無從坐使有病不能得藥有藥不能廣用殊屬憾事 鄙人有鑒於此爰特組織本社集中國產名藥供給全國需求舉凡我國極著名極靈驗之良藥不論丸散膏丹珍貴藥材無不廣徵博採盡量搜求藉以發揚國藥而便遠道人士通函採購如有醫藥同人及衛生家慈善家委託 敝社代辦者其藥價均照原價不加分文務求經濟便利穩妥迅速以答雅意而盡天職特此啓事

社址上海八仙橋芝蘭坊廿四號

詳細藥品目錄函索即寄

創辦人 方公溥

贊成人 謝利恆 秦伯未 唐吉父 龔醒齋 蔣文芳 徐愷

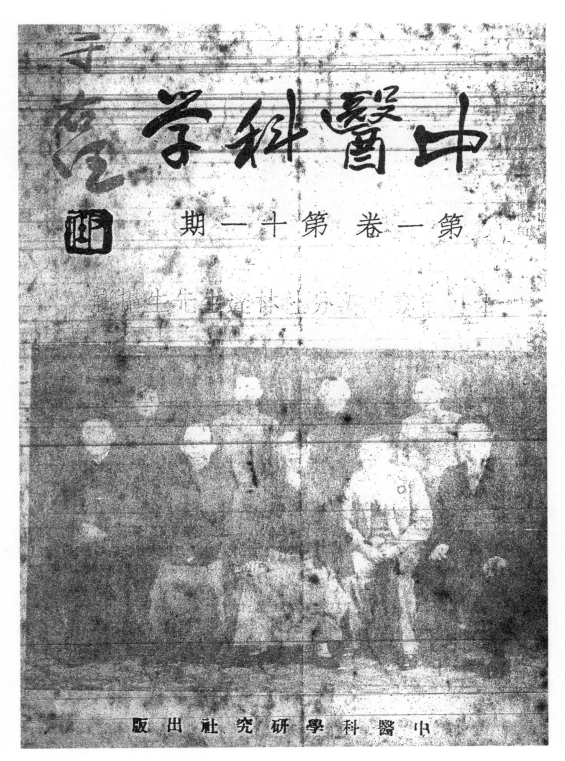

中醫科学

第一卷第十一期

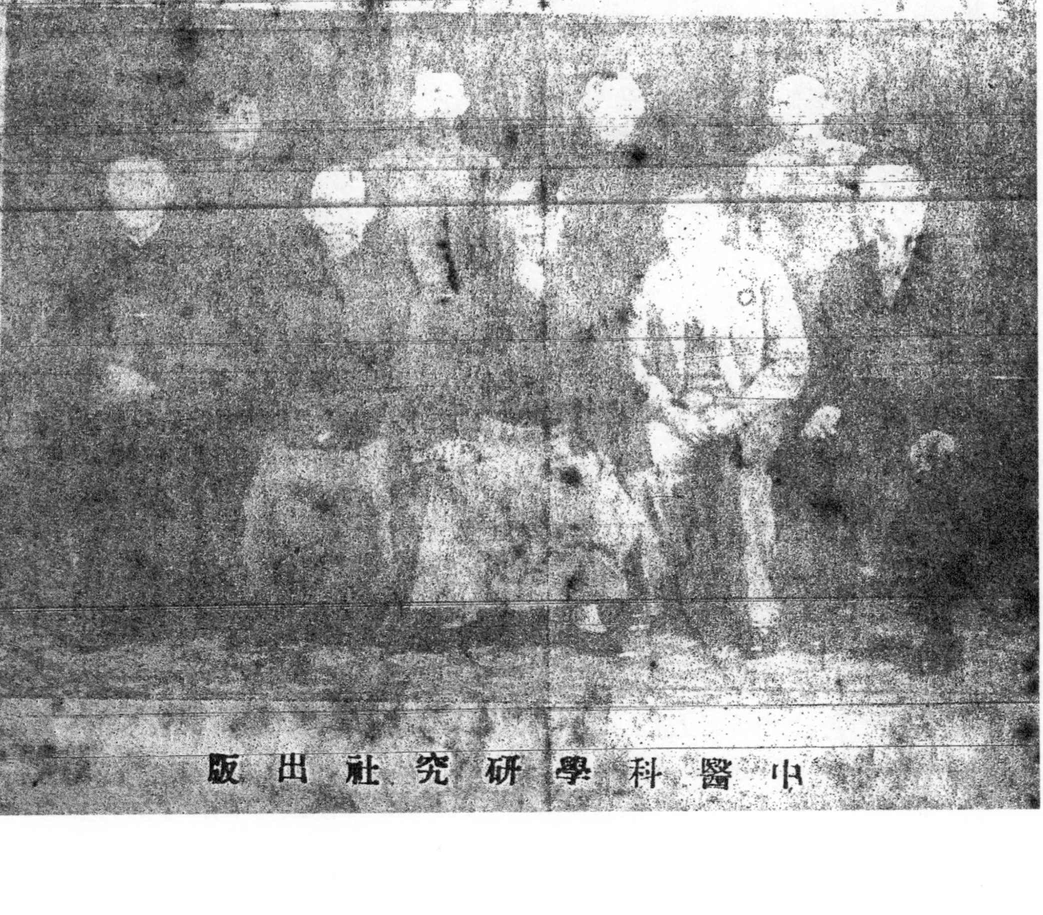

中醫科學研究社出版

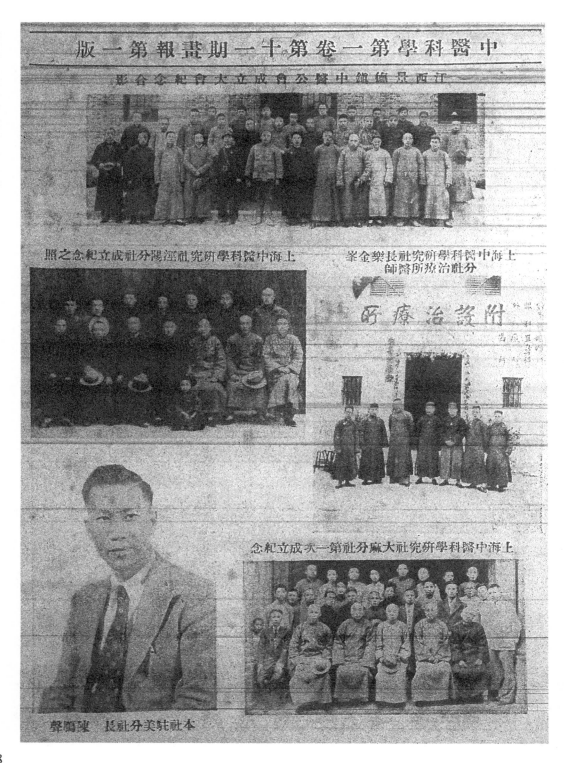

中醫科學第一卷第十一期畫報第一版

江西景德鎮中醫公會成立大會紀念合影

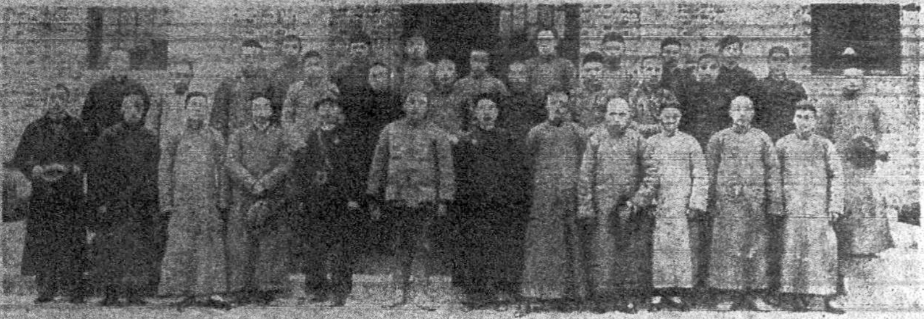

上海中醫科學研究社涇陽分社成立紀念之照

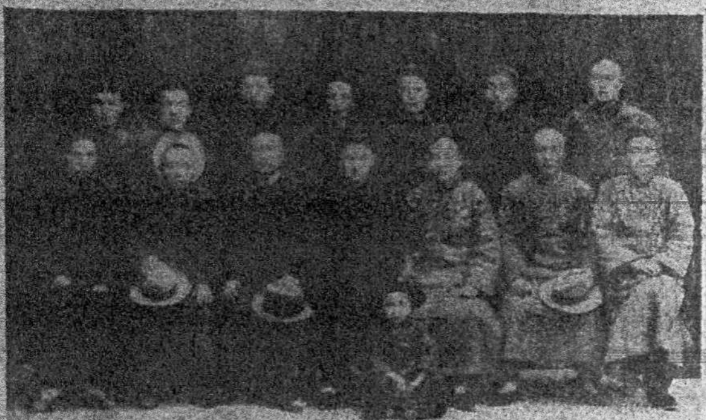

上海中醫科學研究社社長樂金峯
分社治療所醫師

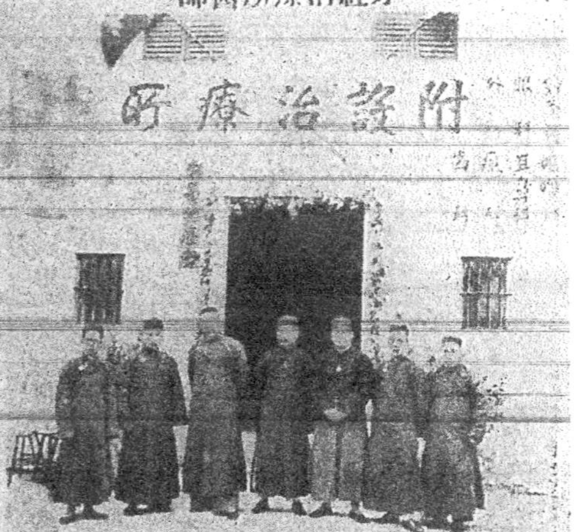

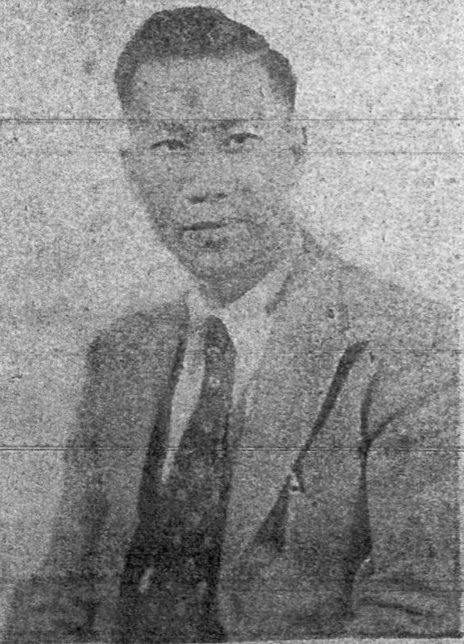

本社駐美分社社長　陳鶴聲

上海中醫科學研究社大麻分社第一次成立紀念

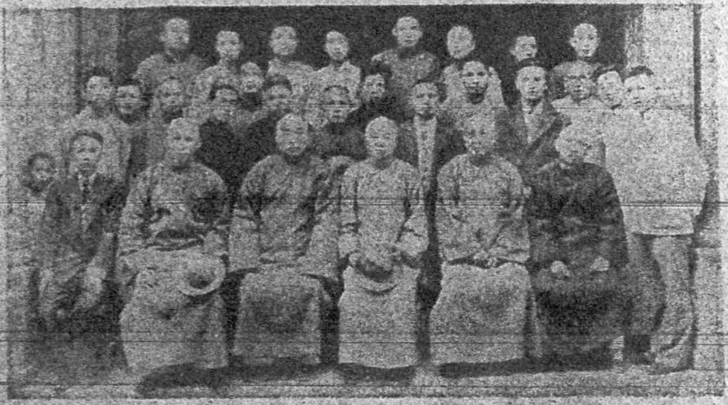

△鳴謝陳鴈聲陳天一先生通告▽

本社駐美分社陳鴈聲陳天一先生，爲本刊介紹，異常熱心，成績卓著，且不扣利益，完全義務，其贊助醫藥文化，實爲難能可貴，感激之餘，爰特登刊，以表謝忱，此啓。

總務主任　徐愷

獎勵分社長通告

永嘉胡軼凡如皋栟茶繆俊德龍泉徐壽然海口林紫宸諸位先生，依章組織分社，努力進行，均已告成，除發聘書外，特此通告獎勵，以鳴謝忱，並希繼續努力介紹爲荷。

總務主任　徐愷

◆宣佈分社長等介紹三一七紀念社員讀者通告

本社自徵求「三一七」紀念社員讀者後，各方直接來函參加者，紛紛不絕，極爲踴躍，並承莆田分社長吳培初河北冀縣分社長陰鑫齋汕頭分社長蔡維華，周口分社長穆少卿，梅花分社長林家珽，安徽涇縣分社長夏謫塵，福州分社長王步溪，浙江龍泉分社長毛更生及熱心社員讀者汕頭李煥華，上猶李奕元，泉州鄭軒渠，山東博興高瑞南，如皋陳愛棠，北平莫縱宗，莆田吳錦瑄，高密邱蒙周，湖北蘭溪葉培五，福州陳興保，啓東蔡家本，大庾朱旭東，廈門梁雲基，無錫繆鏡淵，琼州黃冠軍諸先生，均各介紹「三一七」紀念社員讀者，至佩熱心，容俟「三一七」辦法截止時，一併計算獎贈物品，先此披露，並請各同道努力介紹爲荷。

總務主任　徐愷

請社員繳納常費通告

本社社員均鑒，敬啓者，凡自第二期起閱讀雜誌至十二期截止者，自四月一日起開始徵收常費，照章每人應納二元（香港國外另加寄費）惟在「三一七」紀念期內，亦得援用該項優待辦法，照九折計算，務請各同人查照，其由分社介紹者，向分社繳費，其直接加入總社者，費亦繳至總社，以便發給收據，繼續享受權利，此啓。

總務主任　徐愷

請分社長徵收社員常費通告

本社各分社長均鑒，敬啓者，凡貴分社有自第一期起閱讀雜誌至十二期滿之社員者，均請繼續向其徵收常費每人二元，近值「三一七」期內，得按照九折收費，但香港國外須照向例另加寄費，特此通告，即請查照辦理爲荷。

總務主任 徐愷

擴大徵求組織分社三百處通告

本社自成立以來，渥蒙各地同道來函接洽籌組分社百餘起，其已成立者有數十處，可見對本社贊助之熱忱，良用欣慰，惟念分社愈多，則力量愈大，改進發揚醫藥學術，收效亦愈宏偉，故於最近起，除請正在籌備分社中諸同志，積極進行，期早成功，並特擴大徵求組織分社三百處，以期充實力量，爲醫藥界奮鬥，凡各地熱心志士，及我社員讀者，均請注意，踴躍組織，不勝企幸，（再備有章程宣傳品，函索即寄）

總務主任 徐愷

爲一週紀念徵求分社長社員讀者文稿通告

本社於二卷一期出版作者專號，已由編輯部通告徵文，收到佳作頗多，茲因該期專號，適爲一週紀念，篇幅增廣，凡我各分社長及社員讀者，倘有學術稿件，或紀念文字，務請在五月中旬前寄到，均極歡迎。並當儘先披露，此啓。

總務主任 徐愷

（）徵求新聞記者通告（）

自即日起，本社擬增新聞記者二百人，凡熱心醫藥而願爲本社服務者，請即投稿，合格即行照聘。此啓。

編輯主任 蔣文芳

中醫科學書局爲「三一七」國醫節舉行大廉價

本局經售中西醫藥書籍，應有盡有，爲紀念「三一七」國醫節，特舉行廉價自即日起至五月十七日止，（以郵戳爲憑）在此期內，外界購書，照價九折（指

全國中醫藥界勿忘「三一七」紀念!!

本社特訂「三一七」紀念入社訂刊優待辦法

望大家注意

民國十八三月十七日，全國中醫藥界，推舉代表，聯合向政府請求，取銷中央衛生委員會議決之消滅中醫藥提案，經不屈不撓的一致抗爭結果，該提案始無形取銷，足徵團結奮鬥，確有力量，惟該時所組織之全國醫藥總聯會，不久即被解散，遂致全國中醫藥界無聯合團結總機關，缺少長期抗爭自謀改進之推動原力，故一切中醫事業，不能有明顯之進展，反觀國內西醫則有全國醫師聯合會，其一切事業，均能在一致步驟下，勇往邁進，兩相比較，不可同日而語，此種情形；實吾中醫界之奇恥大辱，倘長此以往，不謀挽救之法，終必陷於自行消滅之境，惟此次各地請願代表在京開會，會議決發起組織中國本位醫學建設協會，以聯合全國中醫團體作改進建設本位醫學事業，用意至善，本社立於言論立場，用將「三一七」運動與全國醫聯會被解散之恥辱，提示以告同人，希望大衆由此能徹底覺悟對於現時發起之中國本位醫學建設協會，應踴躍參加，羣策羣力，促早成功，以謀全國醫界之大團結，而期推進中醫事業，本此意旨，特訂「三一七」入社訂刊優待辦法，以作普遍之喚醒宣傳，而收廣大合作之效，倘期同道注意焉。

優待辦法如下：

(1)自三月五日起至五月十七日止，在此二個月內，徵求「三一七」紀念社員讀者。(2)凡在紀念期內定閱刊物半年者照價九五折收費，定全年及入社者照九折收費。(3)「三一七」紀念社員讀者至五月十七日截止，外埠以郵戳爲憑逾期照原章收價。(4)匯款請匯至上海北站郵局或「中國」「交通」「上海」銀行北站界路分行，俾取兌便利。(5)如納費用郵票照九五折計算。(6)本社分社社長介紹紀念社員讀者除享受原有利益外倘介紹滿五名者，(半年讀者滿十名)另贈下列四種物品內任擇一種(一)中國醫學源流論一冊。(二)疾病問答一冊。(三)實用方劑學一冊。(四)漢和處方學津梁一冊。介紹得二十份全年者(半年加倍)贈大號銀盾一座，(多則類推，倘不願受贈品得照平時加扣半成現金，——例如原來八折交賬者現在可七五折交賬——)(7)本社熱心社員讀者倘介紹三名全年者(半年加倍)，亦贈以上列書籍中任擇一種，介紹滿十份者(半年加倍)贈以大號銀盾一座，(多則類推)。(8)介紹紀念社員讀者熱心者除贈品外，並登刊宣揚鳴謝之。(9)本社備有宣傳品，可任介紹者之索取，以便宣傳進行。(10)本辦法至五月十七日爲停止效力期。

注意社員讀者繳費規則

甲種社員三元五角(可得本社證書證章全年刊物及本人照片可由本社義務製版登刊)乙種社員二元五角(可得本社證書及全年刊物)全年讀者二元半年一元上列係原來價目在紀念期內照優待辦法折扣再南洋國外另加寄費。

中醫科學第一卷第十一期目錄

上海中國名藥代辦社是：
全國名藥唯一代辦機關！

中國名藥　不知凡幾　散處四方　不能互濟
病而求藥　南天北地　道阻山河　若瞻雲霓
本社鑒此　設法通流　集中名藥　供衆需求
丸散膏丹　既名且靈　常備數種　濟世利人
醫藥各界　尤應推行　提倡國藥　發展效能
如荷委辦　不論躉零　均照原價　不加分文
服務週到　手續便利　交貨迅速　穩妥經濟
歡迎委託　必求滿意　盡我天職　謀人福利

婦科調經種子，兒科急慢驚風，傷科跌打刀傷，外科瘰癧疔毒，內科傷寒溫熱，急救痧氣時疫，眼科沙障星翳，補養膏滋丹丸，及珍貴原料藥材，分門別類，均係各省極著名，極靈驗之國產靈藥，詳細目錄，函索卽寄。

創辦人　方公溥
贊成人　謝利恆　秦伯未　唐吉父　龔醒齋　蔣文芳　徐愷
社址　上海　八仙橋芝蘭坊廿四號

國內外醫藥新聞

＝緊要消息＝

中醫審查給證限制綦嚴
上海醫團聯席會議議決
請求修改中醫考試規則

＝推舉代表先向市衛生局請求
如無效續向中央衛生署請願＝

一致注意！！

（本市要訊）本市衛生局自發表中醫審查給證規則後，未登記中醫陸續向衛生局報名，但該局此次登記資格，限制頗嚴，中有行醫五年以上且須有地方機關證明文件，方得報名應試，以致一般無證明文件者，多遭屏除，紛紛向本市醫團報告，請求救濟，各醫團據報後，咸認為當局該項規則，對於中醫前途，大有影響，一再考慮，乃於本月（四月）廿四日由上海四醫團舉行聯席會議，當經議決推舉代表八人，計國醫公會朱鶴皐施濟羣，神州國醫學會蕭退庵金長康，中華國醫學會唐吉父張懷霖，國醫學會嚴蒼山葉熙春等，攜帶呈文先向本市衛生局請求修改中醫考試規則，如無效決聯合全國醫界續向中央衛生署請求，務達修正該項限制資格過嚴之條文，以維中醫前途，茲將衛生局公佈規則錄後，以備參考。

上海市中醫註冊規則

二十六年一月廿三日公布施行

一、本規則依據中醫條例第三條訂定之

二、本市中醫除應遵照中醫條例各條之規定隨時受本市衛生局之監督外並遵守本規則各條辦理

三、凡中醫非經領有中醫證書者不予註冊非經註冊者不准在本市區內開業

四、中醫呈請註冊給照時須呈驗中醫證書並附繳履歷書一紙四寸半身照片三張照費及印花稅費各二元

五、核准註冊之中醫給予中醫註冊執照

六、未經本局核准發給開業執照擅在本

市區內執行業務者按照中醫條例第八條及第九條之規定處罰並得酌量情節停止其營業

七、中醫應將本市衛生局所發註冊執照張掛易使衆覽處以資證明而杜假冒

八、開業註冊執照遺失時得呈請補領惟應照本規則第四條之規定繳納照費及印花稅費並須登報申明舊照遺失作廢

九、中醫遇有遷移時應於二星期內報局備查違者處十元以下之罰鍰

十、本規則如有未盡事宜得隨時修正

十一、本規則自公布之日施行

上海市中醫聲請給證章程

二十六年一月廿三日公布施行

一、凡在本市區內中醫聲請給證者應遵照本章程各條辦理

二、凡具有左列資格之一者經本局審查合格後准予發給中醫證書

一、曾經中央或省市政府中醫考試或甄別合格得有證書者

二、曾經中央或省市政府發給行醫執照者

三、曾在教育部備案或各地方教育主管機關立案之中醫學校畢業得有證書者

四、曾執行中醫業務五年以上得有執業所在地主管官署之證明者

三、以前條資格聲請給證而未據提出確切證明文件者須按中醫審查規則第六條第二項之規定經發交考詢委員考詢合格後始准發給中醫證書

四、凡聲請給證者應塡具履歷書三份二寸半身照片四張證書費五元印花稅費二元連同資歷證明文件繳呈衛生局核辦並製給正式收據

五、凡經審查或考詢合格後由衛生局通知攜帶前項正式收據來局領取中醫證書等件

六、已領之中醫證書如有損壞或遺失呈請補發者應詳細聲明原因繳納證書費及印花稅費各二元始予補發同時登報申明舊照遺失作廢

七、已領中醫證書之中醫欲在本市區內開業者應遵照本市中醫註冊規則辦理

八、本章程如有未盡事宜得隨時修改之

九、本章程自公布之日施行

＝國內外醫藥消息＝

新昌中醫公會開第二次會員大會

（新昌通訊）新昌縣中醫公會於本月（四月）二十日上午九時，召開第二次會員大會，出席會員王國芳等四十七人，列席縣黨部指導員呂志璜，縣政府傅一之，主席王國芳，紀錄呂梅如，主席領導全場行禮如儀後，即席報告，繼由縣黨部指導員等相繼訓詞，旋即討論，（1）聲請中醫證書，本會應如何辦理案，決議，征求會員，由本會辦理聲請，（2）本會章程及會員職員通訊錄應否印就分發各會員案，決議，由本會辦理，（3）本會常年經費應否增加案，決議，本會常年會費改爲一元，（4）本會章程應否修正案，決議，修正本會章程，第三十條第二款，會員會費一元，於每年召開會員大會時繳納之，（5）本會執監委員選舉時期應否修改案，決議修改第二十一條，本會會員大會春季舉行一次，並選舉執監委員，於開會前一星期內登報，幷專函召集之，並修正章程，由執行委員會申述理由，向黨政機關備案，（6）本會方箋應如何推行案，由各會員蓋章自行負責。

晉江中醫公會改選

（泉州通訊）晉江中醫公會於三月十七日改選第三屆執監委員。是日到會會員有一百零三人；棄權退出不參加者十一

人。縣黨部派黃文彥，縣政府派賴搏鵬到會指導。選舉結果：以吳金陵，鄭燕汀，林榮壽，陳琴甫，陶宗堯，黃潤堂，黃錫福，李炳瑩，李耀宗九人，爲理事，黃中坤，吳淑坤，王立吾，吳谷煥

本社新社員

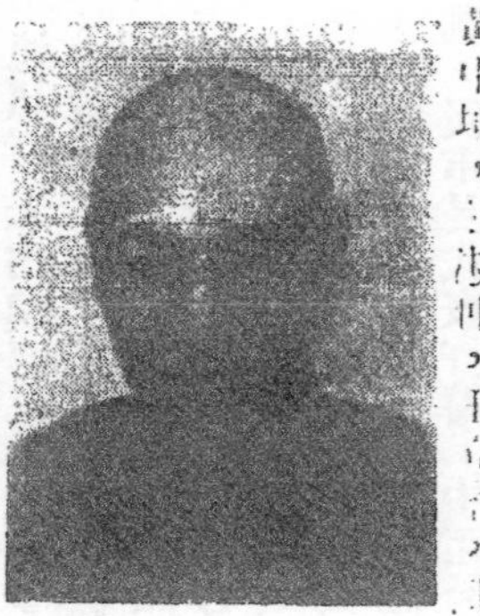

啓東 沈建侯

，葉應夢五人，當選爲候補理事。傅維雲，蔡德修，洪景星，謝壽榮，許乘賢五人，當選爲監事。郭國昌，翁培年，董福祥三人，當選爲候補監事。復於廿

本社新社員

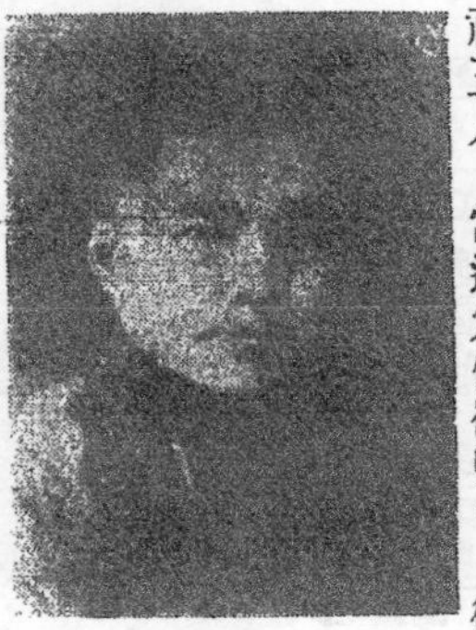

如皋 郭煥生

三日開第一次理事及監事會，出席之理監事，十八人，選黃潤堂爲常務主席，林榮壽，陳琴甫爲常務理事，蔡德修爲常務監事，並推吳金陵爲組織股主任，陶宗堯爲審查股主任，黃錫福爲財政股主任，鄭燕汀爲衛生股主任，陳琴甫爲文牘股主任，李炳瑩爲庶務股主任，林榮壽兼研究股主任，李耀宗爲交際股主任云。

浦城中醫公會成立

△縣黨部張煥奎指導

△縣政府林蒲洲監選

（浦城通訊）浦城縣中醫公會，上月五日下午二時，在後街先醫宮召開成立大會，並選舉執監委員，計到會員四十一人，二時正宣佈開會行禮如儀，由徐

本社新社員

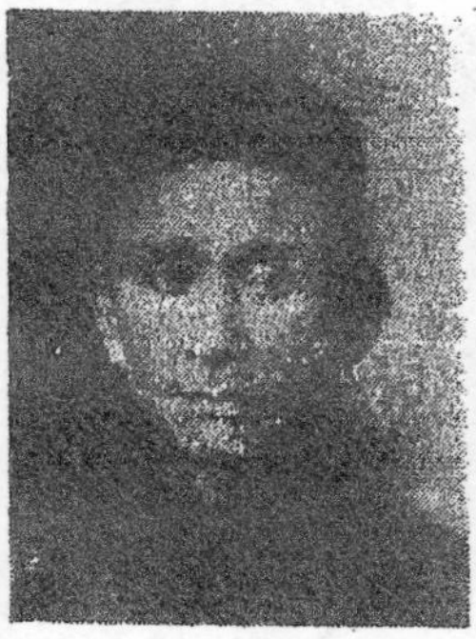

湖南衡陽 劉玉堂

之讓代表主席報告籌備經過，張煥奎林蒲洲先後致訓詞，會員余光遠答詞畢，開始選舉，結果祝賀三三十八票，徐之讓三十六票，徐泰昌三十三票。梁容甫三十二票，王德敷三十票，崔鳴謙二十七票，潘公侯二十六票，吳敬魯二十二票，季長庚二十一票，詹達夫十八票以上當選執委，徐之蓀十七票，張馨德九票，以上二人爲候補執委，丁兆松十七票，甘文孔十六票，徐泰德十二票，蘇少波十一票，何其賢九票，以上五人爲監委，朱炳榮九票，余光遠八票，以上二人爲候補監委，當時由執行委員互推祝賀三，徐泰昌，徐之讓，王德敷，潘公侯五人爲常務委員，監察委員，又舉丁兆松，爲常務監察委員，後即散會。

永春縣府召開防疫會

推選職員分配工作

（福建永春通訊）本縣近來天氣不和，時疫發生，縣府爲預防疫癘計，於廿日，召集縣黨部，民教館，九團軍醫處。城區及五里街各醫院，在縣府開防疫會議，議案略下，（一）本會組織經有變動

本社新社員

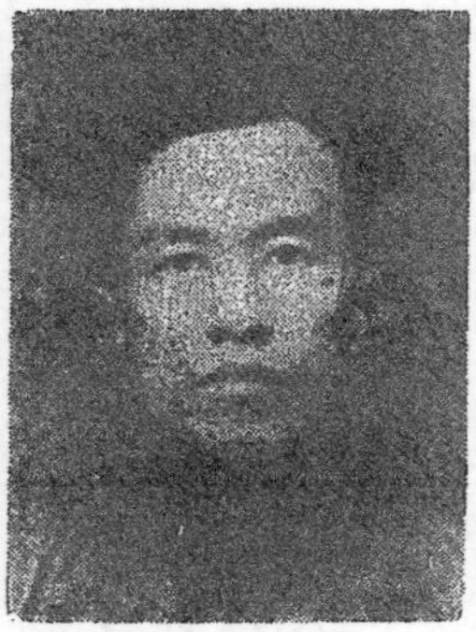

福建莆田 陳叔濤

本社新社員

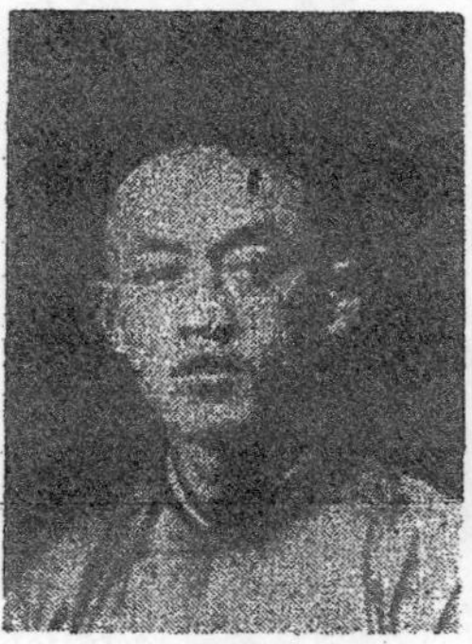

如皋 花希錢

，推選莊志烈，曾天民，王錦機，林一峯等四人爲常務委員，(二)推林一峯担任總務組莊志烈爲防疫組，許合春爲醫務組，曾天民，爲宣傳組主任，(二)推選總務組盛伯樂林振，防疫組陳世德，九閩醫務所，黃和佳，林有植，王懷德，鄭淑珠，同和醫院，尤振辰，張本培，黃世提，王禎祥，黃建源，鄭漢傑，醫務組幹事，永春醫院，懷德醫院，張繡蓮，宣傳組幹事，民教館，縣政府，各醫師，九閩軍醫，(四)本會細則應由總務股擬定，提會通過，(五)本會經費由地方衛生經費項下開支，(六)種痘及防疫時間現定六月十五日以前辦理，(七)略。

本社新社員

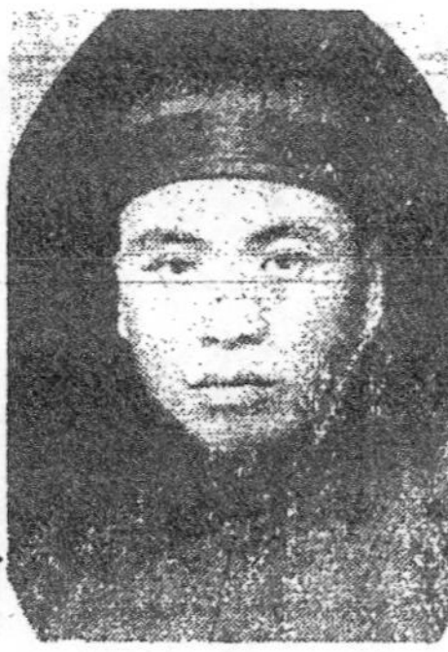

福建莆田　張維開

平市醫學討論會日前成立

聘請專家公開演講
醫學界可自由參加

(北平通訊)　本市醞傳已久之醫學討論會，於四月十一日，下午二時，假中山公園，中山堂，舉行成立大會，該會本係平市衛生局長謝振平所倡辦，力謀溝通中西醫術，改進醫藥爲宗旨，是日召集全市中西醫士開會，有該會常委，謝振平，趙樹勳，費均，邱倬，汪逢春，方石珊，及市長代表許備，中西醫士，七百餘人(內以中醫人數約佔五分之四)，首由謝振平主席報告開會意義，並希望醫學界公開研究，繼由秦市長代表許備致訓詞，希望溝通中西醫行於一爐。次由中醫汪逢春報告，將聘請專家，每月講演二次，醫學界可自由參加，四時許攝影畢，散會。

本社新社員

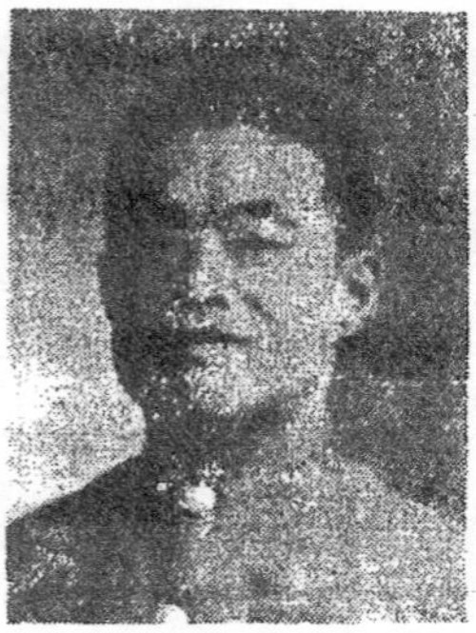

如皋　張孝門

日醫學家
搜獲貴重漢藥材料

(日本通訊)　外務省對華文化事業部派遣來華研究中國祕方，世界內分泌大家京都醫科大學教授越智益逸博士，得上海自然科學研究院之後援，在長江沿岸南京等處，調查以來，已有一月，關於中國民間一切家傳祕藥中，其與內分泌有關係者，已搜獲貴重生藥物百餘種，行將攜歸，竭力研究，預料越智博士歸國後，對於中國幾千年來之單方獨味的奇藥，在學術上必有重大的貢獻，查博士搜得之百餘種生藥物，以動物性者爲主，植物性中之關於酒類者，爲數亦多，特動物性中之紫河車，係由婦人死體中取出之乾燥胎盤，此物在日本，因法律規定，絕難搜得，他如白花蛇，虎之生殖器，海龍，海馬，靳蛇之眼，虎眼，蛤蚧，龍爪，人中黃，猴棗，海狗腎，血餘(婦人之髮)等，皆爲中國古來之妙藥，尚未經科學的證明，今後對於此等生藥物，究竟何以能滋補強壯，實值得檢討云。

熱心進行組織涇陽

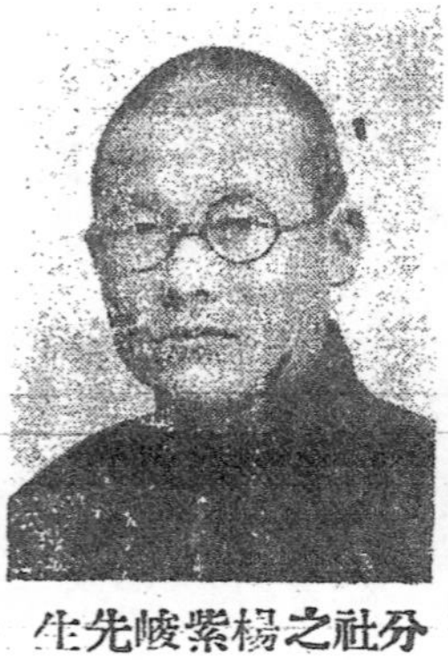

分社之楊紫峻先生

梹城中醫藥聯合會
舉行特大會議
選出建築新會所籌備委會
計劃附設國產藥物陳列所

（梹城通訊）中醫聯合會，於三月十三日晚七時，在其會所，召開特別會員大會，是晚到會者，計有吳軒人顏潤松杏林堂，萬寶參茸局，萬生濟，大生堂，永濟堂，彭浪初，李炳輝，怡和堂，永生隆，寶興祥，葉炯文，長興堂，博愛堂，廖桂生，許葉深，李鎮南，森和春，張顯宸，培良藥房黃竹良，李仰宗，萬安濟，建生和，會豐商店，仁愛堂，戴國良，安懷堂，倪雲山等三十人，濟濟一堂，主席梁柏榮，紀錄劉子嚴，首先由主席宣佈開會理由，繼書記宣讀前期議案，衆無異議，乃作通過，次報告二月廿二日該會代表向胡文虎先生接洽經過事，當有主席報告云，二月廿二日該會有派代表六名，前往此間答拜飛機場歡迎胡文虎先生並指觀察其檳城虎標永安堂分行業務，旋而歡迎者一行人。乃招待胡文虎先生前往亞逸依淡稍事休息，惟前先生因行色匆匆，急欲返星洲，是以該會特進行建築新館址事，業經其司理李昌安向胡先生接洽，當時荷胡先生表示贊同其並云前已有函知該會，以建築新館址事爲屬於大衆事體，故希望會中人士能向各界熱心家進行募捐，然後乃盡棉力予以贊助云，報告畢，乃有顏潤松君起云，關於本會籌備建築新會址事，依鄙人之辦法，擬提議先組織成立建築新會所籌備委員會以促進行，及募捐事宜，即有戴國良君附議，經吳軒人君贊成，遂由主席付衆表決，通過，於是乃進行選舉籌備委員十五名候補委員八名，結果被選者如下，建生和，永安堂，萬寶參茸局，會豐商店，萬生棧，永生隆、仁春堂，福興和，顏潤松，張顯宸，戴國良，吳軒人，李仰宗，廖桂生，葉炳文，候補委員八名，李仁愛堂，同濟堂，永安祥，和豐莊，李鎮南，彭浪初，許葉深，田世光，選舉畢，乃由坐衆議決，委全權予以籌備建築會所以籌劃一切事宜云，繼而議慶祝英皇加冕大典辦法，經坐衆一番討論後，乃贊同屆時必須熱烈慶祝，關於慶祝一切事宜，乃由坐衆議決交由司理李昌安君負責籌備之，最後臨時動議，有會長梁柏榮報告云，一、該會此次籌備建築新會所事，其宗旨，乃純爲國粹之宣傳，擬於將來計劃設立國醫藥材標本陳列所，以負宣傳國產藥物之責，該附設陳列所。其內部將來擬附設中國製造藥出品家之丹膏丸散及各藥油等，以爲陳列，以垂永久，而藉以宣傳，同時歡迎各界人士參觀云，二，對於陳列各藥標本，可由該會建設委員會負責辦理進行通函於吾國各省出產家請其參加及報効，三、報効辦法之章程由建設委員會負

本社新社員

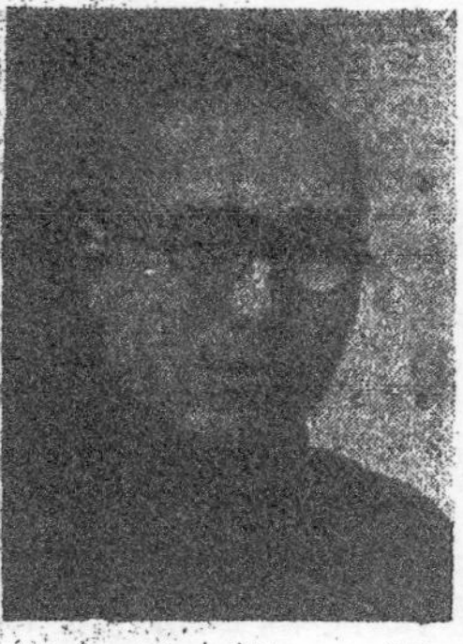

涇陽　周叔泉

本社新社員

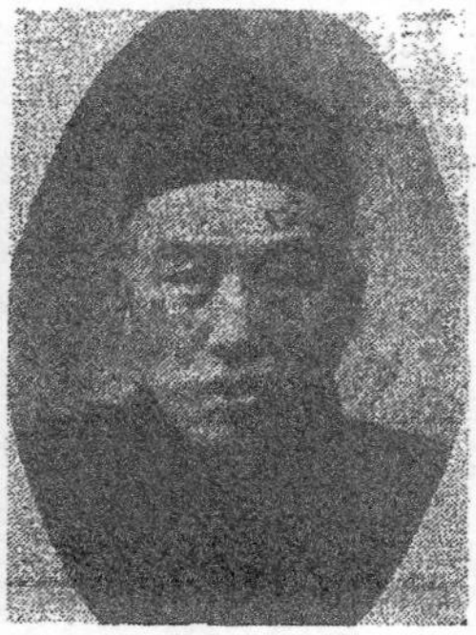

周口　胡良岑

本社新社員

福建莆田　曾昭琰

責起草交由大會通過。凡後加入本會之章程內，以使均有效，四、報效者之各出產家並製藥出品家之所有權利及宣傳，乃係由會製定獎品或…予以獎勵，五、并設醫藥研究部，羅致各方著論之醫書及藥物性并本說明書，應有盡有，俾大衆得有參考機會，以研究爲目的，報告畢，此事乃議決，交由建設委員會，於下次會議時提出研究進行云，議逐此。遂於十時半散會云。

江西景鎮中醫公會開成立大會

△公選理事九人監事五人

（景鎮通信）景鎮中醫公會，於三月十七日下午一時，開成立大會，同時選舉理監事，計出席者，縣黨部，劉幹事銘箴，縣府代表汪國華，警察局代表周錦云，商會代表胡子超，衛生院代表江一鶴，本刊記者，第一區署，中藥同業公會，暨該會會員喩春甫等，數十餘人，公推臨時主席劉芝軒司儀喩春甫由主席領導儀式開會後，即報告開會意義，繼由縣府代表汪國華，劉幹事銘箴，監視開筒選舉結果，以吳菊方，吳篆丹，劉芝軒，姜贊文，余從周，侯春甫，盧衛賓，江墨垣等九人，得票最多，當選爲該會理事，並推定劉芝軒爲常務理事長，吳篆丹，余從周，姜贊文，吳菊方，爲常務理事，以郭霽暉，汪撫華，吳秋九，黃濟生，戴菅侯，爲監事，旋有縣府代表汪國華，劉幹事銘箴，代表相繼演說（詞極精采從略）復由劉芝軒答詞，始攝影散會云。

本社新社員

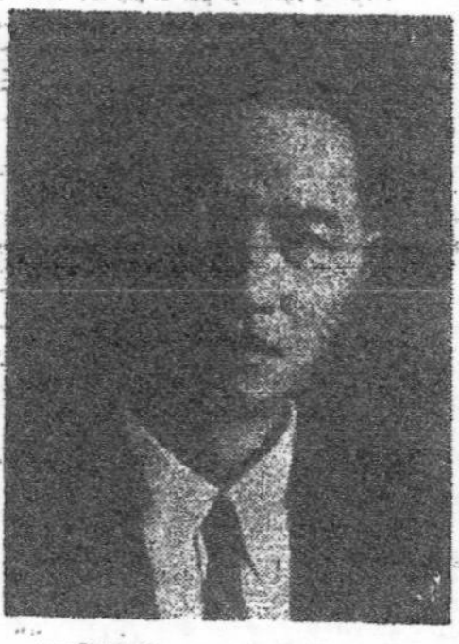

廣東澄海　余國琛

本社新社員

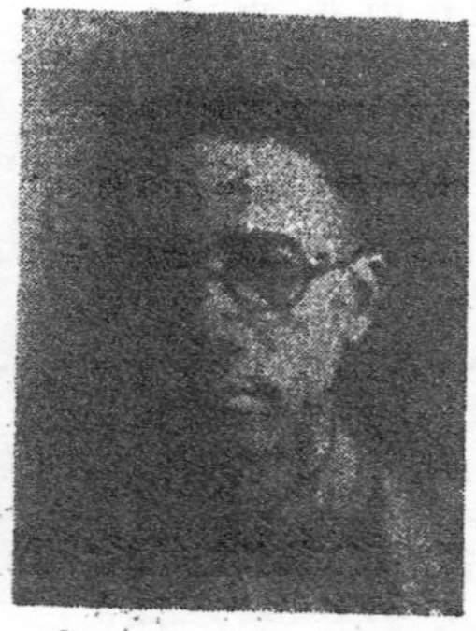

安徽歙縣　黃育庭

廣東惠來組織國醫支館

（廣州通訊）中央國醫館廣東分館以本館爲發揚國醫學術。極有廣設支館之要，故近來各地，均分頭設立，以利進行。前日復派員往惠來縣籌設。該員即前往成立籌備支館辦事處並分函各主管機關略謂現奉國醫館令派來召集此地醫藥兩界。組織支館。請暫借灰沙頭鷄哥祠衛生院爲地址。約四月五日可正式成立云。

本社新社員

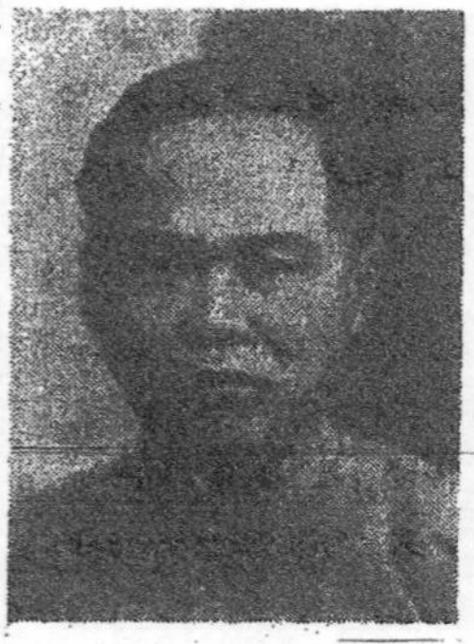

福建仙遊　陳茂林

四川江津國醫支館長就職

（四川江津通訊）本縣國醫支館館長何策襄氏，奉到省分館委後，特於本月（三月）十四日，就該館大禮堂，宣誓就職，計到該縣醫藥團體代表四十五人，該縣黨政機關，亦紛紛派員列席，熱烈空氣，轟動全城，濟濟一堂，頗極一時之盛，茲探得該館紀錄如次：時間——二十六年三月十四日，地點——本館，出席館員——楊東珣等九十六人，列席者——縣政府祕書蕭際雲，保安團團長周化成，第三科科長傅先楷，第二科科長李正義，財務委員會委員長施槐青，縣立中學校長傅成瓊，縣立職業中學校長李式中，縣立女子中學校長袁玉良，暨各鎮鄉醫藥團體代表四十五人，主席——館長何策襄，紀錄——祕書主任任應秋，午前九時開會，主席恭讀總理遺囑，全體肅立，（甲）報告事項——1.館長宣誓就職，（詞長不錄）2.各主任就職（詞長不錄）3.宣告本館組織章程，4.宣佈中醫條例全文。（乙）討論事項——1.討論本館組織章程案：議決——組織章程既要呈請中央國醫館審核，且俟呈報中館核定後，再行補充，2.籌集經費案：議決——經常費除本館館員及改進會會員，每年應繳納常年費外，由本館出捐冊向各方募捐，臨時費付開會表決，3.祕書書記支薪案：議決——祕書暫為義務職，一俟本館經費籌定時，再行議薪，書記每月暫支薪十四元，4.辦學案：議決——學校定於本年下學期開辦，經費由館長在萬壽宮會款下暫撥五百元作開辦費，校址設萬壽宮。5.成立國醫學術研究會案：議決——定於本星期內成立，由本館祕書主任任應秋君擬定細則，以本館之館員為會員。6.徵求改進會會員二百名案：議決——本館館員負責介紹之。7.現在執行業務之中醫，可否限期登記，以增加學術研究會會員，砥礪學術，減少庸醫案：議決——本案既關同業之學術問題，理應限期登記，暫分兩次限期，第一次由本館通告限期，三月為限，第二次由本館呈請縣政府佈告限期，以二十六年度內為限。8.添置圖書案：議決——本館經費未充足時，暫行緩置，惟江津民衆圖書館之醫藥圖書，由本館函知接收可也。9.此次各鎮鄉通函登記審查合格之會員，三日內不繳納會金，可否除名案：議決——延期為兩星期。10各鎮鄉設推行辦事處，以利廣徵會員案：議決——定名為江津縣國醫支館××通訊處。（丙）動議——1.劉津華動議——現在藥王廟產業，本館可否接收案：議決——須藥王廟首人具呈捐助本館可也，午後五鐘，攝影散會。六鐘歡宴何館長於几江餐堂云

澳門鏡湖醫院改善施藥辦法

何東爵紳捐款萬元

（廣州通訊）澳門鏡湖醫院，為澳門獨無僅有之慈善機關，該院素具民胞物與之懷，救困扶危之舉，向設有贈診處施藥局，廣行善事，故旅澳華僑，因患病乏資調理，賴該院之診施而治愈者，不下萬人，其博濟之宏，早為澳地人士所欽崇，而稱頌不已者也，邇來因支出日益浩繁，善款不繼，今歲實行將街症之藥局撤銷及裁員減薪，藉資維持，仿採善堂之施藥辦法，凡街外到診者，所施之藥劑，如病者係住某街某坊者，則持藥方到該街坊之藥材店配藥，藥資多寡，由該藥材店暫行記賬月底彙齊單據到該院領回藥價，法殊完善，業經實行云，又港商何東爵紳，平素熱心公益，慈善為懷，去歲底以該院醫費拮据特慨助萬元，俾佐善舉，并親勞玉趾蒞院參觀，該院值理及員生等，開會歡迎情形至為熱鬧，聞何東爵紳對該院措施多所稱善云。

本社歡宴

駐美分社林達生先生

（本社訊）本社駐美分社林達生先生，在美與分社長陳鴈聲及陳天一先生等，熱烈推廣本刊，成績卓著，本社同人，深為欽佩，此次林君返國蒞滬，本社徐總務主任特約同人於川榮館歡宴，與宴者有謝社長，方龔二副社長，及徐盛鄉三主任與章薛編輯等，餘因事未到，席間暢談中醫事業，甚為歡洽，並共同攝影，以留紀念云

胡文虎爲香港長洲醫院加建肺癆療養院

（廣州通訊）華僑巨擘，胡文虎先生，於中國醫藥及各種慈善事業，至爲熱心，年前曾捐資建築香港長洲醫院，位於長洲海濱，風景宜人，自開辦以來，有益於附近居民不少。惟胡氏復念晚近患肺癆者衆，長洲有此風景，亟宜有肺癆療養院之設。特再捐資在該院加設肺癆療養院，以利同胞，現擬不日興工建築，刻正招收工人云。

平市流行急性腦膜炎

平市入春以來。雨雪缺乏。時疫流行。內以急性腦膜炎爲最烈。每波及二三歲小兒。患者數小時卽斃。醫師對於此症甚爲棘手。死亡率甚大。實爲小兒之不幸。現當局竭力防患治療。並望市民對於衞生上多加注意云。（北平通訊）

國醫遵領開業執照

福清全縣

（駐融記者通訊）本縣國醫公會，前因奉到縣府命令，着轉飭所轄已領有省民政廳中醫士證書之國醫，應向該府補領開業執照，否則不得執行業務云云。該會奉令後，當卽函知各會員，尅日塡具手續，並繳納執照手續等費計四元二角，經各會員先後遵辦，於月前由該會轉呈縣府，經該府審查結果，認爲已合規定，准予具領，聞已於四月二十日，將開業執照頒發各國醫收執，以利行業，聞此次具領者，約達三十餘人云。（海）

預防天花

華容救濟院分區種痘

並函教育局飭各校查照

華容救濟院，成立於民國十四年，經費由本縣財政局撥發。茲值春令，天花流行特派醫員分區種痘，幷商教局飭各校學生點種牛痘。其函云：查預防天花，早奉 中央防疫處緘催辦理在卷。茲值春陽發動，時虞天花傳染，有礙各校兒童之衞生。特定於三月十五日起，派素有經驗之痘醫四員，分途向各校兒童點種牛痘。除縣城各校，由本院西醫負責辦理外，理應函達貴局，轉各區教委，轉知各校校長。俟本院痘醫到時，分班點痘爲荷云。（華容訊）

華容瘟疫流行

湖南華容今春，瘟疫橫行，有一家數人，同時起病，臥床而死淨者，有出門作客而死於途者。罹病者以東南二山爲最多，起時猝然倒地，耳聾口啞，溲便遺失。昏不知人。越二十四小時卽死，亦有起時祇覺喉痛，二十四小時而死者，計全縣約死0.5%(三十萬)人。（華容通訊）

華容救濟院

施醫分所成立

華容救濟院所屬各施醫分所成立。幷規定施診辦法。派魏人鑑等分赴各地施診。已於日前出發。茲錄其施醫辦法於下：一、施醫地址——墨山舖 塔市驛 鱭魚壋 西來庵 大乘祠二、辦事人員：一分所魏人鑑二分所陳濟凡 三分所梅汝鹽 四分所余質丞 熊希園 五分所梅祖蔭三、施診時間 每日上午八時至下午四時止 但有緊急病症不在此限四、施藥種類；急痧 時疫 霍亂 牛痘苗 赤白痢 或赤貧瘧疾五、受診病夫無論遠近須按時間就診不取掛號金分文六、點種牛痘三月十五日起五月十五日止點種全縣各校兒童。（華容通訊）

湖北監利中醫界的略情

監利帶江濱湖，地多荒洲瘠土，民以粟食爲主，經濟甚爲支絀。故醫家之收入亦頗微。從是絕少經心於此道者。

僅有少數之草醫及會閱醫方集解驗方新編之流，寄其地。據該縣鄭竹成老先生云：客冬該縣中醫會經考試一次：赴考者，百八十餘人。及格者，若晨星之寥寥。僅十數名而已。尚有數人係夤緣而得云。（湖北監利通訊）

吳江縣

中醫公會改選大會

（吳江通訊）吳江縣中醫公會，於三一七召集全體會員，在盛澤舉行第三屆改選大會，並舉行國醫節紀念典禮，該會出席會員，頗形踴躍，計簽到者，一百八九十人，縣黨部特派陳介安爲指導員縣政府特派本區區長蔣鰲，爲監選員，下午一時開會，當推定錢星若汝育才等五人，爲主席團，行禮如儀後，主席報告開會宗旨，黨政來賓，相繼演說，即討論提案多起，嗣由縣黨部陳指導員，分發選舉票，投選執監委員，開票結果如下，簡伯龍得一八五票，葉壽山一七五票，楊舒榮得一七一票，宋霖若得一五一票，錢星若得一四九票，汝育才得一三八票，申輔臣得一三七票，朱春廬得一三五票，顧培生得一三二票，錢輔聲得一三一票，凌樹人得一二八票，費漢興得一二一票，楊勤之得一〇八票，王芷沅得一〇四票，許太平得一〇三票，以上十五人，當選爲執行委員，鈕介得七十票，周子蓉得七三票，蒯二山得三三票，許半龍得三〇票，金浩如得二九票，周新民得二六票，費石欽得二二票，以上七人當選爲候補執行委員，王廉欽得一二九票，陸杏田得一〇三票

本社新社員

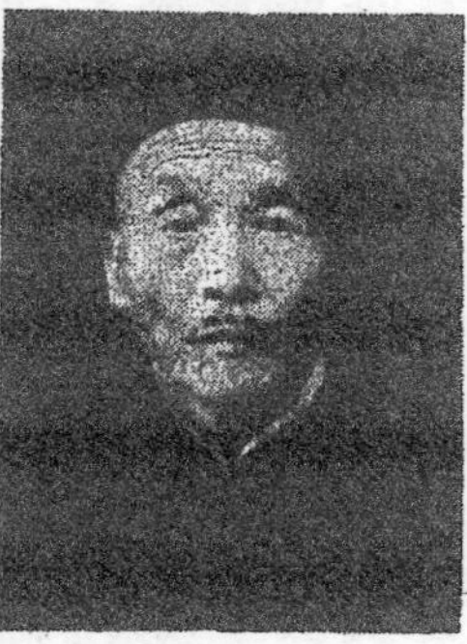

浙江平陽　周舒庭

莊頌穆得九九票，王二仁得九七票，李岐耕得九二票，秦東園得八五票，徐景枋得六六票，以上七人，當選爲監察委員，許達青得二一票，李宗儒得二〇票，閔濟澄得一八票，以上三人爲當選候補監察委員，開票告竣，全體攝影，當晚并舉行敘餐聯歡，觥籌交錯，頗極一時之盛，並悉該會捐助首都國醫院事，會通函各區分事務所募集彙解，茲復在大會託各分事務所主任幹事，負責積極分頭進行勸募云云。

莆縣府訓令國醫公會

舉辦中醫審查給證

莆田縣政府三三七八號訓令開，查中醫審查給證一案，經本府呈奉福建省政府指令，飭由本府依照中醫審查規則第六條之規定，先行考詢，然後給予證明書轉呈核給中醫士證書，茲定於四月一日舉行本縣中醫考詢，凡年滿廿五歲以上，曾執行中醫業務五年以上者，應備具履歷表五份，最近正面脫帽半身相片七張，資歷證明文件，證書費五元，印花費二元，於三月廿五日前送府，並遵期到府應詢，除佈告外，合行令仰該會，轉飭遵照，此令云云。（福建莆縣通訊）

莆縣中醫審查疑義兩點已得解釋

縣府布告本縣中醫週知

福建莆縣爲中醫審查規則疑義兩點，呈請省府解釋，省府據呈後業經解釋如下：（一）查中醫給證現由本府辦理該縣中醫，凡合有中醫審查規則第四條規定資格者，准由該縣長依照第六條之規定，予以考詢，如果確有醫學識驗，應由該縣長出具證明書，呈請核給中醫士證書。（二）凡合於中醫條例第一條各項

規定之資格，呈請核給中醫士證書時，應備具中醫審查規則第五條規定之手續，呈轉核辦。（福建莆田通訊）

北平考試中醫

（北平通訊）平市衛生局今春舉行考試中醫，考試日期為四月廿二日，考試課目仍照前例辦理，考試委員已聘定，是日即可舉行考試云。

杭州國藥業

擬用新式簿記

（駐杭記者通訊）杭市國藥業日前舉行執監聯席會議，討論以舊式賬簿，諸多流弊，擬改用新式簿記，結果聘請會計師負責計劃並指導，並以所得稅問題，應如何應徵，因無相當辦法，故延待下次商討云。

如皋中醫赴通學習種痘返如

（如皋通訊）南通衛生實驗區，月前開辦種痘傳習所，本縣中醫公會教育局警察局等機關，曾分別保送學員，前往肄業，現已畢業返如，計陳君豪，王斗南，朱永祥，汪時雨，陳德堪，花星南，楊少棠，陳昭銓，黃應昌，夏景明等十人，成績均優，現擬呈請縣府就衛生行政費項下，撥款開種痘局，及種痘巡迴隊，以重公共衛生云。

衡陽「吉祥醫藥」創刊

（湖南衡陽通訊）衡陽國藥公會主席謝彬君，畢業湖南國醫專科學校，平時對於醫藥事業，極具熱忱，去冬學成回縣後，因鑒本地醫藥刊物之缺乏，特邀集同志創辦「吉祥醫藥」半月刊一種，由謝自秉社長，並聘畢君君愚為編輯部長，祝謹劉聘三曹仲山等君為編輯，社址設衡陽府正街吉祥藥舖內，創刊號已於四月一日出版云。

廣州警察局拘捕瘋疾市民

擴充收容瘋疾人處所

▲連日加緊搜查。由陸及水。

（廣州通訊）廣州警察局，昨嚴飭各分局將區內瘋人住戶及道路上所發現者捕局解辦，查瘋人住居最多者如前鑑分局段內之永安坊一帶，及大沙頭之棚寮等處，各分局自奉令後，連日均派大隊出發搜查，至今截止，總共拘得瘋人三百六十餘人，隨將各瘋疾市民載往警察醫院檢驗，如證明確患瘋疾者，立即轉往登峯路雲桂義莊內，暫為安置，惟捕獲人數漸衆，該莊已不能容納，聞已加擇兩處，一在增埗蔡家祠，一在大北門外紫薇廟，兩地均甚寬敞，頗能容納，日昨已派隊將其餘瘋疾人押往安置。但該處仍為臨時收容地點，俟有永久安置時，另行移解。又本市陸上瘋人漸已搜獲淨盡，近復注意水上及省河一帶，因灣泊長堤黃沙各地之艇戶，向為瘋人藏匿所在，而沙艇中之珠娘，更多沾染瘋疾，非加以廓清，實流毒人羣，為害非淺，故凡水上嫌疑艇戶，均施以搜查。先後拘捕十餘名，一時風聲所及，各艇戶大起恐慌，平日有瘋疾嫌疑之男女，紛紛擇地逃匿。冀圖免捕。

九江中醫公會改選

（廣州通訊）廣東九江中醫公會，昨假闔商鎮公所改選，到會者數十人，結果選出黃頤宣等七人為理事。

瑞安利濟醫院添設施醫所

瑞安縣利濟醫院由陳志三陳介石等設立業已數十載成效卓著，活人無紀，嗣後籌辦諸人，先後逝世，茲由其嗣陳治夫，陳叔度，何耐夫，陳誠夫諸君，繼續辦理，本年添設施診所，聘請醫員，逐日診治，加惠平民，以符利濟之旨，現公推池志澂為院長，陳治夫駐院担任醫務醫員，由池仲霖，蔡執盟，池仲實，鄭叔嶽，胡公治，胡孟昭等擔任，茲定四月十六日開診云。（駐瑞記者）

世界紅卐字會無為分會改組

免費種痘　並贈發物

無為縣紅卐字分會，去歲曾因某關係，被縣府封閉，已錄本刊，月前在會同人，regarding聽於種痘時期已至，隨要求縣府起封，重行改組，設立免費種痘，救濟貧民，真亦貧者，再送發物，如冬菇等類，地址原在北園歸元觀內，今移至中心地點桀市邊新房，聞每日前往種痘者，不下數十人，而縣府對於該會改組章程，亦深所嘉許云。

日醫學家在華研究黑熱病

由天津至濟南青島

（同盟東京十四日電）侵蝕中國四萬萬民衆生命之猛毒奇病黑熱病（加拉薩爾）係由白蛉所傳染當此梅雨季節將臨之際，行將復伸其魔手於全中國，日本著名科學家。為撲滅此人類之敵起見，特組織該病之研究團，將由天津往中國內地，從事調查，希望藉科學上之努力，按該病之治療法，係於廿五年以前所發見，治療之法，僅有銻質注射一法，但此種注射劑，効力既微，價又奇昂，非中國一般民衆所能担負，故每年罹此病而死者，年達相當之數，此次日本研究團之組織，希望能澈底研究此項奇病，確立治療之決定的歸趨，聞該團以傳染病研究所之佐藤醫學博士為團長，再網羅青島同仁醫院長栗本氏會同濟南醫院院長外田等十四名，作為團員，得外務省文化事業部之後援，自五月至十一月之半年內，前往該病之流行地青島濟南等，自昆虫學原虫學病理學以及細菌學等各方面作綜合的大研究，該研究團在各地帶在期間內，並將免費為患該病者診治，一般人對其工作前途，有厚大之期望云。

廣州光漢中醫學校校長賴際熙逝世

靈柩於四月十二日由香港運返廣州

（廣州通訊）前清翰林賴太史際熙，熱心中醫事業，生前充光漢醫校校長，辦事努力，成績卓著，近因積疾過勞，竟染病不起，業於月前逝世。誠為中醫界可惜也。現聞於四月十二日，由其親屬扶櫬回返廣州擇地安葬，光漢中醫學校學生，到時全體參加致祭，以誌思哀。至光漢醫校，現由潘茂林代理云。

青浦中醫公會舉行會員大會

△改選執行委員

△吳蓮如等當選

（青浦縣訊）本縣中醫公會於前日下午二時，舉行第四次委員大會，並改選執委，出席者吳蓮如等七十三人，請假者六十八人，主席吳蓮如，紀錄趙元寅，先由主席報告（略），繼由縣黨部指導員楊滌凡，縣政府監選員耿亦安相繼訓詞，（略）。△討論事項：（一）第三次大會後加入之會員入會費，由第二次執委會議決權收半數，尚有半數要否補繳請公決案。決議入會費十元改收五元以前不必補繳。（二）本縣中醫登記領照者固多，然未領照者亦屬不少，且更有未入會者，應如何分別辦理案。決，已入會者設法請領衛生署執照，未入會者由會通告，限一月內入會，如再觀望，呈請縣府停止營業。(三)醫藥新報請繼續出版案。決，交下屆執委會辦理。(四)本會應組織設計委員會案。決，保留。(五)本會應創辦新中醫藥院案。決，保留。(六)令接財政部所得稅事務處江蘇辦事處辦字第五十五號公函，限於二十六年五月十五日以前，申報登記，本會應如何辦理案。決，交下屆執會辦理。△修改會章：第五章第十二條改為「會員大會每年一次，定期於三月十七日國醫節舉行，如遇必要時得召集臨時會」，第七章第十條第一項入會費銀十元「改為五元」。△選舉結果：吳蓮如五十一票，唐映書五十票，濤萼蓀四十八票，凌夢夔三十五票，蕭繼梅三十三票，趙元寅三十三票，沈紀鼎二十六票，孔仰周二十四票，夏定一二十票。以上當選為執行委員。袁頌康二十票，符賀人十六票，陳範我十五票，余輝華十五票，蔡頌周十二票，以上當選候補執委，至五時許攝影而散。

河南周家口舉行中醫考試

本鎮警察局舉行中醫考試除佈告週知並派員調查開業國醫外，已訓令該鎮中醫公會，擬具考試計劃，呈候核定施行，茲錄訓令原文，「河南周口鎮警察局訓令，令周口中醫公會，查本鎮地方，商賈輻輳，戶口衆多，公共衛生，至關重要，現在全鎮內外科中醫，多數未經合法考試，自由行醫應診，其中醫學淵深，經驗宏富者，固不乏人，而學術淺陋，濫竽充數者，亦恐在所難免，似此漫無限制，殊於社會健康，影響至鉅，刻屆春令，雜疾叢生，取締醫生，尤屬當務之急，茲擬定期舉行中醫醫生考試，以資甄拔，合格者發給執照，准其行醫應診，自是以後，永遠禁止無照行醫，以示限制，而重民命，除公佈外，合行令仰該會遵照，立即擬具考試計劃，呈候核定施行，毋延！此令。」該會第十次執行委員會，提出討論，擬就考試辦法十條，並組織審查委員會，以便屆時審查，由執行委員推舉，孫會繹，王如璋，王鴻漸，明琴聲，袁鼎之，穆夢卿，胡良岑，周志甫，穆少卿九人為審查委員，又推穆少卿為該會主席，當時擬定通知書，交庶務處刷印五百張，通告全鎮國醫，準備一切，俾至日應考云。

上海市國醫公會執監委員就職

(本市通訊)本市國醫公會，自去歲會員大會改選執監委員後，旋因一部份委員登報聲明，不願就職，以致會務進行遲滯，最近本市黨部特令該會各委員，迅予就職，以便推進會務，該會奉令後，業於四月廿二日舉行執監委員宣誓就職云。

廣州衛生局化驗生草藥

含有毒質者嚴禁販賣

(廣州通訊) 廣州衛生局，以市內各生草藥店所售生草藥，約有數百種，其中藥性功用，亟應調查清楚，並以各草藥間含有毒質者，病人服之，危險堪虞，茲為保障市民生命起見，連日派員到各生草藥店調查，將各種生草藥分別研究化驗，如發覺含有毒質之生草藥，即嚴禁發售云。

廣州中醫藥界歡迎林主席

(廣州通訊) 國府主席蒞粵視察。於三月廿四日抵達廣州，萬衆歡騰，到站迎接者千餘人，廣州各醫藥界，如廣東國醫分館，廣東中醫藥專科學校，光漢中醫學校，保元國醫學校等，均派代表參加，藉申愛戴，林氏於國醫學術，頗爲崇拜，據云有暇時，將往廣州各中醫學校巡視云。

成都張放齋等假名招搖

（四川通訊）前成都國醫分館長蔡幹卿因故開缺。分館內部，須待改組，玆悉張放齋賀澤民等尙假借分館名義，在外招搖，希圖活動，刻已呈請上峯，迅派專員，停止活動澈底改組，以重學術，而免妨害地方治安云。

醫藥教育消息

北平 國醫學院院長復職

去歲蕭孔兩院長相繼辭職，風潮曡起，原因乃該院之院務長張子暢，操縱院務，貫用離間，以致蕭孔二人，先後辭職，張見有機可乘，乃賁通二三無知學生，竟推翻董事會，拒絕兩院長復任，並自已組織維持會，而已充任會長，即將來一登院長之野心盡行露出，因是院方一切，盡皆停頓，同學爲顧全學院計，思念各人前途計，乃由同學等命同學會諸人辦理，一方請董事會急忙辦理，一方請求兩位院長復職，經過月餘之奔走，董事諸公之調解，所有各節，已誌本刋，今者孔伯華院長已然允諾，定於四月二日假該院大禮堂舉行開學典禮，並定於四月八日正式上課，玆將是日舉行開學典禮熱烈歡迎盛況之情形，述諸於後。

四月二日，天朗氣爽，惠風和暢，下午一點，乃趨車前往，至該轆轤把口時，即見如歡迎「爲同學造幸福之孔院長」，等等辭句，滿壁皆是，復前行，至該院之大門外，又見粉色布，橫懸特書，「歡迎孔院長復職」等字樣，再前進，則特製之花排樓一坐，偉立院門前，紅絲標語，視之繞眼，進院內，則置一到會簽字簿，至三鐘，孔院長始才蒞席，遂稱開會，計是日到會者，除教職員及學生百餘人之外，尙有院董諸公，如楊浩如，左季雲，謝棟忱等，來賓已有十餘人，首由孔伯華院長，述開學辭，主要即述望諸生要以道德作將來處世之實鑑，次由謝棟忱，述敦孔伯華出任之經過，再次則由左季雲氏，述吾國醫之希望，孔伯華熱心醫界之事實，四則由孔伯華氏，述張子暢對彼之損害，演畢由同學某人演說，再次由孔院長答辭，大意說，可能於最近立案教務整頓，擴充院址等，辭畢，散會，合攝一影，以留紀念時已七鐘有奇，乃買車返舍，思之頗快，需筆記於此，時在廿六年四月一日，夜間十二時脫稿。（北平訊）

中國醫學院近聞

學生會會員大會

（本市訊）中國醫學院學生自治會本屆幹事改選後，對於會務，頗能循序進行，該會於三月廿七日下午二時，舉行會員大會，是日到會有黨政機關代表及該院當局暨同學等異常踴躍，除討論會務外，並有遊藝節目，開會數小時，空氣極佳，爲歷來所未有云。

學生赴京軍訓

（又訊）該院三四級同學近奉訓練總監部令，着於五月十日赴京受軍事訓練，開現正趕製制服，准期前往受訓去。

湖南醫專畢業生 組織同學會

（長沙通訊）湖南國醫專科學校第一班畢業易建純等，以各同學出校後，星散各處，難謀團結，特發起組織同學會，以期聯絡感情，硏討學理，經呈奉長沙市黨部准予組織，發給市字第一五二號人民團體組織許可證書，並派幹事李人初指導組織，當於三月二十五日成立籌備會，互選易建純（總務）譚日强沈甦（文書）廖森周天鐸（組織）周明遠（交際）何墨山（財務）等七人為籌備員，並將籌備情形及章程草案呈報黨部備案云。

廣東光漢中醫專科學校「設置免費學額」

廣東光漢中醫專科學校當局，為鼓勵青年，努力研究學業，以負振興中醫之責起見，本期特設免費學額，製定免費規程，凡每學期每班考試成績列第一名者免學費一學期，第二名免學費一半，第三名免學費四分之一，聞本期薛玉成，林玉麟，莫國良，韋巧琼，馬玉書等均已免學費一學期，簡秀竹，李陽，李權芬，莫英勇，吳權禮等均已免學費一半，歐陽了凡，李應愈，呂國南，湯耀東，區宜憲等均已免費四分之一，該院此舉大有造成學生，學業努力，裨益中醫殊非淺鮮云。（廣州訊）

浙江中醫專科學校舉行念週紀念遊藝大會

杭州浙江中醫專科學校，開辦迄今，已達二十載。畢業學員，不下五百人，拯人疾苦，服務人羣，治療効果，深得社會信仰，前次該校開校友會時，發起組織「二十週紀念籌備會」，選舉籌備委員徐宪仁，王治華，邢熙平，蔡汝揖，張良才，孫旦平，楊百和等七人。決議紀念方式為三項：一為遊藝表演，二為國藥展覽，三為發行特刊，廿一日為該校立校紀念，除國藥展覽因籌備較難，決議展期外，晚間七時假座杭市東南日報社大禮堂舉行遊藝大會，座位雖僅五百，然冒雨而來之觀衆竟達八百餘人。行禮如儀後，乃由大會主席范耀雯氏報告簡略校史，繼由遊藝主任張良才報告遊藝會籌備匆促等情。最後乃為表演，節目計有國樂口琴國術滑稽平劇話劇電影等，頗多精彩。尤以話劇「奴隸們吼罷」為最：及胡大（張良才飾）阿香（洪惟慧飾）為升發（周濟民飾）率領義軍捕捉之時，場中空氣頗為緊張，台下觀衆均斂息凝神，無敢稍舒急氣者，劇情表演之逼眞，無可比喻。其餘如漢奸的子孫等劇，亦博得掌聲不少。直至午夜二時，方始興盡而散。並聞此次遊藝，頗得各界贊譽云。（杭州訊）

江西中醫專校近况

（江西通訊）江西中醫專校自改組以來，對於辦事精神，各課科程以及一切設備，無不蒸蒸日上，敎務主任姚國美，為謀第一屆已畢業之學生出路起見，特在江西中醫院，及佑民診療所兩處錄用學生張海峯，李阜生，郭隱儂，廖上琳，羅瓚等六人為醫員，並每月給以薪金十六元，足見該校關心畢業生出路云。

上海三國醫學院舉行聯席會議

（本市訊）四月十七日下午八時，本市中醫學院，中國醫學院，新中國醫學院，舉行聯席會議，（地址）假座老靶子路國醫公會，出席人朱鶴皋，盛心如，黃文東，吳克潛，許半龍，楊仲熇，包天白，章巨膺，張崇熙，戴達夫，劉野樵，郭柏良，主席郭柏良，

討論事項：敎材大綱，（甲）基礎科學，（除黨義國文醫經外）

（1）解剖生理，（2）細菌學（3）病理學，（4）斷診學，（5）藥物學，（6）方劑學，（7）衛生學，（8）醫化學，（9）醫史學，（10）外國文，（乙）應用科學。

（1）內科學（包括傷寒溫病疫病雜

病），（2）外科學，（3）婦科學，（4）兒科學，（5）眼科學，（6）耳鼻咽喉科學，（7）齒科學，（8）針灸科學，（9）推拿科學，（10）傷科學，（11）救護科學，（12）花柳科學，（13）法醫學，

丙學年，暫定五年，基礎學規定兩年，應用學規定兩年，實習第五學年，

丁中醫委員會催送教材講議案。

由三院分工整理教材工作原則通過，由三院院長會同教務長會議規定進行辦法，由三院教務長開聯席會議，議畢散會。

有趣的研究

小女產犬三隻

華容縣東門堤上，有李氏女者，家頗貧，販賣麵餅油條爲活。年甫成童，忽產小犬三隻。其犬咸目爲妖物，無人嗣之，後不知所之。唯其女余常常見之。此舊年暮春三月十二日事也。特余方始習醫於本縣名醫孫稽民老先生之門下，至今思之，猶不能釋然於胸。特誌之，以供醫界研究（湖南華容通訊）

老婦服墮胎藥後

產赤練蛇六七頭

據云該婦性懶晒月經布

隔夜未收被蛇遺精所致

新喻訊：本縣彭坊東家，五旬老婦，身懷怪胎逾時不產各節，茲聞該婦於前日謀得墮胎藥，在服下後數小時內，連產已被藥斃之赤練蛇六七頭，產婦無恙，迨詢其原因，據其鄰右云：「該婦平日形骸漫浪，素不檢束，衣物猥藉，每經旬累月，不加洗濯，而怪胎之由來，係由其晒月經布於門前之小溪蓬藤，懶於動作，隔宿未收，經赤練蛇遺精其上，適經水復至，仍卸此行，乃感而懷孕，故胎此劇，」云云，按蛇性最淫，每見女人穢物，一嗅之後，則春情衝動，如牡驢之見婦女，慾性蓬勃，不可即制，故特誌之並表而出之，以引起婦女界之注意云耳。

幼女生無肛門

▲中央社歸綏七日電　粵鎭訊該縣農民季某婦，於三年前生一女，自產生後，即無肛門，大小便均由尿道使溺，初因女幼未醫治，近經遍向各醫院求治，惟經剖檢結果，證明確無糞道，未能療治，此種變態生理，頗足供醫界之研究云。

都昌發生怪病

大笑而死

初起頭痛一日即死

（都昌訊）都昌縣長婁英，二十九日電省稱，以該縣發現奇病，初起頭痛，甚劇，繼而大笑，不一日，即行死亡，傳染甚速，據云：不到一天，已死亡六十餘人，懇速派醫防治等情，省府據電，已後飭衛生處，是夜派醫前往防治矣

社務進展

永嘉如臯等處分社均成立
三一七社員讀者踴躍增加

介紹熱心之分社長社員讀者先予登刊
陳鴈聲陳天一先生介紹熱心登刊鳴謝

四月十五日本社舉行社務會議出席者謝利恆方公溥龔醒齋徐愷盛心如朱松蔣文芳沈石頑章鶴年倪維德薛定華徐公魯王子南列席者李仁淵程兆晨劉曉生由謝社長主席(甲)報告事項(略)(乙)討論議決事項一，永嘉胡軼凡如臯栟茶繆俊德龍泉徐蔚然海口林紫宸等依章組織分社業經成立，除已發聘書外由總務部通告獎勵之二，莆田分社吳培初河北冀縣分社陰鑫齋汕頭分社蔡維翬周口分社穆少卿梅花分社林家珽安徽涇縣夏謫塵福州分社王步溪浙江龍泉分社毛更生等熱心介紹「三一七」紀念社員讀者，非常堪佩應予登刊先佈並俟「三一七」辦法截止時一併計算贈予獎品三，汕頭李煒華上海李奕元泉州鄭軒渠山東博興高瑞南如臯陳愛棠北平龔穊宗莆田吳錦瑄高密邱豪雋湖北蘭溪葉培五福州陳興保啓東蔡家本大庾朱旭東廈門梁雲基無錫繆鏡淵瓊州黃冠軍等均為本社介紹「三一七」社員讀者多名，應照例先予發表俟「三一七」辦法滿期時結算贈予獎品四，聘請張型為本社特約撰述並陸續聘請隨時發表五，美國分社陳鴈聲陳天一先生熱烈推廣本刊成績斐然應由總務部登刊通告以鳴謝忱餘略議畢散會。

評論

教育部不准中醫學校立案是何道理？

四川江津 任應秋

中國非民主國體乎，何政府之強橫而專制若是也？應秋身爲黃帝子孫，服務中級教育有年，沒有精神病，沒有犯過罪，沒有褫奪公權，沒有破產，也還能識字，在取得公民資格之下，而站在公民立場之上，說幾句公民範圍內的話，雖有觸怒當道，在所不計也。

吾國醫學，自廢除之政令收回後，猶復包藏禍心，消極摧殘，如最近公佈似是而非之中醫條例，中醫審查規則，大有非將國醫消滅至「靡有孑遺」不可之勢。嗚呼！國醫之與諸公，何其參商之甚也？第中醫條例，中醫審查規則，大多似是而非之處，國醫界諸名宿，類皆辯之詳矣！姑不再贅，惟教育部之不許中醫學校立案，其不合法令，殆有甚於該項條例與規則，勢不得不藉我個人公民權之力量而創造罷免之。

查國民政府頒佈現行法令之教育類，中華民國教育宗旨及其實施方針。(甲)教育宗旨曰：『充實人民生活，扶植社會生存，發展國民生計，延續民族生命爲目的，務期民族獨立，民權普遍，民生發展，以促進世界大同。』(乙)實施方針，第二項曰：『普通教育，陶融兒童及青年「忠孝仁愛信義和平」之國民道德，並養成國民之生活技能，增進國民之生產能力爲主要目的。』第四項曰：『大學及專門教育，必須注重實用科學，充實科學內容，養成專門知識技能，並切實陶融，爲國家社會服務之健全品格。』又查教育兩字之意義，教育者，『助人類之發達，以適於世界進化之一種作用也。使就當由之路，謂之教，使之自然長養，謂之育。』(見辭源)綜斯以論，教育部之不准國醫學校立案，以國醫不合教育宗旨乎？不合教育實施方針乎？抑不合教育兩字之意義乎？

陸士諤先生曰：『中醫自炎黃至後漢，從祝由一變而爲導引，再變而爲針灸，三變而爲湯液，既變湯液矣！又有醫經，經方，房中，神仙之分，自後漢張仲景出，始以醫經經方爲宗，大中至正，聖聖相承，賢賢繼統，直至於今，計自發明以來，改良已有四五次，……』在西醫未流入以前之中國，由太古直至於遜清，人類之生活，社會之生存，國民之生計，民族之生命，只需用醫藥之時，無一日不仗國醫以充實之，扶植之，發展之，延續之，所以瓜瓞綿綿，螽斯衍慶，卒至民族發展到四萬萬之衆，站世界人口之重要地位，且當時每年絕無舶來藥品十二萬萬之漏巵，是國醫學之能充實人民生活，扶植社會生存，發展國民生計，延續民族生命為何如乎？國醫既經歷朝之改良，國藥亦隨時代也詳備；既有特効，復不仰供於外人，且外人許多藥品，必須仰給於我國，詳見中國藥學大辭典陳仁存先生自序中，是國醫之能使民族獨立，民生發展為何如乎？國醫學既能以充實人民生活，扶植社會生存，發展國民經濟，延續民族生命為目的，務期民族獨立，民生發展也，[illegible]完全相符，教育部之不准國醫學校立案，是何道理？

醫乃仁術古有明言，是其立場，本於倫理，范文正公曰：『不為良相，當為良醫，』是國醫決非不忠，不孝，不仁，不愛，不信，不義，不和，不平之事業。於 總理之遺敎也何傷？以中國人而業中國醫，正當養成國民之生活及技能，而不寄人門下，拾人齒惠，民族之獨立精神，由此振興矣！以國醫而推及國藥，研究某藥治某病，屬某科，宜某土質，如何培植，如何收取？各就道地，加意經營，以增高國藥之生產率，對外可以抵禦舶來，對內可以發展民生，是國醫學之能養成國民生活技能，增進國民之生產能力為何如乎？國醫學既能養成國民生活技能，增進國民之生產能力也，是與中華民國之敎育實施方針第二項完全相符，教育部之不准國醫學校立案，是何道理？

固有之國醫學，非不科學也，特後世學國醫之人，未得國醫一定之敎本，及一定之指導，以致不能運用固有之科學方法與進展耳，查科學云者，以一定之對象，為研究之範圍，而於其間求統一確實之智識者，謂之科學，從廣義言，則凡智識之有統系，而能歸納於原理者，皆謂之科學，故哲學，史學等，皆科學也，從狹義言，則科學與哲學史學三者對舉，科學究其所當然，而哲學明其所以然，史學述其所以然者也，又某派學者，并謂研究之材料，或散漫，或變動，非具一定體系，皆不得稱科學，如謂敎育學政治學之類，今尚不能稱科學是也。(見辭源)陸士諤先生云：『：：傷寒論是中醫方書之祖，我們為什麼要把他這麼推崇，就為張仲景到今二千多年，他那書上所列證據，所開的脈象，所定的治法，所撰的方子，百試百驗，千試千驗，萬試萬驗，旁的書或者還有萬一之錯誤，獨有張仲景書，竟然萬中找不出一個錯，如頭項強痛脈浮大之太陽病，漢代如是，魏晉六朝也如是，唐宋元明也如是，清代如是，民國也是如是，的證的脈，絲毫不有變易，絲毫不能通融，這不是科學是什麼？傷寒症之惡寒體痛嘔逆，中風症之惡風發熱乾嘔，麻黃症之無汗而喘，桂枝症之脈浮自汗，陽明病之身熱口渴，不惡寒，但惡熱，古代如是，今時也如是，自從漢魏六朝，唐宋元明，清代民國，從未曾變更過，未曾見漢朝的傷寒症，是惡寒體痛嘔逆，現代的傷寒症，偏偏是不惡風，不發熱，不乾嘔，唐宋的麻黃症，是無汗而喘，現代的麻黃症，偏偏不是無汗而喘，元明的桂枝症，是脈弱自汗，現代的桂枝症，偏偏不是脈弱自汗，清朝的陽明病，是身熱口渴，不惡寒，但惡熱，現在的陽明病，偏偏不是身熱口渴，不是不惡寒但惡熱，病情確定，亘古不變，這不是科學是什麼？：：：：我們中醫對於病，既明六經，又分三焦，六經有六經的證狀，絲毫不會錯誤，科學之至，三焦有三焦之證狀，科學之至，幷且於六經三焦中，更須辨出風寒暑濕燥火，又各有顯明之證據，科學之至，對於病人分出個男女老少，對於病人起居，分出個城市鄉村，對於病人的環境，分出個富貴貧賤，科學之至，……』然則，國醫學是『以一定之對象，爲研究之範圍，而於其間求統一確實之知識者』之學也，是『知識之有統系，而能歸納於原理者』之學也。是能『究其所當然。明其所以然，述其所以然』之學也，並非是『或散漫，或變動，非具一定體系』之學也，得非稱爲科學乎？國醫學既合乎科學也，且合乎『廣義』『狹義』『某派學者』之科學也。

『大學及專門敎育，必須注重實用科學，充實科學內容，養成崇門知識技能，……』之規定，完全相合。敎育部之不許國醫立案，是何道理？

國醫有極科學之病理，有極科學之生理，有極科學之藥物，有極科學之方劑，當然能助人類之發展，國醫由祝由而變導引，而變針灸，而變湯液，而主經方，逐次改良進步，當然最適合於世界進化，是以國醫學合諸敎育之意義，亦無不合，敎育部之不准國醫學校立案，是何道理？

嗚呼！民國成立二十六年矣，據總理之計劃；而敎育部猶專橫若此，其居心將安在哉？

國醫學既合也，而敎育部不許國醫學校立案，大有違反中華民國之敎育宗旨，亦即以中國人民生活不能充實，社會生存不能扶植，國民生計不能發展，民族生命不能延續爲目的，並務期民族不能獨立，民生不能發展，可乎不可？

國醫學既合方針第二項矣！而敎育部不准國醫學校立案，大有違反之第二項，亦即違反　總理遺敎，亦即使中國國民不能養成生活技能，不能增進生產能力，可乎不可？

國醫學既合針第四項矣，而敎育部不准國醫學校立案，亦即使敎育不須注重實用科學，不須充實科學內容，不須養成專門知識技能，可乎不可？

國醫學既合敎育之意義及原則矣！而敎育部不准國醫學校立案，大有違反敎育原則，亦即不須助人類之發達，不須適用於社會之進化，可乎不可？

或曰：國醫非時新品，不能存在於文明時代，故敎育部特別不准國醫學校立案，以建築言，比我堂皇富麗，以市場言，比我繁華熱鬧，以交通言，鐵路如網，輪船如梭，以海陸空軍言，我國更不能望其項背，以敎育普及言，大學，中學，小學，各盡其善，大致德英日美諸國，在現今國際上，總不是落伍者，我國敎育部所不屑掛齒之中醫藥學，在上列諸國，大行其道，（詳見中國藥學大辭典及各醫報），未必上列諸國之文明程度，反不及我中國乎，部育部諸公，盍三思之？

或人又曰：敎育部之不准國醫學校立案，爲執西醫業者流阻之也，非敎育部諸公之罪也，余曰：以中國人而執西醫業，以中國人執西醫業而摧殘中醫，如此拋宗滅祖之徒，早應打下十二層地獄，永不超昇也，我堂堂執全國教育牛耳諸公，胡爲傾聽不入耳之言，而違反正正堂堂[redacted]教育宗旨及實施方針乎？中國人學西醫，亦可以摧殘中醫，又不聞中國人學英語，而可以摧殘國語也。吾川徐敬修先生有言：『當今大勢，有國界無省界』我執全國教育牛耳諸公，豈甘失國體而同爲西化乎？現在列强虎視中國之際，禁買洋貨，提倡國貨，全國上下，同然一詞，惟不聞廢除西醫，提倡國醫之聲，是何說歟？豈西醫爲中國產乎？抑西醫不用西藥乎？豈西醫所用西藥非洋貨乎？抑中國西醫買西藥不用中國錢乎？或者謂學術只有是不是，而無所謂中與西，不廢除西醫可，宜乎國醫與西醫平等待遇矣，胡爲西醫學校可以向教育部立案，而國醫學校不得向教育部立案乎？是天下最滑稽之事，莫斯爲甚矣！若以中西醫之學術優劣，而論生存，則中醫學術，高尚西醫十倍，可觀陸士諤先生所著「國醫新話」之辨謬三一文，自有分曉

總之中西醫之學術，孰高孰下，稍具有眞正之科學眼光者，無不知之歌喉是教育部之不准中醫學校立案，無論說在那方面，均毫無理由，任他鐵板歌喉，不容强辯，惟該教育部對於中醫學校立案之應注意者，只審其組織是否健全？經費有無着落？教科是否完善。有無違反三民主義之趨勢，是否合[redacted]私立或公立學校之規程而巳矣！烏可於此項之外，舍中國之教育宗旨及實施方針於九霄之外而不顧哉？應秋年僅二十有二，涉世雖淺，而愛國之觀念頗深，既爲中國人，誓死不敢稍辱國體，且應秋對於國醫學，無非性好研究，並未開業，個人亦不必邀求政府之保障，明知本篇所說，多有開罪於當道，然究無絲毫惶恐心者，公理存吾方寸，雖刑及身，不能塞吾口也，尤希教育部諸公，恕予小子，或有可採，又何妨試於芻蕘，至湖北醫專校學生，組織請願，向政府請願，修正管理國醫一切，應秋謹代表四川江津中央國醫支館，醫藥改進支會，醫學研究社，私立培英中學校國醫系，光華醫藥雜誌分社同人竭誠加入，甘爲後盾，更希全國國醫藥同志，從速參加，促其實現，爲幾千年來之國醫存生存，爲中華民族爭體面，世界有公理，天地有正氣，盡我言則，何懼之有？

經閉之研究

馬廠 邢錫波

易曰：『乾道成男，坤道成女』。男爲陽，以氣爲主，女屬陰，以血爲主，故婦科治療，首重調經，經者常也，如潮瀉之有信，故曰月潮；如月之盈虛，不愆其期，故曰月經，又曰月信，總言其踐期不易也。攷經血之名，古籍稱爲天癸，或稱爲月事，論者謂爲月經之通稱，不知天癸月經，原有區別，另有意義，豈籠統呼之也。深欲究天癸月經之來源，必須先明斷女子之生殖器，而後可以洞悉無疑也。

女子之生殖器，其構造重要之部分，曰卵巢、子宮，子宮位於腹腔之下，膀胱之上，骨盤中間。處女時期，前後扁平，形如梨狀；若已生產之婦，則略形闊大。子宮之全體可分爲三部，其較大之一端，名子宮底，全體係平滑筋所組成，兩側有輸卵管，與卵巢韌帶，附着於其上。子宮底之下部，漸形窄狹，名曰子宮體，子宮體之下部，尤爲狹小，呈圓柱形，謂之子宮頭，頸之下端，出於膣中，名爲子宮膣部。末端有橫溝管，名曰子宮外口。其末如脣狀，卽子宮脣。在子宮體部，有子宮腔，其腔成三角形，全體被一層黏膜，此膜附有多數細小之腺，常分泌透明而粘稠之液體，以收容卵巢中受精之卵子，而使其發育長成，以分娩於體外。由是觀之子宮原爲一堅厚之藏器，爲身體一重要之機關，其功用一排洩月經，一容納胎兒。

卵巢，爲製出卵子之要具，形扁平而長圓，位於盆骨（骨盤）腔內之扁韌帶中，左右各一，形與男子之睪丸相似，由卵巢向子宮之方，生一韌帶，附着子宮底之兩側，將卵巢連結於子宮，此韌帶名爲卵巢韌帶，卵巢在於少女時期，則細小而外面平滑，迨至年歲稍長，春機發動時代，則廓大而凸凹不平，洎於老年，則萎縮而變硬。卵巢之構造，係由固有膜髓質及皮質，三者連合而成，皮質之內，含有大小無數之透明細胞，最鉅者，其內容含水狀之液質，滿貯卵胞液，每四週發育成熟一次，成熟之後，突出於固有膜，而向上輸入。胞之內壁，附有顆粒層，其中有一大細胞，曰載卵丘，卵子之產生，卽在其中。迨胞膜擴張後，卽吸收液質，至女子長成時，胞卽充分成熟，卵子卽由卵巢之深部，向上進行，冲破胞膜，運入輸卵管，而入子宮。子宮以容納多量之卵子，及液質等，血管亦因而破裂，於是出血而至外陰部。卵子四週成熟一次，子宮亦因之排血一次，此月經所由來也。由是觀之，女子之月經，是根據於卵巢中透明之巨細胞破裂而排洩，若無卵巢之婦女，則終身無月經，卵巢之重要，於此可見。當卵巢發育極盛之際，釀生卵子最多，卵子太多，則刺激卵巢發炎，胞乃因發炎而破裂，卵子遂得溢出，輸卵管承受之，不使其散失，氈毛細胞輸送之，不使其停滯，相將輸入子宮。其卵巢中所分泌之液體，中含蛋白質，子宮黏膜內所分泌之液體，中含極强之鹼性，以及子宮黏膜中，細血管之靜脈鬱血同時排洩，是爲月經。由是知月經之血液，非純粹之血，乃卵巢分泌之蛋白液質，與子宮分泌之鹼性液體，和子宮靜脈鬱血，三者化合而成。故其色較尋常血色，略稀而淡，以其非純粹之血，而內含有卵巢子宮分泌之夾雜物也。

沈堯封曰：『天癸是女精，由任脈而來，月經是經血，由衝脈而來。』斯二語頗有見地，可謂先得我心蓋天癸之癸字，位北屬水，乃天一所生之水也，既稱爲水，則其非尋常之血可知。況衝任二脈，古人列入奇經，奇者異也，謂異於六經，而爲身中之特別機關也。考任脈古人指輸卵管而言，內經云：『任脈通，太衝脈盛，月事以時下，故能有子。』以輸卵管在女子幼齡時代，緊相盤曲，迨至年齡稍長，卽不甚紆曲，能輸運卵巢所產之卵子，以通於子宮，卽經所謂任脈通者是也。據此以觀，任脈古人指爲輸卵管，似毫無疑義矣。

經血，是子宮黏膜內細血管破裂之血，衝爲血海，而主動脈，故以月經之血謂由衝脈而來也。今既明子宮和卵巢之生理，與天癸月經之分晰，則再與逐研經閉之原因和療法，自然貫徹無阻也。

考經閉之原因，厥由多端，而其要不外內因、外因、不內不外因三者而已。其內因者由於七情之傷；外因者由於六淫之襲；不內不外因者，由於卵巢本體之萎縮；其致病之因雖不同，而其釀成經閉則一也。夫子女當青春綫發育時期，多憂而善懷，稍不如意，則必焦心苦思以求之，思慮既久，氣血凝滯不暢，消化因之不良，經所謂思慮傷脾者是也。脾爲生化之源，脾病則化源傷而血不生，經閉不通矣。經云：『二陽之病脈發心脾，有不得隱曲，在女子爲不月，其傳爲風消，其傳爲息賁者死不治。』夫病至

疝癥之治驗

永嘉胡軼凡

伍姓女年廿一歲，初患腹內微痛，當晚卽發寒熱，其痛益劇，小腹右邊高聳烘熱，連右腿漆攣急疼痛不堪，身體輾轉頗感艱難，初經醫生投以平肝化食，攻下等劑，均不見効，服涼藥反增嘔吐後，經余診，當卽投以天台烏藥散，其痛略減，繼服數劑，其病雖有半數之退，均覺不盡根治，改服化癥回生丹數顆，卽告全愈。

回生丹 烏藥散 方載溫病條辨

（按此症與金匱大黃牡丹湯症劇形相似，故特錄出以供研究，不過此症不按亦痛，大黃牡丹湯症，按之始痛，其痛必不如此之劇，及無腿漆攣急之異耳。）

於風消息賁，則勞瘵血枯之病成矣。而名之爲二陽者，以二陽乃陽明胃經，病之初發，不過陽明胃府不能多納飲食，推其飲食減少之故，曰發於心脾，心脾之所以致病，以不得隱曲，蓋心爲神明之府，有時心有隱曲思想，不得自遂，則心神拂鬱，灼爍心血，心血以傷，不能濡潤脾土，以成過思傷脾之病，脾傷不能助胃消食，變化精微，以灌溉臟府，在男子尚無顯著之徵，在女子顯然有不月之病矣。此外如悲哀太過，則心系急肺焦葉舉，心肺以受外界情慾之感觸，失其舒縮闔闢之能力，而功用失職矣。憤怒太過，則肝氣橫逆，肝絡痙攣，肝性以調達爲順，肝絡痙攣，則失其調達之常，而反鬱結不紓，循環障礙，以致消化不良。驚則氣亂，靜脈因之擴張，血液無還流之力，恐則氣陷，循環無鼓動之機，凡此數者，皆因七情之擾，使生理失其常度，或因循環之障礙，血液凝滯，而爲癥瘕，或因情慾不遂，而影響脾胃，總能使消化不良，營養枯竭，血液貧乏，卵巢萎縮，而成血枯經閉之證矣。

查此證屬於七情之傷，使精神受異常之感觸，致全體之生理失其常態，然其來也漸，起初皆因思慮傷血，或抑鬱耗陰，陰血既傷，無以配陽，則陽氣偏盛，陽氣盛，則身發熱，熱愈盛，則陰愈虛，陰虛無以濡潤衛氣通行之道路，則墜道壅澀，陽氣不易外達，故有時作冷。衝氣不暢，則內熱氣閉，益無出路，遏鬱既久，致血中水分，灼爍盡，血漿因之濃厚，循環爲之不爽，隨處瘀滯，恆將管壁吸收營養之毛細管，盡行遏阻，不能分泌營養，以灌溉周身，致使皮膚甲錯，多食肌消，而成血枯經閉之虛勞證。考勞字從火，以勞瘵之證，陰虛發熱者居其強半，滋陰配陽者，實爲正途，故余對於斯證之治法，凡審其腹不痛，身熱脈虛數者，以滋陰爲君，健脾爲臣，消滯爲佐，擬得一方，名之爲壽坤資生湯，體驗以來，莫不隨手奏效，應如桴鼓，茲將拙方列左，以醫界同仁之採用：

壽坤資生湯　治血枯經閉，羸弱已極，飲食減少，咳嗽氣促，身熱脈數者，亦治男子勞瘵。

生山藥八錢　生地黃四錢　潤元參四錢　於白朮三錢
杭白芍三錢　貢阿膠二錢　桃泥仁二錢　當歸身四錢
粉丹皮三錢　生內金二錢搗碎　莪朮六錢　甘草六錢

先冷後熱者，可加桂枝尖一錢，熱甚者生地，元參可加至七八錢，咳嗽然加川貝末二三錢，如咳仍不止者，可用治標之法，加粟殼二錢，候咳止即去之。氣虛者，可酌加參芪以補之，然參芪之性，補而氣升，恐與陰虛者不宜，用時必須加半夏赭石以佐之。

（未完）

產後中風發痙症治及竹葉湯的解釋

林英藩

產後中風一症，雖說是小恙，但是治不如法，病情擴大起來，那就有可怕的危險，各位，風邪爲什麼偏會在產後的發凶呢，這不過由於新產的婦人，趁着腹腔空虛的時候，子宮收縮未完全，細胞調整未恢復，那時膚腠不密，汗腺放鬆，一經受着空氣流動的襲擊，就成了中風的病了，風邪既襲入產婦之體，第一步表層神經起反射的作用，便覺惡風戰慄，皮色蒼白，繼而淺層神經血管動脈各機能，為自衛的抵抗，而起興奮的運動，同時調節體溫中樞因受刺激，而造溫機能遂亢進，病人身發大熱，因頭部充血的緣故，致頭項強硬或痛或脹，尤其是血液循環阻礙，細胞組織變性，而成關節痛疼，筋骨痠楚，與夫胃中酸性分泌物增加，而起惡食嘔吐等病，至於鼻塞時流清涕之鼻粘膜發炎，欬嗆音重喉痛之喉頭膜炎，咳嗽音啞呼吸緊急之氣管支炎等，尤為病菌遞傳之常見的併發症，然此猶是前驅期的尋常傷風的輕症，若是失治或治不如法，就有第二步的續發症，病人因熱度稽留多日營液漸涸，體內分泌物缺乏，新陳代謝的機能衰退，這時面赤心煩口乾舌燥而濁，二便排泄不利，精神疲憊，痰唾膠粘，胃口呆滯食慾不振，若熱迫神經，則有神經過敏，而或昏譫目有妄見等候，最甚的有一種體質羸弱的人，在新產失血過勞之後，更受着風邪，經過好幾天的高熱蒸爍，抵抗力漸漸的薄弱起來，那時腎水虧傷，擾動肝腸，乘勢上升，容易成為脊腦膜發炎，而為發痙的朕兆，痙的始起項頸強硬，牙緊唇縮，目瞪口噤，角弓反張，手足搐搦，甚且人事不省，徧體筋肉均被牽引攣急，這樣的危急關頭，就是加緊治療猶恐不及，可是我國文盲社會，究竟神權力高，一遇着熱邪關係腦神經的病，那就疑鬼疑神，巫祝相勉，置醫藥於不問，不僅虛擲金錢，而且延誤病期，失時不治而死，良可浩歎，至於古人論痙病，有以有汗無汗分剛柔的，有以屬虛屬實分痙痓的，究其治法，剛痙注重疏風達表，柔痙注重降火養陰，痙則耑主清邪，痓則兼重補虛，衆說紛紜互相攻訐，然而在鄙意忖之，產後的痙病却不僅剛柔二體，亦不必泥痙痓的畛域，為怎麼呢，例如產後中風而至發痙，是正虛於裏而邪實於外，正虛於裏則肝腸上衝，脊腦膜發炎，遂至筋肉堅硬拘攣抽搐，卽諸風眩掉皆屬於肝之言，邪實於外

鶴膝風證治愈驗案

大埔張蘊三

鄉人蔡金水，年二十八歲，因操勞過度，汗線弛張，驟冒風雨，遂乘機襲入，初起惟覺兩足麻木，繼則膝蓋疼痛，漸發紅腫，上下腿股，日漸枯細，醫者遵方書風寒濕痺等方論治，而病益加劇，醫治數月，毫無效驗，又延西醫注射施治，亦無見效，遂至患部赤熱，焮腫左膝彎曲如弓，不能履地夜間骨痛筋跳，雞鳴後始能安枕，行走不得，已成廢人矣，迨至本年春初延余診治，按其脈左右俱形弦數，舌苔微黃，據證鑑脈，厥為鶴膝風症無疑矣，考此症原係勞作生熱，汗腺弛張，汗液得以盡量排散，若當汗液盛出之際，偶為外界風雨所搏，則汗線立卽緊縮，排出之汗液，既不能外透於皮膚，復不得內返於經絡，停蓄腹腠，浸淫關節，關節為人

則全體神經血氣為應付抵抗而發高熱，兼之汗腺放鬆，所以汗愈出而熱愈熾，同時頭部充血，肺氣被壓迫，分泌物缺乏，而頭痛面紅大熱喘急諸症俱起，是一病而有剛者之名，又有柔者之徵，既具痙症之虛，復呈痙症之實，然則我們臨床的時候，將何所取則呢，大抵婦人產後外因風寒之邪，內因虛實之變，以及蚘動血毒等，都有發痙的可能，然內外所因之邪，其始發病的前驅期，各有本病的特徵，我們在臨症的時候，要細心考察，自然會認識出來，至治法方面，還要斟酌邪之多寡，體之强弱，病之新久，人之老壯，而用藥權衡尤貴有活法，所謂明而神之存乎其人，至於產後偏虛偏實的痙病，還沒有什麼難治，要是虛中挾實的痙病，那就很不容易應付了。那麼我們不得不拜服仲聖先師，他們生在千載以上的人，已經有了那樣的知識，早已設着竹葉湯的方兒，挽救無數產婦的性命，這眞是聰明得很哩，現在我們把仲聖的竹葉湯略解釋一下，金匱原文云，產後中風發熱面正赤喘而頭痛竹葉湯主之。

竹葉 葛根（上） 防風
桔梗 桂枝 人參 甘草
大棗生薑附子

按金鑑云，產後中風之下當有病痙者三字，始與方合，否則人參附子施於中風發熱可乎，又尤注，此產後表有邪而裏適虛之症，若攻其表則氣浮易脫，若補其裏則表多不服，又程注，產後血虛多出汗喜中風，故令病痙，今症未至背反張，而發熱面赤頭痛，亦風痙之漸耳，又按張氏醫通云，此桂枝因方後附子是向來混入方湯去芎藥，加葛防桔梗人參，內，又醫通載本方去附子，蓋本於活人書云，綜觀諸家之說，與仲聖原文合忝：足知竹葉湯是治產後中風作痙的嵩劑。尤妙在裏虛而外有邪的一語，是本方有安內攘外之能，為虛中挾實而設，不特產後中風已作痙者可用，即產後中風發熱面赤作喘之重症，勢將成痙者，本方有預防應付之能，尤不可不用的，考藥物學，桂枝味辛溫無毒，且含有醋酸桂皮油各質，綱目言其功能通血脈利關節，和營衛發汗，防風味辛甘平無毒，含多量的單甯酸，功用利五臟關脈，主三十六航

身曲伸之處，其淋巴腺為最密風濕停蓄，不但有礙排洩廢物，抑且不能分泌營養，以致膝蓋日漸腫大發炎上下脛股，失於營養，故脛股日漸枯細也，今病者舌苔微黃，兩脈弦數，風濕釀熱，已屬顯然，决非陰性痛痺可比，醫者不知憑脈辨證，誤以辛燥之劑，助桀為虐，益加劇也，為今之治宜內服疏風逐濕涼血活絡之劑，以治其本，外於患部施行用去風濕藥酒藥膏搽貼患處兼治其標，標本同治，則收效較速耳。

方用川秦艽三錢，茅蒼朮三錢，川牛七三錢，炒苡末三錢，鹽黃柏二錢，當歸身三錢，生地黃三錢，宣木瓜三錢，絲瓜絡三錢，漢防己二錢，羌玉活各錢半，生地龍二錢，生甘草二錢，另用松節桑枝各一兩，煎水和藥燉服，服藥二劑後，即有奇效，膝蓋骨不痛，紅腫亦漸退，後改用柔潤熄風活血宣絡之品拾餘劑而愈矣。

風，四肢攣急，葛根含多量的醣酸和澱粉質，味甘辛平無毒，治大熱消渴，中風頭痛，開腠理發汗，利胸膈煩熱。竹葉甘寒能清心肺，除煩熱利小腸，桔梗味苦辛平無毒，功能除寒熱風痺，清利咽腸，下氣消痰，解肺熱，甘草味甘平，功能補中益氣生津，調五臟和諸藥，而解百毒，是方的主要，是在桂枝葛根防風竹葉，用桂枝以通利關節，調整血液的循環，防風以搜逐內外風邪，葛根以開肌表的汗腺，竹葉以直接抑制體溫，且葛根合桂枝，又是制逆鎮痙的妙品，防風高藥得桂枝葛根的幫助，愈增其實力，怎麼不搜逐風邪，把循熱的體溫放散，而現清涼的快景呢，至於桔梗甘草之用，不過以解除肺部的壓迫，使呼吸恢復常度，且甘草又能和諸藥使無偏勝之患，然邪之所湊其氣必虛，況產後中風而至發痙，其虛尤甚，倘無參附之佐，則幾微之元氣，將隨桂枝葛根一汗而脫矣，所以更用着富有原糖質的人參，和强壯心腎的附子，既以鼓舞神經，又以活動細胞，所謂能回元氣於無何有之鄉者殆是歟，參附得諸藥之力愈增其功，諸藥得參附之佐益顯其效，將使邪氣之未盡者不復停留，邪氣之已去者無從再入，安內攘外標本兼顧，非聖智其孰能理之哉，若夫薑棗之用，亦如書所云安中以通神明之義，雖然痙症多端，所主不一，屬寒無汗，葛根湯可以試投，屬熱有汗，白虎湯亦堪選用，裏實重症，承氣湯尤擅獨長，挾邪緩症，如栔散，括蔞桂枝湯俱足應付，至於考察病源，辨別症治，則柯氏的來蘇集，千金方，巢氏病源，及張介賓龐安常等諸前哲，議論同已精詳，茲從略，然以不佞個人之研究，則痙病未有不由於邪盛正虛，液涸誘動脊髓膜發炎而致者，惟產後亡血之餘得此局勢尤爲嚴重，斯竹葉湯之功效，不得不表明的，不

鋼棍壓斷指節

王象乾

角墩鉅豐油坊，僱一周學廣傭工，使其照理豆料，機旁有螺螄報出，巧落於鋼棍中間，此時陷於難處之間，不取則壓斷鋼棍，崩乍破裂，損失大洋百十餘元，取則無法可施，急以手拈之，物雖出則中三指皆去一節，疼痛非常，血流如注，急往溱潼鎮西醫，先以止血藥水，次摻海碘仿，外包絹紗，連診三次，血雖止但痛勢仍然，令服止痛藥水一格，連服數格，亦復如常，暫居不安，步履不甯，呼痛不止，晝夜目不交睫，繼得楊君介紹，登門請診，視後曰：骨節雖去不妨無乃中有一筋傷矣，瘡色腐黑，恐成脫疽之患也，如此症狀，黑猶可治，先摻以海浮散，用土絲紙包好，令服琥珀蠟凡丸六粒，越三旬鐘，痛止而睡，直至收口仍摻海浮散，未及一月全愈，後仍長癩指甲

溱潼老嫗患脫疽，亦海浮散治愈

附註：乳香沒藥軋細，名曰海浮散治金瘡杖瘡，活血散瘀，上血定痛，解毒消腫生肌收斂，宣通筋絡，化腐敗破結，雖則開通之品，不至疼痛不安，誠良藥也。

佞當日隨侍先君，觀其以此方施治，每投輒效，早已司空見慣，心頗奇之，惟其用藥分量加減輕重似別有心裁，惜其時余齒尚稚未得其要領，（當日公有云脈大者可去附子餘不記憶）爰將此方解釋，以公同好云爾。

治疫症經過之芻言

王我春

丙子秋豐馬諸區時疫流行，四鄉農民，十有九病，當盛夏時，陰雨延綿，毫未暑熱，夜間涼氣更甚，經云，何以知中濕得之，然當喜汗出不可止，是暑天受不正之氣，仍當由汗發洩，故經云，不可止汗，但暑時涼逼，人多無汗，故濕邪鬱滯各臟腑之膜原，積累日深，又經秋燥月餘，逼迫暴發，此即內經論五疫之至，各隨其所値之至，由伏而發之旨也，致疫原因，似不外此，然細思前賢論疫，必感觸穢濁之氣，亦在人烟稠密之處發生者多，乃各區街市及殷實之家，反寥如晨星，鄉間曠野之處，苦力各戶，幾蔓若碁佈，是何以故，考之張長沙書平脈篇云，（有謂係叔和所作者然衷中參西錄引喻氏論疫篇謂其文甚古奧）陽中於邪，必發熱頭痛項強頸攣腰痛脛痠，謂陽中霧露之邪，喻嘉言謂張長沙此篇乃論疫邪從入之門，變病之總，其說甚確，蓋霧有毒質，甚於梅雨水，是歲夏秋之交，連朝大霧，翳氣，其有不生病之理，況鄉里苦農，黎明即起，吸霧濁，工作數刻乃早膳，前在暑天陰雨時，多貪涼不善衛生，邪已內伏，深秋又中霧毒，勢必蘊釀於中，發爲流行時疫，故鄉間窮苦之民，獨居多數，市民及殷實之家，夏涼過度，既善自保護，每日起身又遲，陽光四佈，霧氣已消，其伏邪既少，又不受霧毒，故病疫者恆少，且此種毒霧，不必徧地皆有，蓋地中火鬱，蘊釀成霧，猶人內易鬱結，早晨開口，即濁氣外出，然不必人人如斯，毒霧不必處處皆有，如東台之栟茶，南通之石港，夏時陰雨多涼，與豐馬區等，而禾苗未有蟲傷，其四鄉亦未聞病疫，其無毒霧可知，是即致疫之毒霧，不徧地啻有之明證也，鄙人力探致疫之原因，擬辛涼苦降清榮通絡諸法，分三期以施治，與病機似不大相枘鑿，但管窺蠡測，舛謬實多，謹將症勢診斷療法，臚列於後，尙祈精於黃岐者，加以糾繩，則幸甚矣。

初期症狀診斷治療法

有冒涼發者，脈有緊象，苔色白膩滑潤，胸痞頭痛，周身捆閉，惡寒發熱，或咳或不咳，用梔豉湯，加杏，蔞，桔，橘，薄荷葉，牛蒡子，枇杷葉，象貝母，治之。有冒風發者，脈浮而緩，苔色薄白，或微黃不乾，頭暈面紅，身熱有汗，胸痞作咳，用桑菊飲之桑菊，翹，荷，杏，桔，加牛蒡子，象貝母，前胡治之，或有人兼鼻衄者，酌加炒荊芥，薄荷，乾荷葉炭，蓋以鼻根接太陽經脈，治上焦鼻衄，宜解太陽經風邪，或身有熱有汗，下利稀水者，用前胡粉葛，橘，半，薄荷酒炒黃芩，雲苓，厚朴，乾荷葉，治之。

有感冒燥氣發者，脈象浮數，苔色微黃，口中少液，渴不多飲，頭暈身熱，間有微汗，時作乾咳，似有痰聲，稠黏難出，用杏，桔，翹，荷，蔞，貝，橘皮，天花粉，牛蒡子，枇杷葉治之，以上各症，隨機施治，一星期一旬左右，即有傳中焦之現象。

有兩弦急，苔黃濁膩，氣粗身熱，有汗不解，口渴嘔吐濁水，或有綠色，熱劇則神昏，勉投清宣涼解之劑，若無微效，一旬內外即有逆傳之慮，此初期中危險之症象也。

二期症狀診斷治療法

脈變遲緩，舌苔中滑潤，邊尖漸化解，間日發作寒熱，胸前痞塞不堪，熱劇時，白睛發紅，頭額熱甚要涼水巾，不住換熨，大喝欲飲雪水，且或冷汗偏體，蓋人內易與肌膚養氣相維繫，則汗溫相聯隔，則汗冷，此被疫邪困祕內陽，外於與皮膚不通，故汗冷即輕養化合成水之理，彼陰虛之人盜汗，因中易不足。坎離偶一相交，即外易孤洩，與氫氣化為冷汗，以比是症，理可會通，虛實則大異焉，用竹葉，石羔，連翹，黃芩，黃連橘皮，半夏，梗通，蔻殼，天花粉，川朴，枳殼，蘆根，甘，桔，等品加減治之。或重用石羔，如張氏衷中參西錄煎水頻飲法亦好。

有兩脈皆大，左兼數，舌邊尖俱紅，苔中厚，或黃或灰，有液，微寒大熱，間日輕重，口渴喜涼飲，汗後身熱微減，或有涼汗，神識夜間有不清時，大便或有濁垢，用犀角地黃湯，加生石羔，金銀花，芩，連，翹，荷，等治之，若有鼻衄時，宜加羚羊角，仿費晉卿治肝犯肺法，且此恙多有先發白瘖，繼出紅點，終出疹者，酌加絲瓜絡，蟬衣，亦可，蓋各臟腑膜原，次第發出之疫毒，雖略由大便下洩，亦必從絡道外達，則恙勢日漸減輕，然此等現象，多在兩三星期後一月內外也。

有症勢已延長一月者，右脈中部，似數非數，按之根氣不足，舌中苔黃灰滑，痰涎時吐，間有呃逆，大便溏泄，日三四次，勉用橘皮，竹茹，厚朴，天花粉，蔻殼，貝母，白朮，黃芩，焦穀芽，麥芽，柿蒂，焦梔，等治之，即呃逆稍止，而食機不振，終必多現不治之象此中期內一月左右之敗症也。

三期症狀診斷治療法

兩脈四至有神，舌前苔多化解，津液亦足，口內微熱，飲涼不多，根苔厚微黃，或白厚，胸中仍痞，服米湯少許，即噯氣，大便間有，或堅硬，或

龍眼核入鼻

王象乾

由客春友人郁明仙，在余舍下盤桓數日，晚餐已畢，談及醫業情形，彼曰我至泰縣辦貨，行至棋盤街上，有一青貨攤陳姓之子，年方髫齡，其母使兒剝龍，以供補品，後兒以龍眼核為玩物，置鼻上吸其香味，無意中塞入鼻內，呼噓不已，疼痛非常，彼家即請中醫療治，以紅靈丹取嚏，不出而反入，因「吸」字在前「呼」字上後，故罔效也，後延西醫數名，先用銅絲伸入鼻內，將核勾出，遂致日漸送入內裏，乃至目下腕，腫勢高阜，疼痛倍增，足跳嘶噪，西醫又云：

不過甚，當臍有硬塊動氣處，或在兩脇，各有堅塊通氣處，按之均痛，用五香丸改作湯藥，臍處有硬痛者，加酒洗白薇連皮桃仁醋炒，白芥子，牡蠣，雞內金，焦麥芽，治之，有兩脇有水氣者，加酒炒潢防已，或兼鼻衄，加赭石丹皮，蓋邪傳下焦，宜從衝脈施治，女子逆經多從鼻出，其理可互參而知也。

或有近臍處硬塊橫斜，日積日大，盤踞不解，服藥無效，肌膚消瘦立骨，病後雖稍進稀粥，終必食量漸減，成不治之症，亦有年在六旬左右，疫邪早有退勢脾腎虧損，苔脈如平人，食機不振，今日服米湯少許，明日又不欲食，延綿數月，必成爲腹脹，而足虛腫而逝，以上兩敗症，皆在兩三月前後，此三期內危險之症象也。

將皆下腫處，用刀剜開，將核取出，不慮收口之患矣，病家阻之，中西名家十數位，皆束手無策，閒人擁擠往觀，適予因人紛紛，不知是何怪事，見其事曰可，須洋十五元，置其桌上，核出則歸予囊，不出則反是，病家諾之，遂取軟紙一張，將兒兩耳左鼻皆塞之，予以左手按蔽兩目令兒緊閉，以右手按蔽兒口，令兒齒緊瞑，以予口對兒右鼻吸之，令兒呼氣相助發動，如吸田螺之狀，不意自出，衆人鼓掌大笑，讚曰不假藥力，而訪吸田螺之意，盡能急救主治，智哉技哉！

心肌炎

江都 孫劍琹

心臟肌肉之疾病，分急性炎症與慢性炎症二種。急性炎症。多見於傳染病，如傷寒，痘疹，敗血症，瘧疾，流行感冒等末期或經過中。其病象爲發熱，譫語，神識模糊，心悸亢進，手足厥冷等，如放棄不治，或治不得法，多兼心臟衰弱而亡。慢性心肌炎，以婦女及患梅毒者爲最多，病者自覺胸中若悶，呼吸困難，時醫多斷爲肝氣，若兼有冠狀動脈管硬化病，則呈狹心痛病象。急性心肌炎，在解剖上雖多興味，若臨床則無價值，故其處方，亦因病情而異。至脈搏急徐不一，心悸亢進，手足厥冷，乃邪傳入厥陰經，余於臨床時投以茯苓甘草湯，往往獲效，今將運用是方理由述之如下：

傷寒論云：「厥而心下悸者，先治其水，當服茯苓甘草湯，却治其厥，不爾，水積入胃，必作痢也。」茯苓甘草湯，乃治厥而心悸，防水入胃之主方，一切傳染病，心肌發炎，而有肢厥心悸現象，如預服此方，則邪可不致內陷。慢性心肌炎之現象，爲胸中苦悶，呼吸困難。宜細診其爲似脂肪心臟病症，與冠狀動脈管硬化病症，而施以不同之方。金匱論云：「胸痺，氣塞，短氣，茯苓杏仁甘草湯主之；橘皮枳實生姜湯亦主之。湯本求眞謂茯苓杏仁甘草湯，以短氣爲主，氣塞爲客；橘皮枳實生姜湯，以氣塞爲主，短氣爲客。然據余之經驗，前者主治爲似脂肪心臟之慢性心肌炎；後者則爲與冠狀動脈管硬化諸病之慢性心肌炎也。

通常動脈管硬化之人，其心臟中血管，往往亦隨之硬化，而發生狹心痛病症，如將茯苓甘草湯與橘皮枳實生姜湯合方，不獨慢性心肌炎，及動脈管硬化病症可愈，即兼有之狹心痛症，亦可隨之而解，以二方配合後，含有桂枝枳實生姜湯，所主治者，爲諸逆心懸痛也，今列表如下：

橘皮枳實生姜湯：橘皮　枳實　生姜

茯苓甘草湯：桂枝　茯苓　甘草

桂枝枳實生姜湯：枳實　生姜　桂枝

最後敢告讀者，余於臨床時，曾以柴胡桂枝湯合外台茯苓飲治愈一二期梅毒，兼有慢性心肌炎，與狹心痛症合病之人。若和漢處方學津梁中之發陳湯，（乃柴胡桂枝湯加朮茯苓）只可治二期梅毒，或先天梅毒兼急性心肌炎病，慢性不與也。

金匱之研究（續）

劉淑士著

肺痿肺癰欬嗽上氣病脈證第六

肺痿，肺癰，咳嗽，上氣，此四者皆肺病也。惟四者互相牽連轇轕，苟不分析清楚，每易誤認。茲根據金匱本文分析如左：

1. 肺痿：欬，吐濁唾涎沫，脈數而虛。不欬者，肺中冷。
2. 肺癰：欬，胸滿，隱隱作病，咽乾不渴，時吐濁唾腥臭，久久吐膿如米粥，脈數而滑實。
3. 上氣：甲，欬而上氣，喉作水雞聲，或時吐濁。
   乙，欬而上氣爲肺脹，喘而躁者亦然。
   丙，面浮腫，肩息，脈浮大，不治。
   丁，火逆上氣，咽喉不利。
4. 欬嗽：證未見，分脈浮脈沉二者。

由此觀之，則欬之一證，有肺痿之欬，有肺癰之欬，有上氣之欬；其不屬三病之欬，又分脈浮脈沉二者，不舉其證，非略之也，因此又當另詳於痰飲篇中，特見於此作一比較耳。脈浮者爲外寒，沉者爲內飲。

上氣分甲，乙，丙，丁四種，分述於下：

甲，爲哮症，俗名呷嗽。病人胸中有痰，塞於氣管，致肌絲抽搐，因作呀呀聲。聖濟總錄之射干丸（射干半夏陳皮百部冬花細辛乾薑五味子貝母茯苓仁各一兩，皂莢五錢，爲末蜜丸桐子大，空心米飲下三十丸，日二），後人之冷哮丸（麻黃，杏仁，細辛，甘草，紫菀，冬花，半夏，神麯，胆星，川烏，蜀椒，白礬，皂角，爲末，薑汁調神麯糊丸），二方皆從金匱射干麻黃湯合皂莢丸擴張而成者。若在金匱則宜分急慢兩種，急性者用射干麻黃湯，慢性者用皂莢丸。

張氏醫通又有塗法：白芥子末一兩，延胡索一兩，甘遂細辛各半兩，共末，入麝香半錢，杵勻，薑汁調，塗肺俞，膏肓百勞等穴，塗後麻瞀疼痛，切勿便去，候三炷香足，方可去之，十日後又塗一次，如此三次，病根去矣。此方於夏月三伏中用之。按哮症屬腦系功病，時來時退，有是病者，亦可永年，單患此，斷無害命之理；惟病重日久，致肺脹，或右心室大，腦流血等，則可致死。

乙，喘症，俗名喘促，氣上衝不得倚息也。金匱以婢越加半夏湯及小青龍加石膏湯治之，水飲實證宜焉，虛證宜顧及腎，用黑錫丹，腎氣丸。

丙，腎氣上脫症。脈浮大，陽氣外薄也。面浮腫，陽氣上越也。搖肩出息，氣急甚矣；又加下利，陰亦脫也，何又治乎？——苟非腎氣上脫，則越婢加半夏湯脈證與此頗大同；若係肺盈血症，則下利乃熱邪下行之吉兆，又何致不治。

丁，因誤灸致上氣症。水逆，火逆，在傷寒論皆有明文。因火爲邪，則爲煩逆，邪無從出，因火而盛，則爲上氣，火性炎上也。咽喉不利，即口乾咽爛嗌矣。麥門冬湯用麥冬七升爲君，佐以參甘粳棗大生肺胃津液，救焚熄火，用半夏爲使者，遵「火逆下之」之旨，以半夏有下氣治咽喉腫痛之效也。——水火金木土五行之說，仲景本不主張，試查傷寒金匱原文，幷無金木二字，土字僅見於陽明篇，「陽明居中土也，萬物所歸」，作一次抽象說，此外幷不論及土字（黃土湯乃方名）。水火二字論中數見不鮮，皆著實說，不蹈空，不抽象，夫豈似後人之陰火陽火心火腎水肝木肺金脾土等說，陷人於五里霧中者乎？此仲景之所以聖，後人之所以凡！（仲景所用術語，皆有來歷，非若後人之臆造）。

肺癰治法有二：膿未成，用葶藶大棗瀉肺湯；膿已成，用桔梗湯。究之，膿雖已成，如果胃氣不敗，尚可救治，總以清肺通大便爲主，使病邪下出，勿泥於「膿成則死」之說。膿未成而用峻劑，乘其未集而擊之，勿姑息以養奸。膿已成而用和劑，補正即以驅邪，操切必致僨事。千金葦莖湯，外臺桔梗白散，一緩，一急，在用然酌之。

肺痿既成，則肺體由變實而至枯萎，金匱未具治法，蓋

腦膜炎之預防與治療

鴻

近來各地腦膜炎流行甚盛茲檢得兩則如下

（病狀）受疫之初，頭微脹痛，日夜昏，昏然若思睡，或面紅面青，睛露紅紋，頭痛，脊骨或痛者皆是，（治方）龍胆草五分，滁菊三錢，鮮生地四錢，回天丸一粒菊汁化服，川連四分，歸身四錢，羚羊尖末三分調服，犀角尖末三分調服，此方分量，切勿更動，倘一劑不能治愈，須連服一劑，此方活人已多，檢驗有極大功效，倘能廣爲宣傳，則功德無量。

2. 豬肝燒韮菜，可以預防本症，此輕而易舉之藥物，幸各界試行之。

不可治也。千金補出桂枝去芍藥加皂莢湯，外臺補出炙甘草湯，亦不在肺未萎時用之方可，肺果萎矣，何可治乎？按肺萎症，卽肺結核症，又曰肺癆。病原由肺程菌入肺而起。程菌入肺之路有三：一、由皮損傷處；二、由口鼻；三、由育道。病狀：初程，肺呼吸聲過微，呼吸之動略少於尋常，身熱（若見身熱，病勢甚速），體瘦，乾嗆，短欬，欬血，氣促，夜不眠，喉音變。次程，肺變實。三程，肺起窠，胸形扁長而窄，其肺已枯萎矣。初程，次程可治，三程不可治。自初病至死，至長者不過五年。——在次程，獺肝散或可治之

甘草乾薑湯，治肺痿之熱極變冷者，病至次程肺變實時，或有此症。肺痿本屬熱症，熱極則變冷，冷則肺實而不欬，不渴。其遺尿者，上冷則氣化水下泄也。甘草乾薑皆能溫中，中氣溫，則溫氣升而肺不冷，不變實矣。乃唐容川論為非肺痿之證治，一間未達矣。

奔豚氣病證治第七

奔豚，吐膿，驚怖，火邪，此四部病，金匱謂皆從驚發得之。夫人何以發驚？驚發何以生此四部病？人身知覺神經猝受非常刺戟，則傳入大腦，由刺戟而興奮，各部神經之運行過敏，激動胞宮（男人精室同理）則發奔豚，激動心臟則發吐衄（從近人黃有章說，見光華醫誌三卷三期），激動全體神經末稍則見驚怖，激動大腸血管則為火邪，大便下血。吐衄為血上溢，火邪為血下溢，奔豚為胞宮衝脈興奮，驚怖為全體神經末稍興奮，總因外界非常刺戟，激動大腦神經致之，此驚發所以生該四部病也。

吐衄，驚悸，另有專篇詳敍。火邪已詳述於傷寒論，論云：太陽病，以火熏之不得汗，其人必躁，到經不解，必圊血，名為火邪」。又云：「因火為邪，則為煩逆」。又云：「脈浮宜以汗解——用火灸之，邪無從出，因火而盛，病從腰以下必重而痺，名火逆也」。又云：「火逆，下之。因燒針煩躁者，桂枝甘草龍骨牡蠣湯主之」。由此觀之，可知火邪，火逆，微有分別：不當用火而用之，致腰以下重者，宜下之，此火逆之治法也。若不當用火而用之，或當用而過用之，致驚狂煩躁者，或用救逆湯，或用桂甘龍牡湯，以定其驚狂煩躁；若經過七日不解，必致閫血，火邪下泄矣。屬於神經者，用鎮靜劑治之；屬於血份者，用下劑治之。千金主用三黃瀉

國醫在海外的治績

穆

余友王君利貞廣交游其友人在華盛頓大學者，近以書抵君。

「中西醫學上，我均門外漢，但我一面仰望中國科學研究的努力，一面奇異中醫療病的神秘，數年前在舊金山，有營木富商之少女十八歲患神經病，時淸時迷，伊父用過十餘萬美金，延美邦神經專家，診治不效，待歸家後，友人以中醫介紹，少女之父不信，勸之益切，伊勉強試之，中醫每日來病人家觀伊行為，陳設各種玫瑰花於庭中，見少女酣嗜玫

心湯，遵仲景「火逆下之」之旨也。若知其誤火，早用下法，何致驚狂，何致煩躁乎？故火逆，乃火邪之未甚者；火邪，乃火逆之已甚者，只此分別。誤火之害，或見血氣流溢，失其常度；或見神經擾亂，驚狂不安；二者必居其一，或前後續發，或同時幷現。金匱驚悸篇忽出火邪一條，因火邪有發驚，下血二症，理可互參，幷非脫簡。傷寒金匱宜合讀之。前後條文詳略見意。

瑰花，以鼻嗅花味，二星期中，中醫報告病女之父，命伊預備生牛肉二大斤，使病人躺椅上，以手足梏住，用牛肉置伊鼻孔外，使稍稍透空氣，而將伊口大開，作吸氣之代理物，二小時後，醫生以牛肉取下，見長一寸之虫二條，細如絲線，色黃而活動，醫生云，此虫最先極小，係數年前該女由玫瑰中吸入鼻中，受相當的環境，在鼻中生長，慢慢侵入腦中，在神經居住，如是使該女生神經病，二三月後，此女必完全清明如常人一樣，但以後絕不可讓伊聞任何花卉，二月後，少女果愈，伊父以五千元美金，酬此華醫，此名醫於今仍居舊金山也」。

婦人胞宮，男子精室，皆屬厥陰，即命門也，難經謂之右腎，為神精之所舍，因該處司神經之中樞，感覺銳敏，易受刺激，且上巔腦，內通心腎，乃人身最重要機關。奔豚症即胞宮神經之運行上逆也，有原發者，奔豚湯主之；有被燒針刺戟而發者，桂枝加桂湯主之。至茯苓桂枝甘草大棗湯，乃汗後致臍下悸之治法，奔豚病之預防法也。（未完）

傳染病篇（續）

沈愚如

治法　太陽病（表證經病）中風頭痛發熱，自汗出，脈浮緩，嗇嗇惡寒，翕翕發熱，淅淅惡風，鼻鳴，乾嘔桂枝湯；傷寒頭痛發熱，身疼腰痛，骨節疼痛，惡風無汗而喘，脈緊，麻黃湯。（裏證府病）結胸實熱，脈沉緊，心下痛，按之石硬，大陷胸湯；熱結，心下痞硬，大黃黃連瀉心湯。（合病）太陽陽明合病，自下利，葛根湯；太陽少陽合病，自下利，與黃芩湯；嘔者加半夏生姜。（併病）太陽少陽併病，心下痞硬，頭項強而眩者，刺大椎肺俞慎勿下之，（雜病）溫病無汗而喘，身大熱，麻杏甘膏湯；（遵柯氏）大煩，大渴，大汗出，脈洪大滑數者，白虎湯；剛痓無汗，小便不利，及少氣上衝，胸，口噤不得語，葛根湯；柔痓身體強，几几然脈反沉遲，括蔞桂枝湯；太陽病關節疼痛，脈沉而細者，名曰濕痺，其人小便不利，大便反快，五苓散；若加煩渴，小便赤濇而少腹滿，足冷，謂之濕溫，宜五苓散合白虎湯加減治之；大陽中熱者，暍是也，汗出惡寒身熱而渴，白虎加人參湯；婦人中風七八日寒熱往來發作有時，經水適斷者，此爲熱入血室，其血必結，小柴胡湯。(壞病)發汗遂漏不止，惡風，小便難，四肢微厥，難以伸屈，桂枝加附子湯；柴胡證誤下，微利，潮熱，身熱不去，微煩，梔子乾薑湯。

陽明病(表證經病)脈遲，汗出多，微惡寒，桂枝湯，脈浮，無汗而喘麻黃湯。(裏症府病)譫語，有潮熱，腹滿痛，不大便，手足濈濈汗出，脈沉遲滑實，大承氣湯；身黃發熱，梔子柏皮湯；脈浮遲，表熱裏寒，下利清穀，四逆湯。(合病)太陽轉陽明，不惡寒，渴欲飲水，小便不利，五苓散；陽明病脇下硬滿，不大便而嘔，白苔，小柴胡湯；腹滿，身重，難以轉側，口不仁，而面垢，譫語，遺尿，額上出汗，手足逆冷，白虎湯。

少陽病(半表證)傷寒六七日中風，往來寒熱，胸脇苦悶，默默不欲飲食，心煩，喜嘔者，小柴胡湯。(半裏證)熱結在裏，往來寒熱心，下痞硬，嘔吐不利，大柴胡湯。

太陰病(本病)太陰中風，四肢煩疼，手足自溫，脈浮者，可發汗，桂枝湯；感寒腹痛，上吐下利，理中湯；脾約大便硬，小便數，麻仁丸。(雜病)太陽病下之，陽邪內陷，因而腹滿，時痛者，屬太陰也，桂枝加芍藥湯；小便不利，身熱，發黃，茵蔯蒿湯。

少陰病(表證)少陰病始得之，反發熱，脈沉者，麻黃附子細辛湯。(虛寒)吐利，大汗，發熱，惡寒，四肢拘急，或厥冷，脈微欲絕，四逆湯。(虛熱)脈結代，心動悸炙甘草湯。(實熱)少陰病得之二三日，口燥咽乾，急下之，大承氣湯。(壞病)少陰病脈微細沉，但欲臥，汗出不煩，自欲吐，至六七日，自利復煩躁，不得臥寐者死。

厥陰病(中風)手足厥逆，脈細欲絕者，當歸四逆湯，內有久寒加吳茱萸生薑。(厥逆)熱深厥亦深，熱微厥亦微，脈滑而厥者，裏有熱也，白虎湯。(下利)下利清穀，裏寒外熱，汗出而厥，通脈四逆湯；——熱利下重，便膿血，白頭翁湯；下利譫語有燥屎也，小承氣湯。(雜病)(嘔吐)乾嘔，吐涎沫，頭痛，吳茱萸湯。(壞病)傷寒發熱，下利，厥逆，躁不得臥者，死，其他詳載仲景傷寒論中。至西醫療法分述如下：(甲)普通治療最緊要者，不在藥品，而在看護，及飲食，從病初起，即宜平臥安息，愼勿起坐或站立，直至病約痊癒爲止，雖大小便亦不可起牀，必接以便盒行之，因凡腸生潰瘍，倘若搖動，恐至出血或瘍穿，不可不愼，病房宜空氣通暢，病床不宜過硬，看護須用心靈手敏者；(乙)飲食調理病者之飲食，須足以充滿其病體所需之量，當斟酌施給，觀病者能完全消化若干而定，倘所容受者，足致身生熱等於二千五百至三千單位(卡羅利)者，則善飲食之物以液體者爲要，而强半應係牛乳，若僅食牛乳，

(未完)

婦女病理及治療概論（續）

江都 高峻川

月經論治

月經者。或稱天癸，經水，月事，月水，等名。其稱不一。日本稱月經。名曰，月華。乃婦女子宮中一般血液也。經云。女子二七天癸至。任脈通。太衝脈盛。月事以時下。故能有子。夫任脈主胞。衝爲血海。二脈流通。臟腑之血。皆匯注於下。然女子屬陰。故其血下注。如潮之滿而則溢，應月之盈而則虧。所以女子在十四五歲。卵巢當成熟之時。必有一種血液排出。每四個星期（卽二十八天）後。子宮中必排出血液一次。所謂之經者，常也。每月照常經行一次也。每來潮時。必相持三四日，或七八日之久。所以婦女家。每月中，總有幾天不快的日子。內經又云。女子五七。陽明脈衰。面始焦。髮始墮。任脈虛。太衝脈衰。天癸竭。地道不通。月事不以時下。故無子。然此言，亦不可盡宗之。但女子屆四十多歲。月事方漸漸減止。還有一種氣血盛旺的婦人。經水與盡而不盡。亦或再有子生。其不能執一而言。終之少壯之時。月經必須按期而行。若在壯年。失其常度。而病生焉。月經不調。則婦人不易受孕。其不能按期而行者。子宮必有障礙也。當辯其所因。調其虛實。而施治之。始能有子。況其病證。分有若干種類。茍能推類於一而治。其分四段而論之。（甲）經來，或先，或後，或多，或少，或漏，或崩。（乙）痛經，倒經，經色。（丙）經閉，並月，居經，避年，癥，瘕，痞，積。（丁）經來感寒，（卽熱入血室）蓋女子善於鬱怒。病多血虛木橫。因其，以身侍人。而性多躁。以色悅人。而情多忌。稍有不如意。卽憂思怨怒矣。憂則氣結。思則氣鬱。怨則氣阻。怒則氣上。血隨氣行。氣逆血亦逆。故治女子。尤重調氣養血爲宜。並將各症治療。縷折於下。

（甲）月經超前者。謂其不及期卽行也。大都是血熱血盛所致。亦有性急多怒者。責其氣血俱熱也。血熱血盛者。用四物湯。去芎加知母麥冬丹皮山梔甘艸而治之。氣血俱熱者。四物加條芩香附枳殼而治之。（一）月經落後者。謂其屆期不行也。大都是血虛。或係鬱怒氣結。氣行則血行。氣結則血逆。故不能屆期而行。四物。加香附益母艸枳殼牛夕陳皮而治之。若形瘦無他病者。氣血俱虛也。卽所謂血寒經遲。以十全大補湯主之。（二）月經一月再行，多屬性急多怒。傷其肝木。動其衝任。故行而復行。亦有因血熱所致。宜生地白芍當歸柴胡條芩丹皮石斛而治之。（三）月經之多少者。本有定量。若逾量者。卽爲過多。其必因血熱也。治以四物。去芎加黃芩黃柏知母丹皮。若經來不多者。謂之不及其量也。乃因血虛所致。若體肥之人。經水來少者。責其痰濕。盤踞經道也。或因思鬱氣滯。血不暢行者。亦有之。血虛者。治以四物加阿膠人參白朮痰隰者二陳芎歸湯主之。因氣滯者。歸附丸加減。(四)經漏者。謂其連連不休也。大都因持勞過度。衝任受傷。中氣下陷。下原不能約束。故經漏淋瀝不斷。經云。陰絡傷，血內溢者是也。先以生地炭煆龍骨煆牡蠣龜板烏鰂骨。煎湯服下。後用補中益氣湯加減。主之卽愈。(五)經崩者。謂其來而凶湧。如山崩潰之勢也。其症當分虛實而論之。實者。凡因暴怒。激動情志之火。迫血妄行。不能歸經。血乃下脫。血得寒而則滯。得熱而則行。血爲邪熱沸騰，橫行暴下。其勢可畏。其脈小者，爲順。脈大者，爲逆。法以八味逍遙散加旱蓮艸穭豆衣龍骨牡蠣而治之。因虛者。由於氣弱血虛。勞傷衝任。肝主藏血之權。脾主統血之職。肝脾兩虧。不能統藏於血。血不歸經，致損內絡。使衝任失守。不能約制經血。故血不循經道。而直下成崩也。先宜固濇。以烏鰂骨龍骨牡蠣龜板禹餘糧生地炭蓮房炭而止之。後以歸脾湯主之。

(未完)

經閉驗案數則

馬廠 邢錫波

趙殷芬女士，年十九歲，以志强不遂，心中悒鬱，致患勞瘵，月信不見者，將近八月，每日上午十點，身覺作冷，歷半點許，卽轉發高熱，直至夜間十一點方止，六脈細數，舌赤無苔，有時乾欬，腹中復隱隱作痛，不可以按，飲食減少，舉動無力，羸弱將至不起。察此證原係素有瘀滯，又復悒鬱生熱，灼爍陰血，血液以傷，則虛熱益盛，薰鬱既久，致將肺胃之津液，煎熬殆盡，肺津傷，則肺系攣急，故乾欬，胃液傷，則飲食不思，總由津血兩虧，無以維陽所致也，遂疏壽坤資生湯加川貝三錢，龜板四錢，桂枝尖五分，與之，連服三劑，冷不作而熱亦減輕，飲食漸緩，後去桂枝生地改用八錢，元參改用七錢，連服五劑，熱不作而欬亦減輕，飲食大增，脈數亦緩，復減生地元參之半，必服五劑，諸證均退，惟月信不通，四肢無力，遂令將原方爲丸劑，加生水蛭四錢，野台參四錢三稜莪朮改用三錢，囑其常服無間，未二劑而經通病愈。

姚乃堂之甥女，年二十五歲，出嫁後，祇生一女，卽經閉不行，身體羸瘦，飲食減少，時作冷熱，乾欬無痰，爲心煩熱，診其脈細數無力，遂用壽坤資生湯加柴胡一錢，川貝三錢，連服五劑，熱退欬減，食慾增加，遂於原方令送生水蛭細末五分，又服六劑，潮汎忽至，後服調補之劑而痊。

邢德熙之婦人年三十二歲，以產後惡露未淨，結爲癥瘕，起初祇在少腹，漸長而上，初則按之稍軟，繼卽硬如鐵石，三年之間，上至心口，旁塞兩肋，飲食減少，時作劇痛，經閉不行者，將近二載，服藥殆遍，毫無功效，及愚診視，按其脈雖虛弱，而至數不數，遂疏張氏理衝湯與之，服十餘劑，而腹痛已減，飲食大增，後又加生水蛭錢半，䗪虫三枚，連服二十餘劑，𥓓塊皆消，經通而愈。

楊香圃之婦人，年二十四歲，身體素壯，以夫妻反目，惱怒過甚，因之經閉不行，已有三月，少腹脹痛拒按，身上時作冷燒，亦脈沉弦有力，此係瘀血停滯而然也，與以金匱下瘀血湯，囑其照法服食，連服二劑，瘀血通下而痊。

肋膜炎之探研

張型

夫本病起於細菌之發生，而細菌以釀膿性連鎖狀球菌與葡萄狀球菌爲主，而有時亦有特殊之分裂菌，存在於肋膜滲出物中，例如夫倫克兒氏肺炎球菌，結核桿菌，腸窒扶斯桿菌，痲毒球菌，普通大腸菌等。其他如感冒外傷，急性傳染病，結核肋膜癌及消削性慢性病等，亦爲誘發爲本病之補助原因，又有從鄰接管器波及肋膜而起本病者，例如肺炎，肺結核，肺壞疽，心囊炎，腹膜炎等病。肋膜之症狀，依肋膜腔內有無液體之存在，而分爲乾性濕性二種，其後因性質之異，又有化膿性出血性腐敗性之別：乾性肋膜炎 Pleuritis Sicca（又名纖維素肋膜炎）本症於聽診，有肋膜炎性摩擦音，此摩擦音調，皆有不同，存在時期亦有長短，若最精密之聽診，其初不過證明有幽微之抓爬音，有時亦能聽得高調如爆鳴，有時音調硬固，似摩擦靴革之音，故名之新革擦鳴音，有時又聽得如掌握雪塊之音，故名之握雪音，若摩音旺盛時，以手掌安置於胸部，亦能觸知之。此外緊要之症狀，爲肋膜炎性疼痛，多見於側胸部（側胸痛），患者咳嗽及呼吸時，患處覺疼痛，其咳嗽多而乾燥性咳嗽之喀痰少，呼吸障礙，亦爲主要徵候之一。本病大多引起俄然之熱候，其初大抵數次惡寒，次現不定型之熱候，脈搏頻數，煩渴引飲，全身困憊，尿利減少等狀。濕性肋膜炎 Pleuritis Sarosa S.（又名漿液纖維素性肋膜炎）本症因有滲出物之謂也，其主徵爲濁音及聲振盪減弱，聲音振盪之微弱或消失，有觸診上知之，因觸而知亦可測知滲出之高低，又聽診沿滲出物之上界，發見肋膜炎性摩擦者亦多，此摩擦音其始吸收滲出物，則纖維素性沉着物再出現，因此而起此種摩擦音，其呼吸或呈微弱之肺胞音或帶氣管枝性，全身症狀倦怠。偶有以戰慄發熱，患者常取倒臥位：患者側胸廓膨大，肋間腔擴張或稍膨隆，乳房部及肩胛與正中線之距離增加，咳嗽頻頻脈搏數而微沉等狀。其他又有化膿性肋膜炎，比病較多見於小兒，常續發於急性肺炎及肺結核之後，其局部症狀，與濕性肋膜炎，無大差異，惟熱度較高，且體有惡寒，血液中白血球增多，患者皮膚往往有發生浮腫等狀。出血性肋膜炎，有血性滲液流出，而因肺結核而發生者最多，名之肺結核性肋膜炎，其出血或係發粟粒結核時之軟滲出物之新血管破裂所致，或由纖重肺病之肋膜炎所緩緩形成之結核而起，續發於肺臟癌者亦不少，名之癌性肋膜炎，此病無論原發性或繼發性，皆有出血之患，出血性肋膜炎之症狀，與濕性肋膜炎無差異。腐敗性肋膜炎，由於腐敗菌之傳染，其滲出液放惡臭不可近，續發於隣近之腐敗機轉，全身症狀險惡之至。蓋肋膜炎之治療，西醫於初起之時，胸旁刺痛。用熱敷法或冷敷法止之，注射嗎啡尤良，又服汞類或鹽類瀉藥，另又空氣療法，咳嗽劇烈者，興以痲酸劑；若見液滲出者，敷芥末或碘酒亦佳，內服藥碘化鉀，頗可助其吸收，如經過一定時期(約三星期)，滲出液仍不吸收，且有生命之危（心臟衰弱，呼吸困難，青紫色，脈速，血壓下降）此時則須行胸腔穿刺法；化膿性肋膜炎，於適當期間內，施行Buelan氏排膿法，否則膿汁向外或內破潰。吾國藥之治藥，不揣冒昧，以予經驗，爲柴胡主藥，不問乾濕。如小柴胡，大柴胡，四逆散、柴胡桂枝湯等，應用最多；高熱口渴，舌苔白而乾燥者，與白虎人參湯，胸痛不堪者，用甘草湯合小柴胡湯或芍藥甘草湯小陷胸湯等劑；濕性肋膜炎用柴胡加龍骨牡蠣湯去鉛丹能奏效，予屢施之，十效七八，其他見證方劑，務在臨變，隨證而治之可也。其預後，乾性肋膜炎雖佳，但有續發肺結核之虞，化膿性預後，與施手術時期適宜否有關，腐敗性與出血性者不良。

中醫外科實驗談

徐東山先生講述
門人王象乾編著

小引

此篇爲當日負笈於房村徐東山夫子門下，講席數載，師當臨症之時，余常立側旁視，以增閱歷，而卽指導此症有無膿否，於診餘之暇，卽講述醫藥和臨床實驗，諸生莫不側耳敬聆，啓吾儕之茅塞，剷除之荒蕪，心胸豁然開朗，每言一症，卽執筆錄記，以備參考，今日追念吾師之舊稿，加以檢查整理，錄呈貴社，希望在十期披露，祈諸海內同仁請以敎政。

吾師曰：余曾閱現代中醫月刊後跋「調查各地外科醫業情形啓事又云：竊以我道中研習外科者，似不及內科之多，其實非外科之本身有何不善，亦以習之者未能盡力耳」然其所以不盡力者，因其無學識能研究也，有不投師敎誨，必無經驗閱歷，若不攻書研究，必無醫理學識，古人云：熟讀王叔和不及臨症多，臨症讀書，豈可尠哉，但知提消長藥，稍識幾個文字，就名之曰：外證專科，各式器械，光亮文明，金字匾額，懸壺高照，巍巍乎堂皇哉，論其湯劑煎方，則無一能疏出，誠可謂顢頇目昏，而濫竽醫林者不可勝數，然我國大江南北，外科著名者，殊屬寥寥，故不若內科之顯揚，豈但我國外科之不倡哉，抑病者之不幸歟，深望當局急早實行中醫考試，發揮我國數千年外科學之眞價值，以起四萬萬同胞之沉疴，而離於塗炭也。

(1)火針之糾誤

癰疽流注，初起漫腫無頭，膿期將潰，嘗見他醫不敢用披針，因常失手血出不止，故用火針針之(卽銅針置香油燈火燒之)，因火熱逼血旁散，使血不得流注不已，顯係無經驗閱歷也。豈知，有瘡口宜大者，有瘡口宜小者，一概施之，查火針之犛幹，等與銀針彷彿，加屋大戶小，則空氣不得充足，內必黑暗不明，瘡大口小，則膿不得暢流，內必瘀腐不出，久之遷延誘岩，正氣受傷，身體必消瘦，精神必疲倦，膿水清稀，往往有不收口而成漏者多矣，御纂醫宗外科針法歌云：欲大開口針出，小開直出法須遵古明訓，盡忘記耶，究竟火針之法，載於何書何典，列於某門某類，期望同志，急宜戒之。

（未完）

漢方標準（續）

王潤民

丙、調胃承氣湯之功用，此湯之功用。余氏謂「因胃中無宿食，而反溫溫欲吐，咽乾，心煩，有熱。則用甘草以和緩胃中刺激。」又曰。「胃中知覺過敏，腸有宿便者，用調胃承氣湯」云云，其言極是，然方中之甘草，雖云不出緩和作用，但却有二個意義，一爲緩和胃之知覺過敏，如余氏所說，一爲緩和硝黃攻下時之腹痛，必知此兩者，而後始盡其義。

故調胃承氣湯者，瀉腸護胃劑也，（不過甘草若用大量，則有和緩下之作用，不可不知，裏中參西的醫論——書名，其著作人已忘，待查——曰，漢醫學云，「凡祕結之症，倍加甘草而得利者屢矣」，可知甘草有通便之作用，惟其效力較輕，如調胃承氣湯用大黃芒硝甘草，正所以助芒硝而協成通便之功也）。

茲試更立一簡表，以示三方之功用如下，（表爲中國醫學院同學張海清君立）

方名	主治
大承氣	痞滿燥實
小承氣	痞滿較大承氣稍輕
調胃承氣	不見痞滿（溫溫欲吐咽乾心煩有熱）祇有便閉不通

既述三方之功用畢更有數義告諸同仁者卽今之時醫，多畏大黃芒硝如虎，不敢用，於是凡遇濕溫——腸室扶斯——之應下者，以瓜蔞郁李仁等代之，夫此等藥用於濕溫初期之胸腹痞滿，因亦能掃除病毒，緩緩瀉下，（不敢冲激），誠有可取，惟硝黃之功用，初不因此而減，且因此而卽視硝黃爲猛烈之品，則又爲不明下劑之尤者，須知硝黃之作用，並不劇烈也，茲特引時賢壽守型先生之言，（壽先生原作標題爲大黃芒硝之瀉下作用，登國醫公報第十一期）以證吾言，且良藥見疑，沉疴難起也，文如下。

在輕靈劑盛行的今日，括蔞皮郁李仁已替代了大黃芒硝的地位，大黃芒硝也很不幸的同麻黃桂枝而落了伍，我們翻開古書中承氣湯的條文來讀，眞不禁有今昔之感，而另一方面則「甘汞」「鎂礦養」「蓖麻油」竟是家常便飯毫不希奇可見天下的事事物物，都有幸與不幸，然而大黃芒硝的瀉下作用，却仍未消失了他的本能，在兩醫書中反保存了他的眞相，我特地寫在下面來介紹一下，以作他山之助。

(未完)

腦疽之研究

徐士亭

病源 腦疽，俗名對口，生於項後，起於尾閭．上貫顛頂，旁偏一寸，名偏腦疽，俗名偏對口此症有經脈之分陰陽之別如正腦疽純陽經屬督脈病受之於外因，總由四時寒暑不調，陰陽失度，濕熱交蒸，體虛之人侵襲督脈，且督脈主太陽寒水司行之道路，則氣血凝滯項部，以致堅腫根束不散，易膿，易腐，順而易治，然偏疽純陰，屬足太陽膀胱經，從頭走足，外陽內陰，陽降陰凝，病由內因五臟蘊結而成，堅硬塌陷，難膿，難腐，逆而難治，令將五臟外現之病象略述於後，以便研究之，1.心主血，故心神煩亂，煽動不甯，火旺而上升，與寒水交滯，以致項後腫痛，2.肝統筋，怒則傷肝，項部是三陽統筋之所，肝傷則血脈不潮，筋無榮養，始局部內色紫暗，散漫不受，3.脾主肌肉，思過傷脾，脾敗則中脘痞塞，氣不通行，腠理堅腫，根脚塌陷，穢膿難堪，4.肺主皮毛，憂久則傷肺，因之毛竅閉塞，腠理不通，氣不能舒暢，縱橫經絡之中，症勢蔓延，不高，甚致絲絲生痰，般般發嗽等症，5.腎主骨髓，故恣慾傷腎，則眞陰之氣一敗，相火叢生煎熬臟腑，消爍津液，瘡勢紫黑不焮，凡此等等，均從五臟所現，

治療 凡腦疽初起，先宜小手術當瘡頂徐徐開破，於緩於佳，令病者知痛乃止，切不可强而行之，恐傷肌肉，反爲弄巧成拙，初生時有表症者，寒熱交作，宜服蟾酥丸，或荆防敗毒散汗之，如有裏症者，若口渴，便祕，不可早投寒涼如內疎黃連湯等，倘若不愼，則毒內陷，以致諸臟受邪，惡症悉添，甚則不治，但此症始終總宜補托爲美，古人云癰疽之得膿，如傷寒之得汗，此補托者，乃根據急則治其標，緩則治其本也。

經驗 茲有李淒曹某之婦，年高六十有五，又有忘私鄉農人孫正義，年近五十，俱患偏疽，經過情形相等，初發時寒熱交增，口渴便祕，經他醫施以雅連生軍芒硝等類，一服則瘡勢蔓延左右耳後，連結咽喉腫痛肉色紫黑心煩作亂不省人事中脘脹不食般般發嗽勢屬不治，家人無策復邀余診視， 據病者親屬所云，先未治之時，根束不散，由服藥後，便瀉數次，反致瘡勢倒陷，以余之診斷，故瀉則傷脾，脾爲已土，經云，鄰

疽全賴脾土，得土者昌，失土者亡，因投大寒攻裏之藥，則毒邪內伏，稠膿下陷，以致諸臟受邪，病狀叢生，姑盡人力，施以刀圭之術，徐徐開破瘡頂，插入提膿拔毒之品，使毒外出，內以托裏透膿湯加減，連服二劑，兩日復診，瘡頂高現，稠膿漸生，稍省人事，此後如法調治，不數日腐脫新生，乃愈。

診斷 前醫投以寒涼，瀉後則中脘脹悶不食，此係脾胃俱傷，斷而瘡頂肉色紫黑，散漫不受，亦是肝腎兩虧，包絡受邪，因之必煩作亂，肺傷則般般發嗽，乃寒邪傳入肺府，由此攻裏，以致毒邪內陷，五臟病象外現，勉擬托裏透膿，毒從膿解則吉。

處方 以托裏透膿湯，減青皮，因青皮性最酷烈，削堅破滯，服後恐傷眞元，加金銀花連喬殼，功者排膿消腫，清火解毒之要藥，此湯治腦疽，發背。蜂窩疽等症，已成未潰之時，無分病之虛實，總宜托裏透膿爲要，此急則治其標也，但隨症加減一在人爲。

潞黨參一錢　皂角刺一錢　生有芪一錢
金當歸三錢　炒白朮一錢　香白芷一錢
穿山甲一錢　綠升麻五錢半　粉丹草一錢
連喬殼一錢　引金銀花三錢

人類生死問題及疾病治療原則（續）

劉淑士

人之精神或體魄爲病毒所侵害，賴醫者有術以恢復之。若病毒強盛，或治療非法，則其人必至死亡，無可疑者。病之來也，非由外感，必由內傷，外感之潛伏期短，倘易覺察，內傷之潛伏期長，極難覺察，若無他病，忽然而死，則與「無極之眞二五之精妙合而凝」者成天然之反比例，彼則原始，此則反終，盡其天年，正命也。若因病，因藥而死，皆不得謂之正命，與因桎梏，因刀兵，因水火……死者等耳。醫者之責任，則在用治療之方術祛除或減少人之疾病，使得終其天年，得其正命，責任何等重大？探究應何等深切？唯物，唯心片面之學術，可恃而不可恃，必根據「心物混和」學理建立治療原則，依則處方治病，庶幾有功無過。茲遵易經「精氣爲物，遊魂爲變」之說，確定精氣神三方面治療原則。

或曰：「血佔人體主要部分，等體重二十分之一，今不及血何也」？考血之生，由「髓」生之。嘉氏內症論血虧症曰：「最要者乃髓，彼乃成血者，其功若失，與此病關係非輕」，髓爲腎所生，精氣皆屬於腎，精氣足則髓足，髓足則血足矣，今言精氣，已及血之原，西醫言血多鐵質，鐵能補血，開寶本草言「鐵粉安心神，堅骨髓」，較本經「堅肌耐痛」之義更切，人之精氣能轉移血，精足則髓充而血旺，氣足則紫去而血紅，故補血必用歸地，調血必用香附也（女科），而血則不能轉移精氣，如小兒血多，脈快，精氣卻甚薄弱，血旺於成人，而精氣弱於成人，由此可見血屬後天陰質，非光天生化之原。

精，氣，神（識神與元神混和，卽阿黎耶識）三者，與生俱來，爲人身生化之原，關係人之生死甚切，修鍊家知之，故有種種修鍊法則，中國古醫無知之，故內經對此三者數數言之：「形與神俱，盡其天年」，「得神者昌，失神者亡」。「形歸氣，氣歸精，精歸化，精食氣，形食味，化生精，氣生形」……此類語句多多，不必繁引詞費，修鍊家之法則大致分頓漸二門，萬緣放下，止念凝神，由止而定而靜而安而慮而得，一超直入，一了百了，諸緣皆寂，諸法皆空，此爲「頓」也。頓法專在凝神，以神馭氣，以氣馭精，以精合神，以神歸虛，至於漸法下手，先鍊精化氣，次鍊氣化神，修鍊神還虛，有次序，有法規，可遵可守，顧有法則有弊，善用者成丹，不善用者成病，不如一超直入，一了百了之頓敎簡淨無着，頓漸二者歸宿皆「虛」，法皆從流溯源，夫所謂「虛」者，道家謂之混元一炁，釋家謂之「婆羅門」，釋意太淨，儒家謂之天，謂之乾，今吾以修鍊之法程作治病之準則，亦從流溯源，曰：『形傷治精，精傷治氣，氣傷治神，神傷治之以虛』，蓋生化之原爲——天——神——氣——精——形。治療之法，則治其母而已，母治則有病之子受其蔭，有力以驅病毒矣，分疏其理法如左。

一、形傷治精。精爲成形之本，二者確有關係，金匱云：「失精家，目眩，髮落」，內經云：「精脫者，目盲，「蝴蝶性交後，則白粉脫失，男女性交後，翌日眉毛開豎（男左女右），兩下眼緣紋路益顯，患金創，癰疽者，切戒房事，犯之口大難愈，且有因之害命者，金雞納霜何以能墮胎，以其傷精也，故服大量又有猝盲之虞，近年世風日下，縱慾日著，故盲兒亦日多，因此眼科傷科宜刻刻顧及補精，彼薛立齋，趙養葵輩之學說可節取者甚多，六味壯水，八味益火，斟酌內服，以治形傷，罔無不宜，而外治消毒，殺菌，防腐，消炎，正骨等法，更宜注意研求，形傷治療乃能周到，人身一切皆屬陰，惟命門（男之精室女之孕宮）之生活力則屬陽，形傷治精，卽是以陽救陰也（脫血治法亦不出此）。

二、精傷治氣。凡人性交將罷，腎精甫脫，鼻氣卽促，上下相關，如橐籥然，虛而不屈，動而愈出，患哮喘者，色情愈亢，患肺癆者，窒慾更難，精氣互相吸引，鬱於上則伸於下，脫於腎則亢於肺也，然精生於氣，命門之陽氣下行於睪丸，乃造爲精，能造之，又能化之，睪丸造精於子時，化精於午時，子時陽生主造，午時陰生主化（卵子產生亦同），使能造不能化，則彼絕慾多年者，睪丸何以不增大耶？閹官無發精之具，故不能性交，不能生子，而其他一切與常人無異，其目亦不盲，但無鬚而已，下不洩則上不亢也，且精不可洩，則神氣特旺，精返爲氣，天然之理，而精傷之治法，則在治氣，夫精傷之病，非止虛勞一端，一切風寒，暑濕燥火瘟疫之能病人，皆由其人平日精傷大甚，因而皮膚口鼻之氣薄弱不鼓，不能驅逐外邪，竟被外邪襲入爲病，內經謂「冬不藏精，春必病溫」，吾以爲一切外感皆同此理。

（未完）

藥學研究

鉤吻之研究及其中毒救急法

紹興 張若霞

甲 鉤吻之種類

有毒植物。其毒性相類者。自本經始。皆言之曰鉤吻。蓋言其入口如鉤人喉吻。毒能致死也。就作者所知。有柿葉鉤吻。蔓生鉤吻。黃精葉鉤吻。木本黃精葉鉤吻。芹葉鉤吻五種。

(一)柿葉鉤吻

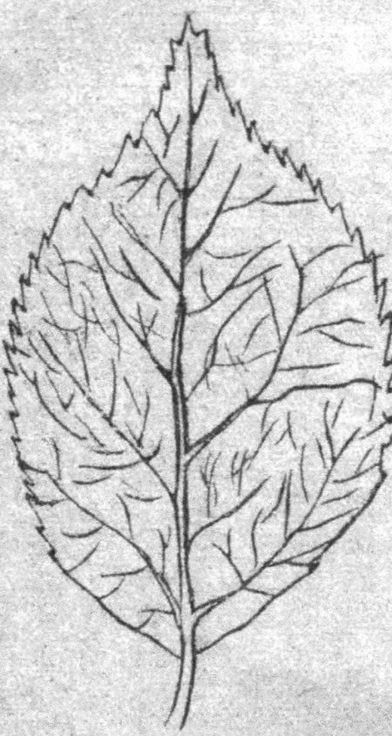

柿葉鉤吻。一名黃柴樹。衞矛科。昆州海棠屬。山野自生。或栽培於山地。木本叢生。高四五尺。葉橢圓形。或圓形而尖。葉面光滑。黃綠色。互生。葉柄長約二分內外。夏間開小花。黃紫色。根如枸杞根。根皮黃紅色。根骨白色。此植物有劇毒。剝其根皮。煎取其汁。撒布於園蔬間。有殲滅害蟲之效。故又名癩蟲藥。

本草言鉤吻有木本草本二種。木本叢生。長四五尺。葉如柿。生會稽東野。又曰生於嶺南者花黃。生於滇南者花紅。滇人因其花紅而性熱如火。謂之火把花。根黃色如枸杞。根皮如地骨皮。新者折之無塵色。經年以後，則有塵氣。自根之細空中出。又言折之有塵烟起者曰固活。

(二)蔓生鉤吻

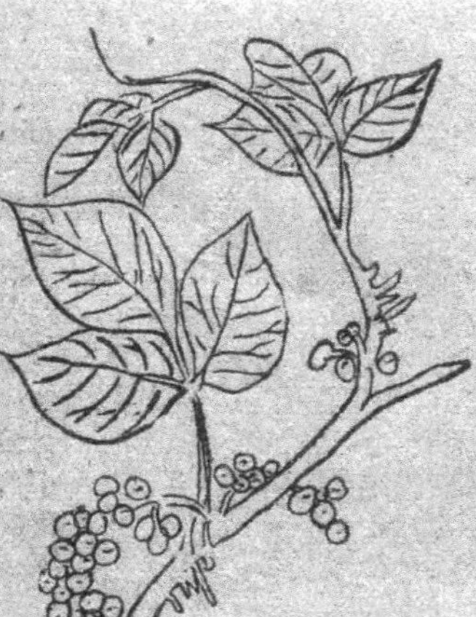

蔓生鉤吻。一名野葛漆樹科，漆樹屬。產於山地。落葉灌木。莖蔓延細長。旁生氣根。如鬚狀。攀緣於籬垣木石之上。葉有三小葉。卵形。全邊。葉柄赤色。互生。至秋呈紅色。

初夏葉腋著花。花小黃綠色。花瓣五瓣。雄蕊與花瓣同數。果實之表面有毛茸。日本名蔦漆。

神農本草。鉤吻。又名野葛。時珍曰。此草雖名野葛。非葛之野者。或曰治葛。治地名。蔓生。葉圓而光。春夏嫩苗毒甚。秋冬枯老稍緩。五六月開花。似櫸柳花。數十朵作蕋。廣人謂之胡蔓草。亦曰斷腸草。又名爛腸草。岳州謂之黃藤。誤食之。舌唇腐爛。幾及於死。

(三)黃精葉鉤吻

黃精葉鉤吻。名見本草綱目。百合科。亦作土茯苓科。

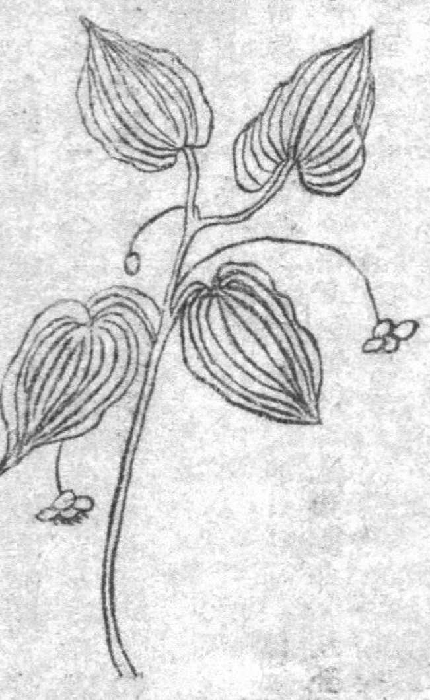

黃精葉鉤吻屬。生於深山陰地。多年生草本。根莖細長橫行。其節頗相接近。莖直立基部。有小數之鱗片。五生三四葉。葉邊有互縱脈。緣邊有皺襞波紋。與細鋸齒相似。夏日葉腋各出二寸餘之細梗。頭綴二三花。紫黑色布而下垂。日本名鍋割。一謂黃精葉鉤吻。葉極類黃精。初夏開單性花。黃綠色。實紅。有劇毒。誤食致死。

宏景曰。葉似黃精而莖紫。當心抽花。黃色。初生極類黃精。故人采多惑之。遂致死生之反。

(四)木本黃精葉鉤吻

木本黃精葉鉤吻。木本鉤吻科。木本鉤吻屬。新植物圖鑑作毒空木科。生於山野中。落葉灌木。高至四五尺。樹皮黃褐色。枝長四出。葉對生。無葉柄。長卵形而尖。有三大脈。春夏之候開花。總狀花序。花小。單性。雌花與雄花生於異株。亦有生於同株者。

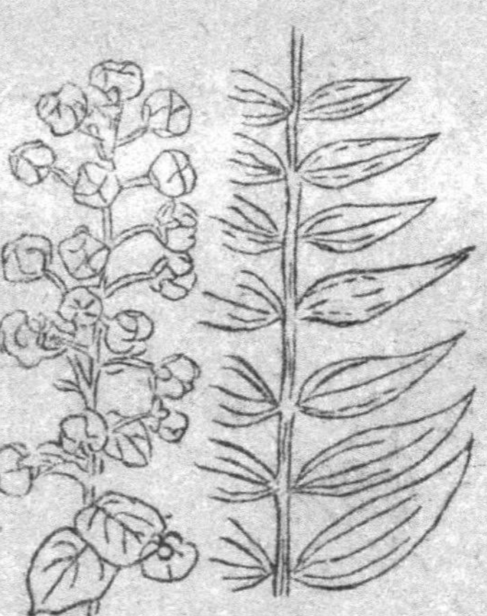

果實多肉。圓形。大如大豆。赤色。頗美麗。其肉部即爲雌花花瓣之生長者也。此植物莖葉根皆有毒。若中此毒。即起搔痒疼痛灼熱等患。甚至呼吸困難。或患痙攣。其果實尤毒。不可入口。兒童誤食之。往往有致死者。其葉雜於飯粒中。可供殺鼠之用。日本作毒空木。或作毒溲疏。

(四)芹葉鉤吻

芹葉鉤吻。名見金匱要略。繖形科。芹葉鉤吻屬。日本名毒芹。生於濕地及淺水中。三年生草本。形狀如水斳而大。高至三四尺。其地下莖中空。有明瞭之節。侵如竹類之莖相似。葉羽狀複葉。二回或三回。稍似水斳之葉。花小白色。雄蕊五枚。無花瓣同數。互生。複繖形花序。有毒。誤食之則死。

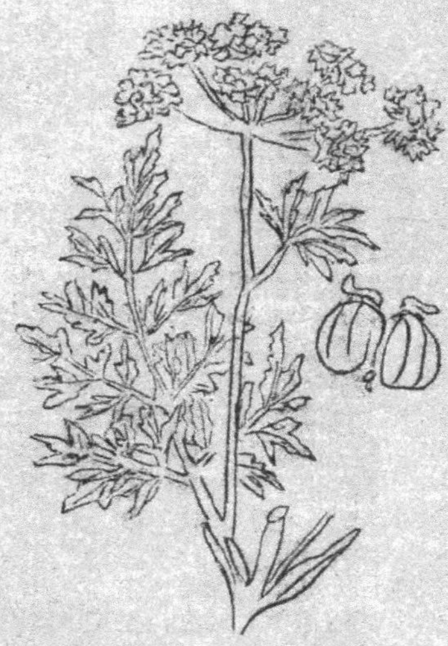

洗冤錄云。鉤吻生池傍。與蘄葉相似。蘄有毛。以此別之。誤食殺人。

乙 中毒症候

昔天姥對黃帝言。鉤吻殺人。宏景言其入口則鉤人喉吻也。或言吻當作挽字。能牽挽人腸而絕之也。本草曰斷腸草。入人口腹內。卽粘腸上。半日卽黑爛。未幾斃命。洗冤錄曰。鉤吻。卽野葛。中毒則遍身發小皰。青黑色。眼睛聳出。舌上生刺皰。唇裂腹脹。糞門綻。十指甲青。或百竅出血。與中砒霜毒無異。

柿葉鉤吻中毒而發之症候。初起胃腸灼熱。發劇痛。嘔吐。頭目眩暈。視聽障礙。次則癲狂亂滾。口中喊叫。血脈旺跳。體溫增高。顏面及身體。俱現青紫色。尿含黃色素。約過四十八小時。熱度減退。四肢厥冷。脈搏微弱。心臟衰弱。虛脫。窒息而後斃命。全體及口齒。俱現紫色。手足腹背。軟若絮綿。其狀至慘。

丙 救急法

救急法。約分四種。一毒物排除法(吐劑)。二解毒法。三對症療法。四救急方。其他在初中毒間。如起胃腸炎。發嘔吐。胃腸部灼熱疼痛。此時施用毒物排除法。最爲緊要。毒物在胃中。速宜洗滌胃部。排除毒物。其器具以彈力護膜管爲宜。蓋該管達胃部內。非僅注入洗滌液。且可吸出毒物。如毒已深入腸部。則行灌腸法。以大量之水。自直腸注入。超大腸而達於小腸。可將腸部之毒物。洗滌出之。又可刺戟口蓋膜(舊法以雞翎探吐)。亦可用吐劑。

(未完)

福建民間實驗單味藥物學(續)

福州 徐鼎莊

(5)香箬葉別名蓬葉又名粽葉

(形態)爲多年生，竹類植物，葉下長闊，叢生如蘆荻，面青皆淡，有平行脈，鄉村處處種之，江濱多有，爲端午節，民間裹糉，及製造蓬笠，竹器用之。

(氣味)甘寒微香，利肺氣，調營衛，降心火，涼肝熱，爲止吐衄嘔咯，諸血之特效也。

(主治)專治諸種吐血咯血，嘔血嗽血，鼻衄血淋，五淋血崩，便血溺血，以及喉痺，乳癰嚴乳等症。

(服法)療諸血證，採鮮箬葉燒灰存性，溫湯服下，二錢神効，治血淋血便血尿血，則用酒壜封口，舊箬葉，二十四葉，燒存性，入麝香少許，米泔日三服，治喉痺，則用乾箬葉和燈蕊草燒灰，研末吹之，治乳癰乳岩，則用五月五日，裹糉箬葉，燒灰酒服，三錢立効。

(徵驗)以上所列治諸症，皆民間自療靈方，記民國二十年夏，余隨家君，避暑梅花海濱，附近長邑金峯街，農家一婦，初左乳生一小粒，後漸大如塊，如棗如棋子，如鷄卵，痛癢難堪，色紅紫堅硬，若石，屢服草藥，經諸醫罔效，最終來舍求治，辭以外科，非吾內科所嫺熟，旣强請再四，乃聊檢此方授之，不三服踵門作謝，故知此品神効，有出人意外者，姑記之以資叅考。

(6)錢荚花別名豆爿花

(形態)爲蔓藤生，莢豆類植物，其種類甚多，如黃豆赤豆，綠豆缸豆，碗豆烏豆，蠶豆扁豆刀豆各種，皆可入藥，唯此節則專論錢荚花，其葉以三小葉合成，三四月開花，如蝴蝶形，色白叢朶，其實皆結荚，長寸許，嫩時可食，老則斑麻，其苗柔弱，多附生於鄉村籬落間，入藥用花，早晨採者爲佳，過午日薰者不用。

(氣味)凉平清利，入太陰肺經，瀉肺熱，又入足陽明大腸，除伏熱，消瘀血，降腸火，利水道，爲夏天暑痢諸痢要藥。

(主治)專療各種赤白痢下，能調氣行血，治裏急後重，腹痛肌熱，煩渴引飲，以及腸風便血等症。

(服法)三四月採花陰乾，每服五錢，開水炖冰糖常服之爲妙。

(7)黃宣萱草別名忘憂草又名金鍼菜

(形態)爲園生蔬菜類植物，或野生阡陌間，葉細長成鍼狀，質柔軟，夏月莖高二尺許，根如細鬚，上開數花六瓣，色紅黃，形若喇叭，朝開夕萎，花莖及韮蕾，曝乾可食，俗謂之金鍼菜，素食家珍之。

(氣味)甘平凉別，瀉膀胱小腸之火，除濕熱，清血分，久食令人潤身明目，歡喜忘憂，故命名曰忘憂草，味香甘甜。民間食料賴之。

(主治)五淋癃閉，小便赤澀，胸膈煩熱，風火目疼酒疸濕熱，下消糖尿等症。

(服法)夏月採全株切碎，分根莖花，三種功用，根治下焦五淋利水，莖治中焦胸膈煩熱，花治上焦面目諸病，若治酒疸，則用全根搗汁飲之，其効最奇。

(徵驗)前年秋間，治長邑厚福鄉，林君容明一症，因素常好酒成疸，面目遍身黃色，溺赤汗臭，飲食日減，經多醫効力全無，後余以獨味黃萱草二兩，清水炖白冰三服，黃色漸退，一星期全愈，後知此藥之功朋。有特効焉。

(未完)

非常時期的防毒學（續）

章鶴年

第四節 避難

歐戰時，倫敦與巴黎兩地市民，雖經德國空軍慘烈之空襲，而都市人民避難尙有地窖，及國家地下鐵道，並交通機關輸送郊外曠場。我國交通不發達，一旦大戰爆發，勢難利用交通機關（鐵道汽車等）向安全地點輸送，在此情況之下，我國惟有在城市人口衆多之處多設避難所。及設防毒室，地窖等。蓋以向無練習之市民，一旦遭空襲，使其鎭靜，莫相驚擾向屬非難，況當空襲人民已驚惶不堪，若再使其遷徙郊外避難，社會秩序欲其不相混亂，更屬難能。

第一項 避難所之設置

避難所應如何設備，其組織固非簡單，可算安全。蓋遇空襲時既有火災炸彈而又有毒氣，故避難所設備主要目的須能避免三者之損害，即如不能，亦當分別設置各個避難房所，或以避燒夷彈之火灼，或避免毒氣之糜爛。總以防備毒氣及火災爲最主要，蓋以其風蔓延，非若炸彈之危害，僅能及於炸裂附近之地點也。

甲、地下室之設備

1. 地下室之設備位置　地下室之設備，宜有防毒裝置，各家屋每設備一個務服收容全家族之人員，倘一室不足，可設兩室，其位置宜選於家室中不通風及便於避難之處。如有樓房者，即利用樓房下之部分設置之。

2. 地下室設備之要領　地下室之設備，最緊要者，在使室內空氣閉塞，無毒氣侵入之空隙。故室內除出入之門及流通空氣之窗戶而外。其餘不必需要之空隙，有與外面接觸之危險者，務以紙張等密貼其上。使其不透氣。即出入之門等，當避難時，亦須閉塞。如在出入口處相一公尺、兩處設備幕布，於避難上則更妥當。如構造兩室，則可劃分爲前後兩室。前室專爲制止空氣侵入。後室專爲避難之用，室內幷裝設送氣管，排氣管，傳音管，濾毒箱，電動機等亦爲最良之方法。地下室之窗戶，以能透視室外或家之出入口方向最爲便利外，另更裝以砂袋以防炸彈之破片。

3. 地下室設備時之注意事項

a. 地下室設備雖然完善，空氣縱然閉塞，若容納多數之人，依呼吸與燈火關係，必至污染室內之空氣，反有害於個人身體，故不可不加以留意。

b. 地下室因須緊閉窗戶，減少毒氣侵入，即家屋內之小門等亦須緊閉，因人避入避難所，間接可以預防强盜。

c. 平時各家須備一最簡單之防毒室，戰時於防毒上可收良好結果。

◆說明

一、如照圖建築，其效能可抗五百磅重量之炸彈。

二、掩蔽式內部面積之大小，由人口數之多寡而定，普通以一米達六，其高度以一米達七，但其面積可由建築者自由增減之。

三、所需之材料，爲土及砂石，木材，鐵板，釘，但砂石層以三合土築成者爲最堅固，無則亦無妨礙，若鐵板缺之時可用鐵軌，倘無鐵軌，則用中徑二十生的之枕木亦可，但僅能抵抗三百磅重量之炸彈。

四、在掩蔽式入口之側方，須掘四方形之積水井一，上蓋以堅固之木棚，井之寬度爲兩尺，深五尺，以備雨及水積於井中，再以桶運倒於外。

五、掩蔽式避難所所需之材料列表如後。

A. 避難所（長六米入口兩側各二米之份）材料表

名稱	用途	種類	尺度（單位米）中	厚	長	數量	木材容積	重量 生	乾	摘要
掩蓋材		圓	〇、二五		三、六〇	二五（[illegible]）				
同上支材		圓	〇、一五		一、六〇	七（一）				
礎材		角	〇、二〇	〇、一五	二、〇〇	一七（一）				
直柱		角	〇、二五	〇、二〇	一、七四	一四（二）				
枕材		圓	〇、二五		三、二〇	四				
側材		圓	〇、二〇		三、二〇	一八				
側板		板	〇、二〇	〇、〇三	一、二〇					
緊材		角	〇、〇八	〇、〇四	一、二〇	一二（二）				
	同遮彈層					四八立方米（七五立方米）				
礫石	同遮彈層							六九噸（一五・）		
波形鐵鈑	頂部防水用					二四六22米（四四米）				
掩蓋材		圓	〇、二五		三、〇〇	一八（四）				
掩蓋支材	頂部防水用	圓	〇、一五		一、〇〇	六（一）				

枕材		圓	〇、一五		二、三〇		
礎材	頂部防水用	角	〇、二〇	〇、二〇	一、四〇	六（一）	
直柱	頂部防水用	角	〇、二五	〇、二〇	一、七四	二（三）	
側材	頂部防水用	圓	〇、二〇		〇、二〇		
側板	頂部防水用	板	〇、二〇	〇、〇三	一、一二		
繫材	頂部防水用	角	〇、〇八	〇、〇四	一、二〇		
礫石	頂部防水用					三二3米（六九3米）	六四噸（一二八・）
波形鐵鈑	頂部防水用					一六2米（四2米）	
鐵釘	—				四寸	一〇〇（八）	一・五瓩（〇二二瓩）
螺桿			內〇〇二外		〇四〇	二六（二）	二九四瓩
鐵線	掩蓋材及遮斷層	八號				—	四五・瓩（四・五瓩）
鐵、線		一六號					一七瓩（〇二七瓩）
木材計						120	27噸（22噸）
備考							

B.烟囱式：即利用已有之設備，如工廠有高大之烟囱，不妨藉其烟囱吸收高層空氣因毒氣炸彈在地面或普通高度之房屋上炸裂後，離地面五十米或六十米以上之空氣層，不易爲其毒化故烟囱或其他管子，採取此層空氣，能免毒害也。

普通工廠烟囱管子高爲二十五米至一百四十米。化學工廠因欲免除發散之氣體，對於住民植物之危害，依法令規定，其烟囱管當較極高。故清潔空氣僅可由通風口入室，其他隙孔，均須緊閉，如欲防室外毒氣侵入，室中且須有較高壓力。至於所需新鮮空氣之分量，因市民人數或市區避難所中預想避難人數之多寡而不同。影戲院及戲院規定每人每小時須有十二立方米空氣。

欲使匀量空氣流暢，則須有强力之通風器，普通裝於烟囱與汽鍋間之地下通廊處。在危險時，將烟囱與汽鍋之原有通廊封塞，撥動電動機，使通風機開始轉動。於是新鮮空氣，即由烟囱吸入，經地下通廊暖室及洗滌室，而至避難所。通風器之作用如下：

1. 須使地下通廊內空氣稀薄，小於烟囱中空氣之壓力。

2. 須有使新鮮空氣通過暖室，洗滌室及全體管子而至避難所之必要壓力。

3. 須使室內壓力，高於室外，以防止室外空氣侵入。

C. 壕溝式　當空襲時，老幼婦女速避至住屋附近之空地，或於山麓底下鑿十二三公尺深而且窄之溝，將出土堆積溝口，上用木板下用支柱，兩邊形成巛式工事，亦可避難，且極經濟而適合國情，誠一最經濟之避難所也。

（未完）

參觀東吳科學展覽會後

朱松

春天該是朗清的，却偏偏來了春雨，我因學科學的人，對於科學的興趣，自然較爲濃厚，蘇州東吳大學舉行「科學展覽會」，雖距離一百七十里的路程，在春雨綿綿的日子，而葑溪道上，有十餘輛的黃包車，載了我和兩同事及男女學生十六名，遠道來參觀不數觀的科學展覽。

展覽會的內容，區分爲物理系，生物系，化學系，生物材料處，淡水生物學等五大部，每部分又各分許多室，報紙上及該校特刊都有詳細的記載。不想在這裏嚕囌了。我想在這裏約略說幾句科學展覽會對於一般的意義。

該會特刊上的發刊詞，說明此次東吳科學展覽會的意義爲：（一）它能擴大青年的科學知識（二）它可將科學作公開的研究（三）它可使科學大衆和通俗化（四）它可使大家覺悟到科學研究，不像一般所想像的那麼易或那麼難。

我們應承認一二八的失敗，阿比西尼亞的滅亡，都是科學的不及人家，在這國難嚴重的局勢下，我希望各大學各學術團體，多開些有關於科學的展覽會，使一般民衆均受到科學的洗禮！

中醫科學化，在民國十六年，我曾寫好幾篇的文字，說明它的重要性，及着手辦法，可惜那時有些人倡中醫是哲學的，不是科學的。中醫界的最大毛病，不知科學的，或不知西醫學的，好談科學，於是自誤誤人。希望這少數自作聰明的人，多參觀些科學展覽會，廣大他們對於科學的認識。

這次展覽會，內容的說明是由東吳學生担任的，對參觀的人，有所詢問，都詳爲講解，或作試驗，對於鄉下婦女，亦都用淺近言詞，向她們講解些防禦毒氣的知識，這是值得人敬佩的。

近因兼任學校教職，授課時間，佔去了一天光陰的大部份，欠了各方面的稿債，堆積愈來愈多，一時覺無暇清理，俟稍暇時，或有以答諸君的厚意！

大衆醫學

肥胖病的自然療法

晉江 鄭軒渠

(原因)『胖子是天生的！』這句話，我們用醫學和生理學的眼光來判斷，的確是不對的。俗語說：『十肥九富。』這個理由，大概因爲富人缺少運動多食油膩，體內脂肪過多的緣故。

(症狀)肥胖的人，一到夏天，汗流挾背，熱的不得了；平時走起路來，像牛喘一般地落在人後；做起事來，像壅腫似地不能輕快活動，坐了不久的時間，又要打盹；因爲胖子的肌肉，在表面上看起來，是很發達的，安坐不動，已經覺得笨重極了，還能夠行走動作嗎？又因爲他的脂肪過多，阻止各臟腑的機能，所以身體容易疲乏，時常喜歡瞌睡，由這幾點看起來，胖子好像受了法官判決後無期徒刑的犯人一般，永遠都是這樣地難過。

(療法)如今我有幾個方法，可以使他變瘦，這幾個法子，是很簡便而且易行的，現在我寫在下面：

(一)胖子大多懶於動作，現在不但要他動作，還要叫他時常運動(然不可過於劇烈)和每飯後散步；因爲動作，運動，散步，皆能夠使體內氣血流行，排泄加速。

(二)肥人，不要多吃脂肪質(如猪肉等)，粉質(如山芋等)，和糖類，酒類的食物，倘多吃這些東西，能夠生出沒有用的肥肉來。最好多吃些水菓和青菜，食後兩小時內，尤不可飲水，即每天飲水的次數也應減少。

(三)夜間睡眠以八小時爲限，因爲過眠有兩種的障害：(1)易於發生消化不良。(2)消化的食物，供給脂肪，變成肥肉，最顯明的證據。比如一隻猪吃飽就睡，睡醒再吃，結果養成大量的肥肉，供人家饗屠。

(四)最好時常沐浴，如冷水浴不慣，可用溫水浴。浴後，須取乾燥的毛巾，用力摩擦，使毛孔疎通，氣血興奮，體內的脂肪能夠由皮毛內排泄出來，不致停留在裏面。

(餘論)胖子最易中風，腎臟萎縮，糖尿……等症。且體內脂肪過多，呼吸困難，身體肥胖，行動不便，故須早行治療，上面所說的四個法子看來似乎平淡，其實含有醫學和生理學的意義，若能照常施行，收效雖不能見於一時，然總可以慢慢地減除了這無期徒刑式的痛苦。

德醫班姆氏，也曾有肥胖的治療法行世，我並譯述於下

(一)早點：食無糖質的牛奶，或咖啡少許，和烘麵包或

餅乾。

(二)午餐：食淡肉湯，烹的瘦肉，蔬菜，火腿麵包為最適宜。

(三)晚餐：食肉，瘦火腿，半熟雞蛋，萵苣和麵少許。

這法也會除去脂肪，惟心臟薄弱和精神不振的，宜食炙肉，薰魚，香肚等類和粥以進之，身體可以健全，肥胖也可以減除。

遺精治療的講究(續)

唐鐵花

(一)茯苓湯　治慾心太熾夢遺心悸。

茯神去皮木一錢半　遠志去心　酸棗仁炒　各一錢二分

石菖蒲　人參　白茯苓　各一錢　黃連　生地黃　各八分　當歸酒洗　一錢　甘草　四分　蓮子　七粒

右藥用水兩大碗煎成三分之一食前服

(二)四七湯　治七情鬱結痰氣妨悶嘔吐惡心，神情不快，

半夏　一錢五分　茯苓去皮　一錢五分　紫蘇葉　六分

厚朴　薑製　九分　薑　七斤　紅棗　二枚

右用清水二大碗煎成三分之一食前服

(四)妙香散　安心神衛精氣

龍骨　五色者　益智仁　人參　各一兩　白茯苓去皮

遠志去心　茯神去皮木　各半兩　砂硃水飛　炙甘草各二錢半

右研為末每服二錢空心溫酒調服

(五)青州白丸子　治風痰壅盛癱瘓，嘔吐涎沫，氣不舒暢，悶悶不寧，

生半夏水浸洗　七兩　生南星　二兩　生白附子　二兩

生川烏去皮臍　半兩

右研為末，以生絹袋盛於井花水內揉出滓，再研再揉，以盡為度，置磁盆中日晒夜露，至曉去舊水，別用井水攪，又晒至來日早，再換新水攪，春五日，夏三日，秋七日，冬十日，去水晒乾以糯米粉煎粥清丸菉豆大薑湯下二十丸。

(六)鹿茸益精丸　治心腎虛冷漏精白濁

鹿茸去毛炙酥　桑螵蛸　瓦上焙　肉蓯蓉　巴戟　去心

兔絲子浸酒　杜仲　去皮薑汁炒　益智仁　禹餘糧火煅醋淬　川楝子　去皮核焙　當歸各三兩　韭子微炒　補骨脂炒　赤石脂　山茱萸去核　龍骨另研　各五錢　滴乳香　二錢半

右研為末酒煮糯米糊為丸，桐子大，每服七十丸，食前茯苓煎湯送下。

(七)玉華白丹　清上實下助養本元最治二便不固夢遺精滑等證鐘乳粉煉成者　一兩　白石脂淨瓦上煅通紅研細水飛

陽起石磁罐中煆令通紅取出酒淬放陰地上令乾各半兩
左顧牡蠣洗七錢用韭葉搗汁，鹽泥固，濟火煆，取白者。

右四味各研令極細拌和作一處研一二日以糯米粉煮糊爲丸如芡實大入地坑出火毒一宿每服一粒空心濃煎人參湯待冷送下不濕不燥可以久服大補其元最祛宿疾婦人無娠者當歸地黃浸酒送下凡服藥後，以少少白粥壓之忌猪羊血菉豆粉。

(八)正元散　治下元虛臍腹脹痛泄利嘔吐陽虛自汗夢遺精滑手足厥冷一切虛寒。

紅豆炒　乾薑炮　陳皮去白　各三錢　茯苓去皮　人參　白朮　炙甘草　各二兩　肉桂去粗皮　川烏泡去皮　各半兩　附子泡去尖皮　山藥薑汁浸炒　川芎　烏藥　乾葛　各一兩　炙黃耆　一兩五錢

右爲細末，每服三錢，水一大碗，薑三斤，棗二枚，鹽少許，煎七分，食前溫服。

(九)山藥丸　治諸虛百損，夢失精滑。

赤石脂煆　茯神去皮木　山茱萸去核　熟地黃酒浸　巴戟去心　牛膝酒浸　澤瀉各一兩　杜仲去皮薑汁炒　兔絲子酒浸　山藥各三兩　五味子六兩　肉蓯蓉酒浸四兩

右研末蜜丸桐子大每服三錢鹽湯送下。

(十)祕眞丸　衞精安神

龍骨　一兩　訶子皮　五枚　砂仁　五錢　硃砂　一兩水飛

右研末粥糊丸菉豆大每服三錢空心酒下

(十一)固陽丸

附子泡　三兩　川烏頭泡　二兩　白龍骨　二兩　補骨脂　川楝子　舶上茴香　各一兩七錢

右研末酒糊丸，桐子大，每服五十丸，空心酒下。

(十二)清心丸　治經絡熱夢遺心悸

黃蘗皮　一兩爲末　生腦子　一錢

右研末蜜丸桐子大每服十丸加至十五丸濃煎麥門冬湯下

(十三)金鎖固精丸　治眞元不固夜夢遺精盜汗虛煩腰痛耳鳴四肢無力漸漸羸瘦面色無光困倦少食

白蒺藜　芡實　蓮鬚　龍骨　牡蠣　各一兩

右研末蜜丸梧子大每日服三次每次六粒爲治遺精 Spes-matosrhoe的特效藥

(十四)金匱腎氣丸　專治男女腎氣虛弱，副腎腺機能減退，內分泌機能衰弱，性神經衰弱，腎虧無能，精血枯竭，陽萎無力，早泄遺精，發育不全，糖尿病腰背酸痛，小腹拘急，小便不利，四肢浮腫，頭暈目眩，自汗盜汗，手足厥冷，婦女宮冷不娠煩熱不眠性交失感子宮病等；有不可思議之特效。

地黃　山茱萸　山藥　牡丹皮　白茯苓　澤瀉　製附子　上玉桂　各等量

右八味研末煉蜜和丸梧子大酒下十五丸加至廿丸日再服

(十五)柏子仁丸　治勞慾過度以致神經衰弱腎氣不足驚悸不寐盜汗夢遺等症

柏子仁　二兩　黨參　冬朮　五味子　薑半夏　牡蠣

淮麥 麻黃根 各一兩

右八味煉蜜丸成人每日三次每次七八丸飯前熱水吞下

西藥對症治療法

(一)方 魯布林 〇・四克 樟腦 〇・〇八 乳糖 四・

附註 魯布林 Ylandulae Lupuli，色帶黃白，粗粒不均的粉末有粘着芳香味苦，有健胃制淫的特效，且能治生殖器失節的亢進及淋疾的勃起神經妄動，亦奏大功，此味由葎草屬中蔓草忽布菓本中之腺化煉製成。

(二)方 琥珀 二・〇 葛粉 四・〇

右研爲藥粉十五包日服三次每服一包

(三)方 臭化鉀 八・〇

右爲藥粉八包日服三次每服一包

(四)方 麥克 一・二〇 澱粉 一二・〇

右爲藥粉十包服三次每服一包

(五)方 枸櫞酸鐵 〇・二 硫酸雞納 〇・〇八

右爲丸藥十二粒日服三次每服二粒

(六)方 硫規 酸化鐵 白糖 各一・〇

右分九包一日三次每服一包

(七)方 麥角 一・〇 白糖 五・〇

右分十包每日服三包至五包

中國鍼灸治療法

(1)腎臟虛冷日漸羸瘦勞傷陰痿凜凜少氣遺精

腎俞 膀胱足太陽經十四椎下兩旁去脊一寸五分灸三壯

(2)遺精白濁

腎俞 仝前

關元 任脈臍下三寸針八分灸百壯

三陰交 脾足太陰經內踝上三寸針三分灸三壯

(3)夢遺失精

曲泉 肝足厥陰經膝股上內側輔骨下針六分灸三壯

中封 肝足厥陰經足內踝骨前一寸針四分留七呼灸三壯

太冲 肝足厥陰經足大趾本節後二寸針十分留十呼灸三壯

至陰 膀胱足太陽經足小趾外側去爪甲一韭葉許針二分灸三壯

膈俞 膀胱足太陽經七椎下二旁去脊一寸五分針三分留七呼灸三壯

脾俞 膀胱足太陽經十一椎下二旁去脊一寸五分針三分留七呼灸三壯

三陰交 仝前

腎俞 仝前

關元 仝前

三焦俞 膀胱足太陽經十三椎下二旁去脊一寸五分針五分留七呼灸三壯

收梢話

少年男兒，已屆由中及大學齡，循序修學，必先預知行於中西遺精治法，就他的身體狀況，精衛神安，在日常修進學業，應與法定考試，雖不能獨占鼇頭，然必得成績及格，不致名落孫山也，孔子曰：少之時，血氣未定，戒之在色，英達此戒，心淫肉慾，好色無度，勢成遺精，不但學習無巧意，卽要日知所亡，然必月忘所能，不能悠久的記憶心理，隨得隨失，一無所有，勉與考試，必榜落第，自取徒勞跋涉枉費心機之咎，吾少年急起元培精衛，以有恆盡忠的意志，淬礪中外古今萬般學科的精彩，間接救國，科學幸甚。(完)

生理與病理研究

月經與病變

岑溪 廖之祜

夫男女之生活現象，其顯著之分別，厥爲月經，(Menstruation)而天癸，月事，月水，月信，信水……等，皆其別名也，在健全之女子，自十四歲至十七八之間，如樹木逢春，苞發花開，生理劇起變化，聲音尖細，骨盆擴大，腰部廣濶，胸廓同時擴張，全身肥胖(占多數)皮膚色澤，著明增加，乳部膨隆，且多脂肪，子宮與陰道，發育增大，陰部及腋窩處生毛，在此青春，發動期內，其人有嬌羞態度，自是，其腹內左右兩邊，卽各有含液體之水泡一個，醫學上名之曰濾泡，濾泡中，生長卵子各一枚，而左右兩邊之卵窠，輪流担任生長卵子之責任，及卵子成熟，於一定時間內，濾泡內之水量加多，而脹破濾泡，於是，卵子卽同濾泡液脫離卵窠，而流出於子宮，(因卵窠有一輪卵管直達子宮)附着於內膜上面，若湊巧與男子之精蟲相遇，遂結而受胎，亦曰懷孕，否則卵子死滅，會同血液，從內膜而滲出陰道之外，此種變態，普通每四週來復一次，如此間斷約半月，則又呈經前狀態，正如月之盈虛，變化不已，此種現象，如屬處女者，則首次曰初潮，或初經，爲女子月經之一般正常現象，不至影響身體健康，然天地之理，有其常，卽有其變，倘先天閉經之女子，則其根本，已無經事之可言，自無所謂經常經變矣，今以婦女之經候論之，其證變壞象，層出不窮，茲就月經之病變，撰其常見者，而略述之，而月經之病變既多，醫治之法，若不先明底蘊，則尤如治水者，不察地勢，不審源流，未有不妥堙障，魚吾民而溺天下也，而其所謂變者。

一曰月經困難，(Dysmenorrhoca)此所謂困難，卽痛經是也，若月經困難，則於月經來潮，卽覺精神不爽，頭痛，眩暈，腹部疼痛，更有惡寒，發熱，嘔吐，泄瀉等，至月經來潮，始行輕舒快，若疼痛過烈，下腹部腰脊骼部，及下肢，均被波及，但亦有不發生於月經正來之際，而發生於月經持續之間，此種疼痛，或因子宮前屈，子宮腫瘍，或子宮狹窄，或因輸卵管變態，其痛之部份，多側於患病之一部，若持續性疼痛，非月經停止不止者，則爲炎症性，由於子宮及附屬器發生炎症所致者，若蔓延日久，至爲危險，患者，宜安靜精神，並於下腹施以溫罨法，及進以富於營養之食品。

二曰月經過多，(Menorrhagia)卽月經之排出量，超過 200 克者，其整個原因，由於急性傳染病，肺，心，疾患，肝臟硬變，及便泌等原因，而起生殖器充血，局部者，由子宮位置異常，子宮因急性炎，過度性之刺激及亢進，而排出過量之血液，然，血液與人生，至爲重要，今傷其血液，勢必漸漸發生面色慘白，身體消瘦，不思飲食，夜睡不眠，頭暈，頭痛，全身無力，終日煩悶之慢性貧血症，最後，並能引起血崩之危險，此時，血液不停流出，卒然昏倒，不省人事(此為急性腦貧血之結果)宜即注射興奮劑，止血劑，並檢視子宮將破裂之血管結紮，以止血液之滲出。

三曰月經過少，(hyqomenorrhoe)其標準，為月經時，血液排出量，不及100克，而非指月經之次數也，其原因，由於營養不良，貧血，身體衰弱，或子宮及附近器管發生進行性萎縮，或子宮口及膣口狹窄所致，倘其其人無其他自覺症，則以適量之調養，擇地而居，服食補品，並行溫泉沐浴，而毋須延醫治也。

四曰代償性月經，(Vikorierende ad Suqqeementare Menses) 普通女子，卵窠成熟，由卵窠排出之血液，不由子宮流出，而從鼻孔，口內，眼底，乳頭，肛門，(以口鼻為多)等處滲出，不依正道，而由他部排出之謂地，舊名之曰倒經，患者，往往於經前之一二日，驟然腹痛吐衄不已，繼而成塊，成堆，相隨而下，(舊醫為由肝氣不順治宜平肝順氣引血為經)

五曰子宮病，(Metroqathis) 此由月經不調而發生，婦人30歲以後，因月經不調，子宮內有時即發生一種腫瘤，曰子宮筋瘤，(Myoma) 當此瘤未大之時，倘覺無礙，倘其增大，必至惹起經量增多，延長經期時間，下腹部覺疼痛，月經血多半凝為塊狀，久之，其人即發生貧血症狀，顏面慘淡無血色，因經量過多，並能使心臟跳動迫速，或生病，已患本病之婦女，如登高，洗衣……等，過事勞動，或致下腹部呈充血，於是，筋瘤更大，若於月經之前後，而出多量之血液，有時，忽然血崩，即時昏倒不省，甚宜注意，身體素弱之婦人，患此，除安靜調養外，並宜施以冷貼。

以上所列，對於月經顯著之各種症狀，均已略述，其合併症之症狀，及療法，雖不詳盡，然皆以生理藥理為依歸，患者，倘能依症預防，而其變幻縱多，亦未始不轉為健康也，作者學疏識淺，錯誤不免，尚望先進者，有以教正，則不但作者之希望已也，黃花節26週紀念日，脫稿於粵江省立梧州醫研所。

生理雜憶(續)

揚州 耿鑑庭

上期予曾引隨息居霍亂論一則，以與近世科學說理相證，足見腸之部位，及路經，古人已知之詳矣，盲腸炎一名詞，聞者莫不毛髮悚然，因其經過最快而最危險者也，其部位之在空腹角，雖髫齔之童，亦莫不知之，昨讀杏軒醫案，見有食厥一則，與前錄景岳說相仿，特錄於下，——許細長，石工也，病起少腹脹痛，堅硬如石，醫用消導藥，轉致吐蚘，便溺俱閉，更醫目為寒凝厥陰，投以姜附吳萸，痛劇而厥，肢冷脈伏，急來延予，予以手按其少腹，見其眉攢難忍之狀，謂其婦曰，此食厥證也，婦曰，病果因食冷麵而起，然已服過消導藥，無效，或藥力不及，亦未可知，第停食小恙，何至厥逆吐蚘，便溺俱閉，予曰，穀食下行，由少腹右角後，出廣腸，今食積不下，故大便不通，直腸緊脹，撐迫膀胱，小便因而不利，下既不通，氣反上行，故爲嘔吐，嘔多胃逆，蚘必上攻，是以隨嘔而出，務得大便一通，通則不痛，諸證自釋矣。（下略）——觀此一則，可見認爲穀食下行，由少腹角右後出廣腸者，非景岳一人也，古今醫按按中，亦有一則類於此者，——虞恆德，治一人，得潮熱，微似瘧狀，小腹右邊有一塊，大如雞卵作痛，右脚不能伸縮，一醫作賁豚氣治，十餘日，虞診其脈………曰。此大小腸之間，欲作癰耳，幸膿未成，猶可治，與五香連翹湯加減與之，（下略）——本案中之最合近世生理者，爲此大小腸之間，欲作癰耳，一語，蓋大小腸交接之處，有一物如蚓者，名曰蟲樣突起，所謂盲腸炎者，多半爲此物發炎，其原因大都爲難於消化之物，誤入其中，排出不易，因物理之磨擦，化學之腐爛，引起發炎，合三案觀之，可謂完全與科學吻合，張氏程氏，謂食經少腹右角，後入廣腸，虞氏則謂大小腸欲作癰，此部位之符合者也，張程二案，起源皆由食積，此病因之符合者也，虞氏謂右脚不能伸縮，蓋盲腸作癰，必右側腹肌攣急，攣急太甚，右足自不能伸，此症狀之符合者也，中醫書中，類此者甚多，待平學者之整理耳。

醫學雜筆

別跑進了太極圖

陳玉振

（一）

人類是天賦的高超於一切嗎？并不是。我們不能否認「進化這條定規」。

人類是富有求知慾的。人們爲了要滿足這種慾望的要求，就發生對於客觀繁複展開的事物有了種種硏索探討的方法不論所採取的方法怎樣？對的，抑是不對的，——而各種學科也就依着各個所認爲對象的學者的勞績排列給人間。

倘人類機體中，自來對於求知慾望的腦神經中樞組構就不發展，緻密，和其他動物一樣；那就根本談不到硏索，除了瑰奇，玄奧，驚異，的心理外。

如果人類是沒有蘊厚的求知慾望的，那只有自滿於人生過程現狀上的些微已得經驗的「知」，而高懸着學已止境的招牌，原動力——求知慾——發了銹不會動轉，那進化之輪也跟着停滯起來，更談不到文化的演進。

因爲所用以鑽硏的各種手段方法之不同，而推演出來的學理也，就分支而流，此宗對彼宗加以批駁，這個時代向那個時代加以估判。

惟對於眞理作無窮求，而眞理也愈闡明，於是一時代一時代所積壘的「知」，也隨着時代的潮流日益遞進。

（二）

單就醫學說，我們若就傳變者觀之，可勉强分爲三個時期：

（1）先民時代　在原始時代社會裏的人們，所探求所經驗的知，尙在雛形幼稚時代。他們以爲疾病的侵襲，完全是那超越人世間大神，所給與人類的懲創。這是必然的現象。「神的觀念是由人類不認識某種自然界現象才產生出來；人類尙未能解釋這些現象，同時這些現象之怪異性又使人類精神發生恐怖」。「恰如自然對無力認識此現象之野蠻人，便會喚起神明，惡魔，奇蹟，和有類於是之一些觀念來」。無疑地，初民對於神之觀念是非常濃厚的。他們不能越過樊此籬而進入理解之門，對自然是這樣看法，對疾病看作是由神之賜予，無非也就是以同樣的心理爲出發點。因是對於挽回大神逆怒的意旨，怡悅大神，惟有出於祈禳一途。而專司這祈禳的儀禮的，就有祭司，巫覡。移精變氣論篇有這樣一段記述先民祉神愈病的文字；

『黃帝問曰，余聞古之治病，惟其移精變氣可祝由而已。今世治病，毒藥治其內，鍼石治其外，或愈或不愈何也？歧伯答曰：往古人居禽獸之間，動作以避寒，陰居以避暑，……故可移精祝由而已。一王冰注云：「……是以移精變氣無假毒藥，祝說病由不勞鍼石而已。新校正云一按金元起云祝由南方神也」。據此，在古代社會裏人類之所以異於禽獸者幾希！他們只是渾渾噩噩的一羣「人居禽獸之間」呀！遇到了疾病的侵襲，也不過「移精祝由」；至到病是否會因此「而已」，自是另一問題。——現尙有愚昧婦女向神廟中求神占籤，以求取藥方，他們對於神之觀念的心理始終是一貫的，很有像是這種遺型呢！在這個社會裏，所反映於文藝上屬於這一類傳說，祭歌，成爲了文學宮殿中的中心支柱。楚詞中的九歌就是先民祭神所用的歌曲之一種遺留下來的一項蛻形，經過了屈原時代的謳寫，傳流下來的。

我上面所說的話，無非在說明古代先民把一些事物之不能理解的，一概歸之於神。神是一切遁詞之說明者，神支配一切，文學，醫學，哲學，……不論那一畦園地都有過它的足跡。只要我們一翻閱古代史就可知道，這兒不必贅述。

中國有許多古籍都是後人假托的僞作，就是我們所認爲金科玉律的內經，是黃帝歧伯問答所完成的(?)我以爲也是較後的作品。——說見郭著中國古代社會研究

2中古時代　這一個時期，是值得我們光大讚揚的。內經以下諸賢之作，就是代表這一時代的極盛時期；雖然有多少不純之憾，但這是不要緊的。因爲自來就沒有盡美盡善的作品，我們倘若拿新近學說來證明，亦不多讓。新舊兼美，這益證明了中醫自有一部份已經實驗來好價值，我們現在更應該如何接受這部份珍貴遺產，承上啓下不要故步自封，再進一步開拓發展到科學的境地去。此爲作者區區之企祝者。

開話帶住，言歸正傳。中古的時候，人們漸漸知道疾病的起因，多少是受外界的氣溫——寒、熱、燥、暑、——所影響，而外界氣體之變化亦因地因時之不同而變異。這又連帶的牽引到土著處等問題去。A因地的異法方宜論「東方之域，魚鹽之地，海濱傍水，其民食魚而嗜鹹，皆安其處，美其食。魚者，使人熱中；鹽者勝血，故其民皆黑色，疏理，其病皆爲癰瘍。西方者，金玉之域，沙石之處，其民陵居，而多風，水土剛强，其民不衣而褐薦，其民華食而脂肥，其病生於內。北方者，其地高，陵居風寒冰冽，其民樂野處而乳食，藏寒生滿。南方者，其地下，水土弱，霧露之所聚也，其民嗜酸而食胕，故其民皆緻理而赤色，其病攣痺。中央者，其地平以濕，其民食什而不勞，故其病多痿厥寒熱」。

B因時的諸如春多病溫，夏多暑熱，秋多病燥，冬在傷寒之類之異。雖然所生的病症不有盡符上說，但至少可以說明因爲地方與四時殊候的關係，和生活狀態之不同，衣食住等項皆與疾病的起因有直接間的關係。余瀫病原學第二編（13——15頁）也有同樣說明疾病與衣食住生活狀態和職業風俗習慣等項是疾病的外因。至氣候一項，余瀫說：「空氣之狀態，與氣候有重大之關係，如氣溫，氣壓，氣流，濕度之類是也。此種狀態因地面性質，土地高低，山岳海流之關係，而不同。山地氣溫，氣壓均低，空氣乾燥，對於身體之發育頗爲相宜。因此等氣候可刺戟皮膚，呼吸器，循環器等，

使之興奮而新陳代謝，因以亢進也」。這是他說明氣候對人身直接的影響，下文他又說：「依地理立論，因氣候不同，土地可分三種。卽一年內平均溫度在二十度以上者，名熱帶。在零度與二十度之間者，名溫帶。在零度以下者，名寒帶。熱帶空氣之溫度高，故溫帶居民移置於熱帶時，每發傳染病等危險症患。……英國軍人至印度死亡者較在本國達十倍以上。……熱帶氣溫高，故多日射病，及熱中病；又因溫度高細菌易於發育，故傳染病也多，霍亂赤痢瘧疾黃熱等是也。（見頁14）其他尙有關於理學的！A溫熱的刺激；B氣壓；C光線等，皆可括入外界空氣之狀態；——如B條氣壓。——與氣候內；如A條溫熱的刺激——。

（未完）

是鎖陽呢？是竹精？

叔賡

昨天（四月廿一日）隅然和海上名醫黃寶忠先生談起國藥和西醫之補劑的效驗，當蒙黃先生說了很多的高論（略）實足令人欽佩；談後，他又從賜保命和人參，鹿茸，龜靈集……的比較中，連帶地告訴我張小白先生研究鎖陽的事。

黃先生說：「張先生是努力研究國藥的專家，並且他在補劑的國藥中查得了不少的僞貨（按此僞貨非仇貨）例如鎖陽吧，藥舖子裏所賣的也以僞貨居多數；

「但是鎖陽在鄉下的竹園裏也有的，色紅，狀如男子生殖器，功勝蓯蓉十倍，在補劑的國藥中也很占地位……」。

這一段話，引起了作者對於研究生藥物的興趣。

× × ×

眞是巧事，當昨天下午舍間竟從鄉下來了一個不速之客，並且還是有着一個竹園的主人，但據他說：

「非但沒有這樣的東西，並且在竹園裏很多；但我們不曉得它是否鎖陽？祇知它是變態的毒筌，叫它竹精，是熱毒如砒的，傳說人吃了要七竅流血——」

是鎖陽呢？是竹精？——我懷疑着。

× × ×

翻開了本草綱目的鎖陽條：

「時珍曰：鎖陽出肅州。授陶九成輟耕云：鎖陽生韃靼田地；野馬或與蛟龍遺精入地，久之發起如笋；上豐下儉，鱗甲櫛比，筋脈連絡，絕類男陽。卽蓯蓉之類。或謂：里之淫婦，就而合之，一得陰氣，勃然怒長……；時珍疑此自有種類，如肉蓯蓉列當，亦未必盡是遺精所生也。」

從形態上講，鄉下客所說有毒的竹精便是無毒的鎖陽了；但從產地上看。本草沒有說江浙兩省竹園也有出鎖陽的。或者鎖陽和竹精是形態相像，而實二樣的殖物吧？——我又懷疑了。

翻開綱目「竹」條，沒有記着竹園裏產鎖陽，也沒有說起產類乎鎖陽的竹精。

再翻開本草拾遺，更沒有和鎖陽相像的藥物。又翻開綱目(商務版)圖譜中的鎖陽，我看了既不像鎖陽條所說的形態，鄉下客看了也說不像竹精的樣子。是鎖陽呢？是竹精？我更懷疑了。

× × ×

國醫之不致消滅，全在於有靈驗之藥物為保障；然而現在有許多好的藥物，藥師和醫生都不能辨其眞僞，以致僞貨充塞市場，而眞貨却任其湮滅，豈非是國醫界最可惜的醜事(?)張小白先生能夠有鑑於此，窮究生藥物，確是難得。但作者所遺憾的，沒有聽到張先生當面所說竹園裏有鎖陽的詳細情形，更沒有看到過生鎖陽的形態，祇從黃先生處間接聽到簡單的幾句話和不識醫學的鄉下客的一種不甚可信的傳說言論；所以我希望張先生能看到這篇拙作，來給我們解釋上述的疑問。

同時我更希望海內熱心於國醫藥的有識之士，大家來共同研究，給予明白的指正。

是鎖陽呢？是竹精？還是其他別的東西？

莊杏暘公軼事一則

後裔憇樵述

余童時(忘其名)即聞杏暘公名，(公名履嚴諱杏暘為明季處士)能觀色審聲，知人藏府癥結，迄今考莊氏宗譜，知其論著甚多，顧皆散佚不傳，所傳祇醫理發微一書，內分傷寒婦科兒科，內容豐富，辨症明晰，惜未刋行於世，今附刋於宗譜中，而其一二軼事，里中人往往樂道之，莊氏以醫世其業，公術益神，性坦率，不立崖岸，延治疾者，輒往不辭，市中少年，欲窮其術僞疾篤，擁，絮呻吟，使人當道遮先生入，先生入執其手曰，噫嘻死矣，聞者皆掩口胡盧，乃辭去，頃之僞病者，果腹痛氣絕，一市大驚，亟趣先生聽疾狀，先生曰，是得毋食飽戲躍乎，曰，然，彼見先生來超櫃入臥耳，先生曰，我診其右脈若斷綫，是腸絕也，衆乃大服，同時有太醫李某，偕先生讌桂下，先生曰，明年桂秋公作物外遊耳，李沓嗟良久曰，名下無虛，後果驗，其神見類若此，或曰，李老醫亦公亞，或曰不及遠甚，顧交遊赫然，而先生落落窮居寡所知遇也。

少陵云請看古來盛名士，終日坎壈纏其身然乎，否耶。

余先祖杏暘公為明季處士，以醫世其業，生平多著述，惜遭洪揚之亂，散佚不傳，今所傳，祇有醫理發微一書，附刋於宗譜內，餘則無從稽考耳，憇樵附識。

醫林趣事

民間傳說葉天士趣事一打（續）

晉江鄭軒渠

(3)醫活兩個死人

有一天，葉天士走到街上，看見人家抬出一口棺木，那棺木是薄的，下面鮮血一點一點地滴着；原來是產婦因生子不下死的。他一看見，就叫抬棺木的停下，令開了蓋，詳細一看，遂拿起一根銀針，對準那死人的心一刺，戮得很深，忽然聽着死人肚裏哇了一聲，一個孩兒生產下來，死人也變活了。

原來孩子在肚裏抓着產婦的心，所以生不下來；產婦因心窩被抓，致血脈停滯，所以呈像死一樣的狀態。葉天士一針刺着小兒的手，使他一痛，手才釋放，小兒便生下來，而產婦也可以轉活了。

（4）散錢救治難產

一個窮婦懷孕十月滿足，腰腹疼痛，連日不生，乃親自帶了一吊錢，來求葉天士救治，天士一見假意發怒。

『我是名醫，你拿這一吊錢，便要我救你的難產嗎』？說着，隨手把那一吊錢拿出去，分散在街路上。

窮婦肚子雖痛，但捨不得這一吊錢，所以忍着疼痛到街路上拾錢，腰子一彎一起，拾不到一半，孩子便在街路上產下來了。

（5）醫死一個活人

有一個青年，聽說葉天士有起死回生的本領，故意要來試試他，其實並沒有毛病。

他吃飽了飯的時候，便來拜訪葉天士，忽然聽說一個孕婦由難產而易產。在街上生下一個小孩，他好奇心勃起，要出去觀看的時候，心裏很急，不從大門走出，偏從櫃台上跳出去，看過了後，再進門來，請葉天士診脈，天士診脈之後，不開藥方，對他說：

『你已經沒有救了，趕快回去！不然要死在路上』。

那個青年，心大不服，嗤笑而去。果然行不到半路便肚子大發疼痛，死在路上。

原來因爲他吃飽了飯，跳出櫃台打斷了肚裏的腸，所以無法可治。

（6）女醫變男

姑蘇有個富翁，僅生一女，年十六，病甚篤，羣醫束手，翁不惜重貲，聘請葉天士爲治，天士一診了脈，哈哈大笑。

『這那裏是病呢？假使你肯將這女兒做我的女兒，且令他到我家裏，百天以後，回你的家裏來，不但身體可以健康無恙，同時又不像是一個嬌弱的女子哩：倘你如不聽我言，她死於非命，實在可惜』！

『果能照先生的話，小女平安回家，我願以千金爲報』，富翁大喜，卽口答出。

天士卽將富翁的女兒帶回家裏，另打掃一間房子，挑選一個頂漂亮的女婢，服侍他，並伴她睡着，又交代女婢說：

『這位是的你姑娘，你終身要依賴她的：事事須當順從，倘有一點疏忽，致增加他的疾病，惟你是問』！

女婢應允，事候飲食，同床共睡，情好日密。

天士天天給他服藥，又時常悄悄地偷看她們的舉動，將近一個月，見女體漸壯，容貌漸舒，和女婢形影相隨，情如膠膝，天士知事已遂，一天早上，她們剛才起床，天士突進她們的寢室，故意喝罵女婢：

你和你的姑娘，所作何事，我已經看出你倆的祕密了，你現在一一告訴我，如敢欺騙，我要打你，你不要自討苦吃』！

『這事情是你來陷我，將男子假做義女，又叫我和她同床共睡，我既不敢違反你的命令，你又要責罪我，那要將我置於何地呢』？女婢嗚咽地說。

『你已和他做過夫妻嗎？那才算是服從我的命令，我不怪你』！

天士令女改作男裝，去髮辮，並用藥解放他的蓮足，衣服冠履，居然變做一個美男子了。天士卽時令人請富翁至，佯作發怒：

『你以子假女，又僞稱疾病騙我，使我誤以義女伴宿，今既爲所亂，你要怎辦』。

富翁不解所問，天士乃令夫婦下拜，富翁一見大喜，願納婢爲媳，遂和天士結爲姻婭。

（未完）

呼吸器病研究（續）

松園渡邊熙著
石頑沈松年譯

感冒

易罹感冒乃腺病質之特徵，爲顯明之事實也，然而感冒可爲萬病之基者，爲一種有定型的病氣，但在西洋醫學中無獨立之議論及名稱，予評言於次。

感冒之定義中國醫書中自古以來卽有詳細之解釋，且頗重視之，日本亦名之爲感冒，乃風邪襲表之謂也，西洋醫書雖有此病名而無治法，今列舉和漢洋對於感冒命名之不同者如次。1中國名之曰，傷風，中風，此腦溢血半身不遂之卒中風也。溫邪與今日之流行性感冒一致。2日本名之曰，感冒，風邪，風引。3和漢共通之名，疫，時疫，今日之流行性感冒。4德國通俗之名，西奴班恩鼻風之意。又曰。衣路開路篤恩古，受寒之意。5意大利名之曰，衣恩夫路愛恩柴流行感冒。6法國及英國名之曰，枯力拜。7一切鼻加答兒，咽喉加答兒，扁桃腺炎，氣管枝加答兒等病名，皆以此感冒爲主因，或爲副證狀，或爲續發證也，但各國之對於此證以爲由表而侵入者，皆一致也，感冒之原因，感冒原因之眞相究屬如何，今尙未發見，唯流行性感冒之病原菌爲夫淮愛路氏菌也，但議論上雖與普通之感冒各別，實際其性狀大部分一致，故治療上亦相同也。

傳染性流行性感冒本爲傳染性，普通之感冒亦未始非傳染性也，有時爲單發性，或爲散在性，乃由氣溫之劇變而受寒冷之刺激爲感冒之原因，故感冒非人力所能預防也。貧乏者多病於夏期（腸冒病）富貴之人多病於冬日（易感冒）也。然而不明瞭者，乃媒介關係感冒罹病不罹病濃度之深淺耳。此外尙有不知者，爲媒介與各人血淸之性狀如何也，血淸之性狀隨時變動，雖在同一人身中亦隨時而變化也，此學理爲現代之科學所公認者也，但求之於古今諸先賢，則對於普通之感冒及其感染之關係，亦難得詳細精當之解釋也。

病理　予觀察感冒證，譬如輕證之感冒爲一種炎證性疾患，雖爲確切之事實。但患感冒之原因，或因空氣之寒冷，或因澱粉細粉所刺激，或由病原菌發生之毒素所刺激，致全身之細胞，或一定場所發生急性之炎證也，例如鼻腔或咽喉之上皮細胞發生腫脹，其結果引起分泌液汁者，此卽謂之水鼻也，此德派謂爲加答兒證狀也，蓋感冒雖由人之足部而受，而有立覺喉痛者，或鼻部發生異常之感覺，或嚏，或淸涕出，

漢醫學沿途的改革

松尾東洋原著
陳志成譯

此乃局部鼻，咽喉之細胞腫脹證狀也，此證若爲慢性者，則發生凹凸不平之贅肉，卽發生小解剖的變化也，若感冒而犯腎臟細胞時，腎臟之上皮細胞引起腫脹，因而見生理的作用爲蛋白尿是也，在妊娠期中血分成分異常，引起一種過性蛋白尿者，與此理同，若感冒犯神經細胞時必現神經痛，或冬季老年之人，每於晨起或朝食後必腹痛下痢者亦是也，此乃因感寒而腹痛，或每見引發胃痛者，但診察時細查之後，每發見兼有他種慢性病之潛在也，次述一例以供參考，或可防診斷治療錯誤之一助也。

感冒受寒腹膜炎樣劇甚之腰痛

大正十二年十二月大阪地方之氣候突然嚴寒凛烈。遂多發現腹膜炎樣劇甚之腹痛證，玆錄一患者年三十六歲男子，爲製造傘柄之工人。每日工作時積寒成疾，一旦併發，來勢洶湧，疼痛非常，當時腹壁之筋緊張，且同時腹之內部亦痛甚，診察時以手輕按之，亦不可忍，雖溫罨之布亦不可用，自薦骨部起，如斯二晝一夜之間，反覆注射鹽酸木路黑思及綳篤明，疼痛未稍止，或以之爲急性腹膜炎，但以上之事實確爲因寒而腹痛也，投左方而愈，處方解急蜀椒湯外臺

主治　寒疝。心痛。繞臍腹中盡痛，自行出沒疼痛欲絕。服右藥不出半日，疼痛忽然鎭靜，實奇驗也，此證先哲王叔和，葉文齡等所謂陰證之寒臟入腹之重證之，予名之曰，陰性之感冒，或內攻性之感冒，西洋醫學對此等證狀全無療法，故每易誤治也，更以此理推求之，如外科剖腹開刀之時，誤奪腸管壁之體溫而類於死者，此亦卽漢法醫家所謂寒氣入臟，爲陰性之感冒也。

感冒侵入之門

原因於夫氏菌之流行性感冒，亦爲普通之感冒，當罹病時乃因周圍空氣之如何耳，或因空氣過乾燥，或寒冷而刺激，發生之流行性病，例如因足部濡濕，亦能引起感冒者是也，又空氣中飛散之粉類及塵埃等，均可爲感冒之原因，或觸呼吸道之粘膜，或由皮膚毛竅而入，故無論何種感冒由何處侵入者，必發於咽喉之粘膜也。

上氣道與感冒之關係

今上氣道與感冒證，有奇妙連帶交互之關係，例如足部皮膚感冒時，同時上氣道卽感覺異常之刺激，其次如惹起加答兒證狀，或有每次自覺由一處侵入者，或有自覺由咽喉而入，或鼻腔，或由眼之上皮，或由足蹠，或由下足之皮膚侵入，或覺由肩甲周圍之皮膚而入者，亦有縱令嚴寒隆冬入水中，雖裸體亦不感冒者，蓋視機緣遭遇之如何而定感冒與不感冒也，未詳者如次二條。

（未完）

中國的醫祖是神農黃帝。日本的醫祖是大己貴，小彥名。但是世界上的人人都有慾。從慾而生疾病。疾病有治術的。問其醫術的巧拙如何。則原始人的時代可以想像定的。動物有疾病。可施天然的治術。所以欲問那一國有相當的醫術。我可以答說。只有中國醫術及日本醫術。有口眥碑。有文獻。流傳在後世。這種神聖。可以尊崇爲醫祖云。

中國醫學在中道混同印度醫學。更混合朝鮮醫學。（卽般的醫學）日本古醫學是混合朝鮮醫學。有種種文獻可考。上古人類。移動沒有限制。又不遇差別的人種。正如植物種子的風吹飛散。隨在結實的。文化不分國境。是從長補短的發達。所謂那一國醫學者。不過指他的主流罷了。

文化早開。不是中國及印度。試以皇記與中國的時代對照能可知。

堯舜時代　紀元前千五六百年前。
夏朝時代　紀元前千四百二十年時正約四百年。
殷朝時代　紀元前千〇二十年時正。初六百年。
周朝時代　紀元前四百二十年時正。約八百六十年。
秦朝時代　紀元後四百五十年。約十五年。
前漢與後漢時代　紀元後四百五十九年約四百年。
三國、西晉、東晉、南北朝　紀元後八百八十年。
隋朝時代　紀元後千二百四十八年。約二十九年間。
梁唐晉漢周的五朝時代　約五十年間。
宋朝時代　約三百二十年。
元朝時代　約百年
明朝時代　約二百八十年。
清朝時代　約二百七十年。

日本上古的醫學

日本上古的醫學。由天皇率先獎勵。爲民謀幸福。這是眞正改革治術的要諦。是實際努力者。是大巳貴，小彥名二神的事蹟。人人所知道的這風潮普行在上流主權者的階級。但神武天皇時代治術十分進步。國內出產黃金。作金鍼以傳敎鍼術的流傳。又有按腹術。使盲目啞口者能習之。以藥艸的味道使猿猴嘗試。剖解觀看。其普及方法。命令醫官巡迴各國。探查藥艸。敎授他治病之方法在各村的村長等。當時百姓的壽長達百歲者。必定考究他原因。那麼知道是食事房事的有規律。但是明瞭他食事房事宜適量。簡便而得他的主要。當時的藥物有左面三十七種的藥艸與煨煖等。當歸　黃蓍　芎藥　桔梗　苦參　地黃　半夏　蜀椒　茯苓　黃蘗　白朮　白歛　獨活　黃芩　細辛　黃連　商陸　人參　芎窮　石菖蒲　枳殼　白芷　連翹　茵陳　蛇床子　石斛　猪蹄　射干　夏枯草　蘭　菟絲子　蛭藁草　百部根　車前子　姜　韮　五味子　其他禽獸爬虫類之煨煖幾百種。用以燒於金石等或者加熱。使得爲種種藥用化。禁壓倂用。經藤種的時候。其他種類隨後而增加。

小兒病各論（續）

松園渡邊熙著
石頑沈松年譯

和漢醫學自上古以來，治腦膜炎證已用水銀劑爲主矣。擧方如次。處方天竺黄二，○青黛一，○輕粉○，一牽牛子○，五

右研細末爲小丸，薄荷湯下

和漢醫學之治法爲除去腦膜炎之原因（卽頭蓋內之內壓太高）爲西醫所夢想不到之事實也，頭蓋內之內壓旣高。前頭顱門必因之而隆起。此時當以減退腦脊髓液及除去頭蓋內壓爲最要之一法。

予於大正十二年。治一未滿歲之小兒。患急性之腦膜炎。前頭顱門隆起。腦之壓迫證狀極危篤之際。試以走馬湯與之。亦未見大不利。僅得數次之軟便而已。翌日顱門之膨脹立退。內壓證狀已去，然則巴豆劑對於小兒並無何等之危險。且可以安護減退腦內壓之目的也。

方名　走馬湯　金匱

處方　巴豆　炒褐色○，一杏仁打一，○　合煎服爲一歲以內之量，三歲以上者，巴豆○，三杏仁二，○煎服，並兼用　牛黃，辰砂水飛各等分。或加犀角等分。

右藥以蜜蜂調勻塗入小兒口中。牛黃非良品則無效。此爲小兒科中惟一無二之强心化毒劑。辰砂以中國產者佳。研末。犀角以鮫皮剉細。或以水犀代烏犀用之亦佳。故如牛黃淸心丸等確爲兒科惟一之聖藥也。

以上用至二劑卽能減退腦脊髓液及其毒素之力均速極也。且血液經消毒而毒解之後。諸證狀一掃而光。心臟立卽健復如原狀。所以敢云旣有此等方藥。則一切西洋之加恩夫路及實芰浸劑等法均可以廢棄之矣。亦非過言。又妙功十一丸亦爲輔助療法之一。

驚風之實驗例

今擧淺田宗伯先生之治驗例如次。明治十二年明治大帝之太子生後晝夜搐搦不已。當時皇子住於日比谷之中山候爵邸，皇子外戚祖母被召入護待。爲篤信漢法之一人。經大帝之許可命召淺田宗伯，沐浴齋戒短刃入宮備事或不成卽以此自裁也。遂獻巴豆劇毒劑，服後病竟霍然愈，宗伯遂得仕奉皇子者前後凡七年。蓋以走馬湯。牛黃淸心丸等之偉効而獲此功績也，常治法卽時與妙功十一丸耳。若是者非有碩學博識之士，經驗精深。而具果取決斷之心則焉得達此哉。

慢驚風　卽慢性腦膜炎

慢驚風者。或謂陰驚風。卽慢性腦膜炎，多因飲食不節。腸胃受傷吐瀉。久則衰弱。手足搐搦。面色黃。不渴。口，鼻呼吸氣冷。大便青。小便色白。無熱昏睡。眼上竄瘛攣。可與左右。

處方人參三，○——五，○白朮三，○——五，○茯苓三，○甘草一，○陳皮三，○半夏三，○天麻三，○蝎一，

○——三，○入生姜煎，並用十一丸乳母與子共服。

眼上竄，搐搦甚者。與左方。

方名　鈎籐散

處方　鈎籐二，○蟬退一，○防風一，○人參一○，麻黃一，○殭炒蝎炒天麻川芎甘草各一，○以上水煎服，分量依年齡加減之。

急驚風兼吐瀉證　又謂之陽驚風

方名　醒脾散

處方　人參白朮茯苓木香全蝎天麻附子殭蠶甘草右方煎服。

附子為強壯藥。

小兒三歲以下疳，下痢，腸胃弱者。用后方

方名　肥兒丸

處方　人參三，○白朮三，○茯苓三，○黃連三，○胡黃連三，○——五、○史君子三，○——五，○神麯三，○——五，○麥芽一，○山查三，○甘草一，○蘆薈一，○

右為消化藥

（未完）

醫藥調查

日本政府對於國民之保健計劃（續）

狄福珍 自東京寄

保健所之職員，如醫師、藥劑師、衛生指導員、公衆衛生婦等，均於各區域內分任職務，實地指導豫防衛生，不絕巡迴於區域內，以期徹底達到指導事業之目的。

保健所設置之計劃，全國以日本道、府、縣、之人口而分配，每一保健所以十二三萬人口爲一單位，名曰保健區，規定十年內設置本所五百五十處，支所一千一百處，完成所謂全國保健區網。每一本所創設費爲二萬元，支所爲一千五百元，以二分之一創設費六百三十二萬五千元由國庫負担，其餘歸地方供給，至經常費規定本所一處年額爲一萬五千元，支所一處爲一千八百元，全部共計一千零二十三萬元，其二分之一亦由國庫撥付，二分之一仍歸地方担負也。

日本衛生行政，素由警察管理，故其成績亦隨警政而俱進，惟警察耳目所及，究不若保健之完善，蓋一則由於强制，一則出於自然耳。

（二）對於無醫村設施醫療機關之普及

普及醫療機關及如何充實內容，爲國民健康生活所繫之重大問題，日本全國已有之醫療機關與每年增加二千以上之醫師，大都麕集於都市而稀見於農村，如僻壤之農、山、漁村等處，不特醫療機關付諸闕如，甚至一村連一醫師而不得者，比比皆是也。分配之懸殊，一至於斯，誠爲現代注意人道者所難棄置之問題也。日本政府鑒於此點，曾從多方考慮，決設法補救，其進行之步驟，以平均普設醫療機關爲先決問題，而對無醫村則儘先設置，以竟其分配不均衡之遺憾。

昭和十一年五月下旬政府調查無醫村之結果，計有町、村、三千二百四十三（中町數十五），人口總數計八百十六萬人，其町、村之數，佔全國町村總數之百分之二八，村總數之百分之三三。無醫村數之多，亦可想見矣，其中有可得利用就近醫師而治病者，又有依出張診療及巡迴診療方法而被施不充分之醫療手術者，更有因地理之不便而不得受醫療之惠者。政府對於此等町、村，認爲亟須設法以資救濟，故此次擬於無醫村設立醫療機關，其主要計劃，以設置診療所爲對象，蓋對於不能常住醫師而醫療上又發生困難之町、村，就先設立診療所。合於設立診療所之無醫村，全國計有一千四百之數，其人口總數爲三百六十五萬人。每五千人設一診療所，五年內共擬設置七百五十所：共需創設費總額一百十二萬五千元，此費亦由國庫與地方共同負担，經常費每一診療所由國庫年撥定額補助費一千元。診療所經營以道、府、縣爲主體，故一切均由道、府、縣所支配也。

(三)結核豫防

日本結核蔓延頗廣，佔國民死因之首位，每年死於此者約有十三萬，(佔死亡者十分之一以上)而患者則超過死者十倍有餘，此症對於國民中之青年及少年，實予莫大之打擊，公私損害，不可言喻，此問題之重要不待言矣，故政府擬定結核豫防對策，其重要之點有三：(甲)結核療養所之擴充。(乙)結核豫防相談所之普及。(丙)澈底貫徹結核豫防教育。

(甲)結核療養所之擴充

結核療養所對於結核患者施以隔離收容，爲療養上最善之方法。豫防結核菌撤布，勢非普設病床不爲功。療養所之建設經費，爲數不貲，事實上難期收容全部之結核患者，是以患者不得不退而自求療養，然患者中多數以缺少智識與資力而不能自求療養。若必欲其居於狹溢之家族間，勢必失其療養之意義，且亦難免傳染於他人之患，處於如斯環境之結核患者，似又非由結核療養所收容不可，否則難收豫防上之實效也，爲死亡者之慘酷以及國家損失之重大計，確定於十年內增設三萬病床以資救濟，合現有公私設立之一萬餘床，共有四萬餘床矣。

新增三萬床之計劃內容爲(1)爲退伍結核軍人而設立之國立結核療養所 (三千床內新增二千五百床)。(2)公立結核療養所(新設二萬五千八百床)。(3)健康保險結核療養所(新設一千七百床)。

(1)國立結核療養所之創設

日本每年因結核症而被退伍之軍人，約有三千名之多，收容此等退伍軍人，唯國立結核療養是賴，該所已有五百病床，計劃於五年中添設二千五百床。計創設費爲二百五十萬元，完成後之經常費爲一百五十萬元。

(2)公立結核療養所之擴充

依日本現行結核豫防規定，公立結核豫防療養所由財團法人經營，已設立者有三十二所，收容病人四千人。更合其他設施之病床，不過一萬床，以十年計劃，增設二萬五千八百床，創設費總額爲二千五百八十萬元，由國庫與地方分担，經常費除扣去營業時所獲得之款項外，再由國庫補助所須總額之二分之一。

(3)健康保險結核療養所之創設

由政府管理之健康保險所，如發見被保險人之罹有結核者，即送往該療養所醫治。

(乙)結核豫防相談所之普及

結核豫防相談所之設施，居結核豫防事業之首。各地設立之健康相談所已逐漸增多，其所負之使命，爲診斷結核患者與類似結核患者之結核狀態，判定其病狀，重者送至療養所，輕者使其居家療養，以防止病毒之傳播，並指導虛弱者以適當之防止發病方法。

以往結核豫防相談所之經費，規定由日本放送協會(即無線電播音會)所納之稅金撥充，今全國既擬定普設保健所，而結核豫防相談事業又爲保健所之首要事業，故今後結核豫防之能否普及，當視保健所之多寡爲轉移，現保健所計劃以十萬人爲單位，即每十萬設一相談所也。

（丙）徹底貫澈結核豫防敎育

結核豫防之國民敎育，日本行之已久，但一般國民尙未能徹底認識，故欲實施豫防，首先須使國民對於結核認識之程度增加，始獲奏效。

昭和十一年由政府撥付巨款，協同地方努力振興結核豫防國民運動。大旨欲刺激國民增進結核豫防之精神，此項運動僅止於一時之興奮，旋卽消除於無形矣，今後擬繼續實行。此項經費已被列入十二年度豫算中。惟結核豫防之根本辦法，尙在國民全體生活衞生之向上，如國民能充分注重衣、食、住、勤勞以及休養與衞生，自能收事半功倍之效果，反之，縱令普設結核療養所並結核豫防相談所等，亦難阻止結核之蔓延也。故結核豫防之根本條件，在於不斷推行結核豫防敎育運動，始有完美之成效耳。

（四）癩之杜絕

日本癩病患者計有一萬五千餘人，現在公私設立之病院祇能收容七千名之病人，豫防杜絕癩病之傳染方法，捨使患者與社會隔離外，別無他法，故擴大設施隔離療養病院，實爲切要也。其擴充之目標，內務省擬定完成一萬床之計劃，將病毒傳播危險性重大者首先收容，輕微者留於家庭治療，並加嚴密監視，使社會減少病毒傳染，患者卽能逐漸消除矣。如再有一萬床之增設，不特可收容全部患者，且杜絕亦速也。

最近三井報恩會協助內務省杜絕癩病，聲明捐贈三千床之建設費二百九十萬餘元，以此款於三年內建設國立癩病療養所六處，並擴充已設立之國立療養所（計有三處），以完成收容一萬人之計劃。

（五）一般救療事業

一般不能獲得醫療之無告窮民，於國民生活之安定上頗受影響，乃不容忽視之問題也，內務省根據救護法實施醫療救護外，復由恩賜財團濟生會實施救療，其經費統由國庫撥付，昭和十二年度豫定國庫補助額逐漸增至三十五萬元，豫算十二年度之醫療救護費爲一百十萬元。

（按恩賜濟生會實行於昭和七八九三年，經費由日皇私貲並國庫之支出而維持，故各之日恩賜濟生會，財團濟生會者，卽由財團出貲設立之會也。）

（六）精神病對策等問題之計劃

精神病因文化之進步而隨之激增，爲一不得已之事實也，迄今尙無確實之防止方法，其患者雖因醫療而減輕，然患者給予家屬方面之病苦以及社會之間接蒙其害，仍非淺鮮，故對於一般營文化生活者，亟當公設精神病院以資救濟，查全國患精神病者約八萬人，依精神病院法所設之公立精神病院收容二千人，代用精神病院收容三千人，再事擴充精神病院事，實刻不容緩也。昭和十二年度豫算中，對於精神病院建設補助費增加十萬元，而於精神病院創設建築費亦與以相當之補助矣。

綜觀以上計劃，日本政府對於國民健康問題設想之週到，可謂已極盡其能事。回顧我國國民每年因罹以上病症而亡者，不可以數計，惜我國衞生當局尙未計及於此也。（完）

南平樟湖之國醫生活現象

詔維

予讀本刊七期。蔡維羣先生之大埔國醫生活一文。欣賞之餘。不覺喟然同感。吾樟今日醫界之狀況。本不敢以輕狂粗率之直筆。暴露其素行。然長此以往。斯道勢必埋沒殆盡。維雖不敏。敢不大聲疾嘶。以冀稍補於萬一。茲當三一七紀念之日。聊寫此文。幸刊佈焉。

樟湖在閩江下游。遠近百餘里。醫術興衰。俱隨樟湖而興替。惟近年來。因時醫因循苟且。雜沓紛起。或藥店藝徒。或祖傳世醫。各承家技。各承祕授。互相攻訐。彼此爲寇仇。對於外間醫術之進步。時代先鋒之醫藥刊物。彼等絕不過問。卽有一二新醫。以科學之智識。破除五行中氣之誑誤，彼輩不但置之妄聞。而且勃然大怒。自言其前淸儒醫。世醫。千百年之學說如斯。彼先祖遵之。嚴父順之。歷彼之身。而必悟尤獲多多。汝曹(稱我輩)乳口未乾。讀一二背古書籍。識幾句時代名詞。便言振頓舊風。破除古學。須知此種奧義。非登峯絕頂者。不能道。非敏悟超倫者。不能識。彼不但遵之順之。而且終身此研。噫。此等墨守舊筆。固而不通之大儒，維觀其診脈方箋。如杏仁者。寫作行人。此種腐敗卑劣之國手。其所謂一盲而引衆盲乎。

至於個人之學術茲姑不論。而言及組織團體問題。則各人簡直視爲禍根。縱有一二醫者。發起組織卒爲迂闊時醫所摧殘。敝友昔日。曾集合時醫。討論組織分社計劃。詎知社長一席。熙熙嚷嚷。極盡競選之能事。言及社費及進行。則互相呑吐不言。或推診務未完。未暇分身久待。或推拙荊有病。卽須檢藥待煎。言畢拔步就途。結果無表決而散。此種愛財如命。惟利是圖之行爲。眞堪捧腹欲絕矣。

樟湖醫者之不合作。不研究。上已所述。而樟湖人民之有疾。輒言犯鬼冲神。甚至病卽臨危。尚大求其神水者有之。許香發愿者亦有之。卽使醫生診愈。結果去來功於菩薩有靈。祖宗福蔭。嗚呼。此種病家。樟湖比比皆是。其阻礙吾道前途之發展也大矣。茲證其事。

同姓祖使。以素健之體。惟極熱之症。起初以體魄過人。不以爲念。詎知旬餘之後。暴躁如狂唇燒面赤。大便半月不通。家中人見此狀況。乃相率乞禱於伕乩。乩其文曰。汝魄墜河中。急遣汝母往撈。可連食附子。生薑。等藥。家中人置之不疑促其母披髮提香速往。乃濃煎以進。誰知藥末及腹反顛狂益甚。時値其好胡某。往探病狀。某固善醫者。見狀。急置黃土勻水。舖於地上。使臥於中。煎巴豆大黃等藥。以瀉其積熱。勢乃稍定。月餘不服藥而病愈。於是家中人舉手相告，以爲菩薩有靈能使病者魂魄歸來納而臨危救急之醫者。乃神力使然。噫木偶果有靈也。倘果有靈。何用熱藥反促其死地。斯時胡某不到。其病果能愈耶。言之殊堪痛恨。

以上之記述。俱皆樟湖實地狀況可見人民迷信之既深。醫者隨俗之既久。此風不轉。斯道之覆滅堪虞。夫遠祖先哲。以千百年之經驗。書之於簡。復經歷代名貴。增删佚翼。傳之吾人。吾人未能去其糟粕。吸其精粹。參以新知釋其理論。則慚愧已加。而至今日不但不能發揮其說。而反演成風雨漂零。埋沒不彰之境。撫心自問。如何可對我黃祖于九泉之靈。論語有言。知過必改。吾人此後應當勵精圖治。崇實去僞。以博採新知。勤求古訓爲目標，邁途直進。一洗我樟湖數百年故步自封之陋習。並可以西醫之長補我之短。毋斤斤于固有醫藥。大談其空泛玄祕哉。

詔維淺野粗俚。不學無術是皆樟湖人士所深知。令日之所寄所言。固非藉此。以攻訐醫佚。以開罪先進。然奮發有期淬厲尚待。惟希他年之此日，一洗醫家隨俗之風弊。是誠今日作此之本意。

寫于中國鍼灸社

讀者園地

胃癌

孫金山

有男性年二十餘歲，身體胖壯，近患胸膈刺痛，不時發生，幷作嘔氣，食后稍愈，據西醫云食道發炎，寸關脈見絃數，服過黃解湯瀉心湯代赭旋覆湯，稍見效，終未全愈，尙乞速賜良方，以慰病者。

中醫科學研究社總務主任徐愷。

社員孫金山四月十四日

（答）金山先生：該病似屬胃癌兼食道癌，世無有效醫術，先用仲景瓜蔞薤白白酒湯加黃連之類服之。（編者）

疑問二則

王文中

敬啓者，茲附問題二則，請賜答爲荷。

『現在學醫，可有完善的講義與讀本，及易記易明白的教材敝親年四十餘歲，女性，自前年得病第二日就發生耳聾，至現在未好，雷聲難聞，但耳中時有轟轟之聲，但他初病時，無知人事，至一年餘才好，耳聾經中西醫治，皆云膜破，不知是否能治，望賜醫方。』

王中文啓

（答）中文先生：茲將二點疑問答覆列下：

（1）現在學醫，尙無相當完善講義，因爲中醫敎材，現在還沒有統一，易記易明，稍有整理而切用的醫書，如秦氏講義六種，衷中參西錄等。

（2）耳膜破當用手術檢查才可確定，尊戚耳聾若耳膜不破，當長服黑木耳有效。

（編者）

本社新社員

江西清江 楊柳仙

異功散方

吳佐薇

愷翁主任先生大鑒：敬啓者，前讀貴刊第一卷四期內載「爛喉痧痧——猩紅熱」，第四十頁內註，「至於局部療法，用外治異功散，少置膏藥貼喉外四下軟肉處」云云，係外治異功散之藥方，統乞賜答爲禱，特此專達，即頌

公安

社員吳佐薇謹上

本社新社員

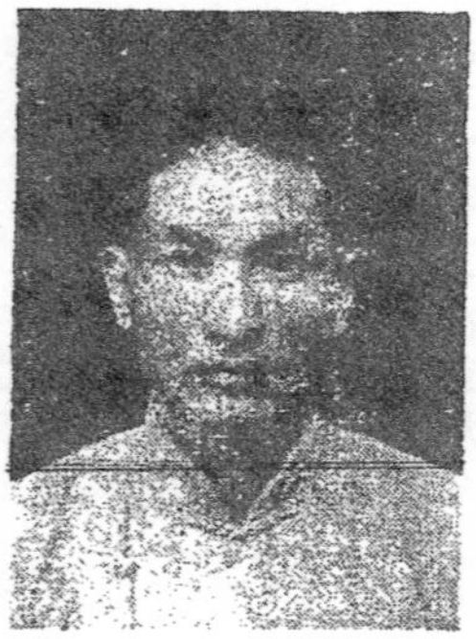

福建莆田 柯文坦

（答）佐薇先生：函悉。異功散方。

班蝥二錢去油淨乳沒各一錢玄參五分全蝎一錢上血竭五分麝香三分梅片五分。

右藥八味，共研極細末，瓷瓶收貯用，但註明「須不可入口」。

（編者）

本社新社員

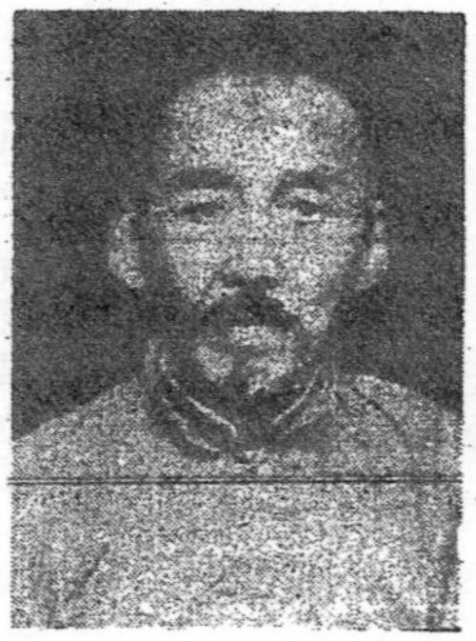

福建莆田 方七先

腋下流汗

陳世明

編輯先生大鑒：啓者鄙人腋下時有汗液，衣服皆染黃色，至今未愈，氣候溫熱，則分泌多，日夜皆有，中醫有無靈驗方。

陳世明鞠躬

本社新社員

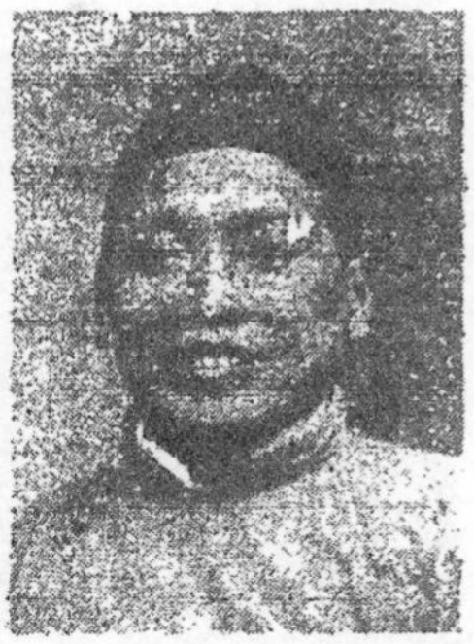

浙江嵊縣 袁虞卿

（答）世明先生：尊恙可用茵陳三錢代茶，常服可効，並參觀答姚承舜君第六項。（編者）

本社新社員

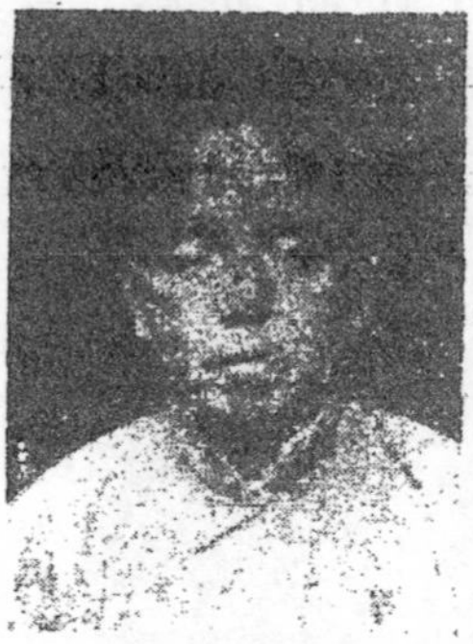

福建莆田 何雙春

神經系病

郭壽萱

編輯先生台鑒：敬啓者小兒峻嶺當三週歲時，夏月在池邊遊戲，不意失足落水，隨入池中，當時幸有女婢在側，跳入水中，將此子抱出，吐出清水數口，入夜發熱，症狀不甚險惡！不料於數星期後，續發抽縮病象頗可怕人！發時角弓反張，痰涎湧盛，目瞪神呆，手足攣急，兩耳下腺，數數跳動，移時得呵欠（即打哈哈），哭聲一出，方能脫出難關！鄙人首用青州白丸子，磁硃丸，及柴胡牡蠣劑，不多見功，後服宏興鷓鴣菜，下蟲數條，病勢少瘥！嗣後俗傳單方吃貓頭鷹肉，服後病愈數月。目下若遇驚嚇之事，夜間必發抽縮……呵欠乃解，最近服張壽甫之愈癇丸亦不効，奈何！奈何？素仰先生博愛爲懷，仁術己任！故敢不揣翦陋，冒昧直陳，祈先生於下期讀者園地，披露此子究屬何症——癇耶？厥耶？——並祈賜一仙方，以起此子之沈疴！鄙人則感戴无涯矣！恭詢近綏！

社員郭壽萱謹白

本社新社員

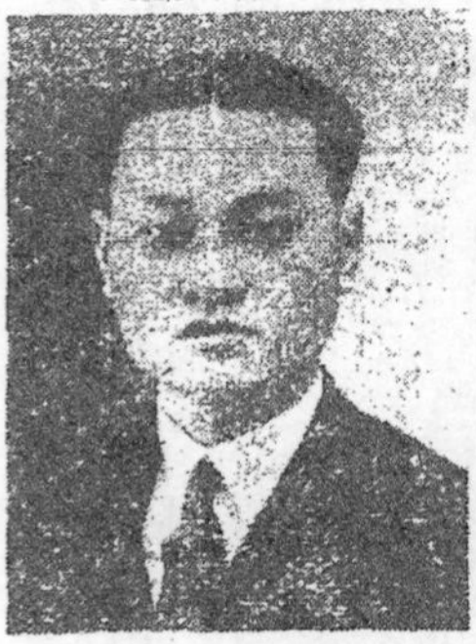

廣東大埔 何夢華

本社新社員

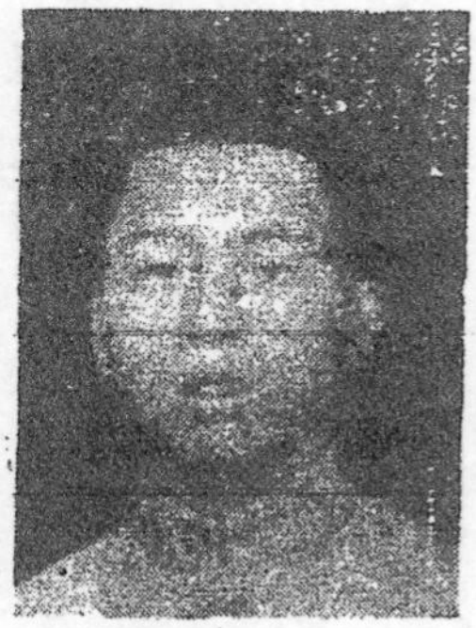

福建 陳笑山

（答）壽萱先生：令兒之疾，似屬神經系病，當與服鎮靜劑，以生鐵落飲爲主，病延日久，恐變習慣性治療更爲麻煩。（編者）

本社新社員

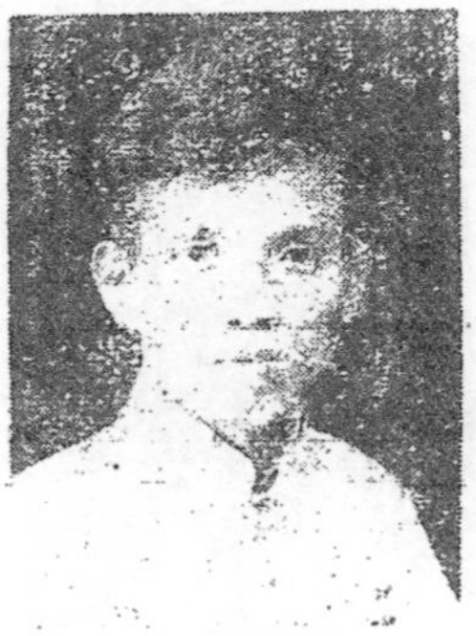

福建莆田 林鑑秋

問題八則

姚承舜

編輯先生大鑒，敬啓者，茲爲研究醫學起見，擬具疑問數則，懇費清神，逐條解答，不勝銘感之至。

1觀本草，藥有氣味形色，功用主治禁忌，藥味很多，只有十八反，又有惡畏名稱，如云相反者，兩不可合也，

本社新社員

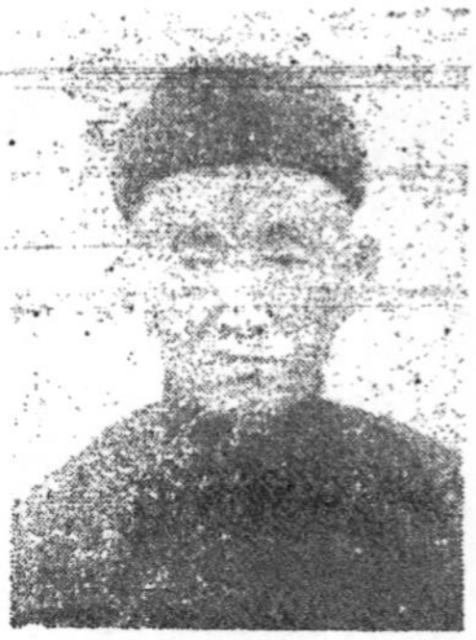

湖北蘭溪 胡避暄

相惡者奪我之能也，相畏者受彼之制也，反惡畏等，藥之深義，古人不詳明註解，學者未能澈底明瞭，當此西藥侵略之時，吾人不可不研究也。

本社新社員

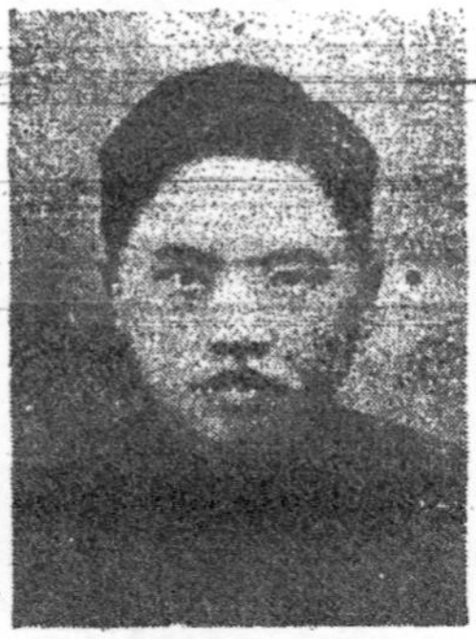

福建南安 梁雲基

2婦人妊娠期內，有分經養胎說，一月肝經養，二月膽經，三月心包絡，四月三焦，五月脾，六月胃，七月肺，八月大腸，九月腎，十月膀胱，惟手少陰，手太陽，無所專養，以君主之官，無爲而已，有說此論不合情理，不可宗守，然又屢見，小產墜胎之婦，多在三月五月間，不用醫藥療理，而下次之墜，又必如期復然，詳察病情，是否與養胎說，有關也，不知究竟可靠否。

3平人語言斷續，不能隨便說出，「俗名結卡」，遇有緊急要事，心力欲言速，而舌力不足，觀其狀態，非常困

本社新社員

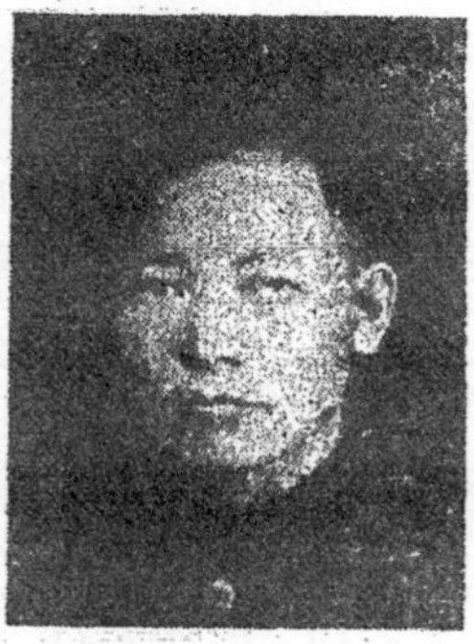

惠安 劉國器

難，未知受病之原，在於何處，有無何種良藥，可以除此苦疾。

4天地生人，智愚不等，有閱書過目不忘者，有終日朗誦不得明白者，此秉生之初，異處在於何時也，人之靈機記性，有言在心者，有言在腦者，有言心腦皆有關係者，三者孰是。

5常人時值夏令炎熱，兩足心，兩手心，腋部，較別部分出汗多，其原因何也，然此非病，如手心汗液過多，惟對於工作上，大有障礙請指示一良方，能止手汗，或內服，或外洗，求其有効可也。

本社新社員

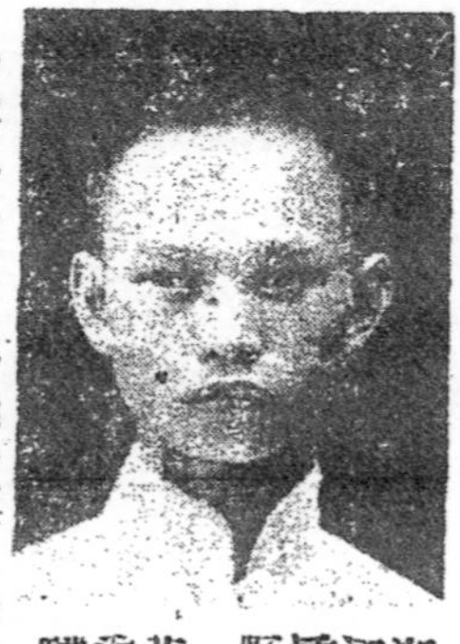

浙江嵊縣 黃乘驊

6中醫外科症，分癰分疽，陽症爲癰，陰症爲疽，治法陽症宜凉宜瀉，陰症宜補宜溫，此大法也，未知西醫癰疽，確實稱爲何名，考西醫炎症，有時是否與中醫癰症脗合，不知究竟同否。

本社新社員

江蘇上海 薛善達

7妊娠禁食條肉，孕婦多食生薑令兒歧指，未知生岐指者，實因於此，或有別因也。

8人身體中，每日人神所在之處，遇疾病不可鍼灸，人神在身體中為何物也，例如初一在大指，十一鼻柱，二十一小指，轉移之理，因何逐日有定位，倘遇緊急病症，無暇避忌，用鍼有危險否。

以上各點，請於下期讀者園地內答覆，為禱，並頌

撰安

讀者姚丞舜鞠躬

本社新社員

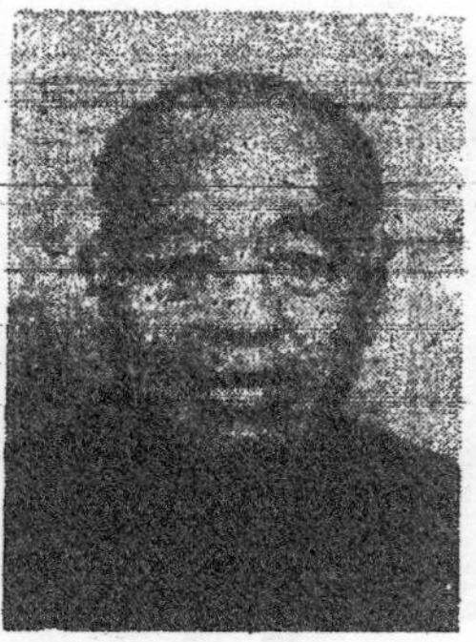

如皋　張樹棠

(答)姚丞舜先生：各點分答於下：

1中醫之特長，在於治療，治療之效果，在於藥物，祗在診斷確切對證發藥，各種藥理，大都係推想之詞，不足憑信。

2十月養胎之說，昔賢已有懷疑者，不足憑信，無討論之價值，小產墮胎原因甚多，經過一次，調護不愼，性成習慣，乃理之常，不必牽涉於養胎之說也。

3期期艾艾，習慣已成自然，藥石安能為力，惟在發言之時，緩緩留意，自行改正，久之便能恢復常態。

本社新社員

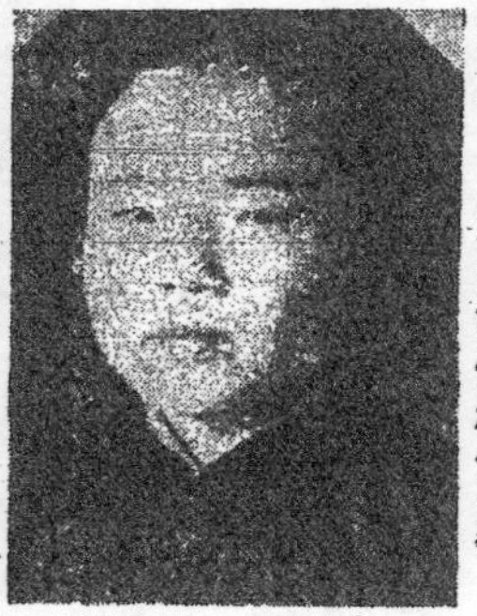

湖北蘭溪　葉培五

4中樞神經腦之所司，但心臟衰弱，亦足影響於腦神經，在中醫學說，心與腦都有連關係也。

5外界氣濕增高；體內排洩機能亢進，掌心腋部汗液，難於蒸發，故排洩均多，在平時，則因汗腺弛張，成為習慣，汗與小便，均為體內自然之排洩作用，利小便或可減少汗液之洩，外可用撲粉常揉茲姑擬一內服方於下，肉桂五分，川連五分，粉豬苓三錢，硃茯神三錢，澤瀉三錢，炒白朮三錢，青防風八分，生耆皮三錢煅牡蠣八錢。

本社新社員

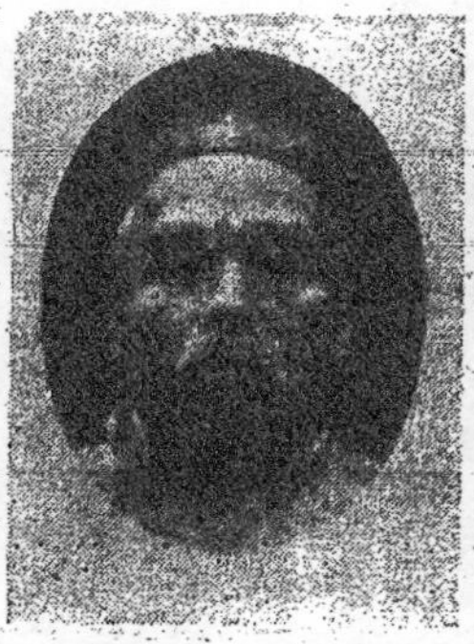

福建莆田　陳璧人

6西醫對於外證亦有陽性陰性之分，炎證範圍甚廣，非單指癰疽而言也。

7小兒歧指乃生理之變態，書中請因孕婦多食生薑，實臆測之詞也。

本社新社員

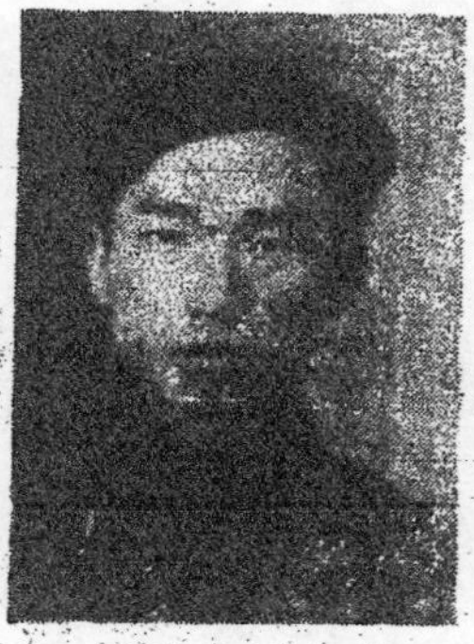

廣南南雄　蕭海東

8針灸書中，逐日人神定位之說，因受針者心懷畏懼。神經方面早受刺激，或遇暈針，在施針之時，適逢其會耳。

(編者)

肝胃氣滯

吳守銘

編輯先生大鑒，敬啓者，茲因鄙人有一胃疾，經數次之療治，未能爾清，今特將病因症狀以及治療情形，臚陳於後，懇祈費神一答，他日鄙人得獲根治，當

永銘肺腑而不忘也，專此奉懇，並請

撰安

淮安社員吳守銘謹上

病因　鄙人現年二十六歲，在十年前，

本社新社員

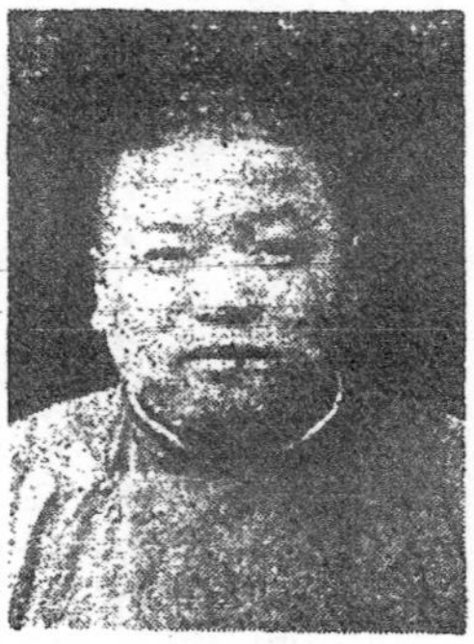

安徽祁門　盛玄洲

有一胃寒症，病狀僅嘔吐酸水，時發時愈，大約綿延有三年之久，在某年夏天，方請某中醫診治，至今尤記其處方，係姜附之類

本社新社員

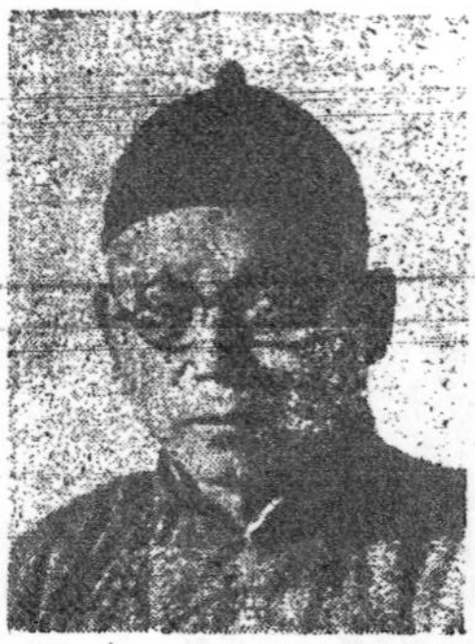

湖北蘭溪　鄧志豪

，並且每次代服良附丸三錢，以煎藥冲下，連服二劑，胃寒盡愈，而其他病象，亦隨之而生矣，腹中嘈雜，多食善飢，（不知是否前藥流弊。此藥與後列之症有無關係，亦希示明，）每次十餘日不等，鄙人遂不以爲然，决未治療，迨至去年十月中旬，忽覺胃脘部份隱隱作痛，每至夜間二時許，則疼至不能安臥，必須坐起約一小時，方能安眠，後自查醫書，見有香砂六君子丸，主治與此症相符，連服十餘日，仍無

本社新社員

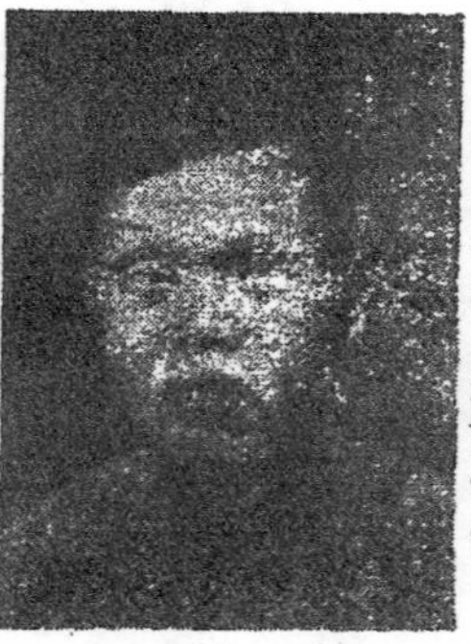

福建莆田　胡天喜

效，遂停藥又十餘日，逐漸減輕，今則又發矣。

症狀　最近十天以前，因一度忿怒之後，而胃部腹痛且甚劇，飽餐後略輕，飲食大便均如常無病態，左脈弦細，右脈略大，舌苔白膩，上午輕下午重，入夜三點鐘後方能入眠。

治療　經某中醫診斷，謂餐後略輕者，係胃部神經受一種壓力之制止，此爲「胃虛痛」。囑服「小建中丸」。用「代赭石紫石英石决明」三味煎水送下。連服六七日，均

本社新社員

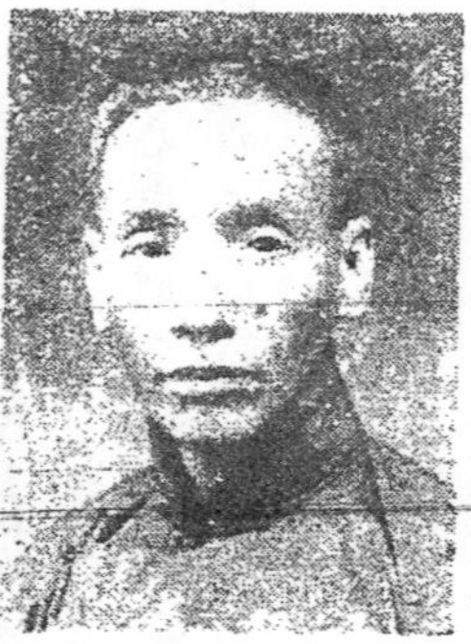

福建莆田　林建聲

如石投大海，因鄙人略曉鍼灸之法，遂請同道爲之鍼灸兩次，雖獲微效，均不能持久，後又處方「金鈴子散」。服後夜間略覺煩

本社新社員

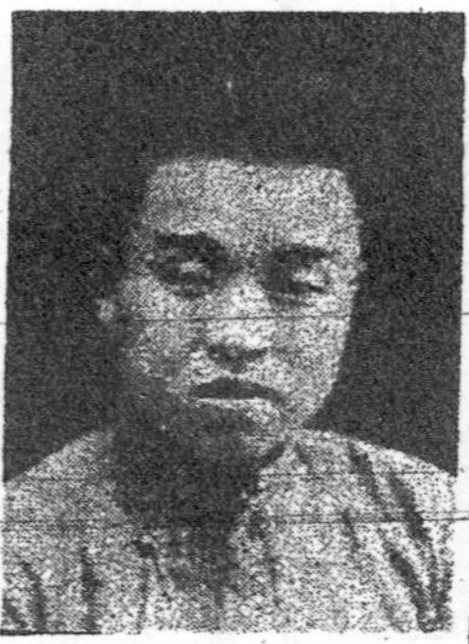

浙江龍泉　徐蔚然

躁不甯，次日遂停止服藥，又次日換方用「黃芩歸芍」之類，但服後依然無效，近兩日鄙人用「太乙神鍼」，灸氣海穴，每次三

中国近现代中医药期刊续编·第一辑

十分鐘，每日一次，雖略輕，仍未除根，現在症狀則爲心窩下「上脘穴」處隱隱覺痛，（無定時）且常覺蜇心並會發生一種莫可名狀之不適意，飲食甚佳，大便照常，一日一次，左脈滑，舌苔白根膩，左乳微下與臍腹部份亦時常覺痛。

以上所列，均係忠實之言，措辭或有未當，懇祈稍加修飾，並請按照上列症狀，下一斷語，確爲何病，應服何藥，可獲根治，請於下期雜誌上明白解答爲荷。

吳守銘又誌四月四日

（答）守銘先生：尊恙似屬肝胃氣滯所致，以越鞠丸三錢，用酸棗仁五錢煎湯將丸藥分三次送下，服一星期消息之，如不見效，恐係十二指腸潰瘍，再擬一方備服。

歸尾三錢桃仁三錢赤芍二錢粉丹皮五錢蒲公英三錢瓜蔞仁四錢生苡仁四錢敗醬草三錢山查炭三錢川連四分炮姜八分上白朮三錢（編者）

質疑兩則

劉鳴山

（1）西人用陽曆，中人用陰曆，西女月經與中女月經是否有別。

（2）西醫用金雞納治瘧，中醫用信石治瘧，皆靈驗，一熱，一寒，其效果相同，是何理由，懇希登刊指示，以資研究爲禱。

耑此順請

文芳主任指敎

閩武社員劉鳴山謹上

（答）鳴山先生：函悉，分答於下：

（1）中西女子，生理既稱相同，則月經亦當無別，不必用陽曆陰曆而分中西女子月經之不同。

（2）治瘧以殺滅原虫爲依歸，金雞納，信石，均能殺瘧原虫，故其效果相同。（編者）

痿病

從世錦

主編先生大鑒，敬啓者，茲有友人妻劉氏，年二十四歲，於年前患下痿，兩腿下部全無知覺，（不痲不木不疼）曾服追風活血散寒之劑，並服用防風所泡之黃酒，此後病轉加劇，於月前來社員處請診，六脈弦數，大便六七日一次，（飲食如常）小便赤，腸鳴，每日午後有寒熱一次，社員爲開虎潛丸并服降補湯（人參，玄參，寸冬，甘菊，生地，熟地，沙參，骨皮，車前，杭芍）十餘劑後，脈雖較從前略緩，但是下部仍無知覺，社員對於痿症，素無經驗敢煩先生以活人之心，詳爲答覆，并指示藥方，不勝盼望之至，并請示明此症所以六七日大便一次的原因，現已停藥不服，專候示敎，千祈從速登刊是盼。

社員從世錦拜

（答）世錦先生：痿症素稱難治之疾，尊用藥方，頗爲對症，而且已見效驗，可依法施治無誤，大便六七日一次，內有熱象，水分缺乏之故，處方亦當注意淸裏。（編者）

中風

吳吉庵

中醫科學研究社各位同志們鈞鑒，敬啓者，鄙鄉現在由去年發現一種最重要的病症，初得時皆身體太肥，或因火邪太盛，至或立臥於地，或偶然不語，痰塞於喉中，上下不能轉動，手足抽筋，有服萬應錠的，有服蘇合香丸，𦒑洛丹的，均不見效，至一日即死，或半日而亡，各處均有，請我們在社的各員，大家可以研究研究，不知吃再造丸與牛黃丸，可能行否，特此專函，恭候

全社同志均安　鄙人吳吉庵謹啓

(答)吉庵先生：病屬中風，可服再造丸。(編者)

氣分淤滯

林文彪

徐主任偉鑒：茲啓者舍姪女年屆四十，自去秋九月間，因氣分淤滯，而得膨脹症，滿腹脹疼上冲至心，飲食少許，膨脹益甚，始治以蘇子降氣湯，加杏仁青皮檳草木香酒軍疏通之藥，服十餘劑，無效，繼又添咳嗽，服以瓜蒂散五六劑，痰嗽愈而膨脹仍未稍減，本年一月間，左脇下有圓形積一個，右脇下有長形積一個，每日午後四時發熱，夜一二時出汗，兼之自去秋九月病後斷經，乃治以當歸赤芍桃仁紅花丹參枳壳山甲劉寄奴鱉甲蘇木香附等藥七八劑仍未見効，現改服加減大黃䗪蟲丸方，（川厚朴三錢香附三錢當歸三錢川芎二錢廣木香二錢元胡二錢莪朮二錢砂仁一錢䗪蟲十個桃仁二錢大黃二錢五分杭芍三錢炒棗仁二錢炒枳壳二錢炒）已服六劑，雖無不良現象，然亦未見效，彪識薄能鮮，祇喚奈何，素仰先生學術湛深，特懇鈞裁示教，賜以良方，不勝祈禱之至，耑此敬候

撰安　林文彪謹啓

現在脈象：左寸滑疾關尺沈遲右寸弦關尺不動

(答)文彪先生：令姪女之病，服加減大黃䗪蟲丸，雖屬對症之劑，惟因該病將近一年，正氣必虛，再重用攻藥，恐有重虛之象，病既起於氣分淤滯，當酌量現在情形，方用越鞠丸逍遙散鱉甲煎丸之類，不必大刀闊斧，蓋因有潮熱汗出故也。(編者)

營養不良

金竹廷

敬啓者，茲有請教者，弟夫婦均行年四十一，生有兒女共九人，但弟稟質素弱，所生兒女，愈生愈弱，於廿三年春生一女，現已四歲，仍足不能承身，不會企立行走，且飢不知食，渴不知飲，必將飲食拿進口中，方知飲食，并四肢脆弱，惟頸堅固，兩眼常常直視，及兩手舉在眼頭自注，或兩手東摸西扯，神經錯亂，全無知覺性，口中哇哇唔唔，似哭非哭，也不能認識父母，脈象及大小便與常兒無異，惟小便較他兒臭，弟自幼習醫，現已懸壺二十餘年，臨症亦不少，未見有如此之症，初生彌月間，觀其眼睛狀若發驚，未予施救，頃刻又安然無恙，時常如此，是症欲治風，則無風可治，欲治痰又無痰可憑，乃用地黃飲子加黨參杜仲淮牛七兔絲等服數劑，無效，後又補腦汁，給他服之均無效，至週歲後，仍不能安坐，再用麗參兩許，分作二三次服之，乃略可安坐，至去秋予換川二陳湯，加柴胡白芍鈎籐僵蠶全蠍數味，服後則驚症悉除，惟兩足仍不能承身，知覺全無，兩手仍舉，眼頭注視，或東摸西扯，口中哇哇唔唔不停，日夜極少安睡，致弟束手無方，素仰　列先生醫學精明。用特將小女病狀開明，懇請　指教，此究屬何症宜用何方，伏望詳細示復，并賜良方，俾小女得慶再生，劣弟得增智識，則感謝不盡，沒世不忘矣，是爲至禱，謹上

社長暨列社員先生均鑒。

同業弟余竹廷鞠躬

(答)竹廷先生，令女係先天不足，後天營養不良所致，宜常服滋補之品，(最好是飲食品，如牛肉汁鷄汁八乳之類)日久有效。(編者)

質疑三點

劉仲生

文芳主編先生台鑒：敬啓者敝友戴强先生，(卅餘歲學界人)於前春偶染遺精白濁，後數月因復娶妻，由是精濁益厲，乃就診於吾師孫穡民翁處，吾師即以二妙地黃散加龍骨牡蠣芡實金櫻桑螵蛸，茯苓，故紙之類，予服數十劑，雖効而未能淨蠲其疾，迄今春又要仲往診，余乃以補腎澀精之品予服，精濁更甚，於是又用二妙地黃散合萆薢分淸飲加茯苓赤石脂之屬，服之精覺不遺，而濁則仍難速效，每於小便之先，即有膿絲沾滯尿道，若稍勞頓，即見很充足之濁膿，仲因學識簡陋，難愈斯疾，素仰先生學驗淵深，定有卓見，茲特不揣冒昧函請示我良方，不特仲感教導之德，即敝友亦將感再生之德，於沒齒不忘矣。

再者仲因曾遺精數年，乃係勞心所致，身體頗不發育，未稔服何類藥品，如何攝養爲好，又兩眼之白眼帶黃色，恐爲砂眼之初期，又未知如何類藥水洗眼，早日防止爲好，亦祈不憚許子之煩，一一示知爲禱耑此敬頌

撰安　　劉仲生啓

(答)仲生先生：

戴君白濁，恐已入慢性，雖市上售白濁藥頗多，尚少効驗，中醫之對於慢性白濁，內服亦無著効之品，本社薛同志定華，有白濁丸一藥，曾試三人均効，如要試服，可另函購，姑先擬一方於后，以備照服，

粉萆薢四錢川杜仲三錢木通八分鹽水一錢知柏二錢瞿麥穗四錢川續斷三錢茯苓三錢金銀花三錢。

閣下遺精，當可服金鎖固精丸，平時宜實行早起早睡，清心寡慾，戒絕烟酒等興奮品，則精可固，而體亦漸康矣。

砂眼可稱爲中國國民病，但眼粘膜必有顆粒狀物體，眼白黃，不一定是砂眼初期，此當注意，預防以百分〇，五—三，〇硼酸溶液，洗眼有効(編者)

瘕病

郭鳳文

總務主任徐先生大鑒：敝內腹部臍下結一大核，如盌許，推之不動，前承光華社賜覆，認爲氣聚爲患，俗名氣塊，醫書定名爲瘕，血虛肝鬱之體，一面當養血舒肝，一面當行氣消瘀，可用逍遙丸，及沈香化氣丸早晚輪服，茲遵照輪服，各有半斤，不爲無效，而且更大，敬請於第十一期讀者園地指示治法並賜良方至感　　社員郭鳳文謹上四月十六日

(答)鳳文先生：

令內之疾，既服逍遙丸沈香化氣丸無効，不妨內服用越鞠丸每日三錢分三次鹽湯送下，外貼阿魏消痞膏，內外兼施，以冀消散。(編者)

子宮下垂

孟聘卿

愷翁先生鑒：久未函候，無任歉仄，茲有懇者：鄰右朱姓婦，年五十餘歲，身體素壯，於前數年，因針灸不愼致患小產，次年繼患陰挺症，經余調治，始告痊可，去年又患經漏證，經針灸專家治愈。該病雖除，身體大弱，氣血雙虧，尚未復原，復於今年正月間，得一奇證

，陰戶間有一物堵塞，其大如碗，其色淡白，上有淡紅血絲，只在陰戶肛門之間，並未下垂；二便受該物影響，甚難排洩，偶一咳嗽則二便不覺遺下，該婦自覺腹內無甚痛苦，惟該物始而痛繼而麻木，經醫數四，未見少効，余邀調治，余斷爲氣血虛弱子宮下垂，金鑑所謂陰癩證者，即按證處方，用大劑補中益氣湯倍升麻，外治用蛇床子二兩烏梅七個養湯薰洗，又用萆蔴子搗如泥，貼頂心等治法之，不意服藥至七八劑之多，病勢如故仍未見効，鄙人學識淺陋無法可施因病家付托之重，不得不瀆懇閣下，惠賜良方，以救待斃而開茅塞大德所被不勝兩感爲此順頌

道安　　社員孟聘卿鞠躬三月十七日

（答）聘卿先生：

貴鄰右朱姓婦，若屬子宮垂，嘗開方劑，頗爲對症惟藥力薄弱，亦不能將子宮復原，宜用手術復原後，再用藥物補救之。惟子宮垂，尙可治愈，如屬陰道或子宮癌腫，內服無特効藥，只好用手術割除。

（編者）

「代郵一束」

鶴齡先生：一卷六期雜誌，實已銷完，無法可補，祈諒之。（徐愷）

友朋先生：雞血籐藥，不日由服務部購上，祈勿念。（蔣文芳）

培梧先生：台端前云回國來滬，何以至今未見大駕，是否仍在南洋，祈示知，以便將病函奉上。（徐愷）

瑞南先生：委託各事，均在進行，一俟完齊，即詳告。（徐愷）

邁夫先生：所問中醫教材書冊，目前尙乏善本，暫時可買秦氏國醫講義六種及衷中參西錄應用（徐愷）

輔臣、佩賓、二先位生：台端擬歸國開業，自應領本國執照，且必須親臨考試，非可代領執照，至報名登記，請將詳細履歷證件及報名費寄來本人可代辦，又問病函另覆。（徐愷）

詠章士亨潤祥潮亭佐臣諸位先生：頃見先生等來信已悉，均於五月二三號辦理奉上。（徐愷）

恕彬先生：來問題數十則，礙於時間關係，只得稍緩奉答，乞鑒諒。

築平先生：脈學與呼吸問題，俟研究後稍緩奉答。（編者）

（編者）

學富先生：答覆楊影莊先生稿，因來遲本期不及登刊，決下期披露。

（編者）

定價

全年十二冊定價二元，半年六冊定價一元寄費在內（國外寄費另加）為統制出版數起見，另本不售，郵票以九五折計算以一分至五分為限。

廣告價目

等第	地位	全面	半面	四分之一
特等	底封面之外面	八十元	四十元	
優等	封面底面之內面對面	六十八元	三十六元	
普通	正文後	五十八元	三十元	十六元

廣告概用白紙黑字 如用色紙或彩印價目另議

繪圖刻圖工價另議

本期校對者 李仁淵 程光晨

中華民國二十六年五月一日出版

中醫科學第一卷第十一期

社長 謝利恆

副社長 方公溥

總務主任 龔醒齋

醫學主任 徐愷

藥學主任 盛心如

編輯主任 朱松

編輯 蔣文芳 章鶴年 沈石頑 倪維德 薛定華

宣傳主任 徐公魯

英文地址 THE CHINESE MEDICAL SCIENCE SOCIETY. NO. 16 HSIANG HSIN LI, ELGIN ROAD, SHANGHAI.

出版者 中醫科學研究社 地址上海愛而近路祥新里十六號

印刷者 中醫科學書局

注意

定閱諸君如有詢問事件或更改地址通信時務將（一）定單號數（二）定戶姓名（三）原寄何處三項詳細開明方可遵辦實因定戶衆多簿冊繁重非此三項無從檢查難免仍有誤寄特告

瘰癧治效報告

鶴年先生大鑒：恭維
新禧叶吉，闔潭安好為頌。昔者蒙承賜下膏藥
佳張，不勝感激。今已貼完，其藥效驗甚靈，今症漸
漸減輕，戚友同聲贊好。今再奉上法幣壹元，請
以原價寄下，勿却。承蒙君不日來中，再當面向
閣下道謝。專此即請
春安

請按函之址即速掛號寄來

嚴朝樸啓

寄温州縣學前十五號永泰和營業部

中華民國廿六年弍月廿五日

上海八仙橋芝蘭坊叁肆號

章鶴年先生台啓

温州縣學前永泰和煙公司營業部緘

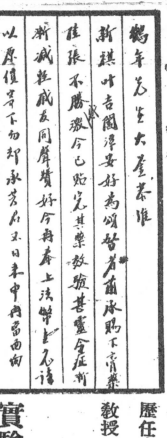

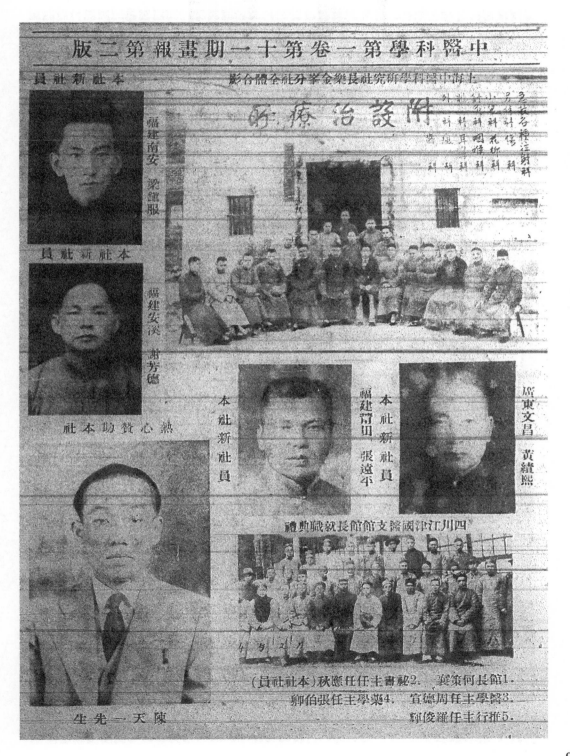

中醫科學第一卷第十一期畫報第二版

本社新社員

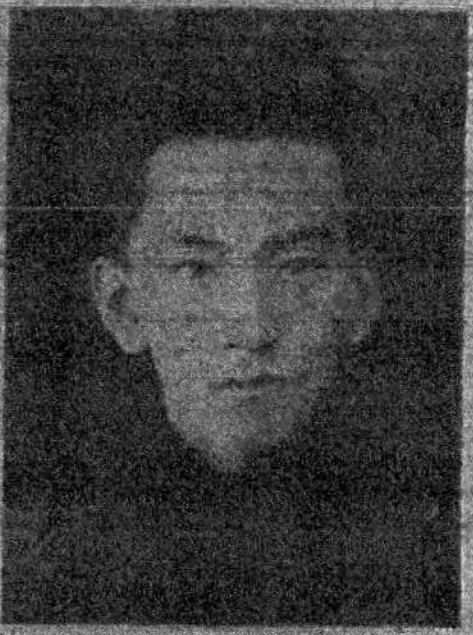

福建南安 梁饋服

本社新社員

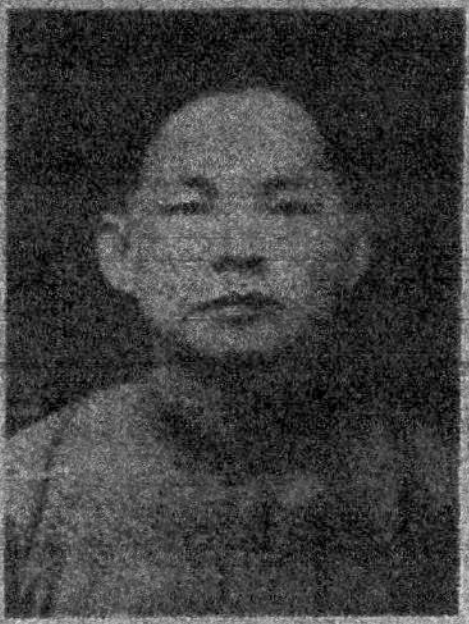

福建安溪 謝芳德

上海中國科學研究社長樂金峯分社全體合影

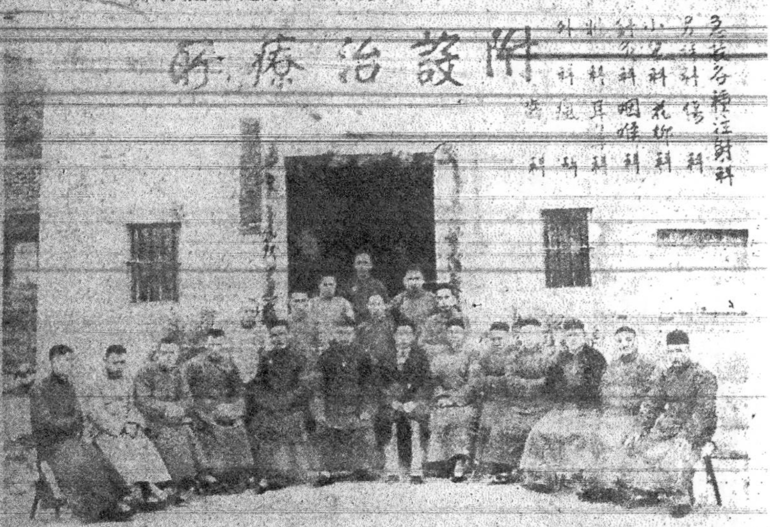

熱心贊助本社

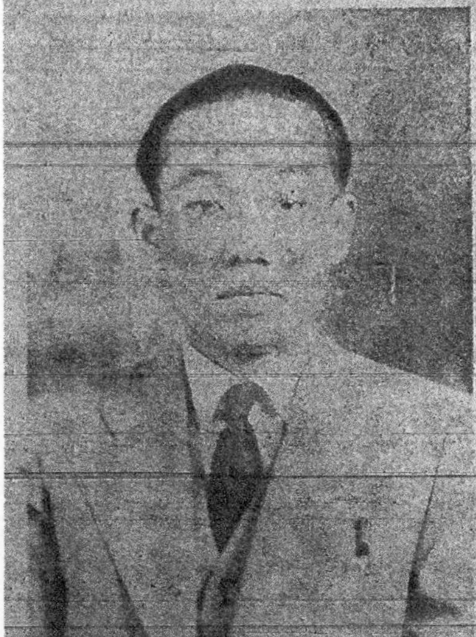

陳天一先生

本社新社員

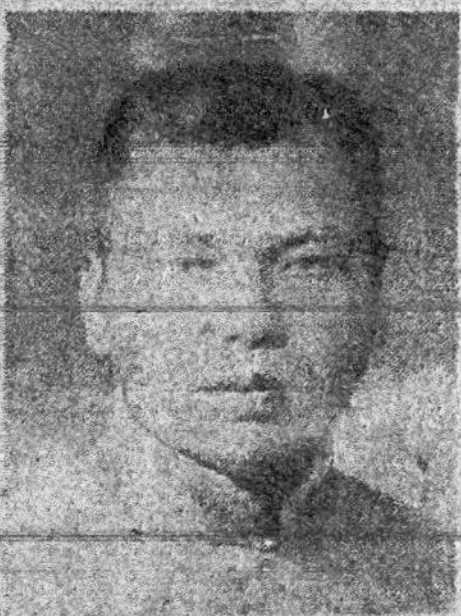

福建莆田 張遠平

本社新社員

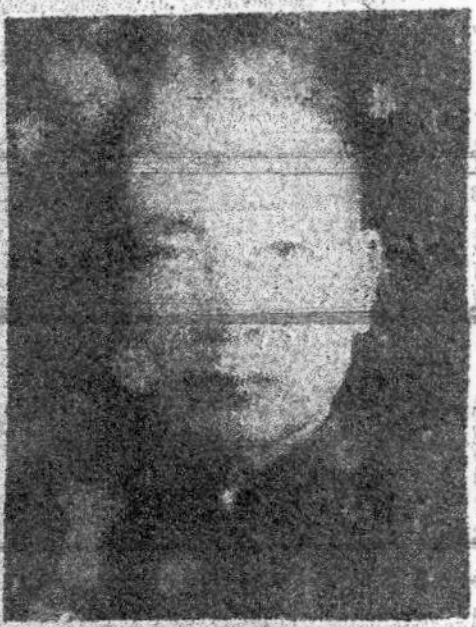

廣東文昌 黃績熙

四川江津國醫館支館長就職典禮

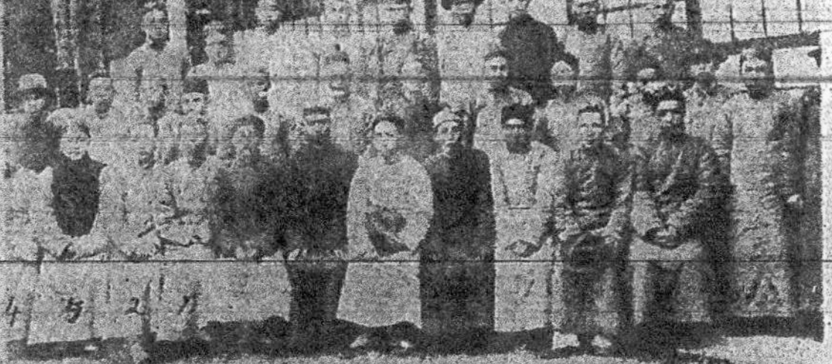

1.館長何策襄 2.秘書主任任應秋（本社社員）
3.醫學主任周德宣 4.藥學主任張伯卿
5.推行主任羅俊輝

傷寒論 金匱要略 集註折衷出版

是書著者爲豫南信陽胡毓秀先生書經國府大學院審定內政部立案給有152號證書並經河南教育廳發給獎狀及獎金三百元全書傷寒論六册金匱四册著者註釋都各數十萬言凡原書內深文奧義未經前人道破之處無不闡發精透底蘊畢宣其所立論皆一洗陳言別開生面發千古未發之奇傳醫聖不傳之祕誠爲出色當行數百年來未有之傑搆凡有志國醫者幸勿交臂失之

傷寒論六册 金匱要略四册 定價 國幣拾元（寄費加一掛號另加）

經售處：上海中醫科學書局 愛而近路祥新里十六號

內政部登記證字第五八四四號
中華郵政特准掛號認爲新聞紙類

中醫科学

于右任

第一卷·第十二期

謝利恒先生診所臨證學生錄方情形

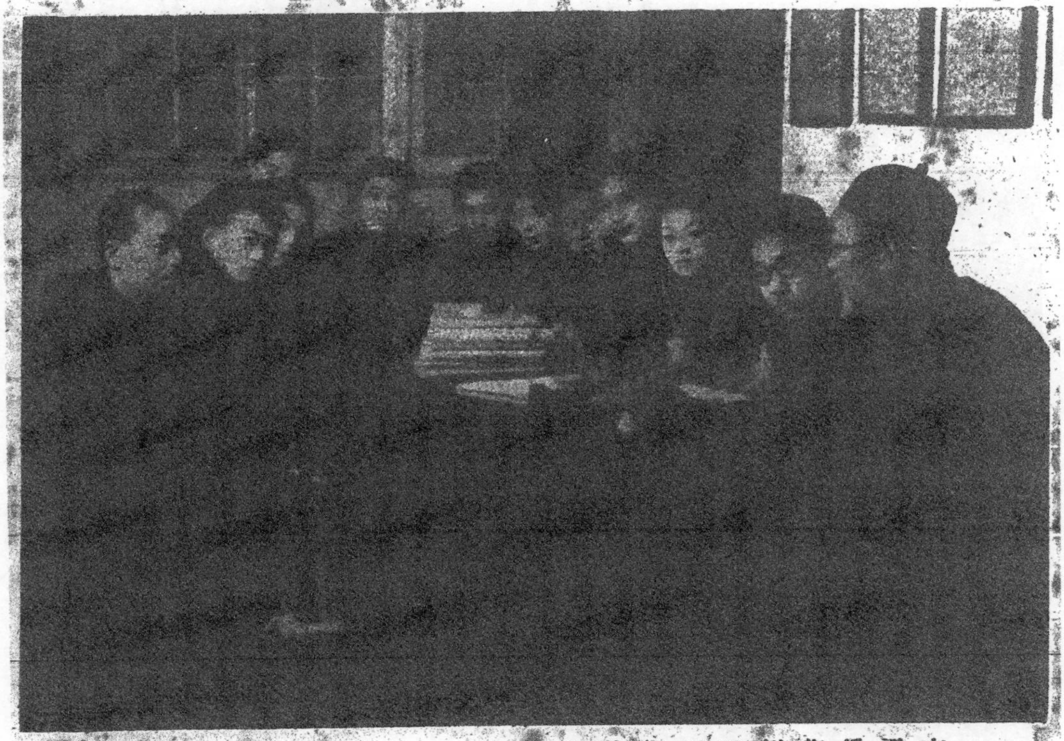

李應昌 于筱芳 奚驥良 黃强義 劉悅健 孫式庵 夏光揚 黃勝綱 張紹雄 孫茂隆 就診者爲旁坐巢君之婦

中醫科學研究社出版

中醫科學第一卷第十二期畫報第一版

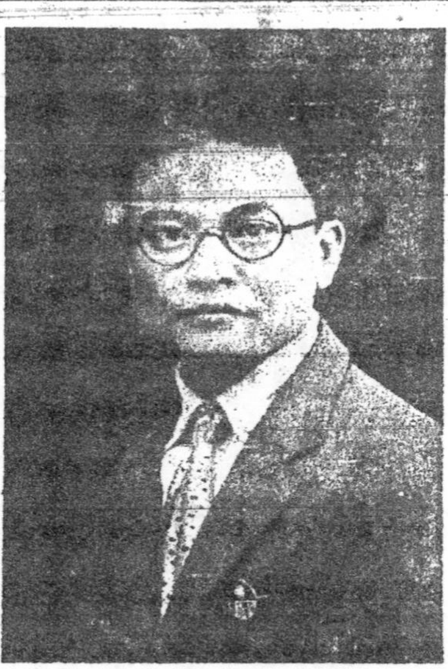

本社景德鎮分社社長姜贊文

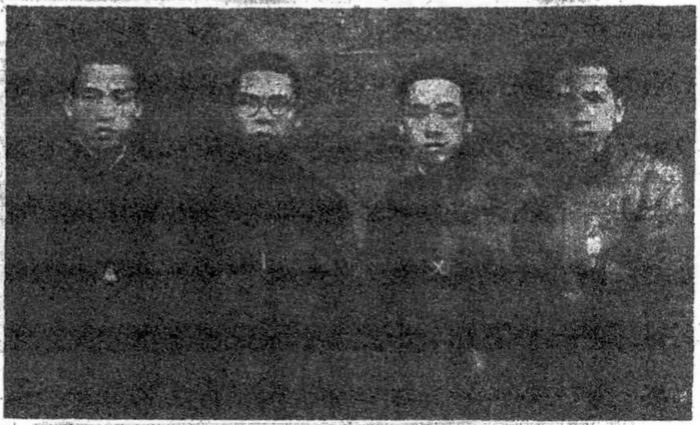

閩獨山平民送診所創辦人■兼主任王步溪×兼衛生科幹事穆迪民｜兼事務科幹事林總陶▲兼醫務科幹事朱若波

本社新社員

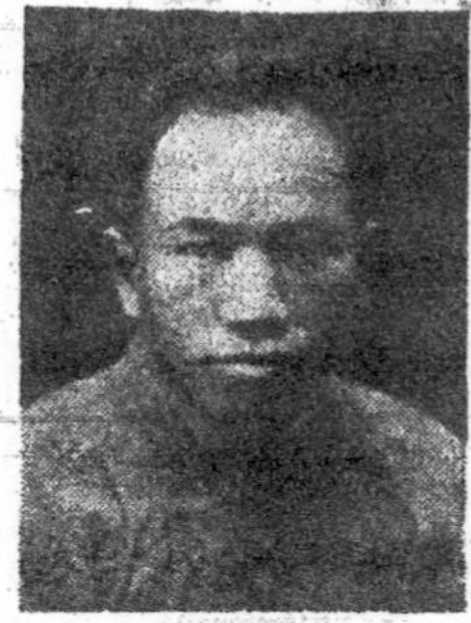

本社新社員

江蘇泰賢 劉成章

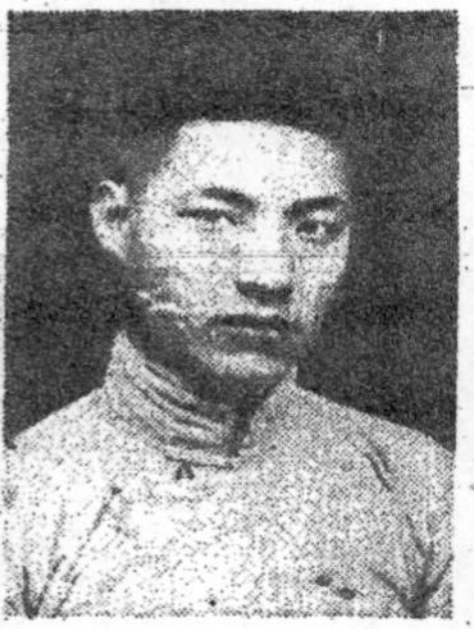

江西蓮花 李森年

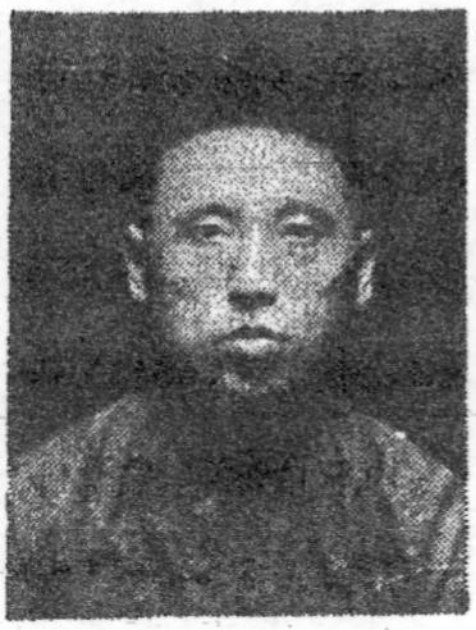

本社新社員

四川宜賓 凌選青

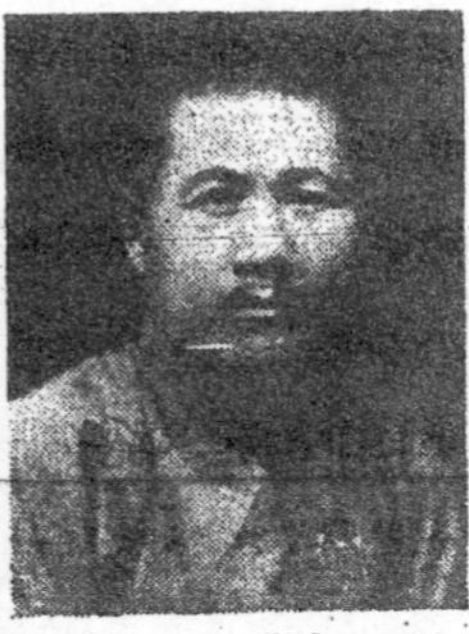

本社新社員

陝西涇陽 王尚書

◁本社新社員玉照▷

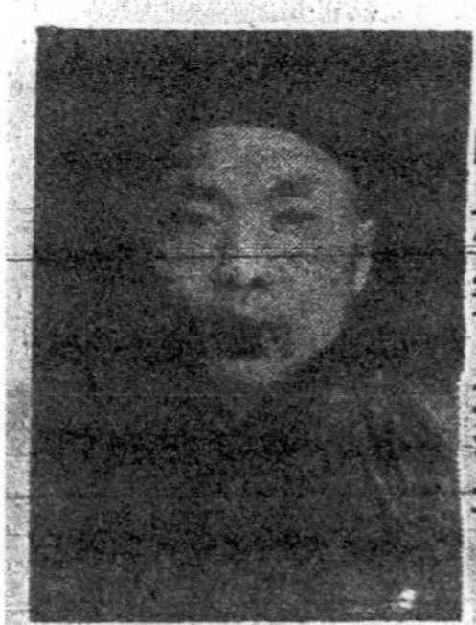

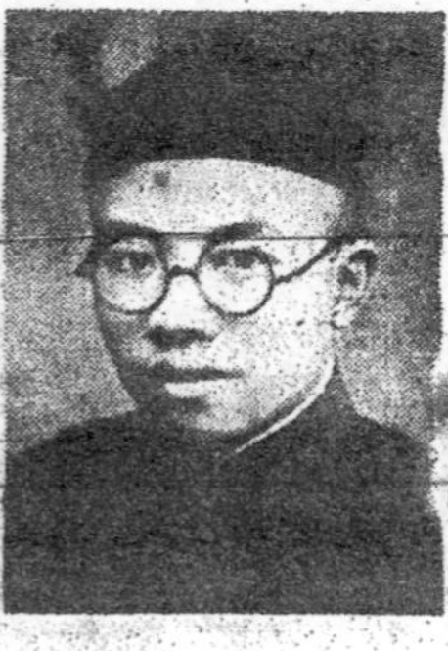

四川宜賓 焦洄安

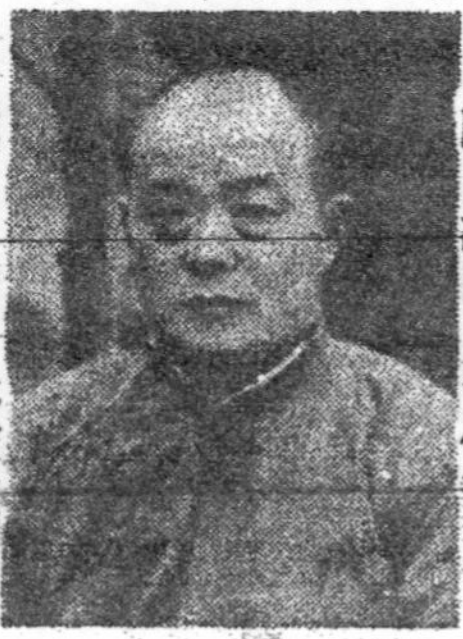

福清 林彷成

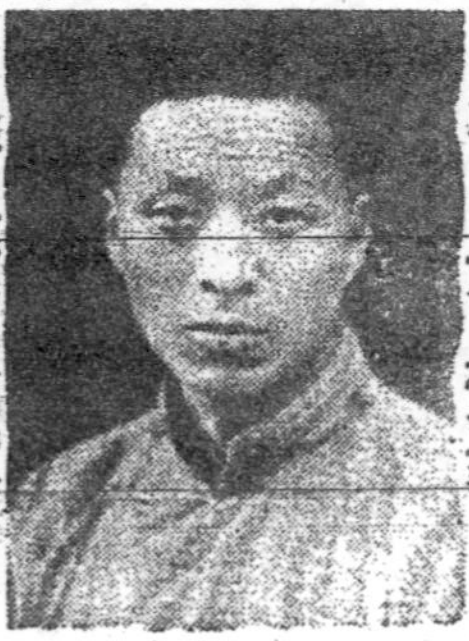

陝西涇陽 曹仲芳

啓東 郁文華

本社緊要啓事

光陰迅速，一轉瞬間，本社刊發行，倏屆一週，在此期內，仝人無不竭力以赴，奮鬥不懈，出版以來，爲醫界前鋒，從無延期，乃蒙中外同道，熱烈贊助，設立分社，努力介紹，使本刊普遍銷行，中心欣慰，莫名欽感，現屆一卷終了，二卷行將開始，同人當仍貫澈主張，益加奮勉，决不稍渝，謹佈悃誠，尚希海內外人士，共同鑒察，仍予贊助，尤所企幸。

社　長　謝利恒　　總務主任　徐　愷　　編輯主任　蔣文芳　　編　輯　倪維德
副社長　方公溥　　醫學主任　盛心如　　編　輯　沈石頑　　　　輯　薛定華
　　　　龔醒齋　　藥學主任　朱　松　　　　　　章鶴年　　宣傳主任　徐公魯

新社員讀者閱雜誌自二卷一期起通告

本社刊自發行以來，謬蒙同道贊許，銷路踴躍，各期雜誌，現已一律訂完，自五月廿五日起，凡新參加社員讀者，均自二卷一期開始，（如欲一卷十二期開始，亦可照辦）以資劃一，特此通告，諸希公鑒。

總務主任　徐　愷

二卷一期內容及改革編輯方針預告

本刊二卷一期作者專號，適爲一週紀念，承各地同志來稿，絡澤不絕，茲預將該期內容宣佈，並自該期起，改革一些編輯方針，同時希望醫林人士，予以指導，以匡不逮。

編輯主任蔣文芳

甲，「內容」

1.有特約醫藥論文稿三十篇以上　2.有精警評論近十篇　3.有紀念文字數十篇
4.有長篇專著秘傳鈔本多篇　5.有本社同人論文多篇　6.有專譯和漢醫學稿多篇
7.有照片近百幀　8.其他各欄稿件均有增加

乙，編排方針

1. 醫藥研究及長篇著作，每篇文字一律另提出于篇首，在文章之尾有空餘地位，即以其他短文補白。這樣非但醒目，以後還可以裝訂成冊，便於檢閱。
2. 有的文章，特加編者按語。
3. 畫報銅版，必要時做一塊大的銅版，使臻於美術化。
4. 屆時或將改爲小五號鉛字，一則可多容納些文章，同時似乎也覺得時代化一點。
5. 裏面畫報改爲兩色，比較一色要好看得多。
6. 其他隨時改進，以達完善目的。

宣佈分社長等介紹三二七紀念社員讀者通告

涇縣榔橋河分社夏謫塵永嘉分社胡軼凡，廣州分社薛玉成，掘港分社陳知宜，冀縣分社陰鑫齊，涇陽分社楊紫峨，南通湯家園分社花星南唐江分社宋青銓，龍泉分社徐蔚然，泰縣秦潼分社陳木天閩江分社穆迪民等及熱心社員讀者贛縣郭鳳文，宿遷郝佛心，河北南宮孫金山，北平莫繼宗，江西蓮花王潤祥，山東萊蕪李希伊，浙江平陽楊鎮，山東高密武子遜，大通，林學富，無錫繆鏡淵，山東博興高瑞南，福建吳錦瓊等，均各介紹「三二七」紀念社員讀者多名，因展至二卷一期發表獎品，特此先行登刊。至希查照爲荷

總務主任　徐愷

二卷一期發表介紹「三二七」紀念社員讀者之熱心分社長等獎品通告

查「三二七」紀念辦法五月十七日截止，本應結算發表獎品，惟因邊遠海外各地郵遞遲延，投寄信件，到滬時久，在本刊付印前，仍有陸續介紹前來，均爲「三二七」截止期五月十七日所發出之信件，爲此前後各介紹熱心之分社長等，均於二卷一期時合併發表獎勵品，請希　察察。

總務主任　徐愷

◎獎勵分社長通告◎

浙江龍泉徐蔚然，福建閩口陳興保，陝西涇陽楊紫峨，江西景德鎮姜贊文等依章組織分社，業已成立，除發聘書外，特此登刊獎勵，並請繼續努力介紹爲禱。

總務主任　徐愷

●獎贈廣州分社薛玉成銀盾一座通告●

廣州分社長薛玉成，自担任分社長以來，對於宣傳介紹，銳意進行，不稍懈怠，成績卓著，茲依章贈送大號銀盾一座，不日掛號寄遞，特此通告，並請繼續努力爲荷。

總務主任　徐愷

奬謝簡秀竹等通告

茲據廣州分社函稱簡秀竹雷彝標林玉麟福州分社函稱林古恆諸位先生，均各贊助分社，不遺餘力，介紹宣傳，頗著成績，請予登刊奬勵前來，業經社務會通過，茲特發表，以資奬勵，而伸謝忱，此啓。

總務主任　徐愷

請社員讀者繳納常費通告

本社社員讀者鑒：自本社通告繼續收費以來，應繳者紛紛不絕，殊見維護本社之熱心，良深欽佩，所有未繳者，務祈迅速繳來，再「三一七」紀念辦法業已截止，以後仍照原價收費，但在一週紀念期內，特贈送紀念信箋，至請注意爲荷。此啓。

總務主任　徐愷

請分社長向社員讀者收費通告

本社各分社長均鑒，本社自通告續收常費後，承台端等竭力徵收，至深佩慰，凡貴處尚有未繳者，務祈從速催收，再「三一七」紀念辦法，業已截止，以後仍收原費（每人貳元國外另加寄費）惟又值一週紀念，本社規定有信箋贈送，尚祈轉達各同志爲荷，此啓。

總務主任　徐愷

本社社長謝利恆培植中醫人才通告

本社社長謝利恆先生。著作等身。名聞中外。及門桃李。遍於各省。茲者年垂花甲。仍是講學不倦。診餘之暇。常以數十年經驗傳授門人。聽者皆怡然自得。現謝先生擬廣培植人才。造福社會。凡我醫界青年有願執贄請益者。均可通函本社。代爲介紹。此啓。

總務主任　徐愷

擴大徵求組織分社三百處通告

本社自成立以來，逕蒙各地同道來函接洽籌組分社百餘起，其已成立者有數十處，可見對本社贊助之熱忱，良用欣慰，惟念分社愈多，則力量愈大，改進發揚醫藥學術，收效亦愈宏偉，故於最近起，除請正在籌備分社中諸同志，積極進行，期早成功，並特擴大徵求組織分社三百處，以期充實力量，爲醫藥界奮鬥，凡各地熱心志士，及我社員讀者，均請注意，踴躍組織，不勝企幸，（再備有章程宣傳品，函索即寄）

總務主任 徐愷

（）徵求新聞記者通告（）

自即日起，本社擬增新聞記者二百人，凡熱心醫藥而願爲本社服務者，請即投稿，合格即行照聘。此啓。

編輯主任 蔣文芳

社訊

浙閩陝贛分社成立，一週紀念贈送紀念信箋

「三一七」紀念獎品二卷一期發表

薛玉成努力介紹贈大號銀盾一座

簡秀竹等協助分社熱心登刊獎勵

五月十五日本社舉行社務會議出席者謝利恆方公溥龔醒齋徐愷盛心如朱松蔣文芳沈石頑章鶴年倪維德薛定華徐公僑王子南列席者李仁淵程兆晨劉曉生由謝社長主席（甲）報告事項（略）（乙）討論議決事項（一）聘鄧名世爲和漢醫藥譯述（二）涇縣榔橋河分社夏調塵永嘉分社胡軼凡廣州分社薛玉成掘港分社陳知宜冀縣分社陰鑫齋涇陽分社楊紫峻南通湯家園分社花垦南唐江分社宋青銓龍泉分社徐蔚然泰縣秦潼分社陳木天閩江分社穆迪民等介紹「三一七」紀念社員讀者異常熱心先予登刊宣佈（三）贛縣郭鳳文宿遷郝佛心河北南宮孫金山北平莫繼宗江西蓮花王潤祥山東萊蕪李希伊浙江平陽楊鎮山東高密武子璐大通林學富無錫繆鏡淵山東博興高瑞南福建吳錦瑄等介紹「三一七」紀念社員讀者，非常熱心至爲感佩應先登刊宣佈（四）浙江龍泉徐蔚然福建閩口陳興保陝西涇陽楊紫峻江西景德鎮姜贊文等依章組織分社業已成立除發聘書外應登刊獎勵之（五）「三一七」紀念辦法於五月十七日截止因邊遠各地郵遞遲延到滬時久所有前後各介紹熱心分社長社員讀者等均于二卷一期時合併發表獎勵品（六）「三一七」紀念辦法於五月十七日截止後適爲本社一週紀念以後社員及全年讀者特贈以紀念信箋自六月十五日起至七月底止（七）廣州分社簡秀竹雷霖標林玉麟福州分社林古恆均贊助分社介紹熱心應予登刊獎勵（八）廣州分社長薛玉成介紹成績優異依章贈予大號銀盾一座由總務部辦理（九）印發分社組織大綱及分社各項須知由總務部辦理餘略議畢散會。

經方實驗錄

曹穎甫題

第一集

出版了

本集內容

三厚册外加書函共六百二十面二十餘萬言又銅版紙四頁計卷首二十八篇上卷三十五案中卷四十案下卷二十五案共一百案附錄一十四篇又按語內附述醫案約數百則皆實驗之談異常詳盡讀之恍如親臨其境又有趣味傳永之醫學故事數十則添作補白令人愛不忍釋

曹炳章先生來函

（上略）曹公學說博古通今弟甚欽佩再加先生新的理解更增色彩際此國醫改進時期此書一出定卜不脛而走全國歡迎弟雖老眼昏花亦欲一新耳目（下略）

書價及寄費

每集實價二元不折不扣郵票不收另加寄費每部一角六分（可附郵票來）另備樣本及代售簡章函索即奉

曾預約本集諸君賜鑒：書已經寄奉到請察收又預約憑單勿必寄下可也

上海城內果育堂街一四四號姜佐景醫廬啟

中醫科學第一卷第十二期目錄

上海中國名藥代辦社是：
全國名藥唯一代辦機關！

中國名藥　不知凡幾　散處四方　不能互濟
病而求藥　南天北地　道阻山河　若瞻雲霓
本社鑒此　設法通流　集中名藥　供衆需求
丸散膏丹　既名且靈　常備數種　濟世利人
醫藥各界　尤應推行　提倡國藥　發展效能
如荷委辦　不論躉零　均照原價　不加分文
服務週到　手續便利　交貨迅速　穩妥經濟
歡迎委託　必求滿意　盡我天職　謀人福利

婦科調經種子，兒科急慢驚風，傷科跌打刀傷，外科瘰癧疔毒，內科傷寒溫熱，急救痧氣時疫，眼科沙障星翳，補養膏滋丹丸，及珍貴原料藥材，分門別類，均係各省極著名，極靈驗之國產靈藥，詳細目錄，函索卽寄。

創辦人　方公溥
贊成人　謝利恆　秦伯未　唐吉父　龔醒齋　蔣文芳　徐愷
社址　上海　八仙橋芝蘭坊廿四號

國內外醫藥新聞

一國內外醫藥消息一

衛生署修正中醫審查規則

衛生署中醫會成立後，原擬將全國中醫審查給證事項，概收歸該署辦理，祇因修正中醫條例第一條第二項，有前項審查給證暫由衛生署授權地方政府辦理之語，在此項條文未經立法院修改以前，遂由該署自辦，不免與條例牴觸，爰由委員會建議，將衛生署從前公布施行之中醫審查規則，先行加以修改，俾減少施行上之困難，現此項修正規則業經行政院通過，即由衛生署公布施行，茲探得原文照錄於次：

本社新社員

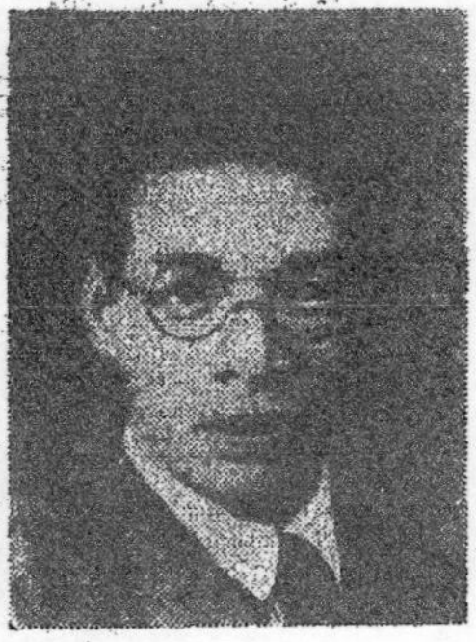

啓東 陸冠芳

修正中醫審查規則

第一條，本規則依中醫條例第一條第二項之規定制定之，第二條，中醫條例第一條第一款所稱考試或甄別，凡考試甄別檢定審查等，具有測驗學識經驗意義之事項皆屬之，第三條，中醫條例第一條第三款所稱中醫學校，指經教育主管機關立案之中醫學院學校學社講習所或傳習所等而言，第四條，中醫條例第一條第四款所稱五年以上，應有執業地主管官署之證明，第五條，依照中醫條例第一條第一項之規定，請領中醫證書者，應備具左列文件費款，呈送執業所在地或原籍所在地縣市政府核轉省政府或省衛生行政機關轉送衛生署審查，一、履歷書三份，二、本人最近二寸正面脫帽半身相片四張，三、資歷證明文件，四、證書費五元，五、印花稅費二元，前項執業所在地或原籍所在地，為直隸行政院之市時，應逕呈市政府或市衛生行政機關核轉，第六條，審查資格，應就請求給證人提出之資格，應就請求給證人提出之資歷證明文件行之，但認為必要時，得通知請求給證人提出補充證據，或逕行調查，予以考詢，前項考詢，得就左列科目範圍，參酌請求給證人所習科目，以口頭或書面行之，一

本社新社員

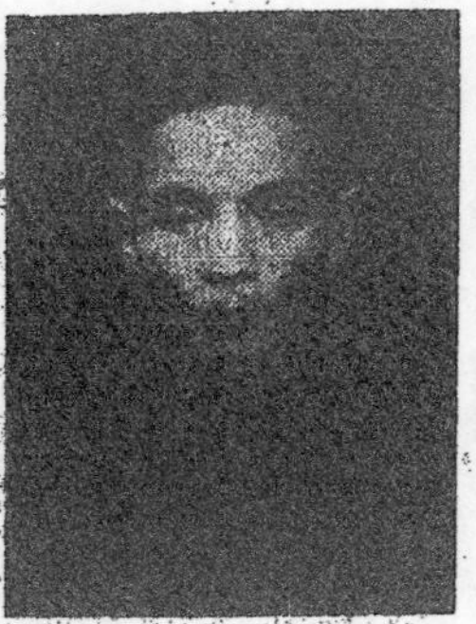

福建閩侯 何兆祺

本社新社員

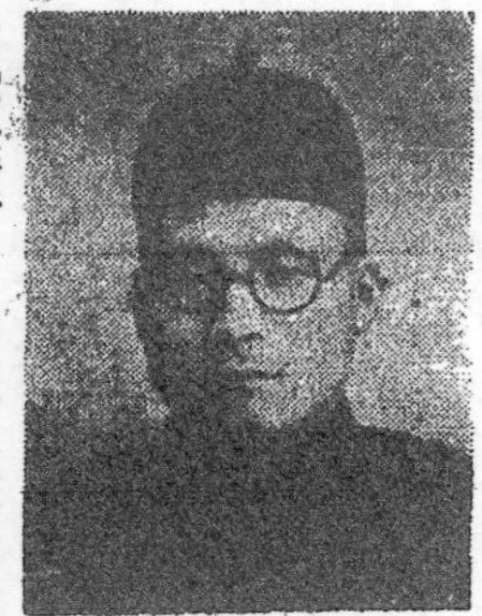

陝西涇陽 呂伯良

、病理學，二、，藥理學，三、方劑學，四、診斷學，五、內科學，六、外科學，七、兒科學，八、婦科學，九、喉科學，十、眼科學，十一、花柳科學，

本社新社員

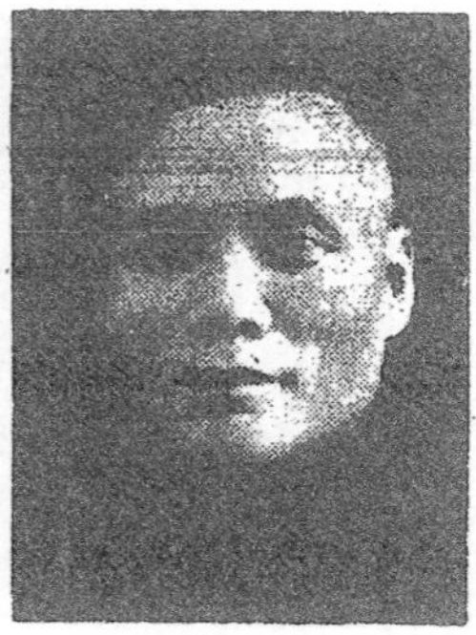

福建福清　陳正松

十二、傷科學，十三、按摩科學，十四、針灸科學，第七條，中醫證書尺度格式如附圖規定（圖略）、第八條，本規則自公布日施行，（附錄）一、中醫審查規則第五條第六條所規定之審查給證事項

本社新社員

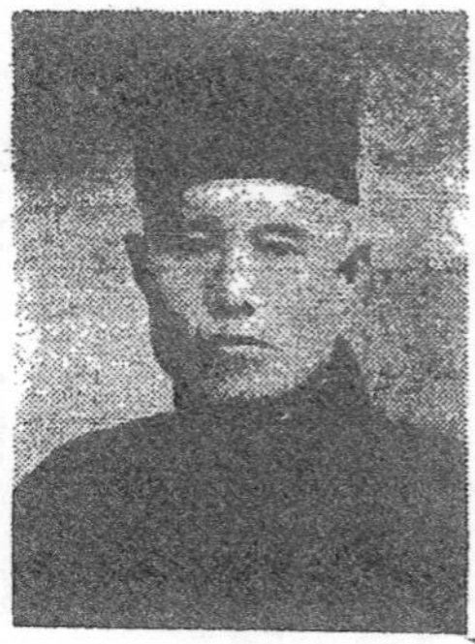

陝西涇陽　何儒寬

，依照中醫條例第一條第二項，暫由衛生署授權地方政府辦理，二、前項地方政府係指省政府直隸行政院之市政府或管理公署而言，其在已設有衛生行政主管機關之省市，則為其所屬之衛生行政主管機關，惟辦理審查登記時，須就各該地中醫團體延聘專家五人至九人，組設中醫審查委員會負責執行，並將姓名

本社新社員

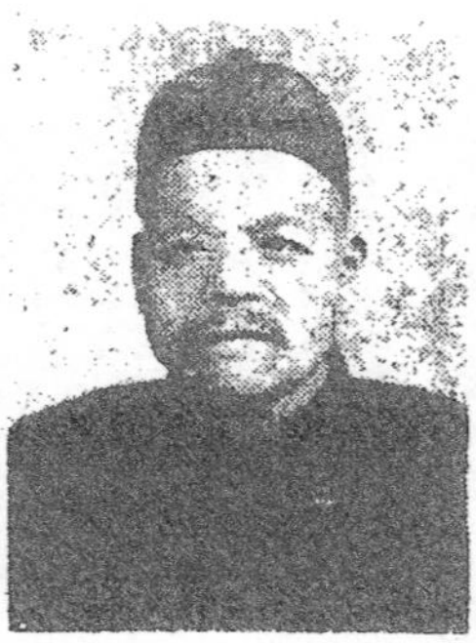

陝西涇陽　禤荊山

履歷咨請衛生署備案，三、請求給證人，如為未經教育主管機關立案之中醫學校畢業學生，或私人研究醫學，曾為執行業務之中醫佐理診務五年以上得有證明者，得適用中醫審查規則第六條之

本社新社員

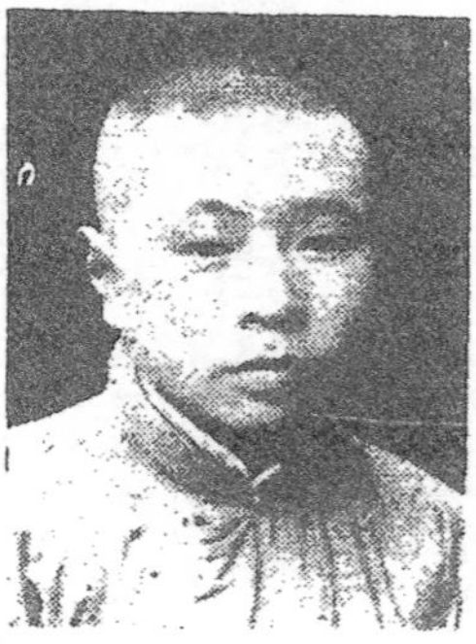

如皋雙甸　叢月江

規定，予以考詢，四、地方政府收到請領中醫證書文件後，應即依照中醫審查規則第六條之規定辦理，五、經審查合格之中醫，由地方政府發給中醫證書，六、中醫證書由地方政府照定式印製發給，證書署名為省政府主席，市長，或管理專員，并由所屬衛生行政主管長官副署，七、凡經給證之中醫，姓名，年

本社新社員

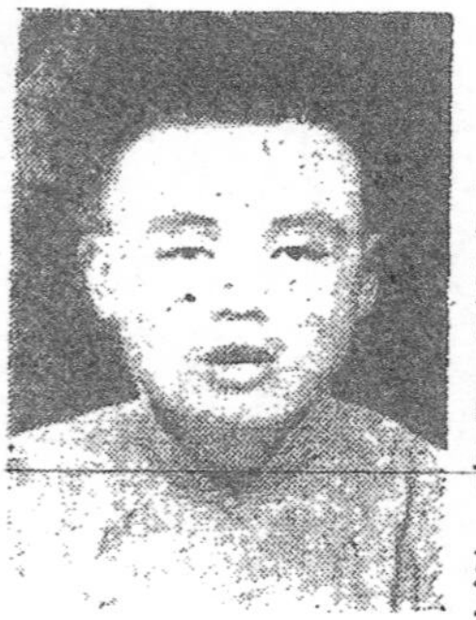

如皋湯園　施小岩

齡，籍貫，資歷，應由地方政府按月列表彙報衛生署備案。（南京訊）

本市各醫團代表
至衛生局請願結果
當局接納要求允轉衛署辦理

本市各醫團以據各該會會員報告，此次市衛生局對於中醫考試，限制綦嚴，紛紛請求設法救濟，醫會以事關中醫前途，特開聯席會議，決定向當局請予修改中醫考試規則，前次各代表齊赴衛生局，局方當派員接見，經代表等陳述意見，局方對於行醫五年以上須有地方機關證明文件之限制條文，頗願接受修改，旋商談許久，決定由局方呈轉衛生署辦理云。（本市訊）

中国近现代中医药期刊续编·第一辑

京市府再函
衞署解釋中醫審查規則疑義

（南京快信）南京市政府爲衞生署解釋中醫審查規則第四條疑義仍有未明瞭

處，再請明白解釋見復，當經衞生署咨復，謂：本署前咨所稱：（一）警察機關，係指掌理警察事務之機關，如首都警

察廳或各分局而言，（二）自治機關，係指各地方自治機關，如自治事務處或各區公所而言，（三）醫藥團體，係指當地黨部許可，主管官署登記之中醫公會或醫藥聯合會而言，倘執業地主管官署於

援用中醫審查規則第四條規定，出具證明書時，對於上述機關或團體所具之證明文件，自均得作爲參考。

本社新社員

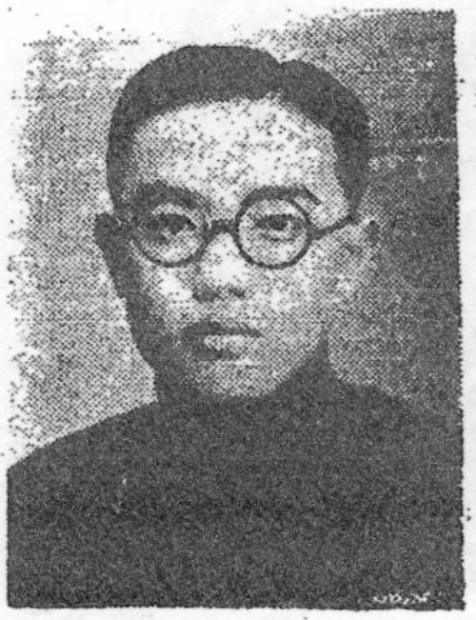

山東高密 李實軒

本社新社員

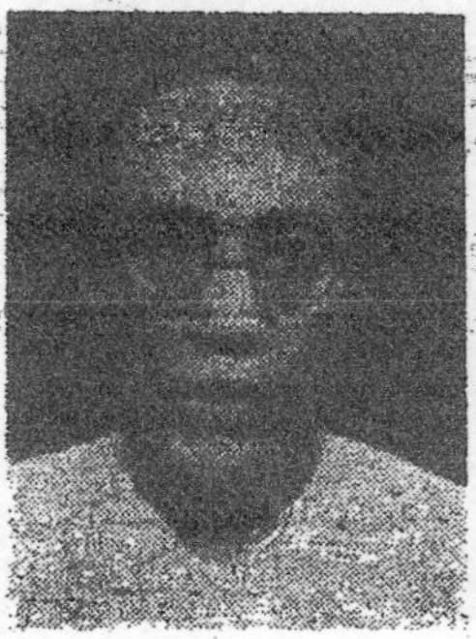

四川宜賓 周勛成

本社新社員

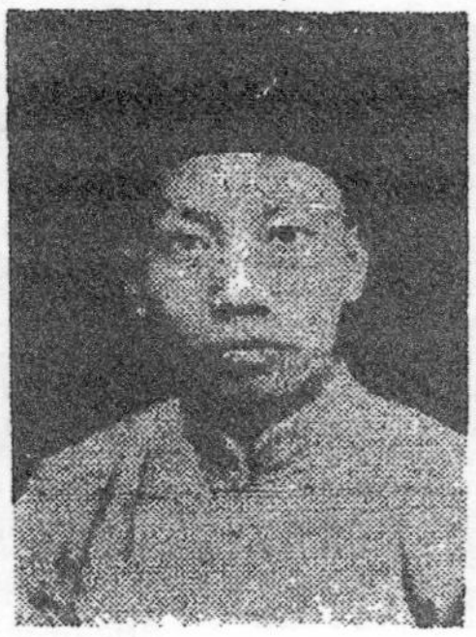

四川宜賓 許少康

流行性感冒
有血清可治
蘇傳染病學院
試驗已得結果

（列甯格拉通訊）此間拍斯篤傳染病學院研究流行感冒病源結果，證實此種病症爲一種可濾性毒菌傳播。拍斯篤學院曾將此種輕量菌注入動物皮下，結果從馬及猪得到一種血清，能毀滅極大量的毒菌，用此血清注入鼠身，過三日到六日，再使該鼠受極烈的毒菌襲擊，結果該鼠並不染及流行性感冒。

本社新社員

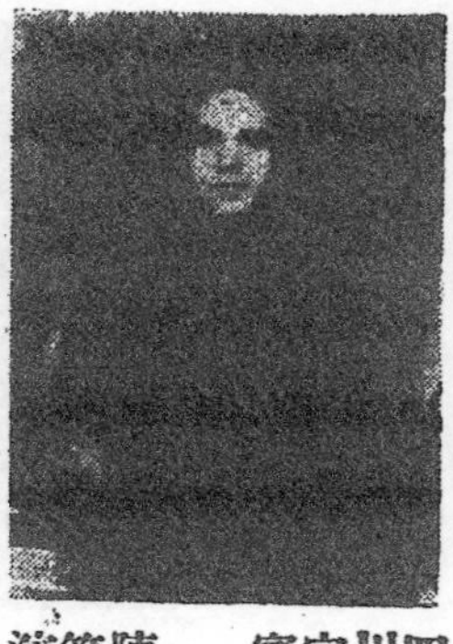

四川宜賓 陳篤濱

上海工部局衞生處
發表防護感冒方法
最好是夜間早睡
保護天然抵抗力

工部局衞生處以流行性感冒症現在歐美各國勢甚猖獗，而且此病蔓延力極

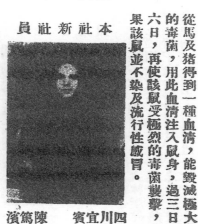

本社新社員

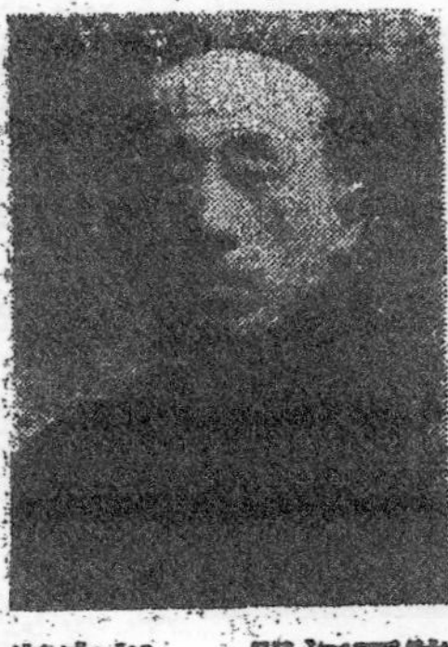

陝西涇陽 彭宗海

速，頃特勸告市民，如患傷風，尤其在

感覺發熱時，應極早安臥休息，並服有效之家用藥品。預防藥劑雖可使用，但非至此症十分猖獗時，不可誤亂使用。最好是夜間早睡，多給休養，以保護身體之天然抵抗力。（本市訊）

焦易堂邀宴各界

為籌建首都國醫院事

中央國醫館長焦易堂，鑒於國醫院之設立，全國尚付缺如，特與黨國名流及滬上聞人于右任，孫科，馮玉祥，王曉籟，錢新之，杜月笙，張嘯林，楊虎，林康侯等發起募集鉅款，於國府所在地建築首都國醫院，籌備以來，深得滬上金融界慈善團體及國醫界本身之協助，業得相當之成數，焦氏京滬奔走，希望首都國醫院早日成立，因於前日（五月一日）午後七時假座新亞酒樓中菜部，邀宴滬上金融界領袖暨慈善界，到王曉籟，王一亭，杜月笙，張嘯林，林康侯，陳光甫，郭順，葉扶霄，屈文六，闞烱之，汪伯奇，丁濟萬，朱鶴皋等，由陳郁馮振威尚慕姜等招待，酒半酣，焦氏起立致詞，略謂今日為首都國醫院之建築問題，又勞諸位蒞臨，實深感謝本人此次對於首都國醫院之設立，雖有此志願，但本人能力有限，非賴各界諸位之協助難以實現，現在本人等於寺廟內之住持者，因為要保持寺廟固有之歷史，因各界募化捐款，然自信本人又為一能力薄弱之住持者，非各界予以有力的協助，確定有力量的辦法，則寺廟之能否保存，即成問題，現在懇切的希望各界予以切實的指導，使首都國醫院早日實現，免得以後本人再如募化之和尚，曉曉不休，則幸甚矣，次林康侯謂，王曉籟先生為任何慈善事業之最熱心者，請王先生發表意見，王先生於鼓掌聲中起立，謂本人對於建築首都國醫院

本社新社員

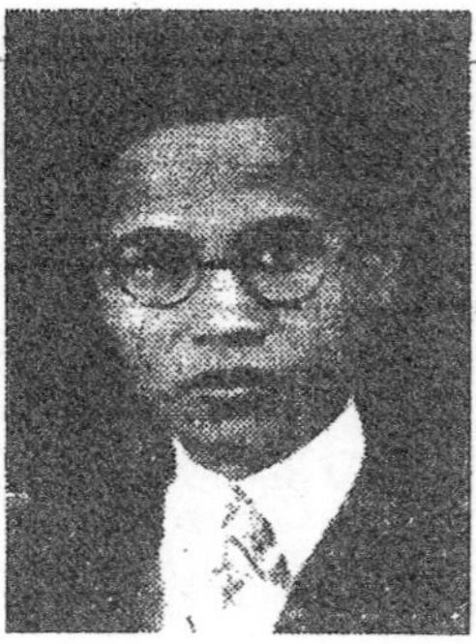

廣東新會 廖勳濟

本社新社員

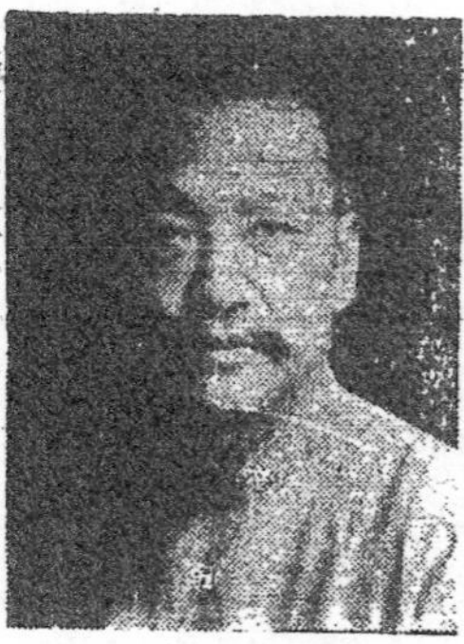

四川宜賓 袁道生

本社新社員

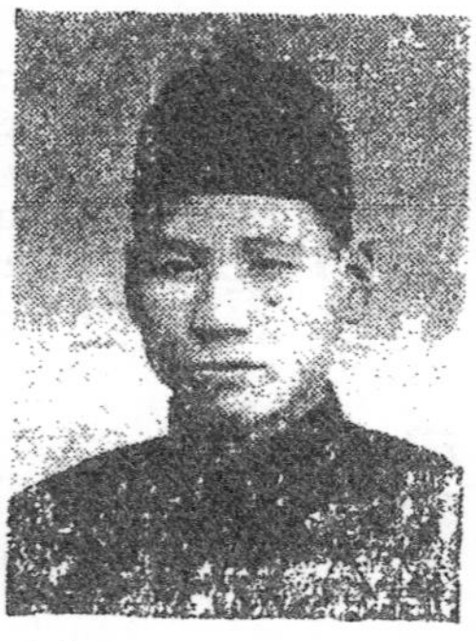

陝西涇陽 宋耀亭

本社新社員

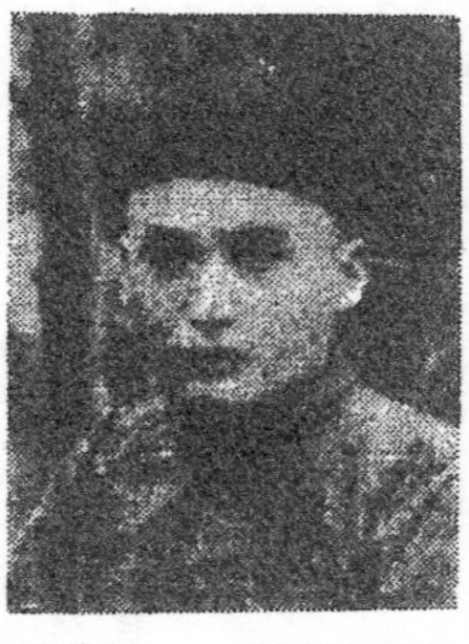

陝西涇陽 孫禹五

本社新社員

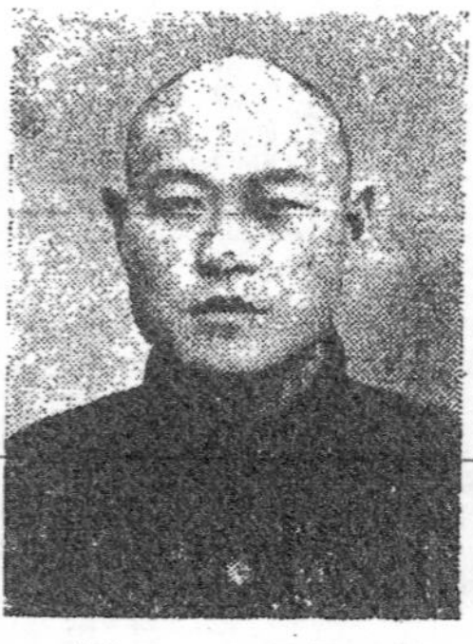

陝西涇陽 周十臣

本社新社員

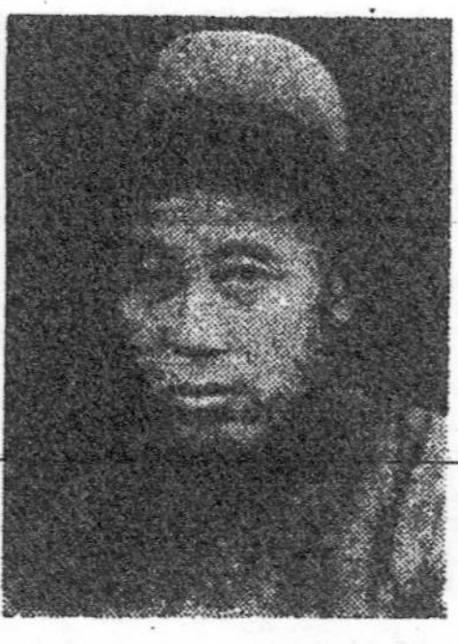

江蘇啓東 沈鵬南

見，業於前次說過，惟對於國醫界之「國醫」名詞，主張仍用「中醫」爲妥，因國醫二字，祇能用於對內，若用之對外，則中醫較國醫爲切，是以本人主張，

本社新社員

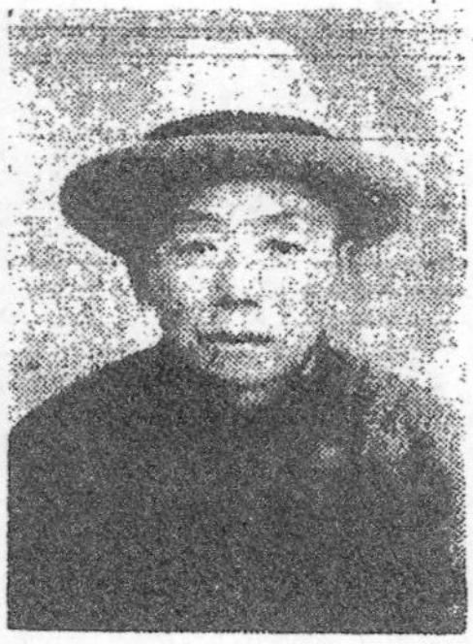

陝西涇陽 張鴻鈞

確定「中醫」爲固定之名詞，至若關於捐款之募集，希望各界踴躍輸將，趕快成立，聞滬上中醫界諸公異常努力，已募有成數，現在所需要者，祇在各界之努力募集，現在焦院長既自認爲寺廟之住

本社新社員

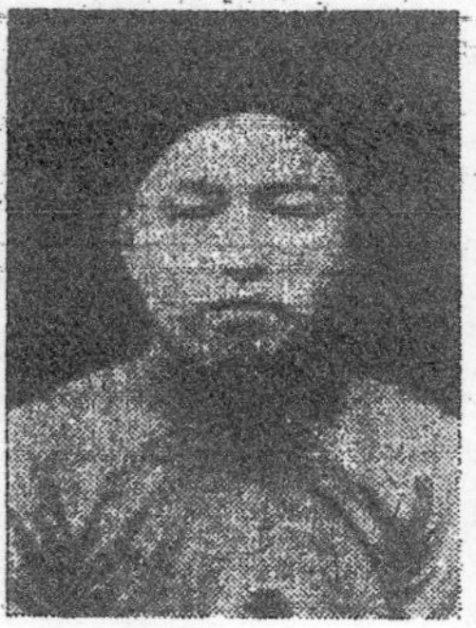

南通 郁萬銘

持者，努力化緣勸募，則我等忝爲小和尚者，當隨住持者之後努力奉行，生公說法，頑石可使點頭，以焦院長之精誠，感召致易云云，最後焦院長復與丁濟萬朱鶴皋等研討勸募方法而散，焦氏因首都尚有公務待理，業於昨日（二日）乘十一時夜快車返京。（本市訊）

長沙市 國醫公會定期改選

（長沙通訊）長沙市國醫公會第五屆改選籌備會，頃在各報刊布通告云：逕啓者，本會定於五月二十三日午後一時，召集本會全體會員在沙河街國醫院

本社新社員

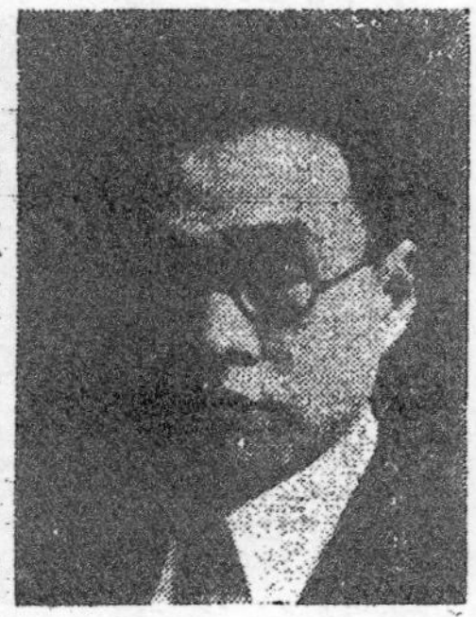

四川宜賓 陳夢游

，改選第五屆執監委員，屆時凡本會會員，請攜帶本會入場證，按時到會，依法票選，除另印發通啓及入場證外日特此通告！云云。

如皋縣中醫公會 第六屆常年大會紀

（如皋通訊）本縣中醫公會於五月十日下午二時，假座育德所開第六屆常年大會，並改推主席，茲將大會情形，分誌如下。斯日出席會員三百三十六人，縣黨部派儲受六代表指導，新聞記者計到有本社駐如記者田振聲，皋鳴報記

本社新社員

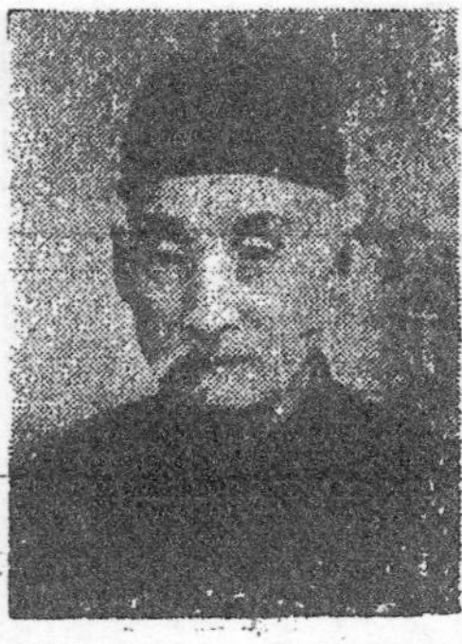

陝西涇陽 段孔昭

者嚴笑鳩，屆時振鈴開會，主席由常委黃星樓代理，司儀童光甫，紀錄田振聲，行禮如儀，主席報告，略謂約有四點，一、改推主席，二、首都國醫院捐，三、申報所得稅，四、初入會之會員，

本社新社員

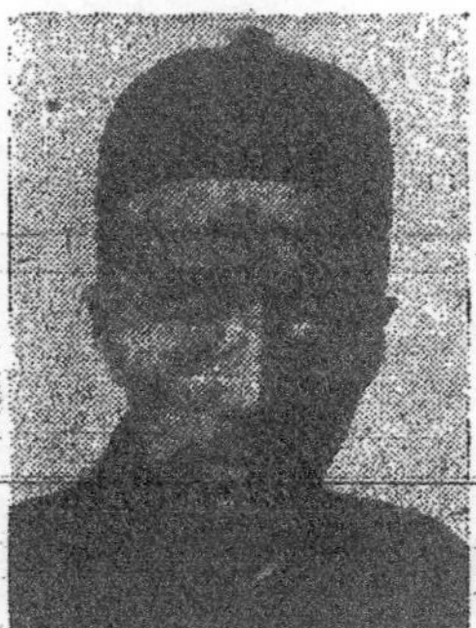

四川宜賓 曹曉文

應加入會費三元，嗣由儲指導員致訓詞，略謂貴會開會時間並未預定，今日到會會員，人數亦未查報，均屬欠缺，應予指導，至關於主席辭職問題，儘可就

執委議決定去留，毋須提出大會討論等語，後由會計員陸子青報告賬略，自二十五年十二月起，至二十六年五月六日止，計開（上欠）淨透國幣一百零二元

本社新社員

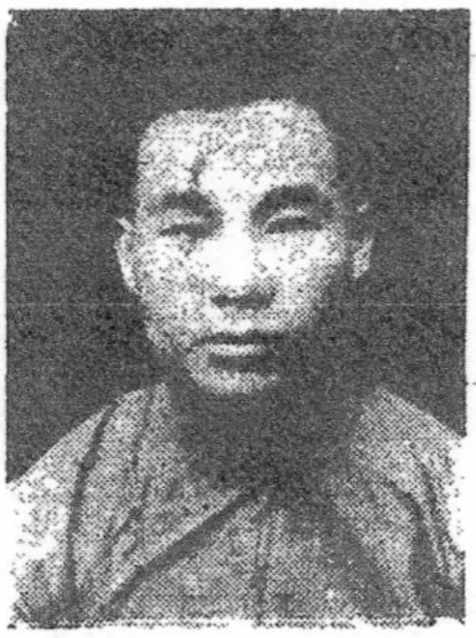

福建莆田 林蘭祖

三角三分七厘，（收入）共國幣二百九十三元八角，（支出）共三百九十七元四角四分四厘，（除收淨透）三元六角四分四厘，幾則討論提案，一、馬塘分會主席周筱齋提議，關於填報所得稅登

本社新社員

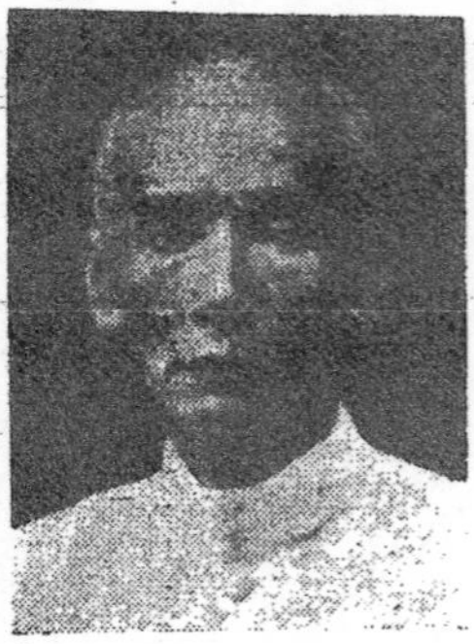

廣東 鄭楚材

記表疑義兩點，應否函請江蘇辦事處解釋案，一、表內所列執照號數一欄，在已領執照者，固應按號填寫，其未領執照者，應如何填法，是否有納稅義務，

二、會員中有以年度計算所得，則不及納稅之額，或以一旺月計算，間可及格，宜如何辦理，以上兩點，應否函請所得稅江蘇辦事處解釋敬請公決，決議，

本社新社員

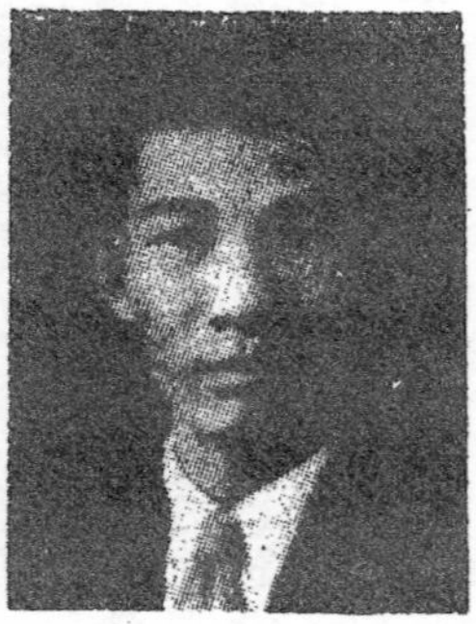

廣東潮陽 林子青

函請解釋，一、豐利會員吳元祥吳佐微提議，一、中醫審查委員會建議，以縣為單位案，決議，照案通過，二、建議縣府設立衛生考試委員會，以推行衛生行政案，決議保留，三、請議設縣中心

本社新社員

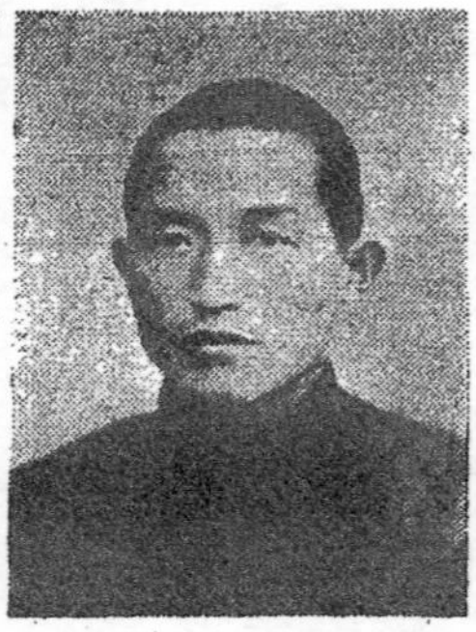

陝西涇陽 黨瑞亭

研究機關，以求適合時代潮流案，決議，交執委會討論，臨時動議，姚志清提議請會計員注意單據黏粘簿案，決議，照案通過，程文卿提議，新加入會員會

費三元，似覺太巨，可否分列等次案，決議，交執委會辦理，賈馥卿發明「瀉痢敵」藥品，請公會各會員採用案，決議，照案通過，議畢散會時已鐘鳴五下矣。

本社新社員

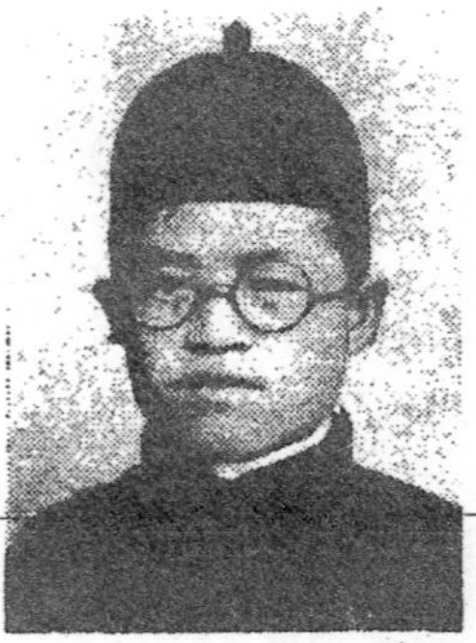

陝西涇陽 韓廷臣

如皋縣中醫公會改推主席
李慰農君當選

（如皋通信）本縣中醫公會於五月十日下午六時，開第七次執監聯席會議，公推黃墨樓為臨時主席，行禮如儀，報告事項略，討論事項，（一）補選常委一人案，當場投票由全體監委監選，

本社新社員

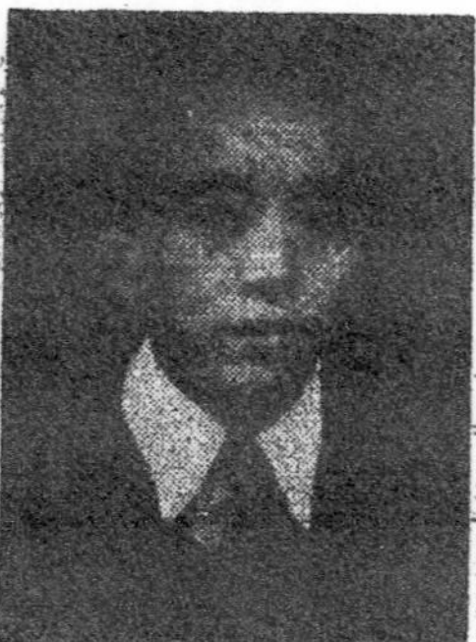

江西鄱陽 余從周

之意計到執委九人，開票結果，李慰農得七票，當選常委，旋由五常委互選主席，李慰農得四票，當選爲主席，（二）（三）（四）案略。

本社新社員
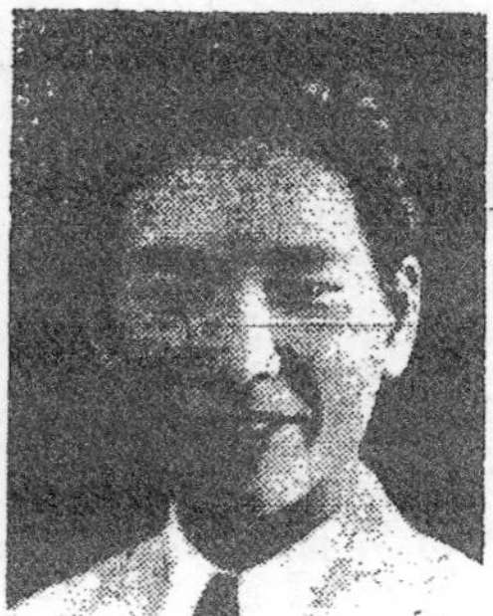
廣東普甯 方授明

建築首都國醫院
本市國藥業勸募一日捐

中委陳果夫。焦易堂等數十人，自發起建造首都國醫院以來，全國醫藥界莫不一致贊同，本市國藥業同業公會，於十四次執監會議議決，各以本年一月二十二日營業所得，悉數充捐，自五月二十一日起，已分別派員往各國藥號查閱該日營業收入之數目，並由各該店經理簽認簿據，俾將來可照據徵收，茲錄其所發通告如下，爲通告事，前奉中央國醫館函開，爲鞏固國醫國藥之地位，發展國醫國藥之業務，得果夫焦易堂先生等數十位中央委員發起首都國醫院，高瞻遠矚，至足欽佩，惟是工程既須壯觀，用費亦自浩大，非羣策羣力不足以奏功，亦必賴羣策羣力成此偉舉，方足以表示我全國國醫國藥團結之精神，爲特函請勗以大義，廣爲勸募等因，以又准上海市國醫分館函開，決定各以三月十七日一天營業所得，捐充首都國醫院建築經費，除登報公告外，相應函請核辦等由，查焦易堂先生等數十位中央委員，非從事國醫藥事業之人，而提倡扶植不遺餘力者，蓋以國醫藥事業之消長，於民族文化國家經濟有密切關係也，我國藥業同人能不中心感激，乘時奮起而樂於作物質之輸將，惟本會第十四次執監會議議決，則以本年一月廿二日（卽廢歷去年十二月初十日）一天營業所得，悉數充捐，茲因徵收在卽，合亟檢同上海市國醫分館公函一件，先行通告仰全體同業踴躍輸將，以期毋負中央諸公提倡扶植之盛意，特此通告，（本市訊）

本社新社員
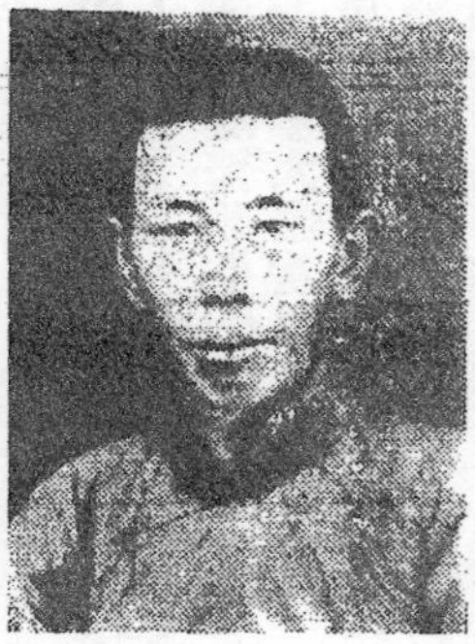
華容 羅錫乾

本社新社員
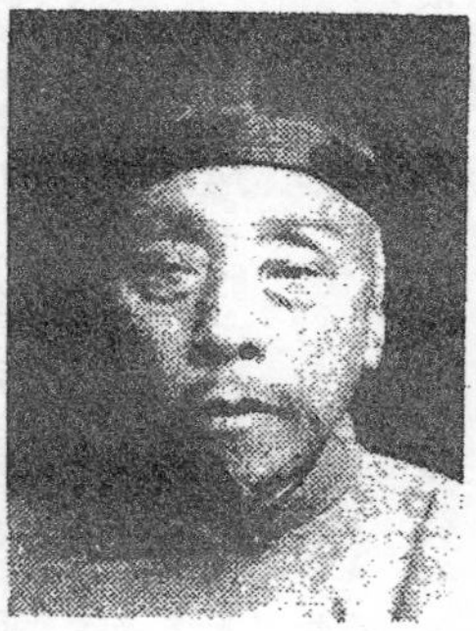
四川宜賓 陳德欽

本社新社員
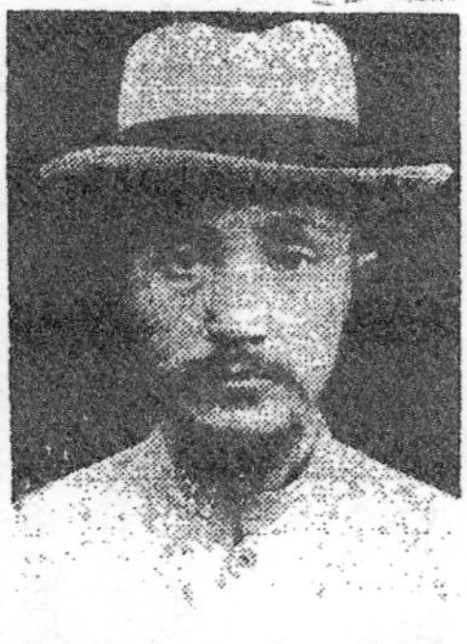
四川宜賓 毛靜章

本社新社員
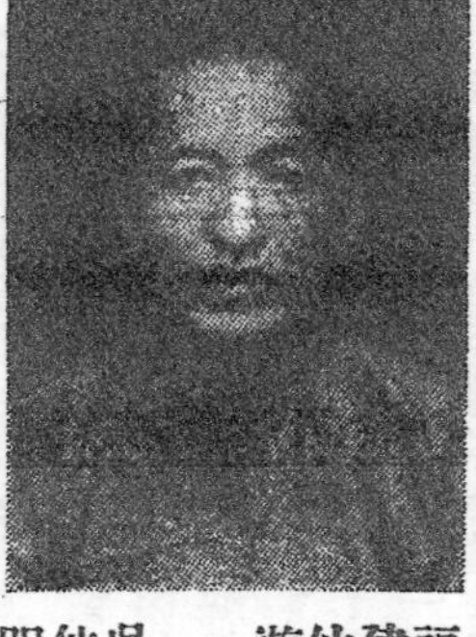
福建仙遊 吳仲明

蘇州
中醫公會開會有期

（蘇州通訊）本縣中醫公會。自前年五月間。召開大會。改選執監委員後。雖任期屆滿。然經數度召開大會。卒

以流會而未改選，近今以來。業已二年有餘。茲悉。定於本年五月二十六日。下午召開大會。並改選執監委員云。（十七日發稿）

河南 國醫改進會成立

河南國醫改進研究會，於四月四日在開封縣黨大禮堂舉行成立大會，並選舉職員，當票選王景虞，何啓丞樊楚農，孫問佛，王合三等五人，為常務理事，涂知古，路登雲，戴雨樵，鄭爵暑等四人為候補理事，孫煥章，牛慧軒涂蔚生為常務監事，高超羣，陳蕩波，為候補監事，復於同月六日在本會會議室，開第一次理監聯席會議，公推王景虞為常務理事主席，即日宣誓就職，分配職務，開始工作云。（河南通訊）

佛慈國藥到宿分銷

（宿遷通信）佛慈廠所出國藥，頗受世人信仰，惟宿遷病家雖欲購買，而屢不獲，七月徐州華洋藥房經理馬舞雲氏到宿宣傳，該地各藥房紛紛向馬氏接洽分銷，聞已得許可者計有五洲中德濟民之和厚等數家，藥已到宿，試服者頗為踴躍，並聞其餘數家亦正在辦理手續，不日亦將實現云，

蘇省府 頒防瘧書籍到宿

江蘇省府鑒於去歲之沿江各縣瘧疾為患，乃積極設法防瘧，現距盛夏不遠，惟恐燎原，遂頒發防瘧書籍五十份，飭縣轉發各機關代為宣傳云（宿遷通信）

宿遷中醫 組織「三友製藥社」

已製特效藥數十種

宿遷中醫郝佛心徐健飛魯維周等三人，會經省政府給證，而地方人士亦頗信仰，近來鑒於藥肆中缺乏特效藥，乃於近一年來積極研究，兒科及婦科方劑，並遵古方而用科學方法監製各種特效藥劑已出品者，計有產後百效散客熱散胎毒丸清涼利濕散定風丹瘧疾丸肺癆餅破傷風良藥等數十種之多，均係屢經試服，著有特效，該地病家，前往購服者均爭先恐後，三醫生為酬答顧客盛意起見，現又組織「三友製藥社」以便一面營業，一面製造，並擬呈請衞生署審定化驗云（宿遷通訊）

新昌中醫公會王常委辭職 改推呂毓春繼任

（新昌通訊）新昌縣執行委員會常務委員王國芳，近因所兼任中央國醫館浙江省分館新昌縣支館館長及新昌縣救濟院施醫所主任等職，極為繁冗，對於中醫公會常務委員一職，勢難兼顧，爰於前日提請執行委員會議辭職，經一再挽留無效，祇得准予辭去常務委員兼職，並改推執行委員呂毓春繼任常務委員云

奉賢中醫公會定期舉行五次代表大會

通告分會辦理會員登記

（奉賢通訊）奉賢縣中醫公會，原定於四月二十二日下午一時。舉行執行委員會議。因天雨遠道委員不克出席。故不足法定人數。乃改開執監委員談話會議。主席莊枕泉。討論案件列后。一准財政部所得稅事務處江蘇辦事處函。為自由職業之申報登記。限五月十五日以前。辦理完竣。請轉知所屬遵照。應如何辦理。請討論案。議決。轉各分會辦理。一、常務委員提。本會二十四年十

二月至二十六年三月。經費收支報告，業經遵送縣黨部監委辦事處。請予核銷。仍請追認案。議決。追認。一定於六月一日舉行第五次全縣代表大會案。議決。通過。一、查本會會員。人數衆多。散漫無稽。致無確切統計。現衛生署中醫登記給證在卽。亟應整理。以便申報。而資保障案。議決。由本會印發會員登記表。通告各分會。辦理會員登記。於登記時。須繳足二十五年份常費。並限於五月二十日截止云。

中館委陳寄虛爲暹羅分館長

暹羅醫界人士對陳絕少認識

陳之行動當地醫團頗爲注意

暹羅曼谷中醫總會創自民國十九年，經當地政府註册有案，且近向中央僑務委員會註册成立以來，會員殊甚努力於國醫事業，不憚勞瘁，經已成爲暹羅醫界之中心機關矣。乃兩前月突接國醫館委梁士俊等九人在暹籌備設立分館委員消息後，因梁士俊等並非素執業醫藥界中份子，且醫藥界亦絕無推舉該九人爲代表之事，故該會特上書國醫館探詢此事經過情形，然迄今已屆兩月，中醫總會雖數度去函反對，醫館亦曾覆函，然尙絕無結果。記者往訪中醫總會執事員，探詢此事消息，據稱：「館長焦易堂已覆函中醫總會，謂『委派梁等爲分館籌備委員，並非私意，已委任陳寄虛爲該分館長矣』」經記者多方探詢始悉受任國醫館分館長陳寄虛已近日由國返谷，陳素深居內地，絕少與醫界中之往來，故醫界中之絕少識其人，至彼才幹若何，更無從探悉。陳寄虛擬如何着手進行設立分館，迄今尙未表示，故各方對陳之今後行動殊深注意。聞中醫總會自接該覆函後；將開會討論應付辦法云。（暹京通訊）

設立醫會開辦醫校

江津縣國醫支館

（四川江津通訊）本縣國醫支館成立雖暫，而該館祕書主任任應秋氏主持館務，進行甚力，該館最近成立一中醫學術研究會，由該館呈請縣政府佈告登記全縣行業之醫生爲會員，每週開研究會一次，凡會員讀書之心得，臨症之疑難，醫藥之發明，均得於該會研究之，以期促進各醫生之學術爲宗旨，又該館館長，何策襄氏。慨捐五百元，任祕書主任亦慨捐一年薪支三百六十元，作爲開辦學校之用，餘由支館全體職員負責籌募兩千元爲學校基金，該學校簡章，正由任祕書主任起草中，校址暫定支館內，準於本年秋開始招生云。

瑞安國醫支館附設施診

瑞安國醫支館，由省館委趙鑄夫爲館長，業已於五月一日開成立大會，宣誓就職，趙館長以中央國醫館浙江省各縣支館組織大綱第八條規定，支館可附設醫院，以期醫藥之改進，遵照辦理，先附設國醫施診所，以利平民，由館內醫生管丹山張輔臣，蔡執盟，鄭叔嶽，池仲賢，胡孟昭，戈蘊山，胡公冶鄭養嶧錢繩之，趙鑄夫，按日輪診茲定五月十五日開診云。（駐瑞記者）

玉山救濟院實行改組

暫設孤兒育嬰施醫三所

（玉山通訊）本縣自成立救濟院以楊挾山爲院長後，依章應分設殘廢，養老，貸款，育嬰，孤兒，施醫等六所；但以本縣經費有限，即將原有養濟院，保嬰局，同仁施醫局，加以改組，暫設孤兒，育嬰，施醫三所，選任地方資望素孚者，分任主任，孤兒所主任以葉華充任，育嬰所主任以張榕蓀充任，施醫所主任以王伯陽充任，「應診中醫，仍由同仁施醫所原有醫員徐康侯梁明軒二人繼任之。」據云：每月可有七百元之收入，逆料經此次改組後，主持得人，其能造福地方，當非淺鮮云。

泰縣第九區籌設中醫辦事處

江蘇省，泰縣，第九區，擬設中醫辦事處，發起人，徐士亭，王芸，丁受之，吳章臭，錢實成等，於五月四日上午十時，暫借本區周家莊，文明茶園，討論進行一切事宜，文呈本縣中醫公會，並通知全區，各開業之中醫云。（泰縣通訊）

海口林穆盛等創設藥物試植場

（福清海口通訊）本縣第一區海口鎮，地多田園，土壤肥沃，該處住民，多播種五穀，收穫頗豐。去年春間，有閩人外科王震華，醫士高錦南，到該鎮懸壺，寓其友林穆盛家，因鑒林最近受社會不景氣影響，本其所學，特出為創設。藥物試植場』乙所，約民園數畝，地，在該鎮塔山『龍江書院』南首，先後由王等教其插種瓜蔞等藥苗，各數十株『嗣因林染藥數月，乏人灌溉，各藥苗多半枯萎，致無良好收穫。聞本年已由高向省垣採購枳殼，及各種藥苗乙大批，從事栽插。記者聞訊曾親臨參觀，見園內藥苗多皆長成，惟枳殼尚稚，大約須二年方可成林，屆時當有豐厚收入？據談：現已決擴充範圍，加聘工人，藉以增加生產云。（海）

又訊：距此間十二里許之大厝都，小學教員陳則傑，亦有志斯道，於去年曾試植瓜蔞等若干株，頗有收穫，聞本春亦有繼續培植云。（海）

上海市衛生局通告管理中西醫藥新聞廣告

本市衛生局，通告管理中西醫藥新聞廣告規則，原文如下：案查本市管理中西醫藥新聞廣告暫行規則，曾於二十五年十月九日呈奉　市政府核准公佈，並由本局社會局及前公安局會銜通告，嗣為管理周詳計，由本局函請本市新聞檢查所規定每星期三六下午五時至八時，為審查醫藥廣告時間，並分令遵照各在案，查實行以來，遵照送請審查者，尚居少數，是以虛偽非法之醫藥廣告，仍迭見於各報紙，茲為澈底取締是項非法廣告，維護社會健康起見，特將該項管理規則，摘錄如次：查該項規則第二條之規定，凡未經本市衛生局核准註冊之醫師，醫院，藥商，牙醫師等，一概不得登載廣告，第三條：業經核准註冊之醫師，牙醫師等刊登廣告，內容以姓名，學位，科目，地址，電話，時間等為限，第四條：業經核准註冊之醫院刊登廣告，不得以療法經驗及設備價目等為虛偽誇張之宣傳。第五條：業經核准註冊之藥商刊登廣告，不得有下列情事：（一）涉及淫猥或壯陽種子之文字圖畫，（二）暗示避孕墮胎之語句（三）。虛偽誇張及以他人名義，保證効能，使人易生誤解之記載。（四）其他醫藥器物之經衛生局指明禁止者。凡經本局核准註冊之藥商，醫院，醫師等，除切實遵照前列第三第四及第五條之規定外，並應遵照規定時間，將廣告原稿，繕寫兩份，送請南京路大陸商場三〇六號新聞檢查所審查。其違反該項規則各條之規定，擅自登載者，得由本局按照該項規則第八條之規定，酌量情節之輕重，處二十元以下之罰金，並吊銷其營業執照，仰即遵照！此告。（本市訊）

四川省國醫分館越俎代庖影響

江津縣支館不得向中館存案

支館館長何策襄氏已將省委令狀璧還

（四川江津通訊）本縣國醫支館成立，完全由該館祕書主任任應秋氏（本社社員）毅力創造，先後計籌備一載有奇，始告就緒，該館一經籌備就緒後，即以『呈報選舉職員，懇予轉請核委』等詞，呈請省分館轉呈，乃該分館竟將支館所呈報之職員何策襄氏逕予委派亦不轉呈中館該支館館長，奉省委後，即行宣誓就職，其典禮之隆重，已詳載本報一卷八期，更將就職日期，啓用鈐記，組織章程等項，呈報中央國醫館請予備案，乃昨奉中館第五四八號批諭；『呈件均悉，查各縣市設立支館暫行辦法第二條，支館館長，應由省分館呈請本館委派，該支館成立，尚未據分館呈報，所請備案，未便照准』云云，現聞該支館館長何策襄氏，已將前省分館所發委令狀各件，一律璧還，請求省分館依法轉呈中館委派，不得代庖云。

平衛生局

中醫攷試放榜

（北平通訊）平市衛生局，本年前期例攷中醫，已誌前訊，茲已攷竣，計與攷一百三十餘人，被錄取者，計內科顏景華一十八名，按摩胡位斌等三名，針灸艾書琴等三人，正骨劉秉乾等三人，統計錄二十七名，計已放榜，三日即分配各院實習，再核發開業執照云。

蘇省府訓練全省外科中醫

（鎮江快訊）蘇省府鑒於外科中醫，墨守陳法，不圖改良，關於國民健康前途至爲重要，特決定實施全省外科中醫訓練，期定四個月，其經費三千三百四十元，開辦費一千九十元，款在省庫支付云。

南安組織中醫公會

擬告同志書

南安中醫公會發起人，葉瑞鼎，陳松杰，梁丕忠，曾秀銘，羅翼飛，李成悌，陳志遠，葉瑞階，呂良津，戴心谷，林昭呈，葉貽梅，曾秀星，馬家祥，楊題雁，共同組織中醫公會，並告同志書云；南安醫林同志們，醫術產生的歷史，自從黃農一直到了現在，差不多二三千年了。在這很遠的時間中，學術的演進，却不跟着時間一樣的趨前，醫林的道德風化，却同着瀑布般的瀉下，在這四伏危機的當中，不起奮鬥，即沒有圖存，永遠把那些千古醫聖醫賢的神機妙理，像金玉的隱埋地下，我們深惜着金玉的埋藏，我們恐怕着學術的落伍，我們更恐怕着醫林的危機，這些險象的臨頭，使我們知道了圖生就要奮鬥，團結就是奮鬥的屏障，南安醫會的組織，就是這個的方針，記着前月中央衛生署的報告，在這今年的秋天，就要舉行醫生攷試，各地的醫會組織，都先後紛紛繼起，我們南安因爲僻居山隅，尚沒有響應，但是到了現在時間的嚴重，竟使我們不能遲延，同人等認定着事實上的催迫我們，所以振起呼聲，爲着我們南安組織醫會宣傳，同志們；我們須知道中醫是國家的國粹，中醫有着二三千年偉大結晶價值，是一種純粹道德學術，是福民利國的光榮任務。醫會就是推進學術的動機，又其是在這一髮千斤的非常當中，我們的團結，我們的組織，更一

點不能放鬆，同志們，我們爲着使命驅使，誰不願熱地參加共同奮鬥。（福建南安通訊）

粵省府會議修正取締醫藥廣告規則

（廣州通訊）廣州市衛生局，呈請省府修正取締醫藥廣告規則，經省府會議決通過，茲錄取締規則如下，第一條，凡以醫藥爲業。（如醫師中醫生牙科醫師獸醫師以及牙科師助產士按摩按脊針炎暨醫院醫社等）及藥商（即以二種以上藥料或用一種藥料加工製成之特種藥品如膏丹丸散等類）除依照各該地方主管機關所定單行章程辦理及呈准發給執照外其有刊登廣告及關於業務上一切之宣傳行爲均應遵守本規則辦理，第一條，凡醫業廣告紙許聲敘本人姓名住址及診症時間電話號數其有曾經專科研究者有該科畢業文憑或實習證書呈驗核明許可方得聲專治某科字樣此外並不得央人或僱人代爲登載宣揚文字如有確係由他人自動登載者應由本人對方聲明婉却負責撤回違者處以二十元以上一百元以下之罰金若違犯多次屢戒弗悛者該地方主管機關得將開業證書取銷之，第三條，醫生廣告依照下列格式刊登非經呈准不得有所增減，一、醫生姓名，二、診治科目，三、時間，四、地址，五、電話號數，第四條，凡成藥之廣告仿單及附加於容器包紙之記載不得犯有下列之甲乙丙丁戊己庚七種情弊違者處以二十元以上二百元以下之罰金，甲涉及猥褻或壯陽子之文字及圖畫，乙，暗示避孕或墮胎等之句語，丙，虛爲誇張及他人名義保證効能，使人易生誤解之記錄，丁，暗示其他藥品醫療藥效之詞意，戊，用量不當之指示，己，祇許聲敘認定主治病症不得以統理各症統之隨意臚列便病人誤用致生危險，庚，各藥商所出藥品等未依照管理成藥規則呈請化驗合格領有營業執照者一概不准刊登廣告宣傳第五條成藥廣告須照下列格式刊登不得自行增減違者照前條辦理，一、藥品名稱，二、調製地址及監製或發行者，三、主治，四、定價，五、衛生局註冊號數或衛生署許可證號數及衛生局註冊號數第六條，凡醫藥廣告暨醫藥廣告及附加於容器包紙之記載除第二條第三條各款規正外主管機關認爲有傷風化迹近招搖者得並處罰之。第七條，凡醫藥商廣告在報章登刊如認爲有違犯本取締規則時各該地方主管機關着去函報館停止登刊，第八條，本規則由廣東省政府核准公佈之日施行。

反對潘茂林兼長光漢中醫學校

廣州醫學衛生社之內訌潮

（廣州通訊）廣州醫學衛生社，創自民國初年，當時廣州市中醫生因感中醫界自無團結，并少互相研究之機會，因發起組織該社，成立至今已有二十餘年之歷史，過去工作皆爲互相研究中醫學術，所有社內人員亦皆屬中醫界人士，至民國十一年因組織光漢中醫專科學校，擬廣羅各方人才，乃挽潘茂林加入，因潘對社會事業，尚屬熱心，故該社社長，光漢校董會主席，廣東國醫分館館長皆先後由其負責，乃前光漢校長賴緝熙出缺，一時因未物色得相當人員繼任，潘茂林又自兼任其校長，遂引起一部份社董反對，開除電請各主管機關徹查外，并致函光漢學生自治會一致起而驅逐，光漢學生會雖曾一度交換意見，聞均主愼重考慮後始衣示意見云，玆將該社社董發出快郵代電錄後。

△快郵代電文

全國各報館轉各省市黨部各團體公鑒頃敝會致南京中央國醫館焦館長電文曰，南京探送中央國醫館焦館長鈞鑒，竊我國醫學進化最早，但至今日不特無所進展，且有日漸淪亡之勢，反視歐美各國醫學，則有特殊之發展，實有霄壤之判，幸賴我公關懷我國醫學居高提挈，鼎力維持，成立中央國醫館，領導改進，俾我國垂危之醫學，得以競存於世界，此實爲我國醫學之幸抑亦爲我公之力也，溯我公自民國二十年籌劃成立中央國醫館之後，各省分館亦次遞組設，成績大有可觀，此實爲我國醫學發展前途露一線之曙光但屬分館成立之後，祇由潘茂林主理，成立數年，毫無成績，對於我國醫學，絕未開會討論，如何改進，且盤踞獨裁，誠爲怪事，查屬分館成立之始，則由鄒殿邦君任館長，而以鄒堯常君代之及至現在則由潘茂林主之，且查鄒君任內，其名雖爲館長，而其權實在於潘茂林之手也、故雖成立數年，同人之參與於館務者，爲數甚鮮，如此情形，殊爲可痛不特阻礙我國醫學之進化，實有負於我公扶掖之苦心也，故對屬分館無論如何務請迅賜另行遴選相當人材負責改組，俾集中全省醫學同志，共同研究改良，以上副我公維持我國醫學之素志，抑尤有進者，同業等於民國元年組織醫學衞生社，設課徵文、以求研究我國醫學之改進，自成立之後，頗著成績，不料民國七年被潘茂林混入屬社，任社董一職，民國十一年適社長陳月波離職，由潘茂林暫行權攝，以待期滿依章改選，不料自其接長之後，至今已歷十五年之久，迄未依照法章辦理，至同業每有提出改選，輒遭其聲言威嚇，遂被盤踞社長十五年之久，當民國十二年同業姚日輝任屬社董事長之時，悉心籌劃，用社附設之光漢中醫學校，業經呈奉前大本營內政部徐部長批准立案，斯時以潘茂林領銜具呈者，以其適權社長職務，醫校成立後，由屬社同人，舉姚日輝任校務長之職，醫校事務，概由其計劃處理，至潘茂林雖攝社長之名，當時仍未敢涉及校務，至民國十七年，姚君因潘茂林把持社務，愈弄愈甚，屢勸弗恤，恐被波累，憤而函達董事會及登報辭職返里十載，校務遂無人主理，詎潘茂林更進而爲所欲爲，民國十八年校董會成立，主席一職未經校董開會選舉，伊即擅兼及至最近賴校長際熙仙逝，又不依法令選舉，又擅兼代理校長，大權在手，無法無天，復藉屬社產生之光漢校院名義，發出改建捐册，分往各處勸捐得款多寡，絕不宣佈敷衍改建，未有公開，而屬校每年收入學費約有四萬元之譜，除支出經常費外，尙多盈餘，歷年並無數目公佈，其中情形，已可概見，而屬校各要職如總務主任，會計主任，事務主任，均以其子實忠孫榮森榮華分別任之，至其餘各職，均任私人，似此藉社團而作弊，踞學校以營私，同人等目睹屬社校院日非，恐毀於一人之手，迫得集衆公決，僉以潘茂林盤踞多年，社校敗壞至此，非去害羣之馬，無以達整理之方，用特具呈廣州市黨部社會局，警察局，及廣東敎育廳澈查依法辦理外，用謹電呈鈞鑒，伏乞我公主張正義，鼎力扶持俾資改進，並盼賜示，得所遵循，臨電不勝待命之至，除電焦館長外，用謹電陳各界，尙乞主持正義，予以聲援，曷勝企盼，廣州醫學衞生社維持會代表姚日輝等叩，民國二十六年五月十三日。（廣州通訊）

海豐國醫支館成立

海豐縣國醫支館，籌備月餘，頃該館籌委會具呈廣東分館，報告籌備情形，並請圈定董事，委派館長接事主持館政，現經委出蔡公武爲館長李仁豪爲副館長，並圈定陳月波黃奎書等十一人爲

董事，昨國醫支館，發出佈告，正副館長已於四月四日啓鈐視事云。（海豐通訊）

武進中國醫導社成立

中國醫導社籌備以來，已經數月，曾經江蘇省國醫分館指令存查有案，茲以籌備就緒，爰於五月十五日，假縣國醫支館禮堂，舉行成立大會，計到社員張國良等，及來賓錢今陽，王瀛北，林少卿，周病驥，包健翔，許景庵，黃壽齋，張靜霞等數十人，公推施秋玉爲臨時主席，張靜霞，芮懿芳爲紀錄，首開會如儀，首由主席報告開會宗旨，及籌備經過情形，繼請錢今陽，國醫支館王代表演說，語多策勵，（詞長從略）旋即散票選舉，結果，錢寶華當選爲社長，張靜霞爲編輯主任，薛月華，芮懿芳，爲編輯，陳巽仙爲事務主任，丁芬華，譚錦秋，錢明之爲幹事，選舉畢，因天時已晏，未能攝影，茶點後，遂散會云。（武進通訊）

暹羅霍亂蔓延劇烈

暹羅此次霍亂蔓延各地，患者日益增加，死者也相繼不斷。聞此次霍亂之劇烈爲五十年來所未見。我國來暹謀生同胞因無人担保上岸，或患沙目不能登陸者，概被拘留移民局中俟日期滿始能離境。暹地潮濕，且移民局因拘禁人數過多，空氣汚濁，飲食不潔，空氣不流通，况逢炎暑之時無非傳染之媒介，故受傳染者相繼發生，每日死者十餘名，數日間已慘死七十餘名矣。誠爲我胞之不幸也。現本谷人心惶惶不安。政府對此已甚注意，已訓令市政工程廳及警察廳酌量情形爲公共衛生幫忙，對于宣傳預防霍亂事宜，已努力加緊使霍亂從速消滅云。（暹邏通訊）

淮安李厚坤著 溫病賦再版有期

淮安已故名醫李厚坤先生遺著溫病賦，簡明精詳，淮屬業醫者，久互相鈔傳，視爲課徒秘笈，惟此賦自李氏謝世後，淮醫雖多，對於出版問世，景仰前人，多漠然視之，不料前被姜子房者，將版權祕密授與，上海醫書局印行，旋經淮陰中醫界發覺，揭發其私，曾函上海中醫書局秦伯未允許再版更正，惟至今迄未履行更正手續，今春淮安醫界於秉衡等，再託孫式厂面請秦伯未再版更正，月前於君已得孫式厂來函附有秦氏親筆函允爲更正，並囑將李厚坤先生原本暨溫病湯頭歌訣，一併抄寄，印成一册，以利讀者而廣流傳，現聞於氏正在抄錄中，不日寄滬，再版之期，當不在遠云云。（淮陰通訊）

淮陰中醫公會 執委劉漢章逝世

淮陰醫會執委兼總務股主任劉漢章，年六十六歲，以年來診務甚忙，精力就衰，曾患有類中宿疾，行履不利，先生心懷利濟，居恆每扶病爲病者處方，習以爲常，前日（五日）下午六時，先生出診回寓後，在寓診病，處方未畢，旋即復中，繼而昏不知人，遂與世長辭，先生爲淮陰國醫界治溫聖手，立法恆能另闢蹊徑，奏診療上之奇效，先生畢生盡瘁醫事，淡泊自甘救濟貧病，沉疴立挽，哲嗣顯青明齋昆仲，能繼父業，淮屬人士驟聞先生逝世，莫不悼惜云云。（淮陰通訊）

武進東郊普濟施診所 第二屆一次董事會議

武進東郊普濟醫施診所，於日昨（五月二十八日）假纖卅亭舉行第二屆第一次董事會議計出席董事十八人，主席，林俊保，紀錄，錢今陽，行禮如儀，

(甲)報告事項，(1)二十五年度辦理情形及結束收支賬目，(乙)討論事項(1)修改章程案，議決，逐條提出修正通過，(2)加聘董事案，議決，加聘馬祥生劉國鈞顧壽璇談柏生王有林蔣少枚為董事，(3)推定各股主任案，議決，推定錢今陽，張國良為正副醫務主任，章純芳胡彥昭為正副事務主任，成松雲惲正陽為正副會計主任，(4)推定常務董事案，議決，公推，林俊，顧嘉猷，錢今陽，劉國鈞戈潤卿顧壽璇章純方等十一人，為常務董事，(5)略，(6)本所二十五年度報告應否印刷公布案，議決，推成松雲董事負責編印，(7)刊印施診劵分送各工廠以惠苦工案，議決，由本所擬定式樣印就於本所開幕時分別函送。(武進通訊)

武進國醫學會更替職員

聘陳巽仙代理事務股長

加聘芮懿芳為事務股員

(武進通訊)國醫學會事務股長龔君，任職外埠，對於股長職務久不到會工作，爰經該會理事會議決，聘請該會候補理事陳巽仙為代理事務股長。並因事務股繁忙，加聘女國醫芮懿芳為事務股股員。茲悉陳芮兩君，業已接到正式聘書，先後到會服務矣。

時疫流行劇烈

各地嚴密注意防救

閩省府派員赴各地預防撲滅

鼠疫

(福州通信)閩南一帶，日來發現鼠疫地點，已達八縣，查疫勢先到福清，該縣匝兜高山鄉龍田等處，有少數患者，經積極救防兼施，即漸消滅，莆田縣東門外之黃石笏石以至平海馬口一帶，會有鼠疫流行，經該縣衛生院調查結果，并非眞性鼠疫，現正積極作防堵工作，惠安縣第一第三兩區，疫症蔓延最廣，柳厝郭厝三川沙格峯尾等處，死亡人數頗多，近百餘人左右，晉江縣城東門外明倫鎮，亦有鼠疫發生，僅死一人，南安縣第一區坑尾半嶺玉葉古頭等處，均在鼠疫發生，日前惠安患者一人，逃往廈門，經檢疫所檢出，扣留隔離醫院數日即死，該院看護因防範不愼，亦染鼠疫而死，查此次各地流行之鼠疫，均為腺鼠疫，并未發現肺鼠疫，省府據報後，即飭令各地防疫會開始免費鼠疫預防注射，一面派員在峽兜澳頭兩處，開始嚴重檢驗來往旅客，惠安一段長途汽車停止收票，并於本月九日派衛生科防疫股股長曹守理及技士助理員等，前往各地視察，二十日由衛生科長陸滌寰帶同曹股長及防疫技術人員十餘人，并注射藥品等件，前往實行消防救護，并在惠安第三區柳厝街沙格街三川峯尾等處，配置防疫隊四隊，另在第一區東園，設防疫隊一隊，實行防堵工作，發給疫漿，以資注射，惠安全縣人口合計八二四〇五八，需疫漿三一〇八筒，在福清，莆田，晉江，南安等縣，督飭各該縣衛生院，及其他衛生機關，負責辦理，永安縣新生活運動促進會為防範起見，特發通告，願以薄資收買，老鼠每只四枚，蒼蠅每兩一角，以絕害源，中央衛生署據報，曾託美大使詹森，向美國訂購大量殺鼠毒藥青酸鈣，備防止鼠疫蔓延之用，並派中央衛生試驗所所長楊永年，及大批人員，攜帶機械疫苗，於四月廿七日上午抵閩，赴閩南從事撲滅，防護經費，除已呈准政院由國庫支撥三萬元外，並由軍需署撥二萬元，省府湊撥二萬元，又省府於十二日據海澄縣報告，時有死鼠病鼠發現，發派技佐樊德高，偕助理員等，攜帶應用器藥，趕往實地勘驗，加以撲除，昨日(十六)民政廳廳長高登艇召集此次參加本省警務會議各縣長談話，告以防治鼠疫辦法，此後如有發現鼠疫縣分，務必注意遷徙流轉以免蔓延各地。

閩南鼠疫蔓延南安前後已死千人

(廈門通信)閩南鼠疫，以惠安縣爲最烈，溯自三月初旬發現，迄五月三日，統計惠北死五百八十餘人，惠南死二百人，輞川死三十餘人，共死八百餘人，四月十一日以後，民廳衛生科長陸滌寰，防疫股長曹守理，率醫隊到惠醫治，迄今月餘，疫勢仍未稍殺，五月四日迄十二日，惠北前營，峯尾，等鄉再死八十餘人，惠南死十餘人，共九十餘人，十三日以後，近一週中，蔓延日廣，峯尾又死十五人，郭厝死二十餘人，宅內莊文生家死四人，洪厝死二人，照格聯保死十餘人，香厝死廿餘人，柳厝死四人，三川土坑兩聯保死十餘人，良興死八九人，計近一週間，死亡又達一百十餘人，連前共死已逾千人惠人迷信，認爲瘟神過境，死者乃爲『玉爺船』帶去，禳之無效，中西醫治，又均無靈，遂益惶恐，惠北疫區，每近黃昏，即無行人、懼爲「王爺船」帶去，同時各鄉廟宇，香火陡盛，咸妄祈毋爲玉爺帶去，此外福清鼠疫亦烈，僅高頭鎮平均日死十餘人，泉州城內，四月十九日鼠疫復發後，迄今一月，死五十餘人，且由泉屬延及漳屬，詔安已死四百餘人，漳浦死五十餘人，龍溪南鄉死二十餘人，近又延及閩西，永定縣之撫市，本月中旬死十餘人，龍巖鐵石洋，十六，十七，兩日間連死三人。

中央衛生署派遣來閩防疫專員楊永年，五月初自省南下視察，返省後，擬定整個防疫計劃，(一)設閩南防疫所於泉州，在省工作人員五十餘人遷泉辦公，所址設惠世醫院內，(二)本年全省防疫經常費十五萬元，中央撥五萬，餘由省府籌撥，分發閩南(泉州)閩北(建甌)閩西(龍岩)三防疫所閩南防疫所係屬新設，開辦費二萬元，每年經常費五萬五千元，閩西防疫所，業於前年開辦，經費增一萬元，閩北防疫所亦增至三萬元(三)衛生署決在閩南北西辦理防疫五年，根絕鼠疫，閩南較嚴重疫區之惠安福清，各設一防疫隊，此項經費，由省府另撥，又衛生署長劉瑞恆，十八日乘機飛抵福州，定於二十二日偕楊永年南下視察疫區，經委會衛生顧問蘭度雅博士，現亦留泉協助防疫，(五月二十一日)。

江西省腦膜炎蔓延南昌等十六縣

(南昌通信)本省近發生急性腦膜炎，先則流行於修水，新淦，永修，星子等縣，繼則上高，分宜，萬載，新喻，鄱陽，樂平，雩都，清江，南昌，峽江，宜豐，餘江，等縣市，均告發生，極爲猖獗，本市各中學校學生，迭有死亡，惟死亡人數，則均諱莫如深，一中學生吳守仁，二日午在校四肢發酸，不省人事，失去知覺，雖由醫生加以治療，延至七時即行斃命，其他類此者甚多，刻衛生處極爲注意，已在進行預防注射，同時並組織臨時巡迴防疫隊，分爲三組，第一組醫師曹有琨等出發上高，宜春宜豐，萍鄉，等縣，第二組出發鄱陽，都昌，及贛東北一帶，第三組出發修水，及贛西北一帶，從事防治，以遏疫勢。

宜春縣腦脊髓膜炎蔓延死者甚衆

(宜春通信)本縣自三月初間，發生腦脊髓膜炎，(簡稱腦膜炎)由城東彬江一帶，延至城廂內外，死人甚衆，有重症幸而治愈者，多遺癡癱痯啞等症，縣立衛生醫院，注射預防漿苗，每人收國幣一元，貧人多無力注射，該地中醫士黃國材先生彙精中西醫學，一面擬定中藥方，救治多人，一面購辦預防漿苗，與人注射，每人僅收回藥本一角，以資救濟。

浙江嵊西一帶春瘟猖獗死亡廿餘

（嵊縣通信）嵊縣西鄉六都華家七都汪山一帶，近日發生春瘟症，勢頗猖獗，患者暈倒地，不省人事快者數小時卽行斃命，緩者可喘延至三四日之久且傳染甚速，鄉民不及預防，臨時延醫診治均告無效，三源鄉善家村等處，邇來痲疹流行頗烈，染病後醫藥，罔效，往往未逾二三日卽發，近四五日內，死亡小孩已達廿餘人之多，該處鄉民甚爲恐慌云云。

眞茹城內發現痲瘋病正設所療治

（申時社訊）最近暨南大學學生，國立醫專學生，城內三牌樓住戶中患痲瘋救濟會所設療養院請求醫治：惟該地距一二特區及眞茹甚遠，往來極爲不便，故該會決籌設四區診療所。再該會會長顏福慶，陸伯鴻昨會函吳鐵城會養甫，請對粵患痲瘋者，莫使謠言成爲事實。

滬各團體向中央請願速防救鼠疫

（中央社南京八日電）滬閩南各團體，以今歲故鄉發生鼠疫，蔓延甚廣，爲求迅速撲滅，杜絕後患計，特由旅滬閩同鄉會及泉漳，晉惠，興安各會館，組織閩南鼠疫防救委員會，并推代表蕭碧川，郭振嘉，攜具防救建議，來京分向國府，行政院，衞生署，及僑委會各機關請願探納，聞結果頗圓滿。

本市慈善團募藥品救濟閩南鼠疫

本市慈善團體聯合救災會，鑒於閩南鼠疫猖獗，死亡甚衆，昨特函閩南鼠疫防救會，謂已捐募藥品，請轉往施救，函云，敬啓者，接准大函爲閩南鼠疫猖獗，死亡日衆，請敝會代爲勸募藥品，前往施救等情，當由敝會轉函各界勸募，計收到中國道德學會捐助雷擊散五百瓶，雷允上誦芬堂六神丸五十盒，理應轉請貴會代放，按上項藥品，對於醫救鼠疫病很著功效，務希貴會迅卽匯往施救爲荷。（本市訊）

預防蘇北黑熱病專員公署分送丸劑

淮陰區專員公署，爲防蘇北黑熱病蔓延計，乃由滬濟華堂定製之中藥丸劑之特效藥頗多，刻已運到宿遷兩大箱，約四百餘斤，送交警察所令散發試服云。（淮陰訊）

皖黑熱病流行甚烈

（蚌埠通訊）黑熱病俗稱痞症，初流行於蘇北淮泗一帶，年來蔓延既廣，染者益衆，死亡相繼，數字驚人，蘇省府曾在漣水成立黑熱病防止總隊，聘用大批醫藥人材，從事撲滅工作，先後耗去經費十餘萬元，病勢始稍減殺，然尙未能澈底肅清，詎近年來，又蔓延至皖北，先流行盱眙，泗縣，靈壁，鳳陽，懷遠等縣，事前疏於防範，及此症發現，因醫藥人材及設備方面，俱感缺乏，對於患者之施行診治，殊感困難，馴至流行劇烈死亡甚多，洎乎近月，復波及宿縣，蒙城，蒙陽，鳳台潁上等縣，卽皖北邊區與豫省毗連之太和阜陽境內，亦間有發現，長淮上下游一帶，幾無縣無之，當局若不亟圖撲滅，不但蔓延皖北，仰且有侵入豫東之可能，其影響於民族健康者，至深且巨，據聞罹染斯病者，腹部膨脹，牙牀流血，熱度逐漸增高，面黃肌瘦，以至不起，淮上方面，至今尙無防止，黑熱病之醫療組織，至專治此症之醫院，更告缺如，一般患病者，多麕集懷遠，在美國人設立之醫院內診治，從前醫療，悉用手術，治愈者十之三四，現在注射治痞新藥，藥名紐斯特姆，靜脈注射，頗著戲效，該院自本年元旦至今，診痞人數計達二千七百餘人，僅死亡一百四十餘人，此間醫藥界暨地方人士，僉望皖省當局，仿照蘇省辦法，迅組黑熱病防止總隊，爲積極之撲滅工作，以弭隱患云。

醫藥教育消息

湘醫專師生歡送 宮懷素教授東渡

湖南國醫專科學校教授宮懷素先生，爲海上名醫丁氏福保之高足，對於中西醫學研究，極有心得，循循善誘，深得學生之景仰，宮氏因鑒於日本近年來一切事業之突飛猛進，擬東渡考察，以資借鏡，該校校長吳漢仙氏，特託宮代表本校訪問彼邦各漢醫名家，藉作中日醫學文化上之溝通，并於五月十二日午後五時，假座本市青年會，設筵歡餞，翌日首途，全校師生推派代表數十人，至長沙火車東站歡送，迨午後六時粵漢快車開行，宮氏始於汽笛嗚嗚聲中，與各歡送者揮手道別，情形頗爲熱烈云。（駐長沙記者通訊）

國立同濟大學 舉行醫工兩院展覽大會

（本市訊）吳淞同濟大學，本年適值三十週年紀念，醫工兩院於五月二十日至二十四日，開成績展覽會，中醫界人士，前往參觀，亦甚踴躍，今將醫學院成績展覽，擧要於下：醫學院學術展覽會計分三大部，爲解剖學展覽會，生理學展覽會及動物學展覽會，玆分述如下，解剖學展覽會在解剖館，係將大部標本陳列於樓下解剖室，並有胎生學及組織學標本附焉，開放屍窖，任來賓參觀，樓上闢放陳列室，有名貴標本甚多，並且上午九時起每一小時開放幻燈一次，在樓上大教室。

生理學展覽會在生理館，樓下開放人種學館，內有極珍貴之黎苗民物，並有絃電表室，該儀器係用以測驗生物身體之電勢者，二樓爲實驗室，乃關於生理學之系統實驗，三樓新到德國大德顏料公司捐贈之生理學儀器及全部航空測量儀器極爲精緻動物學展覽會在動物館，三樓開放標本陳列室十大間，復陳列藥用動物，並有寄生動物陳列室，有顯微鏡數十架及簡明圖表多幅，藉便來賓參觀。

新中國醫學院生 發告國醫界書

向教部爭中醫校立案 要求國醫生參加軍訓

本埠新中國醫學院學生爲教育部不准國醫學生參加軍訓，及遷延中醫學校之立案事，昨發告全國醫界書如下，溯我國醫藥，已有數千年之歷史，若謂其不能治病，何能竟傳至於茲，若中國醫藥一旦廢除，非特國粹淪亡，即農村經濟，亦陷絕境，純粹採用西藥，金錢外溢，更不可勝計，外來經濟之侵略益爲活躍，國家之命脈日漸式微，豈愛國志士所忍出此，幸而執政諸公，有念及此，毅然於廿五年一月廿二日公佈中醫條例將中醫學術列入教育系統，規定課程，並於三中全會議決通過，交教育部遵照辦理，行見風聲所播，朝野人士，莫不鼓舞歡欣，無奈日月不居，業逾經年，我中醫學校。

△呈請備案 尙百般阻撓，其意何在，誠屬百思不解，此次本院接上海軍訓會轉下南京總監部訓令，令飭本院學生赴京受訓，本院即着手準備，摒擋就緒，正擬出發，忽於八日上午五時接電云，教部謂未立案不准參加，但於十二

日又令，准予參加十名，既云不可參加，何又命參加十名，參加集訓尙限定名額，未悉是何用意，教育部既如此訓練總監部又如彼，致使未立案學校學生，不准全體。

△參加訓練　燕趙悲歌之士，空懷報國之心，處此國事蜩螗之秋，是應如此乎，負有歷史性之中醫，竟默然不語乎，冷言譏誚能容納耶，不科學之名竟含深忍受耶，吾國醫學校豈不能立案耶，事急矣，吾國醫界不能再作馴柔綿羊，須作怒吼之獅，爲不平之鳴，作有力之團結，籲請教育部，務於最短期間，實行三中全會之議決案，准予備案，并請訓練總監部迅召全國國醫學校學生集中訓練，務期實現，全國同道，振臂速起，不能再事因循矣。（本市訊）

北平 國醫學院已見生象

（平市通訊）北平國醫學院自孔院長伯華復任以來，對於該院建設，及改善進行頗力，今爲健全學院計，特四出聘請董事，聞已受聘者，計有吳子玉，江朝宗，秦德純，胡觀生，田桂芳，李思達，及醫界名流左季雲，汪逢春，楊結如，張菊人等，二十四人，以江朝宗爲董事長以吳，秦爲名譽董事長，現正進行聘宋委長哲元間，並成立處方鑒定委員會，因地方當局，爲醫死病事而認訴，法庭無法審定，故該院成立處方鑒定委員會，倘有醫生醫死病人事，得由法庭送達該院，經審定處方如何，轉送法庭，以便決定云。

中國醫學院 歡送畢業同學大會

本市中國醫學院，第八屆畢業生，有五十餘人，該校學生自治會，前次舉行歡送遊藝大會，到會人數，異常踴躍，首由該會主席報告歡送意義，及師長致訓，復次由畢業生致答辭，隨後表演遊藝，直至夜間十時許始散會，據云該校歷屆歡送畢業同學，實以此次最爲熱烈云。（本市訊）

中國醫學院 學生赴京軍訓

中國醫學院，前奉令飭三四年級學生赴京軍訓，詎于整裝待發之翌日，突接電令阻止，旋經一再交涉，最後始得十八人往京受訓云。（本市訊）

蘇州國醫學校近況

（更改校名）蘇州國醫學校，開辦以來，業已多載，以原有校名，未能充分表示其性質與程度，爰特呈請中央國醫館，改稱蘇州國醫專科學校，昨奉批示，准予更改校名。

（提前攷試）該校以本學期，修業期滿者，計有數十人，因須奉令參加集訓，特提前于前月十日，舉行畢業攷試中央國醫館方面，派本縣國醫支館館長，顧福如就近爲監考員云。

（參加受訓）並悉該校，自提前舉行攷試後，因奉令受軍事訓練，定于本月一日，均束裝前往鎭江受訓矣。（蘇州通訊）

浙江中醫專校 學生來滬參觀

浙江中醫專校，前次由該校教師邢熙平君率領學生十餘人來滬，宿於本市中國醫學院，除首先參觀該院外，並參觀新中國醫學院中醫學院及各製藥廠醫院，勾留數日，始返杭云。（本市訊）

蘭谿中醫專校校長推定 諸葛源生繼任

浙東蘭谿縣私立中醫專校，自去年前校長王韻槐逝世後，繼任校長，該校校董爲物色人才起見，一時不能推舉，延至今春，始行推定諸葛源生爲繼任校長，經呈請中央國醫館浙江分館加以委任，茲探得該項委任命令，已于日前到校，該諸葛源生現已到校視事，查諸葛源生爲遜清庠生，本邑諸葛人氏，平素急公好義，善於擘劃，且在滬香港及本邑均有中藥藥行之開設，猶爲中藥界鉅子，今長該校，想本中藥中醫共同改進宗旨，必能將該校大爲整理，俾得中醫教學列入教育系統時，得符立案之規例，本邑人氏均翹足以望云。（浙東蘭谿通訊）

有趣的研究

臨產小兒不翼而飛

（如皋通訊）如皋北門內，有黃某，業衣行，妻江氏，身孕十月，忽於上月四日下午臨產，五日未見小兒落地，後有鄰人介紹，本地（張老會）（西醫師）海某，用X光線照看，云是一男孩，家人聞之頗喜，適海某囘院時，該孕婦肛門矢氣，呼呼有聲，當矢氣時，腹部漸小而如平人，結果未見小兒落地，據云身孕時，腹部時大如小，經水仍應期而行，亦云奇矣，今特登載以供生理家之研究云。

孕婦腹內啼叫

江蘇泰縣，區屬許房鄉，許家莊，有農人許志强之婦，年近三十，懷孕七月，腹內有啼叫之聲，一日約四五次，未知後來若荷，容探續志。（泰縣訊）

南昌怪胎

頭上生有六角
怪狀甚爲可怖
半小時即氣絕

▲南昌 南昌鄉農民項義明之妻梅氏，日昨產一男孩，手足如常人，惟頭部生有六角，雙睛如豆，炯炯向人，臍間有兩皮帶如牛腸，喉間闊闊有聲，怪狀可怖，半小時即氣絕。

西班牙婦人一胎七孩

創空前紀錄

（巴黎）據巴黎晚報駐邁西爾之通訊員報告，該地有一婦人，今日一胎生七個嬰孩，並皆與尋常無異，且均生存，惟產婦則氣絕身死，按加拿大婦人一胎五產之紀錄，今已爲此西班牙婦人打破矣，（二十八日國民海通訊）

生理奇變

▲一婦人生有雙料生殖器官均能產子

宿遷仁濟醫院，近有邳縣某姓婦年四十九歲，至該院求醫，經醫生檢查身體，發現該婦有陰戶一對，左右相並，該醫發現後，大爲奇異，當即詢伊曾否生產子女，據該婦談，其初係以左側交媾，生產子，詎至三十歲時，忽然精閉，乃改換右側，復生二子，至最近始行感覺不適，該醫生聞悉之下，復詳加審查，不但陰門有二，而陰道子宮等均係一對，並悉其左側子宮，已發炎化膿，擬將取出其病立愈，尙不妨礙生殖，此乃生理上之奇變，頗足供生理學家研究之資料也。（宿遷通訊）

評論

從朱培德將軍之死說到振興鍼灸之必要

胡詔維

行營辦公廳主任，朱將軍培德，因略感不適，注射以補血針，詎知注射之後，全身起中毒狀態，乃化驗其血淸，發現血毒極深，經京中名醫劉瑞恆等醫治無効，遂逝世，因有感焉。

夫西醫素以科學著於稱，百種疾病，俱以爲解剖能畢其病源，器械能測其病變，然生死懸殊，以死人例生人，其犴謬也可知，而視人身如器械之觀念，猶爲可笑，夫器械補綴之後，尙復有痕，人身爲血肉之軀，抑何與器械齊觀，宜其格格不入，試觀孫逸仙氏之死於胆石，戈公振之喪於盲腸，黃膺白之死於肝癌朱氏之斃於補針，科學乎，此之謂萬能耶，此余不可索解之一。

頭痛之證狀，本爲感冒病之常見，依中醫之方法治之，聊爲開表發汗，卽可全愈，詎知小題大做，以輕微之疾患，演成不可收拾之局面，夫朱氏之頭痛，果爲腦貧血之一種，然其素常，必有頭痛，決無偶然頭痛，卽認爲貧血之象徵，遽注射以補針，其所補者爲何，此余不可索解之二。

西醫對於消毒，可謂極盡其完善，注射器，俱經沸水煑過，而未應用之先，又復酒精棉花，揩擦皮膚，細菌之侵入，定不可能，今朱氏豐功顯爵，其隨侍之醫者，諒皆博學多能，經驗豐富之輩，而此次演成此禍，果眞消毒未工耶，此余不可索解之三。

西藥之提煉，須經許多手續，最少須經過數人以上之化驗，其間監製之嚴密，手續之完備，當不致毒素潛伏其中，今朱氏注射之後，暴發中毒現象，果眞補針內含毒素所致耶，此余不可索解之四。

西醫素都中國藥物之無標準，太麻煩，診病之後，復須檢藥煎藥，以延擱時日，言外之意，無非使我等，聆悉其西藥之靈速，然而事實勝於雄辯，中國藥物，固未能克挽此種變起倉卒之疾患，而靈敏快速之西藥，仍未能使吾輩滿意（指朱氏病）此余不可索解之五。

總觀上述，朱氏之病狀如何，余爲局外人，固未能聆悉其底蘊，然無論如何其爲注射所誤也明矣，惟其病變之神速，劇烈，誠使吾人不無疑惑，夫消毒未工，毒菌侵入，而病變決不致此種之快，若補血針內有毒，而製廠監製之嚴密提煉之週到，亦決不至如斯斯病斯變誠爲吾人意想所不到。

此種變起倉卒之疾患，西醫固知其無術挽救，而用中藥治療，亦未必萬全，然而斯病奈何？曰，惟有用針灸耳，夫針灸學術，發明於三代之世，千聖遞傳，以迄於今，其診治一切暴病，尤爲神速，試觀古人之治霍亂，瘟疫，……一切變起倉卒之暴病，俱針委中，尺澤，十宜，曲池，人中，素體，神門，間使，等穴以換其沉疴，其所以刺此者，因熱毒迷漫血中，非大清其血分之熱，不足以言功，故刺十宣尺澤委中等出血，以挫浩然莫禦之血毒，針間使曲池以退熱，神門人中素體而醒神昏，神定志清，體內却毒之力量倍增，病毒自能退却，今夫朱氏之病，據云血毒甚深，倘借此法，而治此病，誰曰不宜，惜乎西醫不知針術，致使萬全之軀，而死於蒙蒙昧昧，吾知朱氏之於九泉，定能嗟嗟之不已也。

吾人以公正之立場，作平凡之評論，目下所謂科學醫者，乃盜竊科學之面具，實際之科學實櫃，尤未能竊其堂奧，彼西人罔知其學術之未備，故德日諸邦，新學之所自出，而潛究漢醫之針灸學，不遺餘力，只此一端，可知吾國學術之價值，惜乎國人棄故鶩新，舍本逐末，致使歧黃學術，馴至凌替，言之殊堪痛恨，丁茲國際風雲，變幻莫測之曰，值適我中醫學術未振之時，一旦邊疆烽起，預料疆場戰域，暴病必多，倘每病必假以西藥而西藥之來源，又供諸國外，弊害之處，殊不欲言，是故目前之急務，厥爲播種針灸種子，於四萬萬同胞之腦海中，（軍隊之中，尤當竭力提倡），使彼等知悉中國之有針灸，保護彼等之健康，使彼等安心，從事於抗敵圖存之陣線下，完成其使命，國脈攸關，綦關重大，有志未逮，企余望云。

（編者按）朱氏血中毒致死原因，劉署長尙無相當報告，鍼灸能治朱氏所謂血中毒，有否功效，亦屬懷疑，惟吾國鍼灸，於幾千年成績紀載上攷察起來，確乎往往在治病上能奏非常之偉效，現在日本人士，頗多研究之，此吾國偉效醫術，國人識之陳舊奧妙，棄而不學，反爲外人所提倡，實憾事也，胡君之論，正吾國醫學界之當頭捧喝，殊屬扼要，企望全國同志，共同努力，遵總理之遺教，以發揚固有文化，以健全吾國醫學爲幸

國醫界今後應有的努力

——經方運動之一——

東臺溱潼 陳木天

我們瞧見崇奉洋醫的，把腸窒扶斯譯爲傷寒，個個都會說，這不是我國醫學遺產上所標題的傷寒；確是我們所認爲濕溫，或伏邪的。這些見解，鄙人也極表同情，不過我們考究以藥方治病，在病證不在病名。就談我們奉爲圭臬的傷寒雜病論，所標題的病名，大抵由作者爲記述上取便利。第一，述病毒所及，有淺深的層次，便用太陽，陽明，少陽，太陰。少陰，厥陰等，名目來支配。第二，述病毒中傷有不同的性質，便用中風，傷風，中暍，中濕，霍亂，溫病等，名目來支配。這不過數學者有系

統研究的辦法；至論治病，專憑病證，曰桂枝證，曰柴胡證。這是我們自幼兒所習知的。假令有人問桂枝證，系甚麼病名？柴胡證，系甚麼病名？我知道人對於桂枝證還能說句，系中風。對於柴胡證，只怕就瞠然無語了！在最狡猾的，也不過答覆一句系「時行病。」試問，這時行病三字，可以代表柴胡證，那得不可以代表桂枝證麼？推而至於青龍，白虎，陷胸，承氣，都可以時行病三字來代表。可見病名這一項，在我們國醫習慣上，本沒有甚麼畛域分。就是有人想在這上面嚴重注意，我又要問中風病名之下，是否僅應系以桂枝證麼？（我怕桂枝證外還有麻杏甘石湯證）而桂枝證僅應系中風之下麼？（我恐霍亂之下還有桂枝證表現）我知道任何人不能答應一聲，「是」。照這樣說來，新醫們譯腸窒扶斯爲傷寒，我們不應討論他不合，因爲我們奉爲圭臬的傷寒雜病論裏，也沒有我們所說的濕溫與伏邪；我們所說濕溫與伏邪，是由我們假定的，不見得不可歸納於傷寒病名內；我所以說新醫們譯腸窒扶斯爲傷寒，我們不應討論他不合；不但不應討論他不合呢，還是歡迎他採取我國醫學遺產中的材料，倘使新醫們再於腸窒扶斯譯的傷寒之下，系以何者爲千金水解散證，何者爲外臺濯腸湯證，何者爲五苓散證；迨到這樣子，我就知道那死於腸窒扶斯譯的傷寒病，一準會稀少了。只怕這種工作，還需我們國醫界努力往前趨，因爲我們國醫界，有人知道腸窒扶斯譯的傷寒，先腸未出血，不離水解散，濯腸湯，五苓散等所治範圍。到了腸已出血，不離黃連阿膠湯，黃土湯，桃花湯等，所治範圍。也有不在黃連阿膠湯所治範圍，而成爲不治者。說到這裏，又想到水解散，濯腸湯，以及桃花湯等，不該派系於腸窒扶斯譯的傷寒之下；也有其他病名，需要牠們應付呢。就談我們奉爲圭臬的傷寒雜病論上，麻黃證系傷寒，桂枝證系中風；而桂枝湯能活用到姙娠惡阻，麻黃湯能活用到姙娠將產，這都是可考徵的。若徒執着病名，和病名下所害的病情，這也是病家的陋習。還有醫師們迎合病家心理，但憑切脈，驗舌，望氣色，說幾句「行會主義」的話，不許病家告訴詳情，以神自己切脈精熟，這又是醫師們自行造孽了。社會上有這種種病態，可認爲社會的壞病，請教，怎麼樣治療？在我主張，診病的法子，不妨摹仿新醫們。治病的法子，是不能爲棄我國醫學遺產覓可靠的經方呢！只有一層，我們國醫界，醫學遺產，不單單靠着傷寒雜病論上打圈子；還有千金外臺。我相信傷寒雜病論中散佚出去的經方，不在少數。僅需要我們從千金外臺上摘選，務期所獲經方，能夠應付千變萬化的病症，如不缺齒的輪子，運用無窮。然後不妨就新醫們所編的各種病名之下，各系以幾何經方，公開出來，雖不能叫人按圖索驥；究竟對於處方一項，有些馬跡蛛絲可尋。我知道到了那時，民衆醫藥費負担上，必減輕了若干，豈不很好嗎？這便是我們國醫界，今後應努力工作的目標！（待續）

醫學研究

肺勞的診療要旨

唐鐵花

栽培的不適應於稻麥，而適應於病害稻麥的黴菌寄生，則稻葉的裏面，發生稻飯餅菌，Piricularia grisea「蔓延全葉，萎靡枯索，花的穎中，發生稻麴病菌，Ustilago avenae繁殖穎中，癟殭不實，麥穗發生黑穗菌Utilagineaeo延蔓靡爛，經風散布，侵蝕種子，體瘦本虧，病毒遺傳，又名麥奴Ustilgocarbo，爲荒災的最大成因，起居的不適應於人體生理而適應於侵害人生的病原細菌Pathog ene Bacterien 寄生則人身發生病原細菌，蔓延猖獗乃身恫瘝一言難盡甚至醞釀沈痾促壽短命，肺結核桿菌，亦病原細菌中之一。

肺結核桿菌的生態　公元一八八二年克芝黑氏所發明存在於人體諸器官之結核病竈中隨痰尿膿囊等排出於體外乾燥後則飛散於空氣中形狀細長橫徑約〇・〇〇二乃至〇・〇〇五公釐直徑約〇・〇一五乃至〇・〇四公釐桿狀或直或曲通常各個孤立有時亦聚成塊狀每菌體中含有一個乃至二個之胞子樣小體然無耐久性且數多於一故其非胞子甚明不具茸毛故不能自由運動三十七度乃至三十八其發育最良故常寄生於溫血動物的體中人體肺臟尤其所宜，雖無胞子然對於外界刺戟之抵抗力甚強他種無胞子菌中乾燥殺法殆歸無效烈日(三十小時)高熱(乾熱百度時間一小時以上濕熱百度時間五分以上）殺菌藥（百分之五之石炭酸二十四時）等皆須慎密施爲始克奏巧其病原作用以結核爲主其傳染道路非常廣汎主要者爲呼吸飲食皮膚損傷等而遺傳一項至今學者尚在紛紛爭論之中無一定說

微生物的本性，對於人生，大有利害的懸殊，先後發明其各種個性及檢討其

經驗實錄

小兒泄瀉轉內障經驗治療法

方迴鑾

有小兒泄瀉連綿不已，久而脾胃受損，失傳輸之灌，不能灌溉於腎，腎水枯渴，則不能上升，使目滋潤，致目乾濕而生翳膜，內經云：久瀉不已，目必生內障，卽此症也，總因久瀉脾腎雙虛，此症宜用健脾腎以止瀉，補腎養目而消翳，用清補脾腎之法，彙胡氏圭肝散二錢，生雞肝一具，將藥炖好，另用藥湯和散肝混合，再炖，隨時取服，經服兩劑，而病脫然告痊。

生淮山	豪金	北杞
谷精	蓮子	七厘
生扁豆	夜明	久地
木賊	芎川芎	杭菊

五更泄瀉多年痼疾治療

方迴鑾

生態完備的莘莘學子，既有七百多年的歷史，且爲此實驗證明而創作或改良許多樣的用具及藥品，既漸臻完善的成績，在生物學中占重要的地位，有使用的價値，稻飯餅病菌 Piricularia grisea 的寄生於稻葉，稻麯病菌 Uaulgao avenae 的寄生於稻花，麥奴 ustilago Earbo 的寄生於麥穗麥白銹菌 Erysiphe gramiins 的寄生於麥之莖葉此舉細菌病害稻麥的一隅也，播種酵母 yeast 於蒸熟米麥，則能釀成酒播種糖酵 Invertin 於蒸熟麵頭，則能化分得糖質，此工業應用細菌精製品的舉例也，通用已久而紙幣，多日不洗的茶杯，都寄生無量數的分裂菌於紙幣，茶碗菌於茶碗，菌毒有礙衞生，當用硼酸洗滌，以消菌毒，此舉商行爲殺菌的一隅西醫診斷病原，有許多是病原微生物的作反，拙作曾再三言之但英美基督教信徒，有許多藉口新舊約全書創世記，沒有上帝造微生物的故事，且創世記第一章起訖第二章末云云，和英國達爾文Eharleas Robert Darwn進化論 Evolutionism，成敵對的學說，有正火不相容的論戰基督教欲實施上帝的聖旨也不論如何派別如長老會美以美會倫敦會浸禮會監理會聖公會聖潔會等，都精神團結，一致反抗達爾文進化論不但罵他逆天違命甚至效法秦始皇，焚他的書，坑學他智識的儒故微生物學的理論及實驗，應用於醫學診療的病理及診斷，大大的遭基督教信徒行醫爲代上帝治病的郎中，所要打倒細菌學說也，而聖潔會教規，訂定上帝能治萬民疾病，無庸信徒代天行醫，故聖潔會教友罹病，只祈禱上帝賜附靈魂，驅除病魔誓不延醫服藥也。

肺結核桿菌的檢查概況

勺染色法　採集病人的痰，觀察其中有帶黃色之小塊，採用此痰塊一二粒，可做成一個標本，先取此痰塊，塗於載物玻璃上，另取一載物玻璃，壓於其上，輕磋細研的幾經摩擦使其痰破碎而混和，乃以覆蓋玻璃蓋而施過，使成此菲薄之膜，放置此覆蓋標本於空氣中，任其乾結後，復以此玻片將其薄膜向上，通過於酒精燈或電熱器上三次，則薄膜乃固宜，（凡採痰製標本，均須照此法，特檢查

按脈沉微，晝日明瞭，暮夜腹脹腸鳴，曖氣帶酸，至五更時則瀉三四次，天天如是，手足痿軟，幾難支持，想此症係是命門無火，腎水汎濫尅胃土，火虛不能生土，土虛脾濕而作瀉，可用加味四神湯，補火製水土得溫暖，如陽光一射，陰霾四散，而病可癒，此係經驗良方，服之收效異常。

故紙　吳于　焦朮　五味　硫磺
川椒　附子　黃土炒淮山　西洋
大棗　肉豆叩　伏龍肝

經驗腦充血貫目治療

方迴鑾

闌芳年近五旬，多男，致[illegible]務盤纏，處景不順，胸膈鬱悶，遂成偏頭疼痛症，漸而目睛臃凸，時加嘔曖，飲食未能如常，大便燥結，每四五日一下，頭痛眩暈，困苦異常，前醫以頭痛目凸，認爲頭風貫眼，每用川芎茶調散加杭菊川連谷精等藥，醫治，或專以目疾法治療，絲毫無效，症象加劇，其家人恐慌，邀余往診，余細察病源，想及內經云

他種細菌，不必定採帶色之小塊耳）又取一鋏片或銅片寬約四五分，長約七寸，以標本之薄膜向上，置於此鐵片之一端而小心滴落石炭酸弗克辛液於薄膜上，使其色素液恰被覆於薄膜，而不至流出於。鐵片爲要，乃舉鐵片於酒精燈或電熱器之上，須距離適當足使色素液恰有微氣浮出，但不可使其至於沸騰，如是者約經五分時乃以小鑷子鉗取標本，瀝去其多餘之色素液於吸水紙上又以一大杯（有尖嘴者）之蒸溜水冲洗之，而置之於百分二五鹽酸液內十秒時，（卽鹽酸一分水三分此液可盛於表玻璃內）取出以枚企來特酒精洗之，直至無紅色洗出爲度，又以清水涮之，再以小鑷子鉗住而滴以枚企倫青水溶液於薄膜上，經三十秒時，染著後，瀝去其液速以水洗之，取吸水紙兩片輕輕夾住吸乾，乃舉之於燈上，烘乾，其距燈焰之高低以手不覺灼燙爲準，乾後可用綏魯爾拔爾撒謨封閉之，用此法者其結核桿，因檢紅色，而一切他種有機體染爲藍色，上述之法乃用覆蓋爲玻璃標本因檢查細菌大都須用放大八百倍至千倍之顯微鏡（德國Eyeiss製價格自九〇〇圓至五〇〇圓）此等大力之鏡，其距離非常之近，若覆蓋玻璃稍厚或封閉之拔爾撒謨稍多，或所攤標本薄，均有礙於檢視故初學者以用覆蓋玻璃調製標本爲妥，若在老手善於勻攤薄膜及拔爾撒謨並和揀極薄之覆蓋玻璃則亦未嘗不可用載物玻璃調製標本也。

文培養法　本菌的培養基，當以洋菜一分甘油三分蒸溜水九十六分混和，養沸濾過乘熱時直立或斜置於試筒殺菌存儲用時宜加溫使溶，又加以苛性鉀液，使其反應與所檢查可疑之痰同性，乃傾入於有蓋扁玻璃盒，俟凝結，以少許之痰攤布於其面置於孵溫中一二日，卽可見本菌所成之聚落爲隣片狀濁暗灰白色斑點（中華書局發行中華敎育用具製造廠製培養箱，爲現代最適用發生孵溫的孵灶），西醫之言肺結核桿菌得實驗證明猶中醫水丘道人紫庭先生所論癆蟲形狀不一也外因感寒，久則損陽，自上而下，內因五勞六極七傷，積慮成損，癆蟲得其所者，而寄生作祟，此中西醫論勞瘵的病因也。

，氣血並走於上，肝陽上熾，係是腦充血貫目，遂彷衷中參西錄鎮肝熄風湯，郁李仁火麻仁生軍杭菊等潛湯鎮肝，上病下取，法開方服下，次日果得大便，其病若失，繼將本湯加減去生軍加生地蒙金杭菊連服數劑，病已告癒，嗣後經治數人，俱用此法，各獲無恙，特以素驗藥方錄供同道參酌，但學識淺陋，帮句諸多不順，倘希編輯先生及諸同志指正爲荷。

牛七　生龍骨　生牡蠣　龜板
川連　元參　茵陳　麥芽　生赭石
杭菊　杭芍　生軍火麻仁　郁李仁

升藥與降藥妄用之害

吳震

李東垣喜川升藥，張壽甫喜用降藥，著書立說均享盛譽，后人遵其法者率多敗事，推原其故，蓋因不當升而妄升，不當降而妄降，而二公立方之初，只言其利，未言用不得宜之害有以致之也。茲舉余邇年目覩受升降藥用失其宜之害者數人言之。家嚴於四年前患濕溫症，固非短時間所可愈者，經余用藥治療男子弱冠前後，色慾過度，損傷精血，必生陰虛火動之病，睡中盜汗午後發熱，喀喀欬嗽倦怠無力，飲食少進，甚則痰涎帶血咯血吐血，衂血，身熱脈沈數，肌肉消瘦，有面色如故，肌體自充，外看如無病，內實虛損者，俗名桃花蛀，傳屍勞，骨肉相傳，甚至滅門，此其五臟中皆有勞蟲，名曰瘵疾，難以醫治，有外因動作勞力，或發寒熱，或身疼氣短，或勞倦，嗜臥乃一時發勞，非五勞者比，有欬嗽痰多者曰勞嗽，虛勞熱毒積久生惡蟲，食人臟腑，其蒸熱咳嗽，胸悶背痛，兩目不明，四肢無力，腰膝痠疼臥而不寐或面色脫白，或兩頰時紅常懷忿怒，夢與鬼交，同氣連枝，多遭傳染，西醫病云咳嗽頑固，痰中含有膿血結核菌及彈力性纖維等，聽診聞有肺水泡音及鑛性音，此外便有盜汗，下痢晡熱，食思缺損，飢膚蒼白，身體憔悴諸症狀，若發於喉頭，則兼患嘶嗄及喉頭痛，此中西所述症候的概要也，經過數月至數年，類症肺炎，慢性氣管枝炎，肺壞疽，氣管枝擴張，預後不良，但初期若嚴守攝生，治療得當，亦非絕對無痊愈之望。

治療肺勞 Phtpisis pulmonum 必須病人養生要命，堅心定志，絕房室，息妄想，戒惱怒，節飲食，以培本栽原，否則，雖服良藥，輕者數十劑，重者歷數年，亦無用也，西醫傳染病云預防此病，唾壷痰盂中，須入百分五，石炭酸水，或濃火酒，消去痰中之毒痰盂等並須加蓋，免痰涎乾燥飛散清潔病室，衣衾消毒，手巾及飲食器務須分別各用，小兒切戒用結核性母乳，既發此病，速移居新鮮空氣中冬日轉居無暖之地，即使發熱，亦不必禁止旅行，惟已有肺空洞者，祇可安靜療養，轉地旅行，反爲有害，治法中最適用之藥劑，爲瓜野哥爾結麗阿曹篤一類之藥，若雖熱微，痰咯甚多，則宜還居高地療養，咯血發熱，且起乾咳者，則宜遷居溫暖之海濱，並進滋養食物及肝油牛乳等，內服退熱劑鎮咳劑，無熱則單給强壯食餌，或兼服鐵劑，然須留意，切戒濫用，他如肺運動法，皮膚强固法，乳漿療法，葡萄療法等，均治療肺勞之通則，喉頭結核禁用腐蝕藥，咳嗽嘶下呼吸俱困難者，宜塗布古加乙涅或吸入鹽莫，以鎮靜之，如在輕症則用明礬鞣酸

病已漸解，家人不察，以其僅獲小效疑爲藥不對症，致請某醫，謂係傷寒少陽症，用小柴胡湯去半夏加瓜蔞，柴胡用至八錢，家人以其藥分量過重，只配半劑，服后未幾，即頭昏眼花腦脹作嘔面赤脈洪不能起立，已轉成腦充血之症矣。余急爲更方下降，始轉危爲安，此妄用柴胡升提之咎也，省府副官龔君德普之公子年二歲，患痲疹經友介紹某老醫，該醫東垣之信徒也，開方用升麻錢半，柴胡三錢餘，參杏貝，化痰之品，服后氣喘鼻扇半日而夭，龔君痛子之亡控醫於法院，以余知醫，來詢其方之利弊，余念某老醫係同道，力勸龔君罷訟事遂寢，此又妄用升柴升提之咎也，族叔澍棠，前任宜章權運局長，常患嘔吐之症？北祕書某服膺壽甫之醫士也，開方每劑用代赭石貳兩，服數劑嘔吐雖止，覺有物墜入腎囊中，行動即墜出，痛不可忍，醫治罔效。受累難堪，此妄用赭石下降之咎也。鄉農張某本壯夫也，余去歲赴鄉掃墓見其行路蹣跚徑而詢之，云前患脚痛微恙，經醫用藥，服數劑痛未，愈覺有氣由少腹貫入囊中，痛苦不

等吸入吹入已可，此外各施對症療法，至如各種結核素即賚佩爾苦林，則雖有奏效者，但非凡屬結核病卽可應用，且用法似易實難川之不善，無異火上澆油，非初學所可輕試，故茲從略，此略述中西之治法也。

（未完）

頓欬(百日欬)之研究

無錫甘露 周詠南

（緒言） 頓欬者，欬時連聲而發，故西籍謂曰痙攣性欬嗽，其病雖屬欬嗽之一種，而與普通之欬嗽，迥然不同，蓋流行性感冒等之欬嗽，欬時甚爲爽利，而頓欬欬時，輒現呼吸困難，靜脈怒張等之特有證象此果不能相溷者也，古時無頓欬之名，亦無專書敍述，僅包括於欬嗽門中內經名之「腎欬」，試觀素問欬論云：「腎欬之狀，欬時腰背相引而痛，甚則欬涎」，此本病之最初論述也，惜乎中古以來，鮮少論及，迨夫有清之時，始有「頓欬」「頓嗆」「頓嗽」等獨立病名，攷其病之性質，乃係特殊傳染性之流行病，如一人染病，可以波及全境，且受到此病傳染後，病之發生，無可獲免，不若感冒病之有受染有不受染也，本病患者，每發於一歲至五歲之小兒，少壯之人，易不感染，老年者雖間或有之，惟絕少。

（原因） 本病常發於冬春二季，氣候不定，寒燠無常實爲本病之起源，而乾燥之天，最易發生，陰陽應象大論曰：「秋傷於燥（本濕字喻嘉言改爲燥字）冬生欬嗽是無意也，吾人果不必論「秋傷」與「冬生」之術語，而「燥」字確有意義，蓋燥氣能刺激喉部，使氣管發炎，因而引起欬嗽，此爲中西所公認者也，據一九〇六年 Bordet 及 Gengou 氏在病者支氣管粘膜中發見類似流行性桿菌之微小短桿菌，名曰「痠欬菌」Bacillus Pertnssis 傳染之途徑，由與患者直接傳染而得，又病者之痰唾什物，亦爲本病之媒介，凡公共場所，學校戲館等處皆爲本病發生之良好機會，總之，痠欬菌爲本病之主因，

勝，臥則縮入，立則墜出，余索其方視之，方中牛膝用至兩餘，此又妄用牛夕下降之咎也，嗟呼，醫秉仁心濟人，用藥失當，爲害若此，爰特表而出之，願吾同道於開方之際加之意焉。

清河小軒醫案

玉山葉佐臣

黃疸

本縣東津橋羅麗春，病疸匝月，屢藥不效，求治於余，診其脈弦而濡，舌苔白膩渾身薰黃，兩眼尤爲顯著，頭痛肢痿，寒熱交迫，脘悶納呆，懶於舉動，口雖渴引飲不多，便閉溺短，腹痛勢劇，此由濕熱蘊遏太陰，醞蒸鬱勃，膽氣窒塞；以致三焦宣化失司，膽汁分泌，橫溢胃外，發爲陽黃，疏泄奪下，清利濕熱，是爲正治，方用：西茵陳三錢，滑石三錢，赤苓三錢，澤瀉二錢，腹絨(洗)二錢，生茅朮錢半，車前子二錢，梔子錢半，紋大黃二錢，川厚樸一錢，蔻仁(研)一錢，通草一錢。

連服三劑，大便已得暢行，小溲依舊短赤，黃較鮮明，胸悶未減，而嘔噦

燥氣爲本病之誘因，如無燥氣之相引，此亦人體不易受染者也，故細菌與氣候二因，均當並重。

（名稱）我國名「頓欬」，古名胃欬，西名「天哮嗆」，或名「kcuchhustcn，Pertussis.」日本譯爲「百日欬」，此外又有「疫欬」「痙欬」等名稱，然皆各以證狀而命名也。

（症狀及病理）本症潛伏期，約一周至二周，而病前毫無預兆，且初期頗似傷風，迨至中期，始現特有之證象，按病候，可分三期：『第一期』病勢僅呈上氣管粘膜炎，故名粘膜炎期（Stadum catarrhalc）或稱加答兒期，此時見象，頗爲輕淡，鼻塞流涕，眼紅有淚，欬嗽頻發，噴嚏時作，有時略現痙攣性之欬嗽，欬時少痰，夜間或發微熱，脈搏略見弦數，舌苔多現薄白，此期見證，與尋常感冒殊難區別，夫欬嗽鼻塞涕淚等證，乃粘膜炎之應響，日暮微熱者乃因反射的刺戟體溫之中樞所致，噴嚏者則因三義神經受刺激故也，『第二期』本病眞相，特然揭露，最著者，欬時連聲作欬，輕者數十聲始停，重者數百聲方休，此卽所謂痙攣性咳嗽也，故稱本期曰痙攣期（Stadium convulsionis）咳時喉間癢痒，胸間苦悶，欬聲如雞鳴或驢鳴，頓欬發作前，自覺不安，先作深吸息，繼則卽有强度短促呼吸之咳發作，連續數十聲方止，以致呼吸困難而有窒息之虞，此時肺部受病毒之薰蒸，故現痙攣性咳嗽，又因呼吸促迫，瘍氣缺乏，以致引起靜脈之鬱血怒張，顏面現靑藍之色，眼球突出，涕淚交流，其窒悶之狀，不忍顧視，咳嗽屢見玻璃狀之粘痰湧出，粘痰吐出後，略覺舒鬆，咳甚每見嘔吐者，乃因呼吸筋强度收縮，橫膈膜過度上升，胃部被其振盪所致，間見咳嗆血液者，乃因痙攣之刺激微絲血管破裂使然，如此發作，每日約五六次，劇者達數十次之多，發作時間，每次約半分鐘至二分鐘，重者多至四五分鐘，本病嘔吐後，食物易於停滯，不思飲食，因此日見消瘦，此所以頓咳遷延不愈，易成內傷症也，本病之持續，通

時作，濕熱深錮，祇可緩圖，非急遽可奏全功，古人云：「欲速則不達，」正謂此也。再以淡滲濕，寒勝熱。方用：西茵陳三錢，山梔二錢扁柏錢半。瞿麥二錢，滑石三錢，石韋二錢，

川朴一錢，雞內金三錢，蔻仁（研）一錢，法夏錢半，炒條芩一錢，陳皮錢二分，通草八分。

服藥後，小便通利，日十餘次，連進六劑，黃退病愈：惟精神仍倦，餘波未平；繼以調中健運，培土勝濕之品，又數劑而精神暢，恢復如恆矣。

附記：本病治愈，曾留原案，偶爲敝友甯潤生君得閱，蓋甯君原籍安徽休甯人也。於民廿三年遷居玉山，亦我道中人，識驗淵博，能詩文，兼擅書畫，現任敝邑醒報編輯，以爲本案足資研究，促投本刊，蒙加按語，（附後）盛意可感；佐所學幼稚，豈足言醫，謬承許可，焉敢違命；爰錄原案，就政 高賢，藉匡不逮。

潤按：方中諸味，無一空泛，固然脫胎茵陳蒿湯，梔子柏皮湯而來，但二湯用藥僅四五味，實不合時方款式；

常爲三至六星期，其長者亘至數月『第三期』痙攣之嗽咳漸次減少，諸種見象，亦漸恢復，故名本期曰減退期（Stadium-decrementi）咳嗽卒乃回復支氣管炎之證狀，痰喀亦覺爽利，約過一二周後，遂向愈矣，然而有不盡然者，如病毒深重，或中期失治，此均不能恢復，若咳艱聲不揚者，則肺臟受傷，漸見難治，正昔人所謂金破不鳴，則成內傷證也。又與腦出血，肺炎，氣胸，續發肺結核等併發者，均屬危險之症。

（診斷鑑別）

百日欬（頓咳）	性急支氣管炎（感冒）	枝氣管喘息（氣喘）	肺結核（肺癆）
（1）欬嗽作痙攣性，呼吸困難，	無此症狀	欬時雖亦見呼吸困難，但多發於夜間	咳時無力，非痙攣性
（2）嘔吐	不見	不見	不見
（3）欬甚嗆血	無	無	欬爽之咯血
（4）顏面青紅眼球突出	無	雖間或有之，惟多發於夜間	無
（5）急性傳染流行病	急性傳染之非流行病		慢性傳染病
（6）多發於小兒	不限定	非多發於老年	多發於少年

（治療）一、『攝生療法』食餌須不服刺激性者，每食宜少，次數可多，俾胃部容易消化，居宜有陽光之室，並宜避空氣之乾燥，防溫度之劇變，如無其他之合併症，不妨與新鮮空氣，時相接觸，使咳嗽發作輕快。

二、『藥物療法』西醫——可用嗎啡劑，Doveri 散，codein劑，Atropin劑，溴劑，金鷄納霜等之內服藥，及1%codein,1-2%之硝酸銀液10-15%金鷄納霜軟膏等之塗敷料，然無卓効。國醫——我國對於本病治療頗有把握，如能對症投藥，立可應手而瘳，初期治同流行性感冒，可與葱豉桔梗湯加紫菀杏仁貝母主之，中期病勢正熾，治當峻裂之品，宜與三子養親湯加葶藶，

往往見引用古方，苦於藥味太少，所加藥味，又不能悉合病理，有如畫蛇添足反使經方失其效力，是以沿用古方而不能化用古法，亦醫家之大病，此則認清淡滲爲法，故無一不合病理，叅用雞內金湯更佳，所以收效甚宏，因勸實諸本刋，俾同病者有所取法，然所以炫佐臣也。又按此症寒熱猶發，表邪尙在，似可取用捷徑，以麻黃甘石湯汗之，使鬱蒸之濕熱從汗而解，是否有當，願與同志研討之！

醫海測蠡（續）

閔敬微　覃笠耆　編述

柏炭功用

吾師曰：民國二十一年，一二八之役，我邑濱江各區，被災尤重，三月一日，日軍由七鴉楊林兩江口，分道登陸，砲火迷天，大肆焚殺。時余適邀地方人士之推舉，備充爲第七區（舊制）後方救濟院主任，一日，在城與趙前縣長有所接洽，至一日上午七時，忽得七鴉楊林兩江口，失守消息，乃雇小車，間道回里，途間災民如蟻，扶老挈幼，倉皇奔竄，厥狀至可慘痛！而日飛機，又如

射干，馬勃竺黃，釣藤等豁痰之品，如嘔啞吐物者，加代赭石，，姜竹茹，姜半夏，嗆血者加甜杏仁，川貝母，生地炭，藕節炭，茜草炭，山梔炭，丹皮炭，等潤肺涼營之品，如病經已久，正氣大衰，咳時見虛喘者宜與都氣丸收斂之。

（本文所引各方）

葱豉桔梗湯　葱白　桔梗　山梔　生草　薄荷　連翹　竹叶　豆豉

三子養親湯　蘇子　白芥子　萊菔子

都氣丸　山藥　山萸　地黃　茯苓　澤瀉　丹皮

（附方）

射干麻黃湯　射干　細辛　紫菀　款冬花　麻黃　半夏　大棗　五味子

葶藶大棗瀉肺湯　葶藶　大棗

（預防法）　患兒宜禁止登校，其未病之兒，須與病兒絕對隔離。

從科學說到中醫寒熱虛實的理解

林英藩

寒熱虛實四個字，成爲我們中醫的口頭禪，每天工作不論遇見着什麼病，總要在這四字上摸索推求，這雖是中醫之所長，却也是中醫之所短，因爲單靠着捉影捕風般的推求寒熱虛實以治病，恐怕結果還不會有確定的診斷，我們要有精確的診斷，還是在新醫理上研究才行的，況且寒熱虛實這四字不過是代表人體上生理變化而言，並不是一種的病症，而又是指着疾病過程期間現象而言，并不是當作治病的標準，爲怎麼呢，原來人體雖具有臟腑四肢百體筋肉皮毛血管神經等，其主要部分却只四種，就是循環部消化部呼吸部知覺部，這四部的工作是沒有時刻

出林之鳥，三五成羣，時在頭上盤旋，軋軋之聲，聞之喪膽。時有農民閔筱嚴者，居七浦之濱，患急性腸出血，困頓床褥者，已三日，家祇一子一媳，相依爲命，浦濱爲七鴉至城孔道，時日軍已南至岳王市，西至陸家橋，距閔居祇隔八華里，鄰舍逃避一空，閔以臥病故，不能遠適，乃聽以待斃；時余車適過其門，爲其子所瞥見，哀余一診其父，余憫而許之，按其脈，細而數，察其舌，尖紅而根膩，脘痞腹痛，四末厥冷，一晝夜下血三十餘次，其色鮮紅，惟當時手頭缺乏化驗器械，不能確定其何種毒菌爲祟，然以中醫學說鑒別之，顯係濕火蘊結大腸，腸中陰絡被傷無疑。顧是時，商輟於市，無從得藥，籌思再四，忽得一法，乃搜諸藥囊，得眞鷹爪黃連二錢許，舉以予之，並命其伐柏樹一段，燒炭存性，約許三四錢，更覓山查七八枚，同釅醋炒成炭，三味和研細末，白蜜調服；診畢卽匆匆返里，初不敢必其有效也。閱二月，亂事甫平，閔忽以豚蹄一肩，酒一甕來謝，據云：此藥一服後，腹痛緩而血大減，二服血止，三

會亭止的，但是無論那一種的病菌走進人體裏，都能夠妨害他的工作，所以人體上一經受着外邪的襲擊，他們爲自衞抵抗的運動，與其受邪熱毒素的破壞而衰退，當這病期過程期間，而引起生理全部或局部的變化，而呈所謂寒熱虛實的現象，這是尋常應有的事，至於生理怎樣變化而呈寒熱虛實的局勢，尚待我們粗略的寫出來，例如有個病人脈息微細，惡寒骨痛，神昏但欲寐，舌白不渴，這症在我們舊式的的中醫診斷，當然說是直中少陰的寒症，若更兼着下利清穀，四肢厥冷，自汗喘促，那就誰也知道甚麼亡陽呀，陰厥呀，少陰的壞症呀，喊着不停，窺其醫鑑上大意寫着，回陽以消陰翳，溫腎以祛眞寒，更可笑的謂泄瀉爲水乏火主，厥冷是陽氣衰微，喘逆是腎氣不能歸元，煩躁是陰陽離脫，這一類的話連篇寫出來，什麼眞武湯咧，附子湯咧白通湯咧，茯苓四逆湯咧，雖進亂投，有的崇拜景岳的，便用些四味回陽飲，六味回陽飲，不過敷衍從事，聊以塞責罷了，哈哈他們的理解，以爲寒邪直中少陰腎陽將亡，以爲是最重的寒症可無疑義的，那知道說寒症固是摭拾古人的唾餘，說亡陽說腎虛，未免於科學的理解尚差很遠的哩，各位，寒邪怎樣直中少陰，腎陽何以忽然散亡，與夫四肢厥冷，脈息細微，神昏欲寐，下利清穀，自汗喘逆等候，果由人體那一部分的病，這最顯明的是由病人抵抗力薄弱，以致新陳代謝的機能衰退，所以始則血行障礙，繼而血液凝固，全體細胞漸次壞死，而陷入心臟麻痺暴脫的險象，所以用參附薑桂之類，以之强壯心力，鼓舞細胞，興奮神經，調整循環，又何常是補腎壯陽祛寒消陰的治法呢，然則寒症之所以爲寒的，固不外乎生理上一種的變化，與夫治寒的方法，亦不外乎恢復人體自然的生機就算了，至於虛症的理解，原與寒症無甚差別，內經云脈細皮寒，氣少不語，泄利前後，飲食不入，是謂五虛，五虛者死，仲景論傷寒於一百一十三方中，用參附者幾半，是古人於虛症的治法，已那樣的注意，洎唐宋金元以降，如張介賓朱震亨薛立齋李東垣諸前哲，又互有發明，有以中氣虛而下陷的，有以坎陽衰越的，或急切於壯陽，或備重於補陰，雖所主不同，而闡發

服已霍然愈矣。吾師乃詔余等曰：若儕知柏炭之功用乎？知余配製本方之意義乎？考各家本草，柏之可入藥供治療者，惟葉與子，至唐之蘇恭，始採及枝節，第僅用作外治劑，而柏炭無與也。然一偶三反，創作自余，亦無不可！日本井上正賀，曾著有「薰炭之研究」一文，今撮取其要義，試述於爾儕，爲余創製柏炭治療之徵信：

井上正賀氏之言曰：所謂薰炭者，即取動植物之遺體，加以火熱作用，使之炭化之總稱。薰炭對於生物體，有生理之種種效果，已有深切之證明，如養雞，育蠶，及施用於農植物，均獲有偉大之成績？其取效之理由不一，茲姑舉略言之：薰炭之於植物，能吸收植物所分泌於自體有害之酸類；薰炭之於雞能吸收腸內發生之有害瓦斯，並增進食物之消化力；薰炭之於蠶，能吸收濕氣，並蠶糞蠶食等殘屑，所發生之瓦斯。故吾如服薰炭，亦能吸收腸胃內有害瓦斯，及有害物質；凡腸胃病下痢時，服之有相當效果。且余曾親試，薰炭之於人生效果，不但掃除腸胃，如僅認爲掃除

經旨之微，裨補仲聖之缺，不可謂非天賦聰明卓然成家者矣，惜乎其議論考證不能以科學爲依歸，致讀者如墜入五都霧中，且啓後人什麼補水制火，補土生金，補陽濟陰，補血生氣的濫觴之漸，噫虛症之所以爲虛，卽衰弱之換言，補劑之所以爲補，卽強壯之治法，人體具有臟腑軀幹皮毛血肉是有形質的，藥物雖草木的根實，然經雨露的潤澤，土壤的栽培，并且有香有色有味有質，亦非無形的，夫以有形質之物補有形質之體，我們行醫的人但知病人體上那一部分衰弱，便用什麼物質補救，又何必鑿空的拘泥陰陽消長，五行生剋呢，雖然中醫之所謂補法，與其所謂虛症，原非背反科學的治療，余常熟思審慮而得其梗概，大抵所謂陽虛卽心臟的衰弱，氣虛卽神經的衰弱，所謂陰虛卽體內腺分泌缺乏，血虛卽貧血的病，然則補陽補氣，卽所以強壯心力鼓舞神經的法子，補陰補血，卽所以增加體內腺分泌，與催促紅血球的產生了，至於眩暈無力，乃腦貧血之症，與氣虛下陷何關，脹滿吐酸爲消化器的病，與脾虛不運無涉，甚至肺積水症之欬嗆唾沫，偏云腎虛水泛成痰，神經系病之不眠驚悸，乃謂肝陽內擾所致，凡此似是而非的臆說，更難枚舉，蓋古人既乏精確的解剖，而又錯認臟器的官能，遂使以訛傳訛直至今日，其矯枉改正的責任，尙有待於我輩整理之者也，若夫論熱症實症的古訓，亦不無可議，夫彼所謂熱者實者，將謂邪熱歟邪實歟，抑本體自熱或自實歟，若謂本體自熱自實，則無病的人體內毫無病菌毒素侵入，未有忽發高熱而至譫狂煩亂痞滿燥實的現象，若謂外邪毒素自會發熱，而成譫狂煩亂痞滿燥實的病，則余每見老年虛弱的人，雖染受着同樣的邪氣，而病發的時候，翻不似他們壯健的人那樣猛烈加劇，并且病期過程爲時間很慢，而恢復亦慢，倘使中途失治很容易的就成虛脫了，這很顯明的足以證明，實症熱症都和人體生理變化大有關係的，譬如一個強健的人，一旦不幸猝染溫病，那時熱度一天一天的高起來，漸至口渴心煩，神識不清，耳聾譫語，妄見妄笑，循衣摸床，二便不通，齒枯舌黑，脈息由滑數而漸呈細急或模糊，最終的往往大便脫血昏聵不醒而逝，這症在起初的時

腸胃，猶未盡其效；蓋薰炭對於生物體，尙未有明瞭之特殊效果，惜目下未能說明之。考薰炭能促進植物生育，對人身生理作用，自有研究餘地。

又曰：炭素因其原子分子排列關係，既可變爲金剛石，亦可成爲石炭石墨，所以炭素是元素之一種怪物，故薰炭與電氣磁氣之關係，亦極有研究興趣。

又曰：骨炭血炭，能吸收色素，已爲世人所共知。

又曰：薰炭何以有吸收作用，因薰炭原體，如以顯微鏡測之，恰如海綿及浮石，有無數氣孔，排列甚密；故少量炭末，能吸收多量物質。（原文頗冗長余不慣爲抄書傭祇撮錄其意如上）

基諸上說，余之採用柏炭，配製本劑，蓋有下列之意義：

1. 柏炭能吸收腸內毒害瓦斯，去濕止血。（柏子柏葉治腸風下血，或吐血，昔人已有治效報告，載在諸家本草，柏炭當亦有同樣功效）。
2. 黃連能制止腸胃發酵，堅厚腸壁，消炎解毒。
3. 山查與醋同炒含有多量之鹽酸其功効

亟於西藥鹽酸吐根素

鹽酸吐根素

故余之配製本方，雖爲一時應急權宜計，亦頗費一番選擇也。

（待續）

候，固然是由毒菌摧殘破壞而成，但歷時稍久抵抗力不支，那就生理上忽起許多變化然則熱度之高，是由人體血氣細胞與邪毒爭戰與奮而發的，口渴心煩二便祕結，是由內臟分泌缺乏，且經高熱蒸爍腸液涸竭排泄阻礙而致的，脈息細急耳聾舌黑鹵枯昏讝等，總緣新陳代謝機能衰退腸部發炎，脂肪無資，毒穢充斥，由腺體吸收滲入血中而成自家中毒了，至若譫語神昏，循衣摸床，妄見妄笑，乃腦部受熱神經細胞變化，而非邪陷心包之云，大便脫血，脈象糢糊，昏讝不醒，斯乃腸腔潰裂，夫豈熱入血室之兆，是故熱病溫邪無論局勢那樣緊張，若不察生理變化體力如何，但知一味攻邪，重表重下，不顧一切，未有不失敗的，試觀古人立方殊有深意，白虎湯之知母石膏與甘草粳米同用，既以直接抑制體溫，又以甘緩培養津液，其他竹葉石膏湯之麥冬人參，犀角地黃湯之丹皮芍藥，則純任中和，義雖同彼，而更擴充焉者，蓋放散體溫即所以袪除邪熱，培養津液即所以增加分泌，體溫退分泌加而各部機能有不恢復者乎，若乃裏實邪不得解，雖承氣湯蕩滌亦不嫌其峻，蓋腸腔裏面濁穢不去，容易使廢物堆積發酵，增加熱度，且阻礙生理之調和，故傷寒裏實有急下存津之語，然則蓄血症結胸症之用抵當湯陷胸湯等，亦不過以調整血的循環，與腸胃局部生理之變化的，總之醫家治病只要順其體力生理之自然以消息利導之，須知凡病之所以發現虛實寒熱的局勢，雖一方面由於外邪毒素之刺激破壞，而一方面之由於人體生理變化所演成者實多，醫者但能調節生理而略佐以袪邪，已收事半功倍之效，觀仲聖之方，如白虎承氣桂枝葛根大小柴胡等，本爲治傷寒而設的，然而雜病他症每多借用，亦得奇驗，豈病菌毒素有相同的，蓋亦由於生理變化局勢相同耳，管窺所見爰肇而書，敬質海內同仁，以爲然歟否耶。

經閑之研究

馬廠 邢錫波

『方劑詮解』是方遵易經所謂至哉坤元，萬物資生之意，言土德能生萬物也。人之脾胃屬土即一身之坤也：故亦能資生一身，榮養百骸，使脾胃健壯，多能消化飲食，則全體自然健壯。此湯用於朮以健脾陽，脾陽健壯，自能多生膵液，以助胃消食。山藥甘草以滋胃之陰，胃陰充足，自能納食。惟是虛勞之人，血液循環不暢，往往瘀滯管壁，致將腸胃之分泌腺堵塞，雖能食，不能分泌榮養以灌漑周身，故多食而日益削瘦，桃仁內金莪朮同用，不但行於朮山藥之滯，兼能破管壁經絡之瘀，仿金匱治勞瘵用大黃䗪虫丸，及百勞丸之意也。生地西人謂中含鐵質，人之血中實有鐵之成分，以地黃之退熱，不但以其能涼血滋陰，實有以鐵補鐵之妙。使血液充足，陰陽相濟，而熱自不發也。凡虛勞之熱，大抵因眞陽虧損，相火不能潛藏，而浮越於上，元參性微寒，善去上焦浮游之熱，且其色黑多液，又能補腎以退熱，其味甘勝於苦，雖寒而不致有傷脾胃，其餘如杭芍，當歸，丹粉，阿膠之屬，無非滋陰生血，塡陰配陽，使陰陽和協，脾胃充實，則證不難自愈矣。至於兼見之證，醫者須要細心，善爲加減，務使用藥與病證息息相脗合，自無不愈之患矣。

若證之虛羸過甚者，必須兼服加味烏骨鷄丸，以壽坤資生湯送服尤效。

加味烏骨鷄丸　烏骨白毛鷄一隻，（體重較大者爲宜，以體量重則發育完全，力量優厚。）用熟地四兩，香附二兩，歸身四兩，川芎二兩，將鷄去毛腸揩淨同上藥，加陳酒二碗，童便一盌，和水煎極爛，以湯煮乾爲度，取鷄肉焙乾，鷄骨炙酥，和藥同研極細末再加後藥：

吉林參二兩　炙黃芪二兩　白茯苓三兩　粉丹皮兩半

於白朮三兩　杭芍二兩　黃毛茸五錢右藥共研細末，與鷄骨肉之末和勻，煉蜜爲丸，如龍眼大，俟乾外加臘殼封固，服時破除臘殼，每服一丸藥湯送下。

識問曰：血枯虛勞，原爲重證，服此方藥卽可完全痊愈乎？答曰：證之輕者，身熱咳嗽，飲食減少，六脈細數，經閉不行，服壽坤資生湯，率能奏效，若至行動無力，大便滑泄者，必兼服加味烏骨鷄丸，可以收功，然病勢至此，已入險途，必須佐以心理療法，使其精神娛悅，隱曲得伸，則病自易調治，以精神爲全體臟器之主宰，精神娛悅，則諸事盡抱樂觀精神樂則中氣暢達內藏之消化循環各器官，皆因之而興奮，以致消化力强，循環通暢，其促成病勢之轉機，誠非淺鮮。此外尙須增加富於營養之食品，若鷄子豆腐漿等，凡含有多量之蛋白質者，皆與病體相宜。病者必須遵醫所囑，細心攝養，否則雖日服藥，而不易爲功也。

若病在此時期，因循失治，寖至不思飲食，不能起立，大肉剝消，寒熱時作，泄瀉無度，自汗淋漓，病勢至此，危期已促，雖扁和復生，無所措手。以此病本屬虛證，因循至此，氣血灼爍無餘，不但全體火肉蕩盡，而內藏各器官，亦因之而萎縮，腸胃之脂膜與消化液，亦蒸涸一空，是以胃無吸納之機，而飲食減少，既勉强下咽，而脾無消化之力，不能分泌營養，以灌溉周身，而病者終日之言語視聽，思慮妄想等動作，仍運用不息，處處足以消耗精神，損傷血液。夫以虛羸已極之身體，既消化良好，尙不易彌補其殘缺，況復脾胃摧敗，營養乏源而仍一日萬幾，照常消耗，必至山窮水盡，坐待滅亡而已。此證之由於七情內傷，屬於虛者之療法也。

其因外因侵襲而成經閉者，起初多爲實證，迨至醞釀既久，正氣大虛，邪猶未退，攻邪則正氣不支，補正則邪氣壅滯，當此之時，醫者若非上工，治療殊屬棘手，而上工之所以之能治療者，以其能審因察證而爲原因之療法也。故醫者審因察證，爲第一良策。茲將經閉由於外因所致者，略爲伸述，以供醫界之研究。

經閉之證，有瘀血敗濁，停滯子宮，妨礙經水之排洩。發爲少腹脹痛拒按等證者；有因產後受寒，惡露未淨，凝結於衝任之中，而流走之新血，又逐日凝滯其上，以附益之，遂致積久，而爲癥瘕，或在少腹脇下及臍旁，有硬塊可以手捫而得，或發劇烈之疼痛，不喜手按。有先經閉而發硬塊者，有先發硬塊而後經閉者；此外又有濕痰阻滯，而致經閉者，以肥盛之婦，喜啖油膩生冷，脂肪阻滯，濕痰壅積，妨害卵巢之分泌，以致經閉不行者；有因經來行房，而致經閉不行者，以經來之時，子宮內血管破裂，內中斑痕縱橫，新生組織，尚未結合，假使誤犯房勞，致敗精瘀濁，凝結子宮，不能排洩外出，於是經水與精液相搏，褁結而不解，則經水斷絕，少腹則疼痛不可忍，大便不通，腹日脹大，另有血室虛寒，生冷凝滯之經閉，以血液之循環，熱則通暢，寒則凝泣，今因血室虛寒，血液運行之能力減退，卵巢中所供給之營養不足，不能產生卵子，又或誤食生冷，血液因之凝滯，而經閉不行。凡此諸症，雖其成因不同而其致經閉則一也。

至其診療之法，瘀血敗濁而致經閉不行者，其脈多沉實，苔多黃膩，治宜通瘀血化敗濁之劑，如抵當湯（方見傷寒論）膈下逐瘀湯，（方見醫林改錯）皆可採用。其癥瘕阻塞而致經閉不行者，外有癥瘕可徵，脈沉細而弱者可治，脈弦大堅牢者不易治，若飲食不進，脈無緩和之態，舌剝無苔者危，其治法宜化癥結，破瘀血，舒滯氣，和脾胃之劑，宜張氏理衝湯。（方見衷中參西錄）其身體健壯者，宜金匱下瘀血湯。若因痰濕阻滯，而致經閉者，其苔多腐垢，肢瘦面黃，治宜辛香快脾之劑。其經來行房，而至經閉不行者，宜導瘀血敗濁，順流而下，宜加味虎杖散和導赤散，（土牛夕一兩　琥珀末冲服三分　生草梢八分　當門子冲服五厘　細木通一錢　茺蔚子三錢）其因血室虛寒，生冷凝滯，而致經閉者，脈多兩尺沉弱而遲，或沉緊，舌色淡，苔薄白，此血分有寒之朕兆，其治法血寒兼虛弱者，宜補虛散寒，加減溫經湯主之（方見金匱）若但寒而不虛者，宜溫經散寒，加減溫衝湯主之。（方見衷中參西錄）此審因辨證，因證用藥之大略也。至於隨病致宜，因證化裁之妙，全在醫者心領神會，非可以言語形容也。

至於治療大法，內因而致經閉者，多責之虛，其證腹必不痛，既兼有挾痛者，其痛必不甚，腹不痛者虛也，若微痛者，虛而兼實也。壽坤資生湯，原爲此證不祧之良方，迨至身體壯旺，諸證全消而仍經閉不通者，可再佐以破血消瘀之品，若生水蛭，䗪虫，樗鷄之屬，皆可隨證加入，或兼服張氏理衝丸亦效。若因卵巢萎縮，而致經閉不行者，可仿西人以臟器製劑之療法，用紫河車等物，加以調補子宮之藥，以增加內分泌之作用。其外因者，多責之實，其腹部必脹痛拒按，體格健壯者，宜先下其瘀，衰弱者，宜先養其正，而佐以消瘀行氣之品，體驗以來，頗著效績，用敢貢諸全國之同仁。（完）

金匱之研究（續）

劉淑士著

奔豚病原發者，何以有往來寒熱之兼證？因命門爲三焦之根，手少陽之發源地。寒熱往來本少陽證，而邪在命門者亦得兼見之。受外邪致熱入血室者，常有驚狂，譫語，見鬼，寒熱往來等證，理與奔豚病同。

奔豚陽，用苓芎夏李之苦降，人所知也。苓芎清內熱，半夏降衝逆，李乃肝家之果，用其根皮，亦取其酸收下部之肝氣而已。然川芎生葛其性皆升，何以用之？芎葛升陰，非如升柴之升陽，陰氣由後升，則陽氣由前降矣，此等妙用，當永矢弗諼。更益以歸薑之宣通氣血，甘草之清上溫中，奔豚豈有不平靖者？往來寒熱而不用柴胡，亦因其能升少陽之氣，少陽與厥陰相聯，故忌之。

桂枝加桂湯，何以治因燒針而發之奔豚？人皆知桂枝湯爲調和營衞之方，究竟桂枝湯乃扶營抑衞之方，營弱衞强者宜之（參傷寒論五二，五三，九六節，）。金匱此節之首，不言何病，僅言「發汗後……」，參看傷寒論，分明是太陽病或太陽中風，營弱衞强，顯然可見，更加燒針引升陽氣。故針核起而赤。惟針處已被寒侵，針時又受驚恐，衞氣不能外泄，反而內入上衝，遂發奔豚。氣不外泄，必然內衝，火性上炎，不下而上，一定之理。仍用桂枝湯助營抑衞，更加桂者，以其能補中，通脈，扶助營血運行，血行則氣散，不上衝矣。奔豚湯之目的在收斂以降氣，桂枝加桂湯之目的在溫散以平氣，殊途同歸而已。再參之於苓桂甘棗湯以行水爲目的，治發汗後臍下悸，欲作奔豚者，用法不同，義名有當，何可一概論之？奈何歷來註家不能分析，見苓桂甘棗湯用利水之方，遂誤認桂枝加桂湯爲治水逆，化水邪矣。殊不思桂枝湯非行水之方，加桂二兩，遂能行水乎？必得白朮苓澤爲之主，然後桂枝乃能行水，證以五苓散，腎氣丸，桂苓朮甘湯，桂苓甘棗湯等可知也。尤註謂桂枝湯外解寒邪，加桂內泄腎氣，尚非通論，因彼等不明桂枝湯爲抑衞助營之劑也。

精而核之，致奔豚者，非水也。水爲有形之物，萬不能由臍下上衝咽喉，極其量，不過泛濫於皮膚肌腠之間而已。發汗，利尿，互爲消長，發汗太過，激動膀胱或腎胱管，因而臍下悸動，雖欲作奔豚，而勢有所不能，故用健脾利水之劑治之，水行則胱安矣。若傷寒論六十三節發汗過多，心下悸者，則因過汗傷其心氣也，故主宣心氣，用桂枝甘草湯，不利水也。六十六節心下逆滿，氣上衝胸，頭眩，發汗則動經，身振振搖者，苓桂朮甘湯主之。此與眞武湯證差不多，故用桂或附子溫水，佐苓朮滲利之。夫水患如苓桂朮甘及眞武二方證，可謂重且大矣，而皆不能致奔豚，可知奔豚者非水患也。氣從少腹起，上衝咽喉（或上至心），復還止，發作則欲死，此分明爲神經性病，豈水氣所能致哉？仲師從驚發得之，有以也！

胸痺心痛短氣病脈證并治第八

此篇短氣一節借賓襯主，治法見痰飲篇。至胸痺心痛，則有分合眞假之辨：

胸痺病
- 1 痺
- 2 喘息
- 3 咳
- 4 唾
- 5 胸背痛
- 6 短氣

胸痺病之證狀有六，如上表。其脈象有二：一爲陽微陰弦；一爲寸口沉而遲，關上小緊數。陽微陰弦者，原因於腎陽虛而肝氣不舒也；薏苡附子散，烏頭赤石脂丸二方證是矣。其寸口沉而遲，關上小緊數者，原因於心肺先受病，致氣管起久炎也：遲數二脈不能同時並見於一手，今寸口沉遲，關上小緊數，遲數二脈同時並見，何哉？蓋病者之脈本數，肺氣不舒，遏抑心氣，與本來數脈到寸口則反見遲耳。治以萎仁薤白大泄肺氣，使塞者通，痺者開，佐白酒以助藥力，用溫通之劑以解氣管久炎，凡括蔞，苓杏，枳橘諸方皆此意也。

按嘉氏內科論氣管久炎，謂每因常患傷風咳嗽，數次後，積患日深，故一起卽爲久炎。倘有此症者，其心與肺定有所患，故此症爲肺癆始基，更與瘰癧症，腎炎症，互爲賓主。如無兼連別病者，則無身熱。本病欬嗽艱辛，吐靑黃色痰，氣促。初起時作時止，數年後，週年不過。嘉氏所云卽胸痺症，其有兼心痛者，乃胸痺之兼證，或有或無，可分可合。

胸痛，心痛，不容濛混。胸痛爲胸痺之本證，括蔞薤白半夏湯及烏頭赤石脂丸，治胸痛，非治眞心痛也。括蔞薤白桂枝湯，人參湯，桂枝生薑枳實湯三方，均用桂枝入心以宣心陽，壯心氣，始顧及到心臟之治法。蓋胸痺爲呼吸器病之一，而心痛則爲血循環病，二者各自獨立，胸痺而兼眞心痛者甚少。胸中膈膜前後相連，心痛徹背，背痛徹心，卽由該膈膜牽引使然，仍是胸痺證，並非心臟作痛。至於胸統膜炎病，先發寒熱數日，脅作痛限於一二，指闊，不能及背，又非胸痺可比矣。

若夫靈樞所云五臟心痛，千金所云胸痺令人心中堅痞急痛……不治，數日死，與金匱所說不同。後世之胃脘痛，正在心窩歧骨之下，此乃胃病之一。

腹滿寒疝宿食病脈證并治第九

腹滿，有宜溫者，有宜下者，有宜溫下并行者，虛實之形勢不同也。若寒疝則宜溫；宿食，則宜下。三病治法不同如此。但腹滿寒疝宿食三病，其腹皆痛。，皆滿也，何以辨之？腹滿兩脇痛，寒疝繞臍痛，宿食痛在左腹，此痛之分別，腹滿全腹皆滿，寒疝僅中腹滿，宿食則腹之左側略硬而已。

篇中脈法甚精，惟「其脈數而緊，乃弦狀，如弓弦，按之不移。脈弦數者，當下其寒。脈緊大而遲者，必心下堅。

脈大而緊者，陽在有陰，可下之」。此段脈證，唐容川之解大致不差、但謂「緊與大合，卽爲弦脈，而又帶遲，卽爲弦遲」，處處牽扯弦脈。則非矣。夫脈往來有力，左右彈人手，如轉索無常者，緊也；端直以長，如張弓弦，直上直下，按之不移者，弦也。緊則指，彈弦則不移，二脈分別在此。若緊而如弦，狀如弓弦，按之不移者，則爲弦緊合見，寒痛之正脈也。唐氏讀錯句逗，幷不知「乃」字爲「如」字之誤。試看痙濕暍篇「夫痙脈，按之緊如弦，直上下行」。彼此對勘，可知「乃」爲「如」字，傳鈔之誤也。今更正其句逗於下；「其脈數，而緊如弦，狀如弓弦，按之不移……」緊而又弦，主寒而又急。數在弦中，大在緊中者，皆可下之，因弦緊爲陰脈，數大爲陽脈陽中有陰，卽可用溫藥助其陽以下其陰，邪亡而正存也。若緊大而遲，則爲寒傷心營，血不流利，心力大衰，故心下堅硬，當宜心陽以運其血，血活則愈，不可下也。凡寒氣內蓄之症，陽中有陰者可下之，大黃附子湯是矣。純陰無陽者可溫之，大烏頭煎，烏頭桂枝湯是矣。

診脈常法，以微爲陽虛，濇爲血少，今尺中微濇，又主宿食，且用大承氣湯峻下之劑，何也？此節濇脈寸關尺三部當均見，不言關者，省文耳。寸口脈浮而大，按之反濇，尺中亦微而濇，「亦」字用意，可思也。濇主血少，亦主精液傷損。尺中微濇，陰精陽氣都虛，因此脾胃失恃，不能消穀，而有宿食。寸口脈見浮大者，虛於下必實於上，空其中必抑其外耳。用大承氣湯，因其寸口脈浮而大，同於陽中有陰可下之例。

五藏風寒積聚病脈證幷治第十

五藏先虛，不任受邪，若被外界風寒直中入藏，卽現本藏眞脈，而死亡立至。傷寒論所云中風，乃風中其經，經雖受邪而本藏無病，故可治。然三陰中風，論無治法，可見風一入陰，甚爲棘手。況乎五藏爲風寒所中，而見眞藏之脈者，不死何待？若未見眞藏脈者，尙有治法，劉子新續編內經拾遺方論，對於五藏中風補出五方，可以互參。然金匱脾約，肝著，腎著，皆有方，心傷，邪哭，無方。吾意邪哭類藏躁病，可用甘麥大冬湯治之。心傷症當係心發力大過，致心房長大，故有勞倦卽頭面赤，心中痛，自煩發熱等症狀；蓋肢體一經勞動，則心臟愈加發力也。觀仲景所出三方，皆治內傷，可見五藏中風中寒，先因內傷過重，後招風寒外感，內外合傷，遂成外傷死症。

然而惱充血，腦出血，腦貧血三症，金匱統以中風名之，何嘗不由先虛其內，後引外邪乎？曰，是不同，彼病邪在神經，此病邪在本藏，病位不同，見證則異。如彼傷寒論所云中風，則邪在經脈，是又不同。後人見其病名之同，不究其病位之異，議論滋多，遮蔽無限聰明人耳目。殊不思仲景當時醫界術語無多，仲景對於病名述而不作，如「中風」一項，明知病位種種不同。而不敢另立名目，只緣分開敍述，使各自獨立，用意誠到。孰料後之學者尙互相牽扯於其間耶？本草經主治中風傷寒之藥品甚多，倘不分析，貽誤無算。現在時賢徐愷解釋風字，謂含有三種意義：表示神經之流動性，如瘟痢顛狂等病是。一表示流動之空氣……幷表示空氣中有微蟲，如四時流行病，風寒，風溫，風暑，風燥，風濕等，皆標以風字一表示肝藏之本病。（見光華醫誌三卷三期28面）徐君大意與拙見略同。

本篇診法「浮之」，「按之」，辨脈取象甚精細其辨積脈部位，有諸內者形諸外，一定之理。五藏屬血，積在藏，血不榮其脈，故細。

（未完）

胃病證治之研討（續）

俞慎初

(三)反胃　西名胃癌

原因：本病多係飲食不節，飢飽失時，或煩勞憂鬱，以致胃之組織發生變化。

病理：本病以腺癌及髓樣癌爲最多，次爲硬癌，再次爲膠樣癌，賁門生癌，則胃部萎縮變小，上部之食管擴張，故食入居多即吐，癌生幽門，則幽門之下部狹窄，而胃部擴張，故隔食以吐，且有時變腐醱酵，嘔吐酸味粘液。

症狀：身體日虧，重量漸輕，發生貧血及嘔吐疼痛，或噯氣吞酸，嚥下困難，重則惡寒發熱，以及水腫嘔血，大便或溏，或結，如遷延不治，有生命之虞。

診斷：本病何由而知其爲癌症，此乃剖驗所得，在患斯病之初必用種種方法診斷其是否爲癌，如以X光線檢驗，及察其所患之病態。

療法：中醫療法　脈大舌黃，嘔吐酸臭之物者，則以橘皮竹茹湯合左金丸爲主，如有疼痛加瓜蔞薤白等藥，脈小，舌白，嘔吐清冷之物者，則以旋覆代赭石湯合左金丸，或香砂理中湯爲主，本病屬於慢性，非短時間所能奏効。西醫療法診斷確定，施行手術，然未能除去根，但須以療養爲宜，若胃痛過甚不寐者，則以嗎啡八分之一厘，鈊五至十厘，與重炭酸鈉五厘，調和服之。

方劑：(一)橘皮竹竹茹湯　人參　橘皮　竹茹　甘草　生薑　大棗　煎湯

(二)旋覆代赭石湯　旋覆花　代赭石　人參　半夏　甘草　生薑　紅棗　煎湯

(三)左金丸　吳茱萸　川黃連　水泛爲丸

(四)香砂理中湯　木香　砂仁　人參　白朮　乾姜　炙草　煎湯

調攝：宜以牛乳，麥片，麵包，爲日常食品，對於米類，及不消化之物，要禁止勿食。

(四)胃脹　西名胃擴張

原因：此病有兩種原因，一爲幽門狹窄，一係胃肌機能不全。

病理：幽門狹窄，則消化之道路梗阻，於是胃中食糜積久漸鬆；胃肌機能不全，則消化力薄弱，以致過飽，或暴食，則胃腔脹大。

症狀：食慾減減退，每食稍多，則有脹滿不舒之感，常覺口乾，噯氣，嘈雜，甚則嘔吐呑酸。

診斷：胃部常凸，內中漉漉有聲，捫之時覺蠕動，叩之如鼓音，故較易察別。

療法：中醫療法宣明吳茱萸湯爲主。

西醫療法：先宜洗滌胃腔，使其潔淨，以免助脹，麥角，番木鱉，鐵等，俱可酌用。

方劑：宣明吳茱萸湯　吳萸　厚朴　官桂　乾姜　白朮　陳皮

調攝：本病對流動性食品，如牛乳，雞蛋等，雖無適合，因富有水分，不宜多吃，此外如麵包，麥片等，尤爲本病良好之營養品，至於飲食，要有定時，切勿過飽。

古方發揮（續）

楊影莊

四，强心劑（即芳香宣竅劑）

方名……至寶丹

藥品……麝香　龍腦（研）各三，七三　安息香　犀角　玳瑁　琥珀　硃砂（研飛）雄黃（研飛）三七，三　金箔　銀箔　各五十斤研細爲衣

製法……先將犀玳爲細末，入餘藥研勻，將安息香膏重湯煎凝，入諸藥中，和修成劑，如梧桐子大，臘護，臨服剖用。

服法……每服三丸至五丸，人參湯化下。（按現在藥肆製就者，都以五丸併丸，故每服一丸已足）

主治……各種熱性傳染病之重篤症，心臟衰弱，失神虛脫等候，如傷寒，肺炎猩紅熱　敗血膿毒症　發疹窒扶斯　流行性腦脊髓膜炎　麻疹　天痘　急性全身顆粒核　紫斑病百斯篤惡性瘧　以及癲癇　臟躁　急性腦貧血　小兒諸瘥等神經性疾患

藥理……（1）麝香　本品爲中央亞細亞產，哺乳動物，類鹿而小，反芻雙蹄族之麝，生殖器前方腺囊中之分泌物，放特異强烈之香氣，含有發揮性未明之藥效成分；及脂肪膠質，蛋白質，纖維素，無機鹽類，安母尼亞，水氣等，其藥理作用，爲神經性興奮强心藥，及鎮痙藥。對於繼起重篤之急性病，如肺炎，窒扶斯，大出血，心臟傷害……等虛脫症，爲最爲有力之囘蘇藥，並於種種痙攣（如小兒，歇斯的里。）症，用爲鎮痙藥。每二時至三時，以〇·一至〇·五爲粉劑與服。（小兒〇，〇五—〇，二）虛

脫時宜用大量。

（２）龍腦　本品卽婆羅洲所產之樟腦，乃奇浦台魯加爾普斯科樹 Dryolalahops aromatica Caeth 幹空中所存之固形發揮油，有 $C_{10}H_{18}O$ 之集成，其作用與樟腦無異，而價格較高於樟腦數十倍。

本品對於生理方面，能刺激局處，其作用久而且強，於皮膚及粘膜上，誘起炎症，在口中則生燒灼之感，次覺淸涼，且略增唾液，及口腔液之分泌，吸入之，則鼻腔覺强烈之香氣，在胃腸中，用小量，則生溫感，其感覺擴於全身，起噯氣及矢氣之排洩然無致瀉下者。用大量則發生急性胃炎，起惡心及嘔吐。

本品在血循環內用小量，則增加脈搏，作用於大腦及延髓，且不犯心臟而降低體溫，往時用於種種疾患，今則主以興奮回蘇爲目的，用於重病及熱性病經過中之虛脫狀態；又以鎭痙之目的，用於痙攣性及疼痛性諸疾患。（如癲癎，舞踏，百日咳，喘息，神經痛等，）一回量○，○五—○，三爲粉劑，又製※溶液，注射於皮下，則收效更速，其他與祛風等伍用於他藥。

（3）安息香　本品產亞細亞熱帶地方，爲齊墩果科 Styraceac 之樹，Stya x Behzolh,Dr Yabder 取其從截傷處流出之樹脂而乾涸者，產於暹邏者，爲最上品，其成分含有安息香酸一二%，以其有佳香兼防腐消毒之作用，故附加於粉粧科，及薰烟科等，內服用爲祛痰藥，及興奮回蘇之佐藥，一回量○，三一一，○主法無熱或僅有微熱之氣管卡他，無力喀痰之症，老人及虛弱者之肺炎，窒扶斯經過中所產生之肺炎及肺水腫等。

（4）雄黃　本品爲殺菌藥及强壯藥，其成分爲三硫化砒，As_2S_3 其作用亦與砒石相同，但內服較砒石刺激性爲少，外用之效，則勝於砒。

（5）硃砂　本品係汞鑛類之丹砂，爲殺菌藥之一種，而同時又爲鎭靜鎭痙藥。其成分含水銀八六%硫黃一四%

（6）玳瑁　本品屬龜鱉類之背甲，醫療作用，奏有解熱解毒，鎭靜鎭痙之效。

（7）琥珀　本品係松柏科植物樹脂之化石者，其主要成分爲樹脂揮發油，琥珀酸，斯克吉尼湼，及硫黃等，醫療作用，爲利尿通經，及鎭靜安神。

（8）金箔　本品爲金屬化學原質之一，奏有鎭靜安眠之效。

（9）銀箔　本品亦金屬原質之一，醫治效用，有鎭靜鎭痙，解熱解毒之功。

（10）犀角　本品爲中和細菌性毒素藥，（詳前犀角地黃湯方下。）其有效成分，爲硫化乳酸，除解毒之外，亦能振起心臟機能，奏有强心之效。

綜上藥理，則本方爲强而有力之强心劑，而同時又有解熱解毒殺菌……等效，凡各種熱性傳染病經過中之神經症及重篤症，心臟衰弱，脈搏細小，而呈虛脫狀態者，即為本方之適應症。

局方創此方，以治中風不語，氣絕中惡，蠱毒尸疰，難產血暈等症；以及傷寒溫熱疫癘瘴毒等病，其奏效之理由，並不歸功於强心，而謂之『解毒辟邪，清神宣竅。』蓋今古術語不同，故名稱亦殊耳。

自西醫學識傳入我國以來，國人乃漸習知强心一法，為危症救急之要圖，然在我國舊有方書中，是否亦備有强心法，則不但國人所不知，即在未研究近世學理的國醫們，亦大都未能明瞭，其實强心療法，為我國首先發明，早經古代先哲所賞用，並非近世西醫所創始也，本方創自宋代，即其嚆矢。

且本茲物之配製，一味不苟，精妙入微，較之西藥毛地黃，樟腦等單純强心劑，其效用尤為偉大，蓋本方除强心之外，尚有種種作用，茲再就藥理方面，將本方之醫治效用，分析如下：

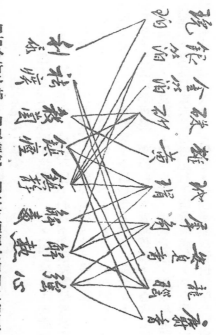

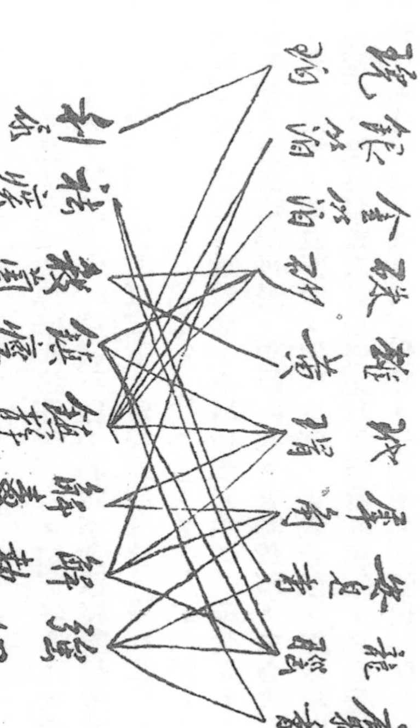

由右分析各點，加以推究，則本方適應於前列主治項下之各症，允為極合科學原理的治療劑，大凡各種熱性傳染病經過中最習見之危險症，厥惟心臟衰弱！心臟弱，則血液循環發生障礙，閉脫立至！本方能刺激心臟機能，以振起其摶動力，使不陷於麻痺之絕境，而同時又以解毒殺菌等作用，相輔而行，將血液中細菌毒素，中和消滅，毒去病解，此為必然之理，大腦神經，亦不至再受毒素之襲擊，而神識自亦得以清醒，故古人每以本方賞用於昏狂譫語等症，準是以視西藥單純的强心劑，其功效誠不可以同日而語，此即我中醫複方治療之獨擅處也。

中醫外科實驗談

徐東山先生講述
門人王象乾編著

（2）披針之手術（即斜口之小銅刀也）

癰疽既成　當以托膿，膿勢已成，當以針通，欲針之時，豈能躁率施行乎，須擇精細好磚，必將披針磨利，語云：工欲善其事，必先利其器，後驗患處膿之有無，化膿期之生熟，局部之淺深，穴之偏正上下，收口之疾徐，及瘰瘤筋骨腺管脈絡一切禁針等類，全在目力精巧，手術精明，經驗素重，再加揣度，若針之過生，則血多膿少，或全無膿，疼痛倍增，必傷元氣，針之過熟，則膿必脹向四旁，腐侵日大，收斂倍徐，針輕過淺，則瘡口必狹小，通膿不暢，內毒不淨，針重過深刺戟好肉，則血必多，又復傷元氣，尤加疼痛，針穴偏旁，不膿而反血，針穴向上，逆行而難出，針穴端正，如矢中鵠的，則膿毒自然順流而下，自無滯澀之弊，收斂最疾，金鑑鍼法歌云：「腫高且軟針四五，堅腫宜針六七分，腫平肉色全不變，此症當鍼寸許深」古書彰著，略舉一隅，示人模範，希望後賢切勿拘滯，古人云：盡信書則不如無書，惟在臨症斟酌，務須經驗宏富，閱歷廣充，巧在人爲，前云一切禁針等類，切莫沾唇，論披針之銅，不過羽毛之重，儼若千斤之石，而難舉矣。

(甲)如癧疽流注附骨疽等，初起漫腫焮紅，或皮色不變，或不腫肉色仍然，必先將膿穴按定，當針入若干分數，用指限定，後一行之，內膿自下，愈期乃速，如膿行不暢，內必粘膜淤塞腔口，必用銀針在腔內攪之，則自然暢下，切不可復針，復針則倍增疼痛，司命者急宜慎之。

(乙)如手掌與足掌及諸指部，發生疔騷，必先將老皮修去，常有農夫工作苦難，手足皸皺破裂，患症更難針放，必須細心修削，後將患部用針徐徐割開，庶幾病者少受苦楚，不傷好肉，最易生肌收斂。

(丙)如發背對口蜂窩疽等症，初起未老先白頭粟米疙瘩，中含六七孔，或十數孔，氣血壯者輕，孱弱者重，陽順而易治，陰逆而難治，初起寒熱往來，暈頭旁散，四圍平塌緊硬，難膿難腐難斂，此種證狀，且膿深附於骨而難出也，外視皮肉無傷，而其內有暈處皆腐，滋蔓不定，據諺云（有一歲突一分）氣血弱故也，吾師經驗以來，見此形狀，必先用披針當頭點破，輕輕割開大口，剷斷到根，俟病者知痛方止，恐傷好肉，使膿得暢行，疼痛自減，外摻提膿化腐，內服補托排膿消毒等法，見效甚多，查各處醫家，不知用刀針之理想，日日執守拔提，遂致翳陷突大，喪命者奚可勝計。

附案

陸左　三里澤　夏歷九月十六日方

蜂窩疽翳陷突大延已月餘身熱口喝疼痛呻吟飲食不納大便祕脈象數弱舌苔黃膩姑擬化斑解毒湯加減法仍防翳散之虞

川黃連三分　生石膏四錢　人中黃八分

元參二錢　炒朮子二錢　肥知母二錢

連喬二錢　綠升麻一錢

加金銀花一錢半

象乾按：陸老叟患蜂窩疽在肩貞穴，據病者言，初起小泡如豆大，寒熱交作，疼痛不已，胸滿不食單經數醫療治不效，日漸走散，無收束之策，遂即更就西醫，服凡拉蒙 Veramon疼痛稍止，外摻沃度仿謨 Toatormiun 連診數次仍然散蔓不定，以致沉重懵懂，今請徐老先生，一絕生死，乃舁至室中，見其瘡形可畏，類似洋盤，吾師斷曰，由心火熾甚，外寒束縛，氣血凝滯，週圍皆空，仍欲走散，加以年邁氣血雙虧，又延諸醫未曾用針施行手術割斷腐結，日致養虎成禍，如此症狀，其命尚可保乎，先因身熱口渴便祕納少。用化斑解毒湯，清熱解毒，四圍空處，用如意金黃散合飛麵調敷，使肌符合，外摻九一丹，化腐生肌，合服湯劑兩帖，次診熱清便通，神識大清，疼痛大減，後疏補中益氣湯間服，調理四候餘日，斂口而痊。

化斑解毒湯補中益氣湯如意金黃散九一丹，俱載金鑑。

（未完）

人類生死問題及疾病治療原則（續）

劉淑士

惟治氣之法，在藥方上，有發散，清降，滲利，調和，溫斂種種不同。試觀傷寒論一百十三方，除炙甘草湯，黃連阿膠湯，猪膚湯，禹餘糧丸外，皆治氣之方也。瘟疫邪入口鼻，先犯肺胃，葉派醫家，率用辛涼，解毒，除穢，清血之品，亦因邪氣得涼則凝，正氣得涼則化，秋冬肅殺，百物收藏，葉派治病，因此意耳。治氣之法，在導引術，則有按摩，推拿，運氣，易筋等法，卽鍼炙之術，目的亦在通氣。若夫拳術，劍術，八段錦，十二段錦等，則非用以治病者。金匱桂枝龍骨牡蠣湯，治男子失精，女子夢交，用桂枝湯調和營衛，用龍牡斂固腎陽，深得精傷治氣之法，嗚呼，非聖人孰能製之！然亦不外乎內經至眞要大論所云「調氣之方」。

三，氣傷治神。鼻塞，喉腫，支氣管炎，皆呼吸病，非氣傷也。卽如氣管抽搐發哮喘者，亦不得謂爲氣傷。又如水飲上氣，火逆上氣，微飲短氣三者，用藥去其水，清其火，蠲微飲，氣卽順矣，非氣受病也。氣實與神相屬，氣之衰旺關係乎七情，喜則氣散，怒則氣逆，悲則氣消，恐則氣下，驚則氣亂，勞（房勞）則氣耗，思則氣結。精氣併於心則喜，併於肺則悲，併於肝則驚，併於脾則思，併於腎則恐；膻爲怒，五精所併。人之藏府與腦系相聯，非僅有交感神經調飭藏府之功用，凡七情之發確與藏府形氣有關，如驚則尿出，笑則腹痛：悲泣涕，懼則面灰，愧則面紅………皆氣傷也。氣傷必治神。內經云：「怒傷肝，悲勝怒。喜傷心，恐勝喜。思傷脾，怒勝思。憂傷肺，喜勝憂。恐傷腎，思勝恐」。七情有細，治以七情，推此義也，可知喜則氣散心傷，宜斂其腎，此黑豆所調中下氣龜甲牡蠣所以治驚恚，且益氣也。而益智子，五味子胡盧巴，遠志，川椒，吳萸之類，皆補腎斂氣者。怒則氣逆肝傷，宜清其肺，此杏仁所以下結氣，薄荷所以去憤氣也。思則氣結脾傷，宜疏其肝，則香附，撫芎，青皮，三稜之類是。恐則下腎傷，宜和其脾，則木香，砂仁，蒼朮，藿香，元肉，肉蔻之類是。悲則氣消肺傷，宜强其心，則菖蒲，石英，附子，茯神之類是若夫驚則氣亂者，驚屬肝，照怒傷肝例，清肺可矣。勞則氣耗者，勞爲房勞，屬腎，照恐傷腎例，和脾可矣。失治神經之藥，有清平者，和緩者，疏達者，興奮者，溫斂者，各因五藏而用之。若興奮大過至於麻醉之劑，功效易得亦易失，且或至危險不可救，卽無危險，數數用之必無效果，又無他藥可善其後矣。

彼催眠術治病清，上心治病清運十二息治病法，皆以心意之力，用假想觀念，影響身體，運神以馭氣之術也。以神馭氣，比較用藥治神經以通氣者，功效更著。天君泰然，百體從令，不識不知，順帝之則，古人不我欺哉！

四，神傷治之以虛。藥療，電療，療光，療紅等，以物理學爲根據者；運氣，導引，推拿，按摩，鍼灸等，以生理學根據者！壯心，催眠，運息等，以心理學爲根據者；亂形傷，精傷，氣傷諸病，用各法治之，可以奏效。若神傷者，卽內經所云「主不明則十二官危」之病，以上各法皆不能治之。趙氏醫貫謂「人身別有一主，非心也，無形無物，故自古聖賢因心立論」。其說則是，而以命門當之則非，又以兩腎（腰子）各一寸五分之間爲命門則更非。命爲諸神精之所舍（諸訓衆，語出難經三十六節）非神明之府也。神明之府，厥惟大腦，日則神遊於目，夜則神還於腦，性交則下注於命門（精中有神，故日神精。近有主張人工種子者，用人工取良好精子，以藥養之，種於母體，試之騾馬而驗，欲用之於人，卽倖成功，生子必成白癡，無神氣故也。試觀狂癇酒客，尙能遺傳於所生，况純用人工乎）。神經者，神所施功之路道，佈滿於體之內外。神之功能，全體雖無不到，而與目及命門之關係最切。兩目照見一身之外部，外部苟有充血或貧血，或損傷，由目間接傳之於腦，故腦不起變化。

（未完）

謝氏咳唾錄

程文之

余在十年前，從家母舅謝利恆始習歧黃之學於滬上澄齋，同窗數十暇，卽締聆謝師講述一一，筆而錄之，久之成帙，顏曰謝氏咳唾錄，蓋在謝師隨口講述，譬之唾咳，同人乃不啻珍若珠玉焉，錄無定例，拉雜爲記，詳備有系統者不列此錄，程文之識。

痧痘症見之吉凶辨

痧爲肺胃所發，痘爲肝腎所發，故痧淺而輕，痘深而重也，痘之經過日期，三日發熱，三日見點，三日灌漿，三日漿足，三日落醫，共須經過三五十五日，此以症之順者言也，嗆咳甚劇者，爲吉，嗆咳不揚者爲凶，有腥氣者凶，有臭氣者吉，咳劇肺邪外達，故臭氣橫溢，肺經蘊鬱，不得洩，故作腥氣，觸鼻難聞也，以此辨吉凶，不爽毫厘，其治法痧則大抵俱從清疏，痘則溫托爲多，溫不應則以通俗之品，赤芍甲片防風之類也。

痘與痞形之鑑別法

痘分天痘水痘赤痘三種，試言天痘與水痘赤痘之辨，天痘之發，必覺心胸煩悶異，常痘出多，兩兩成對，水痘赤痘之發，可以無煩悶之象，痘出亦不拘成對，至於水痘與赤痘之命名的分別，大約觀其灌水多而赤色，少者爲水痘，觀其赤痘治法，用藥不過小異，至於天痘之與白痘何以辨之，曰辨之在根脚之間，視其有根脚者爲天疔，無根脚者爲白痦也，白痦手抑可知，天疔隱現於皮下者，可半分且疔形大而痦形小，尤屬顯然可分者，然疔症一門，總須隨師臨證，識見廣博，方易明確吉凶，然後動手立方，始免貽誤耳。

小兒出痧與溫邪發疹之病竈上的不同

痧卽疹，疹卽痧，本無甚分別，今於溫邪中所出者，名之曰疹，小兒初出痲疹，則名曰痧，可免含混，至於病竈上的不同，則痧屬胎裏蘊邪，其伏深由肺宣發，故必咳嗽，用藥以開疏肺氣爲主，疹則溫邪鬱於經絡不透，故借此爲出路，症見發熱煩悶，用藥宜常使皮膚有汗，二者所由之經路均不離肺與皮毛也。

西醫之所謂痧症

庚午之秋，滬埠時邪大盛，風痧流行，西醫不識，引爲奇症，大費研究，定其名曰痒症，然始終未得治療方法，遂告束手無策，其實中醫視之甚屬平常，用藥不外荆芩青蒿之類，蓋此症由時氣流行，風邪襲以經絡之間，但以發散清熱，奏効甚捷。雖有淺深之別，初步不外此，淺者邪輕在表，症見不過寒熱痧點，經表卽發，多至一週，而深者邪熱侵入血分，每症見鼻衄痧點，再表始見，有時並挾瘀紅，三周才差，大抵此症未發之前，多見口唇紅腫，是其先兆，此時施以疏解明日痧必出矣，發時四肢獨多，不必週身，其甚者且如風塊云。

月經病概論

如皋　郭園鄒壯學

緒論

月經亦名月信，女子一達青春時期便開始通行，按月一至，不愆其期，故古人擬之爲潮汐，夫月經調與不調，關係人之幸福，當其期也，倘不注意，則疾病隨之，古人有云，甯治十男子，不治　婦人，蓋有經帶胎產之異，極難療治，故曰不治，然而醫生責職所在，何能畏難忽視，壯學不揣剪陋，爰草是篇，聊盡蟻負，謬誤之處，尙希海內同文進而敎之。

月經之生理

經云女子二七天癸至，二七十四之意，女子當十四五歲之時，則起特有變化，如產生卵子，乳房舉起，骨盤發達，精神興奮……等，原其發育之由，卽天癸至之象徵也，十四五歲之前，因天癸未至，故女性特有狀態，均不起變化，迨至七七四十九歲五十歲之間，則天癸絕，一切特有狀態，均起退化作用，由此觀之，可證女性特有發育，悉由天癸所主宰，據近世學者之研究，稱女性特有青春發育狀態，由內分泌使然，是則天癸與內分泌原屬一體，所不同者名耳，又據近人研究，月經中含有多量之卵子與子宮上皮細胞，及卵巢黃體，子宮粘膜等數種成分，原粘膜被覆子宮血管之面，血管破裂而瀦而下，是爲月經，然而粘膜不剝落，則血管終不破，若非剝落，胡爲經中有其成分，其剝落也，又必有爲之刺激，說者多稱由卵子，考放卵時期，恆在經前十日上下，以時期上之關係言之，月經通行由卵子刺激，似乎有理而可信，蓋卵子者，卵巢產生物也，天癸不至，卽無卵子，無卵子，任脈卽未由通行，月經亦卽不能以時下，此卽內經天癸至任脈通……月經以時下之所由也，內經對於月事時下之生理，着重於天癸至，後之讀者祇着眼於任脈通，而不深究任脈如何得通，因此之故，遂不識天癸爲何物，而有解天癸爲月經，爲女精之謬說也，月經之生理既明再進言月經病之原因矣。

月經病之原因

本病原因，往說陳言，至爲繁夥，且多倒因爲果，無雜無當，茲就天癸任脈太衝脈而足致本病者述之。

1屬於天癸　天癸卽卵巢內分泌已在前章述過，分泌機能廢絕，與太過不及，均爲月經病惟一原因，精神與內分泌有密切關係，凡足以影響於精神者，皆有影響天癸之可能，而精神之影響者，莫盛鬱悶勞苦若，况處此人慾橫流，世事如麻社會中，感動精神之處，無時無之，故精神難以安靜，而天癸病亦日見增長不已，其影響所及，分泌太過，便爲月經蹟前，分泌不及，便爲月經落後，卵巢萎縮。機能廢絕，便爲月經閉止之最大原因。

2屬於任脈　任脈卽靜脈，女子發育成熟，則靜脈鬱血下行，是卽經文所謂任脈通也，既發育成熟，血鬱不行，是任脈當通不通，固爲病也，如寒客胞門，結爲石瘕是，若通而不暢，或通而太過，亦爲病也，六淫之邪入客經遂，發爲疼痛，經行困難，卽任脈通而不暢，經行之際，濫行房事，血管破傷，或精神興奮，血行亢進，血下如注而成崩，淋漓不絕而成漏，是皆通而太過。

3屬於太衝　經云……太衝脈盛……能明瞭盛之意義，則衝脈病因，從可知矣，原衝脈卽動脈，心藏原動力搏射而出之血液，流佈全體，以成循環，此其有藏盛之意義一也，按月經時下，不減其量，完全有賴衝脈之血旺盛以挹注之，此其有盛衰之意義二也。

（未完）

醫學討論

爲肝癌病敬答楊影莊先生

林學富

學富於中醫科學第十期，拜讀楊先生大著，先生根據新學，駁斥拙論，他山之石，可以攻玉，學富除萬分感謝楊先生外，惟更有一言，願與楊先生，一商榷之，查黃委員之病，既經國內西醫所解剖，未能治愈，隨後不得不請敎於德國醫學博士，不料他亦無法可想，說是死症，而楊先生學貫中西，博通今古，亦如德國醫士所云肝癌是死症，簡直無法可想，則患肝癌者，其該死矣，不但與劉先生無與即海內外醫士均問心無愧，而學富無才，更佩服楊先生能知生死，肯下斷語，至於前文立論之當否，不能不根據前人之事實，以爲評斷，辨斷正確與否，海內外不乏明達，當可與人共見也，茲學富尤須聲明者，揚先生之立場，究竟是西醫，抑是國醫，如立場側重西醫，則學富此次，似無答復之必要，良以國內西醫界人士，成見太深，入主出奴，各存戶門之見，互爲水火之爭，對於國醫理論，根本不值一談，間有談國醫者，亦多摭拾浮言，斷章取義，以爲攻擊他人資料，學富自愧無才，不敢領敎矣，若楊先生立場，站在國醫，則學富所學者爲國醫，彼此文字，均刊於中醫科學化之醫刊，同氣相求，正可平心靜氣，一再研究，方今所謂中醫科學者，其最重之點，似應以中醫論理爲根據，而以科學方法，加以整理，何者當去，何者當存，既不僞古，又不泥新，此之謂中醫科學化也，中國古代醫理，有直接合於科學者，如血液循環古今均言屬於心房者是，亦有暗合科學者，如近世內分泌之學說，世人嘗謂中醫藥物有效，與積數千年之經驗，而毫學無理，其實經驗必先根據學理，但無無學理之經驗，縱有之亦臨時之碰彩，與仿效前人之所爲，未有屢驗不爽，而無學理之事實，良以世間萬事，未有不先感之於心，然後驗之於事者也，昔孫總理嘗以發揚固有文化爲言，醫亦固有文化之一，以其中當有顛撲不破之理，所以總理倡之於前，中委繼之於後，若古代醫理盡錯，則吾人可如許行，盡棄其學而學，何必科學化，多此一舉，觀楊先生論肝癌症，似不承認古代有肝癌症，認爲是現代新發明的病，惜於古代所以無，現代所以有，未加說明，而立方面，不無成見在胸，所以剿襲，鄙論以爲駁斥之資，茲爲研究起見，逐條答復，請海內外明達指敎，(1)楊先生云「肝司神經，還是新發現呢」「義另有所本。」肝爲一大腺體，總司神經，此說在楊先生觀之，認爲穿鑿附會，模糊影響之談，殊不知腦爲神經之總樞，此在稍讀生理者，類能道之，而肝爲軍將之官，謀慮出焉，其理亦未嘗不暗合於科學，良以知識發生於腦，而神經爲腦所司，腦神經，譬如中央政府，發號司令，統其大成，而外間情事，感觸各有不同，藏府感應，對付亦各有異，五藏，如五院，五藏所喜怒悲思恐五志，由各藏傳之人中央腦部，腦部受之傳令於司事之部，司事之部起而應之，所以表現情志，狀態各有不同，西人言腦神經主智識，言其總機關也，中醫以肝主謀慮，重其藏氣之感應也，二者似不可偏廢，肝在志爲怒，人當怒時，覺一身之氣，向上冲激，是以古人有怒髮冲冠，有裂齒穿齦之怒，肝之氣喜條達，是以怒水應之，逆其性則病象現，若崇言腦司神經，肝與神經無關，何以人當怒後，左脅下常痛，此又何理，而服平肝，或舒肝，或涼肝，或養肝之藥，脅痛止而腦清，又是何理，人當大怒之後，其氣有冲破血管而吐血者，若謂此腦神經病，與肝無關，何以未吐血前，或既吐血後，脅下多痛，而腦有不痛者，又是何理，吐血者脈象弦長，或弦數刃指，弦肝脈也，良以肝有餘熱，影響血液亢進，血管膨脹，以致冲破，所以凡病氣火上冲之病，未有腦受病而肝不病者，內經云，肝氣盛則夢怒，又云，肝病者，令人善怒，難經云，肝脈外證，面紫而青善怒，此指肝氣影響神經也，內經云，肝脈弦，如按長竿末梢，此肝之平脈也，藏氣平和，神經甯靜之脈也，若超然如按長竿此種病脈也，卽有餘之脈象，此內經示人驗脈查藏氣影響神經之變化法也，若謂藏氣無感應之理，何以人當大受驚駭之後，常吐胆汁，良由驚則氣散，氣散則胆不能收攝，胆汁强厚奔迫於十二指腸，胆汁上溢，氣火上阻，胃受其擾，所以吐汁胆汁，若謂此病在腦，與胆無關，何以不吐甜汁，不吐胃酸，而獨吐胆汁，金匱眞言云，東方青色，入通所肝，其病發驚駭，豈非肝應於腦之明驗乎，昔喻嘉言氏，治癲狂重證，重用金石之品治愈之，喻氏之意，無非除肝火平胆熱，並不識粗經之理，而竟治愈之者以肝氣與腦神經相應，其理暗合科學故也。楊先生對於五志七情感應之理，不甚明瞭，可讀國醫老前輩楊如候所著靈素氣化新論第二章第十九節，或可覺悟一點。

（2）楊先生云：「肝硬變與肝癌，兩證截然不同。」學富閱多數報章雜誌所載，孫總理患肝癌病據多數病理解剖報告，皆謂總理肝藏變硬，由是觀之，則肝癌病，卽肝硬變，而黃委員之肝癌病，是肝臃起白泡，如肝臃起白泡，爲肝癌病，而肝變硬非肝癌病，則孫總理非肝癌病矣，究竟孫總理所患何病，請楊先生指敎。

（3）楊先生云：「血液循環全身，安得他藏不斷，而獨斷肝藏，血液既耗，又何以不發生貧血症。」人身有局部病，有全身病，傷寒病，溫熱病，全身病也，其勢急，肺結核，肝癌症，局部病也，其勢緩，全身病，可以影響局部，而局部卽顯病能，而治法重在局部兼顧全身，如傷寒某經某病，此中醫治傷寒强於西醫也，局部病，所以影響全身，而全身連帶受病，治法偏重在局部，若謂充血則皆充，貧血則皆貧，何以中風病之腦充血，血獨上充於腦，不充手足，又有某局部之充血症，如鬱血，關節炎，外科癰瘍，皆某一處充血，而頭不充血，貧血病，何以膈貧，而手足不貧，甚至同一人也，一部份充血，一部份貧血，上充下貧，上貧下充，所在多有，即以人身藏府氣化，有偏強偏弱之不同，而環境氣候似含起居職業性情，以及醫藥治療，均各有不同，因其所積之遠因，而湊以最近之近因，所以成病不同，某藏虧病菌可以直入，某藏實，病菌可以同化，甚至本虛標實，或裏急於表，各有變化不同，黃委員肝血虧，他藏之血未嘗不虧，惟比較言之耳，若黃委員病灶在肺，未嘗不病肺結核，因其性情，職業，藏氣，有肝癌之誘因，所以成爲肝癌，此一定不移之理也。楊先生素研究西醫學說，對病理學，循環系，充血，貧血，鬱血，是否當分全身局部立論，現代科學醫書具在，可再去檢閱一番。

（4）楊先生云：「古代解剖未興，理化不昌，不但錯認藏氣功用，即位置亦有夾纏之處，例如肝藏明明在於右面，內經則曰「肝生於左，」學富認爲肝生於左四字，正古代醫學論理之深邃處，學富不能隨便談談，強詞奪理，良以肝生於左，言其氣化應於左也，人稟天地之氣化以生，人在大自然之中，無論氣與質，皆稟受大自然之變化，日球爲恆星，不動之體也，地球爲行星，常動之體也，地球由西而東，日球由東而西，地球由西而東，所得之光線，其陽光實有借日球之光線，由東而西，此上升之氣也，東方在左，上升之氣皆出於左，肝氣主於上升，所以肝之氣應於左，而人司左邊運動神經，在身之右，有病氣火上冲者，右脅不痛，而左脅疼痛，此肝氣應於左也，有右面頭部患疔瘡，刺肝經經脈左邊之俞穴，可以治愈，又是何理，且人不能脫離大自然而獨立，以中國地居赤道之北，霜降之後氣壓愈低，冷空氣愈濃厚，人應天氣，周身毫毛束閉，陽氣潛藏於內，其氣下降者多，上升者少，迄乎冬至，一陽初生，赤道遂漸南移，日光射入地面，地球之公動體，行於北溫帶七十五度，日光下射，地氣受其蒸動，熱氣上升，則氣壓高，而空氣稀薄，人應天氣，其氣上升，則氣壓高，而空氣稀薄，人應天氣，其氣上升。所以立春以後，有患吐血者，或患神經病者，或多年痼疾，凡火氣易於上升之病，常覺左脅痛，此非肝氣應於左之明驗乎，牛頓之宇宙觀，注重時間，忽略空間，得愛因斯坦之相對論以證明，則地球在時間行動，而日球在空間，因地球之動，亦有相當之距離也，人若是稟氣於大自然，則肝氣應左之理，即非嚮壁虛構，如另有道理，亦請楊先生指教，惟持論貴乎正確平允方足服人耳。

（5）楊先生云：「既經知道，脅下的硬腫是肝癌，爲什麼又附會到血管和神經。」學富言血液化燥，血管和神經，從受虛火刺而膨脹，乃指黃委員之從病而言也，肝癌爲主，從病爲副，如口唇乾燥，舌色宣絳，人不甯靜，乃黃委員之附病也，在國醫理論，認爲陰虛陽亢虛火上炎，在西醫方面，無非言其神經虛性奮興，何以如此不知也，既然有此熱度何以黃委員舌苔不濁膩，而口反不渴，此又何理，此不得不請楊先生指教，若在中醫立場以此爲厚濕不藏，（此乃鄙人杜撰名詞理論再詳）腸胃中之津液受虛火掠奪，不能生苔於舌本，如天氣晴久，地無濕潤之理同，因其非陽明經之實熱，故口不渴，此與核結末期，兩顴發赤，脈博弦數，口反不渴之理同，徒用甘寒清熱無益，西醫對於此種虛熱，用食物療法，卽亦是中醫精不足者補之以味，其理相同，鄙人壯水柔肝，無非養其肝陰，俾其肝陰恢復後，抵抗力加增，自有抗病之機能佐以去病癌之藥品，雖不能必其有效，但見證治證，不能不從標本虛實上着想。

（6）楊先生云：「急性腦充血，用當歸龍薈丸，龍胆瀉肝湯，古人認爲直折肝腸，現在是誘導療法。」誘導法，卽是降低血壓，然則大黃，芒硝，枳實，桃仁，紅花，均能降低血壓，何以古人治腦充血，不用大黃芒硝等，而必用龍胆草蘆薈當歸，古人不識神經爲何物，何以如此巧合，此不得不請楊先生指敎。誘導是導其血液下降，因體上血液上升過強，腦中血壓過高發生腦病，這腦病是被動的，非主動的，當去除被動之所以然動，其病漸愈，其升也降也，血自能爲之耶，必血中熱度消長使之然也，中醫欲明血液所以然升降，不得不歸到氣化上，以血爲有形，氣爲無形，無形主升，有形主降，厥陰之脈與督脈會於巔頂，入絡於腦，泄肝卽是泄厥陰，當擇極苦極寒之藥治之，與硝黃等寒藥不同，此爲中醫用藥分別六經爲標準，與西醫對證療法不同，「泄法」意義，卽是「誘導」不過西醫重在血分言，中醫重在氣分言，吾人治中醫不必斷斷咬著西醫名詞以爲新穎。

（7）楊先生云：「新小鼠焙灰，可以治愈食道癌，卽可以試治肝癌症。」查噎隔症，有由於瘀血痰濁，阻於管腔，賁門阻塞腫脹而成者，有由年老中虛，胃陰枯竭胃之上口縮小而成者，鼠爲走竄之品，鄙人雖不明其成份如何，此物無非攻瘀去積，若是中虛胃枯之噎隔，恐專用此品，難必其有效，則治肝癌更不可識矣，楊先生既有此『癌症之救命王』何以黃委員在世之日，不早獻當道，挽回奇症，旣可揚名四海，又可得中央癌症之獎金，全世界亦當奉爲癌症大發明家，當斯時也，鄙人誠惶誠恐當負笈千里奉楊先生爲師，（收不收另是問題）而楊先生對於小鼠治癌，又無確實醫治效驗，徒於懸想之中，責鄙人壯水柔肝方法不當，此眞所謂責人則明者是也。

（8）據楊先生之意，肝癌症應從痞癥癖積的方法着想，然則劉同道所治黃委員，正是楊先生的對症療法，何以又不効呢！

（9）新小鼠既未經楊先生之化驗，又未經衞生署之化驗，『古色古香』之老鼠，楊先生何以知其無毒，且又何以知其無毒，不致有害呢，『醫貴有根據』：又何在呢，楊先生『醫學不能隨便談談呵』，總而言之學富有名無實，少讀古今醫書，惟知古代有乳癌，不見肝癌名詞，而古代有言肝積者，爲肥氣，此談見於靈樞難經，或卽是今世之肝癌，惟不敢臆斷耳，而藏氣乃氣血流通之處，何得有積呢，良以該病起因，其來也漸，經年累月，病始顯著，初起體氣盛，抵抗力強，尚不知覺，迄中年體衰，抵抗力弱，老廢物難以排洩，而身體原氣，逐漸磨減，既不能充分以排洩老廢物，少火化爲壯火，反與所積之病同化，乘藏氣之虛而盤踞之，煎灼精粹，化爲痰瘀，久之正氣虛病邪日盛，病始顯著，此積所由來也，人身臟氣，各有不同，其虛於此者，未必不實於彼，所以虛證反有實象，而治法似不能不側重其虛，而兼顧於實，肝癌病理，似不能出此範圍，至於立論之當否，是有同道之定評，學富中國人也，習中國醫，根本以中醫學說為立體，以科學能釋中醫之深文奧義，以科學證明方藥治療，如陸淵雷先生之治中醫「以科學釋舊說之術語，以科學證中藥之療法」為王勞逸先生折服，此皆以中醫為立體也，若以西醫為科學，中醫不科學，西醫曰是，中醫亦曰是，西醫曰非，中醫亦曰非，直奴隸性耳，有何發揚固有道德文明之可言，即如本刊第十期病理學研究欄，銘澤君的推翻細菌學說，楊先生對此又作何觀念，此等學說，果能證明，則形影相隨，引中醫于康莊大道矣，不然捕風捉影，人云亦云，自掘牆腳，自毀莊嚴，竊為同道悲？

鉤吻之研究及其中毒救急法（續）

紹興 張若霞

（一）吐劑（毒物排除法之一）

（一）硫酸銅　一、〇　水　五〇，〇

右調和。先服其半量。如不吐。則過五分時。最服其半量。如再不吐。則以雞翎探吐。（按一，〇。爲瓦量。等於市稱三分一釐零〇）

（2）吐根末　一，〇

右爲一包。與三包。服一包或二包。以吐爲止。

（二）解毒方

（一）鞣酸　二，〇雞蛋白　一〇〇，〇　水一〇〇，〇

右調和振盪。每二時服一茶匙。

（三）對症療法（空脫用左處方）

（一）樟腦　〇，五——一，〇　亞拉毗亞護膜　五，〇　白糖　一〇，〇餾水一五，〇

右爲乳劑，每二時服一食匙。

（2）二%樟腦水溶液

右以一西西。先行靜脈注射。次行皮下注射。如作時迅速消失時。可反覆應用。

（三）救急方

（一）中鉤吻毒　用薺苨根（甜桔梗又名杏葉沙參）二兩，以水四盌。煎至二盌。分二次溫服。

（2）於淨土地上。（以黃土爲宜）掘深三尺。用新汲水浸入攪濁。少時澄清。去上浮沫。取半清半濁在飲之。其毒可解。舊傳有淨洗腹中毒。全憑地上漿之句。

（3）以金計水飲之可解。

（4）生菉豆二兩。搗碎。入新汲水調。取計飲之。

（5）解斷腸草毒　蕹菜搗計灌之。其効各神。如以羅菜汁。灑斷腸草上。草卽枯萎。

（6）在胃者可治。入腸者難治，以雞蛋三個。將服毒人扶正。撬開牙關。剝開蛋殼。成個灌下。

（7）斷腸草。有尖圓兩種。如服尖葉者。不過一二日死。急用活羊血。灌一二盌。卽清。最爲神妙。或服羊油一二兩。此草惟羊食之肥。故用羊油羊血可解。

（8）韭菜計灌之有效。

（9）以抱過雞蛋兩三個。破開。和清油灌入。或未抱過雞蛋亦可。

（10）解胡蔓草毒。以雞蛋一個。與麻油和灌之。吐出可

救。

(12)中野葛毒　葛洪肘後方云。口不開者。取大竹筒節。以頭柱其兩脅及臍中。灌冷水入筒中。數易水。須臾以開。乃可下藥解之。惟多飲甘草汁。金汁水。白鴨或白鵝。斷頭瀝血入口中。或羊血灌之。

(13)嶺南衞生方云。卽時取雞卵抱未爲雛者。研爛。和麻油灌之。吐出毒物乃止。稍遲卽死也。

(14)殺鴨取自然血。對口急急灌入卽活。屢試各神。不可遲灌。遲卽血冷。恐難見功。

(15)解黃藤毒　黑豆一升。濃汁。候冷透。飲之卽解。

附誌

愼防草藥菜蔬夾入毒草。洗冤錄載。英州僧某。往州南三十里掃塔。有客舟自番禺至。舟中士人攜一僕。僕病脚弱不得行。舟師憫之曰。吾有一藥。治此病如神。旣賽廟畢。飮乍頗醉。乃入山求藥。漬酒投病者。其藥入口。腸胃卽痛如刀割。遲明則死。士人咎舟師。舟師恚。卽取所餘藥自漬酒服之。不踰時亦死。蓋山多斷腸草。人食之輒死。而舟師所取藥。爲根蔓所纏結醉不暇擇。誤投酒中。是以及於禍。則知草藥不可妄服也。又不獨草藥爲然。卽園圃菜蔬。亦當擇蠹而食。不誤有誤。

中國藥用植物培植法（續）

岑鶴齡先生來稿
徐愷
倪維德　編著

黃連

科屬　爲毛茛科之黃連屬

形態　莖高三四寸葉色深綠開奇性之小白花萼片五至六片極整齊，花瓣約十二片，形如披針，雄蕊三十餘，花粉球形而黃色，六七月間則花落實結，內藏種子甚多。

產地　有四川湖北陝西雲南四省而以四川巫山縣出者爲最良，故俗稱川連。

氣候　以溫和平而稍帶寒冷者最宜，其遇寒遇熱者，均不適其生長。

土壤　在重粘土石灰土中，此物最不適宜，其佳者爲砂質土，而帶有濕潤，至腐植物質土則次之。

整畦　耕起砂質地之土塊，使之細碎而後作畦，畦幅三五寸，如不作，畦則直常排水量，否則積水停滯，而礙生長，至下種栽，栽培者宜先下種子於冷床，至苗長然後，作畦以種植之，每株距離八寸或一尺。

種植　有分分根與種子種植二種，種子則如上整畦所言，至分根種法，先將砂土鬆鬆，作畦後，每株距離一尺，深約八寸，隨種隨封之，俟其長成。

施肥　黃連所需肥料，最要爲油粕及堆肥，一畝約需油粕五十片，餘堆肥二百斤左右，先將二種混和腐後施之：第一在下種後，第二在假植後，第三在移植後。

除草　與普通同，無特別例外，參看其他便知。

除害　此物無特有之害虫，施以滅虫藥粉，則萬全矣。

採取　五六年後，於秋季八九月間內採收之，其法先掘土出根，用刀刈下，去其細根，切勿洗之。

鑑別　黃連有六種，最佳者爲菊葉黃連，（其葉如菊葉者是）其質堅實而深黃者爲上品，其質輕虛或帶黑色者最劣，不堪藥用。

貯藏　以日光晒後使乾燥至極藏於木箱置諸干燥地方聽用

計算　多者可獲百餘斤，少則七八十斤視其技術之良否而定之

中国近现代中医药期刊续编·第一辑

非常時期的醫學研究

非常時期的防毒學（續）

章鶴年

乙，防毒室之設備

1. 防毒室須擇開曠而空氣流通之處，務須避去森林及谷底，以毒氣重於空氣之故。
2. 防毒室以在高處爲佳，如無相宜之樓房，則平房亦可。
3. 防毒室之建築，須以水泥或堅密之磚壁造成，全室有僅少縫隙。
4. 防毒室須有兩間通連，一爲內間，一爲外間，外間有門窗及氣眼，內間除一門外，毫無縫隙。
5. 外間之通氣眼旁，置一通風機。以令室內空氣流出（卽扇葉對向室外）而外間空氣不易流入。
6. 外間之門幕及窗簾，係用厚重之棉絮製成，夾以扳條，並須預浸消毒藥液。
7. 內外間之通道，須有兩層門幕，距離至少須有三公尺，以便掀開外幕時，內幕尚可防蔽。
8. 外間地面上洒以消毒藥劑，雖稍進入少許之毒氣，亦無大礙，而內間則絲毫不令進入。
9. 倘在室內置空氣清淨器一具，亦有避毒之效。此項空氣清淨器所用之藥液，如安莫尼亞石灰等，若加以四十磅之曹達石灰，足能耐十六小時，蓋此項清用淨器一方利用爾亞加里性藥液，以吸收空氣中之炭酸汗臭並毒氣。一面且能使空氣中含相當之水分，能將空氣中之毒氣除去百分之九十五也。

10 防毒室之裝置

（A）過濾器之裝置，其作用係將室外之毒空氣導入過濾器，消毒後供給於防毒室內。

（註明）室內上部，如窗戶之上，須開長方形之氣孔，另再用較氣孔大之厚紙板從外面將氣孔蓋住。厚紙板之上部因定於牆壁下部，可以移動。室內濁空氣自然上昇排出，而外面毒氣却難進入室內。

丙、火災之避難

一二八淞滬之役，日機投彈閘北，能使閘北變成一片焦土者，實由日人使用散布燒夷彈，以燒夷彈之原料，多爲鐵來爾特，發火時能達三千度之熱度，故一切建築物，如遇之莫不化爲烏有。鋼鐵雖堅，有一千四百度之高熱遇之卽能溶化，吾人年青以身體活潑，行動敏速，雖云難遭其燃燒。然以其烟及熱度之高強，年老及幼童實有預先設計避免之必要。茲擧數例如下：

a. 宜避於公園或曠地。　b. 宜避於高地。　c. 宜避屋上風之處，且可避免火烟之燻灼。d.避於地洞及地下鐵道中。e.地下室等。

附救護學

空襲時軍民所受之傷害，有由槍彈射傷，砲彈轟傷，炸彈炸傷，房屋倒塌壓傷，起火燒傷，以及氣毒傷者數種之分。然就其受傷狀態而言，十之八九爲皮破血流，十之二三爲中毒，故救護之工作，並非全委之於醫生負担，吾人實亦負有相當之責任焉。

第一項　救護之手段

1.消毒——消毒意義約分兩種，一爲普通受傷之消毒。一爲中毒之消毒。前者爲微菌，後者爲毒氣，無論微菌毒氣其有害於人之身體則一，故吾人當健康時，皮膚整潔，蓋滿全身，微菌無法侵入體內，一旦受傷之後，皮破血流，微菌乘機侵入體內。發作毒性，小則傷口生膿，重則生病致死。如爲毒氣，則中毒而死。故救護上最要事項，當爲消毒。普通消毒者，乃一面對於傷口之上，已沾染之微菌，設法消毒，一面對於包裹傷口用之物件，以及一切要與傷口接觸之物（例如紗布、棉花、鉗子等），先行微菌消毒，然後方與傷口接觸，以免傳染。

2.止血——皮破血流受傷之人，有血流不止，立刻死亡者，故對於受傷之人，如果出血甚多，必須立刻設法止住，以免喪失性命。

3.送往救護機關——以上兩項，不過救急之手段，至於根本之辦法，須送往救護機關，求醫師之治療，方可避免危險。

第二項　救急之用品

救急用品，極爲簡單，人人應自備一份：

(1)紗布——紗布爲一種棉紗織成之布，布質極爲稀鬆，各處西藥房出售，可以剪成方塊，用數層貼在傷口，外面再裹以綳帶，以資保護，西藥房之紗布，大都未經消毒手續，在買來之後，必須自己消毒，消毒方法，最簡便者，乃在剪成方塊之紗布，每一二十塊一包，用粗布包成小包，包口用線縫緊，放在蒸飯籠內蒸一少時，再取出放在火爐之上烤乾。用時再把粗布包打開，將紗布取出。因微菌最怕熱氣，故放在蒸籠中蒸一小時，則紗布上面所有微菌完全蒸死，而恐紗布由蒸籠裏取出之後，誠恐反沾染新微菌，故再使用粗布包上以免新菌沾染。

(2)綳帶及三角巾——紗布祇能貼在傷口之上，外面須另有布帶或布片包裹，方能穩妥不掉，故此種包裹所用之布帶，稱爲綳帶，包裹所用之布片，稱爲三角巾。綳帶乃用新粗布撕成二寸寬三四尺長之長條，可以捲成一捲，隨時備用，用時，如嫌綳帶太長，可以隨意撕斷或剪斷，平時宜多備幾捲，以防不敷。

三角巾乃爲一塊三角形之粗布，使用極爲簡便，在戰場上包裹頭部及四肢之傷口，極爲有用，可不必消毒。有時遭遇急變，手邊既無綳帶，又無三角巾時，可將衣服撕成長條，或三角形或用大手巾摺成三角形，以資應用。

(3)橡皮膏——粘性很强，各處西藥房皆有發賣，其用處與綳帶及三角巾同，將貼住傷口之紗布，加以同定為佳，用綳帶或三角巾包裹傷口，不使及不甚適用時，（例如頭部受傷，使用綳帶就不十分方便。腹部被炸彈炸傷，傷口如果很多，三角巾決不適用，若用綳帶，就用三四捲都不夠用）以用橡皮膏為最方便，橡皮膏初買時，大多為一大張，可將其撕成三四分寬一二尺長之長條，捲在小竹片或筷子上以備應用，用時如嫌太長，可以隨時撕斷或剪斷。此種橡皮膏，以不與傷口接觸，故亦無須消毒。

（4）碘酒，為一種深棕色之溶液，係將碘溶於酒精中而成。照中華藥典上之規定，碘酊共有兩種：一種為百分之十，其分量太強，不宜常用。一種為百分之二·五，稱為稀碘酒，為救急時常用品，其消毒力量極強，無論何種傷口，雖經直接沾染微菌，使用紗布蘸碘酒塗為傷口之上，數分鐘後，即可以將微菌殺死。各處西藥房皆有出售。普通用一百公撮或二百公撮足矣。

上列數種，在戰爭時每人預備一二包紗布，三四捲綳帶，一塊三角巾，四五捲橡皮膏，一小瓶碘酒，以一小口袋裝入，攜帶身邊，以備不虞。

第三項　創傷救急法

凡屬皮肉受傷，稱為「創傷」。在空襲時，以創傷原因甚多，故創傷形狀亦異。槍彈射傷之傷口，多半為一小孔，砲彈或炸彈炸傷之傷口則甚大。有時甚且將一臂或一腿整部炸去。茲將救急方法，分為四項如下。

（1）救急者本身及環境——在救急時，救急者必須特別鎮靜，時時刻刻，將消毒同止血兩件重要事項，記掛心中，對於皮破血流傷口，不可用手指衣服，以及一切未消毒之物件，與之接觸，污穢之物，如泥土等，尤其不可與傷口接近。

（2）止血——凡屬受傷之人，立時喪命者，多由於流血太急，未設法止住血流，故對於受傷之人，先要注意流血緩急，如流血緩，則先注意消毒，如血流甚急，則先止住血流。（止血方法見次項）

（3）傷口消毒——如血流緩時，其消毒方法，先用消毒紗布，蘸碘酒，滿塗於傷口周圍，以防破傷風桿菌及氣桿菌之侵入，因其能使人致強直病及傷部浮腫潰爛，甚至使人致死也。如能從容從事時，在止血之後，可先檢查傷口上有無灰塵泥土，以及其他異物之存在。倘若有之，可以用微溫之開水，在傷口中冲洗數次，將泥土等冲去。因微生物最畏火與熱，凡煮開之水，水中之微生物已死，故在傷口上冲洗之後，再用稀碘消毒，實無多大之危險也。

（4）包裹傷口——傷口消毒之後，即將粗布包打開，取出數層消毒紗布，蓋在傷口之上，外再用綳帶或三角巾裹好，或用橡皮膏貼上。裹綳帶之方法，與裹腿帶相同，不可過鬆，以免紗布脫落（包紮用之紗布棉花和綳帶愈乾愈好）。用手指在布包中取紗布時，只可夾在紗布一處邊緣，此邊緣決不可與傷口接觸，以免手指上微物沾在紗布上傳入傷口，此為救急者必須注意之事項。

第四項　止血法

中国近现代中医药期刊续编·第一辑

流血情形——普通小傷口，流血甚緩，可以不必去止住，以其自己能止，若流血急時，則必設法止住，如傷口之流血湧而出，或成一直線射出，此爲大血管流血之症狀，甚爲危險，故必立時設法止住。

止血原理——主要在斷絕血之來源，以血從心出，由血管運往全身，血管正與橡皮管子一樣，中空而質軟，若用力壓扁，即閉塞不通，血不能由其中流過。若將心與創傷部分交通斷絕，即將連接心與創傷部分之血管壓扁，故血能止住。

上肢止血法——如上肢出血，即將受傷者之手向上舉起，用綳帶或三角巾，使極大氣力，緊紮受傷者上臂靠肩部處，愈緊愈妙，自然血能止住，綳帶必須三四根合在一處，方有力量，不致斷脫，如無綳帶時，衣袖亦可採用，如綳帶不易紮緊時，可用一根小圓棍，或摺扇類之物件，將綳帶絞緊。紮緊上臂，紮緊程度，以緊到手腕之上不能摸着脈跳，方可證明上臂血管已經壓扁，而流血方可停止。故紮緊之後，不可再鬆。須到醫院或醫師處，讓醫師來處置，並且在兩小時內，必須往醫院或醫師處治療，否則肢體流血不暢，過時太久，必將發生種種疾病，施行止血時，手指及其他物件，千萬不可與傷口接觸，若必須接觸時，可用幾層消毒紗布將傷口蓋好，再去接觸。

下肢止血法——如下肢出血，即使受傷者睡在地上，將其足向上舉起。用綳帶或三角巾紮緊大腿上部，愈緊愈妙，血會自然止住，如在大動脈破裂失血過多時，用手指直接壓住出血之點，然後再圖硼紮和消毒之手術，無論何人在脚背之上，亦可摸得脈跳。故當紮緊時，必須緊得脚背上之脈跳不能摸着。方能認爲血管已經壓扁，流血方可止住，兩小時以後，須送往醫院治療。

第五項　骨折救急法

骨節種類——骨斷稱爲骨折。骨折有二種：一爲單純骨折，即骨斷而皮肉并未受傷破裂；一爲穿骨折，即骨斷，皮肉且受傷破裂，成爲創傷。

骨折症狀

1.骨斷地方甚痛。2.骨斷地方，動作能力完全消失，例如左邊小腿骨折，小腿即不能行路。3.骨斷地方，形狀必有變更，例如左邊小腿骨折，小腿形狀必稍彎或曲屈，或縮短與右邊健康小腿一比，即可明白。4.骨斷地方，常常腫起。

骨斷救急法——四肢骨頭最易斷，故講骨折救急法，最要緊者即爲四肢之骨折，茲列之如下：

1.穿破骨折：除骨斷以外，皮內必破，對此種傷口處，與普通一般創傷之處置相同。

2.皮破骨折：如骨頭伸出在傷口之外，切不可自行移動，須到醫院由醫師處置，因伸出傷口外之頭骨，難免沾染微生物，故在救急時，傷口外之骨切不可推入傷口裏，以微生物入傷口裏，則醞釀作膿，對於治療上發生極大之困難。

3.單純骨折：無創傷時，即用一塊木板放於肢體下，用數條綳帶或三角巾，將肢體緊緊綑在木板上，如無木板時，即用手杖、門栅、刀鞘、槍柄、傘柄等，如無此等物品，用木板夾着穿肢貼身綳起，腿骨折斷，則以兩腿平行綳在一起。若是傷破骨折，將創傷止血消毒包裹之後，立時綳在木板之上，再行運往醫院或醫師處治療。在綳紮折骨時，最要注意者爲扶托折骨方法，倘若扶托不得其法，不但極使患者劇痛難受，且使內部神經和血管有被折骨軋傷糜爛之危險，玆將扶托之方法，分述之如下：

一、臂骨折斷扶托法：右手緊握傷部之上端切勿移動，左手緊握傷部下端，順着臂部原來形狀，拉作勁直，使其固定不能移動。如有提舉臂必要時，應將雙手緊握，緩緩同舉。務令保持一定部位，勿稍移動，然後由另一人施行綳紮。

二、腿骨折斷扶托法：一人面向傷者足部而立，用雙手緊握傷部上端勿動，另一人面向傷者頭部而立，以雙手緊握傷部下端，順着腿之原來形狀，拉作勁直，使其固定不動。如有提舉此腿必要時，應當二人同時緩緩舉起，務令保持一定部位不使移動，然後由第三人施行綳紮。另尚有一要注意事項，卽綳紮折骨和綳紮止血情形不同，止血綳紮，要綳紮得緊，直至傷部下端動脈，（在臂部之傷，指手腕上動脈。在腿部之傷，指脚背上動脈）不再現脈搏爲止。骨折綳紮，是要綳紮得堅實，而務使傷部下端動脈，仍有脈搏爲止。否則，全肢有轉成攣縮，或麻痺，或竟成屙症之危險。凡折骨，其肢體形狀必定稍有變更，或者稍彎，或者屈曲，或者縮短，對於肢體變形，在救急時，切勿移動，或拉直，總之此樣變形，無論如何彎曲，如何縮短，祇須將其綳於木板之上，因骨斷地方，附近有許多血管及神經，若將肢體移動或拉直，則斷骨尖端，難免不將附近血管及神經戳斷，致發生重大之危險。故對於此種變形，切不可移動，惟有使用木板綳好，運往醫院由醫師處理。

第六項　火傷救急法

火焰燒傷與沸水沸油燙傷，皆稱燙傷，燙傷皮膚，輕則發紅起皰，重則發黑變焦。

撲滅火焰方法——如火焰正在燒入時，火焰若不大，可用衣服撲燃燒地方，火焰自會消滅。如本人衣服已經著火，最好自己跑往泥地上，在地上轉滾，火焰也可消滅。

對於燙傷之注意——對於燙傷之皮膚，最要注意者，凡屬手指，衣服，以及無論何種物件，皆不可與燙傷地方接觸，以免微生物乘機侵入。

不破皮燙傷之救急法——如爲未破皮之燙傷，可立時用數層消毒之紗布，蓋在其上，外再用綳帶或三角巾輕鬆纏好，以免紗布脫落。但纏時，千萬注意，不宜過緊，祇要紗布不脫落，以免燙傷皮膚再受緊壓。

破皮燙傷救急法——如爲破皮之燙傷，可用數層消毒之紗布，醮微溫茶汁，蓋在傷口之上，茶汁以愈濃爲愈妙，外面再用綳帶或三角巾輕鬆纏好，以免紗布脫落，原來治療破皮之燙傷，最有效之藥爲鞣酸，茶葉中含有鞣酸甚多，茶汁且用熱水沖開，不致含有微生物，故醮茶汁敷在傷口上，爲燙傷救急最好之辦法。茶葉以愈劣愈妙，茶汁以愈濃愈妙，蓋其中含鞣酸最多之故也。另在內地有古傳之方法：(一)用一份麻油一份石灰水調勻浸透紗布敷傷處：(二)用熟狗油塗抹傷處。既不費錢，又可救急。（未完）

大衆醫學

服藥指導

耿鑑庭

徐洄溪先生有言曰。『病之愈不愈。不但方必中病。方雖中病。而服之不得其法。則非持無功。而反有害。此不可不知也』。先哲之言如此。服藥之法。實甚重要。觀夫西藥容器之外，液體者，必書曰，每日幾次，每次幾格，固體者，必書曰，每日幾包，每隔幾少時服一包。液體之苦口者。必加以調味藥，固體之苦口者。必加以膠管糖衣。及觀吾國藥則不然。業醫者。拾診脈處方之外。對藥之服法。例皆不甚詳述。而藥舖之配藥者。更無此等知識。但知營業而已。病家配藥後。匆忙煎煮。其煎煮之法，更不加考究。病者則嫌其苦口。有服未及半，而棄之，奏效自不能確實。若常此以往國醫藥焉能不遭淘汰耶。故服藥之適宜切當與藥效頗有關係雖各家紀載甚多。未能運用故耳。茲錄出若干則。以備參考。

服藥之時間

李東垣曰。病在心上者，先食而後藥，病在心下者，先藥而後食，病在四肢者，宜飢食而在日，病在骨髓者，宜飽食而在夜。

丹波元堅云，食前服者，須當緩行幾步，體若困憊，扶坐良久，令人摩揉胸腹，食後服者，不可遽然行走，身雖變鑠，亦宜伏枕片時，屏息假寐，又於漏下五鼓服藥。宿食消融，腸胃空虛，藥易運行，尤爲有益。

葛仙翁曰，按中黃子服食節度曰，服治病之藥，以食前服之，服養生之藥，以食後服之，吾以語鄭君，何以如此也，鄭君言易知耳，欲以藥攻病，既宜及未食，內虛，令毒勢易行，若以食後服之，則藥攻穀而力盡矣，若以養生，則食前服藥，力未行而穀驅之以下，不得除作益也。

養生必用方云，世人服藥，多日間服之，往往夜間不服，致藥力不相接續。藥不勝病，而各自夜永，尤非所宜，凡調理病人，當於夜間服藥，亦是令勢力相及之意也。

徐靈胎曰，通利之藥，欲其化積滯，而達之於下也，必空腹頓服，使藥性鼓動，推其垢濁，從大便解，若與飲食雜投，則新舊混雜而藥氣與食物相亂，則氣性不專，而食積愈頑矣。

服藥之緩急

張潔古曰，病在上，煎藥宜武宜清，服宜緩，病在下，煎藥宜文宜濃，服宜急。

醫藥入門云，病入嘔吐難納藥者，須徐徐一匙而下，不可太急。

千金方云。湯必須澄清，若濁，令人心悶不解，中間相去如步行十里久，再服，若太促數，前湯未消，後湯來衝，必當吐逆，仍問病者，腹中藥消散，乃可進服。

服藥之多少

李東垣曰，服藥活法，在上不厭頻而少，在下不厭頓而多，少服則滋榮於上，多服則峻補於下。

周禹載曰，傷寒，傷暑，溫涼，諸症，皆邪氣欺正氣也，用藥如對敵，藥入則邪漸退，藥力盡則邪復熾，必一服周時，洋細診脈，藥對則日夜連進三五服，以邪退病安爲主，此法惟張長沙傷寒論，孫思邈千金方中載之，孫云，夏曰五夜三服，冬曰三夜五服，必期病退而止，如禦敵者，愈驅逐，愈精銳，蕩平而後班師。

聖濟總錄云。凡服藥多少要與病人氣血相宜，蓋人之稟受，本有强弱，又貴賤苦樂，所養不同，豈可一概論之，況病有新久之異，尤以臨時以意裁之，故古方云，諸富貴人驟病，或少壯膚腠緻密，與受病日淺者，病勢雖輕，用藥宜多，諸久病之人，氣形羸弱，或湊理開疏者，用藥宜少。

陶隱居曰，凡云分再服，三服者，要令勢力相及，并視人之强羸，病之輕重，以爲進退增減之，不必悉依方說也。

丹波元堅曰，大抵仲聖之方，大劑分服，小劑頓服，强人多服，羸者減用，而更有病勢如劇，連進數劑，不論其人者，有藥與病阻，似與病重，則從容施劑，以覘其安者。

楊仁齋曰。治寒以溫，治熱以涼，但中病卽止，矯枉則過正也，蓋涼藥頻施，必至嘔吐，沉冷藥頻施，必至煩躁鬧熱，所貴酌量權度，無一毫過用焉，是爲活法。

醫家粹言曰，凡云分再服三服者，要視人之强弱，病之輕重，爲之進退增減，不必拘於方說。

藥之溫度

湯液本草云，凡服藥，寒藥熱飲，熱藥寒飲，中和之劑，溫而飲之，又云，凡湯溫熱易下，冷則嘔湧。

醫家粹言云，清熱藥宜涼服，如三黃湯之類，消暑藥，宜冷服，如香薷飲之類，散寒藥宜熱服，如麻黃湯之類，溫中藥宜熱而熱，補中藥皆然，利下藥宜生而溫，如承氣湯之類。

孫思邈曰，凡服藥，欲得稍熱服之，卽易消下不吐，若冷則吐嘔不下，若太熱，則破人咽喉。

徐靈胎曰。發散之劑，欲驅風寒出之於外，必熱服而暖覆其體，令藥氣行於營衛，熱氣周徧，挾風寒而從汗解，若半溫而飲之，仍當風坐立，或僅寂然安臥，則藥留腸胃，不能得汗風寒無暗消之理，而營氣反爲風藥所傷矣。

服藥之禁忌

孫思邈曰，凡服湯三日，當忌酒，緣湯忌酒故也，又曰，服藥皆斷生冷酢滑，猪犬鷄魚油麵蒜及果實等，其大補丸散，切忌陳臭宿滯之物，又曰，凡餌湯藥，其粥食肉菜，皆須大熱，熱卽易清，與藥相宜，若生則難消，復損藥力，仍須稍食菜及硬物，於藥爲佳，亦稍進鹽酢乃善，亦不得，冷苦心用力，太半於藥有益。

陶隱居曰，服藥不可多食生胡荽及蒜雞生菜，又不可食諸滑物果實等，又不可多食肥猪犬肉，油膩肥美，腧腥臊等物。

聖濟總錄云，古方逐名下，並載禁忌，謂如理中丸，合忌胡荽，桃李，大蒜，青魚，鮓菘菜等物，即使服餌者多致疑惑，自非單行，久服餌者。當依此法，倉平治病，不必拘急。

嘔吐服藥法

千金方云，凡服湯嘔逆不入藥者，先以甘草三兩，水一升，煑取二升，服之即吐，但服之不吐益佳，消息定，然後服餘湯，即流利更不吐也。陳飛霞曰，大凡嘔吐，不納藥食，最難治療，藥入即吐，安能有功，又不可强灌胃口愈吐愈翻，萬不能止，予之治此頗多，先將姜湯和土，作二泥丸，塞其兩鼻，使之不聞藥氣，然後用對症之藥煎好，斟出澄清熱得中，止服一口，即停之半時之久，再服一口，又停之良久，服二口停之，少頃則任服不吐矣，斯時胃口已安，焉能得吐，愚者不知，明見其不納偏以整杯整碗强灌之，則一吐傾囊，而又何藥之可恃乎。

吳仁齋曰，凡嘔而不止者，藥內必少加生姜汁，一二匙服之，最效，凡服藥徐徐呷下。不可急也。

結論

綜觀以上各家之說，可知服藥之法，紀載已井井有條，眞可謂無微不至，徐洄溪先生曾曰，『傷寒論等書，服藥之法，宜寒，宜溫，宜涼，宜冷，宜緩，宜急，宜多，宜少，宜早，宜晚，宜飽，宜飢，更有宜湯不宜散，宜散不宜丸，宜膏不宜圓，其輕重大小，上下表裏，治法各有當，此皆一定之至理，深思其義，必有得於心也』，誠哉斯言，余故錄而表示以作病家服藥之南針。

醫學雜筆

別跑進了太極圖（續）

陳玉振

(3)二十世紀的世代　逮及科學昌明之現在，更進一步A在顯微鏡下證明了疾病的來源除了氣溫外，尚有爲人目所忽視的各種病微菌在那裏作祟。每個球菌大小雖不同一，最大者直徑約三米克命。（米克命爲一粍之千分之一簡書爲μ）小者直徑不過0.3米克命。（病源學頁78）而這樣微渺細菌之發見，與顯微鏡之發達，有直接影響。當十七世紀，僅有擴大鏡，以觀察物體，無所謂顯微鏡，經十八世紀，科學漸臻發達，因之微生物觀念也進步。（見同上）

B在x光線下，解剖學者的解剖刃之下，證明了疾病的來源，是由於細胞組織的官能損壞，不能營生活機能作用，而引起的一種表徵。

（三）

看閱一點中醫的書籍，是很有益的罷，我想，原因很簡單，這或者家中有幾部關於這類的書。

或者說：時代的輪齒不斷的前進，你不能作時代輪子的一個輪齒，一個螺絲釘，跟着前進，反而開倒車去讀一些那已經落後的舊醫。余答之曰：不，不！這是前人已經體驗到的「知」呀！中醫籍對上面所說氣溫關於人體的關係，這一點看來，是很有發明的。中國醫籍在這一點上，特別說得繁詳，幷安上所謂陰陽五行十二經絡等等——近人吳錫璜說，動脈爲經靜脈爲絡——，而產生出何經受何氣。（在一般外感病上這種的氣當作氣溫中的寒熱暑燥看——作者）中國醫學的短處，也許正因爲它被附和了許多陰陽五行論，推理的理想，而缺乏科學的實證功夫。所以除了內經、難經、傷寒、金匱、幾部書較爲重要的立論外；最要緊的工作更應怎樣另闢蹊徑確立科學的方法。其餘

（1）關於各支派別的——什麼四大家的東垣、丹溪、河間、子和、諸人之作。及

（2）關於批評性質的——什麼徐大椿的醫貫砭陳念祖的新方八陣砭，及屬於這一類批評的書，概不翻閱。（註釋批評不在內）他們都沒有新穎的見解，也是五十步與一百步，同在一個陰陽五行千變萬化的太極圈裏兜圈子，的理想推理者啊！徐靈胎陳修園輩對趙養葵張景岳作一番學理的批駁，否定；而不知我們現在也正有以加徐陳之徒作否定的否定呢。——全盤中國醫學總清算的先聲！

讓我們高呼着「中醫科學」的口號罷！

我嗜痂的發掘着埃及金字塔下所埋葬的木乃伊，在這兒雖然屍臭不堪聞，但倘能在已死陳跡木乃伊屍體中，發現一顆小小的珠子，那我就心滿意足。

（四）

這篇文字，充其量說，不過是我個人讀後的記摘什筆之類的東西而已，沒有什麼了不起的內容，就是其中錯誤處也當然有。第三節一段，更完全是說我對於閱讀中國醫籍的一點意見。這卽是說，前人所體驗的「知」，所完成的任務，只是止於寒熱暑燥外界氣溫對人體之關係而已。而這些記述已有傷寒金匱素問靈樞幾部重要的偉著；後來的人，雖然也有不少的著作，發明，但大體上仍逃不出我如來佛的五指峯。他們找不出別條途徑，這當然是科學不昌明的關係。所以我們現在除了接受前人一部仍已經研究體驗出來，有價值的遺產之外。最切要的還是怎樣完成「中醫科學」這一個重大的任務。這自然和陳修園輩崇尙仲聖黜罷唐宋諸家的那種說法不同。我這樣說，也幷是叫諸君不可多讀諸家的著述；博學之士，正不必以此自限呢！我是說，我人再不可學前人的榜樣，再一味只走五行陰陽這條路敷衍下去。朋友！仔細你自己也跑進太極圖去了。我們別忘記除了這條路之外，尙有科學這條光明的大道在等我們邁進啊！

前人已經實驗的有很多是和科學暗合；我人在這個廿世紀科學的時代，更不能不重受科學的洗禮！

讓我們再呼着「中醫科學」萬歲罷！

（完）

醫林趣事

民間傳說葉天士趣事一打（續）

晉江鄭軒渠

（7）放鴿愈病

有一個年近五十的富人，患了癇疾，屢經醫生診治，數年全不見効，聽說葉天士有起死回生的本領，便親自到他家裏求治，天士診了脈後。

「你家裏有豢養白鴿嗎？」天士問：

「我平生最愛白鴿，豢養很多。」富人答。

天士卽令將鴿放飛，以後永遠不要吃鴿，而天天將生姜汁一盃，冲水煎服，不久果然癇疾全愈。

（8）廁所解救新夫妻

某富家子新婚，明天睡到日將近午，房裏還是寂寂不動聲息，家人非常的奇怪，乃推開房門探視，見新郎新婦，同死床上，霎時傳爲奇事。天士聽着這個消息，也很奇異，特往一視，哈哈笑道：

「這兩個新夫妻昨夜被香迷暈，幷非眞死。」

遂令其家人遷移到廁所裏去，將二人縱橫放在臭處，嗅着臭味，不多時，果然雙雙復活。

(9)張天師遇天醫星

江西龍虎山張天師到吳縣時，有一天坐轎要從萬年橋經過。將近橋邊，天師忽然喝令停轎，轎夫詢問其故，天師道：

『今天有天醫星要從這橋經過，我應當下轎，讓他先行。』

是時葉天士剛從橋上經過，時人遂以葉天士爲天醫星，於是聲望大振。

(10)鎖閉暗室救治悶痘

葉天士有個姊姊，嫁在鄰縣，丈夫已經死了，單遺下一個四歲的兒子，病痘十分危險，令人請天士往診，天士至，已成悶症，斷爲不治，她聞言悲切，淚珠汪汪，天士見狀難忍。

『姊姊你且慢哭，現在我想了一個法子，或者可以救治甥兒也不定，可是你須要把他給我帶回家去，聽我醫治，最好你不要跟他來干涉我的動作』！

她即答應，任天士帶回家裏。天士帶甥兒回家來，把他裸體，一絲不着，關在暗室裏，又將門子鎖起來，叫任他叫，哭任他哭，全不理睬。

但是他的姊姊，愛子心切，雖然由天士帶到家裏救治，然總安心不下，於是也跑到天士家裏來探視，豈知天士正在賭錢，兒子被鎖暗室，在裏面亂叫亂哭，即時要叫天士開鎖，他正賭得熱烈，全不答話。

天士，你的姊夫早年過世，單遺下這個孩子，他的病又到這樣的厲害，你既不要醫治，又把他關鎖在暗室裏，你簡直是要他速死；他真的會死，死在我家裏，也落得快活一點，你把他幽禁，連湯水也不應付，他死得多麼苦呀！他如果被你這樣關死了，你的寡姊將來何依？』她着急地罵。

天士任她罵，任她說，總是不理。

他的姊姊沒法，只是自磋，生逢不辰，夫死子殤，世孤寡無依，哭哭啼啼，家人均來勸慰，而天士不聞不問。

直到了明天，天士纔叫他姊姊，同開了門鎖，入內觀看，她看甥兒子赤身裸體，躲在地下，遍體都被蚊子咬傷，然而咬傷之處，痘復再發。

『甥兒的痘已再發，現在醫治不難了。』天士對他的姊姊說。

不上十天，天士給他連服幾劑，果然安愈。

(11)薛生白不甘屈居葉天士之下

清乾隆間，薛生白和葉天士醫學相頡頏，某年中，吳門大疫，設立醫局救濟貧人的疾病，當地醫士每天必一次到局施診。

有個更夫，身面浮腫，徧體作黃白色，到局求治，時生白先到，診其脈，斷爲水腫已劇，不可救治。更夫聽說，心裏大大不安，剛要出門，剛剛抬着葉天士來到，從轎中覷見，厲聲喝道：

更夫，你慢一點走，我看你的病，乃是燒驅蚊香受毒所致。

遂下轎開一方給他，並令連服兩劑，服後果然全愈。

時葉天士自負本領在薛生白之上，因號其書軒為「踏雪（薛生白名雪）齋」。然薛生白心雖默服，但總不甘屈居天士之下；也號其書軒為「掃葉莊」。

(12)陳修園輸葉天士四兩工夫

葉天士在當時名振天下，老來尤器重醫林，長樂陳修園少時頗自責，聞之不服，特往揚州訪謁，然和他素不相識，璧門投刺，未免「不速」；況且在一次會面的中間，也未必會見出他的本領高下。走到葉天士的診所，在門外躊躇未决，忽然看見門頭貼着一張招僱男僕的字條，修園决定暫改姓名，應僱為僕，藉機得以長期間地觀察他的本領，天士不知來意，果然接收。

一天早上，有個病人要請天士診治。修園已在診室打掃，天士還在房裏睡着，病人等了好久，修園看他，好像等得不耐的樣子。

『葉先生白天工作很忙，昨夜又到十二點才睡着，大概今天是不會早起的，你如果不耐等的話，那末，我先為你看看，好不好？』陳修園對病人說。

『那也是可以的』病人就給修園診脈。

修園一診了脈，又詳細詢問他的病因和病狀，拿起筆來，便開藥方，那方子只有一味：

『白信四兩。』

病人一看，以為修園和他開玩笑的。俄而天士已經出來，病人將藥方摺收袋裏，再請天士診治，天士照例切脈問病因和病狀。開了方子也只是一味：

『白信八兩。』（比陳修園更多四兩）

病人又以為天士也是和他開玩笑的。白信原是毒品，平時人家吃了幾錢，便會喪命，那裏會吃到八兩呢？登時即將陳修園的單子也拿給天士看。

「剛才你這僕人開這方子給我，是『白信四兩』。不意你開的更多他四兩。』病人對葉天士說，

天士將修園開的方子拿來一看，果然是：『白信四兩』。他便叫修園來到面前，故意厲聲叱道：

『你到底斷他是什麼病？敢開白信四兩給他吃，難道他和你有什麼冤仇，你要藉機來害他嗎？』

『不，他並沒有和我結過冤仇，只是我憑他的脈狀，病狀和病因，斷他是虫瘕病，非用白信不可』。

『啊，原來如此！這種病症確是配吃這種方藥，但現在除了我和長樂修園有這種眼力和胆量，不料你也這樣的才調，眞是使我看不出呀！』

『葉先生，我正是長樂陳修園，因為久仰大名，特地要來求敎，但素不識荆，恐被拒絕，因此暫改姓名，充作奴僕，寄托宇下，以望敎誨。』

『眞的，啊！我太失禮了，請坐吧！』

病人聽說兩個都是天下的名醫，診斷既同，方子又開得一樣，於是將方子收了，拜謝出門。

病人去後，天士又對修園道：

『你的工夫就是輸我這四兩，因為他如果敢照我開的八兩吃，肚裏的虫，可以殺得淨盡，永無遺患，如果照你四兩

吃，只會殺了一半，其餘一半嘗着白信的毒味，死不死，活難活，在肚裏犴跳，那時這個人一定受肚裏的虫子犴跳絞痛而死。這樣，你用白信老實不是有意害他，而是要醫他的病，然而打蛇不死，反被蛇傷，結果就是你殺害他的！』

修園十分佩服天士的胆識。隔了兩天，聽說病人不敢吃天士八兩的單子，只是吃修園四兩的單子，結果真的肚子大發絞痛而死。

（編者按陳修園與葉天士時間恐未必相接觸這篇係爲民間傳說是否事實難以儘信）

（完）

皇漢名醫 和漢藥處方

日本石原保秀著
皋如鄧名世編譯

第一篇 內科門

第一章 急性傳染病類

第一節 腸窒扶斯奇方

▲永叛玄一郎曰：腸窒扶斯不拘輕重，以葛根加大黃湯（註一）與竹茹溫膽湯（註二）輪流服之，使連服三劑，頗有奇効。此法善除腸內之結熱，能治小腹痛，是蓋所謂推陳致新之意乎？若兼有咳嗽者，加人參四錢半，可以頓止之。（下略）（和漢醫林新誌）

▲永叛玄一郎：是日本明治時代三河之皇漢名醫。

註一：葛根加大黃湯：卽葛根（七分），麻黃，生姜，大棗（各六分），桂枝，芍藥，甘草（各四分）等七味，加大黃（六分）

註二：竹茹溫膽湯：半夏（六分），柴胡（八分），茯苓（五分），桔梗，竹節人參，黃連，甘草，生姜（各二分），香附子，大棗（各四分），竹茹，陳皮，枳實（各三分），右十三味煎服。

譯者按：（1）以上二方均係一回之用量。若以一日量（一日服三次）計算。則須照原方之分量加三倍便合。

（2）腸窒扶斯，一名腸熱症，中醫對此症向無確實名詞，惟吳鞠通溫病條辨中之濕溫一症，頗爲近似。

第二節 瘧疾神効方

▲岡田昌春曰：截瘧之靈驗良方，殊不多見，惟先人丹羽孝徹及義父岡田昌碩所經驗之百草霜，黃丹二味之方及草菓，檳榔，常山，甘草四味之方（均須露宿後用之），頗有奇効，此余所屢屢目擊者也（中略）。千金方中之常山湯（註一）加石膏，確有偉効，但虛弱者宜愼用。他如原南陽氏之五八霜丸（取一錢於發作前早晨空腹時服之）。亦屢試屢驗。所謂五八霜：乃將腹蛇去頭去尾去腸，於五月初八日燒之成灰者是也。（溫知醫談）

註一：千金常山方：常山（一兩），小麥（二合），淡竹葉（一斤），右三味以水一升半煮取五合，一合三服，最多可一服三合。

第三節 白喉病經驗奇方

▲中神琴溪曰：（前略）余在大津時，纏喉風（註一）大流行，上至三十餘歲之大人下至五六歲之小兒，尤多發生，其證爲卒然壯寒壯熱，咽喉腫痛，不能飲食，不出四五日咽喉腐

爛而死，醫者束手莫能救也。雖用半夏苦酒湯（註二）亦無寸効，余對於此病，初亦與其他醫生相同，無法可治，死人甚多，後忽悟三聖散（註三）治喉之法，連治多人，皆得吐頓愈，無一死者，爾後遠近患喉症之人，皆來余宅求治，結果極佳，百發百中，大抵施治一二次卽愈，誠非他藥所能及也。（下略）（生生堂醫談）

註一：纒喉風馬脾風卽西醫之白喉

註二：半夏苦酒湯，爲治咽中生瘡，聲音嘶啞之方劑；雞卵（一枚）去黃，半夏（五分），苦酒（卽醋）少許，裝入雞卵內，煮沸三次後用之。

註三：三聖散：瓜蔕（三兩），防風（三兩），藜蘆（一兩），以上三味，研爲細末，每次取半兩，用虀汁三茶盞煎煮去滓，徐徐溫服之，但不必服完，得吐爲止。

▲淺田宗伯曰：（前略）余近日治馬脾風（白喉），最賞用吐劑，輕者用礬石（註一）重者用膽礬（註二）以祛其頑痰卽愈。若病勢劇甚，吐猶不差者，則投以無價散（註三）巴豆三味丸（註四）以峻攻其毒，肅清膈痰腸垢，（註五）若虛脫，脈微沉，氣壅塞喉中，冷汗不止，大便青，小便自利者，速與人參胡桃湯（註六）茯苓四逆湯（註七）以救之，可以起死回生。（下略）（溫知醫談）

註一：礬石卽明礬。

註二：膽礬一名硫酸銅。

註三：無價散：辰砂（二錢半），輕粉（半錢），甘遂（一錢半）右爲末，每服二分五厘。其服法取溫酢少許，滴入香油一滴，將比藥粉撒於油花之上，徐徐服之。

註四：巴豆三味丸：巴豆，大黃，乾姜（各一兩）。右以蜜爲丸如梧子大，每服三丸。

註五：腸垢　意卽痢之惡物。

註六：人參胡桃湯：人參（一寸許），胡桃肉（一個，去殼不去皮）右煎服。

註七：茯苓四逆湯：茯苓（一錢），附子，人參，甘草，乾姜（各三分）右煎服。

▲和田泰庵曰：有一小兒患喉症，危險萬分，余用胡桃肉十個研末與之，次更用導痰合小陷胸湯（註一）濃煎使服之，歷二三小時，二便通利，呼吸平穩，不日而全愈矣。

註：導痰合小陷胸湯，卽導痰湯與小陷胸合用。半夏（二錢），天南星，陳皮，枳殼，赤茯苓，甘草（各五分），黃連（六分），瓜蔞仁（八分）右水煎服。

（未完）

小兒病各論（續）

松園渡邊熙著
石頑沈松年譯

頑固下痢之爲遺傳者多屬瘡家

有下痢續發之遺傳證，小兒瀕危之際若治法不當必不免於死也，予近年實驗之例有父子次第病者而苦甚，診其二家家屬均屬有先天黴毒也，今先述其一、神戶市外西灘村息上芝田當時年二齡大正十三年十一月生。彼父母爲病無垢之青年所生長之也，分娩時兒膚不見赤色，非普通之色，生後六月母乳漸少，至第二姙娠時益少無餘，以牛乳代之，此後卽病便秘或下痢以外亦無他證，維漸漸衰弱元氣缺乏，不言不笑，亦絕不嬉戲，但生後三月自大正十四年一月起時患下痢漸次卽羸瘦甚，更以近二月於猶甚，雖不甚發熱，面對於食物之好惡心漸深，曾就醫於神戶某小兒科專門醫院，雖略見差減，終不能復元，後乞診於予，時兒齡八月母姙娠又五月矣。當時證狀，大正十四年八月十一日，頭蓋骨發育完全，顋門纔全合，其餘骨骼均極纖弱，雖在床上亦不能稍坐片刻，兩脚前出，體前屈，由背後望之則脊柱向左右屈曲，胸骨突出如鳩胸狀，肋骨悉現，形如骨骸，上肢比下肢細瘦痿縮，兩頸部，兩腋下，兩鼠蹊部均有由米粒至小赤豆大之淋巴腺腫，不勝數計，頭部之皮膚及腰部有小疹之皮膚病，全身皮膚呈褐色，皮下脂肪全無，筋肉痿縮羸瘦，僅皮之包骨而已，大便不消化之粘液，以前之治法用脫脂牛乳，消化藥，止痢劑等，八月十一日診斷爲腺病質，先天黴毒性隔世遺傳，骨軟化證，慢性消化不良，治法如左，方名弄玉湯南陽，處方茯苓一、〇桂枝〇、五橘皮〇、五白朮〇、五黃連〇、二甘艸〇、四木香〇、四以上七味一日量煎服，兼用左方。

方名十一丸儒門，六粒糖〇、二五，以上分三包，一日分三服，經過服藥七日下痢止，食慾漸進，至九月八日食太過，全身浮腫，與處方赤小豆湯東洋兼用十一丸。經過中有睡眠不足，與處方甘麥大棗湯或維太民 A 或用加路久姆錠，或停止前服之煎藥而與以加味四物湯增殖血液。至十二月中體重漸增血色亦稍現，翌年二、三月後始强健復元矣，大正十五年夏乃父罹下痢證，二月後非常羸瘦，乞診於予。此外又一家之父常易患下痢。下痢則不易治愈，其子年卅七亦時患同樣之證，且皆爲瘡家、父死於腦溢血，兄弟則次第成爲腦梅毒精神病（小兒吐瀉有可依利尿法治之）

方名五苓散傷寒論

處方豬苓四、〇澤瀉四、〇茯苓五、〇白朮四、〇官桂三、〇右煎服大八一日量。小兒之脾疳病卽慢性之膜炎也，方名曲寒散。

處方當歸　白朮　茯苓　川芎　鉤藤　柴胡　甘艸　以上依年齡斟酌分量水煎服，一切小兒之胎毒均宜左方

方名加味五香湯

處方沈香　乳香　藿香　木香　葛根　升麻　連翹　木通各一、〇黃連　大黃各〇、一——〇、二

右煎服

朱砂及雄黃

予曾一度檢查漢藥植物性毒藥中有無夾什之物質，一切經驗研究規定之藥品，可不必顧慮。但鑛產物天然產物之毒

藥中每多混含什質，且市場所售者更宜注意。倘不經心即有危險，由來和漢醫學專用天然物產，故如上述鑛物毒藥硫化物者不可不注意焉，選用先哲之方時此等藥必須改換之，且用於小兒科者為多，辰砂又稱作朱砂，雖為普通無毒之品，但其中夾什之物頗多，中國之製法係用水飛法、久浸水中洗去夾什之物質為理學的分離法，但市上所售者，多厭其方法過於煩費手足故每忽略之，故所混合之質一如其舊，極宜注意之也。

呼吸器病研究（續）

松園渡邊熙著
石頑沈松年譯

感觸媒介與人之血清

感觸媒介各人血清之關係，為現代醫學上所公認者也，所謂感觸媒介者，當以物理化學詳細解說之，例如白布或白色之粉末，此二品雖接觸，而白布之色素依然如故，蓋如無液體之觸媒，所以此二物不得合而為一也，然則人體之與感冒之原因亦如此，則二者雖共存一處，亦可不罹感冒者，其理正同，不可不知者也。

甲、或無感觸媒介，或其力不足。

乙、或藉人體防禦機關血清之力，（即血清存在之身體細胞之勢力強所以不感冒也）人身之血清關係於罹病與否者，全以此強弱為標準，蓋罹病時即因血清之化學成分之不同而適合於各病氣之異耳，故體弱者，若感觸媒介之力不足，亦能免罹感冒也。或體格雖然強壯，但因感受適當之媒介易罹感冒，如彼貴室之子每易罹感冒與麻疹之流行證者，即此例也，故各人之感觸媒介皆因其時與血清之不同，可以類推之也，此外別無他法可以試驗之，維東京帝大教授獨氏於感冒患者種種之分泌物試與人類行接種之試驗，習常發見屬於陰性者為多，明乎此則感染疾病有個體之血清與感觸媒介二重關係得以證明，故動物試驗之多謬誤。恍然而悟矣。

可怕之流行感冒

世界的流行性感冒，依夫氏所發明之病原菌為感冒之因。有極迅速之傳染力。每見大流行死亡率亦以此為最衆，亦略見有散在性者，蓋與氣候有相當之關係，和漢醫學由中國及日本之上古以來亦屢有大流行性之溫疫時疫之發見，感冒之外略兼幾許赤痢樣之證狀。名稱，伊太利語曰，衣恩夫路愛恩柴。法及英語為枯利拜，或因流行最初之國名名之，如俄國風，斯拜行風，中國風等，日本亦有因其流行之時而為俗惡之名者如駒風，七風，染風，久松風，薩摩風等。流行傳遍全世界，於歐洲發生者猶多，例如西曆一千九百〇八年之大流行證，不三月已傳遍全世界，罹此病者大半死亡，患此病者為全世界數二〇、四八六%，比諸無論何種傳染病、戰亂，天災等均超出不知幾許倍，真非常之慘狀也。

續發性肺痰治驗例

大正八年東京帝大之看護婦畑田氏年二十八歲，罹流行性感冒，熱高自三十九度昇至四十度二分，僅飲水而絕食至六日，成右肺炎，咳嗽不止，痰鏽色，或彙血，或純血，精神恍惚，呼吸頻數，脈浮緊百至以上、心胸痛，打診聽診察之全部爲定型性肺炎也，與左方。處方，竹茹溫膽湯加石膏。禁忌濕布，冰囊，噴霧之呼入等。

依右方治之七日，諸證大差，十日後已全愈矣，維熱度常申降於二十八度上下，至三十一日許熱始全退。

松園按治初感冒之肺炎，氣管枝加答兒等諸證，西洋醫法治之，每於患部施以冷却爲必要之法，此在今日之治療界已認爲唯一之療法矣。在和漢醫學則以爲用冰囊使身體冷却者。病必內攻，所以大忌此法，予亦極力左袒此說，如日本歷來文部省留學生至德國每於犯腸窒扶斯時採用彼邦之水治法者無不立死，此其可詭之一例也，蓋彼我人種之體格心力大有強弱不同之各異，故內攻之說確爲正當之議論可以徵信者也，上述竹茹溫膽湯於熱性病猶其呼吸器病之高熱最宜，蓋爲不障礙於心臟之解熱藥也。

心臟虛弱。本證多因解熱藥服用持續過久或過量而誘發者也，故此藥每因其種類及用法而發生非常之幸與不幸之別，如下例。阿斯匹林，阿奇夫愛勃林，阿奇匹林，皮拉米洞，樂路雙路酸曹達等使用者最多，然皆有禍害心臟之力及減低血壓而引發中毒證狀等爲可恐之事實。屢見不鮮。

曾聞某醫師曰，有一壯年之男子感冒，連服「阿奇夫愛勃林」三錠，頓時引起中毒證狀幾至於死云，此時西醫對之惟注射加恩夫路及食鹽水強健心臟力之外，別無他法除去中毒之毒也，若患者自然排毒作用至不能保護心臟力時卽難免於死，在和漢醫學此時有利尿排毒之法，此證若速以此法治之，中毒證或竟可全愈，錄其最簡單之法如次。方名黑豆湯。粟園家方。處方。黑豆。略炒至外皮稍破爲度黑豆一合入水五合煮取二合。桔梗四·○紅花四·○大黃一·○甘草四·○右五味煎服，一日量。又方黑豆湯外臺。處方黑豆一合入水五合煮取二合後納他藥。桑白皮四·○檳榔四·○茯苓六·○右四味煎服，一日量，以上二方皆爲解毒藥。凡中毒證得此一方，既可以解毒。而一方又可以強心，且依利尿作用而排泄毒素，其他如犀角等解毒之法，亦皆爲効驗確切之處方也，和漢解熱藥之特長，凡解熱藥必詳察其品質之如何；切不可無故持續過久，用量亦宜愼重注意之，不然每因體質與藥品之關係發生非常之事項也，此不可不知者也，每有胡亂將事，致送最親愛之子女父母入枉死城者，至堪惋惜，先哲程伊川曰，委父母子女生死於庸醫之手者，無異不慈不孝也，故爲人子者不可不知醫也。和漢醫學對於感冒頗多研究，藥品亦極穩當，絕無劇烈之品，且用法精細，禁忌亦極注意，此爲西洋醫學望塵莫及者也。

讀者園地

一 疑問三則

宋慈農

文芳先生：

屢讀大作，獲益良多。曾未致書座前，而問起居，歉甚憾甚！

中醫科學，近讀愷翁覆鶴齡先生函，知銷數激增，後來之讀者，於窺全豹而不可得。究其因，不外內容之豐富，編排之新穎，宜各人手編也！一卷行將出齊。愚意不若彙出合訂本，如純文藝刊物文學，光明然。果爾，則嘉惠後來讀者匪淺！芻蕘之獻，或有可採，是以難安緘默也！

社員習醫於府翁，熟讀脈學，湯頭歌訣，藥性賦諸書；間或瀏覽盛著實用方劑學，吳氏兒科，光華醫刊等。惟對內經，傷寒論，金匱，等古籍，文義深奧讀之不甚明瞭，故放棄未讀也。未知多讀近賢著作，（如秦著國醫講義六種，裏中參西錄，南著中醫內科全書等）以求漸進，抑必急讀傷寒論等古籍？擬進醫校以求精進，奈商業化之醫教制度，窮苦的我，覺得堂皇的校門。也同衙門般，沒有錢是決不會進去的，先生意思怎樣！

社會經濟日促，民生日難，中國鍼灸醫社，提倡不藥療治，無論任何各症，皆得治療。社員亟欲往該社附設之鍼灸醫專學習，但未悉該校教授法如何？設備完善否？，過去畢業之社員成績怎樣，畢業後能否以物理療法以治各病？上述各節，望先生立於指導之（於十二期讀者園地內）地位，速予詳盡之賜覆，則幸甚矣！匆此再道。順祝編倫！

黃山社員宋慈農啓。二六、五、六

（答）慈農先生：今將質疑三點，答之於下：

（1）本社出版刊物以來，定戶日增，所印本數，全數銷完，合訂本無從照辦。

（2）學校既不能進入，只好自修，傷寒論乃中醫學說之中心，醫生不可不讀，時賢近著，各有見地，亦當多多參攷，為要。

（3）中國針灸醫社，不知其究竟如何？先生可專函直詢該社內部概要，當可明瞭，惟針灸一科，為中國醫療上獨有之術，現在日人研究頗盛，確有相當效能云。（編者）

末梢神經麻痺

徐顯能

徐愷先生台鑒：茲有懇者，家父年五十五歲，以開設藥舖為業，鄉居營業簡單，無他助手、故凡泡製飲片，洗滌藥物，事必躬親，故人體日見瘦弱，四肢繁痛，日復一日，漸覺步履困難，然猶杖而能起，近則四肢不用，麻木不仁，坐臥亦難持久，惟便溺如常，無六經之形症，凡袪風利濕，活血行氣諸藥，無不一一試用，均未見効，先生學識淵深，必有經驗良方，以拯斯疾，懇於下期讀者園地內賜復，俾起沉疴，不勝感禱，肅此奉懇敬叩

台安　社員徐顯能謹啓五月八日

（答）顯能先生大鑒：令尊年邁，四肢麻木不仁，係末梢神經麻痺之故，中醫屬於氣虛，今列一方於后，以備試服：

炙黃芪五錢　酒炒牛膝八錢

烏鰂塊五錢　全當歸四錢

酒炒桑枝八錢　生龍骨一兩先煎
大白芍四錢　雞血籐四錢
石決明一兩先煎　川桂枝錢半
左秦艽錢半　川杜仲三錢
落石籐四錢
右藥煎二碗每日分二次服（編者）

疑問二則

莊憩樵

編緝先生大鑒：謹啓者，茲有疑問二則，請求答復為荷：

(一)天癸與月經，月經天癸，醫家混為一物，究之月經則月經，天癸則天癸，何得籠統混名，為有識者所笑，攷之素問四氣調神大論曰，女子七歲腎氣盛，齒更髮長，二七而天癸至，任脈通，大衝脈盛，月事以時下，故有子，又曰丈夫八歲腎氣實，髮長齒更，二八腎氣盛，天癸至，精氣溢瀉，陰陽和，故能有子，審是男子亦有天癸，亦當名為月經，聞者則必捧腹似非確當之論，又言男子之天癸卽陽精，女子之天癸當名為陰精耶，究之仍非澈底明瞭之語，敝意天癸卽青春線內分泌之一種，不然何待至二七二八發育時期乃至，敝見如此，未知然否。

(二)癆瘵身痛，癆瘵一症，患者甚多，同屬難治，死於此者，幾於恆河沙數，然其疾於垂危前二三日，恆見周身骨節疼痛，難堪之狀，自求速死，眞令人目不忍視，或以小木椎外裹棉絮於周身，痛處搥之，自覺滿身舒暢，疼痛暫止，敝人醫學膚淺，未悉何故，抑或周身血脈痺塞，氣失流通，得搥搥之使血脈暫得流行也，此不過妄自臆度，未審有合於理，以上二題，敢請先生詳為解，答俾敝人茅塞頓開，則感德靡涯耳，專此謹請

撰安　常熟社員莊樵憩

(答)憩樵先生茲將疑問二則答列於後：

(1)天癸在現在一般學者研究的結果確係性腺古人指天癸即月經實非確論

(2)尊見極是

陽氣式微

向錦章

徐愷主任台鑒，逕啓者，鄙人家母年五十八歲，體胦而性急，歷來常患赤崩白帶症，五十歲而停赤崩，白帶猶存，忽去歲秋末之時，經行四次，按時而催，但家母固執不言，無藥而止，加之全月下旬，轉變之症，頭暈目眩，食入反出，必再食則已，身熱自汗，心神不安，寤而不寐，如人將捕之狀，曾經會及同道診治，投於附子理中清陣花淡湯，病體略退，均未全愈，春杏月念日，變心中脾胃掣跳之症，屢時間陣絕數次，四肢逆冷，麻木不仁，痰涎壅甚，卽投於回陽返本加化紅菖蒲猪胆汁服之而稍定，纏綿至今，數月有餘，眩暈退而汗止，卒然大便溏泄，偏身浮腫，晨消晚起，按之陷指，骨節疼痛，時疼時休，原然心中掣跳，麻木不仁，食入卽吐，舶色灰黃，或灰白，查聲切脈似乎平人，投與前方加五皮飲以仁防杞木瓜之類，全然無效，自愧才疎，愚陋至此，束手無策，素仰

先生慈善濟世，名震杏林，故敢不揣昧，特將其病狀詳情呈懇　鈞社諸同人，詳加討論，有無生命危險，若病稍有微救，務乞

主任賜與良方，以起家慈沉疴，竚候指教，感德無涯矣，專肅候覆，卽請

鈞安　社員向錦章謹啓

(答)錦章先生大鑒：令堂之疾，先則因經行過多，血脫氣虛，繼則心跳暈絕，四肢麻木逆冷，近又身體浮腫

，晨消晚起，此乃陽氣式微，高年久病，勿可輕視，姑擬一方，以備試服。

炙黃耆皮各三錢　烏附塊四錢　大白芍三錢　酒炒桑枝五錢　左秦艽三錢　雞血籐三錢　酒炒牛膝五錢　川桂枝錢半　吳茱萸一錢　海風籐三錢　落石籐三錢　漢防己四錢　[illegible]茯苓四錢上藥煎二碗，晨晚各服一碗。

（編者）

癆病

李煒華

徐檻先生大鑒：關山遙阻，魚雁之鮮逢，遂致久疎音候，抱歉奚如！緬維精神康強學術邁進爲祝！弟因才識淺陋，近治一肺癆症，頗屬束手無策，素仰先生學識宏富抱濟世之心，茲將經過症狀詳述於左。

病者何道民現年二十三歲在十八九時即患夢遺，在去歲（即二十二歲）三月間，忽覺喉間不爽，當即唾去二小塊血，後即現失眠之症，頸生瘰癧，欬逆數十聲爾不止，日輕夜重，按此時症狀係內由陰虧火旺，外受風濕爲誘因，肝氣上衝作咳，但因敝市醫生，學識幼稚，誤用掇津液之劑致成肺痿，（小柴胡湯加草菓常山細辛乾姜半楪等之痏雜投）以後則認爲火旺灼金，慨施苦寒傷中氣滯隔之劑，致脾胃敗壞。（如芩連栢石羔熟地等）本年三月十六延弟診治時，已現危狀，全身肌肉消瘦如枯骨，日輕夜重，每夜不過睡二三小時，腹部繞臍二寸闊非常疼痛，舌苔黃滑喉痛，大便滑洩，小便色黃如茶而有赭石脚，脾肺兩敗陰陽兩虧，標本動搖，擬用補脾肝潤肺腎之劑（服一劑）潞黨錢半桔梗錢半於朮錢半淮山六錢甘草錢半甘杞一錢川茯苓二錢陳皮八錢玉竹錢半款冬八分杷葉六分扁豆六只以水微煇溫服二診痛稍愈，餘症未見效，第二方加甘杞胡桃潤腎（服三劑）四診腹痛已全，精神較暢，睡時間亦較多，飯量亦較增，且能起床散步，脈亦較和緩些，惟欬尚未稍減，病勢已有轉機第四方加白薇竹茹（據云服三劑後欬亦已減半）」但至五診時因食猪肉，腹痛滑洩復發，第五方用四君，補脾加導之劑（如麥芽谷芽萊菔扁豆）（服二劑未見效）「至六診把全方改爲補脾潤肺去濕安神之劑腹痛已愈」但肺部之左片忽發非常疼痛，呼吸更痛，日夜呻吟不能起床；食量不過一些，已現諸敗狀然不忍坐視其死，但其病經弟診治初則見效甚佳頗有可救，但因食猪肉後，病勢復重無藥可挽回，此係病重因氣候生剋關係，抑或弟用藥之疎忽呼！伏祈先生即函覆一一賜教，起彼沉疴，病者固舉家佩戴再生之德，弟亦沒齒不忘賜教之恩也，臨穎神馳，無任遙盼。

順頌

文安

弟李煒華

「答」煒華先生：何君之疾，先因夢遺，日久神經衰弱，以致虛象叢生呼吸器與消化器均病，一則咳嗽咯血，一則腹痛便泄雖進藥有轉機，因肉食而勞復，症情棘手，勿可輕視，姑擬培土生金法，未知可否化險入夷，方列後：

生淮山藥五錢百合三錢黑元參五錢西洋參三錢白芨三錢仙鶴草三錢炙甘草六分川石斛三錢遠志一錢生內金四錢大棗五枚（編者）

問題三則

王象乾

逕啓者，友人丁久泰，現年二十五歲，自年方童子，有腹痛之患，有年發作一次，有每年三四次，在臍上三寸建里穴，痛急則身形傴僂，冷汗淋漓，週身肌冷，嘔吐苦汁，或吐蚘，有不吐蚘而卽吐黃水，曾用煖和脾胃香砂茯苓六君子烏梅丸湯，皆服不效，就屬胃氣痛否，請用何法爲妥，何方爲善，登刊示知爲盼。

又湖樓鄉孫廣才之妻，自任脈通，太衝脈盛，月事以時下，卽患經腹痛，經云經未至而先腹痛，俟經到而痛止，名曰痛經如以素有肝氣悲伯道之歎，東診西看，及婦女專科，皆未見效，而吾鄉之患是症很多，就竟有無治法歟，如有治法，請用何藥療之，何湯主之。

又本刊第九期，鄙人問癥病求治，承先生答復，鄙人令照方而服，又未見效，再以何方，不得不煩

徐愷先生清神，乾當感激，

大德無匯矣，肅此卽頌

撰安

社員王象乾頓首

（答）象乾先生：茲將問題三則答覆於下：

（1）建里穴，正當十二脂腸位，中腎屬任脈經，該部位痛，亦屬胃氣痛，先用沉香降氣湯試服。

（2）孫君之妻，確係痛經，先腹痛而後經行，經淨痛止者，大都多屬氣滯血凝，宜理氣和血，列方於后：

當歸尾二錢北柴胡一錢台烏藥一錢東白芍五錢金鈴子二錢製香附一錢先煎紫石英一兩大川芎五錢延胡索五錢藏紅花一錢上藥煎二次分二服

（3）尊親之病，因久病根深，一時難能見効，古人亦有用木香通氣散，（木香炒戎鹽京三稜各二錢厚朴五錢枳實二錢甘草一錢乾姜蓬莪朮各五錢爲沒生姜湯下）先服五日，後將該方煎汁送逍遙丸三錢，晨晚各一次，（編者）

脈學呼吸討論

陳築平

甲、一呼再至（經云此脈之常也此理未詳）乙、一呼一至一吸一至（此爲一息二至）丙、二呼一至二吸一至（此爲二息二至）丁、三呼一至三吸一至（此爲三息二至）戊、四呼一至四吸一至（此爲四息二至）己、一息四至（此爲四至減一至經云是平脈未詳）庚、一呼三至一吸三至（此爲一息六至）辛、一呼四至一吸四至（此爲一息八至）壬、一呼五至一吸五至（此爲一息十至）癸、一呼六至一吸六至（此爲一息十二至）此謂難經十四難所云損至之脈，生死關頭，損脈多呼少至，至脈多至少呼，脈學中應當細心研究，如何辨呼吸定息，至數脈如何爲呼爲吸？總是辨法，由病人探討，但內經曰，人一呼脈一吸脈，呼吸定息，然後脈來五，動脈呼者從陰出，陽脈吸者從陽入，陰一動者在肺，二者心，三者脾，四者肝，五者腎，卽爲平脈，若加減則病進，愚初學至此，意未了解，先將己脈，以及他人平脈着神研究，果有現象，呼脈行傍在支向外，大指屬陽，吸脈向內食指屬陰，後脈來從中舉指，此爲呼吸定息，五至實有眞相覺悟，鄙人自臨症以來，歷二十餘載，診驗患損至之病頗多，不敢以謂能，竟聞現醫多半言及醫人鼻孔呼吸，定病人之至數，恩此未然，豈其然，設想二人氣息安肯相同，脈度行有緩急，氣息來有長短，參差不符，古聖立論，內經及難經明調尙在，彰彰攷攷今希望本社諸位老先生鑑定指示，闡先賢未發之旨

，以傳後世，患可無憾矣。

東山陳槃平鞠躬

（答）槃平先生：持脈辨其至數，原從醫者自己領會，一呼一吸，曰一息，一呼脈來二至，一吸脈來二至，則一息脈來四至，而人之呼吸，容有長短，則一息而脈來五至，故四至五至，皆爲和平之則，現下可用手錶以定至數，則更爲準確，平人脈息，一分鐘約在七十二與七十六至之間，則一分鐘爲三十六息與三十八息，亦說一呼二至一吸二至計算也，所云呼者從陰出陽，吸者從陽入陰，此由病人之呼吸脈之來去而辨，由呼而辨其來，由吸而辨其去，來者從裏由達於表，去者由表而達於裏，無過遲過數，當然爲平和之脈，如認爲一動在心，二肺，三脾，四肝，五腎，此未免過於迂執矣，難經損至之脈，即遲與數之分，所謂一呼再至曰平者，原該一息而言，即一呼再至，一息再至之謂，則一息四至，本爲平脈也，然損不過一呼一動數不過四動以上，若損至於四呼一至，至於一呼六至，恐天下未必有此種之脈，想越人當時隨筆而下，未曾加以細審耳，按素問平人氣象論云，人一呼脈一動，一呼脈一動曰少氣，（此即損脈亦即一呼一至曰難經之謂）一呼脈三動而躁，（此即至脈亦即三至曰難經之謂一息六至屬爲數脈）尺熱曰病溫，尺不熱脈滑曰病風，脈濇曰痺，一呼四動以上曰死，（此則一息八至矣）脈絕不至曰死，乍疎乍數曰死，由此以觀則越人之說，殊未可盡信也。（編者）

頰車毒

黎聖浩

編輯先生鈞鑒：鄙人自訂中醫科學月刊後，閱貴刊有藥物如何泡製，疑難症病如何治療，均可向貴社編輯藥學主任詢問一條，爲此敢將桑根治愈瘡毒，奉函請教，一日鄙人侍診家外祖側，（章君瑩珊）有農婦領幼子來診，謂及其長子頰車患毒，或愈或發，毒發服白木耳燕窩等物即瘳，，然不能斷根，故每年必發一次，如是者十餘年矣，詎某年毒發，服白木耳燕窩竟至失效，即延外科先生察視，內服外敷，均無效驗，頸部腫大，同頰車相平，滴水不入，飲則由鼻孔射出，勢甚危殆，農婦哭曰，豈此次竟因是毒而死耶，正在舉家束手之際，忽門外乞兒向渠求乞見患者，大聲曰，汝能食我，我能救之，農婦曰，能使同生，非僅報之以飯，且報之以金，乞兒即教用桑根去皮洗淨夾豕肉燒好食之，照食二次，腫消毒愈，迄今不復發矣，噫嘻！抑毒將愈，乞兒適逢其會耶，抑桑根有特殊之功效耶，毒是何名，桑根治愈是何道理，懇賜南針，以資研究，（仰登下期刊內或二卷一期刊內）肅此敬請編安

讀者黎聖浩鞠躬

（答）聖浩先生：該農婦之長子，想屬陰虛胃熱之體，故素常病發，能服白∴耳燕窩等物而愈，後燕耳失效，大約病毒入血，桑根之功用，可以淸血解毒，而豕肉亦爲養陰之物，是以服後霍然耳。（編者）

質疑四點

胡士林

編輯先生大鑒：敬啓者，玆爲研究醫學起見，擬具疑問數則，懇費精神，祈於『讀者園地』，一一示知，逐條解答，不勝銘感之至。

(一)鄙人嘗閱霍元甲演義，贊其精明勇武，堪爲驚人，但至卷末所云，乃爲日本醫生用「慢性損肺漿」毒斃，蓋鄙人本隸醫林中人，嘗以研究爲目的，其所有毒物，皆經親自試驗於鷄犬，但其結果，大多不出數小時外，悉行立斃，從未見有所謂可一月二月以外而斃亡哉，故今日所用之『慢性損肺漿』，其成份幾種？且用何藥品所製成？現在中西藥房有無發售？當此國人信媚外醫之時，吾人不可不研究也。

(二)『臺汁藥』這是任何讀過水滸者，是皆有深刻之認識也。但不知其含有什麼成份？何以能使人於最短時間內而動彈不得？其用何種藥品所製成？在吾醫者，不可不研究也。

(三)鄙人周君，任職郵局，蓋其發育健全，身體亦頗强壯，然所以異於常人者，乃其生殖器，較他人似略小知，(但亦能交媾，惟較他人似小)，不知可用何種方法，使其日漸發大發長，而達快樂目的？但最佳勿用藥物而代以手術？當以何種環境或手術而使其達到大長目的？

(四)近日報載××補腎藥者，而莫勿以他人之補腎藥誇之爲春藥，但不知近日市上究有幾種所謂春藥？爲名叫什麼名稱？有大多用什麼藥品所製成？其在於中藥中是什麼藥？況據『天王老子』內載有清宮中之所謂春藥，究用何種藥品製成？

以上種種問題，是爲吾華醫界不可不研究者，蓋因平素大多以爲恐有種惡造奸，不願公開研究，或以研究所得者，祕不明人，遂致此種極有研究價值之一切成方，傳家而不傳世，惜哉，鄙人識薄能鮮，祇嘆奈何，素仰

先生等學術湛深，而勿以敷衍章文以了我，并盼賜我良方，不勝祈禱之至，特此專函，恭候

全社同志均安，并望

全社同志予賜我以滿意的答覆，爲荷爲盼。

胡士林九叩

(答)士林先生：玆將質疑解答如下：

(1)慢性損肺漿，爲日人祕製之藥，無從探曉。

(2)臺汁藥，大都爲麻醉品，如茉莉根，曼陀羅之類。

(3)生殖器發育不健全，乃生理作用，屬於先天的，倘用手術，恐無多大效驗。

(4)春藥之類，久懸厲禁，未便答復。(編者)

癱痪

沈鵬南

(1)一童女與三十餘歲婦人同一四肢不爲人用，不過婦人骨骼腫大而痛，童女不腫不痛爲異，二者均係屬軟癱鄙人巳照氣虛者，手足弛縱例，用黃耆金歸百朮黨參羌獨秦艽牛膝木瓜鹿角膠等，及溫灸療法，以副治之，久之未獲其效，因聞　先生醫術宏博，乞祈賜教，而挽沉痾，并請示知其節骼腫，與不腫之原因何在，及良法佳方

「答」沈鵬南先生：

閣下對於該證用藥處方，極合病機

，想藥力未到。該證本屬難治，原非短時期內可以奏效，茲附錄聶雲臺所產治此證酒藥方於下，以備參考，西黨參二錢五分大胡麻五錢全當歸五錢五加皮五錢龜版一兩製香附一兩北枸杞二錢五分小胡麻五錢酒芎二錢五分陳阿膠五錢海風籐五錢淮牛膝二錢桑寄生五錢宣木瓜五錢熟附片二錢羌活一兩小海鳥一只生花椒五分玉竹二錢五分勾藤五錢黃芪五錢茯神五錢紅糖半斤黑棗肉半斤右藥用燒酒七八斤裝瓦罈封蓋緊密，每日早午晚各飲一杯，半月病愈。（編者）

醫藥問題

無饒靜之

1 淡婆婆根——不知何藥，能治何病，藥店中可有出售，每用多少，但敝地藥店無有。

2 佛指甲——所問意思同上

3 新鮮番薯葉——同上

4 治疥瘡方——硫黃和香白芷二味先研極細末，再用猪油調勻，擦之二三次乃愈，但為何不能製成如萬金油之濃厚品。

5 治鵝掌風方——米糖油；先用皮紙，糊於碗口，用針穿孔，紙上放四五寸厚之糖粃，再用燃燒紅之炭數塊於其上，使其緩，燒灼滴油由孔入內，以油擦之；但此方鄙人曾試驗數次，米糖塊燒不出油，不知何意，請解其故。

『答』靜之先生答題列後：

1 2 二條均為草藥無從查究。

3 可查本草綱目或藥學大字典山藥門即知

4 因中醫暫無提煉方法

5 米糖有潤有乾，乾者當然難以燒取，可變通辦法，用未糖浸於菜油內，取性擦之。（編者）

問題四則

楊鎮

徐公主任先生鈞鑒：茲有下列各題請於下期讀者園地內答覆為感

一、古謂之痧症與今之霍亂病，有何不同治法，當閱何書，請示幾種。

二、司天在泉圖，是何意義，學中醫者必須明白否，當閱何書。

三、中醫科學內登有烟油，菜頭，即煤油（即俗名之洋油），蘿蔔否？

四、社員精神飯量尚佳，但自覺手心熱，閱書易忘，當用何法修養，請詳示。 社員楊鎮上四月十日

答楊鎮先生今將尊問答之於下：

(1)痧症與霍亂，本不相同，因其同有吐瀉症狀，遂致淆淆不清，但均為傳染病，可參讀劉松華疫痧草，及王孟英霍亂論，自能鑒別。

(2)司天在泉之學說，從干支分配六氣，以推想每年應發之病證，及如何治療方法，學者可以參觀，但亦無須拘執。

(3)烟油並非煤油如鴉片烟槍及旱烟管與水烟袋等之油，菜頭並非蘿蔔，如青菜頭，萵苣菜頭，芥菜頭之類。

(4)掌心熱及健忘等症，乃是陰虛內熱之症，修養以清心寡慾節勞為主。

藥物質疑

林一諤

藥學主任鈞鑒：敬啓者，茲有問題十則，謹錄於下：

（一）國藥提煉其香味爲精者，應用何器，該器價約若干。（二）國藥分析其原料爲精者，應用何器，該器價約若干，（三）國藥棄其雜質，取其純料爲精者，應用何器，該器價約若干。（四）提取香附原料爲精者，應用何器，該器價約若干。（五）提取馬齒莧原料爲精者，應用何器，該器價約若干。（六）上列製藥器械，須向何處購買，或委托貴社義務選辦，諒必允許。（七）查藥精因藥品不同，製造異其方法，但須覓何書，始知某藥用某種儀器提取，並該書由何書局出版，價目若干。（八）香附功效能治何病，請詳列明，生製功效有差異否。（九）馬齒莧功效能治何病，亦祈示明。（十）敝友某君拾有青松筋一條，長約五尺許，於黑夜之間能發光，光如螢火，後經婦孺圍觀，光量漸退，因此不知愛惜，遺落何方，誠爲抱憾，此筋是何名辭，並有何奇妙，因淺見未悉，懇祈解釋，

以上十則問題，懇請詳程解釋，不勝感荷之至，肅此，敬頌

撰安　社員林一諤謹啓

答：（一）可用蒸溜器，普通者價約四五十元，各西藥房商務中華等書局，均有出售。（二）（三）提煉原料之器具，通常將原料壓研後，依據化學定性定量分析及生藥製煉方法提煉，應用儀器視提煉目的而異。無工業化學知識者，難於從事。(四)(五)提取香附馬齒莧原料爲精者，因其成份有多種，用途亦不一，來示未詳，無從答覆。（六）壓研機，製丸機，製錠機，烘燥機等等上海有買，惟須說明用何種馬力，何項尺寸，方可採購。（七）專門中藥製造書，現無出版，卽市上之新出品，因營業關係，多守祕密，例不公開。至於專就學理方面討論者，有趙燏黃主積「生藥學」（上海生活書店）可供參考（上冊價四元，下冊未出版）。(八)香附苗花子根皆可療疾。花苗功用，散氣，降痰，治多憂，少氣羸瘦，心忪，心肺虛風，胸膈不利，腹中客熱等，子根功用，利三焦，解六鬱，消飲食，治多怒，多憂，痰飲，積聚，浮腫，痞滿，時疫，吐血，咯血，腹脹腹痛，婦人崩漏帶下，月經不調，胎前產後百病。生製或與他藥配合，功効有差異。(九)馬齒莧，簡稱馬莧，係一年生菜類，功用有瀉熱，祛風，散血，解毒，利腸，滑胎，消腫，去白虫，治諸風消渴，反胃，婦女赤白帶下產後虛汗，小兒遊丹毒。爲消腫散血之良品(十)（未見原物，何法斷定。嗣後遇有類此事物，可將其壓乾，製成「臘葉標本」郵寄本社，始可審定(松)

問題六則

高瑞南

徐主任大鑒僕有幾件疑難，祈執事不憚煩勞，賜函詳示，無任感禱！謹將問題列左：

1. 世界書局所出之皇漢醫學叢書，該內容不知是尸解名家零星占有營業性？抑係專家著作性？請費神示知。

2. 何廉臣張山雷所著各書，不知能否成爲一家，祈將最良者示知一二及價值若干？以便函購。

3. 現在各書局所出注射各書，能否

按法施用？並以何書爲最善，值價若干？一并詳示爲禱。

4.佛慈藥廠新亞藥廠之藥材價目單，祈費神，各代買一份，以便函購。

5.現在外科書類有以外用科學手術內服中藥中西合參之書否？如有，祈將該項書名價值一幷示知。

6.報紙登載外科教科書（季愛人作）婦科易知錄不知何處發售，祈費神示知，以便函購。

所詢太煩，有瀆清神伏祈

諒鑒耑此佈達卽祝

公安！　　　　僕高瑞南啓

（答）瑞南先生！今將問題解答於下：

（1）世界書局出版之皇漢醫學叢書，其性質爲介紹日人對於中醫研究的認識，無所謂著作性營業性，

（2）何廉臣所編名醫驗案類編，乃整理醫案之工作，分斷精善，學者可以參讀，張山雷所著中風斠詮，融匯中西學說，極有價值，

（3）注射各書個人見解不同，未便解答，

（4）可函索卽寄，

（5）現在無相當書籍，不過可在中西外科書中，合參可也，

（6）可交中醫科學書局代爲辦理，

（編者）

＝最後消息＝

杭州市國醫研究社春季大會記

日期五月十六日地點假座市黨部大禮堂

到社員二百餘人黨政機關各派代表參加

本社代表致詞希望以研究立場對學術多多貢獻

杭州市國醫研究社於五月十六日下午二時假座杭州市黨部召開第三屆春季社員大會，計到社員二百餘人，市黨部代表婁子匡，市政府代表蔡競平，浙江省國醫分館王君毅，本社代表蔣白浩等，濟濟一堂，言笑生歡，鐘鳴二下，振鈴開會，主席團公推邢熙平担任，司儀蔡松岩，紀錄王德澄。

行禮如儀

後，卽由主席報告：（略謂）『本社過去，因環境關係，故尙無建樹，今後希望各社員盡量向本社提出意見，俾便改進，末並述及請領中醫證書章則及最近工作』等等，次卽由市政府代表蔡競平致訓略謂：『吾國過去應行研究之學術，均未臻發達，今則各業均有，現杭市醫界，幸有貴社，將四千年來成效素著之

醫學原理

復加研究，其進步當有可觀，務希益自奮勉，俾洗清歷來研究什物咸賴外國人之恥，是所厚望』復由市黨部代表婁子匡致訓略謂：『復興中國古有文化，及復興古有學術，爲當今最要任務，貴社既以研究冠名，理應力闡玄妙，融合中西，以長補短，俾符本旨』云云。次復有王君毅致詞略謂：『應保存光明之中醫學術，廢

除素來守祕之迷悟』云云。末由

本社代表 蔣白浩致詞：『主席，諸位先生；今天兄弟代表上海中醫科學社來參加貴社的第三屆社員大會，覺得非常榮幸，因為兄弟尚係一習醫子，而就能與諸位前輩先生相互接近，使兄弟得能常聆諸先生的雅敎，這當然是值得欣幸的，同時也要感謝的，談到醫界，兄弟對於整個的雖尚不十分明瞭，然對於

杭州一隅 的，因為家嚴是醫界一份子，同時在場的各位先生，也是兄弟所熟悉的居大多數，所以雖不敢說完全曉得，但大意是完全明白的，本來杭州的醫界是聯絡一致的，不知怎樣一來（其實兄弟知道得很詳盡，不過不便言明）就變成四分五裂。各據一方，而貴社的產生，也是乘機而起的，醫學是需要研究，非但要研究，而且要個人研究是極對的沒有用，必須要大衆集合

一齊研究 以衆人的意志為意志，一個問題才有好的結論，杭州素缺乏此種醫生集合的場所，所以兄弟對貴社的成立，是十分同情，在可能範圍內，兄弟也願盡一分的力量，為貴社效勞，最後並希望貴社以研究的立場，對學術上多多貢獻，來發展數千年來中國固有的守祕醫學來開中國醫史上光榮的一頁，這一點非但是兄弟的意見，想在場的各位也共有此見吧』。後復有社員杜志成，蔡松岩等演說（詞長不錄）即

討論提案 一、杜志成君提議，請『開國醫展覽會議决：意雖善而經費無，暫緩議，二、蔡松岩提議：每週舉行『座談會』，議决，通過，交下次執委會擬辦

收選執監 結果陳紹裴，王澤民，李椿榮，宣翰雲，邢熙平，周鳳蓀，許行彬，錢正卿，徐究仁，魏子祥，蔡松岩，馮智堃，楊仰山，程賓範等當選執委，陳公典，李天球，傅炳然，何稱香，金佩棠，陸清潔，陳道隆當選候補執委，陳希賢，陳海泉，徐萬清，費傅泉，李清連，陳聯舫，孫芝舫當選監委，胡寶林，汪劍嵩，葉樹聲，嚴少山當選候補監委，選舉畢，攝影散會。（駐杭記者）

中醫科學研究社服務部，是讀者忠實服務的機關!!

廣東澄海縣政府佈告

國醫藥兩界登記

（廣東澄海訊）縣府現准中央國醫館廣東分館公函開現據澄海縣國醫支館呈稱，竊職館自開辦登記中醫生及國藥店以來，雖經通令催促而在城醫藥兩界，尚在觀望不前，殊屬玩延，若不認眞辦理，實難整頓案，經董事會第六次董事會議議決，由職等呈請鈞館察核迅予函請澄海縣政府協助會銜佈告，全縣醫藥兩界週知，切勿觀望，以便整理而利進行，是否有當，並乞指令，祇遵，實為公便，等情據此，査該支館所稱尚屬實情，相應函達貴縣長查照，敬請對於該支館登記事宜，竭力協理，俾醫藥兩界不至延滯，幷希佈告全縣醫藥兩界週知，以利進行，而便整理，實紉公誼云云，縣府准此，昨特佈告，仰縣屬國醫藥兩界，一體遵照，從速登記，毋稍觀望云，（振）

市國醫公會開會紀

上海市國醫公會舉行第三次執監委

員聯席會議，計出席者丁仲英馬壽民沈心九等二十七人，主席陳存仁馬壽民，討論事項，(一)新中國醫學院學生自治會請通電全國環請中樞速訂中醫學校立案規程案議決由本會聯合二學會三學校通電全國國醫國體環請政府有關各機關速訂中醫校立案規程並定本月二十九日假國醫團體聯合辦事處舉行會議，討論進行辦法，(一)趙仲萱先生近因年高囘籍函請退會案，議決、交組織科照章辦理，(一)王海帆會計師擬具診所會計規程及帳格應如何辦理案，議決，交各科主任會同王會計顧問審查後再行交議，並定於下月二日召集之，(一)關於遷移會所案，議決，地址以浦東大樓爲適宜，定於六月十五日遷移，(一)本會會員證書應否印換案，議決，證書應予印換，取費以五角爲標準，其格式交祕書處擬定之，(一)上海市衞生局檢發管理中西醫藥新聞廣告暫行規則請轉知會員依章辦理案，議決，印發各會員照章辦理，議畢散會。

「緊要代郵」

各地分社長鑒，凡未登照片在刋上者請即日將照片寄下，以便在紀念號登出。（徐愷）

各地甲種社員鑒：凡未登照片者，務請寄下，以便製版於二卷一期作者專號登出。（徐愷）

陳玉振先生鑒，汕頭大麻分社已成立，前次將「大麻」漏登。至汕頭分社尙未成立，先生亦可再爲進行函索章程卽寄。（徐愷）

投稿同志公鑒：以後投醫學研究文字或評論稿，必須在二十號以前寄到，方可在下月一日出版之刋上發表。倘在二十日後寄到，祇可在次下月一日出版之刋上發表。（蔣文芳）

卞則濬先生：馬蹄粉未詳，請開示登載於該刋何期，以便查原著後，再行詳答。（朱松）

梁孟仁先生：寄來二元五角內二元廣東鈔，不可兌用，並且國外寄費要一元六角，加五角不夠，望速寄三元一角，以便開發收據，並將廣東鈔退奉。（徐愷）

國外同道公鑒：倘與本社通信，請同時開下英文地址，以便辦事迅捷，否則本社翻譯，時間延長，有勞盼望也。（愷）

問事同志公鑒：凡向本社詢問事件，須郵政答覆者，必須附足郵資，以憑辦理。（愷）

棣軒先生：刊物按期寄毋誤，囑寫對一付，決於六月二三日奉上。（愷）

鴈聲先生：前承介紹社員讀者，其證章證書等件，早已掛號寄上矣，照片二張，當於二卷一期登刋。（愷）

本社社員讀者公鑒：以後來信，千祈隨時註明定單號碼，及詳細通信地址，以憑迅速辦理。（愷）

預約「婦科心得」集成諸君鑒：該書至今尙未出版，諸君如欲退款，可照辦。惟該著遲早總要刊行，有意稍待者，定勿失望也。

中醫科學書局啓

定價

全年十二冊定價二元，半年六冊定價一元寄費在內（國外寄費另加）為統制出版數起見，另本不售，郵票以九五折計算以一分至五分為限。

廣告價目

等第	地位	全面	半面	四分之一
特等	底封面之外面	八十元	四十元	
優等	封面內面 底面對面	六十八元	三十六元	
普通	正文後	三十八元	三十元	十六元

廣告概用白紙黑字　如用色紙或彩印價目另議
繪圖刻圖工價另議

本期校對者　李仁淵　程兆晨

董事台銜

劉侯武　薛文元　蔣文芳　趙鞏
錢觀濤　秦伯未　沈仲芳　陳存仁
朱鶴皋　吳克潛　許半龍　賀芸生
沈鏞　俞同芳　張贊臣　包識生
郭柏良　薛立夫　湯士彥　裘吉生
袁春航　謝利恆　方公溥　龔醒齋
盛心如　徐愷

中華民國二十六年六月一日出版

中醫科學第一卷第十二期

社長　謝利恆
副社長　方公溥
總務主任　龔醒齋
醫學主任　徐愷
藥學主任　盛心如
編輯主任　朱松
編輯　蔣文芳　章鶴年　沈石頑　倪維德　薛定華
宣傳主任　徐公魯

地址上海愛而近路祥新里十六號。電話：四二三九七
英文地址 THE CHINESE MEDICAL SCIENCE SOCIETY. NO. 16 HSIANG HSIN LI, ELGIN ROAD, SHANGHAI.
出版者　中醫科學研究社
印刷者　中醫科學書局

名譽編輯

王潤民　包天白　葉信誠

本社特約撰述

沈宗吳　張夢痕　邱治中　辜占梅　淬仁鑫　鄭軒渠　劉淑士　田體仁　蔣景鴻　馬雲翔　章叔廣　田德芳　張型　鄧名世

注意

定閱諸君如有詢問事件或更改地址通信時務將（一）定單號數（二）定戶姓名（三）原寄何處三項詳細開明方可速辦實因定戶衆多簿冊繁重非此三項無從檢查難免仍有誤寄特告

中醫科學第一卷第十二期畫報第二版

本社新社員玉照

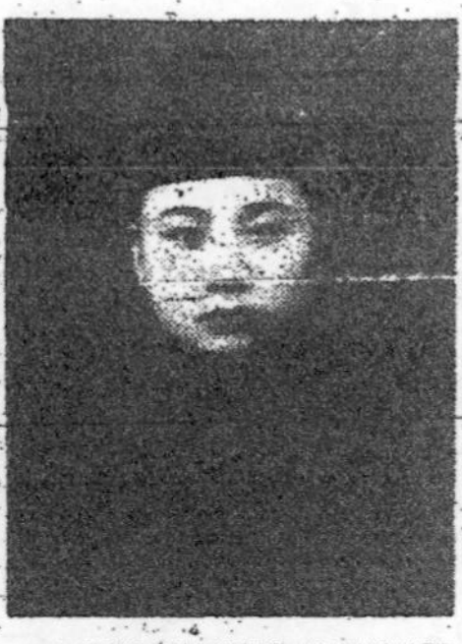

永嘉 葉禎灉

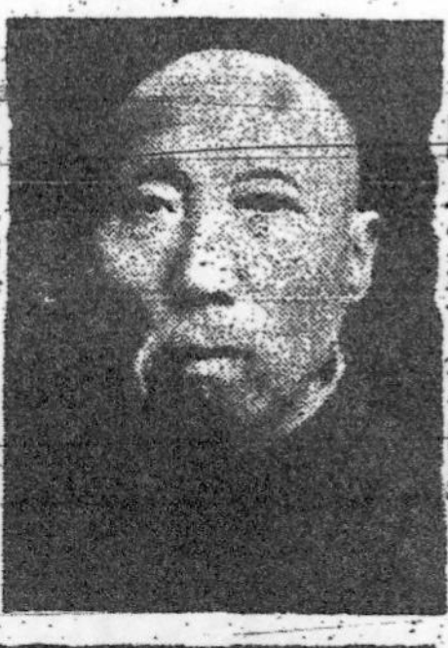

四川宜賓 廖國忠

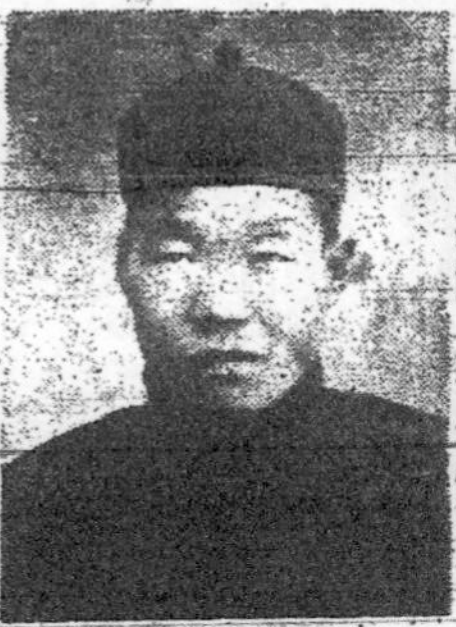

陝西涇陽 李伯儒

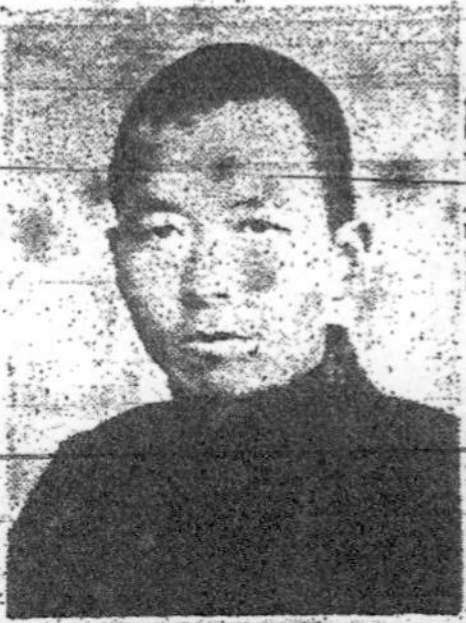

陝西涇陽 官雲程

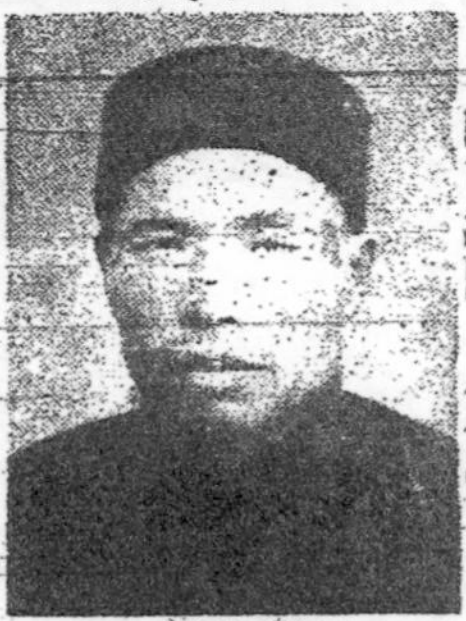

陝西涇陽 屈介軒

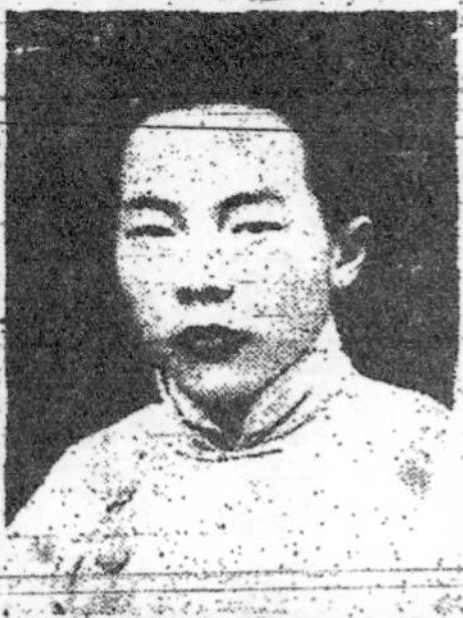

江蘇太倉 張笠蒼

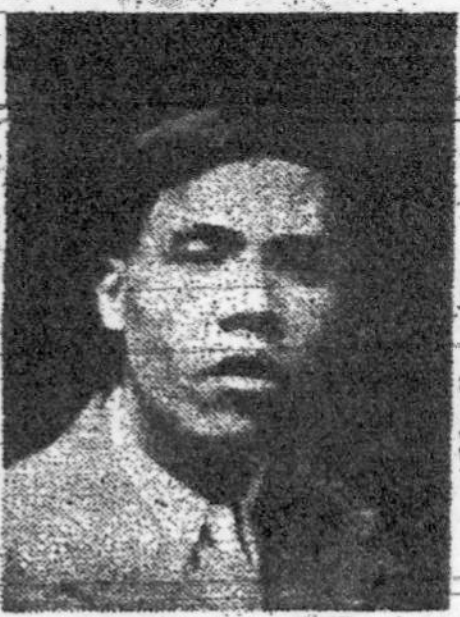

廣州 鍾注東

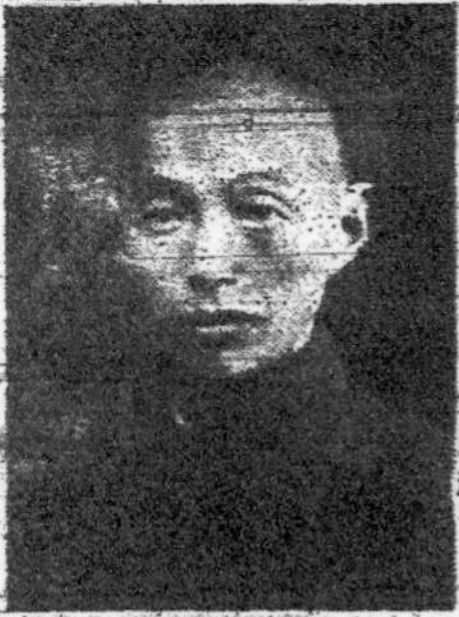

江西都昌 吳幼齋

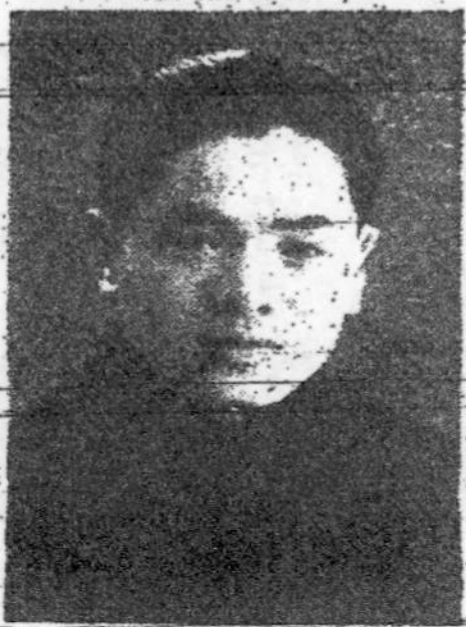

浙江甯波 黃璧綱

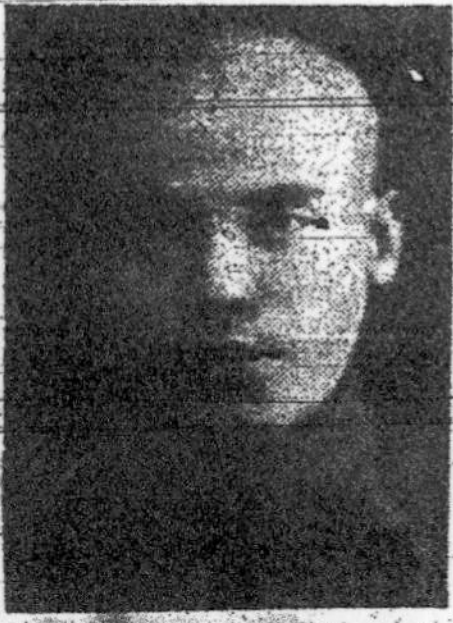

廣東瓊山 霍列五

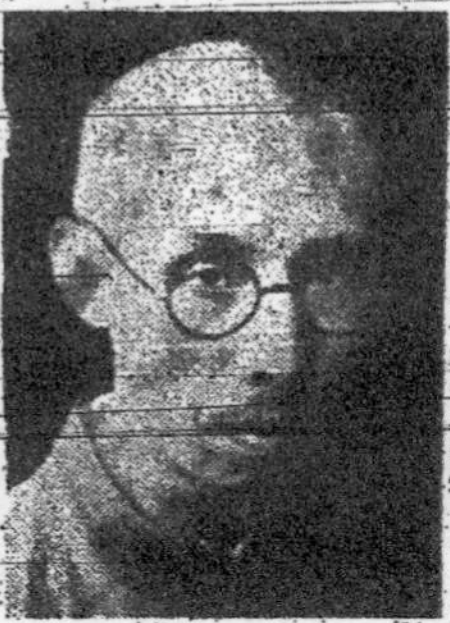

貴陽 吳石学

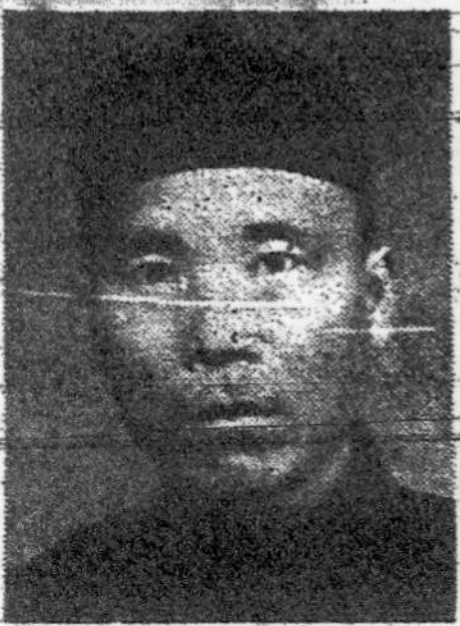

江西 陳華旺

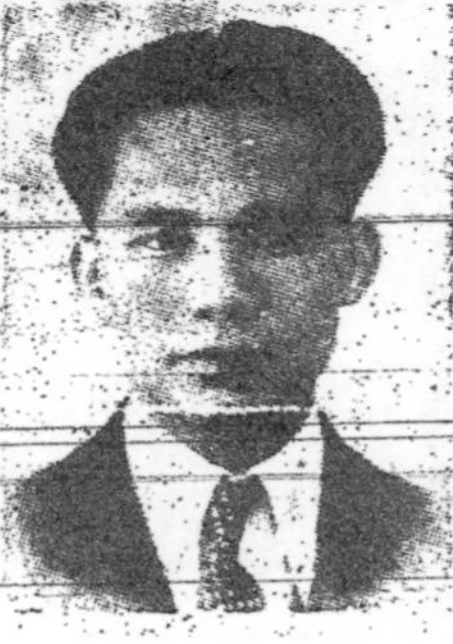

廣州 容叶之

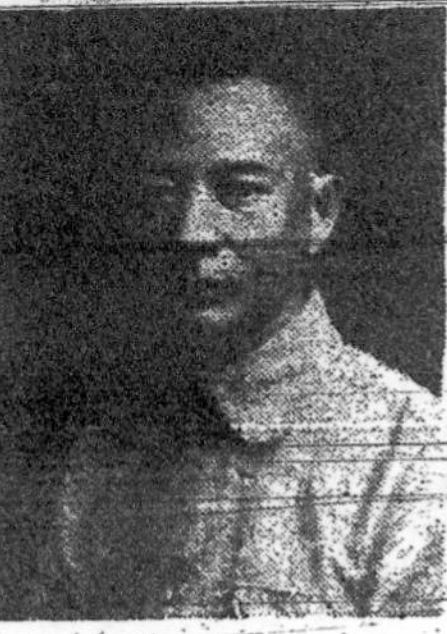

四川宜賓 陶治全

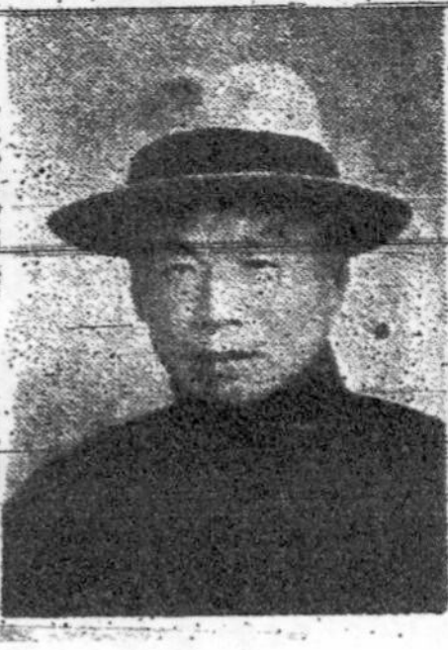

陝西涇陽 黃居敬

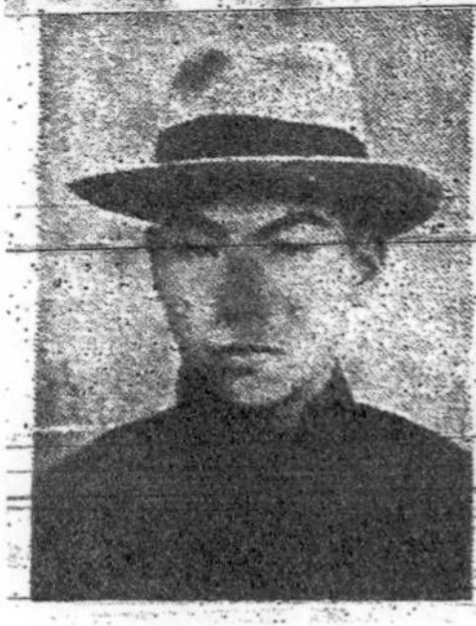

陝西涇陽 屈敏初

中醫科學第二卷第一期目錄

製發分社長證章通告

本社現值一週紀念凡百更新一切辦事均臻生氣蓬勃之象茲經社務會議議決製發分社長證章即經本部繪圖趕製於七月二十日左右完成此項證章擬收費國幣四角（連郵費在內）凡我分社長均請照繳領取以資劃一而壯觀瞻此啓

總務主任徐愷

發表「三一七」紀念獎品通告

前次本社自發表徵求「三一七」紀念社員讀者後各地同道直接加入者絡繹不絕異常踴躍並承各分社長熱心讀者等廣爲介紹成績可觀熱誠贊助感激靡既現爲酬答雅意將各位應得獎品宣佈於下計薛玉成蔡維羣各贈銀盾一座宋青銓陳興保陰鑫齋高瑞南胡軼凡夏誦塵穆少卿王步溪吳錦瑄郝佛心徐蔚然穆迪民吳培初各贈疾病問答或方劑學任擇一冊陳知宜祝賀三閔敬徵李煒華朱靡慾李奕元鄭軒渠林家琁麗玉麟陳愛棠段慕韓何一龍邱蒙周朱旭東蔡家本毛更生繆鏡淵梁雲基黃冠軍郭鳳文孫金山莫繼宗王潤祥楊紫岐姜贊文李希伊楊鎮武子遜花星南林學富陳未天文彰庭林紫宸陳先安各贈本社紀念信紙除薛玉成胡軼凡獎品已先贈發外其餘均於七月十日照發諸希查照爲荷此啓

總務主任徐愷

獎勵分社長通告

暹羅合艾田修德汕頭劉滌生江西玉山聶子因諸先生依章組織分社積極進行現已成立除致發聘書外特此登列獎勵以鳴謝忱並請繼續努力介紹爲荷此啓

總務主任徐愷

獎勵熱心社員讀者通告

啓東陸冠芳汕頭陳鎮波江西贛縣陳坤生宣城盛玄洲蘄春陶惠風富平喬喬山平陽周舒庭泉州鄭軒渠山東博興王鴻鸞高密邱蒙周上猶李奕元等均努力爲本社介紹社員讀者甚多至堪欽佩特此通告獎勵以表謝忱並請繼續努力介紹爲盼此啓

總務主任徐愷

醫學研究

讀內經隨筆

啓東 蔡家本

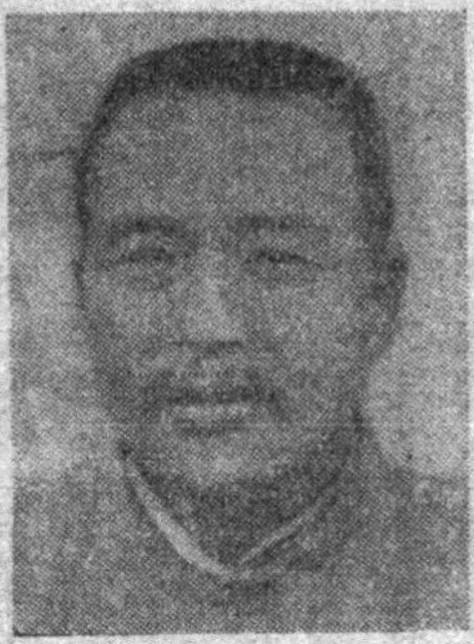

作者近影

序

余之讀內經也，先嚴庭訓云，「不能逐節註疏爲劄記，亦必逐日記載爲日記，」自愧無攸，或讀或輟，未之能遵，惟讀完一篇，掩卷之頃，會意之句，領悟之處，則書之眉上，或書之篇後，無以名之，名之曰隨筆，今錄寄中醫科學雜誌，蓋就有道而正焉云耳！

道生篇　「恬澹虛無」者聖人治身之學也，「眞氣從之」者，聖人治身之效也「精神內守，病安從來」者，極言其效之宏也，「是以嗜欲不能勞其目，淫邪不能惑其心，愚智賢不肖不懼於物，故合於道」者，言聖人以道敎下之效也，「所以年皆能度百歲而動作不衰者，以其德全不危也」者，言古代之民，受聖人之化，而其效若是之宏也。

熟讀本篇，以之治身，則虛邪賊風知所避，生長收存知所養，卽得天薄者，壽度百歲難期，而夭折之枉，疾厄之苦，亦可免也，以之治病，則痿厥焉，寒變焉，痎瘧焉，飧泄焉，皆能明因施治，而四時之症不逆也。

臟象篇　明五液，則知病之所屬，明五惡，則知方之制藥，明五存，則知病之重輕，治之難易，業醫者其可忽乎。

腦爲髓海，心爲血海，肺爲氣海，胃爲水穀之海，是謂人身四海，蓋「諸血者皆屬於心，諸氣者皆屬於肺」，故可稱心爲血海，肺爲氣海也。

寒風襲人，「血凝於膚者爲痺，血凝於脈者爲泣，血凝於足者爲厥，此三者血行不得反其空，故爲痺厥也」，所不得反其空者，不得由靜脈反入於心房也，惟其不得於由靜脈反入於心房，而爲痺爲泣爲厥，故治當鍼引陽氣，使痺者遂，泣者行，厥者陰陽順接也。

經絡篇　本篇詳臟腑之經絡臉節，並論證治之綱領，「是動則病，」爲外因證也，「是主所生病者」，爲內因證也，盛瀉虛補，熱疾寒留，爲內外因施治之綱領也。

至於辨邪之寒暑，則曰「寒則血凝泣，暑則氣淖澤，」證之在脈者，則曰「大則邪至，小則平，」施治之不可姑息者，則曰「卒然逢之，早遏其路」，所謂「得其要者，一言而終」，卽指此也。

運氣篇　本篇詳論氣化，消長陰陽勝復，爲動物生長壯老已，植物生長化收存之理，人生氣交之中，不能順應氣化消長，陰陽勝復，而節其嗜欲，調其體溫，則病，是以「聖人從之，故無苛病，萬物不失，生氣不竭」也。夫人之病也，既肇於氣化消長，陰陽勝復，則治病必調其陰陽，和其氣化，是以不讀本篇，不足以言識病，亦卽不足以言治病也。

然而張飛疇論運氣不足憑者何哉，蓋慮食古不化者，按司天在泉圖說，守消長勝復之常，冒昧從逆之理，妄施正反之治，故立論以爲粗工之戒耳。

望色篇　本篇論五色之枯潤，以衡壽夭，並詳面之部位，色之聚散，以定病之間甚，死之日時，考其義理之精粹處，全在於攝調合道，氣血和平，至於陰陽之勝復，五行之生尅，術近於玄，而非現代科學化矣，然「人得天地之和以生」，衣食不愼，嗜欲不節，六淫之間氣，因以侵入，則生機之氣化失常，而神色外見，亦自然之理也，惟望色之要，先定部位，而部位之定，不可僅憑術士口傳，當依據本經臟腑經絡以爲準則，然三陰經不上達於頭面，六臟屬陰，其神色，將何從以望之乎，夫不曰三陰三陽，各相統屬，以爲內外，故其支脈亦上達於頭面也，余故常曰，望色之部位無他求，熟讀本經之臟腑經絡二篇，則於望色之部位也何有。

問察篇　病有內外之分，證有眞假之殊，苟問焉不誠，察焉不詳，每致誤認，治必僨事，夫七情內傷，病非不治，而要非粗工所能施治，粗工之於七情內傷病，非以搔不着癢之方藥，漫應塞責，卽認爲六淫外感，妄施針砭，盲授毒藥，以致外耗衞，內奪榮，而陷於不治之死症，不惟不能引咎自責，猶復先言死期，以釣識病之譽，噫醫與病者，無深讐也，無宿怨也，殺之不用刃，而復利其災，安其危，樂其所以亡者，醫誠何心哉，嗚呼，本篇七情內傷之醫案五節，不啻庸醫之罪案五條也。

審治篇　醫有恆言曰「治病不難，審證爲難」，故臨證時須望色聽聲，切脈辨舌，審其爲六淫外感者，當施溫清補瀉，以散賊邪，審其爲七情內傷者，當用調補助益，以與和平，然六淫有六淫之證治，七情有七情之病藥，既不可漫不經心以審證，尤不可草率從事以制方，「有者求之，無者求之，盛者責之，虛者責之，」審證也，「無盛盛，無虛虛，無致邪，無失正」，治病也，是以醫之審證治病也，猶之駕舟之舵工，醫須熟病理，猶之舵工之熟航路也，醫須明藥性，猶之舵工之識水性也，醫之制方配藥而輕重其劑，猶之舵工之逆流順風而上下其舵也，然則本篇之義蘊何在，曰談病理醫理，爲審證施治之經常大法也。

生死篇　本篇以生死名篇者，蓋詳論陰陽虛實以判別生死之謂也，然醫有救死扶生之責職，僅別陰陽，辨虛實，以決死生，能事猶未盡也，經不云乎，「別於陽者，知病從來，別於陰者，知死生之期」，此卽示人以治陽治陰之大法焉！曰「別於陽者知病從來」，知其從來，則知其從去也！曰「別於陰者知死生之期」，陽病陷陰爲必死，則陰病轉陽爲可生也！又云，「漿粥入胃，泄注止，則虛者活，身汗得後利，則實者活」，此卽示人以治虛治實之大法焉！曰「漿粥入胃」，概和胃降逆之劑也。曰「泄注止」，概理中固脫之劑也！曰「身汗得後利」，概發表解肌淸裏承氣之劑也！經之所以爲經者，其在此乎，奈何學者讀之，祇憑之以決病者之死期，而不由之以索病者之生方乎！是以醫之道猶江河日下，且不能與中古時比美，安望其能與東西醫術之並駕齊驅耶。

脈診篇　平人氣象論有曰，「尺熱曰病溫」，尺熱者何，尺脈形呈粗大也，脈要精微論云，「粗大者，陰不足，陽有餘，爲熱中也」，又云，「諸浮不躁者，皆在陽，則爲熱」，則是尺熱者，尺脈有浮象也，綜上兩節言之，尺熱者，尺部之脈浮兼粗大也，平人氣象論又曰，「欲知寸口太過與不及」，寸口者何，兼寸關尺三部而言也，是以「中手短者」，脈形僅及於關部，而尺部不應也，「中手長者」，爲尺部應指也，若夫「沉而堅者」，重手按之而始知也，「浮而盛者」，輕手舉之而卽明也，「曰頭痛，曰足脛痛，曰病在中，曰病在外」，則是寸主上而尺主下，浮主外而沉主內，義蘊已揭矣。

「腸澼便血何如，曰身熱則死，寒則生」，其義可得而論列之也，腸澼便血者，腸垢如膿沫，其色如醬而稠粘，自覺裏急後重，由於腸胃之濕熱鬱蒸，爲裏氣不和也，治以燥濕淸熱之劑，和其裏氣則愈，若身熱者，是外邪逆於經絡或肉理，爲表氣不通也，當用辛涼之品，以先解其表，使表通而裏自和也，辛涼解其表，而身熱不減腸澼便血如故者，則法外無法，而決其病必死矣，沂謂寒則生者，體溫得三十七度之常，而非皮寒肢冷故雖腸澼便血，可治以常法而生之也。

本篇論脈，何如則難，何如則易，何如則死，何如則生，誠詳且盡矣，要之感外脈宜浮滑，傷內脈宜沉靜，方爲脈與證合，若夫脈之隱微細澁者，感傷皆忌，蓋精氣不足，卽形體豐盛，亦屬行屍走肉，壽不久也。

病機篇　生氣通天論有曰，「汗出偏沮，使人偏枯」，汗出偏沮者，汗止半身也，蓋沮者阻也，汗出而偏身被阻也，經云，「陰平陽祕，精神乃治，陰陽離決，精神乃絕」，夫人身失陰陽平祕之道，故脈絡不和，汗道被阻，是以有偏枯之漸也，若以沮字作濕字講，不特與下文「汗出見濕」句不易分晰，卽句內文義亦屬不順也，又曰「高粱之變，足生大疔」，高粱者，厚味也，烹調不得其法，取食不以其時，則爲失常而變矣，足者，易也，或也疔者，紅腫乾腐之瘡也，蓋煎熬爆炒，甘脆肥濃之厚味，貯藏非時，取食不節，則火熱之毒，流連腸胃，透達經絡，散布肌膝，足以阻扼氣血而爲紅腫乾腐之疔毒也。

又曰，「故風者百病之治也」，其義可得而言也，夫風爲六淫之一，而曰百病者，蓋風爲陽邪，最易侵人，是以寒濕之陰邪其侵人也，亦必挾風，所以風也者，百病之所由成也，知乎此，則百病之治法明，而治必不逆矣，故曰風者百病之治也。

百病始生論曰，「大經乃代」，代者，傳也蓋言邪舍於絡，痛於肌肉，當用解肌法以出邪，未用解肌法，邪必不出，而其痛息者，邪乃傳之大經也。

邪氣臟腑病形篇曰，「邪氣之中人高也」，邪氣者何，風也，風爲陽邪，故其中人也，在身半以上，然而六淫之邪皆能中上者，何謂乎，蓋皆挾風也。

脈度曰，「陰陽俱盛，不得相榮，故曰關格，關格者，不得盡期而死也」，夫關格者，即時俗所稱之膈症也，時俗遇朝食暮吐之症，謂之膈症，治而全者，十難其一，蓋除景岳之左右歸飲而外，不知其他也，而不知長沙有大半夏湯，爲納衝降逆之良劑，曾治一陳叟而獲愈，鄙以家故憤鬱，以致復發而死也，近治一王嫗，年已花甲患朝食暮吐者匝歲矣，即朝飲漿水，暮必吐焉，不吐，則探之吐，蓋不吐，則胃脘痛，吐則不痛也，余從經文「陰陽俱盛，不得相榮，故曰關格」之句，推想其蘊，而得其奥，夫陽明之胃，以其陽獨用，格其陽而不交於太陰，太陰之脾，純其陰靜止，關其陰而不和於陽明，即所謂關陰格陽而爲蠱也，余欲啓其關，開其格，使艮坤合德，而無其方，左思右維，乃悟風輪主持太地之說，並憶及經文「地爲人之下，太虛之中者也，曰馮乎大氣舉之也，」之句，而用長沙之烏梅丸，約爲小劑以資調補助益！二劑而向愈，四劑而痛吐全已，吞酸亦止焉，則是經文所謂「關格者不得盡期而死也」者，仲師有不死之方焉！故烏梅丸爲厥陰方，而余則列之於陽明太陰之關格條也。

刺志論曰，「脈盛身寒，得之傷寒，氣虛身熱，得之傷暑」，夫傷寒而脈盛身寒者，是初感而邪在太陽之表也！太陽之表弗治，則傳經傳氣，內陷下迫，變症滋多也！傷暑而氣虛身熱者，是尊榮輩，納涼大廈，靜而得之者也！若勞作流，則卒倒昏迷，其或脈洪喘渴，瘥黃狂亂也！

評熱病論曰，「得熱則上從之，從之則厥也」，其義可得而引伸之也，得熱者，小陰得太陽之熱也！上從之者，上逆而從之化熱也！化熱則厥也，厥者何，煩滿不解者是也。

又曰，「諸水病者，故不得臥，臥則驚，驚則欬甚也」，義則安在，夫水病者，腎之精氣不足，而不能主水，以致水邪橫逆而犯胃，胃衰不能制水，而臥則身橫，水逆愈甚，是以不得臥也，若臥則水邪越胃犯心，心陽不振，故驚也，心陽不振，則不能鼓舞胃陽以制水，則水邪橫逆，凌心薄肺而欬，薄肺不已，則欬甚也。

憂恚無言論曰，「人之卒然無音者，寒氣客於厭，則厭不能發，發不能下，至其開闔不致，故無音也」，夫卒然無音，爲寒氣客於厭，可悟卒然不語，爲熱邪壅於客主人也！報熱邪壅於客主人，則耳不能聞，耳不能聞，則不知人言，故默不語也！則是卒然無音爲寒客於厭，卒然不語爲熱壅於客主人，而更可悟病久無音不語，爲病劇精乾！是以足少陰藏氣之逆，則不語言！足太陰藏眞之竭，則無音聲也！

欬論曰，「此皆聚於胃，關於肺，使人多涕唾，而面浮腫氣逆也」，其義蓋嘗論之矣，此，代詞，指五臟六腑之欬而言也，聚於胃關於肺者，卽上文「其寒飲食入胃，從肺脈上至於肺，則肺寒」句之義也，使人多涕唾而面浮腫氣逆也者，卽上文「肺寒則外內合邪，因而客之，則爲肺欬」句之症狀也，若以此字指三焦膀胱解，則於上文藏府之欬爲欠引伸，於下文治藏治腑句爲不相屬，期期以爲不可也。

風論曰，「風氣與陽明入胃，循脈而上，至目內眥，其人肥，則風因不得外泄，則爲熱中，而目黃，人瘦，則外泄而寒，則爲寒中，而泣出」，同一傷於風氣，同一邪客陽明脈中，而形體之肥厚與瘦薄者，有熱化寒化之異！熱由於不得泄！寒由於過外泄！不得泄，泄之自己！過外泄，固之可愈！

本篇歷詳病變之能，病受之因，以及經病氣病藏病府病之證，從治逆治正治反治之法，衛生家讀之，固可知所以節飲食，愼居處，調養於未病之先！業醫輩讀之，則可知所以窮病變，探病情，施治於臨證之時！詢誠濟世之慈航，度厄之寶筏也，余喜得淸閒之福以卒讀，深願他日以復讀也。

慶祝中醫科學研究社一週紀念文

中國醫學，泛而無涯，雜而無系，學者多以其難，精其學者遂尠，近世科學流入，國人侈而尙之，中醫學術，益漸衰微，設不採取科學之長，以補其短，則斯道江河日下，不絕亦將如縷，誠能融會貫通，精研改進，未始非一新穎之科學，駕乎西說之上，中醫科學研究社，崛起滬上，蓋卽就中國固有之醫學，加以科學方式之研究，披理導竅，覃思深求，發而爲文，月而刊之，刱辦迄今，時僅一載，一紙風行，遐邇共覽，誠屬應國家之至需者也，茲當該社週年念紀之期，深堪慶祝，繼宗不文，淺學於醫，不足以盡筆其事，第以維護本刊之心，不敢後人，又不能不貢一言，竊願飽學之士，以研究所得，公諸於世，宏論新說，得以時出，俾本刊之光榮，燦耀中天，週而復始，永以弗衰，是則爲所慶祝者矣。

繼宗寫於古燕

傷寒論新解

中山 黃仲賢

辨太陽病脈證并治上

太陽之爲病，脈浮，頭項强痛，而惡寒。

仲賢案，傷寒有六經之分，六經者，卽太陽陽明少陽太陰少陰厥陰也，太陽病，爲傷寒證候之一，欲解釋太陽等六經證候，當先知傷寒者，卽今之急性傳染病，六經者，卽證候羣之代名。

傷寒者，卽今之急性傳染病，曷以明其然也，觀仲景自序，稱傷寒卒病論集，卒病者，卒然而病也，猶西醫所謂急性病矣，急性病，皆有發熱之表現，皆有細菌之作祟，皆急傳染之性質，考本論之太陽病，爲急性傳染病的前驅症，陽明病，爲急性傳染病之熱型，少陽病，賅括間歇熱，厥陰病，賅括回歸熱，至太陰病之嘔吐下利，不啻全身病之誘發局部病，少陰病之脈細但欲寐，不啻急性傳染病之末期，由是言之，仲景之所謂傷寒，卽今之急性傳染病之總稱，固不限於西醫之所謂腸窒扶斯也，——卽腸熱症或譯爲傷寒——自序又曰，「余宗族素多，向餘二百，建安紀年以來，猶未十稔，死亡者，三分有二，傷寒十居其七」，準斯以觀，古之傷寒，其傷害人命之多且速如此，豈非今之急性傳染病乎。

六經者，卽證候羣之代名，曷以明其然也，觀本論全部，以發熱惡寒，脈浮，頭痛，體痛……等。代表太陽經，以寒熱往來，胸脅苦滿，目眩，口苦咽乾……等、代表少陽經，以潮熱惡熱，譫語……等代表陽明經，以腹滿吐利，……等代表太陰經，以脈細，但欲寐……等，代表少陰經，以消渴吐蚘，厥熱……等，代表厥陰經，故曰，六經者，卽證候羣之代名，且六經之證候羣，在急性傳染病中所習見，則六經之證候羣，又不啻爲急性傳染病之體統分節論述者也，」

復次，六經名目，雖源自內經，然內經中之六經，與本論中之六經，截然不類，蓋內經六經，乃論經脈起止之名詞，本證六經，乃證候羣之代名詞，二者性質，根本不同，猶風馬牛不相及，鑿枘不相合也，乃歷代註家，多以內經六經之意義，以解釋本論六經之意義，牽强附會，荒誕不經，莫此爲甚也。

夫人之常情，每信於其所習見，而疑於其所未習見，六經爲當時醫學上一種術語，積習相沿，牢不可破，仲景之沿用此名，實不得已也，雖仲景自序，撰用素問九卷，然考本論撰用素問者，爲數甚少，可知仲景沿其名，而不襲其實，借此配合表裏脈證，爲證候羣之代名而已。

既知傷寒者，卽今之急性傳染病，六經者，卽證候羣之代名，則本條脈浮，頭項强痛，惡寒之故，可不繁言而解，蓋不外乎受病菌毒素之刺激而產生也。

急性傳染病，有細菌原虫爲之病原，細菌原虫，爲地球上最細微之物，目不可得而見，耳不可得而聞，手不可得而擑，無微不入，無處不有，染之卽病，爲患甚烈，然有染之而不爲患者，何也，因人體有天然抵抗力，足以應付而有餘也，蓋細菌原虫之傳入人體時，則有白血球包圍而撲滅之，呑噬之，若白血球不勝其撲滅與呑噬，以致醜類繁殖，毒素傳播，則有腺組織之肝，腎，脾，淋巴腺等，能中和毒素而扣留之，有腎，食管，腸管，及皮膚汗腺等，能排毒素於體外，此時若有小量毒素，而諸器管不能中和扣留排泄之者，亦不致爲患，所以然者，抗毒力充足，則細菌原虫，祇有潛伏，——所謂潛伏期——而不敢暴動故也。

夫藩籬不固，而後盜賊至，凡細菌原虫傳入人體，而得肆其虐，必因人體天然抵抗力衰退之故，此內經所謂「邪之所湊，其氣必虛者是也，抵抗力之所以衰退，必因外感六淫，內傷七情，以及飲食飢飽等，有以致之，當此之時，細菌原虫，經過潛伏期後，產生毒素，游離充斥於血中，隨其毒素之親和力，與人體各器官相結合抵抗，乃現出種種證狀，其因血流而浸及軀體皮膚者，其證狀爲皮膚感覺器所感覺之發熱，惡寒，頭痛，體痛，有汗，無汗等證狀。

由此觀之，本條之脈浮，頭項强痛，惡寒等證狀，皆受病菌毒素之刺激而產生也，學者苟能明乎此理，不但發熱惡寒，頭痛，體痛，有汗，無汗。可以迎刃而解，則全部傷寒論，亦已覺怡然理順，渙然冰釋矣。

太陽病，發熱汗出，惡風脈緩者，名爲中風。

太陽病，或已發熱，或未發熱，必惡寒，體痛嘔逆，脈陰陽俱緊者，名爲傷寒。

仲賢案，發熱惡寒，惡風，體痛嘔逆，有汗無汗——第三十七條之麻黃證有言無汗——等證候，蓋受病菌毒素之刺激而產生也，此兩條證候，仲景雖未出方，但知中風條，爲桂枝湯所主，傷寒條，爲麻黃湯所主，讀第十三條及三十條可知也。

太陽病，卽急性傳染病之前驅症，有汗者名中風，無汗者名傷寒，有汗者宜桂枝湯，無汗者宜麻黃湯，當桂枝湯者名中風，當有麻黃湯者名傷寒，此條所謂中風，幷不是腦出血，所謂傷寒，不能等於腸熱症，良以中醫理論定名，皆治療法之效果上，倒溯而得，非先有實驗的理論，科學的定名，然後產生治療法也。

第一條之脈浮，是淺層動脈之充血故脈浮，本前條之脈緩，是血管之神經，隨皮膚汗腺而弛緩，故淺層動脈不充血而脈亦緩，本後條之脈緊，是淺層動脈，隨汗腺而收縮，血液復繼續充盈不已，故脈緊，所謂脈陰陽俱緊者，或指部位而言，人迎爲陽，寸口——此寸口包括寸關尺——爲陰，寸口爲陽，尺中爲陰者是也，或指按法而言，輕按爲陽，重按爲陰者是也。

又案，難經五十八難曰，傷寒有五。有中風，有傷寒，有濕溫，有熱病，有溫病，可知本條之所謂中風與傷寒，皆包括傷寒病內。

本論之書名，傷寒者，是廣義之傷寒，本條症名傷寒者，是狹義之傷寒，亦可稱爲正傷寒，譬如中山縣城，——石岐——東至學宮，南至三級石，西至天字碼頭，北至天一門，總稱爲石岐，是廣義之石岐，若狹義之石岐，祇指大馬路絲綢行一帶之十八間耳。

急性傳染病之原因，爲病原菌，而誘因則爲感冒，——或關係七情肌飽等——感冒之原因，每關於春溫夏暑秋涼冬寒等氣候之變化，是則感冒之原因，不啻爲急性傳染病之誘因矣，古人未有顯微鏡，僅能察知其誘，因未能察覺其原因，亦罔其所，此仲景所以有傷寒之命名也，學者豈不顧名思義乎。

傷寒一日，太陽受之，脈若靜者爲不傳，頗欲吐，若躁煩，脈數急者爲傳也。

仲賢案，本條是言傷寒之傳經，傳經者何，傳變是也，傳變者何，疾病轉變之義也，夫六經傳經之階段，有初病太陽，而傳陽明，復由陽明而傳少陽者，有病太陽，完全不經過，而明直傳少陽者，此三陽傳經之大較也，若初病太陽，而直傳少陰者，是謂中直少陰，至三陰傳變，事實上不常見。

病傷寒一日，屬太陽經，若病不深，按其脈若靜者，知病輕而不傳入陽明與少陽也，若病勢重篤，作嘔，煩躁，脈數急者，知病已傳入陽明與少陽矣，所以然者，頗欲吐，陽明少陽皆有之，若躁煩，脈數急者，惟陽明病所常有也。

嘗考素問熱論一日太陽，二日陽明，三日少陽，四日太陰，五日少陰，六日厥陰等說，與傷寒傳經，逈然不侔，蓋熱論所言三陰，是傷寒陽明病，傷寒之三陰，是陰寒之病，爲熱論所未言，不能以彼釋此，且傷寒傳經，事實上無一日傳一經者，觀太陽篇中有云二三日者，有云七八日者，甚至有云過經十餘日不解者，何嘗日傳一經耶，又陽明篇有云，陽明居中土也，無數復傳，可見陽明無再傳三陰之理也，乃方有執諸子，以熱論而作注，雖明知其難通，猶彌縫其說，掩過飾非。斯眞大惑不解者也。（待續）

大青龍湯之今釋

張見初

傷寒論曰：「太陽中風，脈浮緊，發熱，惡寒，身疼痛，不汗出，而煩躁者；大青龍湯主之。若脈微弱，汗出，惡風者；不可服，服之則厥逆，筋惕，肉瞤，是爲逆也。」

大青龍湯，爲麻黃桂枝二湯之合方，易芍藥爲石膏，而改變其分量者。麻黃湯爲太陽傷寒，發熱，惡寒，體痛，無汗，脈浮緊，之主方；桂枝湯爲太陽中風，頭痛，發熱，汗出，惡風。之主方；今大青龍兼兩湯而用之，只以芍藥換石膏，故註家謂爲風寒兩感之證，依方證而定其義，亦自有其理由。然此僅言其義，而未詳及其理也。細玩本湯藥味之組織，及仲師之原論，則本方當爲麻黃湯證，而兼見煩躁，斯爲診斷之標準，至芍藥之換石膏，亦必因煩躁而換，可無疑義矣。然太陽病果何緣因而兼見煩躁？石膏果何作用而能除煩躁？此爲研究本方之要點也。

太陽本爲循環器與排泄器病，風寒自外而入，襲於皮毛，汗孔受寒氣之刺激而閉縮。體溫不得外放。挾血液而外趨，起抵抗病毒之反應血管充滿，神經被其壓追故身痛。但血液與體溫，雖盡力以抵抗，終不能將病毒逐出，是必須藉藥力之幫助而驅除之。其心臟機能不弱，毛孔密固，汗不得出，體溫不得外放者；用麻黃湯以增加心臟工作，强固心力，伸長射力，衝開汗孔而排逐之。其心臟機能怠弱，毛孔束力不固，體溫易放，汗孔易開者，用桂枝湯以强其心力。逐其病毒，兼因縮其汗孔。但麻桂兩證之脈浮，乃體溫與血液起抵抗反應，而勢外趨。致血管充滿也。兩證之有惡寒，乃體溫不能透達膚表，只及於皮下。故腠理起欠溫之反感也。兩證之有發熱，乃孫絡間之蓄溫不放，孫絡密佈於皮膚，故有熱氣現於外也。此皆生理受刺激，所起之反應，其血液及殘廢物，尤未致增加其固有之溫度。簡言之：即血液無過量之熱也。至大青龍湯證之兼見煩躁，其證已較麻桂兩證爲重，乃血液有熱之表徵。蓋體溫久蓄不放，血液被薰，溫度逐漸增加，血管之潤衣及神經之纖維，被熱迫失其固定之潤性，故發生煩躁之反感。此證之煩躁，爲血內有熱之現象，口渴之前驅也。大論：「服桂枝湯，大汗出後，大煩渴不解，脈洪大者，白虎加參湯主之。」其用石膏者卽欲清其血內之熱，以解其煩渴耳。倘大青龍證，而以本湯減石膏而飲之，其病勢之轉歸，必致較白虎加參湯尤甚，可由此推而知之。曹穎甫先生言：麻黃湯證，而服麻黃湯，所滲出之汗液皆冷。苟我論之有中，則大青龍湯證，所出了汗必溫煖。乃爲意料中事也。而石膏之除煩躁，清血熱，解熱渴，等等功能，於此亦可以想見。葉橘泉先生言：「石膏化學名爲「含水硫鹽鈣」用爲清涼解熱藥，因其具有鈣之作用。故能制止炎性滲出液，且能中和因熱性而起之酸性毒素，及急性加答兒性炎症，有制泌之功。」觀此，可知其性能矣。至大青龍湯之不用芍藥者，因其能擴張迴血管，導細胞周緣之液汁歸大靜脈，俾循環之輸送於體外。本證之水毒，惟瀦積於汗腺間，而不在體腔內之各組織，用之反將生理之營養液汁引出，又反將汗腺間之殘廢液引入，且其成分含有單甯酸，最後之作用，能與粘液化合而生衣膜。以阻止分泌，用之反致汗液之不能排出也。

本湯治太陽病，無汗，脈浮緊，而兼煩躁，其理由已如上述；然次節又云：「傷寒脈浮緩，身不疼但重，乍有輕時，無少陰症者，大青龍湯發之」。其脈證與前節，完全不同，亦用本湯，此又何故耶？陳修園云：此節之「者」字。乃承上節之不汗出而煩躁者言，此解極有深見。蓋言發熱，惡寒，不汗出，而煩躁，等狀；一如前節。惟脈不浮緊而爲浮緩，身不疼而但重者，仍宜以大青龍湯發之。然少陰症有但厥，無汗，煩躁，等症；與本證近似，苟不細心，每易招誤，故特鄭重申戒，以免後人錯誤耳。今試述脈浮緩，身不疼但重之理如下。

當風寒外襲，汗孔密固時，血管充滿，內無傍通之路，生溫與血壓頻來，脈波湍急，故浮而緊。神經纖維受其壓迫，故身疼，此前節之情形也。此節之水毒，雖不能排出，但因血管充滿，而致由體腔內之末梢滲出，氣旣傍泄，故脈波不急而爲緩，神經之壓迫已解，故身不疼，滲出液潴留於體腔各組織間，故但重。此與金匱溢飲之病理，一一吻合，或者即溢飲之初期也。蓋本節與溢飲。皆因汗孔密閉，水毒不得外泄而內溢，施治之法。仍須用發汗之藥，使其由汗孔而出，曹穎甫先生云：識其病之所從來，便可知病之所由去，解鈴須問繫鈴人，誠爲至理之論也。

金匱要略曰：「病溢飲者，在發其汗，大青龍湯主之，小青龍湯亦主之」。修園淺注謂：汗亦有寒熱之別。熱者用大青龍以辛涼發其汗寒者用小青龍以辛溫發其汗。言之固是，但未能指出寒與熱之理由，及鑑別之法，以余之見：則水毒不外出，而由體腔內之微血管外溢，浸漬於細胞周緣間。此時有可用芍藥以擴張迴血管，活靜脈力，而輸水外出。小青龍湯之用芍藥，正合此意義。但小青龍湯證，其人血中本無熱，神經不受熱迫，故無煩躁，故宜之。大青龍證，血中本有熱，熱迫神經，而見煩躁，故宜之。兩者對較，其人血中，一有熱，一無熱，劃然兩界。今以煩躁有無，爲診斷處方之一辨，則可免岐路徬徨之疑矣。孰謂仲景方，與科學不能適合者，實未蒙似科學之眼，以窺仲景之眞理也，但能識得科學之理，然後可解仲景之意，須認定藥物與病理作用之對象，則難題可以解決矣。

女勞疸是什麽？

楊影莊

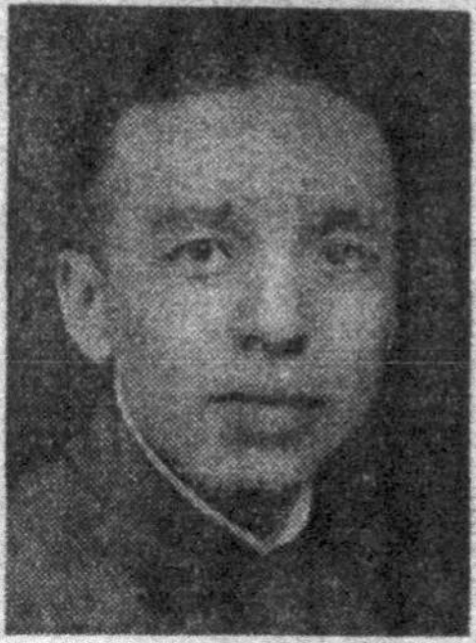

作者近影

女勞疸的病名，創自金匱，註金匱者，奚止百家，而對於女勞疸的詮釋，簡直都是盲人瞎馬，胡行亂闖地闖一番罷了！至於女勞疸究是什麽病？依舊是一個悶葫蘆，不知仲景老師在這裏賣的是什麽藥？

就是到了現代，在中醫科學化的喧囂聲裏，也未聞有人將這悶葫蘆揭開；（或現已有，因不佞孤陋寡聞，故未領教）是以後之學者，始終做着人云亦云的應聲蟲，上着了註釋家「男子耽色成黃」的老當，再也不去找尋牠的眞面目。

不佞在從前，也是未能免俗，入了註釋家的彀中。近年以來，乃從種種方面的探討和推究，始得如哥倫布發見新大陸似的，窺到了本病的廬山本相，因此不敢矜祕，特地的寫牠出來，設爲問答，詳在下面。投諸本刊，以公同好，如果有不對的地方，還望讀者 諸君，予以教正爲幸！

問：「女勞疸，是什麽病？」

答：「是貧血性萎黃病，」

問：「何以知之？」

答：「從女勞疸治療方劑『硝石礬石散』中研究出來的，『硝石礬石散，』是綠礬與芒硝組合而成的；綠礬所含的成分爲硫酸鐵，芒硝的成分內，含有鹹性鑛泉，二味組合，即爲含鐵鑛泉劑，是屬於補血作用的强壯藥，芒硝雖爲鹽類性瀉藥，然依用量的多寡，而異其性能，本方用量極輕，蓋取其鑛泉作用，非使之瀉也，攷西醫治萎黃病，亦用鐵劑與鑛泉，與仲景治女勞疸用『硝石礬石散，』其處方如出一轍；從藥物上攻錯所得，故知女勞疸，即萎黃病。」

問：「查本草硝石即火硝，祇此一種，礬石，有明礬，胆礬，綠礬三種，『硝石礬石散』中的礬石，仲景並未指定是綠礬，而硝石則明明確定是硝石，子何以說：『硝石是芒硝，礬石是綠礬。』呢？」

答：「攷皇漢醫學，大黃硝石湯方下，湯本求眞氏註云；『本經稱本方爲大黃黃柏梔子芒硝湯，而不用硝石，本邦（日本）先輩亦然，故余亦從之而用芒硝。』不佞按仲景方中的硝石係芒硝，不僅本方爲然，即他方亦然，至於礬石是綠礬，則不佞有一例，更可證明；即民間單方療法，用綠礬一味，棗肉和丸，治世俗所謂：『脫力黃疸』者，有特效。（按即萎黃病）此單方即脫胎於仲景『硝石礬石散，』又方書所傳的『黃病絳礬丸』中的絳礬，即綠礬之經火煆者，由是可知『硝石礬石散』中的硝石，是芒硝，礬石是綠礬了。」

問：「然則萎黃病仲景何以叫做『女勞疸』呢？」

答：「萎黃病，是黃疸的類似症，即古人所謂：『土色外越』之『虛黃』是也。本病多發於身體過勞，食餌不良的青年女子；女子因勞成黃病，故仲景名之爲『女勞疸。』蓋因操勞過度，食物不良，致赤血球與血色素，有消耗，而乏補充，遂使面無華色，而呈萎黃之象。」註（操勞係誘因，其眞因未詳。

問：「男子有患之者嗎？」

答：「有，不過較女子爲少，金匱云：『黃疸病，小便色不變，欲自利，（下略）』又云：『男子黃，小便自利，當與虛勞小建中湯，』這就是昭示男子亦有罹本病者，特標『男子』兩字，即所以示非女子所獨有也，本病是虛症，故用小建中湯補之。

按黃疸病的尿中，滿胆汁色素，故小便例無不黃，且又短澀，今尿自利，而色不變，即非眞正黃疸的明證，乃爲萎黃病之症候也。」

問：「萎黃病旣是黃疸的類似症，那末所發現的黃色，與黃疸有何分別？」

答：「其色較淡，爲淡黃綠色，且其色雖經久，亦不致有轉變；不若由胆汁色素沉着的黃疸，有硫黃色，橘黃色，及經久變爲黑色者。」

問：「萎黃病的黃色，不致有轉變，然則金匱女勞疸條云：『黃家日晡所發熱，而反惡寒者，此爲女勞得之，膀胱急，少復滿，身盡黃，額上黑，足下熱，因作黑疸，其腹如水狀，大便必黑，時疸，此爲女勞之病，非水病也，腹滿者難治，硝石礬石散主之』的全節論文內，明明載有額上黑，因作黑疸的句子，與子之說，得不太相矛盾嗎？」

答：「並無矛盾，因金匱本條原文有錯誤，其間如『膀胱急，少腹滿，額上黑，因作黑疸，大便必黑……』等句子，是仲景論酒疸的原文，不知何故併入於女勞疸中，大約因王叔和修編時所竄亂，謂余不信？請先說明酒疸的原委，俾見『額黑——便黑……』等文，是論酒疸的，非論女勞疸的，茲節錄金匱酒疸原文如下，以資證明。

（1）心中懊憹而熱，不能食，時欲吐，名曰酒疸。

（2）大病酒黃疸，或無熱，清言了了，腹滿欲吐。（下略）

（3）酒疸下之，久久爲黑疸，目青面黑，心中如噉蒜狀，大便正黑。

（4）酒疸心中熱，懊憹，或熱痛。

由上錄四條觀之則女勞疸中的『額上黑，大便必黑』等句，是屬於酒疸的論文，蛛絲馬跡，索線昭然。蓋酒疸係肝硬變的續發性黃疸；肝硬變，屢見於酒客，故仲景謂之『酒疸，』其原因乃由酒毒自腸胃吸收，而入門脈，刺戟肝臟所致；或由酒類作用，其所發生之黃疸，與十二指腸卡他的黃疸症，完全一致，而大便呈灰白狀，决不至有黑色；若大便色黑，則爲酒毒刺戟肝臟，發生硬變之特徵也。

蓋肝硬變，則肝之面積增大，繼乃縮小，門脈受其壓迫，腹腔靜脈血，還流因之困難，乃起鬱血性腹水，（膨脹）繼因硬變的影響，波及胆道，則發生黃疸，故本病的主要症候，爲腹水，黃疸不過爲續發症而已，亦有缺如的。

更因腹腔靜脈血，鬱滯的結果，脾臟爲之腫大，腸胃亦起慢性炎症，門脈行血既阻，則側枝靜脈的血壓，因之亢進，由側枝支配下的腸胃靜脈，因高亢之血壓，而發生破裂者，往往有之，故本病每有腸胃出血者，（便血吐血）上錄第三條云：『大便正黑，』卽腸部有小量出血之明證；餘如『腹滿』卽鬱血性腹水，『不能食，心中熱，心中懊憹，欲吐，如噉蒜狀，或熱痛。』卽爲胃腸部慢性炎症之徵候。『久久爲黑疸，目青面黑。』則由經久之故。蓋黑疸初起呈硫黃，或橘黃色，久之則變爲黑色；此爲黃疸經過中必然之趨勢，故女勞疸中的『額黑便黑，』爲酒疸論文所誤入，理極顯然。」

問：「然則酒疸，是肝硬變的續發性黃疸；變黑是由經久之故，大便色黑，是由腸部出血之故，果如子言，那末照這樣說來，女勞疸中的『額黑便黑。』爲酒疸論文所誤入，不爲無見，但是我倒還要一問，雖在本題範圍之外，也要請解答一下，就是肝硬變的原因，是基於酒毒，然而獸類無酒毒，爲什麼動物解剖上，也有發生肝硬變？」

答：「肝硬變的原因，有種種，酒亦不過居其一，雖然據動物試驗家的報告，以酒頻給動物吃，結果並無肝硬變的發見，故遂有肝硬變與酒無關之說；但是我們徵諸臨床實驗，凡終日沉湎的酒漢，結果發生肝硬變者，其例不勝枚舉，可見動物試驗，與人體試驗，或有不同的地方，故酒與肝硬變的關係，無論如何，總含有若干成分在內。」

問：「閑話休講，言歸本題，然則女勞疸條中的『膀胱急，少腹滿，』難道也是酒疸的論文嗎？」

答：「是的，肝硬變的主症，是腹水，腹腔水液蓄積，充實於內，下腹部當然要呈急滿的狀態，若充至極度時，不但膀胱少腹爲然，且統腹部都要急滿，形成了大腹便便的樣兒，卽世俗所謂：『膨脹病』是也。」

問：「那末女勞疸條中，那幾句是原文呢？」

答：「『黃家日晡所發熱，而反惡寒者，此爲女勞得之，其腹如水狀，此女勞之病，非水病也，腹滿者難治，硝石礬石散主之，是仲景論本條的原文。」

問：「此等文句，將如何解釋之。」

答：「其他的黃疸，有日晡發熱者，本病則否，身體時覺畏冷，常喜就暖，與尋常的黃疸相反，故曰：『反惡寒，』女子因勞而罹本病，故曰：『爲女勞得之，』本病脾臟腫大，胃部重壓，有如積水之狀，故曰：『其腹如水狀。』而患者的血液，因赤血球，與血色素，俱減少，故稀薄如水，易於滲出，是以足踝與及眼臉，日間起浮腫，夜間平臥則消失，非如水腫病之無分晝夜，腫恆在者，故曰：『女勞之病，非水病也、』若因循失治，久而彌厲，腫起不退，續發貧血性水腫者有之，茍因此而發生腹水，致部腹膨滿者，則難以措手了！故曰：『腹滿者難治，』本病除上述症候外，尚有心悸肉瞤，耳鳴頭眩，遇勞喘息等現狀。

問：「吠！原來如此，女勞疸的原文，因有錯誤！無怪乎歷來註釋家，都弄得莫名其妙，今得子的分析，倒使我澈底明白了！那末照子說來，是萎黃病，女子因勞而得的，故叫做『女勞疸，』倒是名正言順的，可是仲景老師惡作劇，說得太簡單了，致後之學者，望文生義，附會到男子耽色，房勞傷腎，這一類話裏去；那裏曉得，這是女子之病，男子寃過間有的，茲得子的一說，把千古倒置，加在男子身上的寃曲，一旦予牠大白，這是多麼暢快的啊！而且照子的話，仲景老師在東漢時代，已利用鐵劑和鑛泉來治本病，這豈不是仲景老師，為全世界醫家發明萎黃病療法的第一人嗎？」

答：「哈哈！當然是的，那有或非，現代西醫，雖亦知鐵劑與鑛泉，為萎黃病的對症藥然已屬步着我們仲景老師的後塵，此仲師之所以為醫聖者，由此觀之，誠不止為我中醫的醫聖，卽尊之為世界的醫聖，也無不可了！

末了，上述女勞疸，就是萎黃病的話，是不佞最近研充所得的新發見，惟不佞因站在主觀地位，故對於全篇的話，當然說是對的；卽使有不對的地方，自己再也不能加以判別，還希　讀者諸君，以客觀的立場。予以指導，俾匡不逮！並希望　讀者諸君，在本題範圍內，於下期的本刋裏，再來一個討論，蓋學術愈討論，愈有進步！不佞極願意聯合全國同志們，作繼續不斷，再接再厲的研究，務使把我中醫學術，完全達於科學化的目的，以湔雪被世人斥玄醫的恥辱！

二六，一，六，寫於袁花龍山東麓

本篇參致書籍

金匱要略
皇漢醫學
藥物學大成
內科全書
病理總論

對於「三一七」紀念的感想

國醫學術不長摧
從賴當年衆力恢
非易復興宜愛護
維艱建設好栽培
分科奇症同研究
立社難題共解推
此去精神毋渙散
一心一德一齊來

福建莆田吳德尊

× × × × ×

中醫科學研究社紀念

中醫科學，醫界之光，近師歐美，遠紹岐黃，日精其術，供獻所長，中西並駕，責在吾黨。願同人之努力，期積久而彌昌，茲逢週年之紀念，欣祝榮譽於無疆。

南宮分社任翔青

癲癇之研究

張型

型觀此症醫籍中，恆不能窺詣其隱微，全豹悉露，夥以陰陽之說爲祟，而西醫以實驗爲旨，雖較明晰，亦乏應付之術，患此症者，行動妨害一家，一族，而業醫者應一時亦無從着手，茫而不知其致病之原，病灶所在，奇哉，此症在現今醫壇上，實可研論之必要，今不揣庸陋，以一得之愚，貢諸醫界，以供研討，是否之當，希冀凡我同志教正是幸。

緒言

癲癇者，俗謂羊癲病也，而癲之義未詳，行餘醫言中云：癲者病發簡慢之稱也，未免強解，史記酷吏傳有濟南瞷氏宗人三百餘家，註中有瞷音閒，小兒之癇病也。說文云癇者，戴目能見也，戴目爲癇之主證，故取名曰癇云。此症爲一種慢性陣發病，是神經系統疾患，發自大腦，已爲中西所公認矣。後人因其作聲似牛豬羊雞馬，名之曰五癇，謂在脾曰牛癇，腎曰豬癇，肺曰羊癇，肝曰雞癇，心曰馬癇，此咸忘肆穿鑿，不可爲祟。

吾總以此爲斷：凡暫時性智覺喪失，無驚厥者，名癲癇小發作Petit Mal，知覺喪失而兼全身性驚厥者，名癲癇大發作Grand Mal，小發作者亦卽是輕症癡癇，大發作者亦卽是重症癡癇，由零有類似癲癇，亦屢屢見之。

原因

患此症者，由於腦皮質中運動中樞，及精神中樞之一時性充血而起；本病常與遺傳性有關，但無世世蒙本病之襲來者，其素因，亦間有來於先天性，凡兩親之有酒精中毒之傾向者，其兒易發，尤以罹有酒精麻痺之傾向者爲甚；分娩時之障礙，亦爲本病之原，如分娩困難等之情形；傳染病亦爲本病之誘因，尤以徽毒爲甚；頭蓋之外傷，全身振盪，亦往往與本病之發生有關；精神之感動，如驚愕，恐怖，喜悅，精神過勞等，亦足誘本病。

實際上極必要者，反射之癲病也，此疾患從腦髓遠隔之臟器上起疾病，由疾病之反射作用，感應於腦髓而起；其著名者，由於瘢痕組織之癒合，致壓迫神經而起，除去之，腫症如消散，此其一例證也；此外如鼻腔，咽頭，耳內之茸腫則形成，或耳內有異物，糞便鬱積，腸寄生蟲，包莖，包皮結石，子宮轉位，姙娠，心臟疾患等，亦招來本疾焉。

症狀

癲癇大發作，分三期：

(一)先兆期——預示眩暈爲最普通，有時顯於胃部(胃沈鬱或惡心)，或心臟(心悸)，或有時顯視覺聽覺之先兆，亦或感覺變異，如麻木有針刺感覺等，有時爲運動性先兆，如顫搐或肌收縮，有時則爲心理如入夢狀，或感覺恐懼。

(二)發作期：

(甲)病人忽然跌倒，通常有呻吟或尖銳之叫聲（癲癇性慘號）。

(乙)頭及眼轉向搐搦較强之側，雙手緊握，肘屈，腿伸而僵直，胸肌收縮，以致呼吸困難，而色蒼白，繼之青紫，瞳孔開大，結合膜反應消失，眼球因定，感覺喪失，此症歷三十至四十秒鐘後，乃進至丙期。

(丙)面部搐搦迅速延及全身諸肌，舌有時伸出齒間，至被咬傷，故口中泡沫含血，面色發紫，眼球似突出於眼眶，小便，精液，或大便，有時失禁而流出脈搏亦因搐搦而受阻礙。此症歷兩三分鐘而搐搦停止，呼吸漸趨平復，發紺亦漸退，意識或迅速復原，但通常此症而繼之昏迷期。

(三)昏迷期——此昏迷狀況，每併顯面部充血及鼾息，於是漸趨於自然睡眠狀態中，睡醒後，病人感覺疲乏。

癲癇小發作：

病人忽然失去知覺，眼固定，語言暫時無序，但無搐搦現象，其發作輕重或大異，輕者除病人自覺外，他人幾不能發覺，雖或輕微無須注意，然可謂大發作之前驅，有時或繼有自動或躁狂。

類似癲癇症：

壞亂風俗，放火殺人等舉動，似癲病之徵候，此時患者神識亡失，所作之事，醒覺後似知而非知，屢視運動機之變調，如向前直走，不知所至，或旋轉迴環，無所底止，而已毫不知覺，此名爲疾走性癲癇。

診斷

凡患癲癇大發作，其突起之驚厥，知覺之突然喪失，三期症犯皆顯，若驚厥達極點時，兩括約肌之弛緩，係其特有之症。少年患希司忒利亞而兼驚厥者，則與眞癲癇極相似，頗難鑑别，兹述於下：明顯原因（癲性。無）（希性。情感）。預兆（癲性。頗多，而以一側性或腹上部性癇兆爲常）。（希性。心悸，欠爽，氣哽。兩足性預兆）。病之發起（癲性。突起）（希性。多逐漸而起）。喊聲（癲性。在將作時）。（希性。在發作之際）。驚厥（癲性强直類繼以急跳類，罕有僅顯强直類者）。（希性。强直類，或頭及四肢亂動，腰如彎弓）。所咬者（癲性。舌）（希性。唇，手或他人或物件）。大小便（癲性。常自遺）（希性。決不自遺）言語（癲性。決不出言）（希性。常多言）時限（癲性。數分鐘）希性，十分鐘以上，常較久）管束（癲性。防受外傷（希性。防其凶暴）

停止(癲性。自止)希性。自止或設法止之)。

預後

此疾約有一〇——十五%可治癒，發作對於生命無直接危險，然發作時跌入水中，或正在進食之際發作，則每致殞命，間或其發作自癒，遺傳性趨向大抵與病之結局無關，男子患之者，較女子結局佳，偏癱後性癲癇罕能癒，間期愈長，則預後愈佳，癲病發作之頻否，頗不一致。

療法

西醫之治劑列下：溴素劑(一日三瓦)，同時須限制食鹽。

處方：

溴化鉀	Kal brom	3.0
溴化鈉	Natr brom	2.0
纈草酊	T. vaberian	1.5
單糖漿	S. simpl	8.0
蒸餾水	AP dest	ad 100.0

為一日量三次分服，飯後服。

藥餌療法，納鹽或鉀鹽俱可酌用，大抵納鹽之激惹力較少，故宜久服，成人每日之劑量約三十至九十釐(二——六Gm)惟溴藥類治此症稍有效驗，萬一溴化物失效時，則可用他藥，如硼砂(劑量為〇·三至一·〇克，日服三次)氯化鋅丸及顛茄，近年多用盧米那(luminal)，以代替溴化物，或與溴化物同用，其劑量為〇·〇四——〇·二克，日服兩次或三次，或用盧米那納同等劑量，各藥必須久用，始能試出有無之效果。

發作時：(一)有發作預兆時，命患者安臥，(二)既起發作，無須特別治療，嚴防外傷，弛緩衣帶以防鬱血及呼吸困難。(三)朦朧狀態中，可與催眠劑，以及鎮靜劑，促其入睡。

吾國醫療法，隨症酌方，對症下藥，效如浮鼓。癲病患者，大抵體壯之實證為夥。若腹大滿而便泌，脈沉實者與大承氣湯；若胸脅苦滿，心下有急迫狀態，脈沉實，大便祕者，與大柴胡湯；如胸滿煩驚，小便不利，或胸腹之動加時，與柴胡加龍骨牡蠣湯；如更逆上，不安不眠者，兼用瀉心腸，瀉心一方，有鎮癡之效；若卒倒而牙關緊急，四肢搐搦，人事不省，墜地如死，脈存胃氣者，必能回生，先用三黃湯(瀉心湯)，或參連湯，或與回生散，口噤不能入藥汁者，可從鼻注入之；若卒然口眼喎僻，變色微腫者，宜刺以去其敗血，或刺其絡，且與涼膈散；熱解而暈未止，心下痞硬，欲嘔吐，吐涎沫，可用半夏瀉心湯加茯苓有神驗；臍里及臍旁之悸動亢進，逆氣屢屢衝於心下欲死者，用苓桂朮甘湯，或三黃湯，茯桂甘棗湯等。凡癇病用寒涼鎮墜之藥後，氣逆，頭暈，頭項强，四肢痺癡，或麻木不遂，或攣急，或精神恍惚，或憂鬱，或悲傷，或喜笑等證，徃苒久久不愈者，沉香天麻湯（沉香，益智，天麻，防風，半夏，附子，獨活，羌活，清甘艸，當歸，殭蠶，生姜，）爲效。無癇之症狀，如類似症者，日夜笑不止者，可與甘麥大棗湯爲宜；有因胃中有實熱，大渴欲飲而狂者，宜白虎湯；有因蓄血在小腸，熱結膀胱，小便不利，重心在膀胱而狂者，宜桃核承氣湯，小便自利知蓄血，重心在小腸而狂者，宜抵當湯，有因心經邪熱而亂者，宜牛黃清心丸之類酌用。其餘方劑，錄之於后，以備參攷之用：清心豁痰湯（玉案）治癲癇狂，（石菖蒲，茯苓，遠志，貝母，玄參，橘紅，竹茹，麥門冬，炒只實，天花粉，酸棗仁，黃連，清甘艸）加姜煎。清心溫胆湯（醫鑑）平肝解鬱，清火化痰，諸癇。（麥冬，西黨參，當歸，生白芍，川芎，遠志，白朮，茯苓，陳皮，法半夏，炒枳實，竹茹，菖蒲，製香附，黃連，清甘艸）。鈎籐湯（錦囊）治諸癇（橘紅，鈎籐，胆艸，天麻，殭蠶，西黨參，遠志，犀角，石菖蒲）。風引湯（金匱）治熱癱癇（大黃，乾姜，龍骨，桂枝，甘艸，牡蠣，寒水石，滑石，赤石脂，白石脂，紫石英，石羔）。防已地黃湯（金匱）治病如狂狀，忘行獨嚭不休，無寒熱，其脈浮。（防己，清甘艸，桂枝，防風）二陰煎（景岳）治心經有熱水不制火，驚狂失志，多言多笑。（生地，玄參，麥冬，甘艸，酸棗仁，黃連，茯苓，木通）。寧志膏（普濟本事）治喪心病狂（人參，酸棗仁，辰砂，乳香，）研末蜜爲丸。通竅活血湯（醫林改錯）治諸狂癇（赤芍，川芎，桃仁，紅花，炒枳殼，紅棗，麝香，鮮姜）。血府逐瘀湯（醫林改錯）治五癇（當歸，生地，桃仁，紅花，炒枳殼，赤芍，柴胡，甘艸，桔梗，川芎，牛膝）。補陽還王湯（醫林改錯）治半身不遂（黃耆，歸尾，赤芍，地龍，川芎。桃仁，紅花）。

作稿於白蘋紅蓼居。

中醫科學月刊一週紀念祝詞

海上名彥　醫界先賢
值此潮流　科學化焉
應時而起　中醫月刋
三一七日　特表紀念
衞民衞國　救以狂瀾
强我種族　換我利權
公開研究　祕方宣傳
搜羅殆盡　累牘連篇
轉瞬一週　光照無邊
努力改進　億萬斯年

河北冀縣分社長陰鑫齋敬祝

消渴淺述

周詠南

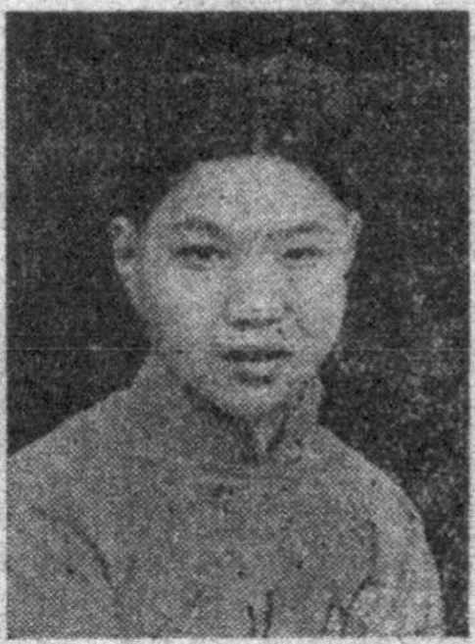
作者近影

（引言）消渴一名，出自金匱，其文云：「男子消渴，小便反多，以飲一斗，小便亦一斗……」此卽所謂飲一溺一也，惟古時患本症者，極不多見，故醫籍亦鮮少論及，自近代以來，患者日衆，而於智識階級，尤易沾染，如昔日之梁任公，近代之胡適之汪精衛等氏，均患是疾，由斯可知構思用腦最足以引起本病之發生，而世界愈進化，物質愈文明，則人類之思想，腦力之愈斲傷，此亦成功本病普遍之大原因也，本症最顯明之點，厥爲尿中含有糖分，本事方曰：「消渴者，每發則小便必甜」，蓋因分泌障礙糖分過剩所致，曩昔有上中下三消之說，其實大謬，彼以肺胃熱渴之病，包括於消渴一門，金匱消渴篇中云：「脈浮小便不利，微熱消渴者，宜利小便發汗，五苓散主之」「渴者欲飲水不止者，文蛤散主之」觀此二條，明明係外感熱病，而竟與消渴混爲一談，復見醫宗金鑑以熱爍肺胃爲上消，此皆與本症之眞相大異，離題甚遠，不啻霄壤之差焉故作者甯舍三消之說，而單從消渴二字上縷述之，芻蕘之處，在所不免，願就政於有道。

（名種）西名糖尿病 Diabctes Mellitus.

（原因）本症因傷腦而起，已如上述，此外如嗜慾不節，房事過度，斲傷腎臟，或喜怒不愼，耗傷神經，或病後血衰，未得恢復，或膏粱炙煿，積久嗜酒，均足以促成本病之發生，而肥胖之人，尤爲易得，奇病論云：「肥者令人內熱，甘者令人中滿，故其氣上溢，轉爲消渴」，孜核病機，乃由腦腎膵三者虧損而起。

（患者年齡）中年後患之者佔多數，小兒病之者，病程較短。

（患者比較）男性較女性易患，約爲男三女二之比例。

（患者種族）猶太人最易患此病，而黃人，黑人較白人爲少。

（證狀）病起緩慢，初期感口渴異常，尿量增多，繼則身體逐漸消瘦，而飯量反能增加，食後善飢咽喉乾燥，渴飲不解，此時食物不能化津，故雖食量增加，而身體反爲消瘦也，全身疲倦，呼吸少氣，畏煩少語，胸膈苦悶，皮膚燥癢，視力銳減，口內乾燥無津、大便祕結不行，按本病小便之排泄量，輕者每日三四立，重者十五至二十立，尿色淡如水，無味臭而酸甜，內含葡萄糖，同時尿量增多後，血內之水量減少，赤血球增多每立方耗內有赤血球六至八兆之多，病重及有併發病時，白血球亦增多，蓋因水分消失過多，而起代償之救濟作用也。

（病理）本病之最大原因，惟在腦腎萃損傷而已，蓋腦傷則腎亦虧，腎虧則腦必傷，，腦爲髓海，腎主藏精，原有相互爲用之妙機，譬如腎虧失精之人，無必神經衰弱，而神經衰弱者，亦往往有腰痠陽痿之腎虧證也，且腦病不能使感神經統制內藏之營養與分泌，致膵臟不能營特種分泌之生理作用而變化體內之糖分，使達於全身，此糖分在體內之所過剩也，攷膵臟能分泌有力之消化液，通入十二指腸，且因其內分泌而有調節新陳代謝之重要功用，有一類細胞，名蘭格罕氏島Islandr of Langerlans·其有特種之功用，即能分解糖分，如此腺發生病狀，則分解糖分之工作因而停頓，於是糖由腎藏排泄，而同時全身需糖分營養之各官能，反遭缺乏營養，此尿量之所以增多，人體之所以消瘦，基於此點，而病者之所以大渴引飲，食量增加，亦因體內缺乏營養，而求濟於外也。

（診斷）鑑別單純的糖尿（尿暫時含糖）及眞糖尿病，不甚容易，兩者每易相混，大抵病者年愈少，則其病之爲眞糖尿病愈近是，苟限定禁食炭水化物後，而尿仍含糖，則係眞糖尿病，檢查炭水化物之同化程度之法，宜用麵包二三兩，牛油少許，和茶或咖啡爲早餐，過二小時食已溶解之葡萄糖一百克，然後試驗無尿，常人食此，應不排泄糖尿，苟尿含糖，即係體內貯留炭水化物之能力有缺，恐有成糖尿病之趨向，暫時性糖尿發顯之機會甚多，切勿誤認爲眞糖尿病。

（豫後）本病爲慢性疾患，治愈須經過相當時日，但亦不短期致死，如無者他併發病，預合不甚危險，如發生併發症，則頗屬危險，本病每併發癰疽膨脹昏迷各症，到此時期，已屬不治。

（治療）西醫以糖島素治本病，但不甚特效，國醫則以補中扶脾，溫腎壯水諸品治之，金匱之腎氣丸，頗能奏效，如能加減得法，效力尤捷，其方爲熟地萸肉山藥茯苓澤瀉丹皮附子桂枝八味組合，蓋以附桂强壯腎藏，使其根本堅固，熟地山藥萸肉補中健上，俾膵臟之分泌恢復，茯苓澤瀉丹皮壯水清火，使州都清利，其中山藥一味，尤合本病體質，曾見報載味精發明家吳蘊初，患糖尿病，服山藥而病遂霍然，故患者不妨將山藥作餌常服，以作藥石之助，但同時須注意飲食起居爲要。

（附方）

1、黃耆六一湯　炙黃耆六兩甘草一兩治勞倦氣虛，衞虛自汗，時常口渴。

2、竹葉黃耆湯　生地三錢黃耆二錢麥冬一錢當歸一錢川芎一錢黃芩一錢甘草一錢白芍一錢人參一錢石羔三錢半夏一錢竹葉一錢治消渴症氣血虛，胃火盛。

3、宣明黃耆湯　黃耆三錢五味一兩人參一兩麥冬一兩桑皮一兩熟地一兩五錢拘杞一兩五錢治心移熱於肺，飲少溲多。

4、地黃飲子　生熟地　人參　黃芪　天麥冬　枳殼　石斛　澤瀉　甘草　枇杷葉　治消渴咽乾，面赤煩躁。

5、猪腎薺苨湯　人參　猪腎　薺苨　大豆　石羔　茯苓　知母　葛根　黃芩　磁石　花粉　甘草治消中小便數。

6、易老麥門冬飲子　人參　杞子　茯苓　甘草　五味　麥冬

7、猪肚丸　黃連　麥冬　粟米　地黃　花粉　葛根　茯神　知母　治强中消渴。

8、天門冬丸　天冬　蓯蓉　土瓜皮　五味　瓜蔞根　鹿茸　熟地　澤瀉　知母　雞內金　治初得消中，已食如飢，手足煩熱，背膊疼煩，小便白濁。

9、腎瀝散　人參　澤瀉　當歸　元參　遠志　桂心　麥冬　磁石　黃芪　熟地　川芎　內金　茯苓五味　桑螵蛸　龍骨　炙草　治消渴小便數腰疼痛。

10、六味地黃丸　熟地　山萸　山藥　茯苓　澤瀉　丹皮　治腎水不足虛火炎上。

（攝生）本病除藥石療法分，尤須注意攝生，茲可分兩點述之（一）精神方面　凡操思憂慮勞心之事，絕對禁忌，每日行適當之運動，或行溫水浴（身較健者可冷浴）一次，房事更須戒絕，犯之多致不救，（二）飲食　須揀富有營養之物，切忌刺激之品，有謂忌食米麥等含澱粉之食物，此語亦未免言之過甚，蓋本病血內之充積糖分，乃因機能衰弱，不能吸收，並非糖分眞正之過剩也。

祝詞

祝中醫科學總社一週紀念

福淸海口分社社長林紫宸

溯自我國醫藥，發軔於炎黃，至漢唐始告大備，經歷代先賢明哲，以百折不撓之精神，殫精竭慮，推闡奧旨，使病源，治法，診斷，方劑，有條不紊，瞭如指掌，嘗爲鄰邦所景仰，而崇佩也。迺自歐風東漸，一般喜新厭故者流，對於一切固有之國粹，目爲迂腐，甘心唾棄，極摧殘之能事，尤其是我固有醫藥，摧戕特甚！其一髮千鈞，不絕如縷者，實賴先哲聖賢，有數千年悠久之歷史，深印人民腦海，信仰旣深，廢除自難，是以農黃絕學，得能賡續，但我人丁茲風雨飄搖之秋，不可因此自暴，自應認定眞正目標，力求振拔！融貫今古，向科學坦途，共同努力邁進，務使我中醫藥克臻完善，達到世界化，爲祖國爭光榮，是不特吾儕之幸，亦即中華之幸也。茲値中醫科學一周屆滿，徐先生來函索稿，搜索枯腸，苦無以應，竊思渠之發行刋物，內容豐富，學說新穎，評論嚴正，醫藥之賴於發揚光大，誠非淺尠，吾人忝附驥尾，甯無一言相祝？爰不揣譾陋，漫作數語，聊爲塞責，藉資紀念，並勉吟俚句二律，而爲之祝。尙祈斧正是幸！

祝曰：

中華民衆共馨香　醫藥羨君出改良
科合中西期整理　學參今古藉宣揚
一年奮鬥終無懈　周歲經營莫敢遑
紀此蕪詞伸寸悃　念茲功德到毋疆

其二

中立無偏社務昌　候障人類達康强
醫家從此明途徑　藥界而今得典章
科定目標謀改進　溝通眞理儘闡揚
學吟俚句殊堪哂　弄斧自慚笑大方

疔毒治療及其預防的方法

徐士亭

病原　疔毒是象形之病名，形似釘，硬如鐵，故名曰疔毒，亦是疫癘之傳染病也，發無定處，受病之原，總不外乎傳染而來。

傳染　疔毒傳染之途徑，多由一般細菌而來，亦是蚊蠅之傳播，如病疫死的牛馬猫鼠等類之動物，蚊蠅接觸，吸受死物中的毒質，再刺激人的肌膚之中，或代在他的足上，送入食品之內，或有已患疔之人，嘔吐汚穢之物，如羊毛疔內之羊毛，皆足稱傳染中之媒介也。

潛伏期　夫疔瘡，乃火毒病迅速之症也，從上面所講的傳染，染到吾人身體內以後，因爲細菌數目不多，毒力亦不重，所以不能立刻就發現症狀，但少數的病菌，入口後，經過胃到小腸，這病菌起始繁殖，同時排泄毒素，等到病菌侵入人體，到發現症狀的時期，不能有確定的日子，有病菌重的，隨發隨死，亦有早發夕死的，有三五不死，須一月半月亦必死，這個時期就是叫做「潛伏期」。

病狀　疔毒五臟皆生，果能悉心攷慮，則不致悖謬，1.由心經毒火而成者，名曰火焰疔，多生口唇之間，或手掌指節中，皆可生，初起一點紅黃小皰，微癢微疼，甚則增寒壯熱，煩燥舌强等症，2.由肝經毒火而成者，名曰紫燕疔，多生於手足腰肋筋骨之間，初起便作紫皰，繼而破流，血水，三日後，患筋爛骨，重則目紅甲青，神昏譫語等症，3.由脾經毒火而成者，名曰黃鼓疔，初起皰黃光亮，多生口角腮顴眼胞上下，初覺麻癢，甚則惡心嘔吐，四肢木痛，寒熱大作等症，.4由肺經而成者，名曰白刃疔，初起小白皰，頂硬根突，破流脂水，微覺癢痛，多生鼻中，或兩手，易腐易膿，重則欬吐痰涎，鼻掀氣急等症，5.由腎經而成者，名曰黑靨疔，多生耳竅牙縫胸腹腰腎偏僻之處，初生黑斑紫皰，毒串皮膚，漸攻肌肉，痛徹骨髓，重則手足青紫，目睛透露等症，此五疔俱應五臟而生也。

其他的病狀　亦有不在五疔之內者，一、紅絲疔，多生手掌和骨節間，初起形似小瘡，漸發紅絲，上致手膊，寒熱交作，重則心煩嘔吐，二、暗疔，未起之時，腋下先堅腫無頭，次則陰囊睪丸俱腫，令人寒熱拘急，焮熱疼痛三、內疔，先發寒熱，腹痛數日後，忽然腫起一塊，其形如瘤，四、羊毛疔，身發寒熱，頗似傷寒，但前後心，俱生紅點，又如疹形者是也。

治療　疔毒初起，內宜服蟾酥丸，二三粒，汗之，若不應，次日，增寒壯熱仍作者，急宜服五味消毒飲，勢欲走黃時，宜施疔毒服生湯，已走黃者，令人心煩發熱，譫語者，是逼毒內攻也，宜服解毒大青湯，於初起之時，外藥用粒馬回疔丹，或蟾酥條插入孔內，外以巴膏蓋之，旁以蟹宮錠塗之，過二三日後，若疔根拔出，換九一丹撒之，以黃連膏抹之，若以走黃者，按輕找尋，有一芒刺直立，爲之疔苗，隨急拔去，再用消毒之藥，解其餘毒爲佳。

診斷 如疔毒初現，只發一小皰旁生小瘡一二枚。名曰應候，四週赤腫不散，名曰護場，四圍多生小瘡，名曰滿天星，此屬順而易治，若初起，灰色小皰，似疔非疔，頂塌根陷，如魚臍，如蠶斑，或青紫黑皰，輭陷無膿，均屬逆而難治也。

禁忌 凡疔瘡俱由火毒而生，忌服辛熱之藥，恐助其邪，忌敷寒涼之藥，恐逼毒內攻，再膏藥不宜早貼，在呼膿長肉之時，宜避風寒。初潰時，忌用生肌之藥，恐餘毒未進，反增潰爛，生項以上者，屬三陽經，切不可灸，犯之則倒陷或至走黃，如椒，酒，鷄，魚，海味，鵝肉，豬肉，辛辣，等冷物，切不可食，且忌房事，汚穢之物，及孝服經婦，僧道鷄犬等等，俱宜謹避，倘若觸犯，，必致走黃。

經驗 疔毒多種，但隨症施治，各各不同，神聖功巧，一在人惟，以余之治驗，稍有特點事略舉之，初用硼砂末三錢，井水二鍾，煎沸候冷，用藥棉洗患處，亦是消毒之法，內宜多服，金銀花代茶平飲，以消內臟之毒，邪疔發項之以上者，是屬三陽經受其邪也，急巡找膝下合膕中之青筋，先用鍼當筋點破，用吸膿球，吸去紫黑血，此筋亦屬三陽經之路徑也，且被吸之血，却是三陽經之餘毒也，最重要的，切不可食豬肉其味厚膩，一入胃中，能溶冶血液，滲灌經絡，且毒隨赤血球疎運到微細管中，則惡病萬狀，重則致命，終難挽救。

看護 凡患疔毒之人，治療爲醫者之職，看護全在自衛，住所必須清潔，冬宜溫柔暖室，防其寒也， 夏宜淨几明窗，避其暑也，飲食要求淡薄，衣被亦要清潔，煎藥尤重謹慎，以防毒虫口內之涎 ， 滲入藥內，反致傷命也。

注意清潔 爲醫者施手術時，必須穿一套潔淨的衣服，先將兩手用熱水皂，洗得乾乾淨淨，拭乾後，用棉花蘸酒精擦於手上，以資消毒，防菌混入瘡內，反增腫痛，慎之慎之。

用具消毒 開剖疔毒之針刀，必須注餘消毒，先用白布將針刀拭淨，然後蘸以少許，酒精，點火燃之，待其自熄，已燒過之針尖，切不可接觸他物，亦不可用手摸，候針冷後，卽可應用，若不慎，將微菌帶入瘡內，則害人非淺。

防預 凡有疫病死的牛馬貓鼠等類之動物，多要把他送到荒野之地，挖一深坑，將他藏在坑，再用土把坑填滿，就可防免蚊繩粘染，不然，刺激到人體內或附作他的脚上，送到吾人食品之內，多可以傳染，預防的方法，最好住室要多開窗戶，裝置鐵紗，防止蚊蠅侵入室內，傳染一切疾病，並要與病人隔離，切不可共用盌衣被器具等等，也不吃病人的餘食，防其病菌之傳染也，以此種種之預防，則病自少矣。

處方　此方共有九種，均從外科金鑑中擇錄於右，以便大衆研究之。

蟾酥丸

藥量　蟾酥一錢　輕粉　銅錄　枯礬　寒水石　膽礬　乳香　沒藥　麝香各一錢　硃砂二錢　雄黃二錢　蝸牛三十一個

製法　先將蟾酥入酒溶化，再將寒水石入炭爐內煅之，繼則將蝸牛與蟾酥同研稠粘，後入各藥，共搗極勻，爲丸，如綠豆大，若用於外，搓成藥條，收入磁瓶內，隨症用之。

服法　每服三丸，症在上者宜早服，症在下者宜晚服，用葱白五寸，令患者嚼爛，吐於掌心內，將丸裹入葱泥，用無酒一茶鐘送下，被蓋二三分鐘，汗出爲度。

功效　此丸治一切疔瘡，諸毒，初起之時，發熱惡寒，心煩作嘔，未成者卽消，已成者卽潰，眞有回生之功，乃惡症中之至寶也。

五味消毒飲

藥量　金銀花一錢　野菊花　蒲公英　紫花地丁　紫背天葵子各一錢二

煎法　井水二鐘，用文火煎至十分鐘，用絹篩濾去藥渣

服法　必需熱服，慢慢飲之，不可過速，恐藥嘔出，被蓋出汗爲度。

功效　此湯爲疔毒中之要劑，最能發汗消毒之靈藥也。

疔毒德生湯

藥量　金銀花　生梔子　地骨皮　炒牛蒡　連喬殼　木通　煅牡蠣　生軍皂刺　天花粉　沒藥　乳香各八分

煎法　急流水二鐘，用文火煎至十分鐘乃止，再將藥渣濾去。

服法　每日早晨服一劑，脈實便祕者加朴消二錢，同煎遠服。

功效　疔毒嘔吐，神昏譫語，瘡勢散漫，頭面腫浮，乃毒內傷，勢欲走黃者，服之有効。

解毒大青湯

藥量　大青葉　木通　麥門冬　人中黃　生山梔　桔梗　元參　肥知母　升麻　煅石羔　淡竹葉各二錢

煎法　水二鐘，煎十分鐘許，用絹篩將渣濾去。

服法　食遠服，便祕者，加生大黃二錢。

功效　凡疔毒誤灸，逼毒內侵，惡熱等症，俱宜服之。

立馬回疔丹

藥量　輕粉　蟾酥　白丁香　硇砂各一錢　乳香六分　雄黃　硃砂　麝香　炙蜈蚣一條　金頂砒一錢一分

製法　共爲細末，麵糊搓如麥子大。

用法　凡遇疔毒以鍼挑破，一粒插入孔內，外以巴膏蓋之。

功效　能追出疔內之膿血，且有回疔之力，故名立馬回疔丹也。

巴膏方

藥量　象皮六錢　穿山甲六錢　山梔子八十個　人頭髮一兩二錢　血竭六錢　兒茶二錢　淘丹三錢

製法　先將血竭兒茶礦砂各藥，另研極細，再將桑槐桃柳杏五種枝，用香油四觔，將五煠枯撈出，次入象皮山甲頭髮髮化，再入山枝葉枯，用絹將藥渣濾去，將油復入鍋內，煎滾，離費少傾，每油一觔，入陶丹六兩，攪勻，用慢火熬，至滴水中成珠，將鍋取起，再入血竭兒茶礦砂等末，攪融，用涼水一盆，將膏藥傾入水內，用手扯藥，千餘遍，換水數次，拔去水氣，磁罐收貯。

用法　用時不宜見火，須以銀杓盛之，重湯炖化，薄紙攤貼。

功效　此膏貼一切癰疽，疔毒，惡瘡，化腐生肌，拔毒之妙藥也。

離宮錠

藥量　血竭二錢　硃砂一錢　膽礬二錢　京墨一兩　蟾酥二錢　麝香一兩

製法　右六味，爲末，涼水調成錠子，候乾用之。

用法　用涼水磨濃，塗患四圍。

功效　此錠治疔毒腫散，一切皮肉不變，漫腫無頭，搽之立效

九一丹

藥量　煅石膏九錢　黃靈藥一錢

製法　共研極細。

用法　撕於已潰將斂之患處。

功效　此丹治疔潰後，拔膿收斂，精熱生肌之妙藥。

黃連膏

藥量　黃連二錢　當歸尾五錢　生地一兩黃柏二錢　薑黃二錢

製法　香油十二兩，將藥煠枯撈去渣，下黃蠟四兩，溶化盡用夏布將油濾淨，傾入磁盤內，以柳枝不時攪之，候凝爲度。

用法　抹於瘡上，不可塗厚。

功效　此膏潤皮膚，生肌去濕，涼血要藥。

余之拙作訛謬支離，自知很多，尙希海內明哲，不吝指敎，匡予不逮，則幸甚矣。

祝辭

北平莫繼宗

翳維醫學　民繫存亡　西風東漸
厥道不張　巍巍斯社　起而發揚
羣研古訓　言論精詳　風行一載
譽滿四方　壽民益世　祝爾日彰

古燕莫繼宗敬祝

中醫科學　文淸理透
溝通中西　醫學並究
智識交換　承先啓後
壽人壽世　名振宇宙

記者卞則灣題

痙瘟與腦膜炎及痙病之研究

紹興 張若霞

簡單治方之批評

近世療法之概要

爲上海柏元威氏腦膜炎簡單治方而作

△氫瘟之概說

氫瘟，譯名流行性腦脊髓膜炎（柏元威時誤稱爲腦膜炎），舊譯作脊腦衣膜炎，其症候，初發身體疲倦，食思不振，頭痛，次發惡寒戰慄，身熱脈搏呼吸，同時增進，後頭劇痛，口唇發水泡疹，起腦神經障害，動眼神經聽神經，發刺戟性之羞明重聽，或昏睡，口發譫語，又繼則項部强直，脊柱全部俱起劇痛，後則角弓反張，至痲痺期，則陷於昏睡，瞳孔散大，尿閉，大便不通等，此症多發於春秋二季，蘭丁氏發現有卵圈形之分裂病原菌，爲其原因。

△腦膜炎氫病非氫瘟

腦膜炎者，舊稱眞頭痛，一名劇頭痛，譯作腦膜炎，壽世保元曰，脈無神，而腦中臂臂痛，心神煩亂者，爲眞頭痛，徵義曰，痛行腦巔，而陷至泥丸宮者。

氫病者，又曰急驚，一名小兒急癎，又名驚風，又有陽癎急驚風等名，症候，爲不眠，咬牙，號叫，强直性氫攣，顏面蒼白，直視，噴泡，四肢厥冷，仰倒不省人事，由於感冒，胃腸疾患，生齒困難，溫病等發之。

因是而知腦膜炎及氫病，自非氫瘟，氫瘟者，係流行性腦脊髓膜炎，即蘭丁氏發現有卵圈形之分裂病原菌傳染而發者也。

△簡單治方之皂礬不能確定爲治氫瘟有效之藥

以皂礬煆過赤色，用治氫瘟，據科學上之研究，不可認爲有效之方，查皂礬，一名靑礬，又名綠礬，譯作硫酸鐵，中國產者，大抵爲天成礦，係綠色之結晶，純淨者，有調經補血之效，經煆過之後，其中所含之硫黃與水分，盡數化散，成爲養化鐵，與代赭石（天成之養化鐵），礬紅（人造之養化鐵即前述之以皂礬煆製而成者），鐵繡（在大氣中鐵質經酸化而成之養化鐵），三者無異，可作油漆及繪畫等顏料，熱水或冷水，俱不能溶化其少量，則何能發生治病之效力，柏元威氏謂吹入鼻孔後，鼻流血水，或出瘀黑血塊，此鼻涕與養化鐵混合物，非血水與瘀黑血塊，自無疑義，故予不敢言此爲治氫瘟確實有效之藥。

△近世治療之大概及其方劑

治頭部及脊柱，施冰罨法，行局部之瀉血法亦有效，劇痛用痲醉劑，高熱用退熱劑，昏睡用興奮劑，尿閉用導尿管，予曾以發泡劑，貼於脊柱劑，俟起水泡，以針挑破之，亦似有效。

予友裘吉生氏，在海甯氫瘟流行時，曾以下方施治，收效頗良好，方用生大黃，一錢五分，片薑黃，蟬脫，殭蠶，各一錢，蜂蜜，黃酒，各一瓢羹，上列藥味，以水煎取汁，後入蜂蜜黃酒，調和服之。

予曾以防風天麻散治氫瘟，治療者，達百分之五十以上，（昔氫瘟在海甯流行時新醫治癒者得百分之二十六）蓋此散，有止痛鎮氫退熱等之効力，方用天麻，川芎，白芷，甘草，麻黃，製川烏，等分研末，每服五分至二錢，葱蜜湯調下，大便不下，與牛黃丸同服，亦頗效，牛黃丸，方用大黃，三分，牛黃，一分，煉蜜爲丸，如麻子大，每服七丸。

本症以速治爲宜，在流行時，如有類似之症候發作，不可耽誤時間，以速請醫士治療爲妙。

中醫科學研究社一週紀念

醫學昌明　始自岐黃
歐化東遷　中西顯揚
偉哉徐君　辦事熱腸
組織雜誌　研究周詳
海內同道　各獻所長
發揮國粹　民族增光
轉瞬一載　名播外洋
今逢紀念　恭祝無疆

江蘇如皋社員陳鴻孫敬祝

頻年饑驅奔走騷壇雅事久已忘却茲値本社壹週紀念無已搜索枯腸勉成四律既以祝盛況又以勵同志熱誠所感奚計工拙并呈

蔣
徐
兩先生郢政

中醫科學應潮流。開始欣看第一週。改革功仍歸作者。切磋業竟在吾儔。術關國粹宜崇重。道濟羣生要講求。今日獻詩聊祝讚。與君盛事各千秋。

競爭醫術等疆場。歐亞風雲日緊張。守舊何曾都我輩。革新未必負岐黃。不經多難誰興起。幸有危機或自强。爲語社中同志道。莫將泄沓度時光。

到處壺公老屋斜。照牌三世折肱家。煙霞有癖方吹笛。文字無緣但賞花。自謂奇書傳石室。每誇妙術擅長沙。許多科學新醫理。一點憐他識也耶。

舊學玄談枉糾紛。可憐滿紙僅陳言。要從理化開生面。莫把中西異法門。橘井有人沾盛德。杏林無鬼哭煩冤。斯篇恰似上池水。飽讀敎君視隔垣。

社員福州林英藩上

羊毛瘟之證治概說

劉淑士

尋鄔縣東南各鄉，近來流行着一種瘟疫，俗曰「猪毛疔」按卽七十二種痧症所云羊毛痧，又名羊毛瘟。（病人皮膚生毛不發斑痧，瘟字意義較切）患此症者，死亡甚易，且能傳染他人。余兩月以來疲於奔命，撰述無暇，茲抽閒空，說明羊毛瘟證治之大概如次：

一、定名——羊毛瘟，有流行性，急性傳染熱病之一。

二、原因——致病微生物尙未查明。惟近來尋鄔天氣不正，時當初春，南風大起，鼓動濕氣；間以二三日北風之後，又起南風。各種竹類開白花結小實，形如小麥，河干山坡，竹米萬千。鈎考本草陳承所云「荒年之兆」，父老相傳，數十年來，未嘗見此。天時不正，可想而知。

三、證狀——病者先發寒冷，後卽但熱不寒，口渴舌燥，頭昏，胸痛，或脇痛，喉痛，咳嗽無痰，可知其邪在肺胃也。無汗，尿赤，大便或閉，或泄，泄者多不致死。若至肺炎，氣管支炎，氣急聲啞者多死。據余臨床經過，病者之死多因肺炎，神識甚清，幷無譫語神昏等狀，如葉天士所謂邪熱逆傳心包之證。可見病邪以下行爲順，肺氣通於大腸故也。若邪不順下大腸，蘊蓄於肺致成炎症者死。逆傳心包，侵及神經致舌硬，昏迷者死。下入腎經，致放尿短少，大便不通者死，通者不死。被火灸者難治，多死。脈宜和緩，忌緊數急促。

四、治法——病人頭上如有紅細毛，急拔去之。用旱烟桿內烟屎五六分，開水冲服，覺不辣者，卽是此症，日服烟屎三次，每次約五分，此救急法也。用新雞蛋淸（去黃），擦病人前心，背心，兩腰眼，尻尾骨，共五處。日擦三四次（用雞蛋淸二三分放掌內，輕力擦完爲一次）若有脹痛處卽擦之，又痛，又擦，自安，若擦處生出白毛或黑毛，如雞羊豕等毛管狀（毛開柜者凶），不可拔動，可用新棉花鋪毛上，細以綢帛，毛自落也。若無棉花，可穿着新棉衣袴，被蓋一時許，取衣檢視，其毛亦脫。此擦法也。至於藥方，初起宜升降散加荊芥防風桔梗石膏主之。頭不痛，口大渴，用淸瘟敗毒散主之。余經驗一方，用大黃，黃芩，梔子，靑黛，人中黃，紫草，花粉，連翹，銀花，甘草，淸解肺胃熱毒從大便出，他如犀角，羚角，生地，玄參，西洋參，桃仁，杏仁紅花等類，俱可按證加減，總以達到活血，解毒，利便，強心之目的而已。治此症最忌升提之劑，幷忌火攻，犯之必死。考七十二種痧症用雷擊散，云可治羊毛瘟，大有可議：方內皂角細辛薄荷藿香白芷陳皮半夏木香等皆辛燥竄動之品，以之通氣除穢則可，以之淸血祛毒則不可。方藥亦十五味，除雄黃枯礬，貫衆三味外，皆氣分藥也。病毒極易入血，苦用此方，反張其焰矣。蓋雷擊散，乃痧症套方，如東坡之聖散子，執而用之，貽害不淺也。

五餘症——本病愈後，尙有輕微之咳嗽，或夜間略發微熱，是爲餘症。滑白散合二甲湯主之。柴胡淸骨散可用，但宜銀柴，不宜北柴。惟此病及原菌皮膚生毛之埋尙未明白。以雞蛋淸擦之，或用生毋雞撥開水浴身，覆以新棉衣被，皆能奪出毛管，理不可解，質之海內外同仁，幸賜啓示爲荷！

後，應立卽入隔離室或傳染病所，以免傳染他人，看護者應注意和病人所接促之器具，和衣服等，以避媒介，而看護者之手，亦不可不愼，患者使其靜臥，禁止親友之慰問，便時可在褥中用便器接受，飲時以檸檬酸嚴禁生冷。

七、預防：

在已受傳染者，可用上述治療外，而未受傳染，則不可不注意，今簡約數條以資參考。

1、飲料之水，可凝者固不可用，卽若極淸潔者，亦必煮沸而用，食物宜擇新鮮，煮熟而食，蔬菜食菓尤宜注意。

2、與患者隔離，以防直接傳染，病者之糞，及便具衣服等，亦有傳染之可能。

3、厠所可將石灰末，石炭酸水等，置於厠所上，以免蒼蠅之媒介。

4、當流行極盛時，勿行於稠人廣衆之中，游戲場尤宜絕跡。

5、適當運動，運動後，宜沐浴，使强健身體，及淸潔皮膚。

6、油質，及消化不良之食物，宜少吃，保持腸胃之健康。

一九三七，五，稿於滬中醫學院

中醫科學月刊二卷一期行世紀念

大哉醫道　學術汪洋
中醫科學　爲國爭光
保存國粹　闡發炎黃
聯絡同志　研究多方
著作新穎　探討精當
搜羅宏富　有美皆藏
繩愆糾繆　作後津梁
剷除腐說　提正紀綱
發揮哲理　有益鄰邦
解人疾苦　惠我黎蒼
新聞快捷　刋載優良
二卷一出　醒人心腸
聊陳蕪語　藉表宣揚

湖南南縣北景港黃韻蒼敬題

細菌性赤痢概述

詹穉熊

一、定義：本病卽痢疾是也，中醫所謂腸澼，乃傳染病之一種。

二、病原：由赤痢桿菌，侵襲於大腸而起，本病源赤痢桿菌，於西歷一八九七年，爲日醫志賀比，所發見，其後續有報告，確定之異型菌當有數種。

三、傳染：由消化道而達於大腸，或內患者之糞便將病菌廣衍，沾及於飲食物，或由井水河水厠所，患者之衣服等，則爲蔓延之媒介，以及飲食不愼，生冷過度，而致者亦有之。

四、流行時期：自五月至六月，爲萌芽期，至八九月爲極盛期，及至十月十一月，爲漸衰期。

五、症狀：

1、潛伏期：二日，至七日間。

2、初數囘下利，全身倦怠，食慾不振，始覺下腹部疼痛，繼卽便痢頻數，在最初的時候，猶是普通之色，後便頻數，大約每二十四小時，內十數次，至數十次不等，每次便量甚少，不過半至一食匙，亦含有膿汁者，是帶一種腥穢之氣，令人難聞，病勢不已，而增劇，則病人之肛門變如潮紅色，或不閉，同時體溫增高，甚至譫語等。

3、裏急後重，煩渴引飲，小便赤。

4、舌生苔而乾燥，脈滑數而有力。

5、病勢退行時下利及一般症狀減輕食慾漸振而入恢復期。

五、治法：

中醫治療：

1、色鮮紅，以枳實湯爲主，輕則芩芍，重則白頭翁，黃連解毒湯二方。

2、夾紫色之結塊，或少腹痞塊攻動者，再加入行症瘀品，如桃仁承氣之類。

3、色晦赤者，輕則枳實理中湯，重則附子大黃湯更甚則眞人養臟湯。

西醫治療：

1、初起與瀉劑，以淸通腸道，如甘汞，或蓖麻子油等，次與收斂劑，止瀉，如次硝酸蒼鉛，或撒黑矢兒酸蒼鉛等。

2、若腹痛，則用麻醉劑，皮下注射，用血淸療法早期注射，有相當之成效。

六、看護：

本病初起時，往往當牠是一種普通洩瀉，全不關心，待病劇，而後才請醫生，則已至危險地步矣，若初期旣加以適當，治療，則病者十救八七，大凡病者，經醫生斷定爲赤痢

謝氏咳唾錄（二）

謝利恒述
程文之錄

痦之吉凶辨

痦之吉者，色白高起，晶瑩而亮，捫之可得，名曰晶痦，正陰猶能托邪外達，此為順，其兇者，色白平塌，灰黯如枯，視之雖見，捫之不可得，氣傷津液不足，邪熱猶熾，危逆之候也，急宜扶其正氣，添其津液，灌漿既足，痦即高起，鮮沙參為唯一妙品，可與鮮金斛之類同用，鮮生地非對症藥也，其有因正氣虛極，致不能外託者，則非此所能治矣，又有一種痦出晶圓，發見雖密，周身自覺膨急，如欲炸狀，此屬正氣將脫，急宜固脫收漿，保其正氣，投以加味生脈散之類，標本直顧，庶幾得救。

葉薛治溫熱方法與滬醫之比較

長江九千餘里，自發源至重慶，水流犇急，高出海面約三千餘呎，自重慶至漢口，水流較緩，高出海面約三百餘呎，自漢口至上海，水流又緩，高出海面不過十二呎，由吳淞口以入海，蓋蘇省乃兼有江湖海洋氣候之溫和地帶也，在千百年之前，武錫等處原屬太湖湖面，故有溢地之稱，經過長時間之變遷，太湖湖面經長江沙泥之冲積漸次長土地，遂成現在武錫諸縣，以地理學來證醫經學，則誠如內經所謂『東方者，魚鹽之地，海濱傍水也，大抵長江人民，性剛善其力，太湖人民，性柔每勞其心，地帶改處卑濕，勞心者多思慮，思慮傷脾，鬱生濕，故江蘇為溫熱症最多之區，而蘇常一帶，尤為濕溫症之淵藪，人民體格與各地不同，治療亦有差異，醫學貴能應變無窮，故我蘇醫對於此類地域病研究，不遺餘力，如乾隆時，吳中名醫葉天士薛生白，其尤著者也，二氏闡明溫熱學說，頗著功績，惟大抵葉氏善用陰膩之品，生地元參，動輒即是，薛氏善用爆烈之品，蒼朮厚朴，隨手可施，但其末流之弊，備執陰膩，則胃中不能消化，必致礙濕，過於爆烈，則胃津先已暗傷，徒資邪熱，均非蘇人陰虛挾濕之體所能耐受，迨我滬醫，因地處交通輻輳，人事繁雜之埠，風俗澆滿，空氣惡濁，既不脫蘇浙獨有溫熱病之藩籬，因地制宜隨體立方，乃不得不從輕清利濕，芳香化濁入手，因此為各醫所譏評者，是均忽略時代變遷，與地域不同之認識耳，其說可互參予所著中國醫學源流論時代病地方病二章。

濕之為病

濕之中人分三部，上中下是也，在上者頭重目黃，鼻塞身重，在中則胸宇痞悶不舒，在下則足脛附腫，在經絡則日晡發熱，在肌肉則腫滿如泥，在肢節則屈伸不利，在隧道則重着不移，在膚則頑麻，在氣血則倦怠，在肺則喘滿咳嗽，在脾則痰涎壅腫，在肝則脇滿癥疝，在腎則腰重而痛，入府則洩瀉腸鳴，嘔吐淋濁，入臟則昏迷不省，直視鄭聲，凡濕家爲病，一身疼痛，身如薰黃。

痰濕鬱遏之光紅舌苔

舌苔光紅之症，有不盡屬於肺胃陰傷者，是必屬於痰濕鬱遏也，吾人見舌苔光紅，而知宜投地斛之類稔矣，但濕溫初起，有胸宇仄悶，濁喜熱飲脈必鬱數舌反光紅無苔者，宜細心察之，不能率投寒涼滋膩，以致病情稽延時日，蓋病既胸悶熱飲，便爲內有痰濕鬱遏之象，因其鬱遏不宣津液未能上承，故一時未能見於舌苔，此時宜卽以厚朴半夏萊菔子之類，明日舌苔必反布厚膩矣。

傷寒片斷

視病先須分經，然後別邪，現代太陽症較少，而少陽症似較多，傷寒論表病誤治，則傳於半表半裏，半表半裏誤治，則傳於裏，表病與半表半裏，均有救誤之法，裏病誤治，則無救誤之法，因其無所傳也。

傷寒論法，於太陽表症，則桂枝麻黃葛根三方鼎立，惟近世用豆豉梔子湯，其中豆豉已用麻黃製過，故已習用豆豉，而少用麻黃，嫌其猛烈，與今人衰弱體質不相宜也，表有風邪，而寒熱不解，頭痛項强者，桂枝亦習與豆豉同用，其寒熱無汗，兼自利，二陽合病者，今俗亦多葛根與豆豉仝用矣，至如豆豉豆卷而與六一散同用者，其豈越婢湯之取意乎。

太陽之病，其邪在表，故服桂枝湯或麻黃湯，表而出之則愈，陽明之病，其邪在裏，故服承氣湯攻而下之則愈，惟少陽之病，在半表半裏之間，表之既不可，攻之又不能，乃鬬大小柴胡湯以施和解之法，和解之用意如何，可譬之兵家之誘敵法，病近於太陽，則誘之出外，而發散之，近於陽明，則誘之入裏，而攻下，故表裏可無關礙而有利也。

本社一週紀念

皇皇醫藥　肇自岐黃
四千餘年　中外闡揚
古義深奧　理化周詳
功効神聖　遠勝他邦
整理復興　科學改良
力求精粹　掃除虛張
俾我醫藥　實驗昭彰
科學研究　萬壽無疆

社員湘華吳楚欽敬祝

論體質强弱說到疾病與治法

徐佩芝

吾人體質之虛實，攸關民族之强弱，居常之衛生，不可不講，衣食住行，固須注意，飲食要有節，起居要有常，不妄作勞，虛邪賊風，避之有時，志閒而少欲，心安而不懼，形勞而不倦，高下不相慕，嗜欲不能勞其目，淫邪不能惑其心，和於陰陽，調於四時，積精全神，乃能益壽，而强健無病也，今時之人，大有不然，身未發育完全，縱談早婚戀愛，時代歐化，奢風大張，科學昌明，妄台高築，內外消耗，使不自覺，空談衛生，何補於益，吾輩業醫者，更當注意體質之强弱。與夫治療之難易，診斷疾病豫後之良否，大有關係，按經所謂，氣盛則實，精奪則虛，故而邪氣有微盛，正氣有强弱，正氣之强弱，卽邪氣之微盛，此四句卽治病診斷虛實之大要也，觀夫辭句似顯，究其意義甚深，蓋病實者，邪氣盛實，病虛者，正氣先虛也，實者宜瀉，虛者宜補，而虛實之體，人皆易曉，夫實者，脈盛，身熱，腹脹，二便不通，悶瞀，此實者熱也，虛者脈細，皮寒，少氣，泄利，飲食不入，此虛者寒也，此乃虛實之體，大槪如此也，然虛實之用，最當詳辨，而不知虛實中，又有多少，緩急，有無，存在焉，按少虛者，急在邪氣，去之不速，留則生變矣，多虛者，急在正氣，倘若培之不早，則臨期無濟於事也，少虛少實者，急治其實，可一掃而除也，多虛多實者，所畏在虛，但當固守根本，以先爲己之不可勝，則邪無不退矣，多虛少實者，兼治其實，開其一面，多實少虛者，兼治其虛，防生不測，總之實症誤補，固必增邪，猶可解救，其禍小，虛症誤下，眞氣忽去，莫可挽回，其禍大，此虛實多少緩急不可不辨也，所謂有無者，察邪氣之有無也，大凡風寒暑濕燥火，皆能爲邪，邪之在表在裏在腑在臟，必有所據，求得其本，依經去之，此所謂有，有則邪氣實也，若無六氣之邪，而病出三陰者，則惟情慾以傷內，勞倦以傷外，似邪非邪，似實非實，此所謂無，無則病在元氣之虛也，若不明虛實有無之義，必至以逆爲從，以標作本，倒行逆施，其病何堪，況醫乃仁術也，司生命之權，存好生，解病困，爲民族之干城，作政府之後盾，其業務之清高，責位之重大，無可比擬，希望海內同道明公，共同贊助改進醫藥建設之成立，實行整理中醫固有之科學，融貫古今，泰究理學，（如生理病理解剖細菌等學……）其言論結晶之新穎，而本誌不可不讀，此鄙人所樂爲道者言也，近世之人，大都以妄爲常，以酒爲漿，而體質實者無幾，虛而不足者，十居六七，凡病實者，其來速，其去也速，故治易，病虛者，損傷有漸，不易恢復，故治難，實者新邪也，其治可攻可拔，虛者根本有虧，則病情變幻無定，夫人之虛損者，有先天不足者，有後天不足者，先天者由於稟受，薄弱，宜自倍加謹愼，急以後天人事培補之，庶可延年，倘使覺之不早，而慢不爲意，則未有不夭折者矣，後天者，由於勞傷過度，宜速知警省，卽以情性藥食調攝之，倘治之不早，而遷延諱疾，則未有不噬臍者矣。凡勞傷之辨，勞者勞其神氣，傷者傷其形體，如喜怒思慮則傷心，憂愁悲哀則傷肺，是皆傷其神氣也，飲食不節則傷脾，起居不愼則傷肝，色慾縱肆則傷腎，此皆傷其形體也，肺損者傷氣，爲皮毛枯槁，心損者傷神，爲血脈少而不能營養臟腑，此自上而損傷者也，肝損者傷筋，爲筋緩不能自收持，腎損者傷精，爲骨髓消減，腰足痿軟無力不能起，此自下而損傷者也，脾損者，傷其倉廩之本，爲飲食不爲肌膚，此自中而損傷者也，心肺損而神色敗，肝腎損而形體痿，脾胃損而飲食不化，感此病者，皆損傷之類也，然所損者，雖分五臟，而五臟所藏，無非精與氣耳，精爲陰，卽人之水，氣爲陽，卽人之火，水火得其正，則爲精爲氣，水火失其和，則爲寒爲熱，故水中不可無火，無火則陰盛而病寒，故火中不可無水，無水則陽盛而病熱，人身中不過陰陽氣血，氣熱則陽盛，血熱則陰盛，然非眞盛也，眞盛者，則血氣方剛，而健壯無病矣，惟陰不能與陽和，則手足煩熱咽乾口燥，而實非陽之熾也，若陽不能與陰和，則腹痛裏急，而實非陰之盛也，昧者以寒攻熱，以熱攻寒，寒熱內賊，其病益甚，然有病之臟腑未蒙其治，無病之經脈徒受其殃，惟以辛甘苦甘，和合成劑，調之使和，則陽就於陰，而寒以溫，陰就於陽，而熱以和，豈可云，寒可治熱，熱可治寒而已哉，經謂，損其肺者益其氣，損其心者調其營衞，損其肝者緩其中，損其脾者調其飲食，損其腎者益其精，此五臟虛損，而成癆傷者，治法之準的也，大凡由虛損而成勞傷咳嗽者，卽肺病之總稱也，大抵初起，有外感(傷風)風邪未解，誤投斂潤止咳之劑，使邪無出而釀成，又有七情過用，內傷精氣，皆能致之，其症倦怠少食，似咳非咳，或常畏寒，或常發熱，或寒熱往來，氣色日見憔悴，肌肉日見消瘦，卽將入虛之門此病之初期也，若咳嗽不已，吐血時來時止，是勞症既成，此卽肺病之二期也，至陰虛熱極而燥者，法在難治。此虛勞之壞症，卽肺病之三期也，以上各症，雖分陰虛陽虛之殊，而總不外乎一虛，於虛中求一眞面目，惟有精氣而已，凡陰虛而熱者，其病脈大，此非眞陽之有餘，乃虛陽之上亢，此陰虛而陽必蕩，兼見面熱如醉，時復上冒，其何故也，乃腎邪挾衝氣大動。而龍雷之火無歸，如電光之閃爍無定也，甚之眞陰失守，孤陽無根，氣散於外，精奪於內，此症乃急之愈急而險也，其救治之法，最忌辛燥。恐助陽邪，尤忌苦寒，再伐生陽，惟以純甘壯水之劑，而救燃眉，則益陰以配陽，虛火可降，而陽歸乎陰矣，腎爲陰之主，務交其心腎，而精自足，陽虛而生寒者，其病脈小，而陽虛陰必走，則兼見鼻衄而盜汗也，蓋元陽之氣，不能衞外而爲固，故盜汗，不能內充精血，則爲衄爲悸，不能外充四肢，則爲痠痛，其救治之法，不可涼潤，恐助陰邪，尤忌辛散，恐傷陰氣也，只宜甘溫益火之品，經所謂勞者溫之，調以甘藥，精不足者，補之以味，此補陽以配陰，沈寒自斂，而陰從乎陽矣，脾爲陽之主，建立中氣，而三陽自泰，蓋臟爲陰，腑爲陽，而陰虛中又有陰陽之分，不可不知，是以氣虛者補其上，精虛者補其下，陽虛者補而兼溫，陰虛者補而兼清，此固陰陽之辨法也，其有氣因精而虛者，自當補精以化氣，精因氣而虛者，又當補氣以生精，又如陽失陰而離者，非補陰何以收散亡之氣，水失火而敗者，非補火何以救隨寂之陰，此又陰陽相濟之妙用也，故善補陽者，必於陰中求陽，則陽得陰助而生化無窮，此所謂，無陰則陽無以生，善補陰者，必於陽中求陰，則陰得陽升，而泉流不竭，此所謂，無陽則陰無以化，故以精氣分陰陽，則陰陽不可離，以寒熱分陰陽，則陰陽不可混，此又陰陽邪正之離合也，能知陰陽邪正之治，則陰陽和平，氣血不偏，何患疾病之不治，而醫之所貴者，識其大要也。

五、十六、寫於錦豐鎮

訂閱本刊增進新的醫學知識

中醫科學研究社一週紀念

中華國粹　醫道惟眞

科分十三　學術淵深

江蘇奉賢鍾梅柏謹賀

一九三七年六月九日

中醫科學一週紀念

中醫科學　我道正鵠

暗室明燈　昏衢巨燭

奮發革新　醫林木鐸

發聾振聵　舉世其覺

楊影莊敬題

總務部 編輯部 聯合通告

本社全體分社長鑒茲請將玉照儘九月前寄至本社以便製版一律於二卷四期登刊發表之

本期作者專號本擬改小五號字因印刷部一時難以添備暫爲作罷容圖實現之

本期來稿過擁存餘之稿當按期續登請投稿者鑒諒爲幸

徐愷　蔣文芳

病與症的病理學

孫劍琴

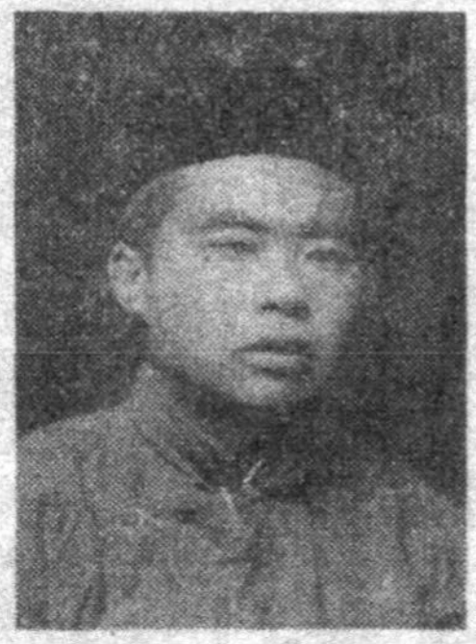

作者近影

病與症，始創于長沙太守張仲景，見于傷寒金匱二書中，所謂病脈症並治之病與症是也。後世醫家，註傷寒金匱者，以傷寒序云：「撰用素問九卷，八十一難，陰陽大論，胎臚藥錄，並平脈辨症爲傷寒雜病論」。於是採用內難二經病理，以釋仲景諸方，穿鑿牽强，空洞浮泛，使後之讀者，對於病與症，茫然不解。

今將病與症分條解釋於下：

(一)病理學與病與症：病理學分二種：一爲臨床，一爲解剖，臨床病理學者，乃觀察身體表面之生活異常現象，而判斷爲何病症之學。解剖病理學者。解剖死屍。以索其內景之學也。臨床病理學，僅研究身體表面生活現象，而於內部病變則不知。解剖病理學，研究內部臟腑之變化，不過由生活機能已停止之死屍中觀察，一如視戰後遺跡，終不能窮究當時戰爭詳情；然欲達其目的，非於活人身體表面觀察不可也。西醫對於解剖學之精，爲中醫夢想所不到，然對於臨床之觀察，何者爲病，何者爲症，則不如中醫。蓋醫學非其他學術可比，以經驗爲重，以治療奏效，爲最終目的，理論云云，不過向其結果，與說明而已。余雲岫云：「吾國醫學，積四千年之經驗，名方良藥，流傳人間，設爲中醫者，能降心下氣，習西醫解剖，生理，病理，藥理，諸實學，實事求是，以察我國方藥之効用，遠紹神農本草實驗之精神，一變虛僞。」

1，根之瞽說，吾知必有眞理發揮以貢獻於世界者。余亦云：中醫如不採用內難經言，以仲景病與症爲基礎，以仲景所云之病，以釋仲景之立方，以仲景所云之症以明仲景之用藥。更將臨床奏效者，啓示國人。吾知西醫將研究之不暇，遑論攻訐哉。

(二)病與病名之區別：病名者，病之綱領也。太陽經，少陽經，陽明經，太陰經，少陰經，厥陰經，此六經之病名也。曰傷寒，曰霍亂，曰白喉，曰赤痢，曰鼠疫，此傳染病之病名也，病者，症之綱領也。頭疼，發熱，惡寒，太陽經病也；頭痛發熱，脈弦細，口苦，咽乾，目眩，少陽經病也；身熱汗自出，不惡寒，反惡熱，陽明經病也；腹滿而吐食不下，自利益甚，時腹自痛，太陰經病也；脈微細，但欲寐，少陰經病也；消渴，氣上冲心，心中疼熱，飢不欲食，食卽吐蚘，下之利不止，厥陰經病也；太陽病，或已發熱，或未發熱，必惡寒體痛，嘔逆，脈陰陽俱緊者，傷寒也；病發熱頭痛身疼，惡寒？吐利者，霍亂也；他若白喉之頭痛發熱，身疼痛，喉中生有義膜；及鼠疫之頭痛，寒熱，肢厥，皆謂之病不可謂之症也。西醫對於病名之診斷，及類病之鑑別，殊重視。若病名相同，則所處之方，亦大同小異。中醫注重者，爲病與症，卽診斷其病爲何方之病，其症爲何藥之症，探察其症候，而施以對症之藥，此中西醫之大別也。

(三)病與症之區別：凡數症相合者謂之病，病者，諸症之綱領也。而一病必有數症，如外台茯苓飲，所治之病，爲心胸中有停痰宿水，自吐出水後，心胸間虛氣滿，不能食而已。考其症狀，則有心下怔忡，心下虛痞，心下微堅大，身重自汗，噦逆，心中似嘔非嘔，似噦非噦，憒憒心中無奈也。以其心下怔忡，故配以茯苓；心下虛痞，配以人參；心下堅大；配以枳殼；身重自汗，配以白朮；噦逆，配以橘皮；似嘔非嘔，似噦非噦，心中憒憒無奈，配以生姜。上列諸症，乃病象中之一，所謂症是也，與以對症之特效藥，不獨諸症悉退；卽諸症相合之總現象病，亦隨之而愈，此爲漢醫臨床診斷最要之點，與西醫之注重病名診斷，及類病之鑑別，將病與症混而爲一不同也。

(四)診斷與治療：診斷者，診斷病者自覺症狀，與他覺症狀，而確定其爲何病何症是也。西洋診斷：分問診，觸診，測診，打診，聽診，物理診斷，化學診斷，細菌學診斷。如診斷其病爲腸窒扶斯也，卽與以治腸窒扶斯特效藥，或注射血清以預防，設病漸沉重而轉入死亡，則解剖屍體，視其內部，而確實診定爲某病。中醫診斷，則分病脈症三種，若與西洋診斷法兩相比較，則不如遠甚，然醫學最大目的在治療獲效，吾國仲景傷寒論，及金匱書中名方，一病有一病之主方，一症有一症之主藥，將診斷與治療打成一片，經歷代名醫，屢試屢効者，焉可視爲陳腐醫學，而忽之乎。

(五)中西醫之處方：西醫處方，注重病名及類病之鑑別。如經各種診斷，斷爲梅毒，則注射六零六，斷爲白喉，則注射白喉血清。中醫之處方，注重者，爲類方之鑑別。如同爲太陽經病，而有麻桂之方。尤注重者爲症，如腸窒扶斯與流行感冒，果症象相同，則施以同一之方。桂枝之症象有五，而所治之病，有二十種之多，然皆有效，是中醫之處方，實有獨到處也。

(六)中醫之對症療法乃根治療法：見病之發高熱也，貼以冰囊四肢厥冷也，則用湯婆；有痛也，則服鎭痛劑；下痢也，則服止瀉劑。此種對症療法，無一定之方針，非根本治療，乃頭痛醫頭，脚疼醫脚，不得要領之法也。然則如何而後可稱根本治療乎？

肺有病則曰木火刑金，胃有病則曰肝木尅土，頭昏則曰肝陽上擾，肢腫則曰脾陽不運，此乃五行氣化之空言，不得謂之對症療法，更不得謂之根本治療也。

不問病者所患者爲傷寒，爲瘧疾，見其嘔而腹鳴也，投以半夏；乾嘔食臭或似嘔非嘔，似噦非噦，與以生姜；此乃對症療法，雖有一定之方針，然亦不得謂之根本治療也。

所謂根本治療者，若西洋，則專事病原菌病原蟲之撲滅，以閉塞病毒爲主，所謂病因療法是也。如病因未明，乃施對症療法。中醫則注重對症療法，而對於病原菌蟲，則不甚注意，然數症相合，所發生之病象，(假症)亦隨對症療法而愈。如甲乙二症相合，而發生丙病，與以專治甲乙二症之藥，而丙病亦隨甲乙二症而愈，是中醫之對症療法，乃根本治療法也。謂爲病因療法，亦無不可。

（七）中醫發達史：和田啓十郎云：「中醫發達史，計分四期：第一期巫祝時期，假符咒以治病也。第二期，爲一味藥時期，僅知一種藥，能治一種病，而藉一種藥以治病也。第三期，爲成方時期，漸知各藥相助相殺之性，而以其相助者合之，相殺者去之，組成一定之藥方是也。第四期爲中醫之研究時期，欲由陰陽五行之假說，以推斷病理，以收藥物之效，是曰陰陽五行時期，至是中醫發達遂以中止。」吾人試觀和氏之言除巫祝時代，及陰陽五行時代不足探討外，中醫最發達之期，當爲一味藥時期，與成方時期矣。一味藥時期，仲景書中以某藥專治某一症，極相似，或即古人藉某一藥專治某一病之法。成方時期，當以仲景爲首，仲景之前，雖有倉公，扁鵲，諸名醫之名，然無方可考，是仲景實爲製方之祖也。仲景製方之法，爲病與症，一讀傷寒金匱中「辨何病之病脈症篇，」即可瞭然。後世醫家，以仲景製方之病理，爲內難二經，藥性則祖神農本草，張冠李戴，此中醫不進步之遠因也。

（八）疾醫與時醫：古疾醫之治病也，診其病爲何病，與以對病之方；察其症爲何症，施以對症之藥。今人之治病也，喜補惡攻，喜熱畏寒，喜和平惡猛烈，不問藥之對症否也，見甲醫方有芩連也，則曰此苦寒不可用；見乙醫方中用桑葉陳皮也；則曰和平之藥也，雖多用誤用亦無危險。同一此病也，甲醫與乙醫處方不同；同一症也，醫與丙醫用藥有異。將古疾醫治病之法，廢而不用，欲不誤人其可得乎。

上列病與症之病理學計八條，乃爲筆者研討之心得，閉門造車「定有不合正軌之譏。間有數條，爲目下醫生不願樂闢者，然爲謀切磋之效，不得不略抒管見，共諸同好，藉博高明指正，俾我醫界前途，大放光明，並可絕西醫之藉口，消我中醫爲玄學無基礎醫學也！若謂筆者好高騖遠，喜發高論，非筆者之初衷，今附數語。祈同道鑒諒！

中國醫學書上的腦髓和神經

蔣景鴻

科學萬能的二十世紀，醫學的進步，尤爲驚人，自從發明了顯微鏡和電光線，醫學家便拿來利用在解剖上，使人體的精細構造，全能羅列在人們的眼簾下，再因電力化學的昌明，醫學家又拿來利用在生理的實驗上，使人體所有的機能，完全推想得到它的原理，這是近代醫學界的大供獻，也是現代醫學，比較以前醫學，最主要的進步地方。

固然，現在的解剖仔細，生理精明，再從生理而診斷病理，自然容易準確，反過來說我國以前的解剖欠缺，生理不明，但是如何對病理的變化，倒也能夠認識得不爽毫厘呢，

原來我國以前的學術，未嘗不基立於事實，不過引用病稱，大抵好像現時代的化學，專門引用代名辭，久而久之，本來的眞面目，反而給假借的代名辭所混蒙，以致後人附會，竟謂我國從前的解剖欠缺，生理不明、豈不寃哉枉也，

關于這種情形之下的，最主要部分，要算是腦髓和神經，現在我們大家就來談談這個問題吧，

腦髓和神經，確好是一個整體的神經系統，但講起來，就應該分做二個階段，

第一階段是腦，腦的生理最複雜，它位於頭頂的顱腔內，頭質爲實如豆腐的卵圓體，大凡人體上一切有意義的自主動作以及高尙的精神作用都發於此，是以腦部發達，則人則智，反之則愚，故我國醫書內，其生理與此相同者，卽是肝經，今將前人所論，選述如下。

一、肝者，將軍之官，謀慮出焉，這是指肝爲行動之主，意議所出，

二、東方生風：生木：生酸：生肝：生筋，肝主目，其在天爲玄，在人爲道，在地爲化：生五味，道生智，玄生神，按東方向之始，風爲大氣之主，木性善發，酸味易酵，筋以動作，目以放明，是皆表示肝爲人體之首腦部分，其稱玄道化及味智神，更顯的是高尙的精神作用。

三、肝藏血：舍魂，肝爲疲極之本，人臥血歸於肝，受血而能視，這三段，是說血的循環，皆受腦的調節，神魂須養，腦便引精血以養之，外體組織之用血過多，腦部血少，則見疲勞，日中人動，血散於外，臥則靜而優迴流於腦，是皆腦之調整作用。

四、春氣在於頭，肝病發於春，肝病爲顛疾，肝病發驚駭，肝氣虛則恐，實則怒，凡此數則，皆是腦爲精神之病，還有普通稱腦病均作風，如腦充血稱中風，腦貧血稱風陽或肝風，神經病又統稱瘋病。

再照字義來講。肝字從肉從干，肉字是因爲人體一切皆以肉構成，這是無庸多講的，干是直長而上之貌頂顚界限之意如直長之物爲樹干，下人犯上爲干冒以物界限爲欄干，以天上之計數爲天干。蓋腦聚下體之精而貯於頂，再由頂顚

而散於邊界，是肝爲腦之代名辭，可以無疑了。

第二階段是髓，髓的大者爲脊髓，故髓之位置，在於背部脊內，它是一根長約四十粍寬約十二粍的圓線體，大凡人之反射中樞與傳導經路，都在於此，所以脊髓發達，則反應力强盛，傳導亦敏捷，其人靈而且勇，否則，卽懦而無能，我國醫書內的胆，便與此相似，試申論之。

一、胆者，中正之官，決斷出焉——夫肝者，中之收也，取決於胆，(五藏取決於胆，)凡十一官，皆取決於胆，這幾段，都是說胆是傳導精神意志，而自起一定反應者，

二、肝與胆爲表裏，卽是腦與髓相連絡之意。

三、腦髓骨脈胆，以胆與腦髓幷稱，因其奇於恆，而覺有神也。

四、胆虛則怯盛則氣火上衝，此以髓弱則無力反應，以致懦怯，盛則易惹反應，引起氣火上衝，這也是髓的爲病實情。

現在仍依字義方面作解，胆字從肉，與肝仝意，从詹的道理，大有探討的價值，按詹本作儋字，卽負担之意，今有髓接受腦之傳導，而負担引起反應，用義亦非偶就。故而致。

第三階段是神經，其大者，有腦神經十二對，髓神經三十一對，是皆爲腦髓之所傳導尙有交感神經，迷醉神經，前者爲便利動作，後者爲節制動作，其小者，則爲末梢神經，大抵分感覺和運動兩種，卽所謂求心與離心者是，總之，神經好比電線，是出入來往傳送必經的路經，關於此項，前人名爲經脈，或作筋脈，亦作經隧，經氣經脈有病，則不遂不用，其他如僂麻質斯的風濕病，亦皆使神經麻痺，不能通過電流而成。

吾人旣已明白肝卽是腦，胆卽是髓，經脈卽是神經，則前人以肝胆與筋脈相連絡，同現在以腦髓和神經，爲一整個系統，根本相同，吾故曰，前人之解剖旣精詳，生理亦明確，不過，未曾如今世之用顯微鏡，電光線，電力化學等科學名辭，耀人耳目耳。

請分社長向社員讀者收費通告

本社各分社長鑒茲查自本社通知請台端向社員讀者繼續收費後承蒙熱心照辦者固居多數然尙有未曾照繳者應請趕速依章徵收並介紹新戶爲企此白

總務主任徐愷

微生物與五行生剋之研探

胡士林

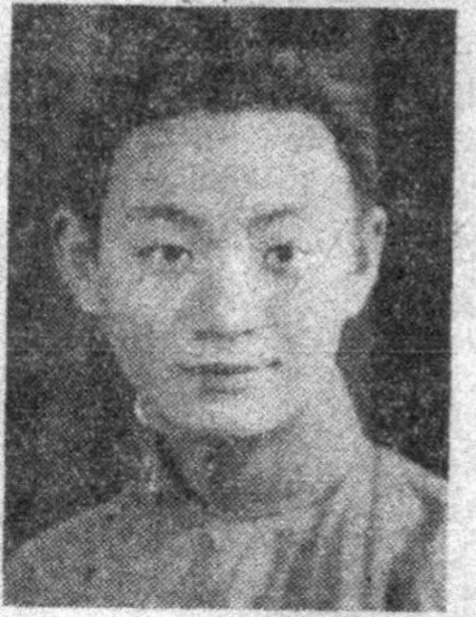

作者近影

夫吾中國醫學(中醫)與世界醫學之所以晝若鴻溝不相通貫者，此非語言文字之隔閡，乃因世界醫學以科學爲說，中國醫學猶多五行歲露之說，科學通行而五行歲露不通行，故中國醫學乃欲不得通行於世界也，至中國醫學固多特長之處，甚至往常獲得奇異之神效，非惟是出人意料，更爲世界醫學所夢想不及，然此等特長，絕無關於五行歲露，仍處處合乎科學之理在，况古醫書所謂陰陽，乃概括一切相對之事物，其意義隨處而異，有指體液與體溫，有指臟器之實質與作用，有指病變之進性與退性，有指機能之衰減與亢盛，眞此有似乎代數學之代號，故陰陽虛實邪(病毒)正(自然療能)等，雖爲西醫之不甚盡言，然中醫治療之所以奇效，往往由此爲基礎，殊覺頗堪注意，並當盡量予以闡發之，有爲五行辯護者曰，五行亦當譬之代數之代號，然究其所代者，不過五臟六腑。臟腑既各有主名，何以舍主名而用代號，其生剋環循，更覺漫無歸宿，譬如土病而虛，可以主張補火，蓋母旺則子强也，亦可以主張瀉火，蓋火衰則食木，木弱則不復剋土，又可以主强補水，蓋水盛則不仰食於金，金盛剋木，且不仰食於土，木被剋則不復剋土，土無所剋，則虛當自愈也，似此瀾飜，任何主張，皆言之成理，然事實上豈有一病而可用相反之治法者，况六氣標本之種種玄說，完全出於王冰所補陰陽大論，後世醫者，不悉源流，相互傳習，(雖則彼輩言之亦有成理，然總覺令人糊迷，)其安得不受人唾罵哉幾希，中醫之五行生剋，可謂被現代仕女大多所不滿，故此從略，而西醫之細菌原虫，往常以爲在臨床實驗上之絕對病原。敝人，雖表同情，蓋以其爲病原之一則可，以其爲絕對則不可，且吾等健康人之口腔內，常有極危險之肺炎，白喉，霍亂菌，發現，(傳菌者)，以及腸熱病愈後之人，大便中發現腸熱桿菌，至數十年而未已，(久洩菌者)，又同時德醫古甫爾氏，嘗曾吞嚥純粹培養之霍亂菌一大杯，其結果僅微下痢，並不發霍亂之症狀，次至瘧疾之病原體爲麻拉利亞原虫，傳染媒介爲安俄斐雷司蚊，有一八八零年至一八九五年間，已認爲鐵案，然當春夏之季，蚊類已多，而人之病瘧者，不易多見，則瘧之流行，反在深秋，以至有於隆冬，作惡寒，發熱，汗出，之完全瘧型者，按瘧之潛伏期，短者三十六小時，至長不過十五日，或曰三星期，由此觀之，十五日之前，可見已屆秋季，秋季蚊類漸已絕跡，則蚊傳瘧虫之說，似不可憑，况瘧疾中有所謂假面性間歇熱者，驗其血中，並無麻拉利亞原虫，但試以瘧疾之特效藥奎甯，治之亦愈，故亦謂之瘧疾，且弛張熱與稽留熱，有並不發熱，而皮色汚穢蒼白，心悸氣促，關節兼見疼痛，體力衰弱者，其雖並無瘧疾之病型，然以其血中皆有麻拉利亞原虫，故猶謂之瘧疾，可知病瘧者，未必由於麻拉利亞原虫，染麻拉別亞原虫而病，其病未必是作瘧型，至麻拉利亞原虫之傳染，謀介，亦未由於蚊類矣，何况回歸熱之病原爲螺旋體原蟲，然未發熱或熱退後，該蟲於人體內，杳不可得，又夫傷寒之病原，本爲腸熱桿菌，瘧疾本爲麻拉利亞原蟲，痢疾之病原，本爲痢疾桿菌，或爲阿米巴，然按臨床實驗上，我人往往常見傷寒轉瘧疾，瘧疾轉痢疾之事實，設以細菌學說言之，傷寒既是腸熱桿菌，瘧疾是麻拉利亞蟲，痢疾是痢疾桿菌，與阿米巴，則傷寒之轉瘧疾，後再轉痢疾，恐係傷寒桿菌，常能變爲麻拉利亞原蟲，而麻拉利亞原蟲，再能變爲痢疾桿菌，或阿米巴乎？不然則是傷寒愈後，常必感染瘧疾，瘧疾愈後，常必感染痢疾乎？又不然，則或是另有一種細菌，其所現症狀無定，常先作傷寒型，次作瘧型，又次再作痢疾乎？我觀以上此種種論云，於細菌學上，似乎，皆絕不可通，又按德國頗負聲望之細菌學家之彀克氏 Robert Koch 彼證明細菌原蟲，乃傳染病原，其原則有三：(一)傳染病的全體經過中。病人身中必有病原體存在。(二)病原體可以培養而得其純粹者。(三)將病原體注入動物體內，該動物必須發同一之病證。

就中除第二原則，與疾病無關外，其上文所云之傳菌者與久洩菌者，以及古甫爾氏之呑菌，幷弛張稽留諸熱等，顯已與彀克之第三原則相抵觸，且瘧疾中之假面性間歇熱等，則與第一之原則，又不符合，是如觀之，嗚呼！轟動一世病原細菌學，非惟無益於治療，兼亦並無有多大之貢獻於醫界也，故最近頗有多人，悉悟其已往之不諫，而另創三因原則，三因者何？(一)病菌。(二)氣候。(三)人體抗力等是，薈粹言之，欲氣候適宜於某種病菌繁殖，加以人身抗力衰弱之時，纔能令人疾患也，故我謂細菌原蟲與五行生剋之不適合於現代之治療，誰曰不宜！

鼠疫（疫核）之特效療法

鄭楚材述
薛仁僉記

鄭薛二君，旅暹多年，關心祖國，提倡國醫，前承自暹京中醫會寄交方副社長一函，內附此文，近值閩南鼠疫盛行，亟爲刊出，以備該地同道之參攷，並爲鄭薛二君廣播福音也，附此誌感。　編者

疫核一症，余究心三十餘年，知疫核之病原瘀血，非散不浮，民國六年歲次丁二春三月，海防核症頻起，人心惶惶，余用散瘀提陽湯治之，醫無不愈，及主治之法，列成一卷名之曰疫核醫最易，言其醫治之易，不敢其所難，無非究其原而通其變，則難者不難，易者見易，若人各手一卷，可以爲疫核之師，醫者得之，則知疫核之醫最易，不致其所難，則無有閉門謝客之概，醫治有所措手，屢施而屢効，病者得之，則知疫核之醫最易，不致其所難，則無有懷疑參半之見，而放心服藥，而沈痾立起，村鄉僻壤之區，每難於醫藥，若得之不致有誤時誤藥之弊，但望人人得之，則疫核從此告終矣，惟書出於越南海防，而海外一隅，未能遍及於內地，但望爲善君子，醫館醫院，發慈惠惻隱之心，印送廣傳，其書不止是於一隅，自必徧及於海外，有地皆春，無遠弗屆，被其效者，不止救於一時，自必流傳於日後，將見濟世於無窮，而活人甚衆，其功德莫大於救人，非以尋常善舉可比，福緣善慶，克昌厥後，理固然也，從此疫核潛消，驅疫癘而福蒼生，拯新民而同登壽宇，沉痾立脫於無形，是所厚望焉，疫核之始起也，在於高妙，自甲午而傳於廣州，疫癘不時，至今猶未敢或息，而憂時之士，先哲名公，各出疫核等方，俱與偏重芩蓮，及清熱解毒，而散瘀者少，未能中病，人必疑之，以惟疫核難醫，舉家愴惶，莫能自立，一人之病，傳染一家，無論老幼，廿病相同，若欲救之，無從措手，嗚呼疫核，傷心慘目，有不堪言者矣，最痛苦，最傷心，莫各疫核，百病多於起於積暫，疫核起於驟，然起於積暫轉床褥，若欲醫之，醫之而未見其癒也，亦必盡人事而爲之，雖苦病雖傷心，亦可稍息，疫核起於驟，然多有朝起夕死，豈不苦病，豈不傷心耶，有設氣散，有設天意，氣散吾人不能自知，天意天本有好生之德，人之必於天地之心爲心，斯作何辜，而受此苦痛，受此傷心乎，此天地之癘氣爲之，飛天地之心爲之也。

天地能生人，亦能殺人，生人者清氣，殺人者癘氣，癘氣者何，多起於冬春之交，如大霧然對面則不見，其至黃又名爲黃痧，起於地，而地之氣不能上昇於天，天之氣不能下降於地，則天地之氣，閉而不通，則癘氣醞釀於空中，人在氣交之中，呼吸出入，感之蓄於臟腑，久而則發，此癘氣之所由來也，蓄於腑臟，感而則發，其發也，以外感相似，而

實飛外感也，初起頭刺發熱，週身懈惰，手足困健，舌苔起粒，虛人亦舌白，挾濕亦舌白，虛人挾濕之舌白，如開油猪腰子，光滑而無粒，痧症則起粒。

北方爲痧脹，廣東爲黑痧，痧有陰陽之分，陽痧爲紅痧，陰痧爲黑痧，黑痧起於骨，紅痧起於皮毛，紅痧利用刮，黑痧利用砭，（用鹽水將手足灣處用手拍起黑痧，不致困健），痧脹全書有云，痧症誤服生姜必死而愼之，皆由風濕火三氣相搏，久之而成血凝氣滯，氣行則血行，氣滯則血滯，氣滯而血不流，則血管閉，閉則凝結而成核，此由痧而變核者此也，（海防地處濕帶，南方多成鬱，濕症痧症者多，痧症四時皆有，鼠疫痧跟時萌，由痧起者多，不由痧而由鼠疫者不少），既變疫而成疫癘之氣，（癘者，地氣也，疫者，瘟氣也，人感氣癘而成疫核，鼠感癘氣而死，鼠既死而成鼠疫），兩者交相傳染而成瘟疫之區，症起於春，而盛於夏，疫核而成血瘟，多起少壯血旺之人，天雨陰涼，其症稍少，天氣酷熱，其症必多，酷熱地方，則令身體肉熱，血液奔騰，其症有所不免也。

此稱疫核，爲難醫，而實非難也，最易也，凡百病未有易於醫核者，朝起核照法服藥，至晚提陽浮起而愈，晚起核亦照法服藥，至天明提陽浮起而癒。

其法惟何，譬如朝五點鐘起核，即服一劑，至六點鐘之久，由五點計至午十一點再服一劑，到晚提陽浮起而癒，譬如晚七點起核，即服一劑，至六點鐘之久，由七點至夜一點，再服一劑，至天明提陽浮起而癒，何以服藥如此之速，雖然疫核歸乎急症，醫治獨貴有法，一起核，特其熱毒未發，潮火未大，至速於服藥，朝既服之藥，而藥力未盡，而午服之藥力又來，則藥力綿綿而不斷，攻之散之，疫核瘀血者也，瘀血豈能敵於藥力，勢必浮起而後已，但得提陽浮起如蛋大，而醫核之功畢矣，倘朝服一劑，又至晚服一劑，則藥力過緩，欲浮不得，所以照法速於服藥在此也。

何以服藥如此大劑，雖然疫核歸於重症，生死在於頃刻，醫治盡在於一時，用藥輕則藥力有所不逮，藥雖中病，何能見効，病重藥輕，於事無濟，必須用藥大劑，照法服藥，攻之散之，速其提陽，但得浮起如蛋大，用手按之，若見鬆浮，不用服藥，或仍然堅實，可再服藥一劑，約數點鐘久，疫核自然消去，不見而愈，若初起照法服藥，未有易於醫核者，收功之快，痊癒之速，計時不過日餘兩日而癒，舍此提陽湯法，未有過之者。

核症之病原不一，或先熱後核，先核後熱，或熱核同見，或起於經絡之中，皮膚之內而即見，若起於筋骨之內而不即見，最重者，見熱而不見核也，其初起必然大熱，神昏躁狂，譫語不知人事，問病者懵然不知，所苦切勿以爲非核症，凡時行之症，百病跟於時萌，皆同一症，若初起見熱未見核也，即服一劑，六點鐘之久，再服一劑，則潮火盡去，病者立醒，斯時睜眼識人，知其所苦，或有核者，則知核之在何處，或未浮者，可再服一劑，但以提陽浮起爲度，如此即不失於醫治也，醫者能識其竅，則危者立安，失其機望得全生者亦少，可不深爲究心乎。

疫核之始起也，必傷中土，而主百體，（百體主身體，中土屬於陽明，主肌肉，陽明是邑內之地，緊要之處，有良將把守，寇實難過，初起邪氣擾及緊要之地，其勢大若此），邪從至此，（邪氣至此）熱毒流行，（熱毒是邪氣之將帥也，流行者，所到之地，被其擾亂也），無分經絡，（人之血脈，如天地之江河，大則爲江，小則爲河，人之血脈，大則爲經，小則爲絡，無分爲經爲絡），隨處輒輒（承其虛而無備，則陷而居之也），爲有一法，初起急服一劑，（藥如兵也，急於進兵，邊寇入境獨可添兵驅逐，待其聲勢未大，急而攻之），六點鐘，再服一劑，（前陣以戰，後陣繼起，添兵加戰，以捍彊場，勇氣培壯焉，能敵前後之師，）攻之散之，（如兵力之猶可拒敵，使之散而不使之聚也，驅其邪氣而外發也，）庶克有濟，（邊寇已去，猶賴諸將之力，四方安靜，可頌昇平，諸事有濟）不然（事急而不預其謀救無及矣），熱毒一發，（熱毒邪氣之將帥也，一發有不可收拾之勢），潮火大至。（潮火者，邪氣之先鋒也，大至源之而至，所到之處被其擾亂，地方自然不安），核被火灼，（疫疫者，邪氣之窠穴也，核內瘀血，邪氣之王，則根深蒂固，結營下寨，）核必堅實，（窠穴堅固，必然深壘高築，攻之不易，）堅實則痛（痛者實也，寇入內地，而四方頻頻告警）痛則潮火頻頻，（寇則頻頻而來，源源而至，其聲勢浩大若此，）潮火不止，（斯時賊寇仍然而至）水不勝火（邊場之地已失，陽明已陷，直入內地，寇多兵少，而可以拒敵者乎），水涸而竭，（竭者極也，寇入內地，又無救兵城可守乎）竭則傷陰（陰者少陰，屬心腎，心爲海內之大君，四臟爲四方之侯伯，權綱一振，而天下皆安，今心君受邪，失於紀綱，而危在旦夕求不淪亡不可得），陰傷則舌黑（陰傷則腎絕，舌爲心之苗舌黑則心絕，斯時必見神昏譫語，循衣摸床等危症，若見心痛如刺，則一湧而陷矣），而毒歸心矣。

散瘀提陽湯有君臣有佐使，用破穴擒王法，訣方有深意，倘人不得其解，故錄之以供衆覽，先將核症之病原如此，故錄之。

譬如潮火者邪氣之先鋒，熱毒者，邪氣之將帥也，在經絡者，邪氣所居之地也，疫核者，邪氣之窠穴也，核之內瘀血者，邪氣之王也，疫核之病原如此，亦思其善法以治之。

用柴胡葛根爲正氣先鋒之藥也，柴胡解表肌，表得解，雖有潮火亦鬆，此先鋒與先鋒戰也，生地涼血者也，爲正氣之將，倘諸藥之力不逮，爲佐厚樸三稜射干爲正氣之嚮導，厚樸色赤入血分，三稜破氣中之血，血管凝結，非此不達，射干寒毒攻堅而結核者，非此不破，桃仁紅花，破堅攻積，去瘀生新，爲正氣之將力，能破窠，澤蘭蒲黃，爲正氣之將帥，以澤蘭爲之君，黃蒲散瘀爲佐，澤蘭芳香煖血，瘀血得煖散之則浮，浮則窠破，窠破而賊王則被擒，所以不用芩連及清熱解毒等藥者，不與邪氣之將帥戰，但以破穴擒王爲主，王被擒而將帥無主，經絡雖有熱毒，邪氣欲發不得，無之奈何，而疫核提陽浮起矣，內經有云，藥如矢也，用藥如用兵擒賊必先擒王，宗其法而施治於疫核，頗足以相當，但恐人不知散瘀提陽湯之用意，或將藥味加減，偏方缺一不可，故將瘦核之病原，及主治之法，敍及一編，令讀者自能意會不致有懷難之見，放心用藥，故特錄之以俟高明參攷云爾。

散瘀提陽湯　先飲西藏紅花一錢五分　然後飲藥大二劑亦是

柴胡四錢　三稜三錢　桃仁一兩五錢　蒲黃八錢　澤蘭一兩八分

葛根四錢　射干三錢　紅花一兩二錢　生地一兩　厚樸一錢半

共藥十味，重七兩八錢五分落水三盌，餘淨煎飲之，若見作渴，將藥渣再煎作茶，一小兒兩歲至六歲，服半劑，七歲至十一歲，服一劑，分二次飲之，十二次飲之，十二歲以外，服一劑一次飲

歌括　核症稜射各三方，柴葛四錢一地黃。
澤蘭兩八樸一五，桃仁五二八蒲黃。

凡服散瘀提陽湯，以六點鐘爲法，連服兩劑，醫力接續，速其提陽，（但得浮起如鷄蛋大），若舍此法，（朝服一劑晚服一劑），浮之不易見，有誤時服藥，毒發而斃者不少，疫核非無醫，皆因服藥誤時，疫核歸乎急症服藥還須得法，非比尋常別病，切勿視以等間，一旦症變無常，服藥難於見效，醫治無由施救矣。

一服散瘀提陽湯，其功效以提陽爲主，浮起之後，或如馬蹄大，或雞蛋大，以鬆浮爲度，一凡服散瘀提陽湯，無論初起，或一二日，要六點鐘內，連服兩劑，則藥力按續速其提陽，切勿朝服一劑，又至晚服一劑，則藥力緩，欲浮不得。

一切忌生薑，不可泡湯，或作藥引，犯之而潮火益烈，必致傷陰舌黑，而無救矣。

一疫核不可用生草藥敷之，藥粉搽之，欲提陽而不可得，有則除之，不用敷搽等藥任其提陽浮起而愈。

一初起核，服散陽湯後，切忌服瀉藥，瀉與提陽相反，瀉後欲提陽提陽而不可得切忌瀉之。

一散瘀提陽湯藥，須散瘀以病當之，以身體無關。

一疫核醫最易書內言症而不言脈，有一定之症必有一定之方，何必言脈，所以舍脈而言症，鼠疫核症，上古則無其名，又無方書如攷，症起愴悴，醫治良非易易，偶感其病。危在須臾，卒遭疫癘之邪，而變非常之核，瞬悉存亡之際，性命繫焉，人之有病，其吉兇禍福全賴於醫，而醫者束手，多有閉門謝客之概，痛乎當今趨世之士，不肯負責，亦不究心於醫，至今三十餘年，未得病之方，舉家愴惶，坐以待斃既以道濟世，以藥救人，或症經手，自必損益之而究心之，譬如用清熱，而清熱不應，則用散瘀，務必達到中病爲止，此醫者之責任也，不然在業醫者。未嘗無憾焉。

徵求新聞記者通告

自卽日起，本社擬增新聞記者二百人，凡熱心醫藥而願爲本社服務者，請卽投稿，合格者卽行照聘，此啓。

編輯主任蔣文芳

鼠疫之研討

福建浦城　劉義山

夫傳染病者，人生最可恐怖之事也，故吾人當於未染之先，講求衞生，而預防之，所謂「宜未雨而綢繆」，「勿臨渴以掘井」者此也。考傳染病之最烈者，莫過於鼠疫一症；其預防之法，尤不可不加意講究也。茲分條述之如下：

鼠疫之說明　鼠疫爲傳染最烈之疾病，因鼠最爲此疫之媒介，故名鼠疫。又因患者死後，體現黑斑，故又名黑死病。Pest

預防　預防之法，可分積極與消極二種，(1)積極之法，當以殺鼠爲第一要務，因鼠爲傳染之媒介，故須多畜貓，及捕鼠器，以勦滅鼠族。關於藥物方面者，則用燐與麵粉，用糖拌匀，置糕餅事食物中，鼠食之則死；因含有防腐之性，故鼠雖死，而其體不腐，誠殺鼠之無上妙法。(2)消極之法，於鼠疫盛行之區，即用雄黃一塊，盛以棉袋，懸之臂上，男左女右。蓋雄黃之性，辟疫是其所長，殺菌是其專職，苟能如法懸之，自能避疫於無形，切勿輕視也。再用殺菌之劑，如昇汞，Corrosie (Sublimate石炭酸，——Phenoe水楊酸，(一名殺里西昔爾酸) Salic rylic acid $C7H3O3$ 硼酸 Bonic acid $H3BO3$ 醋酸 ACetic acid $C2H4O2$ 之類，遍發洒之，以防疫菌之傳布，斯亦預防之一助也。

症狀　患者身發强熱，身體生核，疫菌均由毛孔，汗腺，而入，達於血管，蔓延全身，以致血壅不行，漸紅，漸腫，微痛微熱，所結之核爲瘰癧，多發於頸脅，大腿之間，亦有發於手足頭面者。核小色白不發熱者，爲輕症。核小色紅，頭微痛，身微熱，週身微覺酸痺者，爲稍重症，如面目紅赤，大熱大渴，更加痛痺者，爲重症。或陡見熱渴痛痺，或初惡寒，未見結核，及舌黑起芒刺，循衣摸床，手足擺舞，脈伏體厥，不省人事，面目紅赤者，皆至危之險症。

治法　鼠疫一症，全屬實熱，絕無虛寒，症己屬熱，藥忌補散亦可知矣。故治法不外清熱，辟穢，活血，解毒，殺菌，而已，几姜附麻桂，一切溫燥之藥，切不可亂投，即熱未盡除，核未盡消，仍不宜用芩連羔黃等苦寒瀋熱。但芩連羔黃，爲清熱瀋下必用之藥，然苦寒易於化燥，當謹慎用之，切勿多用，及過用。當以活血解毒湯爲主方。

處外

活血解毒湯，初起宜服。

桃仁八兩　紅花五兩　赤芍二兩　生地五分（初起用小生地，稍愈則用大生地）　連翹二兩葛根一兩（初起惡寒三兩）　柴胡一兩（初起惡寒，酌量增加。）當歸一兩半（初起用尾，將愈用身，）川朴一兩甘草一兩荔方木一兩　初起即服隨愈，輕症初起每六小時二劑。如遇重症危症，初起二三劑合煎，或熬膏服亦可。

加減法　如頭身痛，加竹葉，銀花，各三兩。熱加大青葉三兩，汗渴兼吐血，加石羔一兩，知母五兩，羚羊犀角各四兩。（貧者以鮮竹茹，苦竹叶心，鮮茅根，煎湯代之。）如遇孕婦加桑寄生，杜仲，續斷，黃芩，各三兩以安女胎。爲服藥卽吐，用生竹茹二兩，搓濕水煎服。熱旣退，病漸愈，如頭額有微熱，加玄參，麥冬，各五兩以淸其熱。如舌濕潤，不可加用石羔。汗出熱退，減輕柴葛，如服藥後，吐瘀血，或便瘀血，均屬瘦毒外出，吉兆也。瘀盡去蘇木，吐瀉加枳壳一兩，如昏睡微熱，服藥後，熱必加重，再服自愈切不可停藥以自誤也。

又方　金銀花八兩　甘草梢一兩　皂角刺一兩　紫花地丁一兩　酒一兩，同煎極濃，約二碗候少冷先服一碗半，小時又服一碗，倘未愈再服一二劑。如三日內女核腫痛，可用水仙花頭去根，搗爛如泥，敷核處，再用燈心草隔之，以便流出毒水，再服本方更妙。若恐餘毒未淸，可用生萊菔切片，用水煎極濫，另用橄欖十枚，煎濃汁一碗，和匀恣飲自愈。

又方　散瘀提陽湯　柴胡四兩　葛根四兩　三棱三兩　射干三兩蒲黃三兩　生地三兩　桃仁一兩半　紅花一兩半　澤蘭一兩半　川朴　一兩半

服法　須於六小時內連服二劑，切勿過時。如有見熱未見核者，加之不省人事，此爲最重之症，急須依法服藥，均能治愈。此方無論男女老幼，及核起何處，脈象如何，照方按時服之，無不治愈。小兒五歲以內，服半劑。十二歲以內，劑分作二次服之。十二歲以外，每服一劑，以愈爲度。

病因

沈宗吳

人類處環境之內，不能須臾脫離空氣之供給，及食物之營養，與找尋工作而換得生活之代價，而環其四周者，使人體發生疾病之媒機暗伏，乘隙而入，衛生家常有以預防之，故講求病因，非特在診斷與治療上所重尚，而預防之疾病方法，更難舍棄探求各種疾病之起因，吾國醫界，自來講述病因，咸以六氣爲樞紐，六氣以外，含七情六慾，鮮少講述，自歐西醫學，輸入中國，或斥六氣爲妄，若以科學之見解，作事實之評述，六氣爲病因亦不可抹煞，茲將各種病因簡單而論述之。

(一)風　空氣流動而成風，風有淸濁之分，淸者挾新鮮之空氣，感之精神爽利，濁者飽和險惡之細菌，觸之成病，如流行性感冒，小兒痧痘流行之神速，風媒介爲之厲也，抑且歐州瑞士之南風熱風，及里昂海灣之冷燥西北風，均能致病，感之者發生頭痛以及心理方面各種機能病，然則風爲病因之一決不能斥其妄矣。

(二)寒　六氣之寒邪，卽受涼之意義，寒邪非但爲吾國醫界重要病因之一，在歐美醫界，細菌學未發現以前，僉謂其於疾病發生極有關系，細菌學發現以後，雖曾受一時非議，然至今却不能不認疾病上之誘因，如鼻粘膜炎肺支氣管等，此外如腸加答兒，神經痛風濕病之病者，往往感覺由受寒而起。

(三)暑、火　暑與火皆屬於熱性病，如同而實異，夏日氣溫高昇，甚至高出體溫以上，全身感受此項熱度，能致因熱充血，勞力者更因於此項熱度下不息工作，結果造成中暑症。火卽西醫所稱日射病，此病與中暑不同，係直接受日光熱力之照射，致頭部神經受傷而昏倒，身體局部，受其薰灼，淺者皮膚撇紅疼痛，深者起泡腐爛。

(四)濕　人類體溫，不斷由食物之營養而產生，但人體在華氏有一定之九十八度體溫，一方面不斷從汗孔出汗而蒸發乃調節體溫之重要機構，故對於氣界濕度，極爲重要，空氣本含有水份，倘濕度過高，蒸發作用，常受影響，所以每逢黃霉濕令，人類每有窒悶之感覺，致發生各種疾病，故濕爲重要誘因之一。

(五)燥　空氣中所含有之水份過少時，便發生乾燥之害，每屆秋季燥令，流行性感冒，以及白喉猩紅熱肺炎等，流行一時，其故燥之爲害，與粘膜頗不相宜，使其易受細菌之傳染，是則燥亦居於誘因地位。

(六)細菌　設無顯微鏡之發明，至今對於各種病因預防學，決倘在暗昧而幼稚之時代，而中醫書中之疫字，亦含有神祕莫測之不可理喻中，歷來經幾許醫學家藉顯微鏡之研究，始陸續發現各種傳染病成病之細菌，如傷寒桿菌，瘧痢原蟲，白喉桿菌，肺結核菌，梅毒螺旋菌暨白濁雙球菌等，此類病菌，大多由食物與飲水傳入大體，亦有由空氣中以及直接傳染者，至今歐美醫界，幾乎萬病，皆由細菌爲祟之概。

（七）氣壓變化之危害　氣體亦有一種壓力，在高空則氣壓降低，水底則氣壓增高，如飛機師之飛入高空，潛水夫之潛入水箱，或居潛水球內，生理上不能應付時，往往發生窒息之危險。

（八）營養要素之缺乏　人類舍吸氣排炭，不能生存外與空氣並重者，當然爲飲食之營養，食物中主要成份，爲炭水化合物，脂肪，蛋白質，如缺少鹽質及維生素，常引起脚氣軟骨爛眼症等。

（九）嗜好品之中毒　人類因引用食料之可口，始有五味之調和或則用以刺激胃部，或則用以補助消化，因而嗜好咖啡茶烟醇酒成癮，此類食物，能使神經衰弱，消化系分泌減退，脈管硬化，血壓增高。

（十）精神之刺激　人類生存於社會，家庭職業政見，及其餘環境之不同，七情之表現，隨時變化，慾望滿足者，喜樂無已，大失所望者，悲哀隨至，或者竟因久受此種刺激，變成癡癲之精神病。

（十一）電　電係無形物質，觸天空之電，極易死亡，然究不常見，而受平常家用電流之灼傷，則司空見慣，或則皮膚受創，或則運動神經損壞而成癱瘓，此等家用電流常爲一百三十及二百二十伏脫，傳入心臟，亦能殺人，觸之常生危險之電流，交流電爲三千伏脫，直流電爲一千五百伏脫。

（十二）硬傷　人類因欲求生存不得不找尋工作，便不免因工作而發生硬傷，輕者果經醫士包紮而愈，若逢嚴重之震傷壓傷捩傷挫傷折骨及跌撲內傷，以致損害血管神經系等往往發生不良之後果。

代郵

有章先生本刊畫報此次專登社員玉照台端熱心之建議甚佩仍請源源賜教爲荷　（愷）

王象乾先生台端照片未曾查到特此奉告請鑒諒爲幸　（愷）

士亭先生中醫問答係包天白章鶴年等合編中醫科學書局有售　（愷）

經驗實錄

清河小軒醫案

春溫挾濕治驗

玉山 葉佐臣

江西裕民銀行玉山分行文牘，朱敬輿君，係本邑人也；體質頗強壯，溫邪潛伏，竟不自知，於今春三月七號，因公赴南昌總行，抵時，腹餒難堪，吃麵食過量，移時，腹膨而痛，繼則作嘔，身熱口渴，汗出粘手，大便旁流黃水，夜凡二三十行，翌日，進省立醫院，就診西醫，診斷曰：腸胃炎，嗣因施治罔效，改就中醫甲某診視，謂症屬寒濕夾滯，迭投大劑熱藥，大便依然旁流，反黑如墨汁，溫邪鴟張，勢瀕於危，幸由其胞姊偕同返梓，就余診時，已大便不通矣；腹痛拒按，泛惡痰稠，眼白帶黃，脈象沉實，苔厚而結，余斷爲春溫挾濕，按症擬藥，投茵陳大黃湯加味，僅服頭煎，大便通，純下黃水甚多，其家人覩病者精神疲乏，恐不勝下，又商於乙醫，乙則曰：「下之太早，恐邪內陷。」其實病已入裏，病家不知，反覺乙醫頗近理，遂改服其藥，大便仍轉不通，越日，又邀余診，守前法繼進，勢雖較輕，但大便猶嫌不暢，自愧無藥到病除之妙術，不足慰病家欲求速愈之期望，又更乙醫，嗣幸逐步轉機，不料第四診藥後，病忽轉劇，苔變灰黑，敬輿恐惶，復專人速余，診其脈，察其症，則濕猶未淨耳。

夫乙醫既能使其病逐漸減輕，今何以有此變端，百思不得其解，乃檢閱其方，始知所用白芍未盡妥善，蓋白芍味酸，顯得酸而益斂，故舌苔灰黑，余雖再與化濕，仿甘露消毒丹法；奈濕爲重濁有質之邪，不易即解，藥中病而見效不速，仍下利黃水，若難入寢，安能使其信仰，旋另邀本邑康樂醫院西醫治療，則斷爲腸熱病，外施灌腸手術，內服安眠藥片，並注射針藥，醫治數日，亦很爾爾，故又延余診，幸余按步就班，隨症更方，始獲去險履平，霍然愈矣。

然而余一平庸之醫，奚敢以治績自炫，而妄議他人，第以斯病變幻無常，診斷用藥，各有殊途，頗足爲研究之材料，樂敘其病情之經過如上，附錄余暨甲乙原案於後，藉供同道之研討。

甲醫原案

朱左　三月十日

初診　脈象尺部沉緊，右關滯濇，舌苔白而厚，身熱腹痛，大便清稀，症屬寒濕夾滯；宜溫化寒濕，消積化滯。

西砂仁(研)錢二分姜厚樸二錢二分製香附二錢陳廣皮二錢雲苓三錢廣木香二錢炒麥芽二錢川椒一錢白蔻仁(研)錢八分淡干姜二錢法半夏二錢熟附片錢半　(服二劑)

又　三月十二日

二診　兩尺沉伏，餘俱帶浮，苔色粉白，少腹疼痛，應再溫肝腎，化濕濁；兼以解表爲治。

嫩桂枝錢半　芽桔梗錢半　薏苡三錢　製半夏二錢　細
辛三分　北防風錢半　廣木香錢八分　白蔻仁(研)錢半
新會皮二錢　淡乾姜二錢　炒六粬二錢
製川樸二錢　光杏仁(打)三錢　藿香叶二錢　淡吳萸錢
八分　熟附片二錢
(服一劑)

乙醫原案

朱左　三月十四日

初診　肝不條達，脾失輸運，少腹痛而拒按，眼白微黃，小溲赤濇，大便下黃水，口微苦，作渴，舌尖邊有紅點，苔白而糙，脈弦數稍兼滯象；此為新寒外束，引動伏邪，仿柴苓清膈湯法而增損。

蘇薄荷一錢　炒子芩八分　藿香梗錢半　佩蘭叶錢半
炒鬱金一錢　赤茯苓三錢　花青皮錢半　山查核二錢
炒六粬二錢　飛滑石三錢　姜竹茹錢半　沉香粬一錢
(服一劑)

又　三月十七日

胸悶腹痛，大小不甚爽快，舌苔銀灰色，脈微弦帶數；仍是新寒感動，伏邪之餘孽未經肅清，擬加味涼膈散法增減之。

二診　川楝子(打)錢半　炒枳實一錢　炒車前一錢半炒
薄荷八分開連翹二錢　青子芩一錢　六一散(冲服)三錢
鮮竹茹錢二分　川樸七分　玄明粉六分　青葱管(去
頭尾)七寸(服二劑)

又　三月十九日

三診　寒邪雖已表出，而伏熱尚未肅淨，舌苔膩白，脈象沉遲而濡；法擬溫中祛濕，平肝調胃。

京赤芍錢半　左金丸(包煎)八分　絲瓜絡錢半　煨瓦楞
一錢　蘇夏錢半　川厚樸七分　南木香八分　生麥芽二
錢　炒澤瀉錢半　木通錢半　生苡仁四錢　雲苓片三錢
(服三劑)

又　三月廿二日

四診　表症已罷，裏邪未清，舌薄白而鬆，苔中微黃，脈左部緩和，右尚寸數帶濡；法宜溫經達邪，調中導滯。

枳實炭八分炒穀芽三錢　生苡仁四錢　姜厚朴一錢　炒
延胡錢半　白芍(姜炒)二錢　法半夏錢半　赤苓二錢
炒雞金二錢　大炒仁(打)八分　陳皮(去白)錢半　左金
丸(包煎)六分　硃茯神三錢　(服一劑)

余之驗案

朱左　三月十四日

初診　泛泛痰稠，口渴反喜引熱，身熱，有汗不多，脈沉實，中候弦滑，舌苔白垢，厚如積粉，是症乃春溫挾濕，少腹疼痛拒按，腸胃尚有積滯，裏急後重，欲便又不能便，濕鬱化熱，影響三焦，水道不得通調，小溲短赤，眼白帶黃；乃譫汁濕入血液與濕邪相因而成，病勢且前進！宜以仲景茵陳大黃湯加味為治。

西茵陳三錢　滑石三錢　白蔻仁(打)六分　燕西莊二錢

佩蘭二錢　子苓二錢　生苡仁四錢　車前子錢半　六
神麯二錢　白通草八分(服頭煎)

又　三月十五日

二診　昨投茵陳大黃湯，僅服頭煎，而大便已通，所下黃水甚多？臭汚難聞，惜膽小停服二煎；大便又不通，小溲短赤濇痛，仍腹痛拒按，胸悶口苦，煩躁不得安眠，眼膜發黃益見濃厚，勢恐蔓延肌膚，泛噁飲熱，脈舌如昨，惟身熱稍減，邪實勢危；仍宗前法加減，愼勿再事猶豫，姑息養奸也。

西茵陳三錢　滑石三錢　子苓二錢
生川軍二錢　瞿麥二錢　車前子錢半
焦山梔二錢　藿香二錢半　佩蘭錢半
白茅根三錢　扁蓄二錢　白通草一錢
(服二劑)

又　三月廿三日

三診　濕邪漸解，病勢輕去，小溲黃赤稍長，眼白黃亦淡去什之七八，腹中仍覺脹痛，大便作墜，猶洩黃水，濕熱積滯尙未盡淨，蘊蒸鬱勃，內擾心神，欲睡而目不交睫，脈轉數帶濡，苔結灰黑，無非濕爲酸斂，有此變端；仿甘露消毒丹法增損，諒能中病。

子苓錢二分　滑石二錢　節蒲五分
西茵陳二錢　連翹錢半　六紬錢半
梟檳(打)錢半　藿香錢半　木通二錢
生花仁四錢　白蔻仁(打)六分　煨草果錢半
(服二劑)

又　三月廿八日

四診　無溫夾濕，逾旬不愈。夫六淫之邪，皆能致病，侵襲人身，濕尤纏綿；蓋濕爲重濁有質之邪，不易卽解，藥中病而見效不速，閣下不諳醫理，心無主宰，朝秦暮楚，中西幷治，徒自苦耳。先哲云：欲速則不達，可不戒哉！自改投甘露消毒丹法二劑，，脹痛稍鬆，小便黃赤淡去，大便不墜，餘症猶存，據云：今晨忽發，寒熱似瘧，汗出熱解，此邪伏膜原，將欲出表，佳兆也。脈仍弦濡兼數，舌苔轉白，垢濁如發，擬達原飲出入主之。

川樸錢半　梟檳(打)二錢　煨草果錢半
子芩二錢　知母錢半　蘇夏(打)二錢
花生仁五錢　滑石二錢　佩蘭三錢
藿香二錢　通草八分　(服三劑)

又　三月卅一日

五診　眼黃已退，寒熱不作，諸恙亦漸鬆減，惟心下痞滿，胃中尙有濕熱鬱滯也；故上行則爲嘔，下行則爲腸鳴，下利黃水，亦由乎此，脈象漸平，舌苔亦見薄去，照此情景，已日見佳境；宜半夏瀉心湯化用。

法夏錢半　淡薑六分　蔻仁(打)五分
雲連四分　鬱金錢二分　子芩錢半
滑石二錢　佩蘭二錢　生花仁五錢
通草八分　(服三劑)

又　四月三日

六診　脈象弦數較大，舌苔黃白相間，仍帶垢濁，嘔與腸鳴下利減鬆大半；惟現在反見身熱煩躁，渴頻飲涼，傷寒論云：服半夏瀉心湯已，若但發熱，渴欲引飲者，此濕已去也；宜白虎加人參湯主之。然斯症猶有餘濕未去；擬參用時賢胡安邦辛苦香淡湯，方爲對症。

西洋參(另燉冲)五分　生石膏三錢　知母錢半
生米仁四錢　藿香二錢　佩蘭草二錢
法夏　錢二分　子芩一錢　枳殼八分
川云連四分　紫厚樸八分　飛滑石二錢
(服三劑)

又　四月六日

七診　藥隨病轉，然費周章，嘔與腸鳴，下利口渴，均瘥，且胃氣漸復，納食知味，脈象弦數略平，兩尺較平洪，舌胎前段薄白，惜未完全蛻化，午後微有潮熱，艱難入寐，顴豔若塗脂粉；此乃濕邪久羈，腎水暗耗，而相火旺盛，有以致之，加味知柏地黃湯，壯水制火，兼請餘氣。

乾地黃三錢　硃茯苓神各二錢　肥知母二錢
生萸肉二錢　生淮山二錢　生花仁四錢
粉丹皮錢半　建澤瀉一錢　夜交籐三錢
川柏仁(鹽水炒)一錢　製女貞三錢
柏子仁二錢　嫩白薇二錢　(服三劑)

又　四月九日

八診　午後潮熱弛減，顴豔退淡，食慾亢進，二便俱調

，可謂峨嶺已逾，直達垣途矣！惟精神恍惚，雖寐，但未能深入睡鄉，猶水虧火旺，陰不斂陽之徵，脈息漸平，舌胎亦蛻化，病將瘥；宜守前法調理，不勞餘藥。

東洋參(另燉冲)一錢　夜交籐三錢
製女貞二錢半　硃茯神二錢
大枸杞二錢　生鱉甲(打)四錢　柏子仁錢半
知柏地黃丸(包煎)六錢　孔聖枕中丹(分吞)三錢
(服六劑)

佐按：朱君之病初起，當屬葛根黃芩黃連湯症，如用本湯加半夏麥芽六粬——等藥以治之，自可隨手而愈；試觀甲醫初案云：尺部脈象沉緊，必爲沉數之訛，以緊數之脈，相去幾希，每易混淆，倘不細心體會，則差之毫釐，失之千里，緊則爲寒，數則爲熱。果脈屬沉緊，當爲三陰中寒，其投大熱之劑，是爲對症療法，豈有不瘥之理乎？反是，則用藥亦隨之顚倒，何怪滋重其病，及歸，就余診，病雖沉重，如不膽小畏下，朝秦暮楚，而中西幷治，藥石亂投，躭誤病機，亦不致遲延許久而愈，所謂欲速則不達，正爲病家戒也，就上案互爲參閱，則知吾儕之治病不難，其難在審脈辨症，用藥接方數端，明乎此，信沉疴不難立起也。

醫海測蠡

閔敬微　張笠蒼　編述

鬱結血崩治驗屑談

敬微

陸右　年三十六歲　九月十八日診

懷抱鬱結傷於厥陰，肝性急，氣結則其急更甚，故

肝不能藏血於宮，宮不能傳血於海，是以口渴舌乾，嘔吐呑酸，血液下注，崩放，兩目黑暗，昏暈倒地，不省人事，脈來大芤，舌白無華，治宜平肝開鬱，固本止血法。

人參　黃芪　焦白芍　丹皮
生地(炒炭)　當歸(炒)　黑芥穗　黑姜
白朮　柴胡　三七根　甘草

二次診　九月廿四日

前進三劑後，崩下已止，惟精神委倦，頭暈耳鳴，形肉瘦削，胃納不旺，腰膝酸軟，白帶淋漓，腹中疼痛，內經云，陽絡損則血上溢，陰絡傷則血下出，陰絡既傷，則奇脈不固，治宜開鬱止帶，固攝衝任，參入培本之品。

人參　杜仲(鹽水炒)　炒當歸　柴胡
白朮　川斷(鹽水炒)　黑芥穗　陳皮
白芍(炒)　車前子(鹽水炒)　甘草　鴿血籐膏

三次診　九月廿九日.

前方進四劑後，白帶腹痛均止，胃納稍振，精神較佳，再以培本扶元，八珍加減爲掃穴犂庭之計也。

人參　雲苓　生地　川芎　山藥　黑芥穗
白朮　甘草　當歸　白芍　柴胡　屬服八劑

日前余在此經過其夫，見曰拙荆身體恢復如常，全賴先生鼎力，先生有起死回生着手成春之妙術，故作一段屑談，爲海內同仁祈乞採納。

(一)血崩驗案

福州琯頭　陳與葆

丁丑春。福州爐雷鄉。陳昌物妻。陡患血崩。神昏氣喘。口渴喉焦。腹脹如鼓。身熱如燒。腰腹俱痛。身重而疼。舌苔薄白。邊見紫色。兩寸脈動。關尺無根。此素體陰虧。肝陽內動。血藏於肝。肝陽迫血。是以暴崩如注。血統於氣。氣依於血。血崩則氣無所依。使外脫則爲汗。今內壅故爲脹。心主血。血去則神明昏亂。肺主氣。氣壅則肺實作喘。肝臟屬陰。內寄相火。陰虧而相火動。所以身熱如燒。腎主五液。血去液傷。則所屬不榮。所以腰痛如折。至於腹痛。陽動瘀阻。均能爲患。而血崩脈絡失養。其周身自然重痛耳。口渴液傷。苔白有濕。舌紫瘀滯。寸脈盛。氣上壅也。關尺無根。氣血將脫也。治法。先救其本。化瘀在後。救本以固氣爲要。蓋血生於氣。固氣卽固血也。經云有形之血。難於速生。無形之氣在所急固。然氣失血無所歸。徒補其氣。氣將安附。故佐養陰之品。使氣平而血乃秘也。前醫誤用肉桂。致喉中焦痛。偏用元胡香附。而血崩益甚。既不探病源。且所用皆庸醫之通套耳。症由陽動迫血。故加丹皮牡蠣以潛陽退熱。陽潛熱退。而血止矣。中焦主運。濕聚則滯。加煮夏者。俾補而不泥也。

處方　正瑩參三錢　蒲黃炒阿膠三錢　生杵白芍二錢　粉丹皮錢半　薑炭三分　舊袞夏二錢　炙焦艸四分　牡蠣四錢　黑穭豆三錢　磁石三錢　硃砂三分服後關尺脈回。寸脈静。一夜安睡。能貪能笑。血已減。惟點滴而已。身熱腰痛稍減。喉中焦痛俱無。

(二)便血驗案

前人

丙子冬。琅琦董易攀。年三十六。患便血之疾。垂六七年矣。屢治無效。求診於余。據述從九月間。便血大甚。每次成碗。先便後血。血出如箭。其色鮮紅。動作如常。他無所苦。唇白齦淡。脈浮弦。重按微弱。余云。先便後血。血出胃絡。經云。陽明多氣多血。陽明屬胃。與脾相表裏。脾主氣而統血。脈微弱者。氣不足也。夫氣壯則升。弱反下陷。而血隨氣行。滲於腸間。氣主動。故迫血如箭。血去則陰虛而脈弦。弦爲肝脈。肝藏血。肝血虛。則本臟之脈見焉。氣傷則唇白齦淡。唇者脾之華。齦者胃之絡。脾胃氣虛。故所屬不榮也。治法。陷者舉之。虛者補之。氣壯陽升。則血止矣。

處方　太極叄三錢　歸中二錢　地楡炭三錢　炙黃耆二錢土炒白芍錢半　炒槐花錢半　柴胡一錢　艾絨一錢　川楝錢半　服後。血少三分之一。其人喜甚。再來復診。以補中益氣合膠艾四物湯。出入爲方。三劑血止。人反疲倦。蓋陰互爲其根。血止則陽有所依。不能浮遊外越。其始動作如常。陽助之耳。今血己止。浮陽歸位。故反疲倦也。正氣回復。疲倦自己。贈以丸方。

當歸中　炙黃耆　太極參　白朮　茯苓　炙艸　升麻　熟地　杭芍　酸棗仁　袞半夏　陳皮　薑炭。

曹曉文先生治愈心痛之驗案

陳夢游釋義　蕭養然記錄

病者年二十餘歲，卽曹君之子，其病狀臍之右旁有積一塊，發時衝心作痛，歷數年之久，中西治療無効，日反加增，不能履步，面色慘白，肌肉削瘦，業待斃矣，當此存亡之際，有一泥工，聞其呻吟甚苦，乃向曹君云，君子之疾，非腦蛆不能療，當給洋四角，代購腦蛆三四十個，研末分作三份，初服一小時後，病者覺塊處作響，續服二份，矢氣卽愈，五月九日，敝處開硏究會時，曹君提出討論，經夢游先生釋其義云，此病得之憂思鬱怒，肝氣不舒，所謂肝者卽指神經也，西人謂痛由神經，內經以愉悅暢懷爲肝德，憂愁鬱怒爲肝病，蓋愉悅則神經弛緩，憂愁則神經刺激，而痛疼斯作矣，腦者神經發源之部也，司人之感覺及運動，各部神經皆聽命爲其虫，旣產生腦髓之中，當爲腦髓所化，其靈動蓋非其他昆虫可比，以腦髓中產生之虫，而治神經所患之疾，並具有慵動之能力，宜乎其應如響也，張君輔臣補論云，人之屍體產生之虫，出於頭部者，其頭兔赤，出於肢體者，其頭色黑，不僅治心痛之疾，更能治童子勞及產後房勞，一切勞瘵之病，眞靈物也，爰記之以供同志之研究云。五、一五、記

(附記)腦蛆購買處宜賓驗屍廠側某婦專收出賣

（膝眼風症治療實驗）

宋青銓

江西唐江本市盧家村，居住文某，打船的老闆，名攸基之小女，現年二歲，忽然右足膝蓋，周圍以及大腿，完全慢慢大腫，膝蓋之下左右兩骨空中，效周圍紅腫更勝，似一銅錢大一對相連，如同一對妙眼形，所以此症，就是膝眼風症狀，又名鬼眼風症也。

初經本市，內外醫師診治，慨不識症，治療半旬有餘，並無細效，而且紅腫如明，伸屈不能，痛如針刺，周身乍寒乍熱，面帶黃白色，文某夫妻，見此紅腫透明，危險症狀，大起悾惶，萬無一治，後經文某親戚，劉有榮之妻介紹，請余診治。

余初往診視，乃因氣血兩虛，風寒濕注，侵襲膝蓋鬼眼穴，又名膝眼穴，若不識症速治，傳染兩足膝蓋，同樣紅腫各爲過膝風症，實屬難治危險症狀，十救一二矣。

余開內服（獨活寄生湯加正棉芪）淨水定，對水酒半杯服，（上列方內桑寄生一味如無眞者以川續斷代之）外敷（回陽玉龍膏）熱酒調敷之。

次日來請余再診視，文某自謂，昨日敷服同治，是晚忽然內鬼眼穴中，破皮列潰，膿血滾出，如同噴水，即刻紅腫大消三分之二，神效之功，起死回生也。

再服前方加蜜兩寶花連服三四劑，外潰口以拔膿敗毒膏沾之，每日洗換二次，調治數日，紅腫全消，膿血全無，潰口再以萬應生肌膏沾之，三四日立見奇功，生肌全愈矣。文攸基夫妻，見此危症，即速全愈。實謂祈天再造，酬報不盡也。

脫疽證治

徐士亭

脫疽生於足大指，初起一小皰，皮色紫黑，疼痛非常，漸漸潰爛，蔓延全足者，有之，總由膏粱太過，以致陽精煽惑，淫火猖狂，蘊蓄於藏腑，消爍陰液，而成，甚則五敗俱現，心敗血死，肺敗皮死，肝敗筋死，脾敗肉死，腎敗骨死，腎敗骨死，此五敗症，甚屬難治，去冬有小天子花某，姜家莊曹某，皆患此症，足大指以脫去一節，令身寒熱交作，坐臥不安，飲食少思，肉骨俱見黑臭，延數醫療治，未獲其效，復邀余診視，投以歸脾湯，湯內藥物是黨參，龍眼肉，酸棗仁，茯神，黃耆，白朮，遠志，當歸，木香，甘草，此係和脾健胃，安神定魄，另加金銀花，黃柏，知母，解毒去濕要藥，外以煅石膏，硼砂，冰片，研末撒之，如法施治，不數日腐脫新生，約月餘乃愈。

經方實驗錄

穎甫題

第一集

出版了

『經方實驗錄一部讀之至堪欽佩　曹公之驗案固爲後世所欽仰而　先生詳細之論註嘉惠醫林尤非淺鮮』

以上節錄　陳遜齋先生自南京來函

『經方實驗錄早在中華醫藥雜誌社訂購發刊之后卽已一氣讀過二遍其中美點實開曠古之大觀容當撰文褒揚』

以上節錄　陳震異先生自南京來函

書價及寄費

每集實價二元不折不扣郵票不收另加寄費每部一角六分每二部或每三部均二角三分（可附郵票來）另備樣本及代售簡章函索卽奉

曾預約本集諸君賜鑒：書早經掛號寄奉如有未收到者請函示預約憑單號數以便查覆

總發行所　上海城內果育堂街一四四號姜佐景醫廬

藥學研究

中國藥用植物培植法（續）

徐愷 倪維德 編著

黃連

產地 我國產地，如雲南四川安徽湖北及甘肅之隴南等處。而尤以四川之雅安縣（古稱雅州）爲最著名，名曰雅連，其如日本之鳥取、島根、長野、新潟、石川、京都、兵庫等處。亦有產，然大多人工種植，品質惡劣不堪用。

氣候 黃連之生殖，最適於氣候溫和之地帶，若寒冷過甚及熱帶地方而培植之，殊難得良好之結果。

土壤 地土以排水良好，而又濕潤之砂質土壤爲最佳，否則卽上層爲腐植土，下層爲砂土或礫土者，亦不悖其生長之條件，如若黏土重黏土石灰土。以及排水不良積水停留之土地，每致空氣難以流通者。則爲絕對不適用。

整畦 種植黃連之地位。既不可以絕對向陽，而又喜空氣流通。日光微能透射之處，如有少量日光可以透入之森林中者，最佳，故普通培植者，均種於松樹林中，或種於桑樹園中亦可，如欲植於普通田野間，則須搭蓋棚架，其棚架又須北高（三尺）而南低（二尺）者，方適於作業而無他患，考黃連培植法共分三種。

（1）直接撒播種子於整好之地面，由其自生自長，祇須略加管理與施肥卽可，但其存優汰劣方面，不甚便利，且生長遲緩，品質每每惡劣。

（2）先播種子於苗床，待其萌芽發苗後，再取其優碩者移植之，其結果較直播者爲佳。

（3）分根法，乃以黃連株下之根部，分而植之，其生長雖較速，而產量則不若播種之多，總之各有長短，取其形情之適合者爲之可也。

至於整畦之方法，苗圃與本圃以及培植森林中，大致均相同，卽先將適合黃連生長之土地，於九月間，將其翻耕而使之細碎，並用人糞尿腐熟堆肥菜油粕草木炭等。共同混和，至十月間，再將此土復打碎而以土篩篩之，乃平鋪而作成自東至西之長畦，其面積廣約四尺，高七八寸，排水溝（卽畦間之路）須有一尺五寸至二尺闊，則水分方易充分排法。

擇種 其種子如係向藥商購來，每不能完全發芽，故須略加選擇其壯碩堅老者播之，庶免徒耗土地而產量減少，若係自行採取者，固無庸選擇也。

播種 播種期間，通常在十月中下旬，或十一月上旬亦可，大約一公畝之苗床。約需種子一升，播後用細沙與肥土混合撒播其上，以蓋沒種子爲度，其上再覆以落葉藁草類約二三寸厚，如當有大雨大雪之地，當再覆以棚架，至第二年三四月時，其種子均已發芽，即將彼覆之草藁等除去，至第三年秋季，其苗如已壯碩良好，即可掘起分植，大約三畝秧苗可分植十畝。

移植 播種後之第三年秋季，九十月頃，將苗掘起，運至於預先整好之本圃中，其每穴之距離約七八寸，而每穴可植四五株，大約每畝之苗，至多不能超過二萬株，至少亦須一萬五千株，其植法以埋沒莖葉之下部爲度，蓋太淺則根部難以肥大，而產量自然不豐也。

施肥 播種後之第一年三四月間，已全部萌芽成苗，至秋季時，每公畝用油粕十五公斤，堆肥五十五公斤，第二年用油粕五十五公斤，草木灰三十七公斤，堆肥五百公斤，第三年之秋季掘起移植後，以腐熟人糞尿加水七八倍施於根部，第四年春季，以菜油粕八公斤研細施之，六七月間，後施以腐熟堆肥一百公斤，九月間，又用油粕八公斤，第五年春季，施油粕十五公斤，夏季施堆肥一百十公斤，秋季施油粕十五公斤，第六年第七年之施肥法均同，惟各肥料在未施以前，務須互相混和堆積之，以待其腐熟後，方可施用，其如魚肥及蠶糞等亦可代用，惟窒素燐酸加里等肥料，殊不適合於黃連之生長。

除草 黃連移植後，可以藁草類切斷，平鋪於株間，以免雜草之發生，然每年亦須刈除雜草三四次，以免其分肥而礙及黃連之發育，如地面過以乾燥時，亦須略施灌漑。

中耕 中耕者，乃將其土地用鐵鋤翻鬆，使肥料易以吸收而空氣亦得流通，則其發育每較迅速，此部手續，可與除草同時施行之，惟中耕時，預留心鋤傷莖根爲要。

除害 黃連之害蟲甚少，即使偶有發生，可選用普通有効之殺蟲劑，當不難以殲滅也。

採取 採取期約在第七年或第八年之九十月間，須避免陰雨及早晨土地之濕潤，蓋黃連接觸水濕過久，則品質易變惡劣，故宜擇天晴中午時採取之，掘起之法，宜以五齒鐵鋤，細心挖出，再剝去土塊，切除莖葉。

製法 黃連收穫後，絕對不可洗滌，吾國僅將其鬚根除去，晒乾，即可出售，而日本則先將其土塊剝落，切去鬚根，置竹器中晒乾，乃分批置於懸空之鉛絲網中轉動之，網下則以弱火燒去殘餘之鬚根，後用風車除去塵土，乃放入淺桶中，兩手執草履以磨擦黃連使之潔淨，是爲精製品，名曰本磨黃連，其餘之鬚根片屑，分別除去塵土，製成黃連鬚及黃連粉出售，此種手續雖較煩，而品質則似潔淨美觀，其價格當亦可提高矣。

計算 每畝地，每年租金十元，七年約七十元，人工平均每畝四工，每工一元，七年約二十八元，肥料，七年約需油粕一百七十六公斤，約洋十元，需堆肥一千公斤，約二十元，草木灰及人糞尿約十元，七年共費成本一百三十八元，每畝可收穫黃連一百二三十斤，較斤價目最高者，約五十元，最低者約三元，故普通每斤可售洋十五元，一百三十斤，共售洋一千九百五十元，除成本一百三十八元，可得純益一千八百十二元。

鑑別 黃連之未切者，以蘆軟刺硬，皮色青黑有螺旋形，頭尾體鬆，斷面起菊花心者佳，蘆硬刺軟者劣，切片者以一二片置溫水中，其黃色成線直沉碗底略帶綠色者佳，色黃微紅，散漫不成線者劣，若日本產之黃連，雖酷似我國水連，惟蘆端略有白晶色，氣味惡劣不堪服。

貯藏 黃連之貯藏，惟使之極乾，以木箱盛之，置於通風高處即可，茲當再詳述其種子之採收與貯藏法於後。

黃連播種後三年，即開花，至第四五年，擇其壯碩而開花多者爲母本，其果實約五六月成熟，極易飛散，故宜稍爲提早採下其果實，鋪於竹匾內，以布覆之，待其乾燥後，再將果皮打開，用竹篩篩出種子，大約每畝可得種子一升餘。

貯藏種子法，以細沙數倍，與種子和勻，置於木箱中，密封之，再置於陰涼處，或在屋內外不受雨雪而地土不過分潮濕處，掘二三尺深之土穴，穴底鋪沙七八寸，再以種子與細沙層次鋪之，或則種子與細沙混合置之亦可，總而言之，種子之貯藏，以稍帶濕潤而陰涼處最佳，並宜避免日光雨水之侵襲，方無過燥與過濕之弊害。

生地黃

產地 我國各處山野均有產，惟產於山東萊陽及四川者爲最著稱，大約分爲兩種，一曰夏地，（又名火地），於四五月採取，品質較次，價格低廉，貯藏不易，一曰多地，九十月採取，品質堅實，貯藏較久而不壞，價格較昂，如欲培植，須採取四川之多地爲佳，不則，即浙江之多地亦尙可用。

氣候 氣候以溫和而略帶寒氣者，最易滋生。

土壤 栽培之土地，以排水佳良之砂質壤土爲最佳，若黏質土，重黏土，壚土，腐植土，及火山灰土，均不適用，我國各地砂質土壤之廢土甚多，有志者，曷不利用以倡植之，是亦復興農村經濟之一法。

整畦　種植夏地者，在清明一旬之前，種冬地者，立秋一旬之前，均須預先在擇定之砂質土地，或利用山腹傾斜之地面，將土耕起，使其粉碎，如在排水良好之處，即作平畦已可，即作平畦已可如排水不良或山腹之地，則宜作成高畦，闊約三尺至四尺，一面又作成深尺許，闊一二尺之排水溝，即使久雨，亦無大患，作畦既畢，乃用點播器在畦面點成每株距離約四五寸之穴，並宜於播種數日前，擇天氣陰晴時，施以稀薄之人糞尿或其他之肥料，俾作基肥。

擇種　古時種植，多用種子，以其遲緩而紛繁，故現均採用分根培植法，擇四川之大冬地，用力截成長約二寸之小段，斷面以石灰或硫酸銅液塗抹之，以防病害，每公畝約需種苗七八公斤。

種植　夏地種植期，在清明後二三日內，冬地則在立秋前二三日，此爲種植生地之一定時期。蓋過早不發芽，過遲亦不能發芽也，種法，以生地小段，斜插點好之穴間，宜使根部向下，即無根者，亦當依有根之法插之，絕不可直插或倒插，以致不能萌芽發苗，插種後，即覆以細土一層。以蓋沒爲度。

施肥　未種以前，宜先施基肥，每畝基肥，其配合共分四種，施用時可採用任何一種，（1）堆肥一百五十公斤，過燐酸鈣二公斤大豆粕六公斤草木灰七公斤（2）米糠十二公斤硫酸鉀三公斤（3）大豆粕十五公斤過燐酸鈣二公斤，草木灰二十二公斤，（4）人糞尿八十公斤，種植以後，約六七日再施補肥一次，每畝需量，可選用下列一種。（1）人糞尿一百〇八公斤，（2）硫酸銨十五公斤。（3）草木灰二十五斤。（4）硫酸鉀五公斤，自種後至收穫，約施肥六七次即可，少則肥料不足，多則徒令枝葉繁茂，無裨實際。

除草　雜草叢生時，宜即除去，除草之際，草根每有牽動地黃根部之患，故宜留意用心拔去，切勿鋤之過深，而削斷地黃。

中耕　中耕之旨，在使土壤鬆而令作物易以生長，然若中耕太深，每易傷害根部，及土壤有過分乾燥之患，故中耕時，約二三寸深爲最合度，庶乎成熟可以提早也。

除害　地黃之害虫不多觀，惟其初夏開花時，即行將花梗完全摘去，蓋開花乃有害於地黃根部之發育也，欲防除夏季土壤之乾燥，可以切斷之藁草平鋪根際，必要時，宜施灌漑。

收穫　夏地六月底即可收穫，冬地至十一月下旬，其莖葉已枯死，將沙土掏鬆，後用手連莖葉拔之，去淨泥土，置日中曝五六小時，即可出售。

預計　每畝需租金約五元，人工五個，每工一元，約五元，肥料約需洋八元，每畝共需成本十八元，每畝可收地黃一百四五十斤，每斤約售洋三角，共可售洋四十五元，除成本外，可得純益二十七元。

貯藏　通常藥用者，可晒乾藏之，若供苗種用者，掘起後，擇其肥大壯碩而無病害者，於太陽下曝一日，再擇高燥之泥地，鋪以稻藁，上置地黃一層，惟不能太密，太密則易爛，後鋪稻藁一層，再如法置地黃一層，不可太多太高，以免腐爛也。

醫學討論

答林學富先生「肝癌商榷」

楊影莊

林學富先生，指摘沙市同道劉正宇，治黃委員膺白肝癌病之失當，特著大作，發表於本刊一卷九期。在下與林劉兩先生，皆屬索昧平生，原不必多所費辭，參與評議。惟以研究學術，是所素好，故不揣冒昧，乃站在第三者地位，亦爲之一論。（見本刊一卷十期）今蒙林先生以洋洋千言之大作見覆，拜讀之下，彌深感佩。茲照林先生原文排列數目字下各節，分別略答如下。以與林先生作再度之商討焉。

（1）林先生謂：「肝爲一大腺體，總司神經，此說在楊先生觀之，認爲穿鑿附會，糊摸影響之談」，對啊！誠如林先生言，在下固作如是觀，夫醫學爲世界公有之學識，非一國一家之私物也，非如從前閉關時代，可以墨守一派語，自成一家言，此中醫之所以須科學化者，亦即在此，我們採納世界公認之學識爲依歸，根據公認的解剖生理學爲攷證，以證明肝臟之官能與功用，則絕對無總司神經的可能，林先生「總司神經」之說，就管窺所及，是無論如何要根本搖動的，因神發出於腦，總司的責任，當然是在於腦部，這是不可以口舌爭的，林先生爲了這一點，牽籐扯葛，拉出了許多說明，結果，總算得到了肝與神經有感應的結論，但是感應與總司，相距仍不可以道里計，徒事爭鬧，又何益哉！林先生又謂：「楊先生對於五志七情感應之理，不甚明瞭，」這話說得很不錯，在下原是不學無術的，但是論黃委員的肝癌病、根本不必談情志，（因肝癌原因未明，即以情志附會，恐亦去題甚遠，）確乎前篇拙稿中，沒有將此等論說插入，林先生因此就能逆知在下不明五志七情，倒是極頂聰敏，可與世俗所稱「未卜先知」的巾綸羽扇相媲美！

（2）林先生謂：「楊先生云：『肝硬變與肝癌，兩證戳然不同，』學富閱多數報章雜誌所載……肝癌即肝硬變，」此說妙極！論醫理不究醫書，而問道於報章雜誌是宜林先生之深造也。肝硬變與肝癌，確爲兩症，其間並無融匯，謂余不信？請攷覆內科全書。

（3）「血液虧耗」，當然就是血量減少，血量減少，則勢必發生貧血症，若血量減少，不發現全身貧血症，而獨發生局部的肝臟貧血症者，恐怕祇有林先生口中的黃委員，其他是找到第二個例子的。

（4）「肝生於左，學富認爲言其氣化應於左，」此說誠然，蓋非如此，即不能自圓，故近學者，大都均作如是解，不獨李先生爲然也，惟其認爲氣化應於左，故左脅下滿痛等症，認爲肝疾，右脅下硬滿的眞正肝病，反而莫明其妙，所以黃委員右脅下腫硬的肝癌，在古醫書裏，當然也是在於莫明其妙的境地，而林先生在這莫明其妙中，創製出妙方，並尋出原因來，可謂妙到極點！

（5）林先生謂：「楊先生云：『既經知道右脅下腫硬是肝癌，癌爲有形之物，當然是要突起的，爲什麼又要附會到血管和神經受虛火的刺激而膨脹的表現呢？』林先生謂：「是指黃委員的從病而言，肝癌爲主，從病爲副，」然則脅下「膨脹」爲從病，不知肝臟癌腫的主病，在那裏發見？林先生說得太滑稽了。

（6）林先生謂：「楊先生云：『急性腦充血，用當歸龍薈丸，龍胆瀉肝湯有効者，古人認爲直折肝腸，現在謂，爲誘導』誘導法，即是降低血壓，然則大黃，芒硝，枳實，桃仁，均能降低血壓，古人治腦充血，何以不用大黃芒硝等？」林先生！疏忽了，當歸龍薈丸中，何嘗不用大黃。林先生又謂：「我人治中醫，不必斷斷咬着西醫名詞，以爲新穎。」那末林先生太不自思而矛盾了，在下與先生所論中的病名，皆出於先生之筆，如腺體，神經，肝硬變，肝癌等西醫名詞，無一非先生咬出，講到「不必」還是請先生自己「不必」罷。

（7）林先生謂：「楊先生云：『新小鼠焙灰，可以治食道癌，即可以試治肝癌，』楊先生既有此癌症救命王，何以黃委員在日，不呈獻當道，既可挽奇症，又可得中央癌症之奬金，」林先生請慢，這個單方是清代江西楊素園大令所傳下來的，據說治噎隔有特效，查噎膈即格食病，原因有種種，屬於食道癌者不治，此方據楊素園說有效，但未識確否？故尚待試用，食道癌與肝癌，同爲一種癌腫細胞所造成，故有效於此者，當亦能有效於彼，倘試用結果確屬有效，則將來或爲癌症之救命王，亦未可逆料，現在全世界醫家對於本病都不能治，故在下舉出碑彩式的單方來試用，蓋從智理上着想，則學有不逮。至於「中央衞生署的癌症奬金，」則當然爲林先生所得，因林先生對於癌腫的原因治療，都瞭如指掌，例如一則曰：「血耗肝虧。」再則曰：「血液燥化，」三則曰：「肝硬變，癌腫成矣，」四則曰：「壯水柔肝，疏通腺管，」全世界認爲原因不明，治療無法的肝癌，得林先生片言立解，其可以應得奬金者，誰曰不宜。

（8）林先生謂：「楊先生之意，肝癌症應從痞癥癖積的方法着意，然則劉同道治黃委員正是楊先生的對症療法，何以又不效？」啊！此問妙極了！肝癌全世界都無辦法，公認是個死症！俗諺有曰：「藥治不死病，佛渡有緣人。」死症能治，照現在恐怕祇有林先生，或者神話裏的「呂純陽，」有這種本領？

（9）「新小鼠未經楊先生化驗，又未經衞生署化驗，楊先生何以知其無毒？醫貴有根據，又何在呢？」林先生呀！除病鼠外，不但新小鼠無毒，即大老鼠亦無毒，我鄉民間習俗相傳，謂幼時食鼠肉，長大不患瘰癧症，故民間捕鼠煮與小兒食者衆矣，從未見有發生中毒者，攷之綱目，徵之事實，謂爲有毒，其誰信之，又何患無根據呢。

林先生謂：「總而言之，惟知古代有乳癌，不見肝癌名詞，而古代有言肝積者爲肥氣，此說見於靈樞難經，或卽是今世之肝癌，惟不敢臆斷，」好啊！林先生這番話，才說得天公地道了，虛懷若谷，乃者學者態度，（惟肥氣之積，在左脅，地位似稍不符）據林先生此說，對於肝癌今古的名稱，尙在「不敢臆斷」可見在往古載籍中，與在下同樣地找不到一點確據，名稱且「不敢臆斷，」何以原因治療，竟又直率武斷，大言不慚，以爲如何如何。林先生還是自欺呢？欺人呢？自欺自誤不足責，而攻訐同道劉正宇，其奈太不自量，韓氏進學解云：「忘己量之所稱，指前人之瑕疵」，殆林先生之謂歟？

林先生又云：「人云亦云，自掘牆脚，自毀莊嚴，竊爲同道悲！」固然固然，先生何出此殘忍手段，掘劉正宇的牆脚，欲使之倒楣呢？幸黃委員的家屬，未被先生朦惑，否則根據先生本刊一卷九期這篇大作，向法院訴以頑忽業務，過失殺人罪，則同道劉正宇免不了要嗜鐵窗風味了！是則誠如先生所謂：「竊爲同道悲」矣！要之指摘他人，自己必須要有十二分把握，不然，重慶堂隨筆所謂：「强不知以爲知，則妄矣！」先生非妄人，切宜愛護同道，勿再毀牆脚，無關法律的學術討論，不妨談談，捨學術而攻訐，已爲智者所不取，遑論其有關法律乎。

末了，總之林先生對於黃委員肝癌病方面所說的原因療法和妙方，如果認爲合理，那末請先生呈送到中央衞生署去一試，經中央審核，認爲合法，須給鉅額奬，再來講話，否則不到這試金石上去甄別，則天下祇有自不錯，空談無益！

以余個人養兒見到處否認兒科上的幾個術語

江西樂安　王待吾

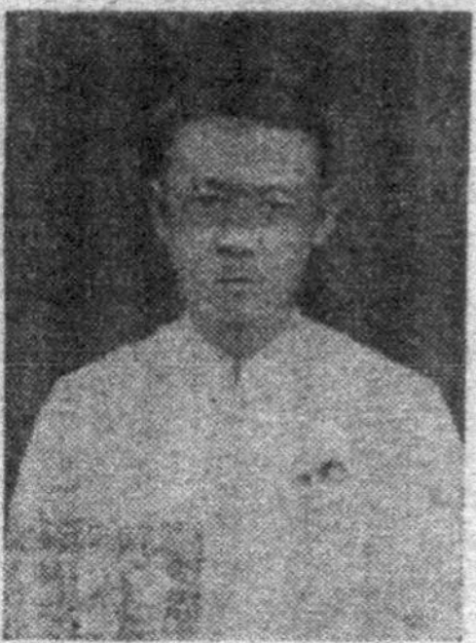

作者近影

古人說：『盡信書，不如無書。』這句話，正好拿到我們『勤求古訓』的作個警鐘。然就泥古的人來論，未免不使他們心懷不服，而要表示反對了。我，現在不揣固陋，用客觀的眼光，參加到批評的行列。以爲古人的『盡信書，不如無書。』的話，覺得是任何人均不可否認它；並不能否認它。何以呢？試把醫學來論我國醫書，其奉爲『金科玉律』者，惟張聖仲景的傷寒金匱二書，張聖本我國醫界的特種人物，其著的傷寒金匱，拿到此後歷代名醫去體會，也常常惹起了許多疑問，以爲被王叔和及各註述家的翻亂，致難窺其全豹。是則，張聖的醫學，尚不能使各個後賢不發生問題，遑論其他之醫書乎？要知書非天才所著，雖有獨到的處，也難免不無偏執的點；而尤以中人的資，恃驕執傲，故彰異說，眩人耳目，以呈己能，醫書上屢多見是；以好奇或粗心浮氣和拘泥於古書之輩遇此，他多方是要『依樣畫葫蘆』的以訛傳訛，甚或『畫蛇添脚』的增入己意，其致醫藥沉淪，人死非命者，莫不有關！也能，我本來才如纖綫，怎敢論人長短？不過因印象的關係，所以會有這番的議論了，究竟對或不對？還須質諸大雅。那嗎，我所否認的是：

——風氣命三關脈紋——

——山根青黑——

——變蒸——

上面三點，不佞因養兒見到而發生的問題了。不佞的豚兒，現在已有三歲，係前年舊歷四月間誕生的，他自呱呱落地的時候起，一直到了九十兩月，當中眞是日長夜大的沒有一些毛病。記得在這年八月間，不佞會將他們手指揑開玩弄，見到所謂風氣命三關處，有如樹枝的紅色脈紋，隱約直出三關，當時，我就依照幼幼新書『小兒虎口三關，脈如丹紅色，傷寒及食，壯熱。』立一個判斷，以爲將病之徵；又按保童歌『脈出三關連指面，孩兒死候還須見。』更斷其將來病必多凶！但是我，雖然如此抱着一番沒有把握的恐懼和憂慮，然而，見到他(豚兒)仍舊是好象似春天的草木一天一天的蓬勃得很，那個恐懼和憂慮的念頭，也就無形的隨着而消滅。

我還常視豚兒的山根地方，一個指頭大的靑痕，時時盤踞着這兒，從來沒有見它隱避過。因是又想到幼科三種的指南賦上說：『山根靑黑。頻見災危。』的這話，好像又要發生問題了。怎麼呢？前面我已說過了，豚兒自生下來一直到了九十兩月，都沒有什麼毛病發見。然依照『頻見災危』四個字來解，就是說：時常會發生疾病，並且還危險啊。把這種意思會解到我的豚兒有病徵經過六七個月絕未發生任何疾病，是覺不相符合？又再最遠的來比較到現在，統計豚兒三歲當中祇發生過感冒五六次，至久經二三日不藥而愈；此外還生過一次疥瘡，經八九個月也痊；又患過一次痢症，經八九天用草藥治愈，這些想必都與『山根靑黑，頻見災危。』這話不甚合拍？

查兒科各書，頗多高談變蒸，有說是換意智；有說是長臟腑，並規定三十二天爲一變，六十四天爲一蒸，要經過十小變，五小蒸，三大蒸，凡五百七十六天乃成人。前面總計豚兒患的——感冒，疥瘡，痢症(統作變蒸)不過共七八次的多，以十小變兼蒸並三大蒸，共須經過十三次；拿來比較豚兒，不是尚欠變蒸五六次嗎？依天數計算，則豚兒自生至現在，已滿六百五六十天；變蒸所需的日數爲五百七十六天，那麼，他(豚兒)的變蒸日數超過，變蒸次數不及，豈不是和着生理相背嗎？然則，他的意智是不是欠換，臟腑是不是欠長呢？

上述三點，是不佞不相信古書，也就是不佞破壞古人的立說了，負咎之處，自知難免！然最希望還有第二第三的同道們繼續的給我一個明白的解答，使不佞得到兒科上一個實的認識，其或責我罪我，也是十二萬分的接受！

大衆醫學

保嬰芻言

盧震三

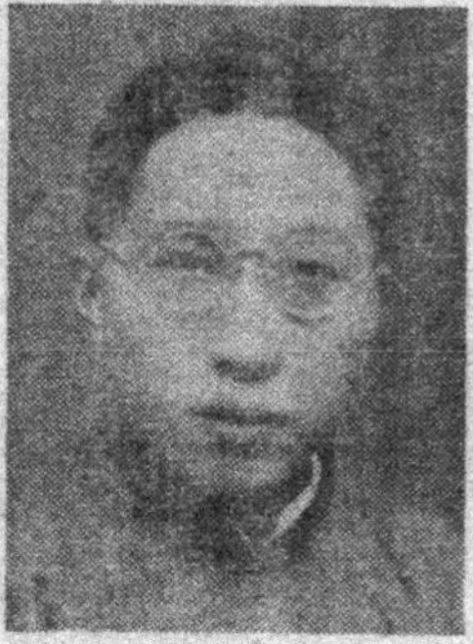

作者近影

夫人孰無子女，孰不望其易長而無病，然嬰兒營衞未充，臟腑嫩弱，外易感六淫之邪，內易起激動之變，故方其既病，醫者不過就其種病之因，與現病之狀，以謀補偏而救弊，但當其未病，宜如何而調其飲食，適其寒溫，及一切已病後之保護方法，其父母實負有緊切之責任，震三爰本保嬰真誠，略述管見，不驚深談，唯求切實，以冀與我同志及天下嬰兒父母，共商榷焉。

一醫者須細心審察以活變爲貴也。凡嬰兒之體，爲竹之初苞，花之初蕊，不能任一毫摧殘，故方其未病，護養之尚恐不周，及其既病，更宜先細審其病因，或因由六淫之所感，或因乎積滯之所致，或有本於先天內傷之不足，或有因於客忤驚跌之所發，既得其致病之因，然後再視其稟賦厚薄，體質强弱，爲施治輕重緩急之標準，大概體質强而感邪輕者，祛邪即所以護正，體質弱而感邪重者，驅邪宜佐以益正，且小兒稚陽未充，稚陰未長，臟腑之氣化，未臻豐厚，榮衞之捍守，尚未强固，故其病之傳化，每較成人，易於轉變，如因外邪而過用辛散之藥，則汗且不止，反傷其陽，如治積滯而重用消伐之品，則津液被刦，又傷其陰，如以其不足而資用補膩，則運輸難勝其重，如以其暴驚而多用鎭攝，則足以呆悶神志，凡此皆須醫者詳細體認，心靈手敏，必防患於未然，毋噬臍於不及，又若痙痓癎厥四症，嬰兒常易致患，然有寒熱虛實之不同，宜詳其所因，別其治法，故吳鞠通氏分痙症爲九大綱，陳飛霞氏列有誤搐類搐非搐三大類，條分縷晰，蓋欲使人有所識別也。更有痘疹，亦爲嬰兒至關重要之病，痘喜溫暖，疹宜清涼，此不過言其大綱，有痘因蘊毒，只宜苦洩，絕不可執溫暖之說矣，疹因遏伏，即須辛透，亦不可守清涼之法矣，尚有病由實致，纏綿而正備虛，疎宜兼補，症本屬虛，輾轉乃因停滯，補當佐消，總之醫之治病，貴對症施治，活潑圓通，尤其診視知識未開，天真渾沌之嬰兒，全憑望聞之所得，細心審察，會意於神機之中，不容有一毫粗疏與固執也。

一父母須愛護適宜以不慈爲慈也。夫天下之至親者，莫如父母之於子女，因血統所關，愛本天性，然子女對於父母，雖未必皆由天性之愛而成孝，而父母對於子女，則莫不由天性之愛而爲慈，是以父母眼目中之子女，愛護之惟恐不周，食養之惟恐不至，然因其過愛之心，遂諸多失當，無殊宋人之揠苗助長，不觀夫父母食其子女，惟喜其多，衣其子女，不惡其厚，而不思兒體嬌柔，臟腑嫩弱，食稍多則胃火不能助其消，脾弱不能輸其化，於是食滯疳積諸症叢生矣，衣過厚則皮膚嫩薄，易於汗洩，營衛不固，邪反易侵矣，及其因衣食過當而致病，乃不思兒之病因有深淺，施治有緩急，復又多作恐慌，急切求效，或一意憐惜，不守醫言，如兒本實病，偏以不忍其不食，而強與之食，或竟投其所欲，而食以犯病之品，兒症已虛，又未能任其靜臥，復在旁不時喚問，以擾其神，且又慮其受寒，而罩之重幃，或因其煩燥，使薄衣侵風，似此更不能慎重調護於已病之後，則雖曰愛之，其實害之在彼以爲慈，而實則不慈矣，且有富貴之家，單傳之子，每恃驕矜，求治心切，或日更數醫而莫知所宗，或禱鬼求神而屏棄醫藥，或施挑筋之術，或服仙賜之方，（蘇省內地，每有一種穩婆，故意將驚作筋，巧立各種名目，以操挑筋之術，或設香堂，藉神仙之名惑衆，以賜仙方）錯綜無主，雜亂紛投，是兒之病本可治者，反因此而致危急，以致於不救，試問誰之過歟？須知兒果患病，父母必自立主見，不必過事驚惶，宜屏一切無意識之愛護，以從事於正當醫療，且醫之戒言，必有所因，豈容以姑惜之念，反使愛護爲摧殘，吳氏鞠通解兒難題詞曰，止知以慈爲慈，不知以不慈爲慈，誠慨乎言之矣，故吾謂父母須愛護適宜，以不慈爲慈者，蓋卽此意也。

上述二者，本極淺近之談，然嬰兒無知，平時之愛護，與已病之治療，醫者與父母，均負有莫大之關係，在醫者須盡仁術以保赤，不敷衍而塞責，在父母須愛護邊於中庸，忌爲無意識之姑惜，則天下嬰兒，豈有不盡登強壽之域者乎，是兒之福，亦民族之福也，

（完）

肺癆概論

皖滁 唐讓堯

緒言

敎育專家陳鶴琴先生曰：「有健康的體魄，才可以有飽滿的精誠，有飽滿的精誠，才可以做出偉大的事業，……」是故體魄也者，精誠也者，爲強國之工具，作事之利器，而病肺癆之人，其精誠必爲衰弱，其體魄必爲怯懦……據人調查，我國死於此病者，每年約一百四十萬之多，吁，言之能無驚駭，能無惋惜，以此而云強國作事，豈非等緣木求魚耶，可得之乎。茲本個人所知，僅爲下列數說，掛一漏萬，勢所難免，敬祈海內明士，不吝賜以敎正，則尤所感戴不勝也。

「病原」此爲傳染病，中西醫士，皆能知之，西醫謂其病爲結核桿狀菌，故稱肺結核，中醫則謂其爲癆蟲，（或肺蟲所致，）如巢氏病源曰：「肺蟲狀爲蠶形，又曰：「肺蟲令人咳嗽，醫學正傳曰：「此病最爲可惡，其熱毒鬱結之久，則生異物惡蟲，食人體中精華，變生諸般奇狀，誠可驚也」十藥神書曰：「傳尸癆，按即肺癆，謂其有傳染之性，……各期之蟲狀，亦主張惡蟲侵蝕藏府精華之說」，中國古時，雖無細菌之名，然云爲癆蟲作祟有傳染之性，蓋細菌之說，已暗合於中矣。

「症候」，最主要者爲咳嗽，蓋咳爲肺藏之病，咳必傷肺絡，故肺癆病者，無人不咳，……不過咳有微甚，其初起必甚，後來多微，……其次則爲潮熱盜汗咯血等，潮熱者，熱有定時，如水潮然，初起甚低，漸進漸增，爲津耗液灼，水分不足之故，盜汗者，由於夢睡中不知，而發洩汗液，如盜竊者然，爲陰精不能內守，而迫走向外之故，咯血者，疾中帶血也，有初吐後不吐，後吐初不吐者，爲肺熱葉傷，血管破裂之故，他如咽痛失音，胸脅疼痛之症，亦爲肺癆常有之象，斯在醫者臨時診察之耳。

（3）「診斷」，（甲）「形色」：肺癆之人，其體必疲削，骨必細小，胸必狹窄，面必蒼白，精神易於興奮，顴骨時見潮紅，（乙）「舌苔」，有二種現象，一爲根黃白，中尖光紅，乃津液虧耗之徵，一爲滿舌白如積粉，全以濕氣現象，實爲津液大虛之候，如用大劑滋陰之藥，反見光紅，（丙）「脈象」，內經云：「脈小以疾，爲肺癆之象，脈小以疾者，即細數是也，因陰虛故脈管細小，因有熱故脈來而數也。

（4）「治療」，肺癆之病，爲慢性衰弱症，治療功效，絕難奏效，茲分自然療法與藥物療法，述之於下：

（甲）自然療法，自然療法者，乃順其天然之勢，培養其體力，以振作其自身之抵抗力，而與病毒相爭，務使病毒消滅盡淨，蓋自然療法，其重要者，爲精神之休息，性情之涵養，肉體之滋補，所謂精神之休息者，爲入山林休養，吸取新鮮空氣，常行日光洗浴等是，所謂性情之涵養者，爲抱達觀主義，無牽掛憂念，無偏執，無悲觀等是，所謂肉體之滋補者，爲多食滋養料之品，以培補身體等是，（乙）藥物療法，藥物療法者，乃以藥石之力，而驅其病邪之謂，肺癆之病，向無特效之藥，在西醫只有魚肝油白松糖等以治之，在中醫則唯以滋陰退熱之藥以治之，爲初起患者，則用貝母杏仁沙參地骨丹皮兜鈴之類，中期患者，則用洋參五味，麥冬石斛沙參百合百部之類，末期患者，已成不治，故無療法，此不過言其治療概要，對症處方，總須臨症裁度耳。

附數則靈驗簡便方：

（1）神靈湯（日本人治驗）

藥品　人參五分　桔梗九分　甘草一分　紅花三分　茯苓三分　規那二分（即鷄納霜）桂皮三分　乾燥蚯蚓二分　射香龍骨（適宜量）

右藥以水三合，煎至二合，分三次，飯後三十分鐘服。

（2）囘生湯（日本人治驗）

藥品　何首烏一分人參五分　地黃二分　桔梗二分　川

芎二分　規那三分　蘭葉二分貫連二分右藥以水二合，弱火煎至半量，用法同前。

(3)鷄卵治驗方，友某姓，初則痰紅，繼則吐血，體氣素弱，諸藥罔効，遍用鷄蛋二枚，每晨置沸水中，泡至半熟，微碎其壳，少加食鹽，以箸攪勻，徐徐咽食，每日如是，未久則血止痰少，而體氣日康矣。

(4)骨質治驗方，有某君患肺癆，已至三期，無法可治，無已，乃返家靜養，他每天食魚骨若干，不到幾年，他病反好。

(5)「結論」，肺癆之病，最為險惡，其成功之因，大都為因循自誤，未病之先，其蘊釀之期，極為長久，每在三月至一年之間，在此時中，已有各種之症象可見，為時時傷風，綿綿咳嗽，頭暈掌熱，心煩易怒，神疲乏力，多憂善慮之類，常人每不注意，而自讓其病菌之蔓延滋長，即有明曉之士，知而治之，但亦多吝嗇錢財，不肯費用，以致治仍無効，嗚呼：諸位同胞，可不慎為預防，而免傳染乎，救國諸公，可不快為消滅，以強國強種乎？

吐血的自然療法

晉江 鄭軒渠

(原因)人體的血，循脈(即血管)以行，外達肌膚，內達臟腑，好像用流不息，循環全身，然血須賴脈以行，脈須賴氣以固；假使氣虛不能維護脈管，或脈管受了刺激而破綻，則血必致外溢，這乃是吐血的兩大原理：一則因氣虛而吐血(所即謂氣虛不能統血)，一則因受刺激而吐血(即所謂氣火(即肝火)迫血妄行)，其情適為相反，然這不過是相對的，而不是絕對的。夫所謂受刺激而吐血，乃係其人氣火有餘，陽分不足，火氣橫衝，血液為之沸騰，脈管因之破裂；血騰脈破，流聚於胃，由食管湧吐而出，西醫以這症謂胃出血，事實上不是胃中的血，乃脈管的血，假道於胃哩。

(症狀)心煩身熱，或身不熱，吐出的血鮮紅或帶有食物的餘渣，唇絳口乾而脈數。

(療法)(1)凡患血的人衣服不宜太厚，太厚則血液的熱度加速。又不宜太緊，太緊則肺部的外廓狹窄。最好上身少着，下身多着，使上身得涼，則血不上溢，下身得熱，則血自下降。

(2)食物飲科不宜太熱，太熱則血液的循環加速，易從破處滲出。又不宜吃堅硬難消化的東西：最好吃流動液體的食品。再又不宜飽過飲，最好每餐的食量減少，不妨多吃幾次，使不致再觸動已經破綻的血管。至於如烟酒咖啡濃茶辣椒等刺戟和辛熱的東西，尤所當忌。

(3)起眠宜有一定的時間：則營衛的循環安常。睡時上身宜高，心氣宜平，使血液易於下降。

(4)勿作勞動或繁雜的工作，須使身心閑逸，最好靜養；蓋勞身恐再傷血絡，勞心恐再擾心火。

（5）心地須較常時爲安樂，性情尤要比常時爲和平，切勿使有憂愁或暴怒，致再激動血絡。

（6）上身每天行冷水浴，最少一次，面部尤須時噴冷水；蓋水可以制火，冷可以制熱，西醫治這症，每令病人胃部貼置冰囊，就是這個理由。又須時飲冷乳，患氣虛而吐血者尤要。

（餘論）患吐血者施行上面所說的自然療法，假如病不見瘥，要用藥物治療的話，則應該推究吐血的因由；吐血的因由不外爲腎陰虛，肝火逆，脾失統帥，心火上炎肺金等因，以致陽絡傷而從清道湧出，治療的方法，當從而導之，自能引血歸經。火激者固以清瀉爲主，氣虛者，固然以補攝爲主；然補攝不外乎溫，溫會通經，使不致有留瘀的流弊，清瀉不外乎寒，寒會凝濇，但一味過於清瀉，時常有瘀阻的餘患，所以仲景的側柏葉和薑艾並用，就是這個原理。假如瘀血已成，胸脅痛疼，其時尤當以祛瘀爲急務，這乃是醫士治療吐血的要訣，所以我在這裏特別多說這幾句。

廿六年六月一日草於却疾醫學研究社

生理研究

消化和吸收的生理淺說

林英藩

現在醫學那樣的昌明時代，還有少數我們國醫的份子。對於生理解剖臟器官能上，還是死守着舊說，什麼脾爲消化之臟，腎爲藏精之所，肝爲藏血之臟，膽爲清淨之腑，許多荒謬的話，仍奉爲金科玉律般的流傳，這雖是爲古人所誤，然而自己的地位未免太不長進了罷，兹單就消化和吸收的方面來講，人類飲食從口腔入胃，而轉入小腸大腸變糞而排出肛門之外，這樣的經過可分爲四個次序，這四個次序絕無與脾臟有什麼關係，考脾臟生理不過爲構造赤白血球的器官，又是一個血的儲蓄器，他的作用還能夠破壞舊血球，產生新血球，以應付循環的，可是脾臟在人體上還沒有必要的關係，因據手術家說把脾臟宰割下的人體，還不會有性命的危險，因爲脾臟的生理工作有肝臟可以代償的哩。這樣看來脾臟確是與消化無關的，然則與消化有關的除胃腸以外還有什麼呢？這就是胰臟的分泌，和肝臟的分泌了，胰臟是胰細胞組織成的，在胃之下方當十二指腸之彎曲部，形狀扁平細長如牛舌，中有胰管分泌胰液，與輸膽管會合，肝臟爲一太腺體，位居膈下右季肋部，其作用能分泌膽汁以供消化，若有餘則仍貯之膽囊，這兩部的分泌，却與消化吸收有密切的關係，至於消化的次序當首從口腔說起，口腔生理主要的，爲齒、舌涎液，及咀嚼，吸引、等各運動，齒爲攝取食物之咀嚼器具，由牙釉質，象牙質，白堊質，三種齒質而成，其內有齒髓、血管、神經、以司齒的營養及感覺，舌爲肉質所構成，在口腔下底，會厭軟骨前部，有許多囊狀腺，及涎液腺，舌背黏膜有絲狀乳頭，菌狀乳頭，所謂味蕾，其內部味細胞舌神經主宰之，司味覺，由味覺之刺激，得反射促進液腺之分泌涎液，俾消化作用增强，其咀嚼運動，在細碎口腔內之食物，混以涎液而使形成便於嚥下之食團，此際涎液中之澱粉酶，已得分解食物之澱粉而呈糖化作用，胃之部位當膈之下際，是一個梨狀的膜囊，其構造乃合漿膜，肌織膜，及粘膜，三者而成，漿膜爲腹膜之一系，被覆於胃之表面，肌織膜有縱橫斜三層互相錯綜，粘膜爲單層柱狀上皮，作大小無數皺襞，胃體可分前後兩面，上下兩緣，左右兩端，及上下兩孔等八部，上緣小而帶弓形爲胃小彎，下緣大弓形爲胃大彎，左端膨脹爲胃底，右端稍膨爲幽門，上孔聯食管曰噴門，下孔通十二指腸曰幽門，幽門有輪狀之降起爲幽門瓣，以防止飲食之上逆者，幽門瓣中有很强的肌纖維曰括約肌，胃之消化飲物，所謂蠕動者，卽胃壁起收縮呈波浪形由噴門向幽門之一種進行運動也，食物入胃經數分鐘卽開始運動，但噴門運動甚微，而胃體及幽門運動始顯著，其蠕動能壓迫胃內容物向括約肌部輸送，與胃液充分混和，遂成爲流動性或半流性之酸性粥狀物，稱曰食糜，因括約肌開放漸次輸入十二指腸，胃之容物并非互相混亂，依其順序的分作數層，蓋先入胃之食物與胃壁最接近，後來者以次貯積於內，其消化時亦接近胃壁的消化最早，在胃中的消化較遲，若食多量的液體，則液體浮上層，固形之物沉着於下，大抵常人飲食入胃每經三小時至五小時之久，便完全由幽門而入十二指腸，這是無病的正常消化，此消化的能力，是由胃液之調和，至於胃液的來源，是由胃壁有二種的腺體，曰胃底腺，及幽門腺，其作用耑爲分泌胃液以供調和食物的，胃腺之所以能分泌液體，其主宰機能又在胃體有兩種神經，其一曰迷走神經，其一曰交感神經，所以促進胃腺分泌的作用，此神經之所以能促進分泌，因食物之誘動，與分界之視聽嗅覺的反射作用而來，故吾人胃空時，一經接觸着或嗅着很美味的食物，則腹中轉動口中涎液油然而生，這是很明證的由外界刺激反射作用的咧，消化的方面既稍明瞭，玆再說到吸收的方面，人類所以有此精神體力，原由飲食的營養，但是飲食入胃業已消化，然而吸收的工作還沒有完全，那麼雖有飲食與無飲食等，有什麼稗益呢，所以吸收的工作也很切要，原來食物入胃經數小時化爲食糜，必待幽門的括約肌開放，始漸次而入十二指腸，由十二指腸而入空腸，再由空腸而入回腸，由回腸而達盲腸部之升結腸，再由升結腸而達橫結腸，復由橫結腸而入降結腸，轉達直腸化渣滓而出肛門，試問這食糜何必要經許多的轉接呢，這就是吸收的工作罷，吸收最主要的部分是在小腸，胃與大腸不過僅小數的，考小腸的生理，乃一迂曲回轉的長管，居腹腔中可分爲三部，其首段曰十二指腸，其下行部有胰管及輸膽管開口處，（長三〇公分幅相當於十二橫指故名）其次段爲空腸，長約五公尺，三段爲回腸，自空腸移行而來，下端與大腸相接，長約三、五公尺，小腸的構造分四層，第一曰漿液膜在最外層，第二曰肌層，由平滑肌纖維而成，三曰粘膜下層，由鬆疏結締織而成，四曰粘膜被覆於腸之內部，小腸既爲吸收食物的大本營，其主宰機能是在腸神經，能促進腸液的分泌，和膽汁胰液等與食糜混合，經過正常蠕動運動，而成完全的消化，其吸收力量最大的是是爲絨毛，絨毛內有毛細血管，及小淋巴管，已消化之營養物，經絨毛吸收通過表面之上皮細胞，而入血管及淋巴腺，由此直接或間接的混入於血管，以至體內循環，夫吸收主要雖在絨毛，而腸液的功勳，尤不可掩沒的，蓋腸液的成分不僅一種，皆以備調和食物以達吸收之用，列如食物之含有蛋白質的，則腸液中必分泌蛋白酶與之混和化合而後才得吸收，食物之含有脂肪質的，則腸液中必分泌一種脂肪酶與之混和化合，而後才得吸收，食物之含澱粉質的，則腸液中亦必分泌一種澱粉酶與之混和化合，而後才得吸收，其他諸質以此類推，莫不皆然，蓋取他物之原質，爲我身之原質，以營養以生長以循環焉者，然則腸液分泌之功用甯不大乎哉，至於大腸的生理，爲一大管狀之器官，長一公尺有半，區分爲盲腸，升結腸，橫結腸，降結腸，乙字形結腸，及直腸等，盲腸爲大腸的首部，頗膨大，有一小盲管附着之，卽蚓突，升結腸接連於盲腸從右腹壁上行，與橫結腸通，至降結腸則復從左腹下行，達左髂凹而通乙字形結腸，再下則直腸也，直腸之開口處卽肛門，有內外兩括約肌司其啓閉，大腸的構造與小腸略同，其分泌液體僅有小數的腸腖酶，與澱粉酶等，故無重大的消化能力，其吸收爲已消化的營養物質，或腐敗的溶解物，及多量的水分，使腸內容物變爲稠粘，此外還能排泄某種的礦物性物質，如燐酸鈣，燐酸，鹽鐵化合物等，總之消化的生理，在口腔已具雛形，入胃便成大規模的消化，吸收的生理，在胃尙爲小數，在小腸則幾成全數的吸收，如大腸則兼消化、吸收、排腸、三種機能，所以幫助胃與小腸所不及的，若欲究其詳，須於生理解剖參閱，才有精確的理會，斯篇不過摭拾新學之餘，尙不值高明之一盼，要於初步習醫的同志，則未始無少補耳。

本次社務會議議決

製發本分社社長證章

發表「三一七」紀念獎品

繼續擴大徵求組織分社

田修德等成立分社陸冠芳等熱心介紹同時登刊獎勵

六月十五日本社舉行社務會議出席者謝利恆方公溥龔醒齋徐愷盛心如朱松蔣文芳沈石頑章鶴年薛定華倪維德徐公魯王子南列席者李仁淵程兆晨劉曉生吳近仁主席謝利恆記錄李仁淵（甲）報告「略」（乙）討論議決事項（一）此次「三一七」紀念社員讀者直接加入者罔極其踴躍而熱心人士之介紹成績亦頗可觀現已逾截止期由總務部核計獎品連介紹人台銜一併登刊發表（二）自二卷一期起繼續擴大徵求組織分社（三）本社同人照片爲篇幅關係概不登刊分社長照片多數未曾寄來由總務部通知趕速寄到一律於二卷四期登刊（四）暹羅合艾田修德汕頭劉滌生江西玉山聶子因依章組織分社業已成立由總務部通告獎勵（五）啓東陸冠芳汕頭陳鎭波江西贛縣陳坤生宣城盛玄洲蘄春陶惠風富平喬喬山平陽周舒庭泉州鄭軒渠山東博興王鴻鸞高密

邱蒙周上猶李弈元等均努力爲本社介紹社員讀者多名至堪欽佩由總務部通告獎謝(六)製發分社長證章由總務部計劃辦理餘略議畢散會

葉天士軼事

醫學什筆

聞芷廬主

有清一代，吳中名醫葉天士，其聲名之大，在當時幾婦孺皆知，一生治績，傳聞記載，類多近神，自醫林報章雜誌日趨發達，余已屢見之矣。但有天生幼年軼事神話一則，說者謂天士所以成名，半固由於天性穎悟。半則附會與此事有關，齊東野語，故老傳說如此，因其未見筆之於簡，故爲書出，以供談助。

天士本一小村外人，村中雖有數居戶，而天士家宅左右數十武，並無鄰居，其父業豆腐（但陳邦賢著中國醫學史載祖紫帆有孝行通醫理父陽生亦擅其術——作者註）母早死，父子兩人，相依爲命，故其父極鍾愛之，年八九歲，尚未就讀，其父每日五更起，臨河淘豆，河即在家門左近，其父獨自一人驅驢磨腐勤勤懇懇，勉足溫飽，每日腐成，其父盛豆腐漿一盂置天士床前小櫈上，天士寐爽，必先飲豆腐漿始起，如此習以爲常，而天士床前之小櫈與碗，遂爲必有之擺飾品矣。一日，其父黎明攜蘿甫出門，見一美女子，飄然往村中去，年不過十六七，豔冶非常，私念村中從未見此麗姝，此姝果何來耶。何爲一人凌晨行於小村耶，心竊疑之。未暇窮其究竟，逕赴河邊。暫見離此不遠。河灘上有獺皮一具，較普通爲大，念此物棄之可惜，售之於市，亦可得若干金，乃取歸，置於屋之後進，仍往淘豆工作，移時，後見姝自村中返，行至河邊，張目四望，狀若極駭急者，蹀躞徘徊，若覓物不得然，乃趨而問於葉父，謂獺皮我之所有物，老丈得無見之，葉父認而不諱，延入屋中，待以賓禮，詢其家世何處，何爲有此獺皮，若有此何用，姝不肯吐實，促葉父速速取出，葉父愈益疑之，稱答如不肯明以告我，則此物我亦終不返若，姝不得已，告葉父曰，我即獺也，因五百年之修鍊，始有今日，今偶出隨喜，不圖軀體爲丈取去，此物如略有損，則我五百年之道行休矣。念我修鍊至今，未嘗爲人禍。當速返我，否則丈禍且不遑，禍至之日，幸毋後悔也。

葉父異而微笑曰，「若既得道，當懂得道理，我非竊偷者此，此物我既願還汝，但汝究有何徵，可以取信於人？」姝聞此意似爲難。無已，取櫈上碗，謂葉父曰，「五百年之所得，丹也，丹卽精也，試獻丈一覘之。」張口吐出白液如豆漿然畣盂，隨手置小櫈上，指顧葉父曰。「盍信乎。速取出，日將上竿，勿誤我事，姝正視葉父言頃。適天士轉側而醒，見櫈上物，以爲漿也，棒而飲之，姝反顧亟奪，已飲而殆盡，頓足恨恨，葉父取皮出，姝忽悅顏睨天士謂葉父曰。「此子異日必大顯，我念丈返我遺物，思更有以福之，四十九日後，可囑此子攜鋤往附近某山脚下某洞前若干尺處發之，必有奇獲，但日子必謹守，幸勿負我言也。」言訖，人皮俱杳。

天士既起，其父爲具道此事顛末，天士益奇之，待之四十八日，已待無可待，私念不過差一日盡今日往，以免飯日或有事掣肘，遂背父挈鋤遥赴，依所言處掘之，可數尺，一石板覆焉，起而視之，赫然一蟒，頭大如斗，身長丈，張口撩舌，狀極駭人，獨兩目未有光，矯首欲噬人而苦無所見，天士屹然無所驚，悟此妖所謂欲福我者，實存心欲禍我也。幸早一日來，蟒體雖具，尚有未全，故無能爲祟，但我雖未其害，如留至明日，人之經此地者，不將遭其殃乎，乃擊而斃之，歸告其父，葉父驚歎曰。「此妖之狡如此。」因撫天士背。「我兒鴻福非淺。」並極讚天士之。「見義勇爲。」由是思爲天士讀。乃送天士於塾，磨腐生涯。不願更爲天士屬矣。

天士既聰穎，過目不忘，讀之不數年，畢經子書，一日天士嬉於家門，一道者裝束過，見天士而駐足久之，指其父曰。「此若子乎，此子容光煥發，異日必大顯，試述渠生時，容一算之，不汝索酬也。」葉父見其言頗誠摯，有道者氣，不類江湖相技之流，因述天士生時，道者默算須臾，擊節曰。「一代國手也，功足與良相同稱，今何所習，曷不習醫，若依我言，江南之人有噍類矣。」言畢。欣然巡視去，葉父聆而有所感，以醫之名者，所入豐也，（一派鄉愿見地）。遂如相者言，是爲天士習醫之緣起云。

說者曰。天士天性既穎異，後得飲獺精五百年之眞丹，當非常人可冀矣。至予平素與醫理有關者，最恨談玄說怪，此篇則作爲稗官家言讀之，諒無傷於大雅，其後天士歷十七師卒成名家，所持溫熱學說，爲近今江南治溫熱者，一代大法予謂天士聰穎過人，又復好學不倦，實爲其成名之唯一元素，則信不誣耳。

又天士在未遍歷十七師前，亦嘗懸壺問世，顧求診家家，門可羅雀，會鄰居有富室之子，因金錢之爲祟，日飯參茸，積之既久，形肉日消，愈服愈瘦，漸不能起，遍招名醫治之，以爲服參茸是也，雖天士近在咫尺，初未嘗信而就治。一日。天士有一親戚，與富寶亦有葭莩誼，過而探視，病者狀愈不濟，爲言於主人曰。「此病名醫亦已診視殆遍，當不能坐視其斃，無已，葉某雖吾少年視其平日書空咄咄，有不獲待價而沽之憾。何不試招視之。所言如對，再服其藥可耳，豈非勝於束手待斃乎，主人韙其說，乃延天士至，問診既畢，力反更服參茸之說，斷定此病係服參茸而來，詢其病者未服參茸前，有無疾患，果無也，既立一方，謂主人曰，「病者服參茸足百日，腹中已結成黑球百枚，此方每日服一劑，終百劑，務將黑球去盡始已，服九十九劑而中止，必仍發病不治而死。」主人乃爲配方照服，每日糞便中，果挾黑球一枚，堅硬異常，下不過數十枚，病者已能起於床，心竊神之，但不信天士何以能斷定百枚，疑或故神其說，既畢九十九劑。服藥實已厭極，以爲即使如天士言，腹中尙餘一枚，諒已無大害，今日盍停服試之，翼日更盡此一劑不妨也。當夜即現發熱，明日精神大疲，懼而更進餘劑，遂不復便黑球，更招天士診，拒之，謂其家人曰，病者前雖日服參茸，熱從火化，除氣早已暗傷，予爲乘機進勦，一鼓而下，猶可謀也。不此之圖，待氣之餒，敵猶未盡，一旦反攻，何能爲力，三日後毒發。必嘔血死矣。」其後果如天士言，由是天士之名，始振懾於人，但天士經驗既富，能不爲盛名所累，後仍訪師問道如故，卒成名家，爲難得也。

[redacted]

[redacted]

植物和衛生的關係

葛亞摩

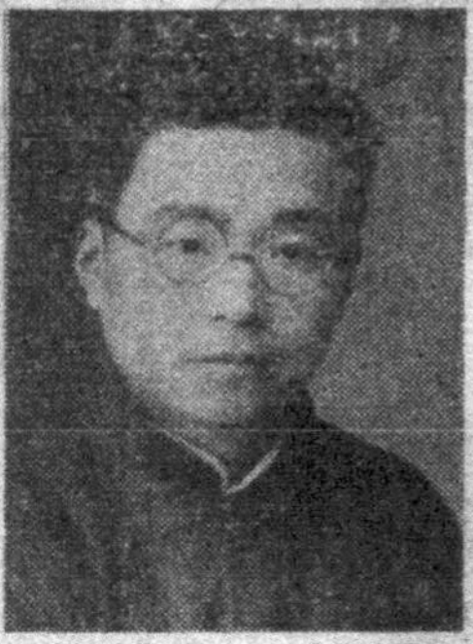
作者近影

(甲)關於營養者

(1)米穀蕃菇荳類中所含，澱粉蛋白質等，爲人類生活上主要之營養素，而麥麵更有治脚氣病之功用。

(2)菓品中如花紅海棠菓梨等，含有適量之果酸，故於飯後略食少許，能助消化而清腸胃。

(3)蔬瓜菜類，含有甜糖及鐵質，能增補人體之血液，故蔬食有長生之說，雖難達到，然能以蔬菜和肉類混食爲益已不淺也。

(乙)關於呼吸及娛樂者

(1)植物在日間藉日光之力，能吸收空中之炭酸氣而吐出氰氣，人類則必需吸入氰氣而吐出炭酸氣，故植物實有變化濁氣，使人常得清氣之接濟，而獲呼吸舒暢，血液清潔之益，農人多健全身體，其理由此，故家中宜多備盆栽花草，市街旁所以宜多栽櫻桃棕柳等樹，鎭市中所以應關公共花園也。

(2)花草樹木供人玩賞，足以怡悅心神，增人生之樂趣，有益衛生，自不待言，故泰西各國，市鎭上咸注意公園中之種植，使勞動貧民，每天工作之暇，得娛樂園景，以調節其疲勞也，我國通商各埠，雖亦有公園，然其設備上或限於地方狹小，或偏於房屋太多，而缺少種植，殊爲缺憾。

(丙)關於醫藥者

(1)我國藥材，大半係採諸植物，其治病之功，不勝枚舉。而其治氣虛衰弱之藥，厥功尤偉，蓋遠出於金石藥材之上有萬萬倍也。

(2)桉樹能免瘧疾，爲現時醫藥上所能公認，據實調查，凡美國多植桉樹之地，竟無瘧疾發生，故近來桉樹種植，日行推廣，我國甯波仙樂園，亦曾提倡種植此樹矣。

(3)浮萍草及除虫菊，焙乾薰之，能滅害人之蚊，故蚊虫香，即以此爲製造之原料也。

促進中醫界大團結，充實力量，改進中醫事業。

徵求肺癰已潰特效良方

（編者按：此病請吾同道研究）

編者先生大鑒，茲有懇者，余妻（現年二十八）患肺癰之病已久，時愈時發，每於春季女病必加重，過春季後又漸漸稍愈，但不能除根耳。現在不時寒熱，早晨及上午咳嗽又劇，下午則頓減輕，（夜間亦無咳嗽每日如是，胃納尚佳，體頗羸弱，二便如常，咳時左乳房內，及背部隱隱作痛。痰稠而臭，有時咳唾瘀血，及白點。（狀如粒米，約三十天一次）。數訪名醫，均無根本治法，（新服之方，如千金葦莖，葶藶大棗，及保肺湯，宋人十六味桔梗等湯，出入加減），前承編者先生，告服陳芥菜滷汁，苦於無處購買，深引為恨，海上同病，諒不在少，故特徵求貴刊社員讀者，及海內外同仁，互相研究，以討論女根本治法，有無經驗之良方，或祕方，成藥，及當地特效之草藥，均可，倘蒙指示一二，則死生銘感不忘矣。素仰貴刊編輯先生，暨全社同志，均各醫道精湛，如承指示，更不勝感禱之至，耑此敬頌

大安

社員劉義山頓首

再者，如承貴刊社員讀者，賜於良方，而確有特效者，鄙人自當謹備相當之報酬以答諸同志之雅意也。

和漢醫藥學研究

歡迎投稿

中醫西醫治療法則之比較

日本石原保秀著
如皋鄧名世編譯

西醫輒謂中醫無學理不合科學，此皆膚淺之見一偏之論。大學曰，『心不在焉，視而不見，聽而不聞，食而不知其味』，西醫對於中醫無深切之認識，而作不滲底的惡劣的評論者，其亦如斯之類乎？吾人研究學術，不可拘泥於術語學理之新舊，當放開眼界，澈底研究，以識別其學說之眞贋。

西醫治療法則：在由解剖的研究，以探得病原而撲滅之，其論病形也精。反之中醫之治療法則，則在重視疾病之內在的素因，其論病勢也詳。因此之故，西醫見病名而投藥，中醫隨病症而處方。

中醫非若西醫之專以病名而下藥，概依病之症狀而處方，不拘病之種類，凡見有何種症狀者，即用何種藥方，例如葛根湯證爲『項背强几几無汗惡風』此雖爲世人所熟知之治風邪方劑，然赤痢腸傷寒等熱性病以至於梅毒性神經痛等病，苟其中有上述之『項背强几几無汗惡風』等症狀者皆可用葛根湯治之。又如頭痛發熱骨節疼痛惡風無汗而喘之麻黃湯證不僅專治風邪，無論何病，其具有此等症狀者，皆可用之胃腸加答兒之下痢症，病名同而病狀不同者，則隨其見證選用半夏瀉心湯，生姜瀉心湯，甘草瀉心湯，黃連湯，五苓散，眞武湯，附子理中湯，胃苓湯，溫脾湯等方劑。至於熱性病併發之下痢，則隨其熱之狀態，而選用種種不同之方劑：有葛根湯之見證者用葛根湯，有小柴胡湯之見證者用小柴胡湯，有柴苓湯之見證者用柴苓湯，有大柴胡湯之見證者用大柴胡湯，有大承氣湯之見證者用大承氣湯。在小兒除選用上述之諸方外尚有弄玉湯，七味白朮湯，删繁淨府湯等特效方劑，又同是膝關節炎及臏骨骨膜炎，隨其症狀而有用桂芍知母湯及騰龍湯之別，此皆中醫見症用藥之例也。

中醫治療之精髓，全在隨症處方及藥物調合之奧妙，方與證二者如車之有輪，如影之隨形，離方則無證，離證則無方，西醫對此，未有澈底之研究，深切之認識，宜其以無學理不合科學的膚淺之見而非議之也。

治愈腦膜炎的一個例子

和田正系著
狄福珍譯

這是一件經過三位專門醫師認爲無法挽救的一個患者而被我用漢方治愈了的事情：

患者是一個四歲的女孩子，她是七個月的早產兒，僅以人工榮養的方法才能維持到現在，全身不但呈顯虛弱的現象，並且在去年曾患過一次肺炎，險些送掉性命，因爲召了這樣的既往症，所以她的身體是更趨衰弱了。

在今年的八月二十二日那一天，她又病了，據說起因是她的姐姐帶她去洗澡，用了很低溫的水替她冲洗了一次，因而遭受了感冒，當晚就有發高熱，惡寒戰慄全身氫攣等症狀，立刻請了附近的醫師來治療，四五日裏面體溫稽留在三十九度至四十度之間，全身時起氫攣，眼球不動，身體無須臾靜止的時候，大便祕結，不灌腸就沒有大便，無食慾而甚口渴，起病後二三日，屢發咳嗽，醫師斷爲從感冒引發；肺炎，到第五日的早晨熱度忽然退清，午後又復昇至三十九度，意識糊塗的時候居多，脈搏也漸次的不調整，同時發覺四肢厥冷，這時，醫師才宣告是腦膜炎，且說前途已無希望，家裏的人聽了很是着急，馬上又到別家去請了一個小兒科醫師和一個醫學博士來，他們的診斷和最初的醫師差不多，也同樣的表示了絕望，這當兒他家隣，居有知道我的，就把我介紹了去，聽說主治的醫師給服解熱劑的散藥和强心的痰藥之外，每天還注射三四回葡萄糖和强心劑。

我去初診的日子是八月三十一日，也就是起病的第十日，患者的性格和全身症狀等，正與前述一樣，顏色異常蒼白，一見足下，就感到病勢的重篤，意識不明，舌苔幾乎全呈白色，脈搏極微弱且不調整，每分鐘約一五〇跳，四肢發冷，爪呈紫色，從胸部和背部的兩旁聽到是小水泡的聲音，呼吸伴以喘鳴，腹部的大近於普通人，是有相當的力量，體溫在病前一星期就不調整，初診那天在三十九度左右，項部强直得很顯明。

照以上所述的症狀看來，證可說是腦膜炎，但我想决不是結核性的腦膜炎，而是漿液性的腦膜炎，既是漿液性，自然危險性要比結核性來得少了，一切的病到了我手裏，大多是沒有問題的，無奈這患者的體格太薄弱了，既是七個同的人工榮養兒，又是經過肺炎而來復原的衰孩子，目前還加上這樣的症狀，豫後當然是不會好的了，這時我也不禁有些胆怯起來，不過，前途既已宣告絕望，我不妨以死馬當作活馬的去盡力治一下，何况這病我還認爲是一線的希望呢！於是我將這番情形對她的父母說明了、不消說他們也只得同意於我的主張，而將一切的權都委任給我。

我回家後在診療簿上記入了要點，復在處方欄下面寫上「茯苓四逆湯」，又徐徐地從百味簞筒（簞筒是一程放東西的櫥，形狀取仿於中國的五抽櫥。）裏面取出茯苓箱來，正想用調羹去盛一匙「茯苓四逆散」的時候，忽然想起尾台榕堂翁的話來了，他說：「傷寒脈滑而厥者，無大熱，口燥渴，心煩，背微寒等症，世醫皆畏用白虎，終病者至於不起，可勝浩歎云云」在這樣的情形之下，正是我們當醫師者應該攷慮的時候，是了白虎湯的症候而不敢用白虎湯，以致輕輕地送掉人家的性命，於良心上實在有些說不過去，又如在患者的父母將患者的生命交給我之後，我不敢說用了茯苓四逆湯是沒有錯誤，我亦想到這患者的病是起於感冒或是受了與感冒類似的邪毒，因爲沒有發表，而致陷入險途，這樣一想的時候，我決意將茯苓四逆湯改成爲葛根湯。

這病計經過三十四天，結果不但全愈，而且反比以前健康，關於其中的經過，如果要詳細將逐日症狀的變化記出來，實不勝其麻煩，現在我祇將使溫表上的要點摘見下來，豫備作爲將來的參攷。

小兒病各論（續）

松園渡邊熙著
石頑沈松年譯

赤色硫化水銀卽朱，朱砂，辰砂之檢查法

（一）本品遇熱則同形之物不留而揮發。

（二）本品有挾雜不揮發之物質逢硝酸等亦不變，其他之朱類可分作孟開朱（マンケモン）及古洛路（タロール）朱之別。

（三）本品與加利硫液混合使微溫振蕩其濾液硫化水素以拾銘質，於其酸性液可以檢驗砒素及阿恩幾不恩（アミチモミ）此種雜質最危險也。

（四）本品不可夾入鉛丹，若有時須加稀硝酸使熱之析出過酸化鉛，保存褐色不溶解成分，又稀釋其濾液通以硫化水素而沉澱黑色之硫化鉛是也，以上為西洋醫學之製法，在日本以為丸藥之衣及工業顏料，現時醫學內所用者，藥局用赤色硫化汞，但用時必須嚴重注意之，此外一切應用頻繁令有毒質之品必須用西洋之化學品。

硫化砒素或天然產之雞冠石或雄黃

本品在漢法中應用亦極廣且用量亦多，古代方書以及近人諸田方函中均用量頗重，若不知者依其法用之必至殺人也，慎之慎之，古人書有不可盡信處此卽是也，予以為用亞砒酸代天然產之硫化砒素較為安全也，凡硫化砒素配伍輕粉之處方，須注意形成硫化水素，難得預期之砒素量，故不可輕用也。

市上所售之朱砂中欲知其有無砒素者，可通以硫化水素瓦斯驗之，雄黃亦必須經過試驗後，若非局方所云者不可用之，此為醫者責任關係，不可疏忽者也。（完）

呼吸器病研究（續）

松園渡邊熙著
石頑沈松年譯

易羅感冒之體質

非維感冒，凡一切急性及慢性之傳染病，必關係於各人個體內之血清與感觸媒介之如何，而成為各種之病氣，予在歐洲之病理學研究室中調查德醫學士健康者之咽喉中，每有生活體之窒扶的里亞菌及肺炎菌等發見，據此而驗出健康者之咽喉中生活之病原菌不在少數也，此卽所謂病原菌之攜帶者，然亦不僅限於上氣道也，如腸窒扶斯菌可潛伏於泌尿器

中由腎藏至於尿道，每有生菌由中排泄者，此非獨空泛之議論而已，予嘗見於東京市立駒迪病院退院之婦人，其尿中確有生菌之排泄也，此可以認爲行政上與都市社會之問題，故爾來腸窒扶斯全治後欲退院者，必檢查其有無攜帶斯菌者，然則一切之傳染病係由個人血淸與觸媒介之如何已可得而知矣，但感觸媒介之眞况就未能充分了解，至於血淸之健全與否卽明羅感冒與否之標準也，予歷年經驗之所得，最易羅感冒之體質厥惟腺病質是也，腺病質予已於十數年前反覆說明之，茲從略，郭霍派及誰路尼氏等倡言改稱腺結核骨之結核頸腺腫骨瘍脊柱加路愛斯等，皆先天梅毒性腺病質也，遵奉郭霍氏學派德國及日本現代之諸大學及一切臨床家，唯以瘰癧與加利愛斯法治之，毫無些效，此該認先天梅毒性爲結核性而治法之不當也，腺病質亦不僅爲先天梅毒性，亦有由後天梅毒而爲必發之證者、予對此經驗頗多，大正三年時曾發表腺病質及梅毒性疑似肺癆爲日本諸敎授所誤者居多，就中以三輪德寬敎授對於瘰癧證，以結核性之頸腺腫引證和漢醫學先哲之梅毒性腺病腫不得不驚奇者也，舉世醉心郭霍氏之議論而見梅毒性呼之爲結核者比比然也，不可不知其謬，凡有先天及後天性之梅毒易羅感冒者，略舉一二例以言之，兒童之先天梅毒性腺病質病例極多，但兒童收來是否發生結核者，尙在疑惑之間，故茲所述二老人之病例也，其一爲千葉縣大地主七十老翁，少年時虛弱而乏子嗣，左關節炎及下顎骨疽爲不健全之軀體也，常易傷風及兩肺尖濁音，意氣極古怪，與其妹同病，意氣亦甚奇僻，因虛弱至五十歲尚未嫁人，此一家全屬疾家，在現代醫學者，必謂爲結核性之家庭，其實爲先天梅毒性之肺濁音，常無熱，爲病家而易感冒之一家庭常無疑義也，第二病例爲去年不斷乞余治療居北海道某富豪之夫人，年五十六歲，年來易羅感冒，此人夏居北海道，冬住靜岡縣，每次因診察而來大阪，此人略見風卽感冒，頗可研究，雖無何種既往證與現證，皮膚花柳科證狀，但與各方面細察之乃屬於瘡家也，患者之母未嫁前之證狀確爲系統的瘡家，故本患者，亦以兩側頸深部硬結如砥石者爲目標也，卽據此而爲進行治療之目的，經一載許卽不甚易於感冒矣，間或一二次發，發亦輕而易治，故大喜不可名狀，一年半後漸入健康之境，營養良佳，血色旺盛，體質之根元恢復，所以感冒係體質而病也，同時因體質發生之合併證極宜注意之。

重要合併證之疲癆

感冒重要之合併證當以疲癆爲第一，德派醫對於疲癆及感冒重要之合併證，絕少注意與記述。在和漢醫學確有精當之議論也，弘化年中（西歷一千七百五十年頃）丹波之醫師簇山齡台論曰，感冒中之屬內傷的頗多，內傷感冒之證狀極複什，卽所謂疫與傷寒也，內傷者卽疲勞，時疫傷寒之中十之六七挾內傷或腎虛，感冒誤治而成爲大病者亦極多，腎虛者卽疲勞也，凡兼有種種疲勞之感冒，一經誤治則疲勞之上重復疲勞最爲可怕，齡台氏之說明疲勞，曰，內傷者因勞心，或工作過勤，或旅行，疲乏，或過飽傷中，或五藏虛寒等而起之病也，五藏虛寒者，有種種續發性貧血，或潛伏結核，或潛伏梅毒等之虛弱者，齡台氏又曰，內傷之初，本爲外感之陽證，卽普通之感冒熱也，其證狀如次。（未完）

新中國醫學院招生廣告

宗旨　研究固有醫學融合現代新知養成新國醫人才

學級　一年級新生二三年級插班生（男女兼收）

資格　凡高中畢業（得免試入一年級）或有同等學力品行端正體格健全經本學院入學考試及格者得按其學力入一年級或插班二三年級

考期　八月十五日八月廿五日（投考者須自備毛筆硯池）

報名　即日起來本學院第一院塡寫報名履歷隨繳四吋軟紙半身照相四張及應驗憑證並報名費一元（錄取與否概不發還）保證金五元（錄取在學費內扣除不取發還取而不來則沒收之）

章程　向第一院函索卽寄

院址　第一院　上海公共租界愛文義路卡德路東首王家沙花園路洋房

第二院　上海滬太路餘慶橋自建新厦（附設實習醫院及研究院）

第三院　上海公共租界老靶子路北河南路口（中國醫學院原址）五七二號

本學院爲增加學生臨床經驗起見除恆豐路第二施診所外特添設施診所於第三院內並擴充組織以廣實習

▲本學院院刊暨畢業論文合刊附郵三角卽贈一册

新中國醫學院研究院招生簡則如下

本院在閘北滬太路餘慶橋自建大廈擴充設備以融會中西學術實現國醫科學化造就國醫高深人才爲宗旨（學額）五十名（資格）（一）曾在國醫學校畢業者（二）曾經學醫四年以上確有證明經本院考試合格者　（三）　或已領有開業執照之國醫（報名）卽日起（章程）函索卽寄

缺

页

中醫科學第二卷第二期目錄

醫學研究

肺炎譚

張型

我在肺炎未譚之前，先要講人的肺部形狀，肺有左右二個，位於心臟及大血管之右側，一個位於左側，占胸腔之大部分。且與其壁密着，肺的形狀，如半截之圓錐體，其底面向下方，肺之尖端，鈍圓謂之肺尖，兩肺之內面陷凹而挾心囊，於左肺尤深，謂之心窩，內面，在中央之稍上方且近後面處，有支氣管及血管出入肺臟，此部名曰肺門，各肺由所謂葉間切迹之深長裂溝，而左肺分為上下二葉，右肺分為上中下三葉，肺的內部恰如海棉，有目不能見之無數小囊，謂之氣胞，氣胞之周圍，有毛細血管分布，各氣胞各有一個之管謂之小支氣管，小支氣管相集而成支氣管。肺的顏色，在幼兒為灰白紅色，隨年長大而漸呈暗黑，現出暗青顏色。我大略的把肺的形狀說了，那末我再講到本題了。

肺炎的原因是怎麼樣呢？肺炎是肺尖雙球菌而惹起，該菌為一種橢圓形槍尖樣球菌，嗜空氣而不運動，常以較圓側相向兩兩並列而存在，有時亦得呈短連鎖狀，該菌常存在肺尖病者之肺臟，氣管分泌液及血液中，脾臟及其他臟器，有時亦為存在，肋膜表面及肺氣胞滲出液中最多，肋膜滲出液及其他泌液中亦有之。該菌的主要來源，第一則為肺炎病者，咳嗽，噴嚏，喀痰及談話時，肺炎菌可隨痰沫混入空氣中，且在黑暗室內及濕痰中，能生存十日乃至兩星期之久，但強光線，日光在數分鐘以內能減少其毒力，一點半鐘以內能使之死滅。第二則為播傳者，已恢復之肺炎病者，時與肺炎病者相接觸之人，及少數健康體之痰液及唾液中，時含有毒力強烈之肺尖雙球菌，急性定型之肺尖多直接或間接，由肺尖病者而傳染，自家感染頗少，但輕症且非定型之肺尖，則常係自家感染之結果。

本病患者年齡，以二十乃至四十歲之壯丁多患急性肺炎，六歲以下小兒及高齡之人，多患氣管枝肺炎，患肺尖者極少。而患此病者男子輕女子要多約二倍，因男子往往受天氣之變化，過勞工作及暴飲等惡影響，本病於冬末春初時際為多，冷風溼氣及溫度遽變容易誘發之。

臨床上則在肺尖發生二三日以前，常有先驅症候，有時覺疲倦，頭痛食慾不振，有時則發生咽喉炎或咳嗽流鼻涕，尤以咽喉炎咳嗽為多，但上述症候皆輕微，且有完全缺如。

急性肺尖常急遽發生，始則惡寒戰慄，寒慄之時間長短不定，有時可繼續至兩小時之久，齒牙振動作響，全身顫動，惡寒而無法可使全身溫暖，病者自覺不支，非靜睡不可，惡寒漸次消失，而發生難堪之高熱，皮膚有蒼白變紅色，頭痛激烈，故病者非全身無力，卽異常亢奮，食慾完全缺乏，有時嘔吐，體溫可在攝氏四十度以上，二三小時之後，胸痛強烈，在咳嗽，深呼吸及身體稍稍移動時，愈覺難耐，而非完全安靜不可，胸痛位置不必與發生肺尖之部分相符合，有時得於反對胸側發生，呼吸頻繁，淺弱不規則，多呈呼吸困難，呼吸運動隨咳嗽而繼續，於最初一二日卽呈特有之黃紅色痰，頗粘稠，一二日後，胸痛漸癒，呼吸因難亦減退，惟仍奮急速，咳嗽減少，喀痰鏽色，上脣，鼻孔及其他顏面部發生疱疹，繼續高熱，皮膚紅澤，打診時發現鼓音及濁音，聽診可發現捻髮音及氣管枝呼吸音。

急性肺炎又可分爲二種：卽眞性肺炎及氣管枝肺炎，是二證嚴格界限，頗難有混合發生，換句話說：眞性肺炎乃原發性，氣管枝炎乃續發性。眞性肺炎常侵犯於肺臟之一全肺葉，使全部肥厚，故亦有大葉性肺炎之名，氣管枝肺炎則否，於兩肺有多數限局於小肺葉之小炎症性病灶，故亦名爲小葉性肺炎，又因眞性肺炎肺胞內含有之炎症性滲出物，含有多量纖維素，且其小氣管枝內亦充滿格魯布性纖維素網，故亦可名爲格魯布性或纖維素性肺炎，氣管枝肺炎之肺胞及氣管枝內充滿缺乏纖維素而富有白血球之滲出物及脫落之肺胞上皮、故亦名爲加答兒性肺炎。

眞性肺炎的症狀是怎麼樣呢？眞性肺炎的症狀可分三個時期，第一個時期是充血期，患者側呼吸障礙而疼痛，有時發生肺膜炎，打診呈鼓音，尤最要注意的是有時能聽見捻髮音及水泡音。第二個時期是赤色肝樣變化期，患者咳嗽極痛苦，咳出亦甚困難，其咳痰多與發生變化之血色素密相洽合，最初爲褐色或赤瓦色或呈鉄銹色，有頗與烟艸之烟釉相似，此種咳痰對本體病之診斷頗有價值。衰弱患者及老人酒客等人，罹患肺炎者，亦有時竟不咳嗽或亦不咳痰，這點應當要注意的。第三個時期是溶解期，和第一期殆相同，打診淸朗乃至鼓音，呼吸音尙粗糙銳利，有恢復性捻髮音，咳痰多量呈朱黃色，肺氣胞上皮漸次恢復，肺臟再呈原狀，但二三星期內易脆碎而充血。

氣管枝肺炎的症狀頗不一致，屢以突然高熱，咳嗽，嘔吐，食慾不振，脈搏頻數，呼吸促迫，手足厥冷青藍色等而發病，主徵是咳嗽，呈百日咳樣咳嗽，發熱，呈弛張性，朝低而夕高，亦偶有呈稽留性者，呼吸頻數，有時呈鼻翼呼吸小兒呼吸數，每分鐘有超過九十次者，胃腸障礙，食慾減退等症候。

亦有急性而移行於慢性者，其體溫概不下降，持續多日，一切症狀更難消失，聽診有氣管枝呼吸音，有時可聽到小水泡音，本病慢性者，中西醫治療無特效療法，但無直接生命危險，所可慮者爲合併鬱血現象及氣管枝擴張等。

若一切重症患者，長期仰臥日久，心臟能力減弱，血液因重力關係，沈降於肺下葉而形成沈降性肺炎，其症呼吸困難，咳嗽或無，體溫上升，肺後下部打診濁音，聽診有氣管枝音，此病預後極惡，治頗棘手。

那末眞性和氣管枝的治療如何呢？中醫的療方，患肺炎者的初期，不必用鎮咳清痰之藥，其治方可倣風邪表證，用麻黃湯葛根湯，大小青龍湯，以去其表邪，則咳自收而痰自散，表證既去，猶默默不思飲食而身熱者可運用小柴胡湯，或小柴胡湯合橘皮竹茹湯，腹筋之拘攣甚，咳時覺痛者，用四逆散，大便祕。脈沉實，舌苦黃者用大柴胡湯，口渴甚喀痰粘着咽喉難離者　此因喀痰粘稠之故，可多用石糕之配劑，如越婢加半夏湯小青龍加石膏湯，白虎加人參湯，竹葉石膏湯之類，咽乾口燥，喀痰粘着咽喉難離，或聲音嗄者用麥門冬湯，麥門冬湯之目的在咽喉不利，此方對於滑利潤澤去痰均有效，石膏劑之目的，在口舌乾燥而訴口渴，咯痰粘調，此方每有稀薄喀痰之效。身無熱，不見表徵，而咳嗽不止者用苓甘五味姜辛溫胆加杏仁象貝等方，病陷於陰位，身上無熱惡寒，脈沉微而沉遲弱者，應用眞武湯等方，以我觀之，中醫療治，十可癒七，適症處方，不逆醫道，可無生命之虞。西醫治療，血清療法僅對於肺炎之第一型有效，可試行之，其他之症，不過隨症而配劑罷了。

月經妄行驗案

福州琯頭　陳興保

（病者）陳長鷚之妻王氏　年二十四歲，住福州倉前山。

（病名）月經妄行。

（原因）素體陽虛，胎已不牢，加感寒邪，是致小產，至今數月，經行無度。

（症候）月經三四日一次，舌苔白厚，脈遲重按軟。

（診斷）胎維於氣，氣旺則胎牢，素體陽虛，感寒內侵，陽氣衰極，不能攝胎，致見紅而胎即隕，使腹痛之時，急用補氣祛寒之劑，竟能疼止而胎安，今小產後，天癸未能循序者，蓋脈遲爲寒，舌苔白厚屬濕，寒濕屬陰，陰甚必傷陽，故脈重按兼見無力也，且經小產，陽氣大虛，氣健則上升，虛反下陷，而血隨氣行。不能歸經，是以天癸來無倫次也。

（療法）考大癸之安行，因氣虛而下陷，本宜補氣，但寒濕爲氣之賊，非兼祛寒濕不可。

（處方）太極參三錢　炒白朮一錢五分　煮半夏三錢　炙黃芪二錢　淡附子三錢　伏龍肝三錢　當歸中二錢　黑乾薑一錢　陳橘皮三錢

（效果）服後復中作痛，其人固疑溫藥爲患，余曰，不通不痛，此陽氣漸通之兆也，月經因其通必復來矣，子勿疑也，次日月經果來，多於平時。

（次診）月經復來，脈重按已囘，照原方加升麻四分，俾氣上升，亦能引血歸經，連服二劑而愈，月經循序而來。

（按）是症前醫下手便是升柴參着，使脈乃緩軟，此必中肯，今脈不緩而遲，可見寒濕未退，陽氣衰極，非離照當空，陰羅何由而散，陽氣何由而復，而升柴參者，徒能升陽益氣耳，欲升其陽，必補其氣，今欲補其氣，非兼祛寒濕不可，蓋寒胞爲氣之賊也，彼秉本就未，所以無效，茲乘邪去正復之秋，仍取前醫升陽益氣之法，一鼓而愈者，其差一間耳，噫，醫之難也。

肝陽之研究

繆俊德

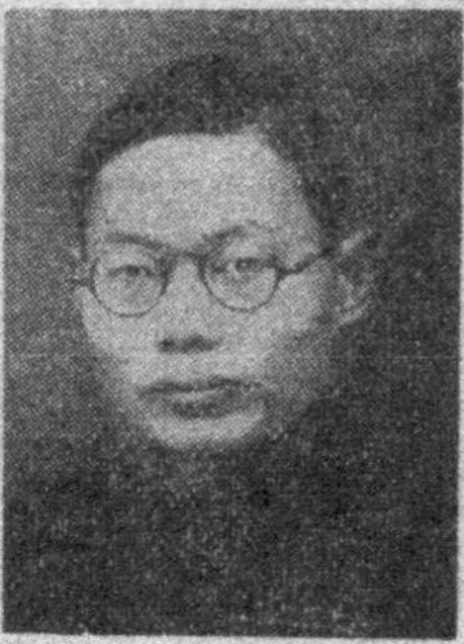
作者近影

　春天的氣象開展，我人感覺精神疲困，煩懣不適，究竟是什麼道理？不幸而服藥，又說是什麼病？

　從中國醫家相信的節氣論，參考西醫的病理學，知道人生有許多病症，或身體中變態，以及對於傳染病之抵抗力等，均隨季候爲轉移，（如遇春分秋分，冬至夏至等氣節的前後，每易發病。或是有病的人，到此時節加重，或致死亡的轉歸）中西醫是同一見地。就此爲可以看出，我人受自然界的支配，所謂——造化弄人——是無可避免的一回事。

　在初春之際，由精神疲困，食不知味，以至發生類似壞血病的見症，俗說是「春困」。也就是我今日所欲研究的肝陽，「困人天氣日初長」就是古人爲此而詠的詩句。

　肝陽——幾爲春令最普遍的病症。尤其是蟄居戶內之人最多。從前宮詞有詩云：「御廚不食索時新，每到花時節苦春！白日睡多慵似病，隔簾教喚女醫人。」祇這一首詩，已經完全將一班深閨弱質的春困寫出。

　但是，在醫學上的研究，肝陽之病，究從何來？據西人的報告，是壞血症，或類壞血症之初期現象，所以他的見證，困苦，慵惰，以及飲食無味，消化不良，甚至頭痛，失眠，或嗜眠，消瘦無力等，心理的神經的現象，觀乎這一點，中醫移爲肝陽者，別有會心；所謂肝藏血，與神經現象謂之陽，其說不爲不通。而眞實的原因，完全是維他命內缺乏所致。

　假使冬季裏少吃新鮮果蔬，整天在室內生活，少受着日光，那麼，來年春間，准會鬧起肝陽來的。其時，我人應有的常識，應多多食用新鮮果實，和野菜。尤其是檸檬，柑橘，蕃茄，菠菜，甘藍，蘿蔔之類，補償人體內臟維他命的缺乏。因這許多食品，都含有多量的維他命丙啊。

　在有肝陽病的患者，當然多要攝取上列各種的養分，一方面用綠茶爲飲料，很可以振發精神，開開胃口。據日本人的化驗，日本產的綠茶，含有多量的維他命丙，比檸檬，柑橘——還來得多。在我國的上等茗茶，想也有同等效力的。

　至於治法，還是主張用中藥，來得高妙一些。此話怎講？趙燏黃說：「在生藥藥品中除全部成分之外，尙含有豐富之甲、乙、丙、丁生活素。（即四種維他命）若調製得法，則完全尙未破壞。（德按，今之藥肆，力求飲片之美觀，水浸硫薰，已將藥中含有寶貴之維他命，破壞無遺，抑且是有效成分，傷失殆盡，不加以改良，可惜可惜。）其功力之偉大，有非單純化學製品，所能希冀於萬一者也。」（忠實之言）

　趙先生是西醫研究中藥的有名人也，他的議論，十足可信可佩。知道肝陽的眞面目，已如上述，再去參考惲鐵樵先生的醫案；由章巨膺先生整理付梓的藥盦醫案全集卷六時病門，肝陽類幾個醫案，關於我說的肝陽病治法，大致可以了了。聰明的人，不去教他用什麼藥，也會有法想。在西醫却把維他命丙製成新藥，應用到肝陽病，已見確效。不過時病門，列入肝陽病醫案，似乎有點勉強，還是排列於雜病門合理些。從壞血病見症而論，因爲他是最易出血的。骨膜，關節中多有出血。鼻衄，血尿，及因出血而發炎——胸膜炎，肺炎，關節炎。並且有發熱的現象，不能因發熱而誤診爲時行病。但是，中醫不能識病，祇是對症下藥，也沒有什麼大錯。結果，病好了，吹噓吹噓。其他，不管，研究怎麼？他不過是肝陽！這是中醫界一般的現狀。

談溫病

宜賓社員 蕭養然

內經云，冬傷於寒，春必病溫，謂冬時受寒，纏綿不已，至春空氣轉溫，寒漸化熱，而變爲溫病，與冬不藏精，春必病溫，異曲同工，此就體工之作用而言，彼就病態而言，均非伏氣之謂，在內經本有伏氣之病，蓋師西醫所謂潛伏期者，此非本文範圍所及，今試言溫字之義，何謂溫，不寒不熱之謂也，溫熱火三者不同，要不可混，熱者，溫之極也，有氣無形，火者，熱附燃料而作也，譬之夏日溫度已到極點，吾人試以火鏡，集中熱力，苟無燃料助之，決不能起燃燒作用，此最淺顯之常識，奈何前人多溫熱混論，如吳氏之溫病條辨，槪言熱病，而以溫字命名，豈非以溫爲熱乎，傷寒論云，太陽病，發熱而渴，不惡寒者爲溫病，此溫病之提剛也，其散見於他書者，溫有病尺膚熱甚，脈右大於左，更有在經之溫病，在臟在腑之溫病，病狀各別治法略異，其病狀詳載醫籍，茲從略，夫發熱而渴不寒寒，本陽明經病，而曰太陽者，以見溫病之來自太陽，抑且示邪之未盡離太陽。而亦不全屬陽明也，以陽明之熱，能制太陽之寒，太陽之寒，亦能殺陽明之熱，本斯病之所以爲溫也，俗呼之爲寒火病，甚合病理，內太陽病發熱而渴不惡寒之病理爲何，因傷寒不已，至春空氣與人身之體溫增加。表層皮膚或受冷空氣之壓迫，則皮膚收縮，汗孔結閉，體溫不得放散，而造溫機能，當不能因之停止其工作，反因肌表感受冷氣之故，血液愈挾高溫以向外，而皮膚收縮，又不能放散其體溫，致熱伏於內，寒鬱於經，故未離太陽頭痛項強，而有發熱而渴，不惡寒之陽明經病者，治之者，解其在經之寒，淸其內伏之熱，溫病雖有在經在臟之分，治法總不出此，惟視寒熱之孰進孰退，故治法略有不同，余愧未廣讀書，論多淺陋，倘荷同志諸君不吝賜正，甚感，茲附錄業師治療溫病驗案於左，以供同志之探討。

馮效先生溫病驗案

門人蕭養然錄

彭如陵之嫂，年五十，病溫，身大熱，口大渴，頸筋攣，其脈右大於左，歷請諸名醫診治，皆云溫病，惟藥進無效，漸至身體強直，不能起床，彭君飛東請師診視，用桂心、白朮、芒硝、大靑、梔子、柴胡、石膏、生姜、生地黃、香豉、服一劑病若失。

中国近现代中医药期刊续编·第一辑

產後證治舉隅

何威白

緒言——地球之間，聚有人類，而人類之產生，由原始時代定以夫婦之制，延傳至今，生生不滅，總不越生育之階限，故人類之始，由兩性繁生而成家族，由家族推及宗族，由宗族及至國家民族，全由寡而衆，由小而大，由此以觀，個人生殖之多寡康健，與國家民族之盛衰，有密切關係也，生殖與國家民族盛衰既有關係，凡我人類，當推本逐源，加以研究，如何使生殖量增加，如何促其新生物健康，執其末，求其本，則不外于父母兩性之康健而已，蓋父母健康，則子女亦必多健康，此當然之理也，故父母之有否疾苦，與新生物之健康，其關係之大，可昭然若揭矣，然人既不離疾苦，但疾苦之中，又有男女老幼之別，女子又因生理異于男子，更有胎產之專職，故女子之胎產，其與生殖之重要，更較男子爲直接也，夫男子苟能清心寡慾，調節得宜，使體魄康健，偶病亦不越正軌，醫者只從其病而治之，察其癥結而療之，未有不中肯竅者，但女子則不然，雖胎前調節之適宜，少遭大病，而產後因氣血虧耗，則最易罹疾，輕則纏綿時日，重則喪其生命，俗云，「女子生產，介乎生死之間，如一足已入棺，一足在棺外」可不危乎，故醫者之論生產之病，亦最困難，蓋因產後眞元大損氣血空虛，若內因七情之鬱，外受六淫之侵，百病叢生，其繁瑣累重，不勝枚舉，故丹溪謂「寧治十男子，莫治一婦人」正以此也，論產後之證治，如千金外台，會王產寶，馬氏，王氏，崔氏，皆有明言，集安世有衞生寶集，子母祕錄，郭稽中有產後經驗寶慶集，以及近世最通行之沈堯封，傅靑主，武之望，嚴鴻志等數十家著作，備則備矣，攷其根源，莫不宗仲景學說，然仲景產後病脈證治療，察其總綱，約分四類，一、主于虛，一主于不虛，一主于全實，一主于去瘀，當歸生姜羊肉湯，竹葉湯，當歸建中湯，主于虛也．陽旦柴胡，主于不虛也，枳實芍藥散，大承氣湯，主于實也，下瘀血湯，主于去瘀也，不論寒熱虛實，總以適應病象，隨症治之，丹溪埀大補氣血之訓，而竟不盡然者，以張景岳之偏尙溫補，猶知其非，虞天民，葉以潛，又以去瘀血爲主，傅靑主曰，「產後氣血大虛，理宜峻補，但惡露未盡，峻補須防壅滯，血能化又能生，攻塊無損元氣，行中帶補；方謂無弊」可見治產病之難矣，仲景列三大症于雜病篇之後，敍述新產病之總綱，眞人千金，王燾外台，列諸開端，郭氏分二十一論，曰熱病胎死腹中，難產，胞衣不下，血暈，口乾，痞悶，乍寒乍熱，四肢浮腫，乍見鬼神，不語，腹痛又瀉利，遍身疼痛，大便閉塞，血崩，腹脹悶，嘔吐不定，口鼻黑氣起及鼻衂，喉中氣急喘，中風心痛，熱悶，氣上轉爲脚氣，汗出多而變痙，虛極生風，是也，武氏列五十七症，曰胞衣不下，血暈，惡露不下，血露不絕，血崩不止，心痛腹痛，脇脹痛，腰痛，頭痛，通身疼痛，脚氣，外感風寒，中風發痙，痢瘧，拘攣不語，狂言譫語，顚狂驚悸，恍惚虛煩，發渴，自汗，發熱，往來寒熱，瘧疾，蓐勞，虛羸痞悶，腹脹浮腫，積聚霍亂，嘔吐，吃嘔，咳嗽，喘急，鼻衄，泄瀉痢，大便閉澀，大小便不通，遺尿淋閉。小便不禁，小便數，小便出血，大便出血，產門不閉腫痛乳汁不行，乳汁自出；吹乳癰腫，乳妬，乳岩，乳懸等是也，條列證治、可不謂不詳明而賅備矣，第分類重疊，定名繁複，對于病理更屬糢糊，不但不能闡發眞諦徒令後之學者，目眩心迷，茫茫然不知其所宗而已，誠醫界之憾事也，夫產後諸症，最易患者，不外惡露，血暈，寒熱，泄瀉，浮腫，五種，惡露爲產後常有之病，血暈爲產後兇急之症，寒熱泄瀉浮腫，均爲產後難治之疾，惡露之多寡，以及出血不止，均有影響腹痛，或致崩漏血暈當別實，分爲腦貧血及充血，寒熱包括蓐勞，破傷風，以及產後瘧疾諸症，泄瀉浮腫，大都屬虛者爲多，不可以平人治法治之，故產寶百問早有重虛之訓，此產後五大症總綱之大略也，今分述于下以冀識者有以教我。

（未完）

心理療法之實驗

周筱齋

頃讀山西醫學雜誌九十四期，黃國材先生大作，「心理療法解釋」，因追憶曩年寓次李堡時，曾治一般姓婦經閉症，爲之記述如下：

般姓婦，年三旬餘，住曹家園，於乙丑秋，耘草田間，薄暮，歸作晚饍，鄉人每于全家赴田工作時，則反扃其戶，甫推門，見一巨蛇盤踞當地，隨取鐵叉截住，而蛇忽不見，化爲瓦礫一片，婦因驚極狂呼，嗣斯卽腹痛時緩時劇，百藥不效，精神委頓，家人咸疑妖蛇爲祟，祈禳之舉，固非一次，亦終無效，至次年春，余適至堡，有章君者介余診焉，視其色，面白而環唇青，神委，舌胎白膩，診其脈，濇滯不暢，詢其致病之狀，彼卽歷舉以對，且述腹痛劇時，如物旋繞，自云不起，言時聲淚俱下，不勝悲楚，余復詢及月汛，答已經停五月，余曰，得之矣，卽極力曉以決無妖蛇爲祟之事，若果屬實，何百般祈禳，而無少效，斯病確爲月事將行，適爲驚駭而阻，加以憂愁思慮，則氣結血滯也，因予疏氣破血之劑，越日，偕乃翁及丈夫同來，喜形於色，謝曰，先生何神乎其技也，服藥後，腹痛頓止，神爽穀增，余曰，雖見小效，而經未通行，是病株未除也，續予前法而增其量，下紫瘀多塊，調理旬日而痊。

黃先生謂『疑心妨害於精神也，蓋精神關係於身體甚大，若疑惑之念，常縈於腦府，則精神必抑鬱，由是神經呆滯，血流遲緩，新陳代謝，違其生理之常，腦皮質變性，而起幻覺，故病生焉，一旦疑釋而精神暢快，腦筋安舒，恢復其生理機能之常，則病自愈矣。』余移借以釋般婦之病理，實不爽毫厘，惟治療則心理生理並重耳。

霍亂的究討

北平　莫繼宗

序

自古以來，對於霍亂是證，素無專書詳論，靈樞金匱等書雖有了記載，然文字簡略，言之不詳，及後各家均有見解，但亦鮮有明者，孟英君，專究是證，頗費苦心，特著霍亂論一文，內容可謂盡美盡善，若迷途之寶筏，若暗室之明燈矣，然理深義博，非淺學者所能窺涯，繼宗不才，自幼每見友朋，憐居，患是證者頗夥，因其來勢甚猛，鮮有幸者，考其原無非由醫者誤治之耳，故立志專究本以免誤人，所幸蒙師長之指導，朋友之幫助，遂有研究討論之機會，曲指計之，已三載於茲，然所獲者無幾，今願盡行公諸於世，以備海內明者證之，並可解誤於萬一也。

概說

霍亂一證近時辯論頗不乏人、然欲求通俗咸喻，先須明其古人所定名之意義，所言霍亂者，其手足之擾動如揮霍也，亂者，言其內之邪正變亂也，該證多發於夏秋之間，外感六淫之邪，內傷飲食生冷，且經曰，清氣在陰，濁氣在陽，營氣順行，衛氣逆行，清濁相干，陰陽交錯，水火幷爭，升降失宜，氣血相搏，霍亂之證乃作矣。

證狀　猝然上吐下瀉，心腹絞痛，手足厥冷，羅紋麻癟，或發熱，或惡寒，或竟腹痛而吐瀉不得，或竟吐瀉而腹中不痛，或腿肚筋轉，或頭痛等證，此皆霍亂之證狀也，至於其原及治法分列於後。

夫戊土熱，胃氣上逆則吐，已土溼，脾氣下陷則瀉，此卽所謂上吐下瀉也，但此爲陽者，患者易治之，若陰者則尙有虛實之分，因實受暑者，其脈浮滑而有力，在午以前，邪入陽明則吐，繼傳太陰則瀉，是爲上實，陽不得升下必虛而陰不降，斯脈無倫次，或伏，或閉，面色青，唇色紅，舌中焦黑，甚則有芒刺，鼻準紅則生，黑則死，午以後天之陽氣盡，陽盡則人之陽氣不支，不支則竭，陽氣竭，陰氣亦脫矣，若夫因虛受寒，脈沉嗇而無力，在子以前，邪入太陰則瀉，上逆於陽明則吐，是謂上下俱虛，陰隔於陽，若脈反浮大而虛，是陰證陽脈此屬不治之證，子以後天之陰氣盡，陰氣盡，則人之陰氣不支，不支則脫，陰氣脫則陽氣竭矣，何以腿筋動而痛哉，曰筋屬肝，肝主風，風主動，熱則拘急，且木來凌胃，胃爲筋之宗，故動而痛也，心腹痛者，何也，曰陰陽錯綜，升降倒置，若腹脹而痛，是爲脾痛，若轆轆有聲，是腸痛，少遲卽下，此症多生於秋間，特以三伏之中，土藏當令，至立秋雖屬肺金當令，熱尙在寒亦生，脾生溼而惡溼，因忌具類也，經曰「太陰所至爲中滿，霍亂吐下」，太陰者，脾也，所至者，謂所當令之時也，中滿者謂胸中滿悶者胃有熱邪也，霍亂吐下者，土氣不能統攝，故吐下，此又經所謂「土鬱之發民病霍亂」，嘔吐注下之義也，又曰若非其時有此症否，曰有，經曰歲土不及，風乃大行，其症吐瀉交作，腿肚筋轉，甚則手足麻木，夫脾主四肢，木來侮土故也，經又曰，熱至則身熱，霍亂吐下，身熱者，肝之陰熱外溢，甚則內若火燒，外則身若冰冷，各部之脈亦息，惟舌中焦暗而有芒刺，此陽極反陰之候也，卽仲景所謂之熱閉，亦卽氣閉也，夫怒傷肝，怒氣爲肝所發，上則乘火灼金，中則凌胃侮土，則子來尅母若脾氣閉塞，經絡不通，木熱愈熾，皮膚愈涼，是以六脈亦止，熱藥入口立斃，此霍亂概言其病之源也。

分論各證之源

甲、勃然上吐下瀉。

（一）寒霍亂勃然上吐下瀉，此因食冷，如冰、瓜、水菓，恣食爲常，雖於夏令，爲陰寒濁邪亂於腸胃，故勃然上吐下瀉。

（二）熱霍亂，勃然上吐下瀉，此因恣食肥甘，炙煿瓜菓之類，而感受暑濕以致腸胃鬱熱，變化失常，故勃然上吐下瀉，「但此所吐瀉之物，多爲腥臭，或原物不化等。」

（三）乾霍亂，此爲不吐不瀉之證。

（四）產後霍亂，勃然上吐下瀉，此由產後飲食不消，或感冒風冷，陰陽不順，以致相搏而勃然上吐下瀉。

（五）似霍亂，勃然上吐下瀉，此源頗多，或因傷食，傷暑，感冒風寒，而成本病者，此爲霍亂之最輕，甚易治也。

乙、心腹痛疼。　此因土鬱不能發泄，火熱內熾，陰陽不交之故，若不吐不瀉而僅心腹痛疼者，此卽俗名攪腸痧也，亦卽乾霍亂也。

丙、腿筋轉動，手足麻木，按此以筋爲肝之餘，肝主木，木主風，風主動，動則生熱，熱則拘急，且胃爲筋之宗，故動而疼也，手足麻木者，營衞傷也，至於或發熱，或惡寒者，乃陰勝隔陽也，此乃各證之源也。

診斷

色診。　其人氣色晦而不明，下目胞黯，鼻準青，口之四圍亦青，脣紅而舌中黃苦，若塗赭然，或面色青，脣色紅，舌中色黑焦，甚則起芒刺，鼻準紅則生，黑則死。

脈象　或伏，或濇，或閉，或細，或洸，或洪大。

藥治

（一）寒霍亂。　脈象微極欲絕，而現特證爲溺青，而糞不臭，用藿香正氣散，或平胃散加木香，藿香，生姜　半夏等。

外治，法用鹽填臍內，上敷葱，以艾灸之。

（二）熱霍亂，脈數而急，或洪大，特證溺赤而糞臭，肛門熱痛，汗出口渴，吐出酸臭。

暑火熾盛，發熱不惡寒，汗出口渴而霍亂者，宜白虎湯。

暑熱兼溼霍亂者，宜桂苓甘露飲。

痰溼食積所致者，宜藿香正氣丸。　五苓散之屬，他如六和湯，六一散，燃照湯均可參用。

傷暑吐瀉，手足厥冷少氣，六脈俱伏，察其吐酸臭瀉臭穢便黃溺者，爲熱象倘再誤用熱藥，入口立斃，此爲熱邪潛伏，宜地漿水，煎竹葉石膏湯。

（三）乾霍亂

吐瀉不得，而腹中擾亂者，爲乾霍亂，宜先以鹽湯令其得吐瀉後，再下藥。

（四）產後霍亂

1. 產後血塊未除，而患者，宜生地六和湯「川芎、當歸、黑姜、甘草、陳皮、藿香、砂仁、茯苓、生姜」等煎服。

2. 霍亂吐瀉，手足逆冷，無塊痛者，宜附子、乾薑、吳茱萸、黃連、白朮、甘草、晚蠶沙等，絢口渴飲水者，宜豬苓、白朮、澤瀉、桂心等，寒而不欲飲水者，宜附子、乾姜、甘草、或來復丹、治之。

3. 飲食不調，恚怒兼作，致胸腹大痛，手足逆冷者，宜八味丸，加附子等。

4. 吐瀉嚥酸，面目後腫者，此脾氣虛寒，宜六君子湯，加泡姜、神麴、川芎、山查、麥芽、如轉筋者，可加木瓜。

結論

考霍亂一證，固多發於夏秋之間，但亦不能謂，非其時即不能有是證發現，不過是時較他時患者爲夥，而非其時，患者較少耳，總之，爲醫者，當審察病源，對證下藥，切不可以時間爲縛也，但究其病之所以生者，乃中脘失其樞機健運之能，若中脘之氣健旺，有餘則驅下脘之氣於大小腸，從前後二陰而出，惟其不足則無力運之下行，反受下脘之濁氣，以致胃中清濁混亂，此本病之爲痛爲脹爲吐爲瀉之所由也。

（完）

清河小軒醫案（續）

玉山葉佐臣

癇證

詹宏源燭坊，有一嬰孩，年近週歲，肌肥面白，神慢氣怯，於去臘初，偶感風寒，咳嗽不已，就醫診視，屢藥罔效，延久，釀成癇證，因求余診，察其病狀；確由先天不足，中氣素弱　以故脾失司運，乳食精微，不化營衞，而變爲痰；驗其關紋，隱隱淡紅，舌苔白潤，據云：「不咳則已，咳必十餘聲，或數十聲，連續不斷，咳甚，則眼翻直視，口噤流涎，四肢發搐，卒然昏去，移時，即醒如常人，每日必發二三次。」適值痰多勢危，當援古人急則治其標之例，先與化痰。擬方於後；

姜半夏一錢　殭蠶錢半　玉蔻霜八分　白芥子四分

茯苓三錢　賴氏紅八分　九節蒲四分　膽星（另燉冲服）八分　桑枝二錢　鈎藤（後入煎）三錢　炙草六分

另用開水溶化蘇合丸（去蜡）半粒分二次冲服。

方解　姜夏降逆止咳，燥濕祛痰，殭蠶輕宣上焦風痰，肉蔻溫運中焦濕痰，黃子能搜皮裏膜外之積痰，茯苓淡滲下焦，橘紅寬胸利氣，消痰止嗽，菖蒲，膽星，開痰定癇，桑枝平肝息風，鈎藤舒筋定搐，炙草調胃助脾，蘇合丸芳香開閉，領諸藥直達病所，其功益彰。

服藥二劑，咳嗽痰鬆，癇雖發而時間短去，餘症亦去什七，覆診，仍照原方，除桑枝、芥子、肉蔻加青州白丸（入煎）六分，硃茯神二錢，全蝎尾七個，養脾丸末（包煎）三錢，姜汁（冲服）一匙，續進三劑，遂不復發，接服集成定癇丸方，調理數日，竟告霍然。

金匱之研究（續）

劉淑士

小腸屈曲居上，大腸洞直居下。食物到小腸，水分盡被吸出，乃將硬矢運下到大腸，達肛門而排去之，此生理也。若小腸有寒氣凝結，則腸壁毛孔閉，不能吸出水分，運到大腸則多鶩溏矣（鶩溏，泄稀矢）。若小腸有熱，則成腸炎，腸脂膿垢及食物攪和一起，輸下大腸，故便腸垢，卽白痢也。若大腸有寒，則腸窄，矢出難，努責太過，必下重便血，卽後人所云腸風下血也。（熱症痢疾使血與此不同）大腸有熱結於肛門內外，卽成痔，其理甚明。原文「大」「小」二字顛倒，致與生理不合。

「臟躁」，病在子臟，故婦人多患之。「邪哭」，病在心臟，故男人多患之。子臟，心臟，皆爲神經聚會之樞紐，而腦府則神經之總根也。（近人陳影鶴謂臟躁以心力不足，思慮過度爲主因。可見臟躁與邪哭病因相同）。

痰飲欬嗽病脈證治第十一

病痰飲，未必皆病欬嗽；病欬嗽亦未必皆病痰飲；然二病常相依而起，故仲景合爲一篇，其中自有分別。

淡飲，懸飲，溢飲，支飲，各以部位分之，而總名曰痰飲。淡字俗本作痰字，非。

論留飲分四小節，舊本多粘連不清，今分析其句讀於下：

「夫心下有留飲，其人背寒冷如掌大。」

「留飲者，脅下痛，引缺盆，欬嗽則撤已。」

「胸中有留飲，其人短氣而渴。」

「四肢歷節痛，脈沉者，有留飲。」

論伏飲節，舊本句讀亦有誤，茲正之：「膈上病痰，滿喘，欬吐，發則寒熱，背痛，腰疼，目泫自出，其人振振身瞤劇，必有伏飲。」

「水在腎，心下悸」，「心」宜改「臍」，遵金鑑。

四飲，五水，皆在腸胃之外爲病，西人名爲慢性胃炎，與非也。腎腸微弱，三焦失職，決瀆無權，因成痰飲之病，與胃何干？仲景用桂，附，薑，椒等溫藥和之有以也。共用防己，葶藶，甘遂，半夏等峻劑，乃實證治法。

今分四飲，括其治方如下：

四飲
- 1. 淡飲——已椒藶黃丸
- 2. 懸預——十棗湯
- 3. 溢飲——大小青龍湯
- 4. 支飲
  - A 在氣管——葶藶大棗瀉肺湯
  - B 在心下——小半夏湯或澤瀉湯
  - C 在胸——厚朴大黃湯

凡人食少飲多，水停心下，甚者悸，微者短氣。夫短氣有微飲，當從小便去之，桂苓朮甘湯主之，腎氣丸亦主之。若水停心下甚者 心下痛，眩悸，小半夏加茯苓湯主之。若飲水多，不停於心下，而在臍下，致臍下悸者，此水在腎也，心吐涎沫而顚眩（頭重目花似顚顚仆）。五苓散主之。——凡此皆溫藥和之之法。

欬嗽多由內飲外寒致之，故小青龍爲正治法。其脈浮者，宜厚朴麻黃湯，仍是小青龍之加減法也。脈沉者，宜澤漆湯，減十棗湯一等。蓋小龍十棗爲治痰飲欬嗽之兩大法門，——惟於虛勞欬嗽則均非所宜也。（脈浮、脈沉治法，見肺痿篇）

消渴小便不利淋病脈證治第十二

消渴研究，見拙著傷寒論研究大綱厥陰病條。宜參看。

消渴（糖尿病）乃腦腎膵脾交互致病，彼構思傷腦，耽色傷腎之肥胖人，多易患之。金匱云：「寸口脈浮而遲，浮卽爲虛，遲卽爲勞，虛則衞氣不足，勞則榮氣竭。」此分明言消渴病由于虛勞致之。榮出中焦，衞出下焦，腎精先傷，及于脾胃，因致消渴。金匱又云：「趺陽脈浮而數，浮卽爲氣，數卽消穀而大便堅（原文脫便字），氣盛則溲數，溲數則堅，堅數相搏，卽爲消渴。」趺陽爲胃脈，浮數胃氣虛亢之徵，消穀如除中之例，非佳兆也。再參「趺陽脈數，胃中有熱，卽消穀引飲，大便必堅，小便則數」，此仍是論消渴，非論淋病，蓋淋病必不消穀引飲耳。

消渴病者小便利，而小便不利者常有渴症，故五苓散，括蔞瞿麥丸，猪苓湯二方，治小便不利兼發渴者。蒲灰散，滑石白魚散，茯苓戎鹽湯三方，治小便不利不兼發渴者。

淋病小便如粟狀，小腹弦急，痛引臍中，與小便不利病症不同，此自起之疾，金匱未具治法。觀「痛引臍中」一語，可知西人所云尿石胱石症卽此。「小便如粟」，蓋石屑也，大石必排洩不下。治以耎堅化石爲急務。

文蛤散與白虎加人參湯二方，一治腎，一治肺，糖尿病不甚虛者亦可用之。

注意：文蛤乃介屬，非五倍子也。

後世淋濁二症，金匱未及，待補。

水氣病脈證幷治十三

「病在骨節」，宜連在「此爲黃汗」之下。

「厥而皮水」之「而」字，當是「面」字之誤。厥，代名詞。

風水，皮水，正水，黃汗，五者之外，又出裏水之證治者，裏者表之反，表爲皮膚，裏爲腸胃，水在腸胃，阻抑膽汁，故一身面目黃腫，因名裏水，以別於五水。白朮利水治疸，故用越婢加朮湯（越婢湯治風水惡風脈浮者）。

五水與裏水之治法，表述于下：

水病
1. 風水——防己黃耆湯，越婢湯。
2. 皮水——防己茯苓湯，蒲灰散。
3. 正水——麻黃附子湯，杏子湯。
4. 石水——枳朮湯。
5. 黃汗——耆芍桂酒湯，桂枝加黃耆湯。
6. 裏水——越婢加朮湯，甘草麻黃湯。

正水，石水之治，金匱未明。枳朮湯條文，言「水飲所作」，顯與上節氣分不同；方下言「腹中軟卽當散」，軟者，堅硬之反。可知病入之腹堅硬如石，非石水而何？麻黃附子湯與杏子湯條文，言「水之爲病」，非泛言諸水，乃專言正水。正水脈沉遲，外證自喘，惟其沉遲，故用附子；惟其自喘，故用麻黃。篇中論正水，條文甚多，并未標出「正水」二字。

水氣難云同原，究竟有別。水有形，氣無形，水多實，氣多虛，水宜利下，氣宜溫散。桂甘薑棗麻辛附子湯與枳朮湯絕對不同，職是故耳。

黃癉病證并治第十四

金匱黃癉篇所云，與傷寒論所云發黃迴異，蓋彼由急性熱病所致，膽管脹大發炎，或首腸發炎，因而膽汁墮於全身也。金匱所云，皆屬慢性黃病。酒癉，穀癉，則因飲食過度，消化不良，胃與首腸發炎，致膽汁灌腸不易。脾黃（首節所云），女勞癉，均病在血分，白血球大多，赤血球大少，，此血枯之咎也。酒癉，穀癉，病症與膽府有關；脾黃，女勞癉，與膽府漠不相干。

黃癉篇首節「痺非中風」一句，意在撇開痺病，而唐氏竟牽連下句，似乎痺病四肢苦煩，黃病四肢不苦煩也，與病症不合。痺病四肢煩痛，黃病四肢不痛，但苦煩而已。「脾色必黃，瘀熱以行」，因脾之白血球過多，脾體發炎，且有變大變壞之患，非僅變黃已也。瘀熱，卽脾發炎之熱，行於血中則發黃矣，脾黃篇中無治法，吾意小建中湯一方可以治之。後人照硝石礬石散治女勞癉之意，立伐木丸，或用青礬針砂蒼朮木香陳皮砂仁神粬大腹皮西茵陳等爲丸服，治血弱黃腫，甚效。可見兩症相同，均屬血枯。而小建中湯之妙，則知者鮮矣。脾黃與女勞癉，小便皆清利也；惟女勞癉膀胱急，脾黃四肢苦煩，只此不同。二症病甚腹均發脹。

黃病脈浮者，當以汗解，宜桂枝湯加黃耆，此本治黃汗之方也，移來治黃病，因皆爲濕熱瘀在血分之病。當汗解者，宜助其氣故於調和榮衞之桂枝湯中加黃耆主之。從此方而反求焉，則黃病小便利，脈不浮，不宜以汗解者，則當於調和榮衞之桂枝湯中加芍藥以活血，加飴糖以潤燥，而變爲小建中湯矣。若欲改湯爲丸，卽可於小建中方內加青礬針砂等鐵劑，較假方更優。

千金麻黃醇酒湯用麻黃一味羙酒服治黃癉，此利用麻黃利尿之功，非發汗也。利尿之藥多矣，何故獨用麻黃？本經言麻黃破堅癥積聚，別錄言麻黃消赤黑斑毒，甄權言麻黃治毒風瘮痺皮肉不仁，合而觀之，可見麻黃能從皮肉中解熱毒由小便中出也。若要用之發汗，則宜佐以桂枝，今乃佐以美酒，則易于入血，不能化汗，必化尿矣。古方發汗，不用酒劑。

肘后方言女勞黃疸，因大熱大勞交接後入水所致。身目俱黃，發熱惡寒，小腹滿急，小便難，用膏髮煎治之存參。

驚悸吐衄下血胸滿瘀血病脈證第十五

此篇除驚悸外，所論皆血症也。治驚無專方，火邪有方而不全，蓋已詳於傷寒論中矣。治悸用半夏麻黃丸緩圖之可知是久症，心下痰飲爲患也。奔豚篇言奔豚，吐膿，驚怖，火邪，皆從驚發得之。除奔豚有專篇外，吐膿卽是吐衄，與火邪一節，心下悸一節，各有方治。余細心參悟，乃知此篇與奔豚篇應合讀，驚非病名，乃病原，奔豚，吐衄，驚怖，火邪，皆因驚致之。諸病以驚爲本，諸病之方，卽治吐之方，諸病治，卽驚治矣。治驚無專方，卽此故耳。至于胸滿瘀血，乃吐衄之餘症而已。

究竟吐衄下血，不皆由驚發致之，謂驚能致吐衄下血則可，謂吐衄下血必由驚發不可。如目睛暈黃而衄者，此由驚傷大腦致之；從春至夏衄，從秋至冬衄者，顯與氣候有關，不由驚致也。吐血，下血，原因頗多，難一例論。然血症，大症也，近來患者甚多，已成普遍性矣。金匱柏葉湯，溫法也；瀉心湯，涼法也；黃土湯，溫涼合併法也。後人專用苦寒清火，滋陰降火，貽誤極多，姑息養奸故也。血爲陰類，宜運陽和，營出中焦，脾胃是宅，後人用歸脾湯，附子理中湯，甘草乾薑湯，深得治血症之法，較用六味，八味等方者大有天淵之別。大抵大量出血之際，宜用重鎭之劑，佐以溫藥，非重劑不能抑血壓，非溫和不能運血行，陳修園用黃土湯，黃土易赤石脂，附子易炮薑，甚者加側柏葉鮮竹綜甚妥。脈洪數有力者，可用瀉心湯，此釜底抽薪法也。血症日久者，以補養脾胃，甯靜心神爲主。脾胃得養，則飲食消化；心神安靜，則神經不驚，歸脾湯其首選乎！至于虛勞，肺癆，另有專篇，證治又不同矣！

嘔吐噦下利病脈證治第十六

此篇條文清暢，承接，轉換，非常明白。論下利，比傷寒論所云更修潔。惟「六腑氣絕於外者，手足寒，上氣，脚縮。五臟氣絕於內者，利不禁，下甚者，手足不仁。」此一節結嘔吐噦三症，起下利一症也！嘔吐噦三症皆陽爭上逆之症，陽氣輕清，本來上浮，若上逆大過，則陽氣絕。手足寒，上氣，脚縮，皆因陽氣上脫，不能展布於四肢也。陽主發洩，故曰「外」。下利日久，則陰氣下脫，陰氣重濁，本來下凝，今又下利大過，則陰氣絕。手足不仁，血行痺着，不能循環矣。陰主收藏，故曰「內」。言五藏六府者，以見嘔吐噦症，六府皆能致之；下利，五藏皆能致之；非僅一藏一府也。夫人必藏府調和，陰陽順暢，而後乃能榮養四肢，若上下走泄大過，則軀幹動搖，又何以養其四肢乎？傳曰「本實先撥，而後枝葉從之」，卽此謂也。

瘡癰腸癰浸淫病脈證幷治第十七

首節「當發其癰」一句，註家俱作治法解之，此誤認「其」字之過也。本句「其」字，從上句「痛處」來；言若有痛處，定當在痛處發癰也。「發」謂病勢，非治之也。唐容川自詡會得仲景文法，何昧昧於此？

大腸癰，西醫名爲盲腸炎，又名縮脚腸癰，因病者右脚常縮而不伸也。盲腸位置，恰在右下腹部，大腸上段與小腸末段迴腸交接之處，長約六公分，其下端有盲囊，若蚯蚓狀，此附屬物，毫無生理作用，乃退化機關也。所謂盲腸炎，即此蚯蚓狀之盲囊腫爛出血，化膿，腐敗也。西醫常用手術割去盲囊，直捷而欠了當。中醫用藥劑，如金匱大黃牡丹湯，局方四賢散，證治準繩薏苡仁湯，方皆佳。薏苡一方，於敗毒外，更顧及到縮脚矣。

排膿散用枳實十六枚，芍藥六分桔梗二分，多少不稱，何哉？古以六銖爲一分，二十四銖爲一兩。芍藥六分，不過三十六銖，一兩半也。桔梗二分，不過十二銖，半兩也。漢一兩當今三錢零五釐八毫。而枳實至小者，以今庫平準之，總在一錢五分以上，彼此計較，分量相差大遠。且芍藥，桔梗，性味又不峻烈，輕重相懸如此，古人製方，誠有不可解者。

後世瘍科，常用雞雛或童雌雞連毛生搗如泥，用以和藥，此襲排膿散用雞子黃之意，究不如用雞子黃之清純。

趺蹶手指臂腫轉筋狐疝蚘蟲病脈證治第十八

「腹中痛，其脈當沉弦，若反洪大，故有蚘蟲。」坊本「若」字在弦字之上，便不可通。

烏梅丸條文「此爲臟寒」，此字，金鑑改爲「非」字，若是此字，何以辨臟厥。不知臟厥與蚘厥不同，當辨之於脈，脈沉弦者臟厥，與寒疝同類；脈洪大者蚘厥也，且蚘厥吐蚘，臟厥不吐蚘。若傷寒論厥陰篇所云脈微而厥之臟厥，乃傷寒病之變症，非臟厥本來脈症。須知蚘厥，臟厥，子臟皆寒，中腹皆痛，舍舍何以辨之。

婦人妊娠病脈證治第十九

首節「則絕之」，謂斷絕其胞繫也。考古文繼作𢇍，反𢇍爲𢇍（古絕字），𢇍加斤則「斷」。絕之，斷絕之也。醫既治之逆矣，却一月又加吐下，是斷絕其妊娠耳。却訓後，傷寒金匱中却字皆同。

當歸貝母苦參丸，爲妊婦病淋治法，其淋由傳染來。當歸養血保胎，貝母治淋瀝，與桔梗白散用貝母治濁唾腥臭同意，苦參殺蟲，逐水，治溺有餘瀝。若男子病淋，可去當歸，加黃蘗，甘草。

婦人產後病脈證治第二十

竹葉湯條文，「產後中風」句下，加「病痙者」三字，遵金鑑。竹葉湯不但爲產後中風病痙之方，乃一切破傷中風之方也。

「婦人乳」，產子也。子下則中虛，故煩亂嘔逆。竹皮大丸方義解見血痺虛勞篇。

千金三物黃芩湯治產後得風，四肢苦煩熱，頭不痛者。服後多吐下蟲。此蟲由坐草蓐時，自發露其衣袴，冒風，蟲乘風入也。蟲若侵入子宮血管，隨血運走周身，則發痙症，如破傷風例。

千金內補當歸建中湯，確爲產後去血過多，虛羸不足良方。內補云者，補中之謂也。

婦人雜病脈證幷治第二十一

「婦人之病」一節，多四字韻文，所押皆古韻，非後人韻本所能比對。且中間或有脫字，世遠年湮，無可補綴，甚憾事也！茲錄其原文，加以標點，脫字以囗補之。

「婦人之病，因虛積冷結，氣爲諸囗，經水斷絕，至有歷年，血寒積結胞門，寒傷經絡凝堅。在上嘔吐涎唾，久成肺癰，形體損分；在中盤結，繞臍寒疝，或兩脅疼痛，與臟相連，或囗結熱中，痛在關元，脈數無瘡，肌若魚鱗，時著男子，非止女身；在下囗囗來多，經候不勻，令陰掣痛，少腹惡寒，或引腰脊，下根氣街，氣衝急痛，膝脛疼煩，奄忽眩冒，狀如厥顛，或有憂慘，悲傷多嗔。——此皆帶下，非有鬼神，久則羸瘦，脈虛多寒，三十六病，千變萬端，審脈陰陽，虛實緊弦，行其鍼藥，治危得安，其雖同病，脈各異源，子當辨記，勿謂不然！」「來多」，金鑑改作「未多」，不妥。帶下之病，不止閉經一症，經候不勻，來多，多少，不一定矣。囗補之處，僭塡之，請教高明指正！「氣爲諸囗」塡囗作「慾」。或「囗結熱中」，塡囗作「氣」。「囗囗來多。經候不勻」，塡囗囗作「來少」。且有疑點一，「街」字不叶音韻，恐爲「衝」字之誤(?)。

婦人咽中有炙臠，當然是梅毒結喉；半夏厚朴湯中茯苓，宜改爲土茯苓。

「婦人年五十所」一節，溫經湯主之，宜改爲旋覆花湯主之。「寸口脈弦而大」一節，旋覆花湯主之，宜改爲溫經湯主之。兩節治方對換，才合脈證。錢氏知是錯簡，不能更正。陳修園亦知方證不合，故作含糊之語，且以溫經湯爲承上節歷年血寒積結胞門之重證而出其方，則大誤矣。「寸口脈弦而大」一節，一見於傷寒論辨脈法，此固王叔和收編於該處也。在金匱又凡三見：一見於虛勞篇，再見於吐衄下血篇，三見於婦人雜病篇，雖字句略有增減，可見是一定不移之脈證。

「婦人經水閉，不利，臟堅癖不止」，閉與不利不同，閉謂經水閉塞，不利謂經水不暢利，間月，逃月，或點滴淅瀝，止而又作之類是。閉與不利症有重輕，因其臟中堅癖之程度而異。

陰吹症，近人顧鳴盛所著房中醫力闢之，謂本無此症也。殊不思孕宮夾在大腸膀胱中間，膀胱之尿，有時可從陰道排出(多見於產後，作者經過數人)，而大腸之氣，在特別狀態中，竟不能逗入陰中而吹出耶？方書每言交腸症，陰門排糞者有之，大腸放尿者有之，蓋其人或經生產用力大過，手術不精，或由傾跌，剖解，種種意外摧殘，致大腸，孕宮，膀胱等器官膜壁有一處破裂，即可成陰吹，交腸等症。金匱謂陰吹由於氣之實，必因穀氣過實，大便時過於努責用力，致大腸之壁，有一處破裂，穀氣遂逗入陰中而放屁也。用豬膏髮，以彌補腸壁，有消瘀長肉之效。如有耳朵被人割斷者，急趁熱用原割耳朵蘸髮灰末安上原處，軟布紮之，半月，接好如初！可見髮灰有補傷續絕之力，更加以豬膏滋潤大腸之乾枯彌縫裂口，固有可能也。肘后方用此煎治女勞黃疸，亦是潤燥消瘀之功，瘀消則血活，燥潤則熱化而黃去。千金所云史脫家婢黃病，服此，胃中燥糞下，便差，則此方又能治穀疸矣，故金匱黃癉篇云：「諸黃，豬膏髮煎主之。」

小兒疳蟲蝕齒方，治小兒牙疳，牙疳爲梅毒之遺傳，故用雄黃。此方亦用豬脂，故附於膏髮煎之後，以見此下宜編次小兒科脈證也。奈何王叔和乃附編雜療及諸禁忌法耶？

雜療方第二十二

紫胡飲子，用紫胡八分，白朮八分，陳皮五分，大腹檳榔四枚，生薑五分，桔梗七分。春三月加枳實，去白朮。夏三月加生薑三分，枳實五分，甘草三分。秋三月加陳皮三分。按方用檳榔四枚，顯非仲景之方，因檳榔不見於神農本經，至陶弘景別錄始發明于世也。且爲散濕熱，祛瘴等之方，後人之平胃散，神朮散等方，即從此脫化而出。化而裁之，以治瘧痢其可；斷不可用治五臟虛熱也。

訶梨勒丸乃治氣利之方，金鑑以治陰吹，不合。

治尸厥，剔取本人左角髮方寸，燒末，酒和，灌令入喉，立起。此法，與西人治腦出血，刺耳後出血意略同。按尸厥，卒死，即腦充血或腦出血病。若卒死見張口反折，四肢不收，失便等虛脫症者，則爲腦貧血病，故用灸法。若目閉者，實症，不可灸，故搗薤汁灌耳中，吹皂莢鼻中。

救小兒卒死，用狗屎，此法不堪。

還魂湯，用麻黃三兩，杏仁七十個，炙甘草一兩，水煎服，治卒死，客忤死，通治諸感忤。此亦兒科方也。後人治中風諸續命湯即從此方放大之。

治墜馬及一切筋骨損方　大黃一兩切，緋帛（紅綢）如手大者燒灰，亂髮如雞子大燒灰，久用炊單布一尺燒灰，敗蒲一握，桃仁四十九個，甘草如中指節大炙。右七味，以童子小便量多少，煎湯成，納酒一大盞，吹下大黃，去滓，分溫三服，——先剉敗蒲席半領煎湯浴——衣被蓋覆斯須，通利數行，痛處立差。利及浴水赤，勿怪，即瘀血也。此方內外兼治，消瘀通便，最妙在用亂髮，緋帛二味。

禽獸魚蟲禁忌幷治第二十三

一切動物血液皆濁，或兼毒質，爲養生者所戒，即不能戒，亦宜有節，古人無故不殺生，聞聲不食肉，其意深矣。本篇分條示戒，致意諄諄，其尤切要者，則曰：「凡心皆爲神識所舍，勿食之，使人來生復其對報矣。」腦藏元神，心藏識神，八識皆出於心，故佛書言「一切惟心造。」因果之說，新學家不信，而其事理則千眞萬確。

「諸肉不乾，火炙而動，見水自動者，不可食之。」該肉必爲該物精魄所寄託，或有多量寄生徵物包含其中，皆爲人目所不能見，故不可食之。「諸肉及魚，若狗不食，鳥不啄者，不可食之」，其理亦同。人之耳目力量，因不及禽獸也。

果實菜穀禁忌幷治第二十四

一切植物氣味清淡，爲養生家所宜服食。惟五辛之類，韮蒜葱椒胡荽，氣味重濁，亦宜少食。生薑通神明，去臭惡，聖人亦不多食之，况耗氣壯陽之品乎？

「妊娠食薑令子餘指。」與上節婦人妊娠不可食兎肉之旨同，形氣相感故也。

「蕎豆，寒熱者不可食之」，此言瘧疾忌食蕎豆也，經過甚多。雞蛋亦然。

臟腑經絡先後第二十五

此篇古本皆置於金匱之首，殊不知此乃王叔和所撰也。何以知之？開首上工治未病一節，言治肝補脾之要妙，顯與禽獸蟲魚篇第二第三節語意相彷。篇中屢言「餘皆準此」，「餘皆倣此」，顯係金匱之歸納法，乃金匱之序文也。古人作書，序文在後，因此臟腑經絡一篇，宜以殿金匱之末乃得。

偏查傷寒金匱條文，無五行配五臟五味，及天氣至有大過不及等說，而本篇則暢言之，遂開後世醫人泛濫之端，此叔和過也。

傷寒驗案一束

江都 孫劍栞

傷寒，又名腸窒扶斯，時醫或西藥治之，非四五週不愈，余於臨床，屢用柴胡桂枝湯而奏效，敢將驗案一束，公佈本刊，以就正于有道。

吾鄉孫王氏之媳，患傷寒，頭痛如劈，身體煩疼，汗下如雨流，夜則讝語，乞余診之，病象如前，時或下痢，氣喘，兩足孿急，即書柴胡桂枝湯與之，次日復診，病已大減，惟口乾舌燥異常，乃加石膏五錢於前方中，與服，次早，已能起立。

南後街蔡萬順漆工也，前年七月間，病傷寒，初倘勉爲余梭樑漆桌椅，次日病漸重，乃請伊素日最信仰某醫診治，服方後，病益重，轉延余診治，余書柴胡桂枝湯與之，服一劑後，病竟霍然。

橋南曹瓦匠，疝痛時作，每發則心腹絞痛，合餘症與傷寒同，余投以柴胡桂湯與橘皮枳實生姜湯合方，彼服二劑後，疝痛絞心痛症與表病悉退。

戚堅廟陳星樓君夫婦二人，俱患寒傷，發熱譫語，朝輕暮重，經本地某醫診治，斷爲濕溫，服三仁湯數貼，病勢未減，復延他醫，遵醫囑，服藿香正氣散等湯，病轉重，乃請余與龔某合診時陳君病較輕，伊妻入暮，則亡陽譫語，瀕危，余主二人皆用柴胡桂枝湯，龔某不以爲然，並云「濕溫最忌柴胡，不可用。」余乃據理力爭，舉傷寒論云，「傷寒六七日，發熱微惡寒，肢節煩痛，微嘔，心下支節，柴胡桂枝湯主之。」伊夫婦之病，無一不與本方相合，柴胡乃對症之藥也，至亡陽讝語，乃由發汗過度所致，仲景之：「發汗多，亡陽譫語者，不可下，當以柴胡桂枝湯，和其榮衛，令自愈。」柴胡桂枝湯，乃主治太陽與少陽二經合病之主方，亡陽譫語，爲本方應有之病象，亦可醫治也，彼仍以用柴胡爲懼。當由陳君定去取，陳君服柴胡桂枝湯減柴胡三錢爲一錢；其妻則由龔某處方，服藥後，伊妻呻吟床第，終夜不眠，病益劇；陳君次早，已能起立，處理家務矣。次日，復請余與龔君合診，彼時其妻已昏沉不知人事，手足厥冷，下痢奇臭，病象殊危，余遂改用柴胡桂枝湯，加茯苓枳實與之，服後，病漸痊，惟以伊妻不愼於飲食，誤進不易消化之食物，致腸出血而亡，亦云慘矣。

古方之探討

陳木天

提到方劑，不是有「單方」和「複方」這兩個名別麼？單方如果說是由簡單幾味藥物製就，而又可使之單獨自立：則複方就得說是由兩個單方或三個單方複製而成的。

若要挪傷寒論上所揭示的方劑來說：像那桂枝二越婢一湯，桂枝二麻黃一湯，桂枝麻黃各半湯，茈胡桂枝湯，這等方劑：可認爲複方的話；則桂枝湯越婢湯，麻黃湯，小茈胡湯，都得認爲單方。

假使有人再尋到麻黃杏仁散，（外臺上氣二物散）桂枝甘草湯這兩個單方；則麻黃湯又得認爲複方了。——因爲麻黃湯可以說是由麻黃杏仁散桂枝甘草湯兩個單方複製的。

由這麼說來，單方的限度，祇能說是一二味藥，定下「分量」和「服法」若估到三味，就不免涉及複方制。例如金匱還魂湯方，是麻黃杏仁甘草三味組成的；若用麻黃杏仁散，甘草麻黃湯，兩個單方來考徵牠，就得認牠也是複方。

我們處於學者的地位，定要把這複方和單方的名義，考到盡頭，也不過想用單方去研究複方能啦。

但是理想是這樣，到了實行研究時，又往往感覺沒有這許多單方敷用。讓我挪千金黑散來說：這方劑比較金匱還魂湯，沒甘草而有大黃；自然要認牠在複方內數。若一經分析，麻黃合杏仁，還得說有麻黃杏仁散可以考徵；卻找尋不到麻黃合大黃，或大黃合杏仁，這等單方在那裏；可用單方研究複方的話，祇能口頭上說說。

然則我們對於方劑，應該怎麼研究呢？我相信方劑裏的藥物，決不是單獨游離的，牠是自有牠們交互作用。所以我想把方劑裏藥物照兩味爲一組分成幾組；逐組考徵。縱或有一組，找尋不到單方做參考，也得向其牠複方裏檢舉同樣的藥組來考較。就談千金黑散分爲三組，若麻黃杏仁組；莫謂有麻黃杏仁散這個單方做參考；即或沒有，也得向麻黃湯，麻黃杏仁甘草石膏湯，麻黃杏仁薏苡甘草湯這等複方裏考較一點道理出來，至於麻黃大黃組；可取徵於千金水解散。（麻黃大黃桂枝甘草）大黃杏仁組；可取徵於大陷胸丸。（大黃葶藶杏仁芒消甘遂白蜜）或取徵於麻子仁丸。（麻子仁芍藥枳實厚朴大黃杏仁）考徵結果；能於千金所揭黑散治例——小兒變蒸中，挾時行溫病；或非在蒸時，而得時行者，——之外知道黑散係爲留飲宿食：發現「喘滿無汗，不大便」而創製的。並可悟到金匱上所說：『脈緊頭痛，風寒腹中有宿食不化也。』這一節，可充黑散的治例。或者黑散，就是與此節同時產生的；尙未可知。於是我們得斷定黑散是應付世人所謂「挾食傷寒」的工具。

照這麼說，我們解決複方，似乎可靠這「分組考徵」的法子解決了。畢竟實行做起來，還覺有些複方裏的藥組，更找尋不到第二個複方裏會有。像那當歸四逆湯裏的細辛合通草一組旋覆代赭湯裏的人蔘合赭石一組，都是找尋不到第二個複方裏會有的。可見「分組考徵」的法子，有時仍不可靠。那麼似非另外想出一個法子來——彌縫其闕——不克！

我想人蔘合赭石一組，是旋覆代赭湯裏專有的。在理只合就旋覆代赭湯的治例——心下痞鞭噫氣——上辨認，或者能夠知道牠是理鬱血以應付「心下痞鞭」的。細辛合通草一組，是當歸四逆湯裏專有的。在理也只合就當歸四逆湯的治例——手足厥冷，脈細欲絕，——上辨認，或者也能夠知道牠是通結寒以應付「脈細且澀」的。這麼可以說是抓住治例辨認出來的法子。

假令更遇見一種治例顢頇不明，比如千金黃連湯的治例，只說了句：『曾傷二月者當須服此方。』外臺白朮散的治例，只說了句：『妊娠養胎』像這等治例，再顢頇沒有，倘若那方劑裏並發見甚麼組，無所考徵怎能抓住這等治例辨認呢？這個，又不得不另外想出一個法子來。

有了！莫如照本草經（簡稱本經）名醫別錄（簡稱別錄）所表的藥能棟那有連帶關係的，貫串幾囘，也可以摸着一點頭緒。假如你要貫串細辛通草組麼？儘可讓我來貫串給你看！

本經表細辛曰：『風寒痺痛死肌。』又表通草曰；『利九竅，血脈，關節。』據此，可知二物能治「寒痺」。（身腫而冷狀如周痺）。

別錄表細辛曰：『汗不出血不行。』又表通艸曰：『散癰腫諸結不消。』據此可知二物能治「凍風」。

本經表細辛曰：『欬逆上氣。』別錄表細辛曰：『下氣，破痰，利水道，開胸中結滯』又表通草曰：『出音聲。』據此可知二物能治「暴嗽失音」。

別錄表細辛曰：『除喉痺』又表通草曰：『散癰腫諸結不消。』據此可知二物能治「嗌腫喉痺」。

別錄表細辛曰：『齆鼻不聞香臭』又表通草曰：齆鼻息肉。』據此可知二物能治「鼻塞不利。」

本經表細辛曰：『利九竅』又表通草曰：『利九竅』然則嗌腫喉痺鼻塞耳聾目不明（瞳入細小）汗不出，小便不利等證的治法，皆得以「利九竅」一語概括之。——利九竅實卽「細辛通草組」之良能也。

這「貫串藥能」的法子，自然是研究藥組（或單方）的一個法子。比較上面體會治例的法子似好得多。但是我們用這貫串藥能的法子的時候，也須問問兩味之中以誰爲主角，以誰爲配角，就談細辛通草組，以細辛爲主角。大致取牠能「下氣破痰利水道，開胸中結滯，」只覺得牠對于「利水道」不能使水毒逕從小便去。勢必選通草來做配角助一助力。（藥組是這樣說法，單方也是這樣說法），這不過舉其大概罷了。

血崩，經閉，白帶，三樣症型的臨牀講話

唐銕花

婦科一道，專治生殖器病，病灶殊因，症型異狀，亦有生支節變形，中西理法，各有短長，舉此中西治驗，可以匯通而最常見的三樣毛病，分述於後：

（一）血崩卽子宮出血 Wenorrhogia 診療的概要

病因　成因不一，有因勞，有因熱，有因寒，殊難概定也，西醫子宮病云：爲卵膜或胎盤碎片遺留，子宮收縮不全，息肉纖維腫，癌腫，及腺腫病，所致。

症候　崩中或淸或濁，或純下瘀血，或腐勢不可止，症狀非一，所感亦異，甚則頭目昏暈，四肢厥冷，西醫子宮病云隨原因不一，發現症候。

治法　紫色成塊者，血熱也，四物加黃蓮柴胡之類，氣虛血虛者，皆於四物內加參芪，急則治標，白芷湯調百草霜甚者棕櫚灰，後用四物加炒乾薑調理，因勞者用人參帶升補藥，因熱者用黃芩，因寒者用炒乾薑，西醫子宮病云：首須施原因療法，宜行安臥靜息飲食攝生，或進冷飲食，用冷水或溫水注射子宮內，或用拴塞或於小腹行冷罨法，但欲注射子宮內，必須開通子宮頸管他如以麥角膏注射皮下亦得漸愈其虛脫者則宜用依的兒注射。

國醫對症治療法處方

（一）罐備金散　治婦人血崩不止

香附子（炒）四兩　當歸尾一兩五錢　五靈脂（炒）一兩

右爲細末，每服五錢，醋湯調，空服立效。

（二）芎藭湯　治帶下漏血不止

芎藭　黃芪　芍藥　乾地黃　吳茱萸　甘草各二兩　當歸　乾薑各一兩

右剉碎以水一斗，煎取三升，分三服，若月經後，因有赤白帶不止者，去地黃茱萸加人參杜仲各二兩，

（三）地榆散　治婦人崩中漏下不止

地榆剉　蒲黃　白芍藥　白茯苓　柏葉（微炒）蟹爪（微炒）　熟地黃　鹿角膠　搗碎（炒令黃燥）　漏蘆各一兩

芎藭　當歸（剉炒）各七錢半　伏龍肝一兩半　乾薑（炮）　桂心　甘草剉炙紅各半兩

右剉碎每服三錢水一盅，入竹茹一分，煎至七分，去滓，食前溫服。

（四）補宮丸　治婦人諸虛不足崩中帶下

白薇　牡蠣　白芍藥　鹿角霜　山藥　白朮　白茯苓　烏賊骨　白芷各等分量

右爲細末，麵糊丸梧子大，每服五十丸，空心用米飲送下，

西醫對症治療法處方

方一　麥角四·〇　六，薄荷水　各七五·〇　桂皮糖漿二〇·〇

右每二時服一二食匙

方二 麥角膏一·〇 水一〇〇·〇 橙皮糖漿 一五·〇

右每一時服一食匙

方三 麥角膏 甘油一·〇 餾水 五·〇至一〇·〇

右以一筒注射皮下

方四 過格魯兒化鉄液 一〇·〇

右加熱至微溫，以布拉翁氏注射器，小心注射一二滴於子宮腟內。

方五 斯知普知欽一·〇 桂皮丁一〇·〇

右每以十滴加於糖水服之，一日四次。

（注）斯知普知欽 Itinticin 爲白色粉末，乃止外部出血之妙劑。

方六 鹽酸菲度拉斯寧〇·五 甘草末 甘草膏 適宜

右爲丸十粒每服一二粒一日一二次

（注）鹽酸菲度拉斯寧 Hydrastinin Hydrochioride 乃菲度拉斯知斯之精，爲止血之妙藥，或用其十倍溶液半筒至一筒，注射皮下，亦妙。

方七 麥角製劑 Iecartin 治子宮出血月經過多及陣痛微弱皮下注射。

方八 卵巢製劑 Eenestynhtol 治原因不明之子宮出血月經過多等右皮下注射。

方九 無種了葛藥 Ergot Asentici 治產出血或血崩臀部筋肉注射。

（二）經閉即月經閉止 Amenorrhoea 診療的概要

病因 此病因脾虛，不能生血，或因脾鬱傷而血耗損，或因胃火而血消爍，或因脾胃受損以致血少或因勞傷心怒傷肝而血少，或因腎水不能生肝而血少，或因肺氣虛不能行血而經閉凡此種種皆血枯經閉之原也，西醫月經病云：以萎黃病，腺病，結核，貧血等爲最多。

症候 身體發熱（停食飽悶，呑酸作脹，腿內痠痛，兩膝浮腫，形體怯弱性洮多慮皆其症也，西醫月經病云：至期不見月經，或經至而中途閉止。

治法 血枯經閉者，四物湯加桃仁紅花，陰虛，經脈久不通，小便短澀，身體疼痛者，四物加蒼朮，牛膝，陳皮，生甘草作湯，又可用蒼莎丸加蒼耳酒芍藥爲丸。就煎前藥呑下，此外損其肺者，益其氣，損其心者，調其榮衛，損其脾者，調其飲食，適其寒溫，損其肝，緩其中，損其腎者，益其精，審而治之，庶無誤矣。西醫月經病云；當行原因療法，留意攝生整理大便，行轉地，或溫泉療法，均有效。

國醫對症治療法處方

（一）五補丸 補諸虛安五臟堅骨髓養精神

熟地黃 人參 牛膝（酒浸去蘆焙乾） 白茯苓 地骨皮各等分

右爲細末煉蜜丸如梧子每服三十至五十丸溫酒下空心服

（二）衛生湯

當歸 白芍藥各二兩 黃芪三兩 甘草一兩

右爲末，每服半兩，水二盅，煎至一盅，空心溫服。

（三）土牛膝散　治婦人室女經閉不通，五心煩熱

土牛膝　當歸尾各一兩　桃仁（去皮麩炒另研）紅花各半兩

右爲細末每服二錢空心溫酒下

（四）通經丸　治婦人室女月候不通或成血瘕

桂心　青皮（去白）　大黃（炮）　乾薑（炮）　川椒（炒出發潤）　川烏（炮）　蓬莪朮　乾漆（炒盡煙）　當歸　桃仁（製炒）各等分

右爲末，先將四錢，用米醋熬成膏，和餘六錢末成劑，臼中杵丸如梧子大曬乾，每服二十丸用淡醋湯下，加至三十丸溫酒亦得空心食前服，或去川烏加紅花等分。

西醫對症治療法處方

方一　蘆薈一·〇　沒藥末　適宜

右製爲五十丸一日三次各服二三丸

方二　過滿俺酸加里二·〇　椰子油一·〇　椰子末　適宜

右製爲五十丸每日三次各服一二丸（或分入膠囊服之亦可）

方三　蘆薈皂礬各一·〇

右分爲二十丸一日三次一丸

（三）白帶卽膣炎 Leucorrhola 診療的概要

病因　此病由勞傷衝任風冷據於胞絡而致，亦有由於七情內傷者。

症候　本症帶色不一，白色最多，甚則七色八樣，當時復眼脅痛，在內熱晡熱，月經不調，肢體痠麻，不時吐痰、耳鳴口乾臍腹寒冷如冰，輕則發其一二，重則全發見之，又有帶疾愈後，一二日再發，或半年一發，先血而後下帶，來不可遏，停蓄未幾，又復傾盆溺瀉，此名漏帶，最爲難治。

西醫外陰病，言此病的原因，以萎黃病、寒冒，不潔，鼽病，及房事過度等爲最多，語到症候，以膣內紅腫，流出白色粘液，或似膿之液，同時食思減量、全身倦怠腰腿痠痛等爲症型。

診斷裏的切脈法　其脈右手尺浮陽絕者，無子，其脈寸口弦而大、弦則爲減，大則爲芤，減則爲寒，芤則爲虛，寒虛相搏，其脈爲革，主半產漏下，又尺寸脈虛者漏血，漏血脈浮者不可治。

治法　此症虛者不可峻攻，實者可行，血虛加減四物湯氣虛以參朮陳皮間與之，溫甚者固腸丸，相火動者加炒柏，滑者加龍骨赤石脂，滯者加葵花，性燥者黃連，寒月少加薑附，臨機應變先須斷厚味再治帶下肥人有帶，多是濕痰用海石，半夏，南星，炒柏，青黛，蒼朮，川芎，瘦人帶病，少有則多係熱用炒柏，蛤粉，滑石、川芎，青黛，樗皮，西醫外陰病云急性症宜行冷罨法或以冷水注入，發熱者投酸性飲料務安心靜養慢性症須探檢其原因，或近旁器官有無疾病蔓延、並注意其爲特發抑爲續發局所療法以注入爲主，亦可行腐蝕法，小兒洗滌，故入浴，清潔陰部，用局所收斂藥，或沃度仿謨坐藥，或以綿花塡入，全身療法、用肝油規尼涅等

，皆有效。

國醫對症治療法處方

(一)樗皮丸　治赤白帶有濕熱者

芍藥五錢　良薑三錢(燒灰)　黃柏二錢(炒成灰)　椿根皮　一兩半

右爲末，粥丸，每服三五十丸，空心米飲吞下。

(二)當歸煎治赤白帶下腹內疼痛不欲飲食日漸羸瘦

當歸酒浸　赤芍藥　牡蠣火煅取粉　熟地黃(酒蒸焙)　阿膠　白芍藥　續斷(酒浸各一兩)　地榆半兩

右爲細末，醋糊丸如桐子大，每服五十丸，空心米飲下。

(三)溫經湯

吳茱萸三兩　當歸　芎藭　芍藥　人參　桂枝　阿膠　生薑　牡丹皮　甘草各二兩　半夏半升　麥門冬一升

右十二味以水一斗煮取三升，分溫三服

西醫對症治療法處方

方一　鉛水　一〇〇、〇

右以一食匙加水十三兩(即五〇〇、〇)爲注洗劑。

方二　鹽剝五・〇　水五〇〇・〇

右爲注入劑

方三　粗製明礬一〇・〇　水五〇〇・〇　前爲灌洗劑

方四　硫酸亞鉛五・〇　水五〇〇，〇　前爲灌洗劑

方五　石炭酸五・〇　水五〇〇・〇　前爲灌洗劑

方六　仿爾買林二五・〇　餾水七五・〇

右調和每以一食匙加水一百瓦爲灌洗劑

方七　散酸五・〇　水五〇〇・〇 }
方八　格魯兒石灰五・〇水五〇〇・〇 } 前各爲灌洗劑
方九　過滿俺酸加里二・〇　水五〇〇・〇 }

方十　昇汞二・〇　水二〇〇・〇 } 上爲注入劑，
方十一　硫酸銅一〇・〇　水一〇〇・〇 } 此法須由醫者先用子宮鏡插入露出患部，拭盡分泌液，方可注入，繼即塞入綿球，約一二時，囑病婦，將綿球自行取去。

方十二　結晶硝酸銀一〇・〇　餾水一〇〇・〇

右爲灌洗劑由於傳染者用之，或用塗搽潰瘍面膣部患潰瘍者用之。

方十四　沃度酒　五倍子酒各五〇・〇　純沃度五・〇

方十五　鞣酸二・〇　甘草二〇・〇

方十六　格魯讃酸　水各五・〇

右塗搽潰瘍面膣部患潰瘍者用之須以玻璃棒

方十七　沃度仿謨一・〇　甘油一〇・〇　薄荷油二滴

方十八　沃剝一・〇沃度〇・一　甘油三〇・〇

右以綿球飽蘸前藥塞入患部

方十九　鞣酸一・〇　甘油三〇・〇 }
方二十　依比知阿兒二・〇　甘油五〇・〇 } 用法同右

方廿一　粗製明礬一・〇至三・〇　椰子油・緩和軟膏各適宜

方廿二　鹽莫〇·一　椰子油　緩和軟膏　各適宜
方廿三　硫酸亞鉛一·〇　椰子油　緩和軟膏　各適宜
右製膣球十個，每日插一二個。

本症治法，中醫傾向吞服之藥，西醫側重洗塞之劑，各有所長，行此道者，可揀其所長而並用之，惟其中鹽莫毒物也，受中國拒毒會及禁毒委員會所禁止，此藥不可用，把硫酸亞鉛或明礬的分量，加重三四倍，性和平，功效速也。

附醫案

(一)李琳弟常熟人滬市某香煙廠裝包工，生活忙時晝夜不息，閒散時終日無做她因勞逸不均，忽起頭眩眼花，手足冰冷，子宮微痛，溺血傾盆，急投西醫院診療，西醫師用注射劑注入皮下，但此藥液性過後，瀉血如故，由她的友人介紹來求診，望得她的面色靑白，無活血氣象，問得她瀉血時，臍下疼痛，聞得她的心音C弱，呼吸緩慢，切得她的脈搏遲而洸，擬用芎藭湯加當歸治之，開明須服十帖，每日一帖，過了十餘日，她來告溺血停，尿色照常，再擬補宮丸調養之，過了月餘，她身體復原健狀，備禮鳴謝。

(二)徐雲仙武進人業繅絲，忽起月經到期不臨，且身體發熱，飲食漸減，悶不覺餓，吞酸作脹，腿內痠痛，兩膝浮腫，形體怯弱，性洸多慮，如斯者歷月經年聞名而來請診，她面色赤而無神，曾和文定夫性交，覺膣管微痛，聽她心音，B強勃勃，脈浮而洪擬以通經丸治之，服此丸兩月，來告月經到臨，色臭分量濃度滿常，賜聯誌謝。

(三)曹徐氏松江人業米店，白帶復發特來請診，擬當歸煎治之，她服二帖卽愈，是後她因操店務及家事過勞，條染別病，請天主教徒醫治。

溫病治驗

永嘉胡軼凡

陳鳴卿之女，年十九，患溫病月餘，經醫生投以發汗攻下，及大劑石膏鮮生地銀花等均不愈，以至神昏耳聾，舌黑舌痿唇焦口仍渴不時兩顴發赤，大便仍溏，小便溺後覺痛甚，及服大劑石羔，反增出發熱惡寒，後經鄙人診治，卽斷以陰虛已極，舌黑唇焦，係胃陽外越之疾，非補陰固陽不可，卽投以三甲復脈去麻仁加參合益胃，改用龜板膠服數劑。病卽全愈。

白芍三錢　阿膠四錢　生地四錢　麥冬一兩
黨參三錢　鱉甲四錢　龜板膠三錢　沙參三錢
冰糖二錢　玉竹二錢

按溫病日久至此疾極多，往往投以牛黃至寶紫雪神犀等丹，以致不起，鄙人故特錄出證明此非牛黃至寶紫雪神犀等所治之症。

中国近现代中医药期刊续编·第一辑

公開一個祕方—黑神丸

郭壽萱

山東曹縣陳府，有祕方黑神丸一藥，每年求此藥者，絡繹不絕，據云，如將病原詳細說明按症查方，百不一失，確有起死囘生之效能！余叩其主人祕製此丸之術，主人卽欣然以抄丹之奮示余，余卽時躍而書之，不敢祕而不傳，故特公開於世，並請讀者諸君，共同研究。

黑神丸藥品，當歸（須晒乾不可見火）　明天麻二錢半　廣木香二錢半　陳京墨二錢五分　百草六一兩　飛羅麵一兩　共爲細末，涼水爲丸如彈子大，一丸一服，按症查藥引煎服。

此繫生藥連引煎成去滓，將丸藥治碎入煎成引子藥水內，再坐鍋內燉一炷香時候，將碗取出，連丸藥滓一並服下。

(1)治室女天水不通，腹內積塊，以致乍寒乍熱，漸漸黃瘦，心中痞悶，飲食無味，久成血癆，形若鬼胎，用血竭一錢　紅花一錢半　黃酒沖服。

(2)治月信如淋，赤白帶下；用——紅花二錢，山甲珠八分（土炒）　黃酒煎沖服。

(3)治室女過食鹹味，飲水太多，並食生冷，以致經血不調，赤白帶下，或月信如塗泥，腹內積塊，用雄鼠糞（卽兩頭尖）炒黃爲末黃酒沖服。

(4)治見血愁（卽月經困難之謂）用紅花二錢　川山甲八分　黃酒煎湯沖服。

(5)治婦人姙娠六七個月無故下漏者；因過食辛酸等物，以致成疾，心腹脹滿，多睡懶起，或負重傷胎，無故下血名曰漏胎。楊氏云：血盡母子俱亡！用四物湯加蓁艽二錢　胎前用：生地二錢　白芍二錢半　當歸二錢　川芎一錢　胎後用熟地赤芍。

(6)治三四個月無故胎動不安者，因受寒小便白滑；受暑小便赤澀，繞臍疼痛，腰胯拘急，穢物常下。用；四物湯加蓁艽一錢　糯米湯沖服。

(7)治未產以前或冷熱不勻，以致發渴飲水，咳嗽上喘，其胎不安，熱上壅而寒，面生浮腫，用黃酒沖服用人參湯下亦可卽用黨參三錢　煎湯沖服亦可。

(8)治胎死腹中，因姙婦染疾發燒過度，熱串臟腑，蒸傷其胎，以致子死胞中，小腹冷痛，胎墜臍下，四肢逆冷，指甲青黑，口角出沫，用蠶連紙（卽蠶蛾產卵紙上之紙）一塊焙黃爲末黃酒沖服，或蛇退燒灰用黃酒煎湯沖服亦可。

(9)治難產並橫生：因胎已長成，母血有餘，因伸手攜物，或行動曲折，或失足跌倒，或用力過猛，不自謹慎，以致墜胎，血裹其子，推轉不動，用黃酒，童便沖服。

(10)治橫生倒產，用蠶連紙榆皮燒灰同沖服。或用細白麵

紅花二錢　水煎沖服亦可。

(11)治胎衣不下，敗血流入胞內，衣下遲慢，用黃酒童便沖服，或用涼水調百草霜沖亦可。

(12)治血暈眼見黑花，因產後敗血流入五臟，聚於肝經，隨致頭暈眼黑……若作瘋治，萬無一生！用紅花二錢　楡皮二錢　清水童便煎沖服。

(13)治發熱作渴心悶，因產後虛弱，血氣不足，又食熱麵，與血相結，積在心頭，致令煩燥口乾。用—紅花一錢　水酒醋酒各一半同煎沖服，或用桃仁七粒　紅花一錢　水酒同煎沖服亦可。

(14)治乍寒乍熱，頭痛口乾，因敗血流入脾胃；用童便沖溫服。

(15)治血結疼痛：用—紅花二錢　坤艸二錢　白芷一錢　黃酒煎沖服。

(16)治心慌：用黃酒沖服。

(17)治渾身浮腫，因敗血流入臟腑，傳及脾胃停滯日久不能潰散，故令四肢浮腫，面目交黃，氣上喘息，小便赤澀。煩嘈。用猪牙草二錢　皂角八分　瞿麥一錢　紅葉二錢　水煎沖服。

(18)治腹痛不可忍用醋白芍二錢　水煎沖服。或黑豆麵淋黃酒煎湯沖服亦可。

(19)治失音不語，用童便炒黑豆淋黃酒煎湯沖服。

(20)治言語顛狂，目見鬼神，用當歸三錢　童便一小盅　黃酒一杯　同煎溫服。

(21)治血氣不通，氣上咳嗽，昏迷驚恐，因產後未滿月血未還原，誤食生冷熱麵等物，以致血結成疾，積聚成塊，即氣上咳嗽四肢寒熱，心悶口乾，背脖煩倦，心多驚恐，腹中疼痛，日久月信不通，面代黃色，若不速治，變成蒸𤸇：用樟柳根(即商陸)二錢　杏膠二錢　黃酒煎湯沖溫服。

(22)治頭痛用小茴香一錢半　紅花二錢　水煎沖溫服。

(23)治不思飲食用白米湯沖服。

(24)治臍腹疼痛，腹中雷鳴，後重血痢，完谷不消，因產後過食生冷粘滑之物，所致；用白嫩蘿蔔煎湯沖服；或用桃仁七個　古銅錢三枚　用白湯沖服亦可。

(25)治敗血流入脾胃隨致胸中膨脹嘔吐不止，用半夏一錢研生薑三片　水二盅煎至八分盅溫服，忌生冷腥膩等物，有痰亦用此引，若有痰復加膨脹用黃酒二盅，童便一盅同煎沖服亦可。

(26)治陽明經熱，口鼻並起熱氣，及鼻內出血，此虛弱所致，名曰胃絕肺敗，用桑白皮二錢，水煎湯沖服。

(27)治喉腫喘急，氣出如貓者，肺蓋胃氣橫行敗血上冲心肺，故令惡露聚于肺胃，此爲孤陽絕陽。用桑白皮二錢煎湯沖服。

(28)治小便後，陰戶外出如汽泡者，用黃酒童便同煎沖服。

(29)治咬牙寒戰，不醒人事，因敗血流入五臟傳于脾胃不能容受以致此症，用童便沖服。

(30)治心腹脹滿，身體沉重，四肢厥逆無脈者。用猪芽草二

錢　水煎沌服。或用扁紅花煎湯沌服亦可。

(31)治產後血氣未定，或因憂怒恐泣，或食生冷，以致經脉不調，積聚敗血成塊，漸漸黃瘦，故令四肢無力，口苦舌乾，用苿木二錢　紅花二錢　甘草，水煎湯沌服。

(32)治因敗血積聚臟腑，停留日久，臍腹疼痛，又冲入肝經，先寒後熱，致汗頻出，口苦咽乾，心中煩悶，咬牙寒戰咳嗽吐膿，腰胯疼痛，坐臥不安，喉中聲響如曳鋸。用桑白皮二錢　水煎沌服。或扁竹子煎沌服亦可。

(33)治逆氣上衝于心用桑白皮二錢　紅花二錢　水煎沌溫服

(34)治腹脹脅下刺疼氣喘者：因產後血氣未定，或飲冷水，敗血冲入胸膈，以致疼痛，咳痰喘急，汗出如油，手足遊移不定，用通艸一錢　醋水同煎沌服。或用桑白皮二錢　紅花二錢　水煎沌溫服亦可。

(35)治咳嗽喘急用紅花二錢　桑皮二錢　童便（去火後再入）水煎沌服。

(36)治嘔吐黃酒沌服。如渾身木麻，用黑豆稽淋酒沌服。

(37)治因敗血未定，誤宿冷地，或食粘膩之物致令聚血成塊疼痛，用當歸二錢　沒藥一錢　黃酒煎沌服，冲入童便一盅。

(38)治吐血，用紅花二錢，桑白皮二錢　水煎沌服。

(39)治瀉痢赤白腹脹用葛根二錢　黃酒童便同煎沌服。

(40)治周身骨節疼痛用牛膝二錢　黃酒童便同煎沌服。

(41)治口苦咽乾遍體流汗四肢無力用當歸二錢　荊芥穗二錢　槐豆角二錢　紅花二錢　水煎沌服。

(42)治產後無病即時用當歸五分　川芎一錢三分　水煎沌服，以免諸症發作。

(43)治產後氣血太虛，誤食生冷之物，聚結成塊，發作冲心咳嗽氣短，寒熱不勻，口乾心悶，腰背煩倦，夜夢多驚，身體無力，時作虛腫，盜汗頻出，月水不通，臍下結塊，面黃腮赤，名曰癥結，用通艸一錢，木香五分　水煎沌服。

(44)治產後三四天起臥不安，眼見黑花，不醒人事，用薄荷一錢，童便黃酒用煎沌服。

(45)治遍體生瘢，用當歸三錢　黃酒童便煎沌服。或用荊芥穗二錢　黃湯沌服亦可。

(46)治中風牙關緊閉，半身不隨，用黃酒童便沌服。

(47)治中風發縮。因產後五六天強力下床，或犯房事，或因憂怒悲傷，冲激大腸所致。得病之初眼澀賴惰肌肉抽動，腰胯拘急，強直不曲。用黃酒一碗，黑豆皮（大撮）入酒內煮三滾淬入藥沌溫服。背風三日。

(48)治腰痛眼澀，角弓反張者。用川芎一錢　何首烏一錢五分　蔴子六粒　甘艸　黃酒煎湯沌服。

(49)治產未滿月，過食生冷辛酸等物，或食麵過多，以致血崩不止，或頭痛口乾，心悶，恍惚不定，漸漸黃瘦，滿腹疼痛，赤白帶下，用四物湯加秦艽一錢　黃酒煎湯沌服，藥後即用小米湯補之，小產亦用此引。

(50)治嘈雜吞吐酸水用紅花一錢　甘艸八分　水煎沌服。

(51)治手足不隨，言語不得，因身體勞倦，汗後乘涼過度寒入腠果所致，用黑豆楷淋黃酒沖服。

(52)治臍腹疼痛，兩脅刺痛，因敗血積聚誤食生冷粘膩所致，用黑豆麵淋黃酒溫服。或用石竹，瞿麥，黃酒煎湯沖服。

(53)治黃腫頭痛口乾，四肢沈重，用紅花二錢　當歸三錢　槐豆角一錢　鬼棘針一錢　水煎沖溫服。

(54)治未滿月誤吃濕麵硬物，以致心腹痞悶，疼痛不止。用大茴香一錢　紅花八分　水煎沖服。

(55)治心疼用桃仁七粒　紅花七分　黃酒童便同煎沖服。

(56)治頭暈用黃酒沖服，即用四物湯以補之。

(57)治四肢浮腫小便不利，口吐酸水脅痛無力，用黃酒下。

(58)治血積成塊，盜汗頻出，經脈不調，發熱如蒸，用童便沖溫服。

(59)治血結口乾舌黑用酒煎服；如頭痛發熱，用紅花五分　水煎湯沖溫服。

(60)治頭疼用紅花二錢　當歸三錢　槐豆角一錢三分　水煎湯沖服。

(61)治失眠用童便沖服。

(62)治久無子息，因氣血不和，月信或多或少，或前或後，或淸或濁，小腹冷痛，肌膚浮腫面色無光，用乳香一錢　當歸三錢　水煎沖服　如不思飲食四物湯加通艸一錢沖溫服。

(63)治身體黃腫臍腹疼痛，用四物湯煎湯沖服。

(64)治惡阻嘔吐不止，心腹脹滿，繞臍疼痛，嘈雜惡心，用四物湯加生薑三片水煎沖服。

(65)治小水淋漓，帶下五色，因風寒冷氣所觸以致腰胯疼痛，四肢浮腫，用四物湯煎沖服。

(66)治妊娠傷寒，熱毒上冲，百節煩痛，增寒壯熱，用四物湯加大麥一錢　用黃酒沖服。或加艾葉七片、水煎湯冲服。

(67)治腰腿疼痛，背疼不能轉側，手足不能搖動，憎寒壯熱，用大塊銅燒紅入酒內以酒滾爲度，沖藥溫服出汗卽愈，背風。

(68)治便血用童便沖服，並治小產血暈、若小產心慌發熱用黃酒童便同煎沖服，

(69)大小便蜜澀，陰戶出血水如鷄肝者，因敗血流入臟腑，名曰血結，若作淋症治卽誤，用燈心五分　紅花二錢　桑皮一錢半　水煎沖服。

(70)治小產發冷熱腹痛，用石竹根二錢　黃酒煎湯沖服。若頭痛惡心，用黃酒淋黑豆面，沖藥溫服。

(71)治小產氣上冲胸，喘急，用通艸一錢　紅花一錢半　桑皮一錢半　水煎湯沖溫服。

(72)治小產發熱欲死，用滑石一錢　榆皮二錢　黃酒煎湯沖服。

(73)治小產惡心用半夏一錢　生薑三片　黃酒煎沖服。

(74)治小產發熱用黃酒二盅童便一大盅　同沖服。

(此稿完解)

癇症之原因療法

蔣景鴻

癇證自古稱爲難治，良以其原因扑朔迷離，從無確實證明，以致臨床施治，莫可準繩，所以討論本症，必須先從原因始。

本病原因，雖無一定論斷，但就各方大意，可分先天後天兩門。

所謂先天，乃是吾人受諸父母之體質，內經稱「初生之來謂之精」也。蓋先天屬陰爲精，本症之關于精者有三。

1.因於體質對本病缺乏抗力，致有易罹難症之特性，是爲素因。

2.因于血液傳統有本病之特徵，是爲遺傳。

3.因于胎中遭受病或其它障礙，致妨害其臟器發育，是爲先天臟器虛損。

以上爲人體之本質不健全，卽便是精虛，病名爲陰癇，此猶如機械之本身不良所致。

所謂後天，乃是吾人因生活需要運用體質，對環境所起之生理機能，內經稱「兩精相轉謂之神」也。蓋後天屬陽爲神，但因神爲生活而起，故其對于本病原因。亦在生活，夫生與活，當分兩義，生爲生命所必需之物質代謝，活爲活力所發生之靈感動作，在前者稱爲不隨意機能，後者則稱爲隨意機能。今將其致病之原。各分述如下。

1.不隨意機能，包括消化、呼吸、循環、排泄、生殖等器官，此皆爲有節奏之機能，乃由于腺體內分泌激動素所造成，其爲病，則有飲食不節而致消化不良，酸素缺乏而致呼吸困難，尚有熱病（如瘧厥等，）後之續發，亦以消耗過多，吸收不足之故，是皆由于代謝不明，營養不合，以致新生日減，陳腐日增，結果，乃致老廢物停留成痰，是名爲食癇—痰癇，此猶如原料之物質不良所致。

2.隨意機能，包括腦、髓、神經、感官、筋肉、骨節等，此皆爲無定規之機能，乃由于神經刺激所推動，其爲病，則有非常之情志感覺，直接刺激腦髓中樞，過度之運動，致神經末稍，以及感官、筋肉、骨節等，均呈疲勞，是皆由于神經之興奮過度，以致神經體素中所含之燐質，過于摩擦而起燃燒，再由燃燒而產生二氧化炭，因之體溫亢進，熱力膨脹，由骨髓而筋肉，血管，再從皮膚、肺、腎以外，但以燃燒過甚，二氧化炭排之不盡，以致痙攣化火，是名爲驚癇，（因本症原爲小兒病，小兒無情感，但有驚而已，故稱神經爲病，沓名爲驚癇、）風癇，（火鬱則生風，故稱火鬱之症爲風癇、）此猶如管理之人員不良所致。

凡上兩節，其所病爲人體所生之機能，不合常態，是由于神浮所致，故統稱之爲陽癇。

尚有古人學說，亦有一述之必要，內經稱「二陰急、爲癇厥，」按二陰爲足少陰腎，腎爲藏精之所，精虛，故其脈亦急也，再者，神出于精，精虛則神浮，神浮是爲火，精虛易成痰，故昔賢作論，咸主以腎虛爲本，痰火爲標，其實，本卽先天，腎虛便是精虛，標卽後天，痰是營養物不良，老廢物過剩，堆積停滯而成，火是神經興奮過度，由燃燒而生之二氧化炭痙攣而起。由此，可知古今一理，但能認明原因，則治療自然中的矣。

（待續）

藥物研究

福建民間實驗單味藥物學（續）

福州 徐鼎莊

(8)柞木柴　別名鑿子木

(形態)木名，爲多年生植物，幹端直，高數丈葉硬小如細齒，光滑而堅靱，木及葉腋，皆有針刺，凌冬不凋，其葉可飼野蠶，謂之柞蠶，山東植之最多，其木堅韌，可爲鑿柄，俗謂之鑿子木。

(氣味)苦平滑利，能通血脈，調利三焦，爲急救難產，第一箇便靈方。

(主治)專治急救橫生逆產，胞衣不下，交骨不開，以及新孕初產，氣血完固，或臨盆太早，努迫兒橫腹內，服此藥，能利竅催生，其應如桴鼓，爲婦人恩物也。

(服法)用柞切片，煎湯服之，或用舊年鑿柄，多經斧敲，已經紋卷者尤妙，不過須考據，是否係此木製造，否則不靈。

(9)海松實　別名五鬚松

(形態)爲多年生，常綠葉植物，幹聳直，枝多節，皮麤厚，裂爲龜甲狀，葉如鍼，五針一蒂者爲眞，名爲海松，與他種之松有異，二鍼一蒂者爲赤松黑松，皆於夏秋之交開花，花粉甚多，色黃實長橢圓形，經一二年始熟，飛散種子，惟海松實較長，色黑其子芳香可食，民間樵者，常採爲餌，藥品珍之，

(氣味)甘辛而潤，肉多膏脂，其氣芳香悅脾，善潤肺滑腸，養心氣，滋腎燥，益智富神，生血止汁，爲治嗽要藥。

(主治)老人大腸虛祕，肺液乾枯，陽明熱結，以及火熱乘金，勞損血嗽，諸症治之有殊功。

(服法)於秋冬時，採其實，搗去殼用其仁，湯浸去膜，每服五錢，白冰糖燉服之。

(徵驗)吾國居鄉民間，素常治腸祕之病，不須服外國西藥，朴硝瀉鹽，蓖麻油之類，往往只採海松實，杵碎煎湯常服，則腸潤而下，此品有潤燥滋陰之功，既不傷胃氣，又清香可口，於虛實之人皆宜之，有吳氏增液湯，寓補於瀉，寓瀉於補之義。

(10)珊瑚柳　別名天燈籠

(形態)爲野生山草類植物，形似辣而葉大，本高尺許，結

子如荔枝，外空內實，經霜乃紅。狀若燈籠，色赤美觀，故俗名天燈籠，根旁有鬚，其細如髮，入藥用子，或根，功用相同。

(氣味)辛涼微苦，能清火消結，降下化痰，解毒開鬱，爲喉科之要藥。

(主治)咽喉諸症，如鎖喉風，喉痺，結核咽痛，結腫，鼻衄失音，喘促咳嗽，皆有卓効。

(服法)治以上諸症，採其子或根，切片煎湯，每服五錢，治喉科，且可以漱口吐涎。

(11)玉芙蓉根　別名玉美人

(形態)爲花卉類木本植物，高六七尺葉，掌指狀深裂，梗長互生，秋間開花，色豔如玉，有紅白黃等色，其根入藥，與他種芙蓉有異，曰水芙蓉，木芙蓉皆非也。

(氣味)辛苦微温，能燥濕散風，去骨絡之濕痺，舒肝膽之氣，活血榮筋。爲瘋科之要藥。

(主治)瘋諸濕痺，四肢拘攣，腰膝疼痛，氣血不調，半身不遂等症。

(服法)鋤土伐根，切片洗淨，每服二兩，清水煑猪脚七寸，一柱香去浮油，飲濃汁三次可愈。

(附方)木芙蓉，性辛平，黏滑清肺涼血，散熱涼膚，消腫止痛，一切癰疽腫毒，有殊功。

(用法)外用木芙蓉，或葉或根或皮，生搗帖之，或乾研末，蜜調塗患處，中留一孔，乾則頻換，初起者卽覺涼快，能止痛消腫。已成者卽膿出，已潰者卽易歛，瘍科祕其名，爲清涼膏，甘露散，卽此藥也。

(12)野芝蔴　別名山油蔴

(形態)爲野生穀類植物，莖方色青，直上高六七尺，葉圓銳，光澤，秋開白花，節節結角，長有寸許，四稜六稜，七稜八稜不同，子有黑白二種，與正芝蔴雖異而實同，入藥全根，而治病有別。

(氣味)甘平滑利，潤燥滑腸，通榮衛，滋血脈，行津液，利二便，解火毒，益肺氣，涼血平肝。爲治諸瘡之要藥也。

(主治)治瘡熱毒，癰疽發背，酒濕胎火，楊梅瘡毒，小兒遊丹，以及風濕流注，血燥膚癢，疥癬瘡癧等症，爲外科，內服之特效品。

(服法)於九十月時，採全根晒乾，分葉莖子備用，葉莖治諸瘡濕毒，煎湯代茶，子可生嚼，外傅患處，生肌定痛解毒涼血，排膿去瘀，惟眞芝蔴者，其莖可以治虛腫，膚脹，極爲有効，其子卽脂蔴，又名胡蔴，相傳漢張騫，得其種於西域，故謂之胡蔴，民間食料用之。

(辨正)按蔴之種類甚多，有火麻，亦曰黃麻，其雌雄異株，收穫及功用各異，雄名曰枲，亦名牡麻，雌名曰苴，亦名子麻，皆於春分後下種，夏至前後開花，色白微靑，甚細碎，牡麻五蕊，苴麻一蕊，牡麻於花落後，卽拔而漚之　剝取其皮，纖維柔靱，可織夏布，俗謂之水麻，苴麻至秋乃刈，先收其子，而後漚之，俗謂之秋麻，亦可織爲麻布，與食麻二種不同，其實謂之蕡，古以供籩豆之用，其子可食，爲九穀之一。

(13)香欒皮　別名珠圓

(形態)爲園庭生，香果類植物，俗稱珠圓，爲柚之屬也，樹高一二丈，葉與佛手相同，夏初開白花，六月成實，至冬黃熟，形圓皮厚，色朱赤金黃，味芳香若橙，小者曰蜜筩，大者曰朱欒，最大白香圓，剖之可食，間亦作清供，上品果也。

(氣味)辛苦甘酸而平，能下氣消食，快膈化痰，去胃中惡氣，散憤懣之氣，健胃進食，降喘平噦，爲胃病良藥。

(主治)專療時代性，特殊胃病，以及哮喘痰嗽，胃中疼痛，吞酸吐水，胸腕脹痞，飲食硬結等症。

(服法)在六七月間，採其實切片晒乾，治胃病加猪肚尖半斤，不落水炖濃汁服之，治哮喘切片去核，浸老酒一夜，加猪肺管一條，同煮爛服之，極爲靈效。

(15)玉蜀黍　別名玉高粱

(形態)爲田園生，禾穀類植物，以大暑時種之，苗葉俱似蜀黍，而竿矮又似薏米，高三四尺，六七月開花成穗。如秕麥狀，苗心別出一苞，如椶角形，苞上出白鬚垂垂久則苞折，子出顆顆，攢簇，子亦大如椶子。

(氣味)甘平涼利。調中開胃，滲濕除熱，能補眞水，生津液，爲滋陰之妙品也。

(主治)根花葉，治小便癃閉，五淋瀝澁，洩血及痛不可忍者，服之立効。

(服法)秋初間，採其花陰乾，每服乙兩，白冰糖炖之可常服，以愈爲度。

(未完待續)

中國藥用植物培植法

徐愷　倪維德　編著

紫　蘇

形　態

唇形科蕣寧屬之一年生草本，長三尺餘，莖方，分莖有稜，具外逆之稀毛，葉對生，作橢圓卵形，末端帶尖，有鈍鋸齒緣，多皺襞，幾無葉柄，背面呈紫紅色，八九月間，於葉腋密生總狀花序，開紫色或白色小唇形花，有二強雄蕊，蕚五裂，具快味芳香。

產　地

吾國各地山野所產，乃野紫蘇，若家紫蘇，均須種植，雖我國各省均產，而當要以廣東，四川，廣西，福建，產之品質爲最佳。

氣　候

以溫和之地帶最適其生長，若北方寒冷之地，雖能免強生長，而品質殊形低劣。

土　質

最佳者爲砂土，其次爲園土，再其次爲石灰土，至於栽培於粘土壤土，其成績卽難圓滿矣。

整畦

於冬季耕鬆地土，或於春季一二月耕之亦可，惟冬季耕宜深，春季耕宜淺，耕起後，以耙打碎土塊，作成二三尺闊，五六寸高之長畦，並須注意排水之良好。

擇種

紫蘇有早中晚三種，中種最佳，早種次之，晚種則更次，惟其收量則較早，中種爲多

播種

栽早種者，于二月下旬或三月上旬播種，栽中種者，于三月中旬至四月上旬播之，栽晚種者，于四月中下旬播之，播法約爲二式：一點播，二條播，點播者，用點播器每隔六寸點穴播之，不可有廣狹之差，條播者，於畦上掘小淺溝，溝不可斜，宜取直線，而後將種子排放其中，覆以薄土，惟條播之種子發芽後，須行間拔，每株約距離五寸，大概點播法每畝約需種子一升四合， 條播法， 約需種子二升六七合。

施肥

自播至刈，施二三次之稀薄人糞尿已足，第一次在播種後十餘日施之，第二次在中耕後施之，第三次約在播種二個月後施之。

中耕

播種後四五十日時，行中耕一次，以後卽可不必再行。

除草

宜時時勤除之，不可怠忽，且不必拘定時期，限定次數也。

收穫

早種于七八月間可以刈取，中種于八月下旬亦可刈取，晚種則須於九月中旬刈取之，先用小耙掏鬆泥土，再用手連根拔起，或用銳鐮刈之，曬於日中二三日，卽充分乾燥，而可出售矣。

調製

去淨泥土之外，關於其葉上之虫子蛛網等，亦去淨，以資潔淨美觀。

計算

每畝地需租金五元，人工六個，約二元，肥料約二元，共成本九元，每畝可收乾紫蘇一百六七拾斤，每斤一角五分，共售洋二十五元五角，除費用外，能得純益洋十六元五角。

鼓起革命精神，憑眞理說話，促進中醫走上正軌。

大衆醫藥

失眠之原因和治療之略述

葛亞摩

眠者，身着蓆，頭就枕，之謂也，寐者，神返舍息歸根之謂也。二者，有密切之關係，故眠爲寐之先導，寐爲眠之遂應，眠寐交相爲用，則入鼻鼾黑甜之鄉，失所調濟，則有輾轉床褥之苦，內經云，人身營衛晝行陽而寤，夜行陰而寐，、陰陽和平，寤寐行其常度，何病之有，惟衛氣晝行於陽，而不能行於陰，眠而胡思，寐而夢想，此失眠症之所由起也，考失眠之原因甚夥，見症亦多，玆分二大類約略言之。

心理上失眠之原因

吾人日間作事疲倦，夜晚可得酣睡之樂，盡人皆知，惟用腦力過度，腦血不能下降，用心太過，精神不能歸舍，或事件未了，臥時懸於心中，思慮累紊，睡時之呻吟，或邪念旋生，慾火上衝，或晚餐過飽，腸胃壅滯，或眠時聲息喧嘩於外，雜念相交於中；然此種種，皆足致失眠之起因，蓋此數者，良由市鎮繁華之地，競爭之區，政客終日營營，商人競競業業，以及辛苦勤讀之學生，日夜勞力之苦工，患之最多，餘如體質素虧之人，津液不能充於周身，老年陰虛之體、營衛不能行於常道，亦多苦於失眠，此皆生理上之原因，尚未成病症，用自然之療法，可冀全愈，不必賴藥石之力也。

病理上失眠之原因

人當氣血健壯之時，六慾感其心，萬事勞其形，有動手中，必搖其精，迨乎精神受傷，則漸現失眠之病，但關於病理之失眠，原因甚多，有因陰虛邪併于陽，煩燥不眠者，有陽明胃實，發熱喘冒不睡者，有因痰飲上壅于肺，咳逆倚息，喘不得臥，有因血虛火旺，心神不安，煩而不寐，有因外邪傳入心胞，血熱薰腦，神昏譫語，夜臥不安，有因陽浮於外，鬱熱於中，神魂不能上遊於日，淸睡而不得寐，有因驚悸恐怖，思慮太過，終夜不寐，有因大病之後，氣血大虧不寐，然上述種種，已成病症，非自然療法能愈，必賴藥石以奏功。

見症

中国近现代中医药期刊续编·第一辑

患心理上之失眠，常覺頭目暈眩，腰膝酸痛，視物糢糊，夜夢紛紜，耳膜雷鳴，甚者男子夢遺泄精，女子赤白帶下，經事不調等症。

患病理上之失眠，時有精神恍惚，怔忡健忘，心悸少寐驚惕恐懼，神魂不安，四肢懈惰，甚者煩燥不臥，痰涎上逆，元氣不支等症。

治法

(一)自然療法

失眠之人，其思想混亂不堪，其輾轉反側之苦，當不待言，欲求補救之法，患者臨睡前，最忌妄想幻境，凡一切塵世煩勞，皆當置之度外，若心無睡意，免強求睡，愈想睡愈不能睡矣，此時宜披衣而起，閉目靜坐，或細聽鐘錶之擺聲，或默念一二三四之數目，或微吟詩詞歌曲，或細數兩手脈息，切忽急躁粗暴。不可胡思亂想，凡此數者，皆可致睡眠之先導，不妨一試，苟試此法不驗，又當用別法以求安眠，或打國技，或閱書報，使精神疲倦，然後就枕，自能成寐，

不能以失眠之故，購服麻醉藥劑，如市上所售之安眠藥水等，但能麻醉神經，安眠一時，多含有毒質，若隨意濫服，竊恐病患未除，而流弊已現矣。

(二)藥物療法

病人患失眠症，較心理上已深一層，務宜圖治于早，否則病必見重，茲分述於下，陰虛煩躁不眠，黃連阿膠湯竹葉石羔湯之類以清之，陽明胃有燥積發熱喘咳不眠，三承氣湯以下之，水飲衝肺，欬逆倚息，喘不得臥，葶藶大棗湯瀉肺湯二陳湯等主之，血虛火旺神不安舍，心煩不眠，硃砂安神丸主之，外邪傳入，血熱薰腦，以致神昏譫語，不得臥，紫雪丹之類主之，陽浮于外，魂不藏于肝，清睡而不得寐，宜斂肝湯，酸棗仁湯，怔忡驚悸，思慮太過，歸脾湯，大病之後，氣血兩虧宜天王補心丹治之，大凡病理上之失眠，症狀甚多，不及備述，此不過摘其大略而已耳，要之失眠一症，時存修止觀，無物觀，去雜念，遏止邪慾，富貴榮華置之于腦外，貧賤利祿擲之於雲霄，一切夢魂顛倒，自可漸除漸淨，一切身心疾苦自可日就痊愈，又何失眠之足懼乎一。

齒的衛生講話

唐鐵花

「病從口入，」口腔中齒，為消化作用的先聲。咬嚼食物，務必用齒，若貪多吃而不細嚼，急吞吞的嚥下，齒罷工作胃的消化，及摩擦，力所均不能勝此為致重病的原因。注重齒的衛生亦為豫防得病的一個緊要問題特揭要提綱，分述於後：

(一)牙齒的生態

上齒嵌入上顎骨，下齒嵌入下顎骨，在其骨上之肉壁，謂之齒齦挺出於齒齦上者謂之齒冠 Erown 由齒齦圍繞者謂

之齒頸 Neck 嵌入顎骨中者謂之齒根 Jang 因其構造及發生有異條列如次：

(1)齒牙的構造

ㄅ象牙質 Dentine 爲齒質的基礎，較骨尤堅，亦石灰質 Caco3 晶形之一也。

ㄆ琺瑯質 Enamel 在齒冠部色白而堅強覆於象牙質的外面，是鉛 Pd 二氯化錫 Sno2 矽酸 Sio2 等的化合物。

ㄇ白堊質 Eement 在齒根部與骨相等，而覆於象牙質的外面，亦爲石灰質晶形的一也。

ㄈ齒腔 Puln creity 開口於齒根，卽各齒牙內部之小腔，包藏齒髓 Tooth pulp 富有血管及神經。

(2)齒牙之種別

ㄪ門齒 Incisors 在齒之中央上下左右各二枚齒冠扁平如鑿齒根爲圓錐形，惟有上齒中央的一對門齒較闊

ㄉ犬齒 Ea-nines 在門齒之次上下左右各一枚形圓如尖錐。

ㄊ小臼齒 Premelars 在犬齒的次上下左右各二枚齒冠呈圓形，齒根爲扁平分裂。

ㄋ大臼齒 Molars 在小臼齒之次，上下左右各二枚，齒冠呈骰子形齒根則裂，爲二，或裂爲三其中最後一齒，生於成人之後，又名之曰智齒 Wisdomtooth 但智齒未必盡人皆有蓋有種人其齒座太狹隘終身不生此齒也。

ㄌ乳齒 Milk teeth 惟缺乏大臼齒餘則與成齒 Permanent 無異ㄪㄉㄊㄋ等四條文，均是成齒乳齒之生出時期，小兒生後六月至八月，始出門齒，十二月出先生的臼齒，十八月出犬齒二十四月又出後生的臼齒，但其出齒的順序，下方先出，歷三十六月，共有二十枚，成齒的生出時期約於六歲時乳齒漸次脫落成齒有秩序慢慢兒的發生，首在臼齒後先生大臼齒。七歲出中央的門齒，八歲兩旁的門齒，九歲至十歲出小臼齒，十一歲出犬齒，十二歲出大臼齒，二十五歲出智齒，共有三十二枚，分列於上下顎骨，各十六枚每顎骨上，左右相稱各八枚，此乃大概的時期，亦有較此爲早或遲者也。

(二)牙齒的保養及清潔

咀嚼堅韌，或異常冷熱的飲料食品，再則好吃酸味的一切食物均於牙齒，大受侵害，故前述飲料食品，不可多行嘗試此爲保養要旨，話到清潔，以漱口撤牙刷牙爲先急之務。

一漱口 每餐食後卽以微溫清水盪口，洗脫其齒與齦上附着食物的粉屑，以免將來腐敗而損壞牙齒。

二撤牙 食後，嵌於列齒間的食物碎屑。勢必膨脹且腐化作痛，大有害於齒的生存。要救護之須用白楊枝或金銀錶等的絲做成細鍼運針撤除齒間粒屑食物便免齲齒的患但用金銀錶等的針最妙，以其能良導酸化熱也、牙針又名牙籤。

三刷牙 本問題最要的工具有二：(1)牙刷，此物剔採獸骨或假象牙磋琢成數寸長的扁棒狀用鬃鬣或獸的粗硬毛穿紮成刷帚於此棒，約占三分之一其餘爲柄上刻或燙商標和製造廠名美觀的彫或燙成好看的花紋。(2)牙粉本品的製法不外乎用炭酸鎂滑石烏賊骨粉炭酸鈣等物爲基礎，再加以薄荷油，及他種芳香油，以顯清涼，及香味耳，齒牙之價

遇酸則鯀而漸侵壞，故理論上合於衛生，且易除垢穢之牙粉中，皆應加入鹼類藥劑，然此種牙粉之鹼味，每不爲常人所喜，故彼製牙粉爲營業者多不用鹼類劑，如近年市售最暢銷之某牙粉，據其自稱內容含有硼酸也，玆載數方於下，自定目的擇用之可也。

方一 炭酸鎂 二〇·〇 薄荷油 五滴 玫瑰油 一二滴 右研和

方二 炭酸鈣 一五·〇 白芷末 五·〇 薄荷油 五滴 右研和

方三 精製烏賊骨粉 二五·〇 白芷細末 炭酸鎂 各三·〇 薄荷油 三—五滴 上研和

方四 炭酸鈣 二四〇·〇 白芷細末 一二〇·〇 烏賊骨末 白糖 各六〇·〇 重曹 三〇·〇 玫瑰油 三十滴 上研和

方五 炭酸鈣 五〇〇·〇 白芷細末 二五·〇 烏賊骨末 二〇·〇 沒藥末 白糖 各一〇·〇 上研和

方六 沈降炭酸鈣 二五〇·〇 黃色規那皮末 一二五·〇 沈降牡礪粉 一二五·〇 沒藥末 六〇·〇 丁香末 三〇·〇 桂皮油 二十至三十滴 上研和

方七 炭酸鎂 白芷細末 滑石 藥用石鹼 各一五·〇 薄荷油 二·〇 樹膠漿適宜 右調和爲磨齒石鹼

如欲製爲牙膏，則將第一方至第六方。加以精製蜂蜜及甘油各適宜調和爲相當之稠度可也。

早起後夜眠前，用溫清水漱口，取牙刷浸濕醮牙粉，刷去全部牙齒附着食物的粉屑末後再用清溫水漱口。

(三)齒牙的功用

齒牙在消化司初步的工作，在發音爲製定字母的利器，如守溫卅六字母中的見，溪，羣，疑，精，淸，從，心，邪。照穿，牀，審，禪，來日等，國音聲母中的ㄍㄐㄎㄑ兀广ㄗㄘㄙㄓㄔㄕ分日等羅馬字母中的K，CH，K，NG，GN，TS，TS，S，CH，CH，SH，LJ等日本假名裏的サゾスセソ等全靠齒牙爲發音的機關且牙齒整齊潔白，取足以顯美容也。

(四)診療牙熱病的概要

風濕熱所化生的微生物，胃經的風火，腎中的虛火，均爲致牙齒病痛的原因，牙齒痛有輕重、有腫及不腫，腫的且患口舌全痛，不腫的且羅齲齒，甚至齒頸蛀壞，齒根全浮，牽不脫離苦痛難堪索性施落牙法急使其解脫，痛苦頓時消釋，惟須裝飾義齒，以代眞齒工作方才無妨於消化，話到齲齒而不痛不腫不浮，則可施行塡補蛀齒的仁術哩。

落牙法 烏頭附子與黃連，採用蜈蚣首尾全，
再加白馬牙研屑，燈草點在齒根邊，
咳嗽一聲牙落地，須知此藥是神仙。

(未完)

醫學討論

對於楊林兩先生肝癌商討的評議

林英藩

屢讀本刊所載楊林兩先生爲肝癌商討的大作，使人眉宇一新，竊喜吾道有人當不孤寂，而兩先生學術造詣之深，直使英末學小子有望塵莫及之慨，所謂拳拳服膺之不遑，安敢有所置喙，願以旁觀的立場，或且以芻蕘可採殆欲爲兩先生解釋彼此意見也，先生聽吾言尙亦笑而頷之乎。夫病有不藥而愈者，有必藥而愈者，有雖藥而不愈者，如越人入虢之診，是得藥而愈也，其却齊侯之聘，是知其雖藥不愈也，尋常感冒不藥亦瘳，瘺鼓噎膈例爲難治，况肝癌一症爲我國經書所未載，先哲所不言，卽自謂科學萬能的西醫，猶且束手無策，而林先生獨毅然以爲可療，縱說之成理蓋亦疎矣，甚且攻訐劉某之短，平心而論未免太過，此所以有楊先生以科學駁正之者也，蓋楊先生之持論以遵守科學爲依歸，非所親歷不敢輕言，非所成法不敢妄試，其奮勇維新的精神，不亦爲吾道之難能可貴矣哉，雖然僕尙有言焉者，以兩先生之議論俱不可偏廢也，吾輩執行中醫，而本社宗旨尤以陶冶中醫學術以趨於科學化爲目的，夫旣以陶冶中醫學術以趨科學化，則吾輩以研究科學餘暇，間以西醫病名作中國醫理解釋與藥療，又何常不可耶。且彼西醫所謂最新病名、如盲腸炎蜊突炎等，非施行手術宰割不可，無論其手術危險如何，卽倖能治愈，而病人輾轉血泊中，徒增多少痛苦，而我中醫僅以金匱大黃丹皮湯，或千金丹皮湯之類。(初起痛甚未潰腐者加黑枝沒藥奇效) 胃癌症之得食輒吐或朝食暮吐，彼亦目爲難治，而中醫近已用仲景的半夏瀉心湯，合代赭旋覆湯有特效。(方內的西洋參必重用)是西醫所謂難治之症，而我中醫千載以上已有人且善治之矣，他如以大柴胡湯合白虎人參湯，治愈膽石症，(見皇漢醫學湯本求眞醫案內)胆石症亦我國醫書所未載，係西醫的新病名，且稱爲難治之症，不料乃以中藥試效於隣邦，善夫先哲所謂，知病難而知藥尤難也，夫胃癌也，胆石也，盲腸炎也，皆西醫之病名詞也，業已經中醫的方藥治之有效，又安知夫肝癌症必不可以中藥治之者耶，然則林先生的壯水柔肝之治法，或未可厚非，而楊先生的小鼠方治，亦不妨嘗試矣，夫上古人民生活簡樸疾患亦稀，即有之祝由鍼砭可愈也，中古人事漸繁疾病漸多，祝由鍼砭不能治，於是有湯液膠醴，迄至今日吾人嗜慾隨物質文明而遞

中国近现代中医药期刊续编·第一辑

增，名場徵逐之夫，宦海浮沉之客，得失榮辱瞬息萬變，所以竭其精而耗散其眞者，，比比皆是矣，宜乎奇疾怪病之多。如莊子所云歧路之中又有歧焉，噫處今世行醫之要，亦以體認五志七情之鬱，調理各部生理之變爲要務耳，且肝癌一症，在新學屬內科消化器病的一類。可知非外邪毒菌的感染，其由於攝生營養不良，漸致生理變態的非無因也。（西醫亦以肝癌症由酒毒而起）特以西醫重實質而忽虛象，此肝癌之所以無治法歟，玆將肝癌症治節錄以資參考。（見新醫進修叢書）

肝癌占癌好發部位第三位，（次於胃，子宮，乳房而言）原因由醇飲濫用，梅毒，胆石，瘧，及胆管內寄生蟲皆有關，但原發性極少，續發性肝癌，普通所習見的，由胃、腸、胰、腎、等癌自門靜脈介行轉移，或子宮，卵巢，前列腺，等癌介行轉移，或胆囊，胆管之癌，連續轉移而來。（症候解剖）肝部生一個巨大結節其附近生小形移行癌結節，從而肝臟急激增火，結節之割面，作灰白或黃白色的硬固，發育顯著者，則中心組織壞死，而至軟化，結節之近於肝表面者，則肝表面生半球狀隆起，其頂點陷凹成臍狀，曰癌臍（症狀及局部症狀）本病爲徐發性，初起食慾不振，全身倦怠，貧血，大便不調，漸漸羸瘦脫力，陷於惡化，局部症狀，肝屢見著明增大，膨隆至右季肋部，甚至達心窩部，目見肝下緣之呼吸移動性，原發性者肝增大更甚，依時日遞增巨大型，續發性者不若是其甚，用強叩診法方顯疼痛，肝胞膜緊張，壓迫胆管則生黃疸，若大胆管全塞閉時，則發胆血症，來皮膚粘膜之出血，本症發黃疸者有二分之一，壓迫門靜脈幹，或該幹生栓塞時，則誘腸胃之出血爲脾腫及水腹的症狀，本症有黃疸時，尿有胆色素，卽無黃疸，尿亦含胆酸鹽，及尿胆素，消化機症狀，隨癌腫發育進行，食慾缺乏，舌被苦，呼吸帶惡臭，惡心嘔吐，如胆汁入腸流有阻時，則因肉類脂肪消化不良，起鼓腸泄瀉，便放腐臭，失固有的着色，體溫爲常溫，但亦發間歇熱，及消耗熱者，此因癌腫化膿崩潰，或胆管發化膿性炎而起，在將死時期，現顯著的體溫下降，及貧血羸瘦，四肢浮腫，衰弱而死。

總之肝癌症與肝硬變症，雖判然不同，但兩症的病狀，却極相似。惟肝癌症由癌細胞結節致生諸候，肝硬變由肝實質頹廢，結締織增殖或萎縮而成，故有肥大性肝硬變，萎縮性肝硬變，混合性肝硬變之分，兩症在西醫方面，皆稱爲必死不治之症，但在我中醫雖有經書所載伏梁肥氣之病，究與此症亦不符合，故現在於中藥方面，果否能治此病，尙爲吾輩團結研究之秋，然觀新醫所載肝癌症狀，與吾輩平日臨床遇見的病人，有與本症頗類似的，固已數見不鮮，想諸君皆海內國手，且行道多年，聞見必廣，豈無如僕所遇，惜我輩不能實行屍體解剖與X光鏡的檢查，僅就眼力診察，難免許多缺憾耳。

附錄類似肝癌症治驗二則。恭呈同仁研究。

林浦鄉林姓婦年五旬，體胖，於三年前來邀診，自訴病已半載，始由腹部膨脹，近益碩大，繼而右脅至右腹堅硬異常，按之則痛，遍體面目均現黃色微腫，乍寒熱，口不渴。

喜熱飲舌白苦，脈沉弦鬱滯，二便不暢，當時實不知其何病，姑對症用藥，擬枳樸薤白蔞仁桃核丹皮肉桂炮薑䗪虫絳穗之類與之，次日復診病人有喜色，曰服昨方後腹中氣動如雷，二便快利，脹硬稍減，頗能側臥，遂以前方略加增減，疊服六七劑，得平治，次年其病復發，仍以前法而愈，今其人尚健在也，同時

義序鄉有一婦年三十餘，患症如前，但腹膨較小，惟多氣逆，經水不調，用前方去枳樸薤白，加柴芍歸尾澤蘭香附丹參等，出入加減，計診七八次，服藥二十餘劑，亦得平復，以上這一類的病，平日頗常見，有男性的，有女性的，有治愈的，有不經治愈的，難以罄述，究竟與肝癌有無關係，抑或肝硬變之初發症歟，此中疑點每以為憾。尚望同仁賜教俾開茅塞，吾輩研究學術，不妨執經問難，但語氣以和平為貴，崔氏座右銘云，勿道人之短，勿說己之長，王勃詩云海內存知己，天涯若比隣，噫共此文字姻緣，即知己比隣之謂，況同道乎哉。

讀林楊兩君爭論劉君治療黃委員的肝癌病證與理論

江都　高峻川

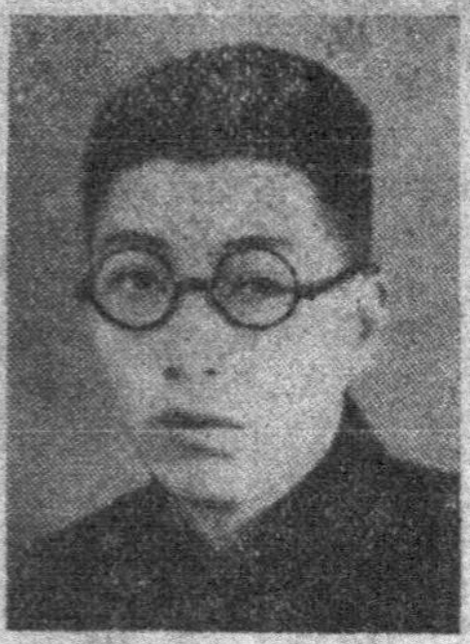

作者近影

本刊九十兩期，與十二期中，閱讀林君學富，楊君影莊，為劉君診治黃委員膺白的肝癌一證，互相持論，深加探討，分析明辨，理義精當，足可促學術之增進，不過兩君立論，雙方多執訌詞，孰是孰非，互相譏刺，各立旗幟，紛爭理論，如是者，不特碍於學術之邁進，且彼此有傷情感，諺云，大道貴乎切磋，而不利於誹謗，學術貴乎商討，而不宜乎詆訣，況兩君，道同一宗，豈可自室操戈耶，峻與兩君，素未謀面亦不知也，茲見兩君，為黃委員的肝癌之證，各擅理義，糾紛討論，峻乃嘐佞無智，不辭冒昧荒作陋文一篇，續伸大作之後，既解兩君博諍於文，復和兩君悅情於論，幸勿以余為嘮嘮無常也。

按林君之高論，陳義甚詳，識理明澈，足堪羨佩，不過對於「肝藏總司腦神經」，似乎層析不清，管見所及，論肝之生理，與腦神經覺有分別也，不過每每發生肝部的病證，多數牽引到腦神經，一部份的病象，他如掉眩牽掣，必激動腦部為病，而昏花妄見，頭目眩暈者，種種現象，然腦者，乃腎之精入背，而化髓，上循入腦，而為腦神經也，其腦雖本於腎，而肝脈亦上循於腦，故肝部有病，必連帶腦部也，而以肝臟，總司腦神經者，則不能也，至於劉君所列方案，以大黃芒硝峻利之品，而攻下之，桂枝厚朴辛燥之劑，而消脹滿，則乃劉君，願效於一時，必貽禍於將來，才不有犯虛虛之過也，而黃委員之病，果係肝癌，其必性烈而剛，多慮多鬱，此所生病之原也，因肝藏性動而急，有將軍之稱，

，爲藏血之臟，喜於血養，惯於條達，意若有所不遂，則必暴怒悒鬱，暴怒則氣振於外，血不能靜，悒鬱則氣滯於中，血爲氣滯，夫氣行則血行，氣滯則血凝，氣血凝結，盤踞肝部，而爲肝癌也。癌者，凹凸不平，硬固而疼痛，乃有形之物，非無形氣聚也，其口唇乾燥，舌色光紅，精神困頓，大小便不通，飲食不下者，此係陰液涸竭，氣盛火熾也、氣有餘，便是火，且凝血久蘊，鬱蒸化火，氣火相爭，血液耗散，上不能散佈唇舌，下不能潤澤大腸，且大腸，全賴肝之疏泄，肝之爲病，則失於通導也，舌色光紅，精神困頓者，正氣受戕，火灼陰傷也，治此病者，頗不利猛峻之品。而攻下也，且正傷陰涸，雖經攻利有效。勢必重傷於正，殊非喜計也。欲歸於大道論治者，祇可生津養血，調氣祛瘀，以活血潤燥生津飲加減。(天冬、麥冬、熟地、括蔞、桃仁、紅花、當歸、白芍、)偏於氣者，加香附枳殼，偏於血者，加丹參丹皮如是者，生津則大便自通，津液自佈，養血則正氣自復，陰血自充，調氣則滯氣可散，活瘀則堅痛自除，此乃緩圖扶正，待正充足，而後攻補並舉，通潤齊使，如滋血潤腸丸(當歸、白芍、生地、紅花、桃仁、大黃、枳殼、韭汁、)是也，而較劉君，所用堅峻之芒硝，辛燥之厚朴，其勢稍柔也，此不過效古人之充實軍糧，而後滅敵之法也，而林君所列藥品，壯水柔肝，清泄肝火之法，方雖精妙，惟恐不濟於事耳，至於病理與立論，理義充暢，咸稱精切，非峻所能舉獎也。

按楊君所論，爽直而談，乃非緣飾可喻，立詞慷慨，妮妮殊足動人，不過大義，稍覺離情，君云肝臟明明生於右面，內經云生於左，因古人根本未經解剖，亦不知肝臟在右也，此言稍覺不當，鄙人參考各書，肝之部位，循後靠脊，前連膈膜，膈即附脊連肝，從肝中生出，前連胸膛，肝體半在膈上，半在膈下，右人謂肝居左者，乃以五行配合，東方震木，自當歸就於左也，即不配於左，亦居脊當中，豈可竟言居於右面耶，若論古人不知解剖，無解剖之認識，錯認藏腑之部位，此言未免有訕於上者，試問古人若不經剖解，不實地試驗，何能知生理病理之原因，何能知斯病，而用斯藥，安有附影臆說，虛立名稱，以訛傳今，而歷代名家不加究正，而待究正於今哉，其言吾不信也，昔神農親嘗百草，配治五藏，豈非實地試驗乎，焉能湮沒古人之功耶，至於先生云。肝生於右，而先生未必實地剖驗嗎，而林君云肝「爲一大腺體總司精神」此言似有牽強，無怪乎先生究正，既爲究正其立說，亦爲商討學術計也，總之欲求學術之增進，冀圖科化之立場，不能不提倡研究，研究乃趨進學術之先鋒，其蘊義在，互相心理切同，而追審其事實，與究竟也，既抱研究之態度、當以婉詞相探討論，不得固意，作筆相爭，任何事情，總以垂和爲貴，其昂言辨駁是非者，非吾所能也。用言相持詬詳者，亦非吾所崇信也，況兩君事關無幾，而滋生其他之說哉，此吾尤所不行也。

余今所論，非爲摘人之短，擅己之長，乃爲討論學術之本意，融解林楊二君之眞心，希望二君，抱棄舊奮，重興情感，以忻討論耳，總之天下之事。有一是，必有一非，此乃不易之事也，即余所論，其詎言無稽者，錯謬甚夥，附會途說者，空泛亦多，還望吾界同志，續加指政，融結學術，則峻是所幸甚焉。

非常時的醫學研究

發明國藥防毒醒命丹公開研討

王文舫

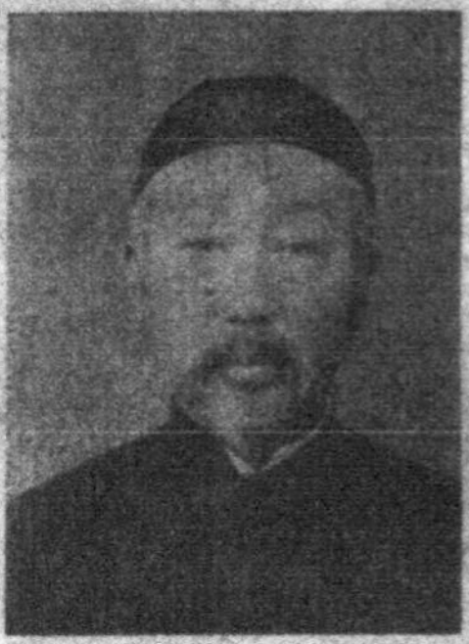

作者近影

竊査歐戰以來，自德國使用毒瓦斯，死亡恆達恆河沙數，各國爲之驚震，乏法避免，値此國際風雲緊張，世界和平，額手何日，惟我國地廣人稠尤不可不以防空爲當務之急，我國醫學在世界上號稱先進，而因科學落伍，祇知默循舊案，而無提倡進取之精神，是以反成宜賓奪主之勢，關於防毒藥品，向無國藥，文舫忝列醫界之一，服務有年，恆居默思，不禁感慨系之，故於診餘之暇，研求新知，冀有所以貢獻於社會國家者，以盡天職，故不揣譾陋謹以一得之愚，參照藥理，擬一國藥防毒理論，敬祈評考，然毒防害吾人，由呼吸口鼻眼目而入臟腑，呼出心肺，吸入腎肝，吸入陽毒，陰受閉竅，內關外格，毒傷氣亂，神門太淵，脈不至息，毒中時久，有死無生，參考療毒抵制方法，日久成方，始克告成，醫盡天職，國強民生，敢請

貴社公開研討，吾道俊彥積學之士，英才擠擠，不可數計，倘能引起同仁之興趣，互相切磋，致有所新創造，藉增國藥地位，而有裨益國防，是乃文舫之願望也。

發明　防毒醒命丹　藥品

蚤休苦寒有毒，能治臟腑中毒，消化經治惡蛇莽毒，傷人皮膚，紅腫，痛疼異常，解毒性質力重急用麻油白醋，調敷傷處，迅速拈挐，腫消毒化，痛止，屢試實驗、經過奏效如神。

刁雄辛溫有毒，能治臟腑重解惡毒，從下竅而化除矣。

生甘草節，氣味甘平，其力大，解臟腑之毒。

以上三味爲君，鎮重臟腑中毒，迅速拈挐，腫消毒化甚快，立起回生。

石菖蒲，辛苦而溫通，利九竅。

北細辛，辛溫散邪，能開上竅，性極燥烈，配合量用。

遠志苦溫，能通腎氣，上達於心，利九竅。

金銀花，甘寒入肺，瀉熱解毒。

以上四味爲臣，通利三焦九竅，瀉熱解毒。

全建梔，氣味苦寒，走筋骨，入皮毛，瀉心肺三焦之火毒。

淨連翹，微寒苦，入心利木，通經散結，瀉肺火，消腫止痛。

瓜蔞子，甘寒潤下，能清上焦之火，開胸前之邪氣。

牛蒡子，辛平，潤肺瀉熱，解毒散結，開胸利二便。

生蒼朮，苦溫，性烈，強胃除濕，能升發胃中陽氣，消腫滿，辟邪氣，乃上品也。

以上五味，佐擬強胃開胸，辟邪氣瀉心肺三焦火毒。

桃仁泥去皮尖，苦平微甘，通大腸血祕，熱毒深入，解瘀消積，利二便。

花大白，苦辛溫，散邪，瀉胸中之毒氣，直達肛門。

西錦紋，大苦大寒中毒，由上焦化解，走入大腸，從大便瀉氣而出矣。

淮木通，甘淡清虛，上通心包，清肺降火，諸濕熱毒，由小便而出矣。

以上四味使中毒氣，上下和解，直達肛門，大小二便，陰陽二分，化氣而出矣。前配擬十六味，妙合成方，共研成極細末，製配防毒面具口罩，以備不虞。名曰防毒醒命丹。

如已中毒人事恍惚，不能語言，再將前丹內加。

大皂角，辛鹹，味烈，性燥，注意微燒，研成細末，合用白蜜，炙透，通利上下關竅，辟瘟散腫，消毒，急宜同前丹方，冷水冲服，立刻醒命，毒消，起死囘生。

實驗療毒方法說明書

預防皮膚中毒一法

一、說明，前方君藥蚤休，刁雄，甘草節三味，研末配成一方，參加凡士林調合成膏，名曰千金化毒膏，能治莽蛇三蟲，惡毒傷人皮膚，急發生紅腫，毒泡痛疼難忍之象，急用此膏敷上，一手拈揫，經過腫消毒化痛止，並治婦人乳房癰疽，初起紅腫痛疼堅硬，以及無名腫毒，急用此膏敷患，紅退腫消，毒化，屢試功效，經驗得來，值此國防需用國藥，悠見方針，急宜增求，查歐西各國，有一種之流毒，其性最烈，中人身上，急爛皮膚，皮破流水，此種毒氣中人皮膚，比較他毒，亦不過於莽蛇三蟲最重惡毒傷人一樣，思恆討論藥性力量最烈性能久如抵擋，制化如神，遇此流毒射人身中，此膏力量極重，能治皮膚流毒，腫消毒化肌生，實驗確着經方，有鑒如斯，是否明酌。

預防口鼻中毒二法

二、前配合十六味，名曰防毒醒命丹，分晰逐細說明，妙用，解毒活血，蚤休刁雄甘草節能治臟腑中毒，化消力大，為君之聖藥也，得菖蒲遠志，通上竅，遠志細辛通中竅，細辛皂角通下竅，銀花解化熱毒，瓜蔞牛蒡建梔連翹蒼朮佐擬瀉心肺之火毒，散結開胸，強胃，桃仁大白錦紋木通，使中毒氣上下和解，直達肛門，從大小二便，化氣而出矣，此方共研細末，製配防毒面具，口罩藥性力量最烈，性久能抵制空中毒氣，得免從口鼻而入，分量每具壹兩，費小益大，便利成方，在此愚見妙用，是否如斯，尙祈鈞裁。

預防眼目中毒三法

三、臨陣行軍，目神眼光，防毒爲先，最關緊要，人之五臟六腑之精，皆通於目、瞳人屬腎，骨水之源，黑珠屬肝，筋通眼竅，空陽毒氣，從由眼角內絡於心陽，毒內攻肝，心胞絡但與三焦木火同氣，暴發於目，流淚不止，昏暗難開，亂動營衞，目不能視，極大危險，醫深增求國藥預防抵制毒氣化免入目，加意研討，日久成方，名曰保目化毒膏。

藥品蚤休刁雄甘石黃連黃芩苦入心胞，散火解毒，明目消腫，涼血殺毒，保目除爛爲君，柴胡升麻白芷梔子細辛升陽散火通利三焦九竅明目瀉火解毒爲臣，龍胆連翹牛蒡銀花薄冰佐擬瀉心肺。陽毒通竅散火清涼瀉熱解毒，大黃皮硝白蜜，潤燥淸腸，明目瀉火，解毒化消、以上十八味，共研細末，同調成膏，預貼太陽穴，擦大小眼角，抵制陽光毒氣，免從眼目而入，保目化毒，使用便利，參考愚見，公論施行。

中毒化解四法

四、已中毒入臟腑，人事恍惚不語，急宜仍照前方，詳細說明，並將防毒醒命丹內加大皂角，注意微燒研成細末，再用白蜜炙透其中妙用，毒入臟腑，昏迷不語，得皂角合前方中開通腎竅，心腎交通、所用蜂蜜氣味甘平、合皂微燒熱則性溫，其功益大，故能解毒，調和脾胃，不傷元氣，淸潤臟腑，竅開毒化，坎離交媾於中宮，水火旣濟，瀉中而有補之妙也。解毒迷藥，冷水冲服，使中毒氣上下通關，竅開和解，直達肛門，從大小二便化氣消毒而醒矣，直中毒者，量數酌定，人有虛實，體有強弱，中毒輕重，量服加減，以上四法防毒丹方，國藥告成，公開討論，同仁公鑒，鈞裁施行。

總務主任徐愷

一周紀念社務進展
添賃新屋擴充辦公
增聘職員協力辦事

七月十五日本社舉行社務會議，出席者方公溥、龔醒齋、徐愷、盛心如、朱松、蔣文芳、沈石頑、章鶴年、倪維德、薛定華、徐公魯、王子南，列席者李仁淵、吳近仁、程兆晨等。缺席者謝利恆，由方副社長主席，茲將討論決議案錄下：㈠犍為李瑞麟先生，崇明張鑑賢先生，各組織分社，業經成立，除發聘書外，由總務部通告獎勵之。㈡贛縣陳坤生，香港林德銘，昆明蕭圭連，崇明張鑑賢先生，均熱心中醫文化，為本社介紹由總務部通告獎勵。㈢吳錦瑄先生熱心介紹多人，殊堪嘉佩，由總務部贈予銀盾一座。㈣社務紛繁，原有社址不敷應用，由總務部賃本里五號房屋擴充辦事，㈤聘試陳道心為辦事員，共同處理社務，餘略。